Sigmund Fränkel

Die Arzneimittel-Synthese

auf Grundlage der Beziehungen zwischen chemischem Aufbau und Wirkung

Verlag
der
Wissenschaften

Sigmund Fränkel

Die Arzneimittel-Synthese

auf Grundlage der Beziehungen zwischen chemischem Aufbau und Wirkung

ISBN/EAN: 9783957009340

Auflage: 1

Erscheinungsjahr: 2017

Erscheinungsort: Norderstedt, Deutschland

Hergestellt in Europa, USA, Kanada, Australien, Japan
Verlag der Wissenschaften in Hansebooks GmbH. Norderstedt

Cover: Sandro Botticelli "Die Verleumdung des Apelles" (1495)

Verlag
der
Wissenschaften

Die

Arzneimittel-Synthese

auf Grundlage der Beziehungen zwischen chemischem Aufbau und Wirkung.

Für Ärzte und Chemiker.

Von

Dr. Sigmund Fränkel,

Dozent für medizinische Chemie an der Wiener Universität.

Zweite, umgearbeitete Auflage.

Berlin.

Verlag von Julius Springer.

1906.

Vorwort zur zweiten Auflage.

In verhältnismässig kurzer Zeit sieht sich die Verlagsbuchhandlung veranlasst, eine zweite Auflage dieses Buches zu veranstalten. Das Werk erscheint nunmehr zum grossen Teile neu bearbeitet und durch eine Reihe neuer Kapitel bereichert. Einem vielfach geäusserten Wunsche der Fachgenossen entsprechend ist die benützte Literatur angegeben, so dass das Buch als Nachschlagewerk benützt werden kann. Die Literatur ist bis September 1905 berücksichtigt. Mehrere Register erleichtern die Benützung des Werkes. Dem Verhalten der Substanzen im Organismus ist ein eigenes Register gewidmet. Ich bin zahlreichen deutschen und englischen Fachgenossen für Mitteilungen und Korrekturen zu Dank verpflichtet. Es sind nunmehr in diesem Buche viele anderweitig nicht veröffentlichte Untersuchungen, die teils aus meinem Institute stammen, teils mir von Fachgenossen und Fabrikchemikern zur Verfügung gestellt wurden, enthalten. Ebenso hat eine neuerliche Durchsicht der Literatur wertvolle Ergänzungen geliefert. In seiner gegenwärtigen Fassung vertritt das Buch durchaus den Standpunkt, die Wirkungen vom stereochemischen Gesichtspunkte aus zu erklären.

Für Korrekturen und Mitteilungen werde ich den Fachgenossen stets dankbar sein.

Wien, Oktober 1905. **Sigmund Fränkel.**

Inhalts-Verzeichnis.

Einleitung.

Die Pharmakologie hat in der zweiten Hälfte des vorigen Jahrhunderts eine eigenartige Vermehrung des Arzneischatzes erfahren. Die früheren Jahrhunderte hatten Heilmittel verschiedenster Art auf Grund reiner Empirie der verschiedensten Völker gehabt, Heilmittel anorganischer und organischer Natur; in den letzten Jahrhunderten wurden besonders mit steigender Erkenntnis der anorganischen Körper, namentlich im iatrochemischen Zeitalter, viele anorganische Substanzen, vor allem Metallsalze, als neuer Zuwachs für die Therapie geschaffen. Es entstand aber gleichsam eine neue Arzneimittellehre in dem Momente, als man nicht nur auf Grund von Empirie und Aberglauben und Überlieferung die Drogen benützte, sondern durch das Bemühen der Chemiker die Drogen selbst einer Untersuchung in der Richtung unterwarf, dass man ihre wirksamen Bestandteile zu isolieren sich bestrebte. Mit der Entdeckung der reinen Pflanzenalkaloide war der erste grosse Fortschritt gemacht, welcher zeigte, dass nicht die chemisch aus verschiedensten Substanzen bestehende Droge, sondern ein oder mehrere chemische Individuen die Träger der einer Droge eigentümlichen Wirkung waren. Diese Erkenntnis musste dazu führen, mit der oft auf Aberglauben beruhenden Überlieferung zu brechen und so eine grosse Reihe von Drogen aus der Benützung auszuschalten. Die Reindarstellung chemischer Individuen bedeutete aber auch einen grossen Fortschritt in dem Sinne, als man nunmehr die eigentlich wirksamen Substanzen selbst genau dosieren konnte, was ja bei dem wechselnden Gehalt der Drogen an wirksamen Bestandteilen bis zu diesem Zeitpunkte eine Sache der Unmöglichkeit war. Die physiologische Untersuchung der aktiven Prinzipien selbst gab nun Aufschluss über die reine Wirkung des Mittels. Man konnte auf diese Weise auch eine Reihe von Nebenwirkungen und unangenehmen Eigenschaften, die sich auf Geschmack und Geruch bezogen, ausschalten, wenn diese Nebenwirkungen nicht dem wirksamen Bestandteil, sondern anderen an der Grundwirkung der Droge nicht beteiligten Körpern zukamen. Das Studium der chemischen Konstitutionen der als wirksam erkannten organischen Körper musste dazu führen, Versuche anzustellen, auf synthetischem Wege dieselben Körper aufzubauen. Dieser einen grossen Richtung der synthetischen Chemie der Arzneimittel folgte aber bald eine theoretisch ungleich wichtigere, die wohl zum grossen Teile ihren Ursprung darin gefunden hat, dass man, bei dem damaligen und bei dem gegenwärtigen Stande der synthetischen Chemie, so komplizierte Körper, wie die meisten Pflanzenalkaloide und andere Bestandteile der wirksamen Drogen sind, auf synthetischem Wege aufzubauen nicht vermochte. Man versuchte nun zu erkennen, auf welchem Teile des Moleküles die Wirkungen der Substanzen beruhen und von diesem Gesichtspunkte aus analog konstituierte Körper aufzubauen, in der Voraussicht, dass die analoge Konstitution den Körpern eine analoge physiologische Wirkung im Organismus verleihen müsse. Solche Bemühungen haben den Gedanken zur natürlichen Voraussetzung, dass die physiologische Wirkung der Körper ausser von bestimmten physikalischen Verhältnissen in erster Linie von dem chemischen Aufbau abhängt. Hierbei muss man auch den Umstand berücksichtigen, dass man nicht zu einer sklavischen Nachahmung der Konstitution der natürlichen Arzneimittel gezwungen ist. Sind doch die von der Natur gegebenen Substanzen nicht von dem teleologischen Gesichtspunkte aufzufassen, als ob sie in der Pflanze zu dem Zwecke entstünden, damit sie der Mensch als Arzneimittel erkenne und benütze, sondern unter den so mannigfaltigen, in der Pflanzenwelt vorkommenden chemischen Körpern hat die Jahrtausende alte Empirie einige wenige zu finden vermocht, welche physiologische Eigenschaften zeigten und unter diesen wenigen einige gefunden, die als Arzneimittel verwertbar sind. Naturgemäss sind nun diese in der Natur vorkommenden Substanzen in der Pflanze Produkte, die eine bestimmte Rolle im Leben und in der Anatomie dieser Organismen spielen.

Wenn wir sie aber als Arzneimittel benützen, so tun wir es in dem Bewusstsein, dass wir bestimmte, im Molekül dieser Substanzen vorkommende Gruppierungen für unsere Zwecke ausnützen, und dass nicht immer das gesamte Molekül dieser in der Natur vorkommenden chemischen Individuen an der Wirkung beteiligt sein muss, weil diese Körper nicht nach Gründen der Zweckmässigkeit als Arzneimittel von der Natur aufgebaut sind. Wenn wir einen chemischen Körper, der als Arzneimittel dienen soll, aufbauen, so schaffen wir in demselben nur wirksame Gruppierungen oder wir lagern Gruppen an, um die zu starke Wirkung der Grundsubstanz abzuschwächen. In den natürlich vorkommenden Arzneimitteln hingegen, welche ja nicht nach dem Plane aufgebaut sind, als solche zu dienen, sondern deren durch pflanzenphysiologische Ursachen bestimmter chemische Aufbau zufällig sich auch in der Therapie verwerten lässt, kann wohl der ganze Körper als solcher an der Wirkung beteiligt sein, es kann aber, und das wird wohl der häufigere Fall sein, nur von einem Teile des grossen Moleküles der pharmakologische Effekt abhängen. Andererseits muss die vorhandene wirksame Gruppierung nicht die bestmögliche sein. Wir sind also daher gar nicht darauf angewiesen, um jeden Preis auf synthetischem Wege den in der Natur vorkommenden Körper zu schaffen, sondern es genügt, wenn wir Substanzen erhalten, die in der Wirkung mit den natürlich vorkommenden, die uns als Exemplum trahens dienen, identisch sind, und dies kann geschehen, wenn unsere pharmakologischen Studien und Spekulationen, welche sich auf die physiologischen Effekte der Abbauprodukte stützen, uns über den Bau der eigentlich wirksamen Gruppen aufklären.

Eine grosse Bereicherung unserer Erkenntnis trat mit dem ungeahnten Aufschwunge der synthetischen organischen Chemie ein, als man sich, hauptsächlich ausgehend von der Erkenntnis der Wirkung einfach gebauter Substanzen, bemühte, durch physiologische Untersuchung ganzer Körperklassen, die auf synthetischem Wege gewonnen wurden, in diesen Klassen einzelne Individuen zu finden, die wegen ihrer Eigenschaften als Arzneimittel verwertbar waren. Je mehr nun Kenntnisse dieser Art sich erweiterten, je eingehender unsere Erfahrungen über die Wirkung einzelner Gruppierungen sich gestalteten, desto mehr war der Weg vorbereitet, den Chemiker und Pharmakologen der neuesten Zeit mit sichtlich grossem Erfolge betreten haben, der Weg des planmässigen Aufbauens und Findens neuer Körper mit pharmakologisch verwertbaren Eigenschaften, welche als Arzneimittel therapeutische Verwendung finden sollten. Es zeigte sich nun bald, dass hier ein bedeutender Unterschied in den Resultaten eintreten musste zwischen den Forschungen, welche die erste Hälfte des 19. Jahrhunderts charakterisierten und die sich darauf bezogen, aus den wirksamen Drogen den wirksamen Bestandteil, das aktive Prinzip, zu isolieren und der neuen Richtung, welche nicht etwa das in der Natur Vorhandene suchte und nachahmte, sondern Neues, in der Natur nicht Vorhandenes, auf Grund von Erfahrungen und Spekulationen schuf. Diese Richtung musste nun ganze Körperklassen, eine Reihe von analog gebauten Individuen schaffen, Körper, die in ihrer Grundwirkung miteinander übereinstimmten und denen durch synthetische Prozesse eine Reihe von Nebenwirkungen benommen wurden. Das Resultat dieser Richtung war eine Unzahl von wirkenden Substanzen und erst die therapeutische Erfahrung konnte aus jeder Klasse wirkender Körper dasjenige Individuum heraussuchen, welches als bester Träger der charakteristischen Wirkung mit möglichst wenig schädlichen Nebeneigenschaften, als eigentliches Arzneimittel, Verwendung finden konnte. War man bis zu diesem Zeitpunkte darauf angewiesen, nur mit dem von der Natur Gebotenen in der Arzneitherapie vorlieb zu nehmen, so zeigte sich nun eine fast unendliche Fülle von Möglichkeiten, über die Natur hinausgehend Neues zu schaffen.

Wie der Künstler als sein Ziel nicht etwa die sklavische Nachahmung der Natur, welche die Kunst zur einfachen Reproduktion herabwürdigen würde, ansieht, sondern seine subjektive Anschauung vom Schönen benützt, um neues Schöne, welches die Natur in dieser Form nicht gerade bietet, aus sich heraus zu schaffen, wohl unter der Benützung des Natürlichen, aber in einer neuen, dem Künstler eigentümlichen Art der Darstellung, so muss auch der synthetische Chemiker neue Körperklassen in der Weise schaffen, dass er, angeregt durch die Wirkungen in der Natur vorkommender Körper und geleitet von seiner chemischen Erkenntnis über die wirksamen Gruppierungen in solchen Substanzen, neue Körperklassen darstellt, zum Teile wohl auf Spekulation basierend, gleich wie der Künstler auf der Betrachtung des ihm subjektiv schön Erscheinenden.

Doch war hier für den Chemiker, welcher physiologisch wirksame Körper aufgebaut hatte, auf Grundlage von wirklicher Erkenntnis oder von Spekulation, ein natürliches Kriterium in der therapeutischen Erfahrung am Krankenbette gegeben, eine Erfahrung, die von tausenden Ärzten in den verschiedensten Ländern und unter den verschiedensten Bedingungen gesammelt, nur dem wirklich Guten und Brauchbaren zum endlichen Siege verhelfen konnte.

Wurde nun mit steigender Erkenntnis eine neue wirksame Körperklasse mit wertvolleren Eigenschaften in derselben therapeutischen Richtung erschlossen, als es die bisher verwendete Substanz war, so musste der anfänglich gut verwertbare Körper dem besseren gegenüber im Wettkampfe unterliegen. Dieses Ringen und Schaffen förderte diese neue Richtung in so überraschender Weise, dass die synthetisch gewonnenen, physiologisch wirksamen Körper mit therapeutisch verwertbaren Eigenschaften schon nach Tausenden zählen. Aber wir stecken noch immer in den Kinderschuhen der Arzneimittelsynthese. Wir suchen in der Natur vorhandene Arzneikörper synthetisch darzustellen oder ihnen verwandte Substanzen mit ähnlichen oder gleichen Wirkungen. Wir finden beim planmässigen Studium neuer chemischer Körperklassen, die wir auf bekannte Wirkungen prüfen, neue Individuen mit solchen Wirkungen; aber die Therapie mit ihrer ungeheueren Mannigfaltigkeit stellt immer neue Anforderungen nach neuen Wirkungen und wiederholt stetig den Wunsch nach Befriedigung ihres Bedürfnisses an Substanzen, denen therapeutische Wirkungen eigen sind, die kein von der Natur uns gebotenes Mittel besitzt. Von der synthetischen Chemie erhofft man nun, dass sie von dem pharmakologischen Studium der so zahlreichen dargestellten Körperklassen und Individuen unterstützt und angeregt, Substanzen darstellt und findet, welchen neue, von der Natur nicht gebotene therapeutische Eigenschaften innewohnen.

Das planmässige Studium der chemischen Vorgänge im Organismus, insbesondere das Studium der chemischen Reaktionen, mit welchen sich der tierische Körper vor der Einwirkung bestimmter Gifte, sei es solcher, die normalerweise etwa durch die Fäulnis im Darme entstehen, oder von Giften, die ihm künstlich zugeführt werden, der Hauptsache nach aber das chemische Studium und die Isolierung der Substanzen, durch welche sich der Organismus vor der Einwirkung der Mikroorganismen und der Produkte ihrer Lebenstätigkeit schützt, müssen uns die Wege zeigen, wie wir durch Zufuhr bestimmter chemischer Verbindungen diesen Selbstschutz des Organismus unterstützen oder hervorrufen und steigern können. Andererseits können uns Spekulationen über diese Vergiftungsvorgänge unter normalen und pathologischen Bedingungen, die sich ja bei verschiedenen Individuen und bei verschiedenen Tierklassen so eigentümlich different abspielen, zu der Erkenntnis führen, worauf das auffällige refraktäre Verhalten bestimmter Tierklassen gegen bestimmte Gifte und gegen bestimmte Infektionen beruht. Wenn wir sehen, dass einzelne Tiere Infektionen, die dem Menschen verderblich sind, überhaupt nicht unterliegen, wenn wir weiter sehen, wie einzelne, für den Menschen äusserst giftige Substanzen bestimmte Tierklassen gar nicht tangieren, so müssen wir durch Spekulation über die Wechselwirkung zwischen wirkender Substanz und Organismus, dahin geführt werden, anzunehmen, dass entweder diese giftige Substanz so rasch in dem betreffenden Organismus zu Zerfall geht, neutralisiert oder abgebaut wird, dass sie wegen ihrer mangelhaften Resistenz der Einwirkung dieses speziellen Organismus gegenüber eine physiologische

Wirkung auf denselben auszuüben nicht in der Lage ist, oder dass die Substanz in einem Organismus, den sie nicht zu alterieren vermag, aus dem Grunde sich so refraktär verhält, weil sie für diesen Organismus chemisch so resistent gebaut ist, dass sie mit seinen Geweben in Wechselwirkung zu treten nicht vermag, was wohl auch an der stereochemischen Konfiguration liegen kann.

So ist Atropin, welches für den Menschen ein sehr heftiges Gift ist, für Kaninchen von sehr geringem giftigem Effekte. Ja es ist bekannt, dass sich Kaninchen ohne Schaden von Blättern der Belladonnapflanze ernähren können und Dragendorff[1]) konnte im Muskelfleische von Kaninchen, die mit Atropin gefüttert waren, das unveränderte Atropin quantitativ bestimmen. Wenn wir nun sehen, dass unser Organismus bei der normalen Entgiftung giftiger, ihm kontinuierlich zugeführter Substanzen, wie der Phenole und Kresole, die bei der Fäulnis im Darme entstehen, in der Weise vorgeht, dass er diese Substanzen in saure gepaarte Verbindungen verwandelt, wie die Ätherschwefelsäuren und die Glykuronsäuren, die sich im Stoffwechsel so ungeheuer resistent verhalten, dass sie weiter keine physiologischen Wirkungen besitzen und unverändert ausgeschieden werden, wenn wir ferner sehen, dass der Organismus Blausäurederivate von grosser Giftigkeit in resistente, ungiftige Rhodanderivate durch Synthese mit einer Sulfhydrylgruppe überführt, so muss uns eine analoge Spekulation dahin leiten, unseren Organismus gegen die Gifte anderer Art in der Weise zu schützen, dass wir ihm die Fähigkeit verleihen, solche Gifte in ihrer Resistenz dem Organismus gegenüber zu steigern und sie auf diese Weise für den Organismus wirkungslos zu machen. Die andere Möglichkeit hingegen, die chemische Wechselwirkung der vergiftenden Substanz mit dem betroffenen Organismus zu beschleunigen und durch raschen Abbau des Giftes innerhalb des tierischen Körpers dasselbe unwirksam zu machen, bietet bei dem meist an und für sich schon resistenten Baue der giftigen Substanzen eine geringe Wahrscheinlichkeit nach dieser Richtung hin. Die physiologische Tätigkeit des Organismus durch Zufuhr von wirksamen Substanzen zu heben, liegt aber immerhin nahe, wenn man bedenkt, dass der Organismus auch ohne Unterstützung diesen Weg einschlagen kann.

Es bietet sich tatsächlich eine solche Möglichkeit, dass der Organismus sich einer sehr giftigen Substanz in der Weise entledigt, dass er

---

[1]) Koppe, Dissert. Dorpat 1866, Dragendorff, Pharm. Zeitschr. f. Russland Jg. 5 p. 92.

sie gleichsam wie ein Nahrungsmittel zum Zerfall und zur Verbrennung bringt. Faust[1] hat nachweisen können, dass die Angewöhnung an Morphin nur auf dem Umstande beruht, dass dieses so wirksame Alkaloid innerhalb des tierischen Körpers zum grössten Teile eine Zersetzung wie die Nahrungsstoffe erfährt, eine Zersetzung, die nach der Ansicht dieses Forschers zunächst durch eine fermentative Spaltung und weitere Verwandlung der Spaltungsprodukte der Fermenteinwirkung durch Oxydation und Synthese in die Endprodukte des Stoffwechsels zu erklären ist. Der Organismus bringt bei der Angewöhnung keine neuen Faktoren in Tätigkeit, die Morphin zu zersetzen in der Lage sind, sondern zerstört es wie ein Nahrungsmittel, während dieses giftige Alkaloid sonst nur seine typische Wirkung auslöst und hierbei wohl nicht völlig zu Zerfall geht.

Die meisten Bestrebungen der Pharmakodynamiker waren aber bei der grossen Schwierigkeit, der Krankheitsursache selbst beizukommen, vielmehr darauf gerichtet, die von der Krankheit erzeugten, zur Erscheinung kommenden Symptome zu bekämpfen. Vornehmlich konnte man die subjektiv empfundenen Wirkungen des Krankheitsprozesses unterdrücken, die schlechter arbeitenden Organe in ihrer Tätigkeit durch spezifisch auf diese Gewebe wirkende Mittel steigern, die gereizten aber an ihrer krankhaften Tätigkeit entweder durch Einwirkung auf die entsprechenden Nervenzentren oder die betreffenden Erfolgsorgane verhindern. Die Unterdrückung des Schmerzes war von jeher ein Hauptziel und auch eine Hauptaufgabe der Therapeuten.

Waren die eben besprochenen Bahnen nur schwierig zu betreten und boten sie dem Forscher und Darsteller auf diesem Gebiete nur wenige Möglichkeiten des Erfolges, so konnte man doch, wenn man nach langen Bemühungen oder durch Zufall einen neuen Stützpunkt für den Fortschritt in Form eines neuen wirksamen Grundkörpers gewonnen hatte, von diesem aus durch chemische Abschwächungen und Verstärkungen der Grund- und Nebenwirkungen eine theoretisch unendlich grosse Möglichkeit von Variationen schaffen, von Variationen, die aus dem Grunde mit wenigen Ausnahmen ähnliche Wirkungen zeigten, weil der wirksame Grundkörper das Stetige im Wechsel, die abschwächende Gruppe das Variable war.

Handelt es sich für den Eingeweihten nur darum, eine Reihe von Substanzen aufzubauen, die alle gleichmässig nach einer Richtung hin wirksam waren, und aus der ganzen Gruppe bei verschiedenen Varia-

---

[1]) AePP. 44, 217.

tionen den wirksamsten Körper, welcher möglichst frei von allen schädlichen Nebenwirkungen war, also den therapeutisch brauchbarsten herauszusuchen und diesen zur Anwendung als Arzneimittel zu empfehlen, so bot sich andererseits durch dieselbe physiologische Erkenntnis, durch die verschiedenartige Variation der abschwächenden Gruppen, ohne sonst den Grundkörper und dessen Wirkungen irgendwie zu tangieren, die Möglichkeit, gleichwertige Konkurrenzpräparate in beliebiger Anzahl zu schaffen. So wurde der Schein erweckt, dass die moderne synthetische Chemie, welche sich mit Arzneimitteldarstellung beschäftigt, eine so ungeheuere Anzahl von neuen Arzneimitteln geschaffen hat, während es doch klar liegt, wenn man die ganze Entwickelung dieser Richtung in der zweiten Hälfte des 19. und im Anfang unseres Jahrhunderts verfolgt, dass nur wenige wirksame Grundsubstanzen tatsächlich gefunden wurden und daher nur wenige neue Arzneimittel in Wirklichkeit als Gewinnst für die Therapie resultieren, dass aber eine Reihe von Variationen gleichwertiger oder minderwertiger Art, welche von diesen Grundsubstanzen ausgingen, als Konkurrenzpräparate auf den Markt kamen, als Präparate, die sich nur in ihren unwesentlichen Bestandteilen und Gruppierungen voneinander unterschieden. Nicht neue Wirkungen konnten diese Variationen bieten, aber man musste ihnen den Anschein neuer Wirkungen geben, um sie überhaupt marktfähig zu machen. Doch hat die Erfahrung der letzten Jahre gezeigt, dass im Wettkampfe um die Eroberung der therapeutischen Anwendung dieser Substanzen seitens der Ärzte aus jeder Gruppe von Körpern mit identischem Bau und identischen Wirkungen nur ein, höchstens zwei Repräsentanten sich behaupten können und alle Bemühungen der Erfinder und Fabrikanten, solche gleichwertige Variationen durchzudrücken, trotz anfänglicher Erfolge dennoch immer im Wettbewerbe scheitern. Diese gesunde Wirkung des Wettbewerbes verschont uns vor einer noch grösseren Überflutung des Arzneischatzes mit gleichwertigen und gleichartig wirkenden Substanzen. Aber trotz dieser Lehre, die sich aus Betrachtung der Vorgänge dieser Art bei der Einführung neuer Arzneimittel ergeben muss, fehlt es nicht an fortwährenden Versuchen der Erfinder und Fabrikanten, solche gleichwertige Präparate durch Variation einer an der Wirkung nicht beteiligten Gruppe darzustellen und in den Arzneischatz einzuführen. Es mag dies wohl zum grossen Teil damit zusammenhängen, dass sowohl unter den Ärzten, als auch unter den Chemikern noch eine grosse Unklarheit darüber herrscht, worauf eigentlich die Wirksamkeit bestimmter Körperklassen beruht und dass sie nur nach Analogien, die aus anderen

Körperklassen herübergenommen sind, neue Substanzen schaffen und schliesslich sehr erfreut sind, wenn sie einen physiologisch wirksamen Körper, der am Krankenbette therapeutische Wirkungen äussert, erhalten und dabei übersehen, dass sie nur das Unwesentliche in der Konstitution des Körpers variiert haben, das Wesentliche aber unverändert blieb.

Eine zweite Richtung der synthetischen Arzneimittelchemie war noch ungleich einfacher in bezug auf das gestellte Problem, sowie auch auf die Variationsmöglichkeiten der Lösungen dieses Problems. Eine Reihe von in der Natur vorkommenden und als Arzneimittel verwendeten Körpern, sowie auch neue synthetisch dargestellte Substanzen zeigten bei ihrer Anwendung in der Therapie gewisse unangenehme Nebenwirkungen, die mit der Hauptwirkung der Substanz nicht immer im genetischen Zusammenhange standen. Diese Nebenwirkungen äusserten sich darin, dass die Arzneikörper zu rasch oder zu langsam die ihnen eigentümliche Wirkung auslösten, dass sie ätzend wirkten oder bitteren Geschmack hatten. Bei einer Reihe anderer Mittel fiel wieder der Umstand in die Wagschale, dass sie ihre Wirkung schon an Orten auslösten, an welchen diese Wirkung nicht benötigt wurde, wie z. B. die Darmantiseptika und darmadstringierenden Mittel, deren Wirkungen unnötigerweise schon im Magen beginnen. Bei vielen Arzneimitteln zeigte sich wiederum der Missstand, dass sie wegen ihrer Unlöslichkeit nur schwer zur Resorption gelangten; hier war das Problem, diese Substanzen ohne Veränderung ihrer physiologischen Wirksamkeit auf chemischem Wege in wasserlösliche zu verwandeln. Auch das umgekehrte Problem, leicht lösliche Substanzen in schwerlösliche oder unlösliche zu verwandeln, um sie bestimmten Zwecken dienstbar zu machen, wurde häufig aufgestellt. Während in der Therapie der früheren Zeit sich häufig die Notwendigkeit herausstellte, um gleichzeitig verschiedene Wirkungen zu erzielen, Gemenge verschiedener, verschieden oder ähnlich wirkender Substanzen zu verabreichen, war auf synthetischem Wege die Möglichkeit geboten, chemisch solche Substanzen zu kombinieren. Es ist nun die Frage naheliegend, ob Synthesen dieser Art, bei denen zwei oder mehrere wirksame Körper chemisch verbunden werden, Vorteile bieten vor einem einfachen Mengen der wirksamen Substanzen, ob nicht der ganze synthetisch-chemische Prozess überflüssig ist. Diese Frage lässt sich nicht strikte beantworten. Durch die Verbindung zweier wirksamer Substanzen können nämlich unter Umständen dem neu entstehenden Körper neue, den beiden Grundsubstanzen nicht zukommende Wirkungen verliehen werden, doch erhält man in der Mehrzahl der Fälle meist Wirkungen, die der Wirkung eines Gemenges der beiden Substanzen entsprechen, manchmal auch ganz wirkungslose Körper. Es ist nun ersichtlich und klar, dass all diese Bemühungen der Synthetiker, auf dem bezeichneten Wege Derivate der bekannten Arzneikörper zu erhalten, zur Darstellung von Substanzen führen, welche keineswegs als neue Arzneimittel anzusehen sind, wie es Ärzte und Chemiker häufig tun, sondern als Körper, welche uns als synthetisch-chemischer Ersatz der gegenwärtig unmodernen und für manche Ärzte antiquierten pharmazeutischen Zubereitung komplizierter Art dienen. Es bieten sich nun eine Reihe von Möglichkeiten, auf synthetischem Wege bestimmte Eigenschaften der Arzneikörper zu korrigieren. Die verschiedenartige Lösung dieses einen bestimmten Problems führt aber nicht zu neuen Arzneikörpern, sie hat nur die Darstellung verschiedener chemischer Substanzen zur Folge, welche in der Grundwirkung mehr oder minder identisch und in denen der wirksame Kern erhalten sein muss. Es gibt nun eine Anzahl von Möglichkeiten, die Lösung solcher Probleme zu variieren, von Möglichkeiten, die in ihrer Wirkung häufig zu ganz identischen Resultaten führen. Diese Variationsmöglichkeit bereichert oft in einer ganz unnötigen Weise die Auswahl der vorhandenen Arzneikörper, ohne dass diese Varianten in ihrer Wirkung oder in ihren sonstigen Eigenschaften differieren. Andererseits stellt sich häufig bei Chemikern, welche die theoretischen Grundlagen der Wirkungen chemischer Substanzen im Organismus nicht kennen, der Fehler ein, dass sie die gestellten Probleme, wirksame Arzneikörper etwa geschmacklos oder wasserlöslich zu machen, in einer solchen Weise zu lösen versuchen, dass sie durch die gesetzten chemischen Veränderungen an den wirkenden Grundsubstanzen die Wirksamkeit derselben überhaupt vernichten. Aus diesem Grunde kamen häufig chemische Substanzen zur therapeutischen Verwendung, die durch Variationen an einem bekannten wirksamen Grundkörper hergestellt waren, denen aber jede Wirkung mangelte oder deren Wirkung unnötigerweise wesentlich abgeschwächt war.

Es erschien dem Verfasser als eine dankbare Aufgabe, den gegenwärtigen Stand unserer Kenntnisse und Erfahrungen über die Beziehung zwischen Aufbau und Wirkung der chemischen Verbindungen zu untersuchen und jene allgemeinen Regeln, welche sich aus diesen Kenntnissen ableiten lassen, festzustellen. Es ergab sich nun, dass es von grossem Interesse für die Erkenntnis dieser Verhältnisse sei, wenn man in das Bereich der Untersuchungen auch das Verhalten der chemischen Substanzen und insbesondere der Arzneimittel im Organismus einbezieht, um so mehr, als der Verfasser sich zu der Anschauung berechtigt fühlte, dass das Erkennen der chemischen Prozesse bei der Vergiftung und bei der Entgiftung im Organismus, sowie das Erkennen, welche Körper im Organismus völlig abgebaut werden, welche nur partielle Wandlung erleiden und welche schliesslich den Organismus ganz unverändert passieren, uns die wertvollsten Aufschlüsse theoretischer Natur liefert, sowie auch eine Reihe von Fingerzeigen gibt, welche sich für die Synthese neuer wirksamer Körper verwerten lassen. Von der so gewonnenen Grundlage wurde der Versuch unternommen, jene Bahnen, welche die synthetischen Chemiker bei der Darstellung neuer Arzneimittel und der Derivate von wirksamen Körpern eingeschlagen haben, aufzusuchen und kritisch zu beleuchten.

Nur wenige Ideen waren es, aus denen die grosse Anzahl, die Tausende von neuen Mitteln entsprungen sind, und nur die Variationsmöglichkeit verschiedenster Art war die Quelle dieser überaus grossen Menge neuer Körper, eine Variationsmöglichkeit, die leicht noch auf das Mehrfache gesteigert werden kann. Aber auch manche überaus wertvolle Errungenschaft verdankt die Therapie der synthetisch-chemischen Richtung in der Pharmakologie und ausser diesen Errungenschaften von praktischer Bedeutung hat die pharmakologische Wissenschaft auch viele theoretische Kenntnisse durch die Darstellung und Prüfung der vielen neuen Arzneimittel gewonnen.

Die Hochflut der neuen Körper, welche Erfinder und Fabrikanten praktisch zu verwerten suchten, musste es dahin bringen, dass die Frage aufgeworfen wurde, wie man den Einbruch dieser neuen Mittel in die Therapie vor einer eingehenden Prüfung verhüten könnte. Es wurde sogar von einer Seite der Vorschlag gemacht, staatliche Institute zu errichten, deren Aufgabe darin bestehen sollte, die neuen Arzneimittel zu prüfen und zu begutachten, bevor man deren Einführung in die Therapie zulässt. So wertvoll eine solche Prüfung auch sein mag und so sehr vielleicht durch eine solche Vorprüfung die Anwendung von durchaus schädlichen Substanzen seitens praktischer Ärzte verhindert werden möchte, so kann sich leicht ein anderer Nachteil in der Richtung einstellen, dass ein solches staatliches Institut die ungeheuer grosse Möglichkeit von Variationen an bekannten, wirksamen Substanzen als neue, gut wirksame Körper erkennen und für die Praxis zulassen müsste. Gerade diese Variationen machen die grosse Anzahl neuer Arzneimittel aus, während das Auffinden neuer wirksamer Körperklassen und Grundkörper ja doch weitaus seltener ist. Wir müssen vielmehr hoffen, dass den unnützen Variationen bekannter Arzneikörper seitens der Chemiker ein Damm gesetzt wird durch Erweiterung der pharmakologischen Kenntnisse der Ärzte, und dass die berufenen Lehrkräfte auf die Ärzte in der Weise aufklärend wirken, indem sie dieselben mit den Richtungen, mit den Zielen und mit den Methoden der Chemiker vertraut machen und sie strenge unterscheiden lehren zwischen dem Auftreten neuer wirksamer Grundkörper und den Variationen verschiedenster Art an alten oder neuen wirksamen Substanzen.

Gegenwärtig besteht leider eine Schutzwehr für die Überflutung der Therapie durch überflüssige neue Mittel nur in der Resistenz und dem Konservativismus des ärztlichen Publikums, ein konservativer Sinn, welcher ebenso dem Neuen und Guten, wie dem Neuen und Überflüssigen entgegengesetzt wird.

Durch die kritische Sichtung der Bestrebungen der Chemiker und die Beleuchtung der sie treibenden pharmakologischen Ideen hofft der Verfasser nach beiden Richtungen zu wirken. Der Chemiker soll durch die Erkenntnis des schon tatsächlich Geleisteten davon abgehalten werden, für die Therapie überflüssige Stoffe darzustellen und durch das Erkennen der pharmakologischen Grundwirkungen soll er in die Lage versetzt werden, auf neuen Wegen vorzuschreiten. Auch die Darstellung des Scheiterns so zahlreicher pharmakologischer Ideen wird sicherlich lehrreich wirken und den Synthetiker von dem Betreten einer aussichtslosen oder falschen Bahn zurückhalten.

Auf die medizinischen Kreise hofft der Verfasser in der Weise aufklärend zu wirken, dass er sie zum Erkennen und *gruppenweisen* Betrachten der neuen Arzneimittel nach chemischen und pharmakodynamischen Prinzipien anregt und zeigt, aus welchen Richtungen und auf welche Weise eine Überflutung mit neuen Arzneimitteln droht, welche Richtungen Vorteile zu bringen versprechen und welche schliesslich ganz unwirksame Körper fördern müssen.

Welche Erfolge diese neue Betrachtungsweise der Arzneimittel und ihrer Wirkung zeitigen und welche Klärung durch die Bestrebungen des Verfassers eintreten wird, soll die Zukunft entscheiden.

Für Ärzte und Chemiker muss es auch von Interesse sein, jene synthetisch-chemischen Prozesse kennen zu lernen, nach welchen die Darstellung der verschiedenen Arzneimittel durchgeführt wird. An der Hand der Patentschriften des Deutschen Reichs-Patentamtes u. a. sind alle hier in Betracht kommenden Verfahren in diesem Werke beschrieben.

Allgemeiner Teil.

I. Kapitel.

Theorie der Wirkungen anorganischer Körper.

Bei den Wirkungen der anorganischen Körper lässt sich eine bestimmte Gesetzmässigkeit innerhalb gewisser Reihen leicht erkennen. Schon im Jahre 1839 [1]) hat James Blake gezeigt, dass die Wirkung der Lösung verschiedener Salze, in das Blut eingeführt, nur von dem elektro-positiven Grundstoffe abhängt, und die Säure im Salze zu der Wirkung desselben in gar keinem oder nur sehr geringem Zusammenhange steht. Später konnte er zeigen, dass bei den Metallen die Wirksamkeit einer und derselben isomorphen Gruppe im Verhältnisse zum Atomgewichte steht [2]). Je grösser das Atomgewicht innerhalb der isomorphen Gruppe, desto intensiver die physiologische Wirkung. Es stimmen die einwertigen Metalle Li, Na, Rb, Tl, Cs, Ag qualitativ genau in ihrer physiologischen Wirkung überein. Die zweiwertigen Metalle Mg, Te, Mn, Co, Ni, Cu, Zn, Cd haben untereinander ebenfalls eine Übereinstimmung aufzuweisen, dasselbe zeigt sich in der Gruppe Ca, Sr, Ba. In den Salzen der Magnesiumreihe ist die analoge physiologische Wirkung deutlich ausgesprochen. Man kann leicht ersehen, dass sich ihre Wirksamkeit mit der Zunahme des Atomgewichtes steigert, ebenso bei den Salzen der Kalziumgruppe. Die vierwertigen Elemente Thorium, Palladium, Platin, Osmium und das ein- oder dreiwertige Gold zeigen alle übereinstimmend eine grosse Intensität der physiologischen Wirkung. Nach den Untersuchungen von Blake stimmen auch die drei Halogene Chlor, Brom und Jod in ihren physiologi-

[1]) C. r. Jg. 1839. Proceedings, London Roy. Soc. Jg. 1841, BB. 14. 394.

[2]) Americ. Journ. of Science and Arts VII. 1874. März.

schen Wirkungen überein, doch fällt für diese Gruppe die Intensitätszunahme mit der Höhe des Atomgewichtes fort, da bekanntlich die Salzsäure stärker wirkt als Bromwasserstoff, und die Bromsäure stärker als die Jodsäure. Nach den Angaben von Blake machen Phosphor und Antimon, in den Kreislauf gebracht, keine sofort wahrnehmbare physiologische Reaktion. Auch für Schwefel und Selen gibt es Gesetze der Isomorphie, den letzteres wirkt stärker. Die einzige Ausnahme von der Blake'schen Regel der analogen Wirkungsweise isomorpher Substanzen machen die Salze des Kalium und Ammonium, da diese von der Wirkung der anderen Glieder der isomorphen Gruppe stark differiert. Dieselben Elemente machen aber auch eine Ausnahme in dem von Mitscherlich aufgefundenen Gesetze, dass den Elementen derselben isomorphen Gruppe ähnliche Spektren zukommen. Blake nimmt an, dass die physiologische Wirkung der Elemente auf intramolekularen Schwingungen beruht, welche sich auch im Spektrum äussern.

Zwei isomorphe Gruppen, die der Alkalimetalle und die des Phosphors, haben im ganzen ausser einer verhältnismässigen Einfachheit des Spektrums, nach Blake, auch die Eigenschaft gemein, nur periphere Nervenzentren, nicht aber cerebrospinale zu affizieren. Der Stickstoff, welcher ein kompliziertes Spektrum besitzt, wirkt dagegen sehr entschieden auf die cerebrospinalen Nervenzentren.

Die Einwirkung einwertiger Elemente auf die Lungenkapillaren (Kontraktion derselben beim Durchspritzen) ist nach Blake so spezifisch, dass diese Metalle auch beim Einspritzen in die Arterien noch durch ihre Wirkung auf diese Gefässe tödlich sind. Sie zirkulieren durch die Nervenzentren in einem konzentrierteren Zustande als durch die Lunge, und passieren die Körperkapillaren, ohne eine deutliche physiologische Wirkung auszuüben.

Die Salze aller zweiwertigen Elemente gehen durch die Lungenkapillaren durch, ohne eine Kontraktion zu verursachen, setzen aber der Herztätigkeit alsbald ein Ende. In kleineren Mengen eingespritzt ist die physiologische Wirkung der Salze in der Mg-Gruppe und der Ba-Gruppe ganz verschieden. Die ersteren wirken auf das Brechzentrum direkt oder wahrscheinlich infolge von Reflexwirkung auf den Splanchnicus, während Salze der Ba-Gruppe auf das Rückenmark einwirken, indem sie Zuckungen der willkürlichen Muskeln noch mehrere Minuten nach dem Tode verursachen.

Die Salze der drei- und vierwertigen Metalle wirken hauptsächlich auf das Hemmungs- und vasomotorische Zentrum in der Medulla oblongata.

Die erzeugten Wirkungen werden durch den elektro-positiven Bestandteil des Salzes bestimmt, ändern sich aber nur wenig mit der Natur des damit verbundenen Säureradikals. Direkt in das Blut eingeführt, übten die Sulfate, Nitrate, Chloride, Acetate, Arseniate, Phosphate einer und derselben Base sämtlich die gleiche biologische Wirkung aus, wie Blake behauptet, was aber nicht ganz richtig ist.

Die biologischen Wirkungen der anorganischen Verbindungen sind durch ihre isomorphen Beziehungen bestimmt, indem alle Stoffe derselben isomorphen Gruppe analoge Wirkungen ausüben.

Das Atomgewicht eines Elementes ist ein wichtiger Faktor bei den biologischen Wirkungen und beeinflusst den allgemeinen Charakter derselben, welcher von den isomorphen Beziehungen der Substanzen abhängig ist. Bei Körpern derselben isomorphen Gruppe ist die Intensität der Wirkungen dem Atomgewicht proportional oder mit anderen Worten, je höher das Atomgewicht eines Elementes ist, umso weniger muss vorhanden sein, um die der betreffenden isomorphen Gruppe eigentümliche biologische Wirkung zu zeigen. Diese Regel findet jedoch nur für die elektro-positiven Elemente Anwendung. Bei den Metalloiden und Halogenen ist zwar die biologische Wirkung durch ihre isomorphen Beziehungen bestimmt, doch zeigt sich kein Zusammenhang zwischen dem Atomgewicht und der Intensität der Wirkung.

Es besteht also nach Blake's Untersuchungen ein Zusammenhang zwischen der molekularen Konstitution der anorganischen Substanzen und ihrer Wirkung. indem die Wertigkeit eines Elementes ein bestimmender Faktor der biologischen Wirkung ist. Es ist nicht der allgemeine Charakter oder die Intensität der biologischen Wirkung, sondern sozusagen die Ausdehnung derselben, worauf die Wertigkeit des Elementes von Einfluss ist. Mit der Zahl der Valenzen steigt die Zahl der Organe, auf welche die anorganischen Verbindungen einwirken.

Die Mg-Gruppe wirkt auf die Eingeweidenerven, die Ba-Gruppe auf die willkürlichen Muskeln.

Der Einfluss der isomorphen Beziehungen eines Elementes zeigt sich als der für die Wirkung auf belebte Materie bestimmende gerade bei jenen Elementen in besonders hervorragender Weise, welche die Übergangsglieder zweier isomorpher Gruppen bilden. Sie erzeugen biologische Wirkungen, welche den von den Elementen der beiden ihnen nahe stehenden Gruppen hervorgerufenen ganz nahe sind. Kalium und Ammonium z. B., welche mit den einwertigen Metallen und ebenso mit der Baryumgruppe in isomorpher Beziehung stehen, zeichnen sich durch ihre Wirkungen auf die Lungenkapillaren aus, wie es die Salze der Na-Gruppe tun, während sie gleichzeitig die am meisten charakteristische Reaktion der Salze der Baryumgruppe hervorbringen, indem sie nämlich die Kontraktion der willkürlichen Muskeln noch mehrere Minuten nach dem Tode verursachen. Wenn dasselbe Element Verbindungen eingeht, die zwei isomorphen Gruppen angehören, so ist die Wirkung der Salze, die zu den verschiedenen Gruppen gehören, keineswegs die gleiche. Der Unterschied zwischen den biologischen Wirkungen der Ferro- oder Ferrisalze ist sehr deutlich. Ferrosalze affizieren die Lungenkapillaren nicht. Ferrisalze verursachen ihre Kontraktion. Die ersteren heben die Herztätigkeit auf, die letzteren vermehren und verstärken sie. Auf Nervenzentren ist die Wirkung der Ferrisalze sehr bestimmt, während die Ferrosalze sie kaum affizieren; die Ferrosalze verzögern oder verhindern die Koagulation des Blutes, während die Ferrisalze sie begünstigen und dieselbe Menge eines Ferrisalzes ist 30 mal giftiger als die eines Ferrosalzes.

Was den Einfluss der elektro-negativen Bestandteile eines Salzes auf seine biologische Wirkung betrifft, so äussert er sich gleichsam als Korrelat zu der Regel, dass isomorphe Substanzen zu ähnlichen biologischen Wirkungen Veranlassung geben. — Die meisten Verbindungen des elektronegativen Elementes haben keine deutliche biologische Wirkung. Phosphor und arsenige Säure können in die Blutgefässe in viel grösseren Mengen eingespritzt werden, als eines der Metallsalze, ohne eine direkte Wirkung auf die Nervenzentren hervorzurufen. Die Tatsache, dass die pyrophosphorsauren Alkalien viel giftiger sind als die phosphorsauren, ist wahrscheinlich durch Dissoziation der Salze in verdünnter wässeriger Lösung veranlasst, indem die unverbundenen alkalischen Basen viel stärker wirken als die Salze.

Der Einfluss der Wertigkeit auf die biologische Wirkung der anorganischen Verbindungen ist ähnlich wie beim Molekulargewicht, nur sekundär. Er scheint nur die Richtungen, in denen er sich äussert, zu bestimmen. Elemente derselben Wertigkeit finden sich in verschiedenen isomorphen Gruppen und können gemäss ihrer isomorphen Beziehungen sich durch sehr verschiedene biologische Wirkungen unterscheiden, aber kein einwertiges Element wirkt auf so viele Nervenzentren und Organe wie ein zweiwertiges und die Wirkung jedes zweiwertigen Elementes ist mehr beschränkt als die der drei- und vierwertigen Elemente [1]).

---

[1]) J. Blake C. r. **106**. 1250.

Nur bei den elektro-positiven Elementen ist Wertigkeit und Atomgewicht bestimmend für die biologische Wirkung.

Eine Analogie hierfür existiert bei den organischen Verbindungen. Schmiedeberg fand, dass die biologische Wirkung der Ester nicht durch den elektro-negativen Bestandteil beeinflusst wird [1]).

Man ist zu der Annahme berechtigt, dass in derselben Gruppe von Elementen die Spektra homolog sind, dasselbe findet man bei der biologischen Wirkung.

Wie schon oben erwähnt, zeigen die biologischen Wirkungen der Elemente nur in zwei Fällen (Kalium und Stickstoffverbindungen) eine Ausnahme, da dieses biologische Verhalten mit den isomorphen Beziehungen nicht übereinstimmt [2]). Dasselbe Verhalten zeigen aber auch die Spektra. Bei diesen Elementen sind die Spektra von denen der anderen Elemente derselben Gruppe verschieden. Wir kennen die Absorptionsspektra der Verbindungen der einwertigen Metalle zu wenig, um der Ausnahmsstellung des Kaliums viel Gewicht beizulegen. Die Spektra des Stickstoffs und seiner Verbindungen aber sind durchaus verschieden von den Spektren der anderen Elemente. Nicht nur unterscheidet sich der Stickstoff in seinen spektralen Beziehungen gänzlich von den anderen Elementen, sondern der Einfluss seiner Verbindungen auf die Lichtabsorption zeigt, dass er optisch ein ausserordentlich aktives Element ist; diese optische Aktivität ist nun aber von einer deutlich ausgesprochenen biologischen Aktivität begleitet.

Diese interessanten Untersuchungen Blakes haben eine Reihe von Forschern angespornt, dieses Gebiet weiter auszubauen und auch die Blake'schen Versuche und Theorien kritisch zu beleuchten. Zuerst hat Bouchardat und Stewart Cooper [3]) gezeigt, dass die physiologische Wirkung der Chloride, Bromide und Jodide, in engem Zusammenhang mit ihrem Atomgewicht steht, und das Verhältnis ein solches ist, dass mit dem Anwachsen des Atomgewichtes die Wirkung sich abschwächt. Vergleicht man hingegen die Wirkung der Natriumsalze der Halogene, so ergibt sich die umgekehrte Regel: Fluornatrium ist das giftigste, dann Jodnatrium, Bromnatrium und zum Schluss das ungiftige Chlornatrium. Rabuteau [3]) konnte diese Regel für die einwertigen Metalloide bestätigen. Die physiologische Wirkung der zweiwertigen Metalloide soll sich aber im allgemeinen direkt mit der Zunahme des Atomgewichts

---

[1]) AePP. **20**. 201.

[2]) Blake C. r. **104**, 1544, Journ. of physiol. **8**, 13.

[3]) L. Brunton: Handb. d. Pharmakol., p. 31. Leipzig 1893.

steigern. Selen wirke stärker als Schwefel, während Fluor stärker wirkt als Chlor. Er dehnte dieses Gesetz auch auf die Metalle aus, musste aber dann seine Behauptung wesentlich einschränken. Einige interessante Untersuchungen sollen hier noch erwähnt werden. So hat Richet[1]) die physiologische Wirkung der Salze von Lithium, Kalium und Rubidium untersucht und gefunden, dass sich Lithium, Kalium und Rubidium in ihrer Giftigkeit verhalten, wie 0.1:0.5:1.0, während sich die Atomgewichte verhalten 1:5.6:12. Man berechnet die tödliche Dosis des Alkalimetalles, wenn man das Atomgewicht mit 0.0128 multipliziert. Richet erklärt das Verhalten der Alkalimetalle im Organismus dadurch, dass sie Atom für Atom Natrium in den Verbindungen des Organs verdrängen und ersetzen. Binet[2]), welcher vergleichende physiologische Untersuchungen der Alkalien und Erdalkalien machte, fand, dass die allgemeinste Wirkung der Alkalien und Erdalkalien die ist, dass ein Verlust der Erregbarkeit des Zentralnervensystems und Störung der Muskelkontraktilität auftritt, diesem letzteren Stadium gehen Störungen der Respiration und Herztätigkeit vorher, welche bei Warmblütern schnell zum Tode führen können, bevor sich noch die erstgenannten Wirkungen auf das Nervensystem entwickeln. Bisweilen sind auch Störungen im Verdauungskanal zu beobachten, namentlich durch Ba und Li. Neben diesen gemeinsamen Wirkungen treten auch besondere Erscheinungen auf, welche für die chemischen Gruppen der Metalle besonders charakteristisch sind. Die Alkalien machen Herzstillstand in der Diastole und motorische Untätigkeit durch allgemeine Muskelerschlaffung; Erdalkalien machen systolischen Herzstillstand. Baryum charakterisiert sich durch Kontraktion, Kalzium durch die Wirkung auf das Zentralnervensystem, durch einen Zustand von Torpor mit Erhaltung der Reflexerregbarkeit und der Sensibilität. Magnesium nähert sich der ersten Gruppe, indem es ebenfalls Herzstillstand in der Diastole bewirkt, es unterscheidet sich aber durch die frühzeitige Lähmung des peripheren Nervensystems. Nach der toxischen Wirkung am Frosch besteht folgende Reihe sehr giftiger Metalle: Lithium, Kalium, Baryum, dann folgen die viel unschädlicheren Kalzium, Magnesium, Strontium, letzteres sehr wenig giftig; schliesslich Natrium, dem fast gar keine toxische Wirkung zukommt, wahrscheinlich infolge der Gewöhnung der Vorfahren unserer heutigen Tierwelt an salzige Medien[3]). Bei Säuge-

---

[1]) Richet C. r. **101**, 667, 707.

[2]) C. r. **115**. 251.

[3]) Bunge, Lehrb. d. physiol. u. pathol. Chemie.

tieren ist für Herz und Respiration Baryum am giftigsten. Binet vermisst aber die von Rabuteau aufgestellte Beziehung zwischen Giftigkeit und Atomgewicht der Metalle.

Setzt man Sr = 1, so ergeben sich aus den Binet'schen Versuchen folgende tödliche Dosen:

Tödliche Dosen	Atomgewicht	Giftigkeit
Na	23	0
Sr	87.5	1
Mg	24	2.5
Ca	40	3
Ba	137	5
K	39	7
Li	7	10

Richet[1]) versetzte Meerwasser, in dem Fische waren, mit Metallsalzen. Eine Beziehung zwischen der Giftigkeit der Metalle und ihren Atomgewichten liess sich nicht auffinden. Nitrate erwiesen sich aber giftiger als die Chloride.

Die toxische Grenze ist nun nach Richet[2]) bei Aufträufeln auf Froschherzen nicht abhängig vom Atomgewicht und die Metallchloride wirken anders auf das Froschherz, als auf die Kiemen der Fische. Auch bei den Alkalimetallen steht die letale Minimaldosis in keinem Verhältnis zum Atomgewicht.

Richet meint, dass je löslicher ein Körper ist, desto weniger giftig sei er, und versucht die Erklärung, dass dies durch die Unfähigkeit einer weniger löslichen Verbindung, durch das Protoplasma zu diffundieren, verursacht sei. Diese Erklärung kann man nur für Körper von ähnlicher Zusammensetzung annehmen und für Lösungen von gleicher Stärke. Sehr leicht lösliche Körper werden viel leichter absorbiert und unter gewöhnlichen Umständen produzieren sie einen grösseren Effekt, weil eine grössere Menge in der Zeiteinheit die Gewebszellen affiziert. Blake[3]) und Rabuteau[4]) kritisierten diese von Richet angewandten Methoden und hielten ihre Angaben über den Zusammenhang zwischen Giftigkeit und Atomgewicht weiterhin aufrecht.

Nach Blake nimmt die Giftigkeit nur innerhalb isomorpher Gruppen mit dem Atomgewichte zu, nicht allgemein, wie Rabuteau[5]) mit alleiniger

---

[1]) Richet C. r. **93**, 649.

[2]) „ C. r. **94**, 742.

[3]) J. Blake C. r. **94**, 1005. C. r. soc. biol. 1882, p. 847.

[4]) Rabuteau C. r. soc. biol. 1882, p. 376.

[5]) „ Thèse Paris 1867.

Ausnahme von Natrium und Rubidium behauptet. Blake ordnet die Metalle nach ihrer Giftigkeit folgendermaßen: Gold, Eisenoxyd, Ceroxydul, Aluminium, Didym, Beryllium (Glycinium), Palladium, Lanthan, Silber, Thorium, Platin, Ceroxyd, Baryum, Kadmium, Blei, Rubidium, Kupfer, Kobalt, Nickel, Zink, Eisenoxydul, Strontium, Kalzium, Magnesium, Lithium.

In fortgesetzten Versuchen ordnete Blake die Elemente in isomorphe Reihen und nach ihrem Atomgewichte und ihrer Giftigkeit an. Diese Anordnung zeigt, wie die Giftigkeit der Metalle nicht im allgemeinen, sondern nur innerhalb isomorpher Gruppen mit dem Atomgewicht zunimmt.

Er stellte folgende Gruppen zusammen:

	Atomgewicht	Tödl. Dosis per Kilo
Lithium	7	1.2
Rubidium	85	0.12
Caesium	133	0.12
Silber	108	0.028
Gold	196	0.003
Beryllium(Glycinium)	9	0.023
Aluminium	27	0.007
Eisen (Fe_2O_3)	56	0.004
Yttrium	90	0 004
Cerium (Ce_2O_3)	140	0.005
Magnesium	24	0.97
Eisen (FeO)	56	0.32
Nickel	58	0.18
Kobalt	58	0.17
Kupfer	63	0.17

	Atomgewicht	Tödl. Dosis per Kilo
Zink	65	0.18
Kadmium	112	0.085
Kalzium	40	0.50
Strontium	87	0.38
Baryum	136	0.08
Cerium (CeO_2)	140	0.062
Thorium	231	0.034
Lanthan	139	0.025
Didym	147	0.017
Palladium	106	0.008
Platin	195	0.027
Blei	200	0.110

Blei, welches sich nicht in eine der obigen Gruppen einordnen lässt, wirkt relativ weniger giftig; die tödliche Dose beträgt 0.11 pro kg. — Bei den Verbindungen der Metalloide steigt die Giftigkeit nicht mit dem Atomgewicht wie nach Blake bei den Metallen innerhalb der isomorphen Gruppen. Blake bestimmte die toxische Dose für Phosphorsäure, Arsensäure und Tartarus stibiatus zu 0.7, für arsenige Säure zu 0.3 pro kg. — Selensäure fand er wirksamer als Schwefelsäure. Bei

Vergleichung der Halogene fand er die Wasserstoff- und die Sauerstoffsäuren des Chlor am giftigsten, die des Jod am wenigsten giftig[1]).

Die Botkin'schen[2]) Untersuchungen über die Wirkungen der Alkalimetalle waren darauf gerichtet, einen Zusammehang zwischen den Wirkungen und dem periodischen System von Mendelejeff zu suchen. Nach Mendelejeff[3]) nehmen wir an, dass die Eigenschaften der Elemente, sowie die Form und Eigenschaften ihrer Verbindungen sich als periodische Funktionen der Atomgewichte darstellen. Die Alkalimetalle, welche die erste Gruppe bilden, werden in zwei Untergruppen geteilt; zur ersten gehören Lithium (7 Mol.-Gew.), Kalium (39), Rubidium (85) und Caesium (133), zur zweiten: Natrium (23). Somit ist das Natrium trotz seiner Ähnlichkeit mit Kalium in eine andere Untergruppe eingereiht, während Lithium, Rubidium, Caesium und Kalium ein und derselben Untergruppe angehören. Unsere Kenntnisse über die physiologische Wirkung des Kaliums und Natriums rechtfertigen vollkommen eine solche Trennung. Bekanntlich erweist sich Natrium sogar in grossen Quantitäten ins Blut eingeführt, fast als ganz unschädlich, während Kalium als ein starkes Herzgift erscheint. Lithiumsalze üben ihrerseits eine bestimmte Wirkung auf das Herz aus, indem sie dasselbe in einen diastolischen Stillstand versetzen. Zwar ist der Einfluss der genannten Salze auf Warmblüter ein sehr schwacher, dagegen erweist sich Lithium in Bezug auf das Froschherz als ein starkes Gift.

Rubidium und Caesium (letzteres zwar im schwächeren Grade) üben gleich dem Kalium eine spezifische Wirkung auf das Herz aus. Vergleichen wir miteinander Kalium, Rubidium und Caesium, so ersehen wir, dass Kalium die grösste toxische Wirkung besitzt, Caesium die schwächste, Rubidium dagegen steht der Wirkung nach in der Mitte zwischen beiden, nähert sich darin übrigens mehr dem Kalium; die toxische Wirkung nimmt mit Abnahme des Atomgewichtes zu. Lithium wirkt trotz seines sehr geringen Atomgewichtes schwächer als die übrigen, sogar schwächer als Caesium, scheint somit eine Ausnahme zu bilden. Allein diese Ausnahme ist nur eine scheinbare, denn Lithium, Beryllium, Bor und andere leichteste Metalle, die als Repräsentanten entsprechender Gruppen, der I., II., III. usw., erscheinen, können nach Mendelejeff „typische" genannt werden, indem dieselben nur in den Hauptzügen die Eigenschaften, welche der ganzen Gruppe

---

[1]) Blake Journ. of physiol. **5**, 35.

[2]) Centralbl. f. med. Wiss. **1885**, Nr. 48.

[3]) Mendelejeff, Grundlagen d. Chemie, 1892, Leipzig, p. 684.

zukommen, besitzen, im übrigen sich jedoch oft wesentlich unterscheiden. Es muss also nicht Wunder nehmen, dass auch die physiologische Wirkung des Lithiums im Vergleich zu Kalium, Rubidium und Caesium einen Unterschied aufweist, obgleich eine gewisse Ähnlichkeit dennoch unverkennbar vorhanden ist.

Das periodische System von Mendelejeff, nach welchem Natrium in eine besondere Untergruppe ausgeschieden wird[1]), und ferner den leichtesten Repräsentanten entsprechender Gruppen, z. B. dem Lithium besondere Eigenschaften zukommen, lässt also in der physiologischen Wirkung der Alkalimetalle der ersten Gruppe eine gewisse Gesetzmässigkeit erblicken.

Die Chloride der Caesium- und Rubidiumverbindungen erhöhen, in das Blut injiziert, den Blutdruck, indem sie den Herzschlag verlangsamen, der Einfluss auf die Herztätigkeit ist nach Botkin beim Rubidium ein untergeordneter; noch unbedeutender ist er beim Caesium, im allgemeinen stehen die Caesium- und Rubidiumsalze den Alkalien in physiologischer Beziehung sehr nahe[2]). Nach Laufenauer[3]) besteht eine merkwürdige Beziehung zwischen dem Atomgewicht und der Positivität der Metallbromide mit deren antiepileptischen Wirkungen; dieselbe wächst mit höherem Atomgewicht und grösserer Positivität, die mit höherem Atomgewicht ausgestatteten Caesium- und Rubidiumbromide wirken daher stärker antiepileptisch, als die Kalium- und Natriumbromide mit niederem Atomgewicht.

Auf die völlige Unschädlickeit der löslichen Strontiumsalze wies auch Laborde[4]) hin, welcher ebenfalls die starke Toxicität der ähnlichen Baryumverbindungen und die schwächere Toxicität der Kaliumsalze betonte.

Bei Nickel und Kobalt steht die physiologische Wirkung in Beziehungen zu ihren physikalischen Eigenschaften, wenn auch keine direkte Proportionalität zwischen Wirkung und Atomgewicht besteht.

Athanasiu und Langlois[5]) zeigten, dass die Kadmiumsalze fast doppelt so giftig sind als die Zinksalze, sie verringern die Herzfrequenz und die systolische Kraft, und verlängern die Herzpausen bis zu zwölf Sekunden Dauer. Beim Warmblüter sinkt der Druck, es tritt Be-

---

[1]) Mendelejeff, Grundlagen d. Chemie p. 684 (Tafel).

[2]) Brunton und Cash, Philos. Transact. 1884, I. 297.

[3]) Ther. Mon. 1889.

[4]) Bull. de l'Acad. de Med. 1891. **26**. 104, 119.

[5]) C. r. soc. biol. **47**. 391, 496.

nommenheit und Verlangsamung der Atembewegungen ein. Kadmium wirkt auf höhere Tiere nach dem absoluten Gewicht schwächer als Zink, nach dem Atomgewicht aber besitzt es eine stärkere Giftigkeit.

Nach Rabuteau[1]) hat Gallium, welches nach seinen chemischen Eigenschaften zwischen Zink und Aluminium steht, bei einem Atomgewicht von 69.82 in seinen Salzen toxische Wirkungen, welche besonders die Muskeln betreffen und etwas stärker sind als die des Zinks (Atomgewicht 65.02) entsprechend der Differenz der Atomgewichte.

Nach den Untersuchungen Kobert's[2]) ist Uran ein eminent giftiges allgemeines Metallgift, es macht Gastroenteritis, Nephritis und schwerste Lähmungserscheinungen. Ausserdem macht es schwere Ekchymosen in den Organen und alteriert die Gefässwand erheblich. Die Sauerstoffzehrung ist retardiert, es kommt zu intensiven Ernährungsstörungen. Es ist sicher, dass Uran bei subkutaner oder intravenöser Injektion seiner indifferentesten Salze alle übrigen Elemente an Giftigkeit übertrifft, während Gold und Wolfram, welche ihm dem Atomgewicht nach sehr nahe stehen, bedeutend weniger wirksam sind. Wolfram ist giftig, aber seine Resorbierbarkeit durch unverletzte Schleimhäute fast unmöglich. Die Vergiftungserscheinungen des Wolframs sind die gleichen wie bei den Schwermetallen.

Diese Tatsache lässt sich weder nach Blake, noch nach Botkin vorläufig erklären.

Wenn auch die Untersuchungen von Blake und seiner Kritiker noch keineswegs geeignet sind, eine völlig klare Beziehung zwischen den physikalischen Funktionen der Elemente und deren Verhalten im Tierkörper aufzustellen, so müssen sie durch den umfassenden Ausblick, den sie gestatten, sowie die einzelnen höchst wertvollen Resultate, die sie gezeitigt, sowie die merkwürdigen, und man wäre versucht zu sagen, unerwarteten Beziehungen (wir erwähnen nur die Beziehung zwischen physiologischer Wirkung und optischem Verhalten, auf die zuerst Papillon hinwies in Kenntnis der Versuche Rabuteaus)[3]), die sie aufgedeckt, als sehr wertvolle Errungenschaften bezeichnet werden. Es war dies die erste Brücke zwischen der physikalischen Chemie und der Pharmakologie. Dass wir noch nicht alle „Ungesetzmässigkeiten" heute verstehen, mag wohl zum Teile daran liegen, dass wir auch

---

[1]) C. r. soc. biol. 1883. 310.

[2]) Kobert's Arb. V. 1890, p. 1—40 (Woroschilsky).

[3]) S. L. Brunton, Pharmakol. p. 30.

chemisch die Beziehungen der einzelnen Elemente zu einander noch nicht völlig erfasst haben.

Dass die Stellung und Gruppierung wie bei den organischen, so auch bei den anorganischen Verbindungen eine grosse Rolle spielt, dass in einem Falle ein analog zusammengesetzter Körper giftig, im anderen Falle ungiftig, darauf haben Larmuth, Gamgee und Priestley [1]) in einer gemeinsamen Arbeit aufmerksam gemacht.

Die giftige Wirkung derselben Quantität Vanadium ist verschieden stark, je nachdem dieselbe Menge ortho-, meta-, oder pyrovanadinsaure Verbindung in den Körper eingeführt wird, und zwar sind die pyrovanadinsauren Verbindungen die giftigsten, die orthovanadinsauren die am wenigsten wirksamen. In ähnlicher Weise verhalten sich die entsprechenden Phosphorsäuren. Orthophosphorsaure Salze sind bekanntlich ohne toxische Wirkung, dagegen haben meta- und pyrophosphorsaure Salze, besonders letztere, subkutan oder intravenös eingeführt, ausgesprochen giftige Eigenschaften, ähnlich denjenigen der entsprechenden Vanadium-Verbindungen. Das pyrophosphorsaure Natron wirkt nicht vom Magen aus, wahrscheinlich wegen schneller Elimination des Salzes. Die Annahme eines Überganges in orthophosphorsaures Salz kann dieses Verhalten nicht erklären, denn weder die Fermente des Speichels, noch die des Magensaftes oder des Pankreas sind im Stande, diesen Übergang zu bewirken [2]).

Auch die Stellung eines Metalls in einer organischen Verbindung ist von grosser Bedeutung dafür, ob der betreffende Körper die Metallwirkung besitzt oder nicht.

Wie schon Wöhler beobachtet hat, wird Ferrocyannatrium grösstenteils unverändert ausgeschieden, es wirkt nicht wie ein Eisensalz. Auch das Platincyannatrium ist fast ohne giftige Wirkung, abweichend von dem Verhalten der äusserst giftigen Platinsalze, und wird im Harn unverändert ausgeschieden; eben weil der Organismus nicht die Fähigkeit besitzt aus diesen Metallverbindungen das Metall abzuspalten und zur Wirkung zu bringen, haben diese Körper keine physiologische Wirkung als Metallgifte, aber wegen ihrer Resistenz auch keine Blausäurewirkung und verlassen unangegriffen den Organismus.

Die Stibonium- und Arsoniumverbindungen zeigen die Wirkungen der übrigen Antimon- und Arsenverbindungen nicht, ebenso verhalten sich die Phosphoniumverbindungen, welche keine Phosphorwirkung

---

[1]) Philos. Transact. of Roy. Soc. **166**; Journ. Anat. and Phys. **11**.

[2]) Gamgee, Priestley, Larmuth Journ. Anat. Phys. **11**; Schulz Ae PP. **18**, 179.

besitzen. Die Wirkungen des Methyltriaethylstiboniumjodids, des Tetraaethylarsoniumjodids und des Tetraaethylphosphoniumjodids [1]) sind vielmehr die gleichen wie die der substituierten Ammoniumsalze und des Kurare (Lähmung der motorischen Nervenendplatten). Hier kommt also nicht die eigentümliche Wirkung dieser Metalloidgifte selbst zur Geltung, sondern sie spielen in diesen Verbindungen die Rolle des an und für sich indifferenten Stickstoffs.

Wie die anorganischen Körper ihre Wirkungen im Organismus entfalten, dafür existiert wohl keine allgemeingiltige Anschauung. Es lassen sich wohl auch hier nur gruppenweise Betrachtungen anstellen.

So zeigten Binz und Schultz [2]), dass die Verbindungen von N, P, As, Sb, Bi, Va sämtlich durch eine energische Steigerung des Sauerstoffumsatzes auf die Zellen wirken, wobei sie gleichzeitig selbst mit Ausnahme der dreibasischen Phosphorsäure, abwechselnd höhere und niedere Oxydationsstufen eingehen. Nach Schultz werden die lebenden Zellen von solchen Giften stärker beeinflusst, die reduzierend wirken, und zwar so, dass sie den atomistischen Sauerstoff aufnehmen. Daher sei z. B. arsenige Säure in ihrer Wirkung giftiger als die Arsensäure. Die die Hauptrolle spielende Reduktion wird aber unterstützt durch die Oxydation und das chemische Verhalten des Oxydationsproduktes. Phosphorige, salpetrige und arsenige Säure sind alle stark giftig, wenn sie in den Körper eingeführt werden. (Die Angabe über die phosphorige Säure ist falsch, diese ist ganz ungiftig.) [3]) Sie nehmen atomistischen Sauerstoff auf, wirken während dieses Vorganges als intensive Gifte und verwandeln sich in die völlig oxydierten Säuren. Die arsenige Säure wirkt also auf die Gewebe heftig reduzierend und oxydiert sich hierbei zur Arsensäure, welche wieder durch die reduzierenden Einflüsse der Gewebe zu arseniger Säure rückgebildet wird. Die Giftigkeit der arsenigen Säure und auch des Phosphors beruht also auf der Sauerstoffentziehung aus den Geweben, bei der arsenigen Säure noch dadurch fortwirkend, dass das Oxydationsprodukt durch Reduktion wieder in die ursprüngliche giftige Substanz rückverwandelt wird.

Bei der Betrachtung der Wirkungen von Salzen muss zweierlei unterschieden werden: Die Salzwirkung selbst und die Wirkung der Ionen (Schmiedeberg)[4]).

---

[1]) Arch. de physiol. norm. et pathol. I. 472.

[2]) AePP. **11**. **13**. 256, **14**. 345. **15**.

[3]) AePP. **23**. 150.

[4]) Lehrb. d. Pharmakol. Leipzig 1903.

Die toxischen Wirkungen der Ionen sind nach Loeb spezifisch und verschieden für verschiedene Vorgänge, Gewebe und Tiere. Kaliumionen sind spezifisch toxisch für Muskelkontraktionen, während für die Anfänge der Zellteilung bei Fischeiern Natriumionen giftiger sind als Kaliumionen. Andererseits wirken manche Ionen schon in kleinsten Mengen antitoxisch, spezifischen Ionenwirkungen gegenüber. Spuren von Kalzium genügen, um die Giftwirkungen erheblicher Mengen von Natrium zu beseitigen. Eine reine Chlornatriumlösung von der Konzentration des Seewassers wirkt auf die Eier eines Seetieres merkwürdigerweise giftig, während eine kleine Spur so ausgesprochener Gifte, wie Zink- und Blei-Ionen die Giftwirkungen der Kochsalz-Lösung aufhebt. Sublimat und essigsaures Kupfer versagten. Eine kleine Menge zweiwertiger oder eine noch kleinere Menge dreiwertiger Kationen vermag die giftige Wirkung einer grossen Menge einwertiger Kationen aufzuheben. Das dreiwertige Fe-Ion ist ungleich giftiger als das zweiwertige Fe-Ion; zweiwertige Kationen sind im allgemeinen giftiger als die einwertigen. Die Giftigkeit einwertiger Kationen kann durch einwertige Kationen nicht aufgehoben werden. Hingegen können die giftigen Wirkungen zweiwertiger Kationen durch eine kleine Menge eines anderen zweiwertigen Kations oder durch eine relativ grosse Menge eines einwertigen Kations aufgehoben werden [1]). Hingegen können Lösungen von Nichtelektrolyten keine antitoxischen Wirkungen auf die Lösung eines Elektrolyten haben [2]). Auf Muskelzuckungen des Froschmuskels wirken einwertige Kationen z. B. Kalium hemmend und zweiwertige Kationen wie Baryum, Zink, Kadmium, Blei u. a. erregend.

Unter den Anionen wirken gerade diejenigen besonders erregend, welche die Konzentration der Kalziumionen in den Geweben verringern.

Die erregende Wirkung der Ionen ist nicht eine Funktion ihrer elektrischen Ladung, sondern es scheinen die polaren Wirkungen des Stromes aus den Veränderungen im Verhältnis der Ionen und aus den dadurch bedingten chemischen und physikalischen Änderungen an den Polen sich ableiten zu lassen [3]).

Die Wirkung der Ionen lässt sich sehr gut demonstrieren, an der Einwirkung von Lösungen der Substanzen auf Bakterien (desinfizierende Kraft). Untersuchungen solcher Art verdanken wir insbesondere Krönig

---

[1]) J. Loeb, Pflüger's Arch. **88**. 68.

[2]) Loeb und Gies, Pflüger's Arch. **93**. 246.

[3]) J. Loeb, Pflüger's Arch. **91**. 248.

u. Paul[1]). Bei diesen Untersuchungen hat es sich gezeigt, dass die Metallsalze, insbesonders die Quecksilbersalze nach Massgabe ihres Dissoziationsgrades wirken; Lösungen von Metallsalzen aber, in denen das Metall Bestandteil eines komplexen Ions und demnach die Konzentration der Metallionen sehr gering ist, ausserordentlich wenig desinfizieren.

Wenn man Metallsalze in organischen Solvenzien (Alkohol, Äther etc.) löst, so dissoziieren sie in diesen sehr wenig, und infolge dessen ist ihre Wirkung auf Bakterien nur gering. Die Desinfektionswirkung der Metallsalze hängt aber nicht nur von der Konzentration des in Lösung befindlichen Metalles ab, sondern ist besonders abhängig von den spezifischen Eigenschaften der Salze und des Lösungsmittels. Sie hängt nicht nur vom Metallion ab, sondern auch vom Anion und von dem nicht dissoziierten Anteil. Für die Säuren wurde gefunden, dass sie im allgemeinen im Verhältnis ihres Dissoziationsgrades, d. h. entsprechend der Konzentration der in der Lösung enthaltenen Wasserstoffionen desinfizierend wirken. Den Anionen bezw. den nicht dissozierten Molekülen der Flusssäure, Salpetersäure und Trichloressigsäure kommt eine spezifische Giftwirkung zu. Diese spezifische Wirkung tritt mit steigender Verdünnung gegenüber der Giftwirkung der Wasserstoffionen zurück. Für die Basen zeigt es sich, dass die Hydroxyde des Kalium, Natrium, Lithium, Ammonium im Verhältnis ihres Dissoziationsgrades desinfizieren, d. h. entsprechend der Konzentration der in der Lösung enthaltenen Hydroxylionen. Es zeigte sich, dass die Wasserstoffionen ein stärkeres Gift sind als die Hydroxylionen.

Die Desinfektionswirkung der Halogene Chlor, Brom und Jod nimmt mit steigendem Atomgewicht ab.

Es hat schon früher Dreser[2]) gezeigt, dass die Giftwirkung gelöster Quecksilbersalze nicht etwa von der Menge gelösten Quecksilbers, sondern von dem Dissoziationsgrade der Lösung abhängig ist. Cyanquecksilber, Rhodanquecksilber wirken viel schwächer als Sublimat. Das Kaliumquecksilberthiosulfat wirkt überhaupt nicht, da es ein komplexes Salz ist und keine wirksamen Quecksilberionen abspaltet, sondern in die Ionen Kalium und Hg (S_2O_3) dissoziiert.

Durch die Untersuchungen von Pauli[3]) hat es sich ergeben, dass die Salzwirkung auf die Eiweisskörper in ihrem Hauptanteile aus der

---

[1]) Zeitschr. f. physik. Chemie **21**. 414. Zeitschr. f. Hygiene **25**. 1.

[2]) AePP. **32**. 456.

[3]) W. Pauli, MM. W. **1903**, Nr. 4.

algebraischen Summe der einzelnen Ionenwirkungen sich zusammensetzten. Dabei wirken nun Anionen, und Kationen antagonistisch und zwar die Kationen fällend, die Anionen fällungswidrig.

Hofmeister[1]) hat bereits vor langer Zeit erkannt, dass die purgierende Wirkung der Salze im Zusammenhange steht mit ihrem Eiweissfällungsvermögen. Nun ist das Eiweissfällungsvermögen eine Eigentümlichkeit der Kationen und so muss man die purgierende Wirkung, insbesondere der Alkalien, auf die Kationen beziehen. Und in Wirklichkeit sind die Schwermetallionen, welche selbst in grossen Verdünnungen eiweisskoalugierend wirken, sehr energisch wirkende Purgiermittel, die hiebei schwere Verätzung und Entzündung des Magendarmkanals hervorrufen. Aber auch die Anionen, insbesondere die Nitrate, Brom- und Jodionen haben starke pharmakodynamische Wirkungen, vorzüglich setzen sie den Blutdruck herab. So wirken auch die Rhodanate, die sich ähnlich wie die Bromide und Jodide im Bezug auf ihre eiweissfällende Wirkung verhalten, in der Therapie ähnlich wie die genannten Substanzen.

Gruppiert man die Metallionen nach dem Grade ihrer eiweissfällenden Wirkung, so erhält man eine Steigerung in der Reihe Ammonium, Kalium, Natrium, Lithium. Der eiweisslösende Effekt der Anionen steigt vom Sulfat zum Tartrat, Acetat, Chlorid, Nidrat, Bromid, Jodid, Rhodanid. Die drei letzten Glieder der Reihe sind wirksam. Während die Metallionen erregende Wirkung haben, kommen nach W. Pauli den Säureionen sedative und blutdruckherabsetzende Wirkungen zu.

Die Anwendung physikalisch-chemischer Methoden und Anschauungen auf allgemein pharmakologische Probleme[2]) scheint eine grundlegend neue Auffassung schon bekannter Tatsachen anzubahnen.

---

[1]) AePP. **24**. 247.

[2]) W. Pauli MMW. 1903. Nr. 4. H.B. **2**. 1, **3**. 225, **5**. 27, **6**. 233.

II. Kapitel.

Theorie der Wirkungen organischer Körper.

Wir haben bei den anorganischen Körpern gesehen, dass sich bestimmte Beziehungen zwischen ihrem Molekulargewicht, ihrer Wertigkeit, elektrischen Ladung, ihrem spektral-analytischen Verhalten innerhalb bestimmter Reihen und zwischen ihrer physiologischen Wirkung feststellen lassen. Insbesondere sieht man deutlich, dass Körper, welche isomorphe Verbindungen geben, einander auch in der Wirkung sehr ähnlich sind. Es war wahrscheinlich, wenn man die Wirkung ähnlich gebauter organischer Körper mit einander verglich und dieselben sehr ähnlich fand, dass zwischen der physiologischen Wirkung und der chemischen Struktur Beziehungen gefunden würden. Es sind nur noch wenige Pharmakologen mehr, die sich der Bedeutung dieser Untersuchungen verschliessen oder diese Untersuchungen überhaupt nicht anerkennen.

Die physikalische Voraussetzung, dass die Wirkung der Elemente ihren Bewegungs- und Schwingungszuständen entsprechen, sind von Curci[1]) auf die organischen Verbindungen in der Weise ausgedehnt worden, dass er die Behauptung aufstellte, die Wirkungen eines organischen Moleküls beruhen und resultieren aus der Wirkung der einzelnen Komponenten desselben und zwar hat der Kohlenstoff eine paralysierende, der Wasserstoff eine erregende und der Sauerstoff eine indifferente Wirkung. Die Kohlenwasserstoffe der fetten und aromatischen Reihe sind paralysierende Gruppen, weil der Kohlenstoff den Wasserstoff, welcher antagonistisch wirkt, in der Wirkung überwindet. Es ist daher die paralysierende Wirkung um so grösser, je mehr Kohlenstoff und je weniger Wasserstoff vorhanden, und umgekehrt um so kleiner, je weniger Kohlenstoff

[1]) Terapia moderna 1891, Gennajo p. 33.

und je mehr Wasserstoff im Molekül enthalten ist. In den Wasserstoff und Stickstoff enthaltenden Gruppen überwiegt die aufregende Wirkung des Wasserstoffes die schwach paralysierende Wirkung des Stickstoffes. In den Hydroxylgruppen hat der Wasserstoff eine beträchtlich aufregende Wirkung, weil der Sauerstoff indifferent ist: es folgt nun daraus, dass die hydroxylierten Kohlenwasserstoffe eine doppelte Wirkung haben müssen. Einerseits eine aufregende durch das Hydroxyl, andererseits eine paralysierende durch den Kohlenwasserstoff. Doch kommt den Hydroxylen nach Curci's Auffassung besondere Wirkung zu, je nachdem ihre Stellung ist.

Diese durchaus anders erklärbaren Resultate Curci's sind gleichsam der roheste Versuch, einen Zusammenhang der chemischen Konstitution und der biologischen Wirkung zu finden. So einfach liegen aber diese Beziehungen nicht.

Für die aliphatischen Körper verdanken wir vor allem Schmiedeberg [1]) eine Reihe von Erklärungen. Die Wirksamkeit der Substanzen, insbesondere der aliphatischen Reihe, hängt vor allen Dingen von physikalischen und von biologischen Verhältnissen ab. So spielt die Resorbierbarkeit einer Substanz eine grosse Rolle. Eine nicht resorbierbare Substanz kann selbstverständlich innerhalb des Organismus (jenseits des Darmkanals) nicht zur Wirkung gelangen. Ferner ist die grosse Löslichkeit in Wasser und die grosse Flüchtigkeit bei gewöhnlicher Temperatur für die Wirkung massgebend. So zeigen z. B. die flüchtigen Kohlenwasserstoffe des Petroleums in vollem Umfange die narkotische Gruppenwirkung der Kohlenwasserstoffe, während die flüssigen, in Wasser ganz unlöslichen, der Verdunstung unfähigen Paraffinöle und vollends die festen Paraffine gänzlich unwirksam sind. Die Wirksamkeit im Sinne der Alkoholgruppen, d. h. narkotische Wirkung, wird im wesentlichen durch die Anzahl der im Molekül enthaltenen Sauerstoffatome bedingt. Alle Verbindungen dieser Gruppe, welche zwei oder mehr Sauerstoffatome in einer Kohlenwasserstoffgruppe enthalten, büssen dadurch die Wirksamkeit ein oder werden gänzlich wirkungslos. Die Glykole $C_nH_{2n}(OH)_2$ stehen schon an der Grenze der Wirksamkeit. Ist aber eine Verbindung aus mehreren selbständigen Kohlenwasserstoffgruppen zusammengesetzt, so ist sie wirksam, wenn wenigstens die eine von den letzteren kein oder nicht mehr als ein Atom Sauerstoff enthält. So z. B. kann der schlafmachende Paraldehyd $(CH_3.COH)_3$ als eine Verbindung angesehen werden, deren Moleküle

[1]) AePP. **20**. 201.

gleichsam aus drei gleichartigen, je ein Atom Sauerstoff enthaltenden Teilen locker zusammengefügt sind, von denen jeder eine selbständige Rolle bei der Wirkung spielt. Schmiedeberg stellte folgende Gesetzmässigkeit für die Wirkung substituierter Körper auf:

„1. Sehr giftige Atomgruppen verlieren bei der Substitution mit den Kohlenwasserstoffen der Fettreihe die Intensität und den ursprünglichen Charakter ihrer Wirkung. Dieses Verhalten zeigen die Nitrile $R.C \vdots N$ und Isonitrile $R.N \vdots C$ oder $R.N:C$, von denen die einen als direkte Substitutionsprodukte der Blausäure zu betrachten sind. Nur wenn die letztere sich durch Abspaltung im Organismus bildet, tritt die entsprechende Wirkung ein.

Beispiele: Kakodyloxyd $As(CH_3)_2.O.As(CH_3)_2$ kann aus dem Arsenigsäureanhydrid As_2O_3 durch Substitution von je 1 Atom O durch $(CH_3)_2$ entstanden gedacht werden und bringt keine Arsenikwirkung hervor. Diese tritt erst nach der Zersetzung der Verbindung im Organismus ein. Ebenso verhalten sich das Blei-[1]) und Zinntriäthyl und wohl alle anderen analogen Verbindungen.

2. Es kann auch umgekehrt die Wirksamkeit der Kohlenwasserstoffgruppe durch die Verbindung mit anderen Atomen und Atomkomplexen abgeschwächt oder ganz aufgehoben werden. Hierher gehören die Ammoniakbasen der Fettreihe. Die Wirkung derselben, z. B. des Methylamins $CH_3.NH_2$, Di- $(CH_3)_2.NH$ und Trimethylamins $(CH_3)_3.N$ hat den gleichen Grundcharakter, wie die des Ammoniaks. Eine Narkose verursachen sie nicht.

3. Wenn die Verbindung, wie in den Äthern und Estern aus zwei Atomgruppen durch Vermittlung von Sauerstoff zusammengesetzt ist, so hängt, so weit es sich übersehen lässt, die Wirkung des ganzen Moleküls derselben von der Natur und Beschaffenheit der beiden Komponenten ab, indem jede der letzteren dabei eine selbständige Rolle spielt. Bestehen diese beiden Teile aus gleichartigen oder gleichwertigen Kohlenwasserstoffen, wie es in den einfachen und zusammengesetzten Äthern der Fall ist, so ist die Wirkung der ganzen Verbindung eine einheitliche und die letztere gehört pharmakologisch zu den typischen Gliedern der Alkoholgruppe. Ihnen schliessen sich solche Ester an, in denen die Säuren an sich, d. h. im neutralisierten Zustande, besonders als Natriumsalze, keinerlei spezifische Wirkungen haben.

[1]) Dieses macht nach Harnack AePP. 9. 152 Lähmung des Zentralnervensystems, wie Chloral und Chloroform.

Die Essigsäureester und ihre Homologen sind daher ebenfalls zur Alkoholgruppe zu rechnen.

Wenn dagegen in derartigen Verbindungen die Säure an sich giftig ist oder in irgend einer Weise ein besonderes Verhalten im Organismus aufweist, so treten diese Eigenschaften auch bei den betreffenden Estern zu Tage und bedingen eine wesentliche Abweichung ihrer Wirkung von dem Grundcharakter der Alkoholgruppe. Beispiel Salpetrigsäureamylester."

Ein stringenter Beweis dafür, dass zwischen der chemischen Konstitution der Körper und ihrer physiologischen Wirkung ein inniger Zusammenhang besteht, oder noch deutlicher ausgedrückt, dass die physiologische Wirkung einer Substanz durch ihre chemische Konstitution und Konfiguration [1]) bedingt ist, kann durch die Tatsache unumstösslich geliefert werden, dass bestimmte Änderungen in der Konstitution bestimmte Änderungen in der Wirkung bei ähnlichen Körpern hervorbringen, und dass ferner die Anlagerung bestimmter Molekularkomplexe an verschieden wirkende Substanzen dieselben in physiologisch ähnlich wirkende oder auch in gleichmässig unwirksame verwandeln kann. Es gelingt leicht, aus ganz besonders wirksamen Substanzen durch Anlagerung bestimmter Gruppen gleichmäßig unwirksame zu erhalten und nach Abspaltung dieser Gruppen wieder die wirksamen Substanzen zu regenerieren. Als Beispiel will ich vorläufig nur einiges erwähnen: a) Durch die Anlagerung identischer Gruppen in identischer Weise werden gleichmäßig wirkende Körper erhalten. Nach den Entdeckungen von Crum Brown und Fraser [2]) und anderen gelingt es durch Methylierung der Alkaloide, welche ja verschiedene physiologische Wirkung haben, Körper zu erhalten, welche alle die motorischen Nervenendigungen lähmen, also dem Kurare ähnliche Wirkungen haben. Es ist hierbei im allgemeinen gleichgültig, ob diese Alkaloide als solche Konvulsionen auslösen, wie Strychnin, Brucin und Thebain, oder ob sie es nicht tun, wie Morphin, Nikotin, Atropin. Aus diesen Versuchen lässt sich sogar die allgemeine Regel ableiten, dass die zusammengesetzten Radikale, bei welchen

[1]) Inwiefern die Wirkung von der Konfiguration abhängig ist, siehe am Schlusse dieses Kapitels. Siehe Sigmund Fränkel: Stereochemische Konfiguration und physiologische Wirkung in: Asher und Spiro, Ergebnisse d. Physiologie III. Biochemie p. 290.

[2]) Transact. Roy. Soc. Edinborough 1868 XXV. 707 und Proc. Roy. Soc. Edinborough 1869 p. 560.

Methyl am quaternären Stickstoff steht, in derselben Weise lähmend wirken. Es können daher aus allen tertiären Basen durch Methylierung Ammoniumbasen erzeugt werden, welche manchmal unverhältnismäßig giftiger, häufig aber viel weniger giftig sind, als die Ausgangssubstanzen. So fand Böhm[1]), dass im Kurare zwei Basen nebeneinander vorkommen, das Kurarin und das Kurin. Kurarin ist eine Ammoniumbase, Kurin eine tertiäre Base, die nur wenig giftig ist. Als Böhm aber die tertiäre Base Kurin methylierte und so in eine Ammoniumbase überführte, so entstand Kurarin, welches sich als 226mal so giftig erwies, als die Ausgangssubstanz. b) Dass durch die Anlagerung identischer Gruppen die Wirkung bestimmter Körper abgeschwächt oder ganz vernichtet wird, beweisen folgende Tatsachen: Wenn man hydroxylhaltige Substanzen, wie Phenole, Alkohole etc. in ihre gepaarten Verbindungen mit Schwefelsäure (saure Ester) überführt, so verlieren sie ihre Giftigkeit fast vollständig. Während Phenol $C_6H_5.OH$ bekanntlich eine beträchtliche Giftwirkung bei interner Applikation zeigt, ist die Phenolätherschwefelsäure $C_6H_5.O.SO_3H$ als Natriumsalz intern eingegeben selbst in Dosen von 30 g ganz ungiftig Das so wirkungsvolle Morphin $C_{17}H_{17}NO.(OH)_2$ verliert durch Überführung in Morphinätherschwefelsäure $C_{17}H_{17}NO.(OH).O.SO_3H$ völlig seine hypnotische Wirkung und kann selbst in Dosen von 5 g ohne irgend welchen Schaden genommen werden. Das giftige Ammoniak geht durch Einführung der Essigsäure in das ganz ungiftige Glykokoll (Aminoessigsäure) $NH_2.CH_2.COOH$ über. Es können, um ein weiteres Beispiel anzuführen, durch Einführung von Säureradikalen in basische Reste die Wirkungen der letzteren bedeutend abgeschwächt, wenn nicht ganz aufgehoben werden. So ist Acetamid $CH_3.CO.NH_2$ völlig wirkungslos[2]), während Ammoniak ein heftiges Gift ist. Acetanilid $CH_3.CO.NH.C_6H_5$ (Antifebrin) ist weit weniger giftig, als Anilin $NH_2.C_6H_5$. Ebenso wird im Phenetidin $NH_2.C_6H_4.OC_2H_5$ durch Anlagerung von Acetyl- oder Laktylradikalen die Wirkung abgeschwächt, indem die Base schwieriger angreifbar wird.

Gleichmäßig wird in allen Fällen durch Einführung von Wasserstoff in die cyklischen Basen die physiologische Wirkung verstärkt, bezw. die Giftigkeit gesteigert. (Regel von Kendrick-Dewar-Königs.)

So viel als Beweis und Beispiel, dass gleichmäßige Veränderungen

---

[1]) Arch. d. Pharm. **235**. 660.

[2]) Zeitschr. f. Biol. **8**. 124.

an ungleich wirkenden Substanzen ähnliche oder gleiche Veränderungen in der Wirkung setzen.

Dass bestimmte Gruppen von Substanzen ihre Wirkung durch einfache Änderungen im Molekül, etwa die Verwandlung des Charakters der Verbindung von einer Base in eine Säure, verlieren, lässt sich physiologisch dadurch erklären, dass der Angriffspunkt der Substanz verschoben bezw. aufgehoben ist. Wir können uns nämlich das Zustandekommen der Wirkung der Substanzen auf bestimmte Zellgruppen d. i. die selektive Wirkung der Substanz nur so deuten, dass gewisse endständige Gruppen im Molekül in chemische Beziehungen zu Zellsubstanzen treten und von denen festgehalten werden. Dieses kann durch rein chemische Bindung oder durch physikalisch-chemisch Verhältnisse, wie Lösung, Adsorption und ähnliche erfolgen. Erst dann kann der ganze Molekularkomplex, einmal im bestimmten Gewebe festgehalten (verankert), zur Wirkung gelangen. Ändern wir nun den Charakter der endständigen Gruppen, so waltet die chemische und physikalische Beziehung zwischen der eingeführten chemischen Substanz und dem bestimmten Zellkomplexe nicht mehr ob. Die Substanz wird von der betreffenden Zellgruppe nicht mehr festgehalten, und kann daher auch nicht mehr zur Wirkung gelangen, wenn auch die eigentlich wirkende Gruppe völlig intakt geblieben ist. Paul Ehrlich [1]) hat als Bild für eine ähnliche Vorstellung den Vergleich mit den Farbstoffen angewendet. In allen Farbstoffen kommt nach Witt eine chromophore, farbgebende Gruppe vor, welche sich durch dichtere Bindung auszeichnet (z. B. die Azogruppe $R.N=N.R_1$). Alle Farbstoffe werden entfärbt, wenn man sie mit reduzierenden Mitteln behandelt und so durch Einführung von Wasserstoff die dichtere Bindung der chromophoren Gruppe aufhebt. So bekommt man aus Indigblau Indigweiss, usw. Aber diese chromophoren Gruppen allein sind nicht ausreichend, um Farbstoffe zu erzeugen, sie haben nur den chromogenen Charakter. Es müssen an sie noch saure oder basische Gruppen herantreten, z. B. Hydroxyl- oder Aminogruppen, die man als auxochrome Gruppen bezeichnet, Radikale, welche erst die Farbstoffnatur der Verbindungen entwickeln. Wenn in das Azobenzol $C_6H_5.N=N.C_6H_5$ Hydroxylgruppen eintreten, dann erst entsteht das braune Oxyazobenzol $C_6H_5.N=N.C_6H_5.OH$ und wenn die Aminogruppe eintritt, das schöne gelbe Aminoazobenzol $C_6H_5.N=N.C_6H_5.NH_2$ (Anilingelb). Es sind also

---

[1]) D. m. W. 1898, p. 1052. S. auch Festschrift f. Leyden Bd. I. 645. Internationale Beiträge zur inneren Medizin, Berlin 1902.

zum Zustandekommen des Farbstoffes zwei Komponenten erforderlich, die chromophore und die auxochrome Gruppe. Die Farbe aber selbst ist wieder abhängig von der Zahl der auxochromen Gruppen. Das Monaminoazobenzol $C_6H_5 . N = N . C_6H_4 . NH_2$ ist gelb (Anilingelb), das m-Diaminoazobenzol $C_6H_5 . N = N . C_6H_3 . (NH_2)_2$ ist orange (Chrysoidin), das Triaminoazobenzol $NH_2 . C_6H_4 . N = N . C_6H_3 . (NH_2)_2$ ist braun.

Wie wir gesehen haben, werden viele Gifte durch einfache Einwirkung, z. B. Einführung von Säuren, in ungiftige Substanzen umgewandelt. Nencki suchte diese Verschiedenheiten auf chemischem Wege durch Unterschiede in der Oxydationsfähigkeit zu erklären, aber Paul Ehrlich hielt einen solchen Erklärungsversuch für durchaus nicht ausreichend und glaubte auf experimentellem Wege zum Verständnis dieser Tatsachen gelangt zu sein. So gibt es z. B. eine Reihe von Farben, welche bei Tieren das Gehirn färben; fügt man aber in diese Farbstoffkörper Schwefelsäure ein, indem man die entsprechende Sulfosäure darstellt, so verlieren sie vollkommen ihre Gehirn färbende Eigenschaft. Durch die Substitution ist also die Wirkung des Körpers verändert. Er hat seine neurotrope Funktion eingebüsst, d. h. er geht nicht mehr an die Elemente des Gehirnes heran. Man ist nun gezwungen, wenn man von Beziehungen zwischen Konstitution und Wirkung spricht, als Mittel noch einen dritten Begriff aufzustellen, nämlich den der Verteilung. Wie soll man sich die selektive Fähigkeit der Gewebe vorstellen? Es handelt sich da nicht um nahe liegende chemische Beziehungen, sondern oft nur um physikalische Verhältnisse, so häuft sich das Chloroform meist in den roten Blutkörperchen an (Schmiedeberg 1867). Nach den Pohl'schen Erklärungen[1]) wird es von dem Lecithingehalte derselben angezogen, mit dem es sich leicht mischt. Ebenso verhält es sich mit dem Myelin, durch die Anwesenheit fettartiger lipoider Stoffe. Ähnlich dürften sich die Kohlenwasserstoffe, Äther, Ketone und Sulfonverbindungen verhalten. Schwieriger liegen die Verhältnisse bei anderen chemischen Gruppen, wie bei Säuren, Basen, Alkoholen und Phenolen, da diese ja leicht chemische Verbindungen mit bestimmten Gruppen des Protoplasmas eingehen könnten. Bei einer chemischen Verbindung wäre die Substanz durch Alkohol aus den Organen nicht extrahierbar. Das Experiment belehrte aber Ehrlich, dass z. B. bei Phenacetin, Kairin, Thallin die Alkoholextraktion gelingt, also keine chemische Bindung zwischen der eingeführten basischen Substanz und dem Protoplasma vorliegt. So lässt sich auch aus einer Fuchsin-

[1]) AePP. **28**. 239.

niere durch Alkohol Fuchsin extrahieren. Die einzige Substanz unter vielen, die eine solche Festlegung annehmen lässt, ist, nach P. Ehrlich, vielleicht das Anilin.

Wie erfolgt nun die Anlagerung dieser Substanzen? Der Vorgang der Färbung ist nach Ehrlich derselbe, wie er bei Injektion von Giften im Organismus statt hat: die Wollfaser, in Pikrinsäurelösung getaucht, nimmt aus der noch so schwachen Lösung, aus der grössten Verdünnung, die Farbe auf, ebenso wie gewisse Gewebe das Gift aus der zirkulierenden Körperflüssigkeit. — Hinsichtlich der Färbung nun bestehen zwei Theorien: die der Salzbildung und die der starren Lösung nach van t'Hoff (Witt'sche Theorie). Witt nimmt an, dass der Farbstoff nicht in festem Zustande in der Faser ist, sondern als Lösung. Es gibt Farbstoffe, welche in festem Zustande rot sind, in Lösung fluoreszieren: die damit gefärbte Seide fluoresziert gleichfalls. Es ist kein Einwand hiergegen, dass derselbe Körper verschiedene Fasern verschieden färbt: auch Jod in verschiedenen Flüssigkeiten gelöst — in Jodkalilösung, in Chloroform usw. — ergibt verschiedene Färbung der Lösung. — Die Gewebsfaser schüttelt die Farbstoffe quantitativ aus der wässerigen Lösung aus und färbt sich so: ist die Löslichkeit in Alkohol wieder stärker, so ist die Faser durch ihn wieder entfärbbar.

Das Verhalten der Substanzen im Organismus ist nun wohl nach der Ansicht von Ehrlich ein ganz ähnliches. Alle Hirnfarbstoffe verlieren ihre hirnfärbende Eigenschaft, wenn eine Sulfosäuregruppe in sie eintritt. Die Mehrzahl der Stoffe, welche ins Gehirn gehen, gehen auch aus Wasser in Äther über, als Sulfosäuren jedoch nicht. Es sind also im Gehirn Stoffe, welche ebenso wirken wie Äther im Reagenzglase. Die starke Wirkung gewisser Gifte auf das Hirn beruht auf einer Ausschüttelung durch dasselbe, wie durch Äther. — Die Lokalisation der verschiedenen Substanzen in den Körpergeweben beruht also nach Ehrlich auf einer Ausschüttelung durch dieselben. In den Zellen verschiedener Organe sind verschiedene chemische Gruppen enthalten, und einzelne Körper, wie Myosin z. B., haben wieder in alkalischer oder neutraler oder saurer Lösung ganz verschiedene Fähigkeiten, so dass sich die verschiedensten Möglichkeiten einer Endwirkung ergeben. Einzelne Substanzen werden wohl nicht vom lebenden Protoplasma aufgenommen, sondern von anderen zwischenliegenden Körpern — so gewisse Farbstoffe von den Nervenscheiden. — Ein Beispiel für eine starre Lösung gibt die Jodstärke, welche man früher für eine chemische Verbindung hielt, während sie nach Mylius auch eine starre Lösung darstellt, indem die Stärke von Jod durchtränkt ist. Dieselbe Blaufärbung nun bei der Lösung von Jod zeigen gewisse Derivate der Cellulose, die amyloide Substanz und die Cholalsäure. In diesen Körpern sind gewisse Struktur-Komponenten gleich. Die Fähigkeit, eine starre Lösung zu erzeugen, setzt also gewisse, chemische Eigenschaften voraus, und zwar gehören solche Konfigurationen immer einer ganzen Klasse an.

Das Ehrlich'sche Gleichnis von der chromophoren Gruppe lässt sich in der Gruppe der Kokaine schön durchführen. Alle Kokaine im chemischen Sinne (Ekgoninverbindungen) machen bei der Maus dieselben pathologischen Veränderungen der Leber, aber anästhesierend wirkt nur das Kokain mit der Benzoylgruppe, während die Methylgruppe des Kokains das Ekgonin nur an das Nervensystem heranbringt. Die Benzoylgruppe wäre nun die anästhesiophore, die Methylgruppe die anästhesiogene Gruppe. Ehrlich will diese seine Anschauung als einen neuen Weg zur Synthese neuer Arzneimittel betrachtet wissen. Zuerst hat man eine Gruppe von Substanzen zu wählen, welche an gewisse Organe herantreten und in diese Substanzen, welche nun myotrop, neurotrop etc. sind, könnte man verschiedene Gruppen einführen, welche einen toxischen bezw. therapeutischen Einfluss ausüben.

Die Theorie von Oskar Loew[1]) geht wiederum dahin, dass alle diejenigen Stoffe, welche noch bei grosser Verdünnung in Aldehyd- oder in Aminogruppen eingreifen, Gifte für alles Lebende sein müssen, indem hierbei Substitutionen eintreten. Daher nennt er diese Gruppe von Giften substituierend wirkende. Je reaktionsfähiger nun ein Körper in dem Sinne ist, dass er mit einer Aldehyd- oder Aminogruppe leicht reagieren kann, desto grösser ist seine Wirksamkeit, bezw. seine Giftig keit. So sind die für Aldehyd und Ketongruppen besonders reaktionsfähigen Basen Hydroxylamin $HO.NH_2$ und Diamid (Hydrazin) $NH_2.NH_2$ sehr stark wirkende Gifte für Pflanzen und tierische Organismen, ja noch Derivate des Hydroxylamins, wie das Benzenylaminoxim $C_6H_5-C\langle{}^{NH_2}_{NOH}$ [2]). Hingegen sind andere Ketoxime, da sie in diesem Falle nicht mehr reaktionsfähig sind, für höhere Tiere nur ausnahmsweise giftiger als die Ketone, aus denen sie entstanden sind. Das für Aldehyd- und Ketongruppen so ungemein reaktionsfähige Phenylhydrazin $C_6H_5.NH.NH_2$ ist aus diesem Grunde ein sehr heftiges Blutgift. Anilin

---

[1]) Natürliches System der Giftwirkung, München 1893.

[2]) B.B. 18, 1054.

$C_6H_5.NH_2$ hingegen, welches schwieriger mit Aldehyden reagiert, ist ein schwächeres Gift als Phenylhydrazin, ebenso wie freies Ammoniak ein schwächeres Gift ist als Diamid. Der am Wasserstoff haftende Stickstoff kann unter Umständen äusserst leicht, unter anderen wieder äusserst schwer in die Aldehydgruppen des Protoplasmas eingreifen. Benachbarte Gruppen bedingen dessen Labilitätsgrad, die Reaktionsfähigkeit.

Körper mit tertiär gebundenem N, welche geringe oder keine Giftwirkung besitzen, können durch Reduktion und Bildung der Imidgruppe zu starken Giften werden.

Pyridin

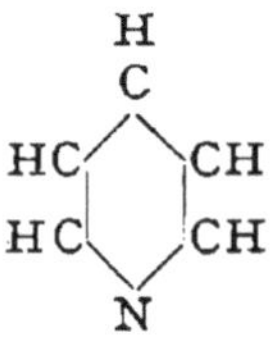

Kollidin

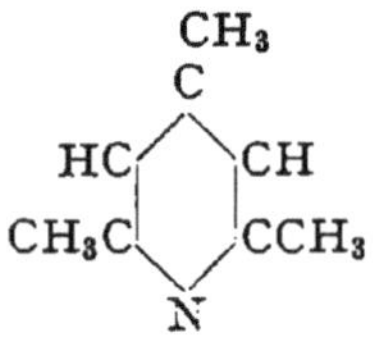

Piperidin

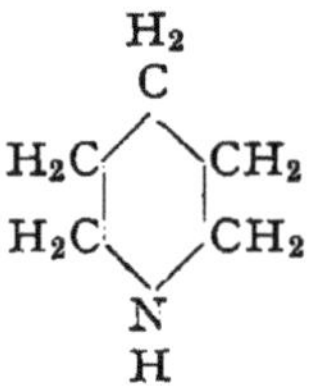

Koniin

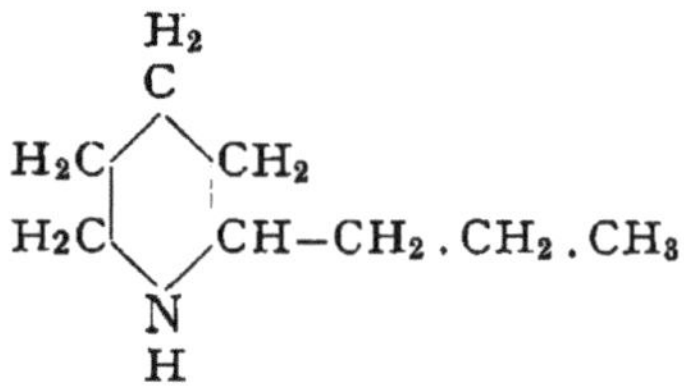

So ist Piperidin ein weit stärkeres Gift als Pyridin, Koniin intensiver wirkend als Kollidin, Tetrahydrochinolin 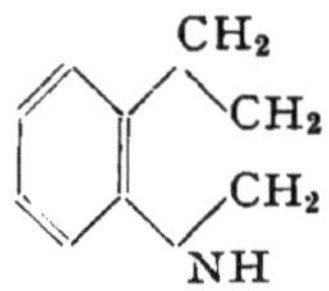 energischer wirkend als das Chinolin 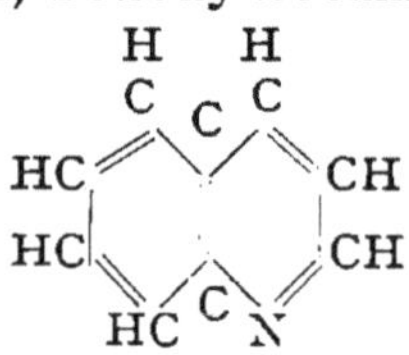 selbst. Daher ist auch Pyrrol 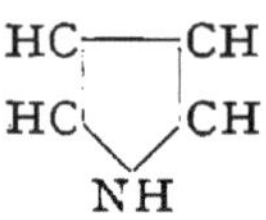 weit giftiger als Pyridin. Diese Tatsachen lassen sich nach Loew leicht durch die Zunahme der Reaktionsfähigkeit gegenüber den labilen Aldehydgruppen des Protoplasmas erklären. Sie werden noch gestützt durch Beobachtungen, welche zeigen, dass Körper mit labilen Aminogruppen in ihrer Giftwirkung zunehmen, wenn noch eine zweite Aminogruppe in solche Substanzen eingeführt wird, die Giftigkeit aber abnimmt, wenn die Aminogruppe in die Iminogruppe übergeht. So sind die Phenylendiamine $C_6H_4(NH_2)_2$ giftiger als Toluidine $CH_3.C_6H_4.NH_2$. Wenn im Anilin ein Wasserstoff der Aminogruppe durch Alkyl ersetzt wird, die Aminogruppe also in eine Iminogruppe übergeht, so nimmt die Giftwirkung ab, da dieses substituierte Anilin mit Aldehyden schwierig reagiert. Diese Körper haben dann keine Krampf erregende Wirkung mehr. Wenn aber Alkyl nicht in die Seitenkette eintritt, sondern einen Kernwasserstoff ersetzt, also die Aminogruppe intakt bleibt, so bleibt auch die krampferregende Wirkung. Dieselbe Tatsache lässt sich noch viel besser demonstrieren an der Abschwächung der Wirkung durch den Eintritt von sauren Resten in die Aminogruppen. So ist Acetanilid $CH_3.CO.NH.C_6H_5$ weit ungiftiger, aber auch chemisch mit Aldehyd weniger reaktionsfähig als Anilin. Ebenso ist das symmetr. Acetylphenylhydrazin $C_6H_5.NH.NH.CO.CH_3$ (Pyrodin) weit weniger giftig, aber auch chemisch mit Aldehyd weniger reaktionsfähig, als Phenylhydrazin. Eine solche Abschwächung der Giftigkeit durch Abschwächung der chemischen Reaktionsfähigkeit gegenüber Aldehydgruppen lässt sich noch an vielen anderen Beispielen beweisen, auf die wir noch im Verlaufe zurückkommen werden.

Die Giftigkeit der Phenole erklärt Loew durch ihre leichte Reagierfähigkeit mit labilen Atomgruppen, besonders Aldehyden. Diese Reagierfähigkeit nimmt ab, wenn negative Gruppen, Karboxyl- oder Sulfosäuregruppen in das Molekül eintreten. Daher ist Salicylsäure weniger giftig als Phenol, Saccharin

$$\text{o-Benzoesäuresulfinid } C_6H_4\langle\begin{matrix}CO\\SO_2\end{matrix}\rangle NH$$

ist ganz ungiftig, da durch das gleichzeitige Vorhandensein der Reste der Karboxyl- und Sulfosäuregruppe die Imidgruppe nur sehr wenig reaktionsfähig ist.

Diese Anschauung Loew's lässt sich aber nicht in allen Gruppen mit gleich viel Glück als einziger Erklärungsversuch durchführen. Besonders bei der Wirkung der Blausäure und ihrer Derivate lässt sich diese Theorie nur gezwungen anwenden. Die Loew'schen Ausführungen gipfeln in folgenden Schlussfolgerungen:

„I. Jede Substanz, welche noch bei grosser Verdünnung reagiert, ist ein Gift. Beispiele Hydroxylamin, Phenylhydrazin.

II. Basen mit primär gebundenem Stickstoff sind ceteris paribus schädlicher als solche mit sekundär gebundenem und diese wieder schädlicher als solche mit tertiär gebundenem Stickstoff. Xanthin mit drei NH-Gruppen ist nach Filehne giftiger als Theobromin mit einem NH und dieses wieder giftiger als Koffein. Amarin ist giftig, das isomere Hydrobenzamid nicht. Piperidin und Pyrrol sind giftiger als Pyridin. Pyridin und Hydrobenzamid haben tertiär, Amarin, Piperidin und Pyrrol sekundär gebundenen Stickstoff.

$$\text{Amarin } \begin{matrix}C_6H_5.C.NH\\ \| \\ C_6H_5.C.NH\end{matrix}\rangle CH.C_6H_5 \qquad \begin{matrix}\text{Hydrobenzamid}\\ C_6H_5.CH:N\\ \\ C_6H_5.CH:N\end{matrix}\rangle CH.C_6H_5$$

Piperidin 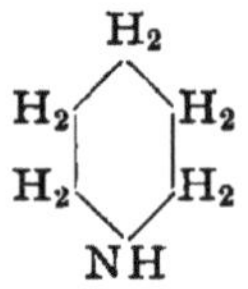

Pyrrol 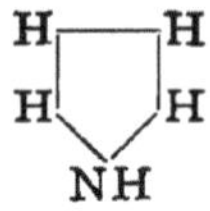

Pyridin 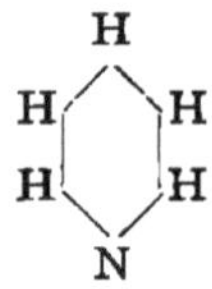

Die am Stickstoff methylierten Basen aus Strychnin, Brucin, Kodein, Morphin und Nikotin sind weit weniger giftig als die ursprünglichen Alkaloide und zum Teil von anderer Wirkung. Ausnahmen von Satz II infolge spezieller Verhältnisse kann es allerdings geben, werden aber selten sein. So scheint z. B. für gewisse Arten von Spaltpilzen Chinolin schädlicher zu sein als Tetrahydrochinolin. (Letzteres mit sekundär, ersteres mit tertiär gebundenem Stickstoff.)

Monomethyl-, Äthyl- $C_6H_5.NH.C_2H_5$ und Amylanilin wirken anders (und schwächer) als Anilin.

Dass es bei dem Eintritt von Radikalen in die ursprüngliche Base hinsichtlich der Giftwirkung besonders darauf ankommt, ob der am Stickstoff befindliche Wasserstoff ersetzt wird oder der an Kohlenstoff- oder Sauerstoffatomen befindliche, versteht sich für jeden Chemiker von selbst. Nur wenn die Substituierung am Stickstoff erfolgt, lässt die Aldehydnatur des aktiven Eiweisses auch die Abschwächung des Giftcharakters voraussehen.

Erfolgt die Substituierung am Sauerstoff, so kann der Giftcharakter sogar zunehmen: so ist z. B. nach Stolnikow[1]) Dimethylresorcin $C_6H_4(OCH_3)_2$ ein stärkeres Gift als Resorcin.

III. Wird in einem Gifte durch Einführung gewisser Gruppen oder Änderung der Atomlagerung der chemische Charakter labiler, so nimmt der Giftcharakter zu, im entgegengesetzten Falle aber ab.

Beispiele: Die Einführung von Hydroxylgruppen in den Benzolkern steigert die Reaktionsfähigkeit. So findet man auch, dass Trioxybenzole Phloroglucin[2]), Pyrrogallol) schädlicher sind, als Dioxybenzole (Resorcin z. B.) und diese schädlicher als Monoxybenzol (Phenol). Werden die Hydroxylgruppen durch elektronegative und sonst unschädliche Gruppen in einem Gift ersetzt, so nimmt zugleich mit der Labilität die Giftigkeit ab. Morphinätherschwefelsäure wirkt weit schwächer und anders als Morphin (Stolnikow)[3]). Der am Stickstoff haftende Wasserstoff im Phenylhydrazin hat eine weit labilere Stellung als der im Anilin, welches sich vom Phenylhydrazin nur durch ein Minus einer

[1]) HS. 8. 237.

[2]) Diese Angabe ist nicht richtig; est ist weniger schädlich als Phenol.

[3]) HS. 8, 235.

Imidgruppe (NH) unterscheidet: Phenylhydrazin erweist sich denn auch weit giftiger als letzteres. Sulfocyansaures Ammon $CN.S(NH_4)$ tötet allmälig die Pflanzen, das isomere Thiocarbamid $NH_2.CS.NH_2$ aber nicht. Binitronaphtolnatrium ist ziemlich stark giftig, die Sulfoverbindung des Binitronaphtols aber nicht merklich. Körper mit doppelt gebundenem Kohlenstoff (Allylsenföl $CH_2:CH.CH_2.NCS$, Akrolein $CH_2:CH.COH$) sind meist reaktionsfähiger und giftiger als nahestehende Verbindungen mit einfacher Bindung. Neurin $OH.N.\genfrac{}{}{0pt}{}{(CH_3)_3}{CH:CH_2}$ ist giftiger als Cholin $OH.N.\genfrac{}{}{0pt}{}{(CH_3)_3}{CH_2.CH_2.OH}$.

IV. Von demselben Gifte wird dasjenige Protoplasma am schnellsten getötet, welches die grösste Leistungsfähigkeit entwickelt.

Beim Tetrahydrochinolin geht die Spaltpilzentwicklung viel langsamer vor sich, als bei dem am Stickstoff methylierten Tetrahydrochinolin. Pyrrol ist viel giftiger als Pyridin."

Interessante Resultate, welche für die Theorie der Wirkung verwertbar sind, ergaben sich ferner aus den Untersuchungen von Loew und Bokorny[1]) über die Einwirkung von Substanzen auf die Wachstumbeeinflussung der Algen.

Mit der Zunahme der Alkalität, beziehungsweise durch den Eintritt stickstoffhaltiger Gruppen, wächst die schädliche Wirkung der Substanzen auf Algen. Urethan $NH_2.COO.C_2H_5$ schadet also nichts, bei Harnstoff $CO{<}\genfrac{}{}{0pt}{}{NH_2}{NH_2}$ kränkeln sie nach einigen Tagen, bei Guanidin $HN:C{<}\genfrac{}{}{0pt}{}{NH_2}{NH_2}$ sterben sie nach einigen Stunden ab; treten in das Molekül des Harnstoffes oder Guanidins Säuregruppen ein, die den alkalischen Charakter abschwächen, so verschwindet auch wieder die schädliche Wirkung, wie Versuche mit Hydantoin (Glykolylharnstoff)

$$CO{<}\begin{array}{l}NH-CH_2\\ \qquad\;\;|\\ NH-CO\end{array}$$

und Kreatin (Methylguanidinessigsäure) $HN:C{<}\begin{array}{l}NH_2\\ N.CH_2.COOH\\ |\\ CH_3\end{array}$ ergaben.

Wir sehen aus diesen wenigen Versuchen einer Theorie der Wirkungen, dass, wenngleich eine Beziehung zwischen Konstitution und

---

1) Journ. f. prakt. Ch. **36**. 272.

Wirkung nicht wegzuleugnen ist, uns dennoch eine Theorie mangelt, welche alle Tatsachen, die sich auf die Wirkung der anorganischen und organischen Stoffe auf die Organismen verschiedenster Art beziehen, für alle Organismen und Organe erklären kann. Diese Schwierigkeiten liegen wohl hauptsächlich in der mangelhaften Kenntnis der selektiven Kraft der Organe, die wir zum Teil aus den histologischen Färbungen, zum Teil aus den toxikologischen Experimenten kennen. Die chemischen Ursachen dieser selektiven Kraft können wir kaum, wie etwa beim Alkohol, Chloroform und den Schlafmitteln, auch nur vermuten. Bei den meisten Substanzen fehlt uns auch für die Vermutung die Basis. Die Loew'sche Ansicht, die ebenso geistreich wie einfach ist, kann auch nur für bestimmte Gruppen von Körpern, welche mit Aldehyd oder Amidgruppen zu reagieren im Stande sind, eine befriedigende Erklärung geben. Sie kann aber nicht erklären, weshalb besondere Zellgruppen, besondere Organe, besonders und nur gerade diese, von den Substanzen zur Wirkungsstätte erwählt werden. Denn die Loew'sche Theorie spricht von Protoplasma überhaupt. Jedes Protoplasma in jedem Organe und Gewebe besitzt aber nach Loew labile Aldehyd- und Aminogruppen, welche zum Zustandekommen der Wirkung, der chemischen Reaktion innerhalb des Organismus nach der Loew'schen Anschauung notwendig sind. Für die selektive Funktion der Mittel entbehren wir eines Erklärungsversuches. Es ist aber anzunehmen, dass tatsächlich solche Erklärungsversuche bei dem gegenwärtigen Stande des Wissens schon möglich sind, und die Ehrlich'schen Anschauungen sind wohl der erste Schritt zu einer solchen Erklärung.

Die selektive Kraft der Zellen und der Zellbestandteile für gewisse Farbstoffe, so für saures und basisches Fuchsin, gibt wohl nur ein Bild von der Selektion für gewisse Mittel, ist aber an und für sich noch keine Erklärung. Wir sehen z. B. bei Strychnin, dass das Rückenmark eine besondere Selektionskraft für dieses Alkaloid besitzt eine Selektionskraft, welche der des Quecksilbers für den Goldstaub im gepulverten Quarz zu vergleichen ist (L. Brunton). Wären wir nun im Stande die Ursachen dieser Selektionskraft der Gewebe zu erforschen, bezw. wären wir im Stande diejenigen chemischen Gruppen in den Nervenelementen des Rückenmarks zu erkennen, welche das im Kreislaufe befindliche Strychnin festhalten und zur Wirkung bringen, oder wären wir in der Lage, diejenigen Gruppen im Strychnin, welche das Festhalten an den Rückenmarkselementen bedingen, zu bestimmen, so würden wir die Möglichkeit besitzen, eine Reihe von Körpern zu konstruieren, welche nur im Rückenmark haften und dort zur Wirkung gelangen, wobei wir die Wirkung durch Synthesen mit bestimmten wirkungsvollen Gruppen beliebig hervorrufen könnten.

Wir besitzen bereits ein recht reiches empirisches Material, welches gestattet, auf Grund der verschiedenartigsten Versuche mit wirkenden und nicht wirkenden Substanzen uns ein Bild davon zu machen, wie bestimmte Atomgruppierungen in bestimmten Stellungen entweder selbst wirken oder durch Anlagerung an einen anderen Atomkomplex dessen Wirkungen auslösen. Wir wissen auch, wie bestimmte Atomgruppierungen durch Anlagerung an bestimmte physiologisch wirksame Substanzen, deren Wirkung durch ihren Eintritt entweder gänzlich aufheben oder wesentlich abschwächen oder der Wirkung eine andere Richtung geben, das heisst einen anderen als den der Grundsubstanz eigentümlichen physiologischen Effekt auslösen.

Es kann derselbe Körper sich übrigens, abgesehen von der Dosis, unter physiologischen und pathologischen Verhältnissen im Organismus sehr verschieden verhalten.

So setzt z. B. Chinin bei Fieber die Temperatur um 3—4 Grad herunter, während im gesunden Organismus die Temperatur nur sehr wenig herabgesetzt wird. [1]).

Ähnlich verhält sich die Salicylsäure, welche beim akuten Gelenkrheumatismus das Fieber prompt herabsetzt, bei anderen fieberhaften Erkrankungen schwach oder gar nicht wirkt und im gesunden Organismus gar keine temperaturherabsetzende Wirkung äussert.

Zum Zustandekommen der Wirkung sind mehrere Faktoren notwendig. Ein wirksamer Körper, welcher aber an sich noch keine Wirkung zu entfalten braucht, aber sie schon an und für sich entfalten kann. Dieser wirksame Körper muss durch eine endständige Gruppe mit dem bestimmten Organ oder mit verschiedenen Organen oder Geweben in Kontakt kommen, wo er den Hauptkörper zur Wirkung bringt. Dabei ist nicht ausgeschlossen, dass die endständige Atomgruppe, welche die chemische Beziehung zwischen Gewebe und dem wirksamen Körper zustande bringt, also die Verankerung im Gewebe bewerkstelligt, selbst an der Wirkung beteiligt ist. Andererseits kann der Grundkörper auch bloss der Träger der wirksamen Gruppen in der Weise sein, dass er den wirkenden Gruppen jene stereochemische Konfiguration verschafft, welche es erst ermöglicht, dass sie mit einer bestimmten Atomgruppierung eines Gewebes chemisch reagiert, beziehungsweise abgebaut oder aufgespalten wird.

---

[1]) Jürgensen: Körperwärme, Leipzig 1873, p. 40.

Der Weg zur steigenden Erkenntnis aller dieser Beziehungen ist die Beobachtung der verschiedenen wirksamen Körperreihen, der Möglichkeiten, unter welchen sie ihre Wirkung ganz oder teilweise einbüssen, sowie insbesondere das physiologische und chemische Studium derjenigen Substanzen, welche schon in kleinsten Dosen sehr starke Wirkungen und meist in einem bestimmten Organe oder Gewebe entfalten, wie z. B. die Pflanzenalkaloide.

Die oben angedeutete Anschauung, dass der wirkende Körper eine endständige Gruppe trägt, wenn er nicht schon als solcher reaktionsfähig, welche mit dem bestimmten Gewebe vermöge ihres Baues oder ihrer sterischen Anordnung chemische Beziehungen herstellt, lässt sich an vielen Beispielen demonstrieren. Es kann ferner gezeigt werden, dass selten der die Verbindung herstellende Teil, sondern meist der wirkende Hauptkörper oder eine andere wirkende Seitenkette die tatsächliche physiologische Wirkung auslöst. Es müssen daher zweierlei Gruppierungen in jeder wirkenden Substanz unterschieden werden. Erstens die Seitenkette oder der Rest, welcher die chemischen Beziehungen zwischen der chemischen Verbindung und dem Gewebe herstellt und das gesamte Molekül des wirkenden Körpers in dem betreffenden Gewebe verankert. (Verankernde Gruppe.) Zweitens die wirkende Gruppe, die nach der erfolgten Verankerung im Gewebe zur Reaktion mit dem Gewebe gelangt, wobei die Wirkung zur Geltung kommt. Es können aber auch diese beiden, die verankernde und die wirkende Gruppe der Substanz, eine und dieselbe Atomgruppe sein. Wird die verankernde Gruppe verändert oder geschlossen, so kann eine andere, als die ursprüngliche physiologische Wirkung zu Stande kommen, wenn noch eine andere verankernde Gruppe vorhanden ist, die nunmehr zur stärkeren Geltung gelangt. Da diese andere Gruppe aber nun Beziehungen zu einem anderen Gewebe oder Organe herstellt, so kann eine differente physiologische Wirkung ausgelöst oder eine dem Gesamtmolekül eigentümliche physiologische Wirkung stärker betont, beziehungsweise allein zur Geltung gebracht werden. Dieser Fall tritt ein, wenn im Molekül mehrere Verankerungspunkte und mehrere verschieden wirkende Gruppen vorhanden sind. Die chemisch reaktionsfähigste verankernde Gruppe beherrscht in erster Linie die Situation.

Es kann auch der Fall eintreten, dass sich der Organismus den Verankerungspunkt durch eine meist oxydative Veränderung der chemischen Substanz erst schafft.

Hierfür einige Beispiele.

Morphin hat bekanntlich starke hypnotische Effekte. Im Morphin müssen wir das eine von den beiden vorhandenen Hydroxylen und zwar das Phenolhydroxyl als den Verankerungspunkt ansehen. Wird dieser durch Einführung einer Schwefelsäuregruppe geschlossen, so kann das sonst unveränderte Morphin nicht mit dem Gehirngewebe in Kontakt treten (von demselben festgehalten werden) und es wird in dem Falle überhaupt keine Wirkung ausgelöst, weil ja die Einführung negativer Säuregruppen die Reaktionsfähigkeit der Substanzen mit den Geweben ganz aufhebt. Wird aber das Hydroxyl nur durch Einführung eines organischen Radikals durch Verätherung oder Veresterung verschlossen, wird Acetylmorphin $C_{17}H_{17}NO(OH)(O.OC.CH_3)$, Methyl- $C_{17}H_{17}NO(OH)(OCH_3)$ oder Äthylmorphin $C_{17}H_{17}NO(OH)(OC_2H_5)$ dargestellt, so wird der hypnotische Effekt stark in den Hintergrund gedrängt, während die strychninähnliche Wirkung auf die Zentren im Rückenmarke und auf das Respirationszentrum, welche ja auch dem Morphin eigen ist, aber bei diesem nur wenig zur Geltung kommt, in den Vordergrund tritt und das Bild der physiologischen Wirkung dieser Substanzen (der Kodeine) völlig beherrscht.

Die Existenz von sauren Eigenschaften oder die Einführung saurer Gruppen können, wie wir gesehen haben, die Wirkung eines Körpers völlig aufheben, oder es kann ein solcher natürlich so gebildeter Körper von Haus aus ohne jede Wirkung sein, da die endständige Säuregruppe die chemische Reaktionsfähigkeit (Verankerung) einer jeden anderen Seitengruppe durch ihre Prävalenz herabsetzt oder ganz aufhebt. Wir sehen beim Morphin, dass infolge des Eintritts der Schwefelsäure, trotz Existenz einer zweiten angreifenden verankernden Gruppe, die durch die Wirkung der Kodeine bewiesen erscheint, das Molekül nicht zur Wirkung gelangen kann, und nur in sehr grossen Dosen zeigt sich auch bei der Morphinätherschwefelsäure eine strychninähnliche, kodeinartige Wirkung, während die hypnotische wegen Verdeckung des Hydroxyls völlig verschwunden ist.

Dass nicht etwa beim Morphin der Eintritt der Alkylgruppe bei der Bildung der Kodeine die neue Wirkung schafft, indem durch die Methoxylgruppe innigere Beziehungen zum Rückenmark geschaffen werden, sondern dass tatsächlich eine schon vorhandene angreifende Gruppe nunmehr zur vollen Geltung kommt, beweist folgendes:

Der Eintritt der Methoxylgruppe bedingt keineswegs eine erleichterte Reaktionsfähigkeit mit dem Rückenmarke. Es kann sogar das Gegenteil der Fall sein.

Strychnin und Brucin sind in ihren physiologischen Wirkungen ganz gleich, beide wirken sie auf die Vorderhörner des Rückenmarks und disponieren diese zur Auslösung der charakteristischen Strychninkrämpfe auf den kleinsten Reiz hin. Der Unterschied besteht nur darin, das Strychnin 40mal stärker wirkt, als die gleiche Dosis Brucin. Chemisch unterscheiden sich diese beiden Alkaloide dadurch, dass Brucin als ein Strychnin aufzufassen ist, in dem zwei Wasserstoffe der Phenylgruppe durch zwei Methoxylgruppen ersetzt sind,

$$C_{15}H_{17}N_2O_2—C_6H_5$$
Strychnin

$$C_{15}H_{17}N_2O_2—C_6H_3(OCH_3)_2$$
Brucin.

Also die Einführung von Methoxylgruppen bedingt nicht etwa intimere Beziehungen zum Rückenmark, sondern schwächt sie in diesem Falle bedeutend ab. Es muss daher eine andere Gruppierung die Anheftung des Strychnin und Kodein an das Rückenmark besorgen. Scheinbar spricht für die Vermutung, dass eine Methoxylgruppe intimere Beziehungen einer Substanz zum Rückenmarke (insbesondere in den Vorderhörnern derselben) bedingt, das Verhalten des Guajakols. Guajakol hat

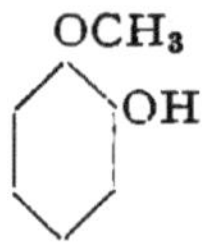

krampferregende (tetanisierende) und lähmende Eigenschaften, dem Veratrol

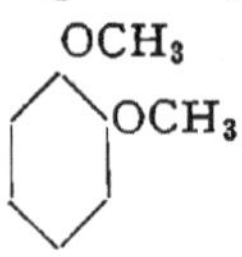

kommen nur lähmende zu. Doch findet man, dass Brenzkatechin

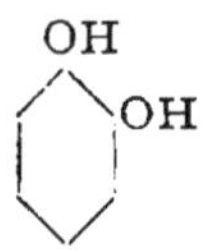

ebenfalls stark excitierende und krampferregende Wirkungen äussert und zwar in stärkerem Maße als Guajakol.

Die Verdeckung des sauren Charakters, welcher eine Substanz verhindert, trotz des Vorhandenseins einer verankernden Gruppe sich an ein bestimmtes Gewebe anzuheften, kann die einer Substanz innewohnenden physiologischen Eigenschaften nunmehr zur Wirkung gelangen lassen. Hierbei muss die verdeckende Gruppe keineswegs an der Wirkung beteiligt sein. Die Wirkung ist lediglich in der ursprünglichen Substanz gelegen, konnte aber wegen der sauren Eigenschaften nicht zur Geltung kommen. Dabei kann die verdeckende Gruppe (Alkyl, Alkylamin, Amid) für den Wirkungsort orientierend wirken; andererseits kann auch die nun entstehende Gruppe (z. B. Karboxäthyl $COO.C_2H_5$)

die Wirkung der Grundsubstanz beträchtlich verstärken und zwar im gleichen physiologischen Sinne, was aus der Erleichterung der Selektion resp. Verankerung zu erklären ist. Ein Beweis dafür, dass eine verankernde und eine wirkende Gruppe in den wirksamen Substanzen vorhanden sein müssen, ist auch das Aufhören der Wirkung durch Substitution einer Säure im Molekül, wodurch die verankernde Reaktion unmöglich gemacht, und der Körper, obwohl die wirkende Gruppe durchaus chemisch nicht tangiert wurde, unwirksam wird.

Als Beispiel diene:

Arekaidin ist ohne jedwede Einwirkung auf den tierischen Organismus. Chemisch ist es Methyltetrahydronikotinsäure

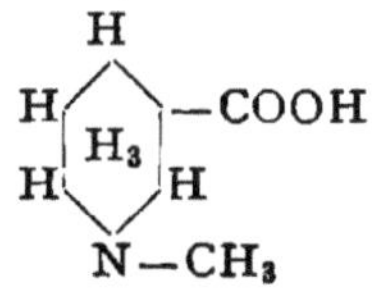

Arekolin, das wirksame Prinzip der Arekanuss (Frucht der Areka Katechu) ist giftig, die physiologischen Eigenschaften nähern sich gleichzeitig dem Pilokarpin, dem Pelletierin und dem Muskarin. Daher hat die Arekanuss auch wurmtreibende Eigenschaften [1]).

Arekolin ist chemisch der Methyläther des Arekaidins, also der Methyltetrahydronikotinsäure

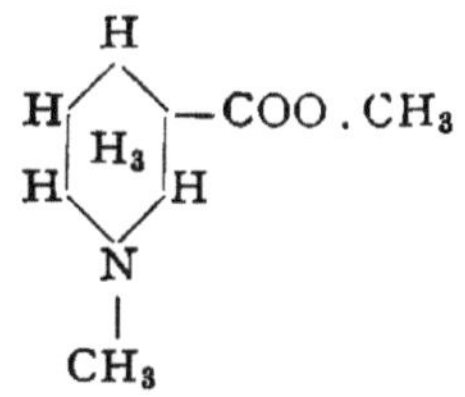

Durch Verdeckung der sauren Gruppe gelangen die Wirkungen der hydrierten Base erst zur Geltung. Auch der Äthyläther des Arekaidins wirkt in gleicher Weise.

Man muss wohl auch annehmen, dass dieselben Verhältnisse beim Kokain obwalten.

Wir wissen, dass im Kokain die anästhesierende Eigenschaft in inniger Beziehung zum Benzoylrest steht. Ekgonin (Kokain ist Benzoylekgoninmethylester) ist eine Karbonsäure. Dem Benzoylekgonin gehen aber wegen seines sauren Charakters, bedingt durch die Anwesenheit der Karboxylgruppe, die bekannten physiologischen Eigen-

---

[1]) Jahns: BB. **21**. 3404, BB. **23**. 2972, BB. **24**. 2615. Marmé: Göttinger Nachrichten 1889, p. 125. Beckurts Jahresber. 1886, 495.

schaften des Kokains ab, es ist auch 20mal weniger giftig, als Kokain. Erst durch Veresterung der Karboxylgruppe kommt die eigentümliche Wirkung des Kokains zum Vorschein. Es ist gleichgiltig, durch welchen Alkohol die Veresterung erfolgt. In jedem Falle treten die typischen anästhesierenden Wirkungen des Kokains auf, während diese der freien Säure nicht zukommen.

Kolchicin $C_{15}H_9(NHCOCH_3)(OCH_3)_3(COOCH_3)$ wirkt in kleinen Dosen purgierend und brechenerregend, ähnlich wie Veratrin. Es spaltet sich schon bei gewöhnlicher Temperatur durch Mineralsäure in Kolchicein und Methylalkohol:

$$C_{22}H_{25}NO_6 + H_2O = C_{21}H_{23}NO_6 + CH_3 . OH.$$

Kolchicin ist der Methylester des Kolchiceins, welch letzteres eine freie Karboxylgruppe besitzt. Kolchicin $C_{20}H_{22}NO_4(COOCH_3)$. Kolchicein $C_{20}H_{22}NO_4(COOH)$ [1]). Kolchicein ist aber ganz ungiftig. Est ist also nicht der eintretende Alkylrest, welcher wirksam ist, sondern er macht nur eine die Wirkung aufhebende Gruppe unschädlich und die verankernde Gruppe kann nunmehr zur Reaktion gelangen.

Es können also nach dem Ausgeführten nicht wirkende Körper in wirkende, oder wirkende in anders wirkende oder schliesslich wirksame in unwirksame durch chemische Veränderungen, welche die Angriffspunkte betreffen, verwandelt werden. Eine mehr larvierte Eigenschaft wird entwickelt, wenn man die hervorstechendste in ihrer Wirkung aufhebt oder beschränkt.

Dass die verankernde Gruppe oft mit der Wirkung selbst nichts zu tun hat, lässt sich beim Chinin schön zeigen.

Chinin und Cinchonin unterscheiden sich chemisch dadurch, dass Chinin eine Methoxylgruppe in der Parastellung im Chinolinrest trägt, während Cinchonin diese Gruppe entbehrt. Cinchonin wirkt nur unsicher, während Chinin prompt antipyretische Effekte auslöst und spezifisch gegen Malaria wirkt. Es ist aber für den Effekt gleichgiltig ob im Cinchonin der betreffende Wasserstoff durch eine Methoxy-, Äthoxy-, Amyloxygruppe ersetzt wird. Da diese Gruppen, wie im speziellen Teil gezeigt wird, die spezifische Wirkung nicht hervorbringen (dieselbe wird durch den sogenannten Loiponanteil des Chinins bewirkt), müssen wir wohl annehmen, dass die Alkyloxygruppe, welche den chemischen Unterschied zwischen dem sicher wirkenden Chinin und dem unsicher wirkenden Cinchonin ausmacht, die angreifende verankernde Gruppe ist, welche die Beziehungen zwischen Gewebe und Sub-

---

[1]) S. Zeisel. M. f. C. **4.** 162, **7.** 557, **8.** 870, **9.** 865.

stanz herstellt, wo dann nach der Anheftung die chemische Reaktion zwischen den wirkenden Teilen des Hauptmoleküls und dem Gewebe vor sich geht, wobei erst die physiologische Wirkung ausgelöst wird. Da dem Cinchonin diese angreifende Gruppe fehlt, so wird seine Wirkung unsicher. Sie scheint überhaupt erst dadurch zustande zu kommen, dass der Organismus Cinchonin in der Parastellung oxydiert und so ein Hydroxyl als angreifenden Punkt einführt.

Ein solches Verhalten ist wenigsten für Kolchicin sichergestellt [1]). An und für sich ist es nicht giftig, wird aber durch Oxydation im Organismus in eine giftige Verbindung, das Oxydikolchicin $(C_{22}H_{24}NO_6)_2 . O$, übergeführt. So ist Kolchicin bei Fröschen in Dosen von 0.1 g fast ohne Wirkung, während Oxydikolchicin schon in Dosen von 000.5 g Krämpfe, und schliesslich Tod durch zentrale Lähmung verursacht. Überlebende Organe vermögen Kolchicin in Oxydikolchicin zu verwandeln. Der Organismus der Kaltblüter vermag im Gegensatz zu dem der Warmblüter Kolchicin nicht zu Oxydikolchicin zu oxydieren, daher die Unwirksamkeit des Kolchicins beim Kaltblüter.

Meist bringt in aromatischen Substanzen der aliphatische Anteil oder eine kleine Seitenkette, in sehr vielen Fällen ein Hydroxyl, den Hauptkörper zur Wirkung. Diese aliphatischen Gruppen oder die Hydroxyle sind bei weitem reaktionsfähiger und machen den Kern leichter angreifbar als die meist schwer reagierenden Ringe, bei denen sich der Organismus selbst Angriffspunkte schaffen muss.

Die Gesamtwirkung eines Mittels müssen wir als aus zwei Hauptkomponenten bestehend betrachten. Die Wirkung des Mittels auf ein bestimmtes Gewebe und die Wirkung, welche dieses nun chemisch veränderte (gereizte oder gelähmte) Gewebe im Organismus zu Wege bringt.

Wir haben im vorhergehenden möglichst die Frage zu beleuchten gesucht, wie von chemischen Gesichtspunkten aus, der Aufbau der Körper in Beziehungen steht dazu, wie die Körper zur Wirkung gelangen, in den Detailkapiteln wird man die Bedeutung jeder Gruppe kennen lernen.

In inniger Beziehung zu der Frage nach dem Zusammenhang zwischen Konstitution und Wirkung steht eine zweite Frage: Besteht auch eine Abhängigkeit zwischen Wirkung und chemischer Veränderung der Substanzen? Diese Frage erregte bis nun seltener die Aufmerksam-

---

[1]) Jacoby, AePP. **27.** 119.

keit der Pharmakologen und Kobert[1]), welcher wenigstens eine präzise Ansicht hierüber äussert, spricht sich folgendermaßen aus:

„Die Stärke der Wirkung eines Mittels ist der Stärke der Umwandlung, welche es in chemischer Hinsicht im Organismus erfährt, nicht nur nicht proportional, sondern sie steht damit in gar keinem Zusammenhange, d. h. sehr stark wirkende Mittel, wie Atropin und Strychnin durchwandern den Organismus ganz unzersetzt, während z. B. Tyrosin eine vollständige Verbrennung zu Harnstoff, Kohlensäure und Wasser erleidet, dabei aber ungemein schwach wirkt. Wir haben hier einen wichtigen Unterschied zwischen Nahrungs- und Arzneimitteln, denn die Leistung eines Nahrungsmittels für den Haushalt des Organismus ist verglichen mit den anderen, welche aus denselben Elementen bestehen, direkt proportional der davon gelieferten lebendigen Kraft, d. h. der Stärke der Zersetzung, welche es erleidet. Damit soll nicht etwa gesagt sein, dass der Stoffwechsel von den Arzneimitteln nicht beeinflusst würde, im Gegenteil verändern ihn einige, wie Phosphor und Chinin in sehr hochgradiger Weise. Aber diese von den Arzneimitteln bedingte Veränderung des Stoffwechsels ist eben nicht proportional der Stärke der chemischen Zersetzung oder der sonstigen physiologisch-chemischen Umwandlung, welche das Arzneimittel erleidet. Falls letzteres gar keine chemische Umwandlung erleidet, so redet man in der physiologischen Chemie wohl von der sogenannten Kontaktwirkung, ohne dass dadurch das Wunderbare des dabei vor sich gehenden Vorganges uns verständlicher würde."

Diesen Anschauungen gegenüber wollen wir die folgenden entwickeln. Es lässt sich bei den meisten Körpern zeigen, dass wenn sie im Organismus zur Wirkung gelangt sind, sie eine bestimmte chemische Änderung erfahren haben. Bei den anorganischen Körpern haben wir schon darauf verwiesen, wie Binz und Schulz[2]) die Wirkung einer Reihe von Körpern, wie des Arsens, des Phosphors etc. auf die Weise erklären, dass die arsenige Säure sich durch Reduktion der Gewebe höher oxydiert zu Arsensäure, dass erstere durch die reduzierende Wirkung der Gewebe wieder regeneriert wird, um ihre giftige Wirkung weiter durch Reduktion fortzusetzen. Phosphor, welcher ja sehr leicht oxydabel ist, wirkt nicht etwa durch sein Molekül, sondern durch seine intensive reduzierende Eigenschaft, welche die Zellen auf das heftigste schädigt. Hierbei oxydiert sich Phosphor zu phosphoriger Säure. Es handelt sich

---

[1]) Pharmakotherapie, Stuttgart 1897, p. 40.

[2]) AePP. **11**. **13**. 256, **14**. 345, **15**.

also hier nicht etwa um eine katalytische unerklärte Wirkung, sondern wir knüpfen an diese Wirkungen bestimmte Vorstellungen und erkennen, dass die wirkende Substanz bei der Wirkung eine chemische Veränderung erleidet.

Noch deutlicher lässt sich diese Vorstellung bei organischen Körpergruppen nachweisen. Es lässt sich zeigen, dass wirkende Körper eine chemische Veränderung, oft auch einen Abbau des Moleküls erleiden und dass dieselben Körper, wenn sie so resistent gemacht werden, dass sie keine chemische Veränderung im Organismus mehr erleiden, nicht mehr wirken. Ja wir erkennen in bestimmten Körperklassen, wie z. B. in der Phenetidinreihe schon aus dem Harne nach der Einführung einer neuen zu prüfenden Substanz dieser Reihe, ob wir es mit einer wirksamen Substanz zu tun haben oder nicht, daran, ob wir Abbauprodukte nachweisen können oder nicht.

Von einigem Interesse für diese Beweisführung werden folgende Beispiele sein:

Xanthin

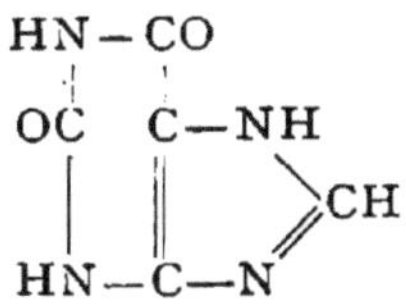

besitzt keine kontrahierende Wirkung auf den Herzmuskel, hingegen hat es die Eigenschaft Muskelstarre hervorzubringen und das Rückenmark zu lähmen. Dem Xanthin kommt gar keine tonisierende Wirkung auf den Herzmuskel zu, im Gegenteil es produziert einen atonischen Zustand desselben.

Treten nun aber Methylgruppen an die Stickstoffe, so entstehen Theobromin und Koffein (Dimethylxanthin und Trimethylxanthin).

Theobromin

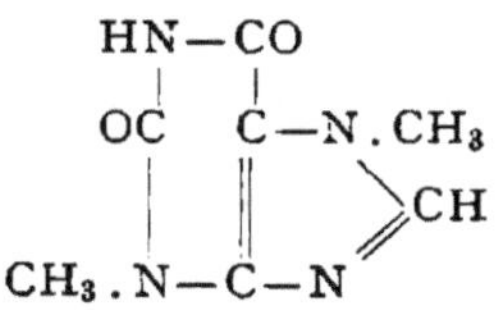

Koffein

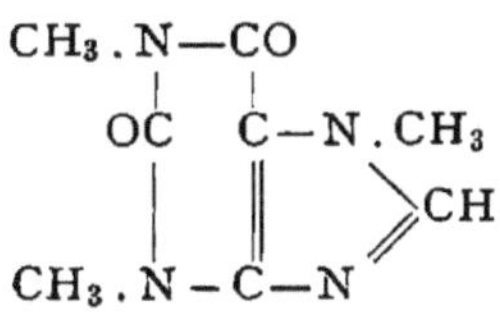

Theobromin mit zwei Methylgruppen verursacht einen leichten Anstieg im Herztonus. Koffein mit drei Methylgruppen macht prononzierte idiomuskuläre Kontraktionen des embryonalen Herzens [1]). Die tonisierende Wirkung des Theobromins und des Koffeins steht also in innigem Zusammenhange zum Vorhandensein von Methylgruppen am Stickstoff im

[1]) Filehne, Dubois Arch. f. Phys. 1886, p. 72.

Xanthin. Diese Methylgruppen erst verleihen dem Xanthin jene eigentümliche Herzwirkung, je mehr Methylreste eintreten desto intensiver und kräftiger ist die bekannte Wirkung der Substanz. (Milde Wirkung des Kakao, stärkere des Kaffee und Tee.)

Xanthin ist hier gleichsam der Träger der Methylgruppen, welcher ihnen jene eigentümliche sterische Anordnung verleiht und für sie die Möglichkeit einer resistenten Bindung am Stickstoff bietet. Dieses Beispiel zeigt deutlich innige und klar fassliche Beziehungen zwischen Konstitution und Wirkung.

Aber an demselben Beispiele lässt sich weiter zeigen, wie innig der Zusammenhang zwischen Wirkung und chemischer Veränderung ist. Die chemische Veränderung ist in diesem Falle Abbau.

Wir haben gesehen, wie die Wirkung des Koffeins und Theobromins mit dem Vorhandensein und der Anzahl von Methylresten an den Stickstoffen des Xanthins zusammenhängt. Wenn wir nun nach dem Schicksal dieser Verbindungen im Organismus forschen, so erfahren wir, dass als Stoffwechselprodukt im Harne nach Genuss von Koffein und Theobromin Xanthinbasen auftreten, welche durch ihren Aufbau beweisen, dass im Organismus eine teilweise Entmethylierung vor sich gegangen ist. Der Abbau des Koffeins geht in der Weise vor sich (bei Hunden), dass zuerst wohl Theophyllin[1]) (Dimethylxanthin) und daraus dann 3. Mono-Methylxanthin entsteht. Als Nebenprodukte entstehen noch die beiden anderen Dimethylxanthine: Paraxanthin und Theobromin. Das Kaninchen baut Koffein zu Xanthin ab, der Mensch zu Theophyllin[2]).

Trotz dieser Unterschiede im Abbau ist eines bei verschiedenen Tieren ersichtlich: Es werden eine oder mehrere oder alle Methylgruppen abgebaut. Da es nun feststeht, dass die Wirkung des Koffeins und Theobromins vom Vorhandensein und der Anzahl der Methylreste abhängt, und da beim Passieren des tierischen Organismus diese Körper so abgebaut werden, dass gerade diejenigen Gruppen verschwinden, welche die Wirkung verursachen, so ist wohl als sicher anzunehmen, dass hier ein Zusammenhang zwischen Wirkung, Konstitution und chemischer Veränderung (Abbau) vorliegt.

Es ist dies wohl ein klares und experimentell sicher fundiertes Beispiel.

---

[1]) HS. **36**. 1

[2]) Albanese, AePP. **35**. 448, Rost, AePP. **36**. 56, Bondzynski und Gottlieb, AePP. **36**. 45.

Ein ebenso sicher festgestelltes ist folgendes. Nach den bekannten Untersuchungen von Baumann und Kast[1]) hängt die hypnotische Wirkung der Sulfone von dem Vorhandensein und der Anzahl der Äthylgruppen ab. Die methylierten Sulfone sind gänzlich unwirksam und passieren den Organismus unverändert, die äthylierten machen Schlaf und werden im Organismus nahezu vollständig zerlegt. Der Sulfonanteil findet sich im Harne als eine sehr leicht lösliche, chemisch nicht fassbare Säure.

Auch hier ist die Sachlage für die oben angeführte Anschauung ganz klar. Diese Körper, die Äthylsulfone, wirken durch ihre Äthylgruppen. Diese schlafbringenden Gruppen werden im Organismus abgebaut.

Die nichtwirkenden Methylsulfone aber werden im Organismus überhaupt nicht angegriffen.

Es hat seine besonderen Schwierigkeiten, diese für eine Reihe von physiologisch wirkenden Substanzen sicher feststehenden Tatsachen in allen Reihen nachzuweisen. Insbesonders die Alkaloide, für deren Nachweis wir so feine Methoden besitzen, bieten hier ein Feld, welches scheinbar von einem Gegner dieser Anschauungen siegreich zu behaupten ist.

Die Alkaloide wirken bereits in relativ kleinen Dosen. Aber wir vermögen nach den bekannten Verfahren bereits kleine Quantitäten dieser Körperklasse aus Organen oder Harn darzustellen. Hingegen ist uns die Konstitution der meisten Substanzen dieser Klasse noch nicht genügend bekannt und über den Zusammenhang zwischen der Konstitution und Wirkung schwebt noch ein tiefes Dunkel. Daher haben wir nicht einmal die Möglichkeit, uns eine Vorstellung über das zu erwartende Stoffwechselprodukt zu machen, und die bisherigen Versuche, Stoffwechselprodukte der Alkaloide zu isolieren, welche sicherlich ein neues Licht auf die Konstitution derselben werfen würden, welche lehrreich wären für die Beziehungen zwischen dem chemischen Aufbau und der physiologischen Wirkung, haben die gewünschten Resultate nicht gezeitigt. Und doch würden uns gerade diese Körper belehren, welche Gruppen bei der Entfaltung der Wirkung vom Organismus angegriffen wurden.

Wir finden nun bei einzelnen Alkaloiden, z. B. Strychnin und Atropin, den grössten Teil des eingeführten Alkaloides im Harne unverändert. Ein weiterer Teil lässt sich ebenfalls aus den Geweben

---

[1]) HS. **14**. 52.

unverändert darstellen. Die Differenz zwischen dem eingeführten und wiedergefundenen Alkaloid wird nun je nach dem pharmakologischen Standpunkt erklärt. Man kann annehmen, dass dieser Rest nicht gefunden wird, weil unsere Methoden keine quantitative Darstellung des eingeführten Alkaloids zulassen und das muss die Auffassung derjenigen sein, welche eine katalytische Funktion dieser Mittel annehmen, ein Ausdruck, welcher wohl nichts erklärt, wo wir gerade eine Erklärung suchen. Doch ist nach O. Modica[1]) die Behauptung Kratters[2]) falsch, nach der das ganze Atropin unzersetzt wieder ausgeschieden werden soll. Sowohl im menschlichen Organismus, als in dem des Hundes, ja in isolierten, künstlich mit Blut durchströmten Organen wird ein wenn auch geringer Teil des Atropins zersetzt. Die das Atropinmolekül zersetzende Kraft ist im Körper des Hundes grösser, als in dem des Menschen. Während ein Hund 1 cg schwefelsaures Salz des Atropins fast vollkommen zerstören kann, kann der menschliche Körper nur Dosen von 1 mg bewältigen. Auch nach neuern Untersuchungen von Wiechowski[3]) wird Atropin im Organismus zu $^2/_3$ verbrannt.

Anderseits kann man zu folgender Vorstellung gelangen.

Die Alkaloide sind bekanntlich schon in sehr kleiner Dosis wirksam, wir wissen aber, dass gerade die Alkaloide ganz spezifische Angriffspunkte im Organismus haben, dass die meisten rasch aus der Blutbahn verschwinden, mit dem Harne ausgeschieden werden, ein anderer Teil wird dadurch unwirksam gemacht, dass das Lebergewebe, in welchem er nicht zur Wirkung gelangt, ihn festhält, erst der Rest verteilt sich auf die übrigen Organe und da er nur in bestimmten zur Wirkung gelangen kann, mit den allermeisten aber gar keine Reaktionen eingeht, so muss tatsächlich eine minimale Menge, also nur ein Bruchteil des zugeführten oder kreisenden genügen, um in dem bestimmten Gewebe den bestimmten Effekt auszulösen.

Strychnin gelangt bekanntlich in der grauen Substanz der Vorderhörner des Rückenmarks zur Wirkung. Wenn wir selbst annehmen, dass diesem Gewebe eine ungemeine Fähigkeit zukommt, Strychnin festzulegen, so kann bei der fast momentanen Wirkung doch nur ein geringer Bruchteil als zur Wirkung gelangend angesehen werden. Es bestehen doch bei den Alkaloiden andere chemische Reaktionsverhält-

---

[1]) Riforma med. 1893, Bd. II.

[2]) Vierteljahresschrift f. gerichtl. Medizin, Bd. 44. 1886.

[3]) AePP. 46. 155.

nisse als bei den mit den meisten Protoplasmagebilden reagierenden Körpern, wie Diamid, Phenylhydrazin etc.

Die zweite Erklärung wäre also, dass der nicht wieder gefundene nicht unbeträchtliche Bruchteil der Alkaloide und natürlich auch der übrigen Substanzen zur Wirkung gelangt ist unter chemischer Veränderung, dass also auch die Wirkungen dieser Körperklasse sich auf dieselbe Weise erklären lassen, dass nicht nur ein Zusammenhang zwischen Konstitution und Wirkung, sondern auch ein Zusammenhang zwischen chemischer Veränderung und Wirkung besteht.

Einzelne Gifte machen scheinbar eine Ausnahme.

Kohlenoxyd wirkt äusserst giftig und wir wissen sicher, dass unser Organismus gar nicht die Fähigkeit hat, Kohlenoxyd zu verändern. Aber diese Vergiftung hält wohl keinen Vergleich aus mit den Wirkungen der anderen uns bekannten Körper. Der Tod bei Kohlenoxydvergiftung ist ein einfacher Erstickungstod, ganz identisch mit dem bei mechanischem Verschluss der Luftwege hervorgerufenen, durch den Umstand verursacht, dass Kohlenoxyd eine sehr stabile Verbindung mit dem Hämoglobin eingeht, dieses festlegt, so dass die Sauerstoffzufuhr durch Ausschaltung des Sauerstoffüberträgers aufhört.

Eine solche gleichsam mechanische Festlegung und Ausschaltung kann wohl in keine Beziehung gebracht werden zu der Wirkung der allermeisten Körper, welche sich chemisch durch eine Wechselwirkung zwischen chemischer Substanz und Gewebe auszeichnet, wobei beide eine chemische Veränderung erleiden.

Dass die Stärke der Wirkung eines Mittels der Stärke der Umwandlung, welche es chemisch im Organismus erleidet, nicht proportional ist und damit häufig in keinem Zusammenhange steht, ist wohl von vornherein klar, wenn man sich einige Beispiele vor Augen hält.

Um bei dem schon öfters angewendeten Strychninbeispiel zu bleiben, will ich nur folgendes anführen. Kleinste Dosen Strychnin genügen schon, heftige tetanische Zuckungen der Körpermuskulatur hervorzurufen. Aber zwischen der Stärke der Umwandlung und der Stärke der Zuckungen muss keineswegs ein Zusammenhang in dem Sinne sein, dass nach dem Gesetze der Erhaltung der Kraft die latente Energie der Substanz durch eine chemische Destruktion frei wird und ihr Energieeffekt uns zur Erscheinung kommt. Wir sehen wohl nur die Muskelzuckung zur sichtbaren Erscheinung gelangen, wissen aber, dass Strychnin auf die Nervenzentren im Rückenmark einen Reiz ausübt und dass diese erst den sichtbaren Effekt, die Muskelzuckungen, auslösen. Ebensowenig als zwischen dem Fingerdruck, welcher eine Mine zur Explosion bringt und der entwickelten Energie der explodierenden Mine ein Zusammenhang nach dem Gesetze der Erhaltung der Kraft besteht, ebensowenig besteht ein solcher Zusammenhang zwischen der Strychninwirkung im Rückenmarke und dem sichtbaren Effekt der Muskelzuckung.

Wir haben es bei den wirkenden Substanzen auch meist mit schwerer im Organismus destruierbaren zu tun, als es die Nahrungsmittel sind. Während diese fast vollständig zu Stoffwechselendprodukten verwandelt werden, zeichnen sich die wirksamen Substanzen durch eine gewisse Resistenz aus. Diese Resistenz darf aber keineswegs so gross sein, dass der Organismus mit der Substanz nicht in Wechselwirkung treten könnte. In diesem Falle wird die Substanz ganz unwirksam. Die Resistenz der wirkenden Substanzen und insbesondere die der spezifisch wirkenden, welche nur mit einzelnen Geweben reagieren, scheint eben der Grund dafür zu sein, dass eine solche Selektion der Gewebe ermöglicht wird.

Würde ein Mittel mit Protoplasma jeder Art reagieren, so wäre eine spezifische Auslösung von Effekten nicht möglich; die grosse Resistenz den allermeisten Geweben gegenüber ermöglicht es gerade, dass eine kleine angewendete Substanzmenge an der Selektionstelle den spezifischen Reiz auslöst, die spezifische Wirkung vollbringt, ohne von anderen Geweben angegriffen zu werden.

In der synthetischen Arzneimittelchemie benützen wir diese Erfahrungen, indem wir den synthetischen Mitteln eine bestimmte Resistenz künstlich verleihen, um sie nicht auf einmal zur Reaktion gelangen zu lassen, um sie ferner nicht mit allen Geweben reaktionsfähig zu machen, damit sie nicht auf diese Weise unangenehme Nebenwirkungen zeigen, und um durch diese künstliche Resistenz sie nur mit dem chemisch für sie r e a k t i o n s f ä h i g s t e n Gewebe reagierfähig zu erhalten. Verhindern wir auch dieses, so hört jede Wirkung auf. Daher sind auch alle ungemein reaktionsfähigen Substanzen, welche mit Geweben jeder Art in chemische Wechselwirkung zu treten in der Lage sind, als Arzneimittel nicht zu brauchen (Diamid, Phenylhydrazin, Formaldehyd, Cyanwasserstoff), aber wir können durch Erschwerung der Reagierfähigkeit oder durch eine sehr gewählte Dosierung noch immer nützliche Effekte mit diesen Körpern erzielen.

Diese gewisse Resistenz der Mittel dem Organismus gegenüber und die spezielle Reaktionsfähigkeit mit nur bestimmten Geweben bringt es mit sich, dass bei leicht harnfähigen Substanzen oft ein sehr grosser Teil der Substanz unverändert im Harne wieder erscheint. Je leichter harnfähig solche Substanzen sind und je mehr sie die Nierenelemente zur Sekretion reizen, desto mehr wird unter sonst gleichen Umständen unverändert im Harne gefunden werden.

Im vorhergehenden wurde die Anschauung vertreten, dass der Begriff Selektion sich gut durch rein chemische Beziehungen erklären lässt, wenn auch ein mechanisches Moment durch die stereochemischen Beziehungen zwischen der angreifenden Gruppe und dem selektionsfähigen Gewebe sicherlich nicht vernachlässigt werden darf. Den Erklärungsversuch von Paul Ehrlich, die Selektion und Wirkung nach Analogie der starren Lösung verständlich zu machen, haben wir schon erwähnt. Hans Meyer[1]) hat ein experimentell gestütztes Material vorgebracht, welches ein rein physikalisches Moment einführt, das für die Erklärung der Selektion narkotischer Substanzen von grösster Bedeutung, nach ihm ausschlaggebend sein soll. Ja er geht noch weiter und erklärt nicht nur durch ein bestimmtes physikalisches Moment die Selektion der verschiedenartigen narkotischen Substanzen, sondern nimmt an, dass die Wirkung dieser Körper nicht durch die chemische Umsetzung dieser Körper, sondern durch rein physikalische Momente hervorgerufen wird.

Die narkotische Wirkung der verschiedenen Körper ist nach seiner Annahme eine Funktion der „Fettlöslichkeit" (Affinität der fettähnlichen (lipoiden) Stoffe), woraus sich folgende Thesen formulieren lassen.

1. Alle chemisch zunächst indifferenten Stoffe, die für Fett und fettähnliche Körper löslich sind, müssen auf lebendes Protoplasma, sofern sie darin sich verbreiten können, narkotisch wirken.

2. Die Wirkung wird an denjenigen Zellen am ersten und am stärksten hervortreten müssen, in deren chemischen Bau jene fettähnlichen Stoffe vorwalten und wohl besonders wesentliche Träger der Zellfunktion sind: in erster Linie also an den Nervenzellen.

3. Die verhältnismäßige Wirkungsstärke solcher Narkotika muss abhängig sein von ihrer mechanischen Affinität zu fettähnlichen Substanzen einerseits, zu den übrigen Körperbestandteilen, d. i. hauptsächlich Wasser anderseits, mithin von dem Teilungskoeffizienten, der ihre Verteilung in einem Gemisch von Wasser und fettähnlichen Substanzen bestimmt.

So interessant das im Kapitel Schlafmittel näher beleuchtete experimentelle Material ist, erscheint es uns nicht notwendig, die Anschau-

---

[1]) AePP. **42.** 109 u. 119 (Baum). S. auch E. Overton, Studien über Narkose, Jena 1901.

ungen Meyers auf die Theorie der Wirkungen auszudehnen, und einen Zusammenhang zwischen Abbau und Wirkung, wie Bauman und Kast ihn für die Sulfongruppe erwiesen, zu leugnen. Hingegen halten wir die Untersuchungen von Hans Meyer und Baum, sowie E. Overton für einen höchst interessanten Erklärungsversuch der Selektionswirkung nach rein physikalischen Momenten [1]. Seine volle Richtigkeit vorausgesetzt, würde dieser Erklärungsversuch nur die indifferenten Narkotika umfassen, für die übrigen Körpergruppen ohne Zuziehung chemischer Momente nicht mehr möglich sein, und selbst in der Gruppe der schlafmachenden Körper am Erklärungsversuch der Wirkungen des Morphin und der ab geschwächten Wirkung seiner Ätherderivate scheitern.

Man muss aber erwägen, ob die Erklärungsversuche für die Selektion, wie sie von Ehrlich, Hans Meyer und Overton unternommen wurden, die auf rein physikalischen Grundlagen der Löslichkeit der wirkenden Substanzen in bestimmten Gewebsarten basiert sind, auch für alle Substanzen sich anwenden lassen und ob auch bei derjenigen Gruppe von Körpern, für die insbesondere diese Forscher ihre Theorie aufgestellt haben, nicht eine andere chemische Erklärungsmöglichkeit vorhanden ist. Bildet ja doch den Ausgangspunkt und die eigentliche experimentelle Grundlage dieser Selektions- und Wirkungstheorien die Beobachtung von Schmiedeberg [2]) und von Pohl [3]), dass Chloroform während der Narkose in der Weise im Blute zirkuliert und an die anderen Gewebe abgegeben wird, dass die lecithinreichen, roten Blutkörperchen Träger des Chloroforms sind, da Chloroform Lecithin in Lösung zu bringen vermag. Wir sehen schon bei den Wirkungen der anorganischen Substanzen, insbesondere beim Arsen und Quecksilber, wie es hier zu einer bestimmten Lokalisation von Giften kommt, die nicht anders als auf chemischem Wege zu erklären ist und wir nennen hier insbesondere die Untersuchung von E. Ludwig und Zillner [4]), die durch quantitative Bestimmungen der in verschiedenen Organen deponierten Giftmengen dieser Frage näher zu treten versuchten. Aber das folgende Beispiel wird einer stereochemischen Auffassung der Selektion und Wirkung sicherlich eine genügende Stütze bieten. Wir wissen, dass alle Ammonium-Basen ganz unabhängig davon, welchen Aufbau das übrige Molekül dieser Base hat und ganz unabhängig davon, welche Wirkungen das

---

1) S. auch P. Ehrlich, Festschr. f. v. Leyden.

2) Arch. f. Heilkunde, 1867, p. 273.

3) AePP. 28. 239.

4) Wr. Med. Blätter, Jahrg. II.

der Ammonium-Base zugrunde liegende Alkaloid als solches auszulösen vermag, an die Endigungen der motorischen Nerven gehen und dort auch durch dieselbe Gruppierung, der sie die Selektion für die motorischen Nervenendplatten verdanken, lähmend wirken. Diese stereochemische Konfiguration der Ammonium-Base bewirkt eine so weit gehende Prädilektion der Nervenendplatten für diese Substanzen, dass die Möglichkeit, dass Körper, die Ammonium-Basen sind, in anderen Organen oder Organteilen Wirkungen auslösen, bedeutend erschwert wird. Daher ist es auch gleichgültig, ob diese Ammonium-Base aliphatischer oder aromatischer Natur ist. Dass es hier nicht etwa auf die Gegenwart des Stickstoffes ankommt, beweist weiter der Umstand, dass Basen, welche statt Stickstoff Arsen, Antimon oder Phosphor enthalten und zwar bei gleicher Konfiguration wie die Ammonium-Basen den Stickstoff, also Arsonium-, Stibonium- und Phosphonium-Basen die gleiche Wirkung wie die Ammonium-Basen auslösen und keineswegs die dem Arsen, Antimon oder Phosphor eigentümlichen Wirkungen äussern. Dieses eine Beispiel, welches deutlich die Beziehungen zwischen der stereochemischen Konfiguration, der Selektion und Wirkung klarlegt, muss notwendigerweise dazu führen, andere, ebenso übersichtliche Gruppierungen in anderen Körperklassen zu suchen und zu finden, die uns stereochemische Erklärungsmöglichkeiten für die Selektion bieten. Je tiefer wir in diese Verhältnisse eindringen, desto verständlicher werden uns die stereochemischen Beziehungen zwischen der wirkenden Substanz und dem spezifisch für die Wirkung selegierten Gewebe klar werden und um so mehr werden wir auf physikalische Erklärungsversuche, die ja bei einzelnen Körpern wohl nicht in bezug auf die Wirkung, so doch wenigstens für die Verteilung im Organismus gute Erklärungsmöglichkeit bieten mögen, verzichten können. Wenn Emil Fischer [1]) findet, dass eine bestimmte Konfiguration der Zuckermoleküle notwendig ist, damit bestimmte Hefearten sie vergären können und sich gleichsam hier der gärende Teil des Hefemoleküles zu den vergärten Zuckermolekülen, wie der passende Schlüssel zu dem passenden Schloss verhält, so können wir analogen Anschauungen auch für eine grosse Reihe von physiologisch wirksamen Substanzen Raum geben, die nur von bestimmten Gewebsarten festgehalten und zerlegt werden, während alle anderen Gewebe sie unangegriffen lassen. Diese Beziehungen zwischen der stereochemischen Konfiguration des wirksamen Körpers und des spezifisch reagierenden Gewebes können, wenn wir sie richtig

---

[1]) E. Fischer, BB. **28.** 1433. HS. **26.** 61.

zu erkennen vermögen, uns nicht nur die Selektion für dieses Gewebe, sondern auch die Wirkung im Gewebe erklären. Dieses wäre dann die wissenschaftliche Grundlage einer neuen Selektions- und Wirkungs-Theorie, die aber auch nur für bestimmte Körpergruppen zu gelten vermag und zwar insbesondere für die nur in einzelnen Geweben wirkenden. Eine Theorie, die alle Selektionserscheinungen und alle Wirkungen nur von einem Gesichtspunkte aus, sei es nun von einem physikalischen oder chemischen zu erklären versucht, muss immer an der Mannigfaltigkeit der Wechselbeziehungen der verschieden wirkenden Substanzen und der verschiedenen Gewebe scheitern.

III. Kapitel.

Bedeutung der einzelnen Atom-Gruppen für die Wirkung.

1. Wirkungen der Kohlenwasserstoffe.

Im Jahre 1871 zeigte Richardson[1]), dass die dem Methan CH_4 homologen Kohlenwasserstoffe von der allgemeinen Formel $C_n H_{2n+2}$ bei Inhalation Anästhesie und Schlaf und bei Einatmung grösserer Mengen Tod durch Asphyxie hervorbringen. Die kohlenstoffreicheren höheren Glieder der Reihe sind kräftiger in ihrer Wirkung und der Grad ihrer Giftigkeit und die Dauer des durch die Einatmung dieses Kohlenwasserstoffes bewirkten Schlafes wächst in demselben Maße wie der Kohlenstoff in ihnen zunimmt. Es steigt die Wirkung vom Methyl- zum Äthyl-, Butyl-, Amyl-Wasserstoff. Die niederen Kohlenwasserstoffe erzeugen nur als negative Gase durch Ausschluss von Sauerstoff Narkose und Anästhesie, während Amyl- und Kaprylwasserstoff tiefe Anästhesie veranlassen. Kaprylwasserstoff ist kräftiger in der Wirkung, wirkt aber erst nach langem und heftigem Exzitationsstadium.

Auf Frösche wirken die aliphatischen Kohlenwasserstoffe Pentan $CH_3 . (CH_2)_3 . CH_3$, Pental (Trimethyläthylen) $(CH_3)_2 : C : CH . CH_3$ und Cyklopentadien $\begin{matrix} CH = CH \\ \cdot \\ CH = CH \end{matrix} \!> CH_2$ ebenso wie Äther narkotisch. Die Narkose trat am schnellsten bei Äther ein, dann bei Pental, Cyklopentadien und Pentan. Cyklopentadien wirkt ausserdem auf die Muskeln ein, indem es bei längerer Einwirkung totale Muskelstarre hervorruft. Durch Einatmen dieser Kohlenwasserstoffe werden auch Säugetiere schneller oder langsamer narkotisiert. Die Atmung wird sofort nach Beginn der Inhalation verlangsamt und vertieft. Diese Kohlenwasser-

[1]) Med. Times and Gazette, Sept.-Oct. 1871.

stoffe wirken bei subkutaner Injektion narkotisierend. Sie setzen sämtlich beim Kaninchen den Blutdruck herab und zwar mehr als Äther. Durch die Narkose mit diesen Kohlenwasserstoffen wurde der Effekt der elektrischen Vagusreizung gegenüber der Norm mehr oder weniger herabgesetzt. Die Reizung rief keinen Herzstillstand mehr hervor.

Curci [1]) schreibt den Kohlenwasserstoffen der fetten und aromatischen Reihe oder ihren Substitutionsprodukten paralysierende Wirkung zu.

Nach den Untersuchungen von Lauder Brunton und Cash besteht die hervorragende Wirkung der niederen Glieder der Fettreihe in ihrer stimulierenden und anästhetischen Wirkung auf die Nervenzentren. Auch die Glieder der aromatischen Reihe affizieren das Nervensystem, aber sie affizieren die motorischen Zentren mehr als die sensorischen, so dass sie anstatt Anästhesie zu erzeugen, wie die Körper der Fettreihe, Tremor, Konvulsionen und Paralyse bewirken.

Benzol, sowie seine Halogensubstitutionsprodukte Chlorbenzol, Brombenzol, Jodbenzol sind gleich in ihrer Wirkung auf den Frosch. (Die Halogenradikale modifizieren die Wirkung des Benzols nicht.) Die willkürlichen Muskeln werden durch Benzol geschwächt und es besteht eine leichte Tendenz zur Paralyse der motorischen Nerven, aber die Hauptwirkung betrifft Gehirn und Rückenmark, zuerst das Gehirn, wodurch allgemeine Lethargie und Disinklination zur Bewegung entsteht, hierauf das Rückenmark. Die Bewegungen werden unvollkommen ausgeführt und es besteht eine Tendenz zu allgemeinem Zittern bei Bewegungen, ähnlich wie bei der disseminierten Sklerose. Der Eintritt von Hydroxylen in den Benzolkern macht die Krampfwirkung noch stärker.

Santesson [2]) sah bei Benzolvergiftung von Fröschen Schwäche, Steigerung der Reflexe, dann periphere Lähmung zuerst der motorischen Nervenendigungen und dann der Muskelsubstanz.

Von grosser Wichtigkeit ist das Verhalten substituierter aromatischer Reste.

So ist eigentümlicher Weise Diphenyl $C_6H_5 . C_6H_5$ völlig ungiftig. Diphenylamin $C_6H_5 . NH . C_6H_5$, Benzylanilin $C_6H_5 . NH . CH_2 . C_6H_5$ besitzen nur schwache physiologische Wirkung (1 g. p. kg. Kaninchen ohne Wirkung). Sie sind relativ harmlose Anilinderivate [3]).

---

[1]) Terapia moderna 1891, Gennajo, p. 33.

[2]) Skand. Arch. f. Phys. X. 172.

[3]) Vittinghof, Studie über Anilinbasen, Marburg 1899.

Nach Amadeo Ubaldi[1]) sind Lösungen von Harnstoff für niedere Organismen ohne bemerkbaren Einfluss, während Phenylharnstoff $NH_2 . CO . NH . C_6H_5$ und Phenylglykokoll $C_6H_5 . NH . CH_2 . COOH$ hemmend wirken, symmetrischer Diphenylharnstoff (Karbanilid) $CO(NHC_6H_5)_2$ hingegen ohne Einwirkung ist. Die 1% Lösung des Phenylharnstoffes wirkt so stark antiseptisch wie Sublimat. Mit diesem ausserordentlichen Vermögen des Phenylharnstoffes steht die absolute Passivität des Diphenylharnstoffes in sonderbarem Widerspruche, korrespondiert aber mit der eben erwähnten völligen Ungiftigkeit des Diphenyls.

Der Eintritt eines Phenylrestes ist bestimmend für die Wirkung bei Eintritt in das Molekül fetter Säuren.

Wenn man Phenol, Phenylessigsäure $C_6H_5 . CH_2 . COOH$ und Phenylpropionsäure $C_6H_5 . CH_2 . CH_2 . COOH$ in bezug auf ihre antiseptische Wirkung vergleicht, so steigt diese in der Richtung der letzteren. Phenylbuttersäure $C_6H_5 . CH_2 . CH_2 . CH_2 . COOH$ wirkt weiterhin stärker als Phenylpropionsäure. Die phenylsubstituierten Fettsäuren also wachsen in ihrer antiseptischen Wirkung mit dem Wachsen des Molekulargewichtes der substituierten Säure[2]), während T. R. Duggan[3]) für die Fettsäurereihe gezeigt hat, dass es sich dort umgekehrt verhält.

Die Wirkung des eintretenden Phenylrestes tritt beim Phenylglycin $C_6H_5 . NH . CH_2 . COOH$ klar zutage. Dieses ist stark giftig, während Glykokoll $NH_2 . CH_2 . COOH$ ganz wirkungslos ist.

Der Eintritt von einem Phenylrest in den Wasserstoff des Ammoniak erhöht die krampferregende Wirkung des letzteren. Diamine mit aliphatischen Resten wie Tetra- und Pentamethylendiamin $(CH_2)_4 . (NH_2)_2$ und $(CH_2)_5 . (NH_2)_2$ sind ganz ungiftig, während Toluylendiamin

$$C_6H_3 (CH_3) (NH_2)_2$$

stark giftig ist (macht Ikterus und Hämaturie).

Naphtalin 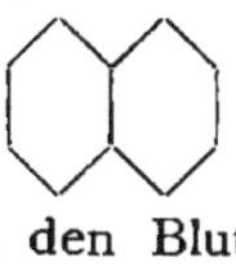 bewirkt Verlangsamung der Respiration. Kleine Dosen steigern den Blutdruck, grosse verringern ihn. Die normale Temperatur wird durch Gaben von Naphtalin nicht verändert, fieberhaft gesteigerte wird dadurch herabgesetzt. Es wirkt durch Beschränkung des Stoffwechsels, da es die Harnstoffausscheidung im Urin verringert. Bei langsamem Verfüttern bewirkt es merkwürdigerweise

---

[1]) Ann. di Chim. e di Farmacol **14**. 129.

[2]) Parry Laws, Journ. of Physiol. **17**. 360.

[3]) C. r. d. soc. biol. 1886. 614.

Katarakt (Linsentrübung)[1]). Es wirkt auf Lymphkörperchen wie Chinin oder Sublimat, es treten keine Fortsätze aus.

Die Analogie, welche zwischen Substanzen der Furfurangruppe,

Furfuran 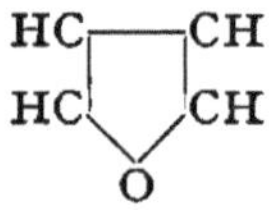 Thiophen 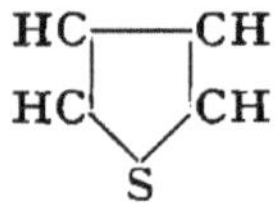 und Pyrrol 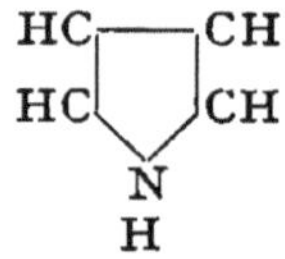

in ihrem chemischen Charakter mit den Benzolderivaten besteht, erstreckt sich auch auf ihr Verhalten im Tierkörper, sowie auf die pharmakologische Wirkung.

---

2. Über die Bedeutung der Hydroxyle.

Der Eintritt von Hydroxylgruppen bei den Körpern der Fettreihe schwächt deren Wirkung ab. Je mehr Hydroxylgruppen, desto schwächer die Wirkung des Körpers. Aus den narkotisch wirkenden Aldehyden werden die wenig wirksamen Aldole, z. B. Acetaldehyd $CH_3 . COH$ gibt bei Kondensation Aldol $CH_3 . CH \langle \begin{smallmatrix} OH \\ CH_2 . COH \end{smallmatrix}$, aus den narkotisch wirkenden einwertigen Alkoholen werden die unwirksamen zweiwertigen Alkohole, i. e. $C_n H_{2n} (OH)_2$, Glykole und die ebenso unwirksamen dreiwertigen Alkohole wie z. B. Glyzerin $\begin{matrix} CH_2 . OH \\ \dot{C}H . OH \\ \dot{C}H_2 . OH \end{matrix}$. (Glyzerin macht Blutdrucksenkung und wirkt auf gestreifte Muskulatur veratrinähnlich). So ist Hexylalkohol $C_6 H_{14} O$ ein starkes Narkotikum, während Mannit $C_6 H_8 (OH)_6$ fast ein Nahrungsstoff ist. Bei den Aldehyden sehen wir, wie ein wirksamer Aldehyd durch den Eintritt eines Hydroxyls zu einem weniger wirksamen Aldol wird, und durch den Eintritt von noch mehr Hydroxylen entstehen schliesslich Aldosen, die unwirksam sind, die, wie z. B. der Traubenzucker $C_6H_{12}O_6$, absolut gar keine hypnotische Wirkung haben. Dieselbe Abschwächung gilt auch für die Ketogruppe. Nach Curci[2]) erregen die Alkoholhydroxyle das Cerebrospinalsystem und die Psyche, indem sie Trunkenheit und Halluzinationen bewirken.

Hydroxyle in aliphatischen Säuren üben keinen Einfluss auf die Wirkung aus. Durch den Eintritt von Hydroxylen in das Koffein geht

---

[1]) Americ. Chem. Journ. 7. 62.

[2]) Terapia moderna 1891, Gennajo p. 33.

die Wirkung des Koffeins verloren, selbst das Fünffache der Koffein-Dosis an Hydroxykoffein macht keine augenfälligen Erscheinungen[1]. Der Eintritt von Hydroxyl macht die Substanz zersetzlicher, und der Organismus vermag sie leichter zu zerstören, zu oxydieren und bewahrt sich dadurch vor ihren qualitativ gleich gebliebenen giftigen Eigenschaften.

Der Eintritt von Hydroxylen durch Ersatz von Wasserstoff im Benzol, erhöht die Tendenz des Benzols zu Krämpfen. Diese entstehen durch die Einwirkung der Substanz auf das Rückenmark und nicht auf das Gehirn. Je mehr Hydroxyle in den Benzolkern eintreten, desto weniger giftig wird der Körper in bezug auf Krampfwirkung, desto giftiger aber in anderer Richtung. Es hängt die Giftigkeit und die Wirkung sehr von der Stellung der Hydroxyle zueinander ab. So machen Phenol und die Dioxybenzole bei Fröschen Krämpfe, Trioxybenzole verursachen nur mehr Zuckungen. Die drei Dioxybenzole machen alle klonische Krämpfe durch Einwirkung auf das Rückenmark, doch ist die Paraverbindung (Hydrochinon) in der Wirkung schwächer als die Ortho- (Brenzkatechin) und -Meta- (Resorzin) verbindung. Pyragollol

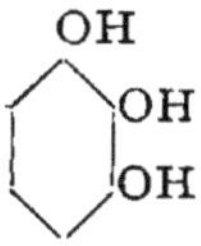

macht mehr Lethargie als Resorzin und Bewegungszittern. Die sofortigen Symptome werden erst durch die 5fache Dosis im Vergleich zu Resorzin produziert. Aber in der letalen Wirkung sind beide gleich. Die Giftigkeit des Resorzins liegt in der Mitte zwischen beiden. Die Giftigkeit aller dieser Körper ist eng verknüpft mit den in ihnen enthaltenen freien Hydroxylgruppen, denn vertauscht man den Hydroxylwasserstoff mit der indifferenten Schwefelsäure-Gruppe, so erhält man Körper, welche bei weitem schwächer wirkende Substanzen sind. So ist pyrogallolmonätherschwefelsaures Kali weniger giftig als Phlorogluzin oder Pyrogallol[2]. Allein pyrogallolätherschwefelsaures Kali ist giftiger als phenolätherschwefelsaures Kali, weil hier noch freie Hydroxyle sind. Während Dosen von pyrogallolätherschwefelsaurem Kali deutlich die Fähigkeit herabsetzen, spontane, koordinierte Bewegungen, die den Körper in Gleichgewicht erhalten, auszuführen, und ferner die Reflexe erniedrigen, rufen ganz ebenso grosse Dosen der Phenolätherschwefelsäure bei Tieren keine erhebliche Abweichung von der Norm hervor. Selbst 30 g

---

[1]) Filehne Dubois' Arch. f. Phys. 1836. p. 72.

[2]) Stolnikow, HS. 8. 280.

phenolätherschwefelsaures Natron bewirken bei Eingabe an grössere Tiere keine anderen Erscheinungen als Durchfall (Glaubersalzwirkung). Phenol übt seine Wirkung rascher aus, während Phlorogluzin weit später zu wirken beginnt. Wie sich bei den Dioxybenzolen und auch bei den Trioxybenzolen der Einfluss der Stellung der Hydroxyle geltend macht, so ist auch zu erwarten, dass durch den Eintritt neuer Substituenten in die Hydroxyle Veränderungen in der physiologischen Wirkung hervorgebracht werden. Es bieten auch die Äther des Brenzkatechins und Hydrochinons grosse Veränderungen in den chemischen Eigenschaften. Substituiert man die Hydroxylwasserstoffe durch Alkylradikale, so sind die neutralen Äther, die auf diese Weise entstehen, sowohl vom Brenzkatechin als auch vom Hydrochinon, selbst in Dosen von mehreren Grammen bei Kaninchen viel unschädlicher, während die sauren Äther sich als sehr giftig herausstellten. Es zeigt sich auch hier, dass Brenzkatechin der wirksamere Körper ist, da auch der saure Äther des Brenzkatechins energischer wirkt als Hydrochinonmonoalkyläther.

Die Phenole (wie Phenol, Kresol, Brenzkatechin) üben eine erregende Wirkung auf die motorischen Zentren aus, während die Äther der Phenole nur eine zentral lähmende Wirkung entfalten (ebenso die Safrolgruppe).

Pio Marfori [1]) glaubt die krampferzeugende Wirkung des Guajakols auf die eine noch freie Hydroxylgruppe zurückführen zu können, eine Anschauung, welche sich durch Vergleich der Wirkungen der Körper

Brenzkatechin 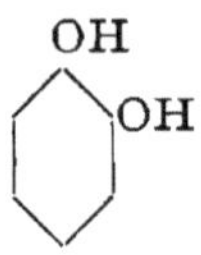 Guajakol 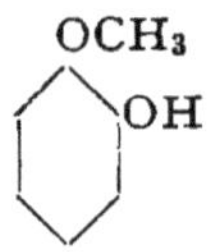 Veratrol 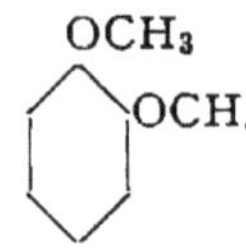

schön stützen lässt.

In der angeführten Reihenfolge zeigt sich eine Abnahme der krampferregenden Wirkung und auch ein Zurückgehen der Wirkungsintensität. Ähnlich verhalten sich auch

Anisol 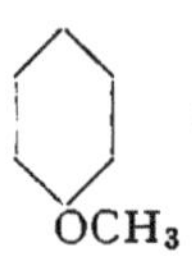 und Phenetol 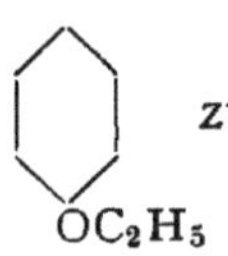 zum Phenol 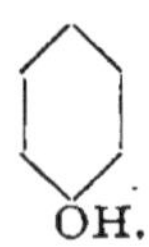.

Diese beiden ersteren erzeugen keinerlei Erregungszustände und sind in viel geringerem Maße giftig als Phenol. Eine Gesetzmässigkeit ist hier unverkennbar.

[1]) Ann. di chim. e di farmacol. **11.** 304.

Die Untersuchungen von Paul Binet[1]) über die vergleichende Toxikologie der Phenole führten zu den gleichen Resultaten: Die für die Phenolvergiftung charakteristischen Erscheinungen, Kollaps und spasmodische Kontraktion der Muskeln, finden sich bei den meisten Körpern der Phenol-Gruppe, übrigens in abgeschwächter Weise auch beim Benzol. Dioxybenzole haben eine exzitierendere und allgemein stärkere Wirkung als Phenol, dessen tödliche Dose für Ratten 0,5 bis 0,6, für Meerschweinchen 0,45 bis 0,55 g pro kg beträgt, die Trioxybenzole (Pyrogallol, Phlorogluzin) sind nach Binet weniger giftig. Brenzkatechin, Hydrochinon und Pyrogallol rufen die Bildung von Methämoglobin hervor. Die Homologen Kresole $CH_3 . C_6H_4 . OH$, Thymol $1.4.3 . C_6H_3 . (CH_3) (C_3H_7) (OH)$, Orcin $1.3.5 . C_6H_3 (CH_3) (OH)_2$ wirken weniger exzitierend und weniger giftig als Phenol, sie sind um so weniger giftig, je grösser ihr Molekulargewicht, dagegen wirken sie mehr reizend auf den Darm. Unter den Oxyphenolen und Kresolen sind die Meta-Verbindungen am wenigsten giftig. Die Alkyläther sind verhältnismässig wenig toxisch. Anisol und Phenetol bewirken Zittern, Guajakol dagegen nicht. Alkohol- und Aldehyd-Gruppen schwächen die exzitierende Wirkung und die Giftigkeit ab, das Zittern ist viel stärker bei Salicylaldehyd $OH . C_6H_4 . COH$ als beim entsprechenden Alkohol (Saligenin $OH . C_6H_4 . CH_2 . OH$). Beim Benzylalkohol $C_6H_5 . CH_2 . OH$ fehlen die Reizerscheinungen, die Giftigkeit ist schwach (bei Ratten beträgt die letale Dose 1,7 g, während die der isomeren o-, m- und p-Kresole 0,65, 0,9 und 0,5 g pro kg beträgt.) Die Einführung einer Karboxylgruppe vermindert die Giftigkeit und modifiziert die Wirkung (die Säuren wurden in Form von Salzen einverleibt). Benzoesäure und Salicylsäure bewirkten Kontrakturen und Dyspnoe, die Gallussäure

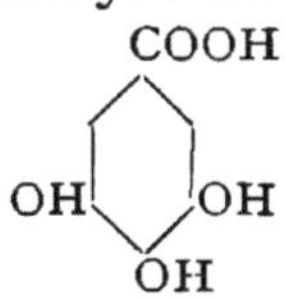

bewirkt keine Zuckungen, sie zeigt in abgeschwächter Weise die Wirkung des Pyrogallols auf das Blut. p-Aminophenol

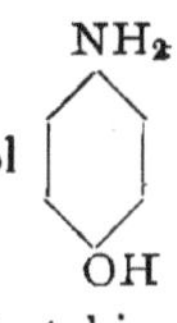

ist weniger exzitierend und weniger toxisch als Phenol, es hat hingegen eine intensive blutzersetzende Wirkung. Im allgemeinen wird durch Substitution die Giftigkeit des Phenols verringert, wenn die eintretenden Gruppen nicht selbst toxisch wirken.

[1]) Rev. Suisse Romande **1895**. 561, 617, **1896**, 459, 531 und Travaux du laboratoire de Thérap. par Prévost et Binet, Genf 1896, 143.

Die Halogenderivate des Phenols sind weniger toxisch als dieses, die Chlorderivate am wenigsten wirksam. Chlor- und Bromphenol rufen noch starkes Zittern hervor, beim Jodphenol ist dasselbe am wenigsten ausgesprochen. Durch die Nitrogruppe wird die Giftigkeit vermindert in Ortho-Stellung, vermehrt in Para-Stellung, in Meta-Stellung ist sie ohne Einfluss. Die Nitroverbindungen haben keine exzitierenden Eigenschaften, dagegen wirken sie auf das Blut. Chlorbenzol und Nitrobenzol sind toxischer als Benzol selbst. Eugenol 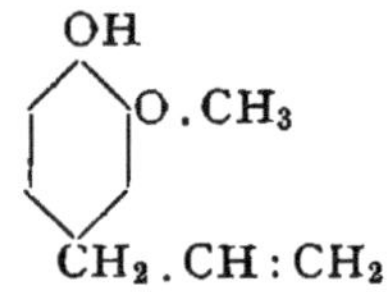

und Vanillin 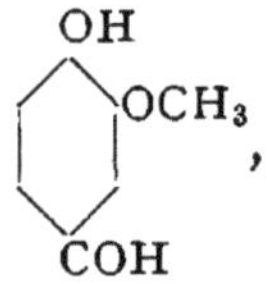

, welche ein freies Phenolhydroxyl enthalten, sind toxischer als Piperonal 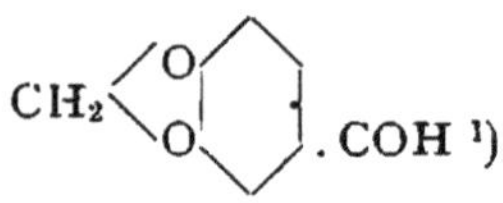

[1]) bei welchem keines vorhanden ist, sie bewirken Kollaps ohne Zittern. Phenol hemmt die Tätigkeit der Bierhefe weit mehr als die Oxyphenole, Salizylat mehr als Benzoat.

Im Gegensatz zum wirkungslosen Phenanthren[2]) 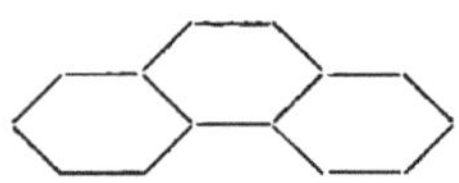
erzeugen die Oxyphenanthrene beim Warmblüter schwere tetanische Anfälle. Der Wirkungsgrad erscheint von der Stellung der Hydroxyle im Phenanthrenkern ziemlich unabhängig[3]).

Mit der Hydroxylgruppe des Morphins ist jene wesentliche Eigenschaft desselben[4]) verknüpft, welche dasselbe von allen anderen Alkaloiden der Opiumgruppe unterscheidet, nämlich seine narkotische Wirkung, seine Fähigkeit vorzüglich und hauptsächlich auf die Nervenzentren des Gehirns zu reagieren und mit ihr ist auch die Giftigkeit des Morphins verbunden. Denn die Morphinätherschwefelsäure wirkt gar nicht narkotisch und sehr wenig giftig. Hingegen wirkt sie tetanisch und wie ein Körper der Kodeingruppe (Morphinäther). Wenn im Morphin ein Hydroxylwasserstoff durch eine Alkylgruppe ersetzt wird (Kodeinbildung), so ändert sich auch der Angriffspunkt im Organismus, und wir bekommen Körper, welche auf das Rückenmark

[1]) 1 g Piperonal ist beim Hunde wenig giftig (Privatmitt. C. Mohr).

[2]) Phenanthren wirkt auf Kaulquappen narkotisch. Overton: Narkose, Jena 1901.

[3]) Bergell und Pschorr, HS. 38. 16.

[4]) Stolnikow, HS. 8. 266.

reagieren, und Strychnin-ähnliche, aber viel schwächere Wirkung zeigen. Beim Ersatz des Phenolhydroxylwasserstoffes des Morphins durch Alkylradikale wächst die Giftigkeit mit der Molekulargrösse der substituierenden Alkylgruppe [1]).

Von einer sehr interessanten Bedeutung ist die OCH_3-Gruppe im Chinin. Cinchonin, welches sich vom Chinin eben nur durch das Fehlen dieser Gruppe unterscheidet, da ja Chinin Paramethoxycinchonin ist, ist bei Malaria ein wenig wirksames Alkaloid. Die spezifische und prompte Wirkung des Chinins bei der Malaria kommt dem Cinchonin nicht zu. Wir sehen also, dass durch das Eintreten einer Methoxylgruppe (eines verdeckten Hydroxyls) aus einem wenig wirksamen Körper ein sehr wirksamer Körper entsteht, und zwar deshalb, weil hier die Methoxylgruppe einen Angriffspunkt für den Organismus schafft. Ebenso wirkt Kuprein (p-Oxycinchonin) gleichsam das entmethylierte Chinin mit dem Hydroxyl in der p-Stellung sehr kräftig [2]). Der umgekehrte Fall, wo durch das Eintreten von zwei Methoxylgruppen die Giftigkeit eines Körpers sehr stark herabgesetzt wird, tritt bei Brucin und Strychnin ein. Brucin und Strychnin zeigen dieselbe Konstitution, nur hat Brucin zwei Wasserstoffe des Phenylrestes durch zwei Methoxylgruppen ersetzt, aber Brucin übt nur eine sehr schwache Wirkung aus, eine ungefähr 40 mal schwächere als die des Strychnins. Da Strychnin auf die graue Substanz der Vorderhörner des Rückenmarks spezifisch wirkt, und auch dem Brucin eine Rückenmark erregende Wirkung zugeschrieben werden muss, so erscheint durch das Eintreten von zwei OCH_3-Gruppen der Angriffspunkt des Strychnins verschoben. Das Verdecken von Hydroxylen durch eine Methoxylgruppe kann die reizende Wirkung auf das Rückenmark in eine lähmende überführen. So erhält Brenzkatechin durch Uberführung in Guajakol eine lähmende Wirkung auf das Rückenmark. Andererseits wird Morphin durch Überführung in Kodein oder Kodäthylin (Morphinmonäthyläther) in ein Rückenmark erregendes, Strychnin ähnliches Gift verwandelt.

Es kann auch durch Einführung von Hydroxylgruppen in wirksame Körper, wie wir gesehen haben, die Wirkung abgeschwächt werden. (Koffein, Koffeinhydroxyd). Die Wirkung kann aber total verändert werden, wenn in Koffeinhydroxyd eine Äthylgruppe einge-

---

[1]) Stockmann und Dott, Proc. R. Soc. Edinb. **17**. 1890, p. 321.

[2]) Über die Bedeutung der Hydroxylgruppe bei den Alkaloiden findet man Näheres im Kapitel: Alkaloide.

führt wird. Äthoxykoffein hat gar keine Koffeinwirkung, sondern wirkt nur mehr hypnotisch vermöge der Äthylgruppe[1]).

Die grosse Reihe der angeführten interessanten Tatsachen über die Bedeutung der Hydroxylgruppen lässt aber erkennen, dass nicht die Hydroxylgruppe als solche die wirksame ist, ebenso wie nur selten die endständige Gruppe die wirkende, sondern dass die Hydroxylgruppe (sowie die meisten endständigen Gruppen) nur derjenige Teil eines Moleküles ist, welcher den Gesamtkörper in Beziehungen bringt zu einer bestimmten chemischen Substanz im Organismus (Verankerung) und dort die Gesamtsubstanz zur Wirkung gelangen lässt. Wenn wir nun diejenige Gruppe, welche die Beziehungen zwischen der chemischen Substanz und dem Organismus bedingt, verschliessen oder verändern, so können wir unter Umständen verhindern, dass die Gesamtsubstanz zur Wirkung gelangt, ohne dass wir an dieser irgend welche chemische Veränderung vorgenommen hätten. Wir können uns das bildlich veranschaulichen durch das Beispiel einer Patrone und ihrer Zündkapsel. Das Sprengmittel der Patrone entzündet sich nur, wenn vorerst durch einen Schlag die Zündkapsel zur Explosion gebracht wird. Schützen wir die Zündkapsel vor Explosion, so kann durch den Schlag auch der Sprengstoff der Patrone nicht explodieren, somit nicht zur Wirkung gelangen. Zwischen den endständigen Gruppen, etwa Hydroxylen, Methoxylen, Alkylgruppen im allgemeinen und gewissen Nervenzentren, bezw. Orten im Organismus, wo chemische Substanzen zur Wirkung gelangen, müssen bestimmte chemische Beziehungen bestehen. Durch Veränderungen der endständigen Gruppe können wir wohl den Angriffspunkt der Substanz verschieben oder dieselbe ganz wirkungslos machen, aber wenn sie wirksam bleibt, so tritt der Grundcharakter ihrer Wirkung, wenn auch oft verschleiert, dennoch wieder hervor, wie wir es bei der Besprechung der Alkaloide deutlich sehen werden.

Das Verschliessen solcher endständigen Gruppen vernichtet oder verzögert die Verankerungsfähigkeit (das Festgehaltenwerden) der Substanz in einem bestimmten Gewebe.

Wenn Hydroxyle durch Acylgruppen verschlossen werden, so kann die Wirkung eine verschiedene sein. Da solche Ester im Darm zerlegt werden können, indem sowohl die Säure als auch der Alkohol frei werden, so ist gewöhnlich die physiologische Wirkung aus der Wirkung des Salzes der Säure und des freien Alkohols zusammen-

---

[1]) Filehne Dubois' Arch. f. Phys. 1886. 72.

gesetzt. Aber dies ist nicht immer der Fall. Nitroglyzerin $\begin{array}{l} CH_2(O.NO_2) \\ \dot{C}H.(O.NO_2) \\ \dot{C}H_2.(O.NO_2) \end{array}$ z. B. in kleinen Dosen hat nicht etwa die Wirkung des Glyzerins und des salpetersauren Natrons, sondern es zeigt spezifische Wirkung, indem es die Blutgefässe stark erweitert, Wirkungen, die sich nicht durch die Wirkung der anorganischen Nitrite und Nitrate erklären lassen. Eine spezifische Wirkung auf das Nervensystem zeigt auch Triacetylglyzerin. Dieses (Triacetin) $\begin{array}{l} CH_2.(O.OC.CH_3) \\ \dot{C}H(O.OC.CH_3) \\ \dot{C}H_2(O.OC.CH_3) \end{array}$ zeigt keineswegs die Wirkung von essigsaurem Natron und Glyzerin, sondern ebenfalls spezifische Wirkungen, und erweist sich als Gift, während die beiden Komponenten Essigsäure und Glyzerin ungiftig sind. Es tötet Frösche und Kaninchen, beim Menschen erzeugt es ein Gefühl von Schwäche und Schweiss. Überdies machen alle Essigsäureester des Glyzerins, Mono-, Di- und Triacetin Narkose. Es tritt also die alkoholische Eigenschaft des Glyzerins nach dem Verdecken der Hydroxyle zutage. Ebenso wirkt Glyzerinäther

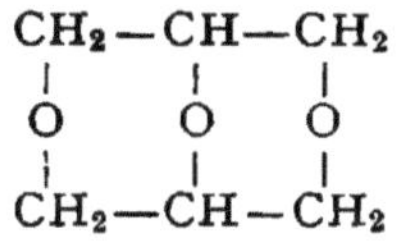

narkotisch[1]).

Die Toxizität der hydroxylierten Substanzen steht daher in keinem direkten Zusammenhange mit dem Hydroxyle, welches ja nur ein Angriffspunkt, sondern hängt von der Art und Grösse des Hauptmoleküls ab.

3. Bedeutung der Alkylgruppen.

Bei den aliphatischen Alkoholen wächst die Toxizität mit dem Molekulargewichte und dem Siedepunkt. Richet behauptet sogar, dass die Giftigkeit der Alkohole und Äther sich umgekehrt wie ihre Löslichkeit in Wasser verhält[2]).

In homologen Reihen wirken die Substanzen im allgemeinen umso stärker, je länger ihre Kohlenstoffkette ist. Daher ist normaler

[1]) AePP. **42.** 117.

[2]) Dict. de Physiologie Vol. I. Artikel: Alcools.

Butylalkohol giftiger als Isobutylalkohol[1]). Im allgemeinen haben die tertiären Alkohole deshalb die geringste narkotische Kraft, die isomeren sekundären sind stärker wirksam, die primären (normalen) am stärksten wirksam. Dies gilt nicht nur für die Alkohole, sondern auch für andere Reihen, so auch für Benzolderivate mit fetten Seitenketten.

In der grossen Reihe der aliphatischen Alkohole steigt die Giftigkeit im allgemeinen mit dem Molekulargewicht[2]). Dementsprechend hat Äthylurethan eine grössere Giftigkeit als Methylurethan Nach Einführung eines Äthyls in die NH_2-Gruppe bleibt dieses Verhältnis bestehen, während wegen der Vergrösserung des Moleküls die letalen Dosen steigen.

Die Giftigkeit alkylsubstituierter Verbindungen steigt ebenfalls mit dem Kohlenstoffgehalte der Alkylgruppe an. β-Äthylpiperidin ist weniger als halbmal so giftig als β-Propylpiperidin.

Die biologische Wirkung der Ester wird durch den elektronegativen Bestandteil häufig nicht beeinflusst (Schmiedeberg)[3]).

Die Äthylgruppe hat ganz bestimmte Beziehung zum Nervensystem, wie die Wirkung der allermeisten Äthylreste enthaltenden Verbindungen zeigt. Ehrlich und Michaelis[4]) haben als weiteren Beweis hierfür gefunden, dass es äthylhaltige Farbstoffe gibt, welche Nervenfärbungen geben (so die Diäthylaminogruppe), während die entsprechenden Methylverbindungen sich in dieser Beziehung negativ verhalten. Diese Tatsache, dass die Äthylgruppe gewisse Beziehungen zum Nervensystem hat, lässt es nach Ehrlich verständlich erscheinen, dass der Äthylalkohol zu allen Zeiten und bei allen Völkern als Genussmittel gedient hat.

Der Ersatz eines Hydroxyls durch einen Alkylrest macht den Gesamtkörper chemisch und pharmakologisch widerstandsfähiger gegen die Oxydation im Organismus. Die Alkylverbindungen (Ätherverbindungen) dieser Art zeigen oft hervorragende hypnotische Eigenschaften, welche sie dem eintretenden Alkylrest verdanken (z B. Koffeinäthyläther). Eines der einfachsten Beispiele dieser Art ist der Äthyläther.

Die Alkylester: Äthylformiat, Äthylacetat, Äthylpropionat, Äthylbutyrat, Äthylvalerianat, Isobutylacetat, Amylacetat, Isobutylbutyrat, Amylvalerianat, Önanthäther und Sebacinsäurediäthylester erhöhen in

---

[1]) Gibbs u. Reichert, Americ. Chemist. **13**. 361.

[2]) Richardson, Med. Times and Gazette. 1869. **2**. 705.

[3]) Schmiedeberg, AePP. **20**. 201.

[4]) Festschrift. f. v. Leyden.

kleinen Mengen die Atmungsgrösse schnell und energisch und lähmen in grosser Gabe ohne Erzeugung von Krämpfen die Nervenzentren. Sie üben einen der Alkoholwirkung ziemlich entgegengesetzten Einfluss[1]).

Die hypnotische Wirkung zeigt sich auch bei vielen Estern. So hat der Oxalsäureäthyläther bei Säugetieren keine Oxalsäurewirkung beim Einatmen, sondern anästhesiert, wie Äther und Chloroform. Die hypnotische Wirkung zeigt sich auch deutlich bei den Alkyläthern des Koffeins. Im Gegensatze zu der Koffeinwirkung erscheint die Vergiftung mit Äthoxykoffein und Methoxykoffein zunächst als eine Beteiligung des Zentralnervensystems, an die sich erst später eine der Koffeinstarre analoge Muskelerstarrung anschliesst. Durch Einfügung der C_2H_5O-Gruppe ist die Verwandtschaft des Koffeins zum Zentralnervensystem grösser, zur Muskelsubstanz etwas geringer worden. Daher wirkt Äthoxykoffein narkotisch, wie Filehne[2]) gefunden. Auch Dujardin-Beaumetz[3]) fand, wie Filehne, dass durch den Eintritt der Oxäthylgruppe in das Koffein, dasselbe eine narkotische Wirkung erhält. Das stark giftig wirkende Brenzkatechin verliert wesentlich an Giftigkeit, wenn eines oder beide Hydroxyle durch Alkylgruppen ersetzt werden. (Guajakol, Guäthol, Veratrol.) Eine Abschwächung durch Methylierung beobachtete auch Giacosa[4]) bei aromatischen Oxysäuren. Methylsalizylsäure und die isomere Anissäure sind schwächer antiseptisch und werden von Tieren in grösseren Mengen vertragen als Salizylsäure selbst. Die vom p-Aminophenol sich ableitenden Verbindungen sind behufs Abschwächung der unangenehmen Nebenerscheinungen und der Toxizität methoxyliert, bezw. äthoxyliert. Diese Abschwächung tritt aber nur ein, sobald die Alkylgruppen sich in der Parastellung zur Acetylgruppe befinden, überdies ist dies nicht bei allen Verbindungen dieser Art der Fall.

Die Methylierung kann aber auch Körper sehr giftig machen. Dimethylresorzin 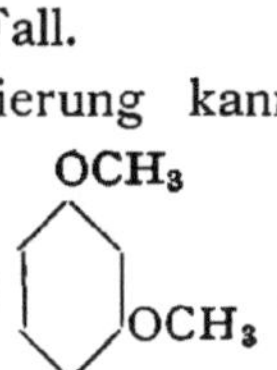

z. B. ist so stark giftig, dass ein Tropfen desselben unter einer Glasglocke genügt, um in 3—5 Minuten fünf Frösche zu töten[5]).

---

[1]) G. Vogel, Pflüger's Arch. **67**. 141.

[2]) Du Bois' Arch. f. Phys. 1886 72.

[3]) Bull. gen. de therap. 1886. 241, Ann. di chim. e di farmac. 4. Ser. **5**. 261.

[4]) Ann. di chim. e di farmacol. 1877.

[5]) HS. **8**. 237.

Die Wirkung des Dimethylsulfates ist sowohl lokal als auch allgemein, lokal wirkt es heftig ätzend; die Allgemeinerscheinungen beziehen sich auf allgemeine Krämpfe, Koma und Lähmung. Diäthylsulfat ätzt nicht, macht aber Konvulsionen und Lähmungen wie Dimethylsulfat. Von allen anderen Äthern und Estern der Fettreihe unterscheidet sich der Dimethylester dadurch, dass er ausser Koma und Lähmung heftige Konvulsionen hervorruft[1]).

Der Eintritt von Alkylresten in bestimmte Säuren bedingt oft nur, dass die durch die Karboxylgruppe larvierte Eigenschaft dieser Körper wieder zutage tritt. (Kokain, Arekolin, Tyrosinäthyläther).

Wenn eine wirksame Säure verestert wird, insbesonders mit Alkoholen der fetten Reihe, so wird ihre Wirkung ungemein gesteigert, resp. ungemein stark zur Geltung gebracht, wenn der eintretende Alkylrest für ihre Selektion in einem bestimmten Gewebe orientierend wirkt und weil der saure Charakter verdeckt erscheint. W. Pauli[2]) hat z. B. gezeigt, dass die Giftigkeit des Rhodanwasserstoffes weitaus kleiner ist, als die des Esters; salpetrige Säure in ihren Salzen wirkt weit schwächer gefässerweiternd, als Äthylnitrat, Amylnitrit etc.

Es mag dies auch der Grund sein, weshalb ein an sich wirksamer Grundkörper in der Wirkung noch verstärkt wird, resp. stärker zur Wirkung gelangt, wenn eine $COO.C_2H_5$ (Karboxäthyl) eintritt.

In der Gruppe der Sulfonale wirkt die Methylgruppe nicht hypnotisch. Die Wirkung steigt mit der Anzahl der Äthylgruppen, fällt in gemischten Äthyl- und Methylgruppen enthaltenden Verbindungen mit der Anzahl der Methylgruppen[3]). Methylharnstoff ist nicht giftiger als Harnstoff selbst[4]).

Bei den Ketonen haben die Methylgruppen keinen, die Äthylgruppen einen günstigen Einfluss auf die hypnotische Wirkung der Verbindung (Albanese und Barabini)[5]).

Wenn man Koffein in Methoxykoffein verwandelt, so wird es fast ungiftig, aber die diuretische Wirkung des Koffeins wird eine sehr geringe und unsichere.

Werden in aromatischen Kernen Kernwasserstoffe durch Alkylgruppen ersetzt, so ändert sich die Wirkung des ursprünglichen Körpers

---

[1]) S. Weber, AePP. **47**. 113.

[2]) W. Pauli, Sitzungsber. d. k. Akad. d. Wiss. Wien 1904.

[3]) Baumann u. Kast, HS. **14**. 52.

[4]) Lusini u. Cahlebe, Annali di Farmacoter. 1897.

[5]) Ann. di chim. et farm. 1892. XV. und Sicilia Med. fasc. **7**. I. u. II.

bedeutend. Beim Benzol z. B. tritt eine sedative Wirkung auf das Nervensystem ein, wie sie der Alkoholgruppe eigen ist. Die Benzolverbindungen, welche Kernwasserstoffe durch Alkylgruppen substituiert haben, machen weniger Tremor, weniger Hyperästhesie und mehr Lethargie, als die Halogenverbindungen. Sie haben nach Lauder Brunton [1]) eine geringere Wirkung auf Muskeln und Nerven, aber sie wirken kräftiger auf die Muskeln als auf die Nerven. Ihre Wirkung ist flüchtiger, als die der Halogenverbindungen. Die Zirkulation wird weniger affiziert. Nach den Untersuchungen von Lauder Brunton ist das Trimethylbenzol (Mesithylen)

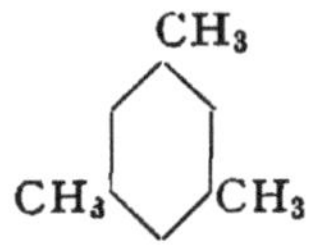

in bezug auf die Erzeugung der Muskelstarre das schwächste, Dimethylbenzol das nächst stärkere und Methylbenzol das am stärksten wirkende. Äthylbenzol hat fast dieselbe Stärke wie Methylbenzol und wirkt kräftiger als Dimethyl- und Trimethylbenzol. Die Wirksamkeit der homologen Benzole nimmt progressiv ab vom Benzol zum Toluol, zu den Xylolen und zum Mesithylen, d. h. die Wirkung wird um so schwächer, je mehr Methylgruppen an Stelle des Wasserstoffes in den Benzolkern treten. Aber beim Anilin wird die krampferregende Wirkung verstärkt, wenn ein Wasserstoff des K e r n e s durch ein Alkylradikal ersetzt ist. Auch bei den homologen Thiophenen sehen wir eine Zunahme der Wirksamkeit beim Eintritt von Methyl in den Kern. Thiotolen (Methylthiophen) ist giftiger als Thiophen [2]).

Wenn man die Wasserstoffe des krampferregenden Ammoniaks durch Methylgruppen substituiert, so nimmt die krampferregende Wirkung ab, und der schliesslich resultierende Körper Trimethylamin $(CH_3)_3$ N. ist wirkungslos. Ebenso wird Ammoniak durch Substitution mit Äthylgruppen ungiftig. Di- und Triäthylaminchlorhydrat sind wirkungslos. Mit Zunahme der Methylierung nimmt die initiale Drucksteigerung (durch Gefässkontraktion bedingt) zu. Die Ammonsalze zeigen diese nicht. Mit Zunahme der Methylierung ist die herzschädigende Wirkung schwächer. Die zentrale Erregung des Herzvagus wird mit Zunahme der Methylierung geringer [3]). Primäre und sekundäre Amine verändern sich in ihrer physiologischen Wirkung beim Ersatze ihrer freien Ammoniakwasserstoffe durch Alkyle nicht.

---

[1]) Lauder Brunton, Handbuch d. Pharmakol.

[2]) Heffter Pflüg. Arch. **39**. 420.

[3]) Formanek, Arch. intern. de pharmacodyn. **7**. 335.

Hingegen werden die tertiären Amine durch Anlagerung von Methylhalogen in die entsprechenden Ammoniumverbindungen umgewandelt (Siehe Kap. Alkaloide).

Mit der Anfügung von Methylgruppen an die Stickstoffatome des Xanthinmoleküles wird nach Filehne die Muskel erstarrende und Rückenmark lähmende Wirkung des Xanthins mehr und mehr abgeschwächt. Hingegen nimmt die tonisierende Wirkung der Xanthinderivate, wie die Untersuchung von Pikering[1]) zeigten, mit der Anzahl der Methylgruppen zu. Die Ersetzung der Imidwasserstoffe durch Alkylradikale mindert die Reizwirkung herab (Filehne)[2]).

Xanthin selbst hat keine kontrahierende Wirkung auf das Herz, im Gegenteil, es produziert einen atonischen Zustand desselben. Theobromin verursacht einen leichten Anstieg im Herztonus. Koffein erzeugt prononzierte idiomuskuläre Kontraktionen des embryonalen Herzens. Es bewirken also in der Xanthingruppe Xanthin ohne Methylgruppe im Molekül einen atonischen Zustand, zwei Methylgruppen im Molekül eine leichte Besserung der Systole, aber keinen prononzierten Tonus, drei Methylgruppen im Molekül prononzierte tonische Kontraktionen, was nach Pikering darauf beruhen soll, dass sich Koffein in den kontraktilen Geweben verbindet und die tonischen Kontraktionen durch Einführung von Methylgruppen in Eiweissmoleküle verursacht werden.

Wird bei den Anilinen ein Wasserstoff der Aminogruppe durch ein Alkylradikal der Fettreihe ersetzt, so hört die krampferregende Wirkung auf, wie beim Ammoniak, jedoch die betäubende Wirhung des Anilins bleibt erhalten. Zwischen Methylanilin und Äthylanilin bestehen keine Wirkungsdifferenzen[3]). Verstärkt aber werden die Konvulsionen, wenn wie im Toluidin, Alkylgruppen an Stelle eines H-Atomes im Benzolring substituiert werden[4]). Hingegen verhält sich die Einführung von Äthyl- oder Methylgruppen an Stelle eines oder zweier Wasserstoffatome der Aminogruppe bei aromatischen Säureamiden durchaus verschieden. Die narkotische Wirkung des Benzamids oder Salizylamids tritt mehr und mehr zurück, während sich bei genügend grossen Gaben ein der Wirkung des Ammoniaks und Strychnins vergleichbarer Symptomenkomplex einstellen kann[5]).

---

[1]) Journ. of physiol. **17**. 395.

[2]) Dubois' Arch. f. Phys. 1886. p. 72.

[3]) Jolyet und Cahours, C. r. **66**. 1131.

[4]) Gibbs u. Hare, Dubois' Arch. f. Phys. Suppl. 1890. p. 271.

[5]) Nebeltau, AePP. **36**. 451.

Toluol und Äthylbenzol sind giftiger als Benzol, Kumol weniger giftig. Die zwei- und dreimalige Substitution setzt die Giftigkeit des Benzols herab. Von den Isomeren kommt den o-Verbindungen die geringste Giftigkeit zu, die m-Verbindungen sind wirksamer, am stärksten wirksam die p-Verbindungen [1]).

Im allgemeinen gilt die Regel, dass die antiseptische Wirkung aller Verbindungen mit einem Benzolkern (z. B. der Phenole) durch Ersatz von Kernwasserstoff durch beliebige Radikale (wenn nur die Substanz dadurch nicht den Charakter einer Säure erhält) ohne Unterschied verstärkt wird, ebenso bei Eintritt von Halogen (z. B. Chlor-, Brom-, oder Jodphenol), wie bei Kresolen, durch Eintritt von Alkylgruppen, als auch durch den Eintritt von Nitrogruppen. Es steigt auch die reizende und herzlähmende Wirkung dieser Verbindungen.

Eine bedeutende Abschwächung der Giftwirkung findet auch bei der Einführung einer zweiten Methylgruppe in das Arsenmolekül statt (Baeyer). $\underbrace{As(CH_3)Cl_2}_{\text{stark giftig,}}$ $\underbrace{As(CH_3)_2Cl}_{\text{schwach giftig}}$ (Arsendimethylchlorid). Bei Zinksalzen wird dagegen nach der Verbindung von Äthyl mit dem Metall eine Steigerung der Giftwirkung beobachtet (Bodländer), ebenso bei Bleisalzen.

Methyl-, Äthyl- und Amylanilin bedingen einen Verlust der Motilität und Stupor, später Stillstand der Respirationsbewegungen und der Reflexaktion bei Abschwächung der Irritabilität der Nerven und der Haltung der Muskelerregbarkeit und der Herzaktion [2]).

Die Methylgruppe kann auch einen an und für sich unwirksamen Körper zu einem wirkenden gestalten, indem anscheinend durch ihren Eintritt ein neuer Angriffspunkt für den Organismus gesetzt wird. So wird Phenylmethylpyrazolon erst durch Eintritt der Methylgruppe zum Phenyldimethylpyrazolon (Antipyrin), welches wirksam ist, aber das nicht methylierte Phenylmethylpyrazolon zeigt keine antipyretische Eigenschaft (s. bei Antipyrin).

Interessant ist auch folgender Unterschied zwischen einer Methyl- und Äthylgruppe: p-Phenetolkarbamid (Dulcin genannt)

$H_2N.CO.NH(C_6H_4.O.C_2H_5)$ ist stark süss.

Wird die Äthylgruppe in diesem Körper durch die Methylgruppe substituiert, so verschwindet der süsse Geschmack vollkommen [3]).

---

1) Chassevant u. Garnier, C. r. soc. biol. **55**. 1255.

2) C. r. **66**. 1131.

3) Ther. Mon. **1893**. 27. Centralbl. f. inn. Med. 1894. 353.

Die Methylierung am N. entgiftet giftige Substanzen, resp. schwächt ihre Wirkung ab. Wird Tetrahydrochinolin am N. methyliert, so sinkt die antiseptische Wirkung [1]).

Am N. methyliertes Phenylurethan ist weniger schädlich als die nichtmethylierte Verbindung, das Euphorin $CO\left\langle\begin{matrix}NH.C_6H_5\\O.C_2H_5\end{matrix}\right.$ [2]).

4. Bedeutung des Eintrittes von Halogen in die organischen Verbindungen.

Der Eintritt von Chlor in aliphatische organische Verbindungen bedeutet vor allem, dass der depressive Effekt auf Herz und Gefässe erhöht wird. Viel wichtiger ist aber die Eigenschaft, dass die Einführung von Chlor in die Körper der Fettreihe im allgemeinen die narkotische Wirkung der Verbindungen steigert. Die toxische Wirkung der gechlorten Verbindungen steht im direkten Verhältnisse zur narkotischen Wirkung. Je mehr Chlor substituiert ist, desto höher ist die Giftigkeit, wenn die Verbindung nicht wesentlich in Bezug auf Stabilität und physikalische Verhältnisse verändert worden ist. So ist Methylenbichlorid, das Dichlormethan CH_2Cl_2, weniger giftig als Chloroform $CHCl_3$, erregt weniger Erbrechen und ist auch ein leichteres Anästhetikum. Tetrachlormethan CCl_4 hingegen ist weitaus gefährlicher als Chloroform. Nach den Untersuchungen von Frese [3]) nimmt bei den chlorsubstituierten Fettsäuren, insbesondere bei den Essigsäuren, die Wirkung mit steigendem Halogengehalte ab, so dass die Trichloressigsäure fast ungiftig, dagegen die Monochloressigsäure stark giftig ist. Die Qualität dagegen ist ziemlich dieselbe, Schlafsucht mit Dyspnoe, endlich tiefe Narkose und Tod unter Krämpfen. Auch die Trichlorbuttersäure wirkt schlafmachend und ist nur quantitativ von der Trichloressigsäure verschieden. Die narkotische Wirkung der Natriumsalze der Essig-, Propion-, Butter- und Valeriansäure nimmt mit steigendem Kohlenstoffgehalt zu, während die Wirkung der gechlorten Fettsäuren mit steigendem Kohlenstoffgehalt abnimmt. Bei den gechlorten Säuren zeigt sich zuerst die motorische Lähmung stark ausgebildet, die sensorielle folgt später; bei den nicht gechlorten ist der Erfolg zeitlich umgekehrt und die motorische Lähmung nur schwach

[1]) Loew, Pflüger's Arch. 40.

[2]) Giacosa, Ann. di chim. 1891.

[3]) Diss. Rostock 1889.

entwickelt. Dass die Einführung von Chlor die Giftigkeit der Verbindungen bedingt, zeigt die Untersuchung von Vict. Meyer[1]) am Thioglykol. Thiodiglykolchorid $S(CH_2.CH_2Cl)_2$ ist nach an Kaninchen angestellten Versuchen spezifisch giftig und ruft auch beim Menschen Hautausschläge hervor. Schwefeläthyl $\begin{matrix} C_2H_5 \\ C_2H_5 \end{matrix}\!>\!S$ hingegen ist indifferent. Einfach gechlortes Schwefeläthyl ist weniger giftig als das zweifach gechlorte Schwefeläthyl. Die physiologische Wirkung dieser beiden gechlorten Verbindungen hängt demnach direkt und allein vom Chlorgehalt ab. Auch bei Dimethylarsin zeigt sich die Abhängigkeit der giftigen Wirkung von der Anzahl der Chloratome bei den gechlorten Produkten. Monochlordimethylarsin ist ein schwaches Gift, während Dichlormethylarsin ein starkes Gift ist.

Es ist eine allgemeine Eigenschaft der Chlorderivate den Blutdruck zu erniedrigen. Auch Trichloraminobuttersäure zeigt diese Eigenschaft.

Liebreich[2]) stellte die Behauptung auf, dass eine grosse Reihe von Körpern existieren müsse, welche die Gruppe CCl_3, die Chloroformkomponente, enthalten und im Organismus Chloroform abspalten. Nur wenn die Kohlenstoffatome im Moleküle so lose zusammengefügt gehalten werden, dass eine Existenz der Verbindung in alkalischer Flüssigkeit unmöglich ist, dann werden solche die CCl_3-Gruppe enthaltenden Körper eine der Chloralwirkung ähnliche Wirkung haben. Tatsächlich wird aber aus dem Chloral $CCl_3.COH$, welches eminent hypnotische Wirkung zeigt, aber keineswegs im Organismus in Chloroform übergeht, durch Reduktion Trichloräthylalkohol $CCl_3.CH_2.OH$. Aber diese Liebreich'sche Theorie stimmt auch für andere Körper nicht. Methylchloroform CH_3CCl_3 spaltet in alkalischer Lösung kein Chloroform ab und die Spaltungsprodukte haben auch keine anästhesierende Wirkung, aber dieser Körper wirkt eminent anästhesierend. Auch Monochloräthylenchlorid $CH_2ClCHCl_2$ kann man als Beispiel gegen die Liebreich'sche Theorie ausnützen. Dieser Körper wirkt wahrscheinlich durch das aus ihm abgespaltene Dichloräthylen. Methylchloroform kommt also als solches zur Wirkung und nicht etwa das daraus abgespaltene Chloroform, da sich ja aus demselben kein Chloroform abspalten lässt, während Monochloräthylenchlorid gerade durch sein Spaltungsprodukt, das Dichloräthylen, wirkt.

---

[1]) B B. **20**. 1725.

[2]) Berl. kl. W. **1869**, p. 325. Derselbe: Chloralhydrat ein neues Hypnotikum und Anästhetikum. Berlin.

Dass die hypnotische Wirkung, sowie die Giftigkeit aliphatischer Verbindungen nur vom Chlorgehalte abhängt, haben insbesondere evident Marshall und Heath[1]) erwiesen, indem sie die drei Chlorhydrine untersuchten. Glyzerin selbst ist keineswegs als giftiger Körper zu bezeichnen, aber wenn man die Hydroxyle des Glyzerins durch Azetylgruppen verschliesst, so bekommt man eine toxische Substanz, das Triazetin. Noch viel giftigere Substanzen erhält man, wenn man die Hydroxyle durch Chlor ersetzt. Diese Substanzen zeigen narkotische Wirkungen, lähmende, sowie die den Chlorverbindungen der aliphatischen Reihe eigene Einwirkung auf die Gefässe, nämlich eine starke Dilatation derselben. Bei den Chlorhydrinen erweist sich Monochlorhydrin $CH_2(OH).CH(OH).CH_2Cl$ als am schwächsten wirkend, Dichlorhydrin $CH_2Cl.CH(OH).CH_2Cl$ als stärker und Trichlorhydrin

$$CH_2Cl.CHCl.CH_2Cl$$

als am stärksten und giftigsten wirksam.

Von grossem theoretischen Interesse ist die Untersuchung von Verbindungen, welche an sich herzstimulierend sind, aber durch Einführung von Chlor eine depressive Einwirkung auf die Herzaktion aufweisen sollten. Koffein wirkt durch seine drei Methylgruppen auf den Herzmuskel und regt denselben zu tonischen Kontraktionen an. Chlorkoffein produziert aber weit weniger tonische Kontraktionen des Herzens, als Koffein selbst. Hier besteht also ein physiologischer Antagonismus. Der eine Teil des Moleküls, die Methylgruppen, löst tonische Kontraktionen aus, während der andere Teil, das Chloratom, eine depressive Herzwirkung entfaltet. Es handelt sich aber keineswegs um etwa freiwerdenes Chlor, denn eine Lösung von Koffein in Chlorwasser wirkt ganz anders, da freies Chlor auf das Herz sehr giftige Wirkungen äussert. Die physiologischen Effekte des Koffeins, die stimulierende Aktion auf das Gehirn und die Steigerung der Diurese werden durch die Einführung von Chlor nicht tangiert[2]).

Die Einführung von Halogen in den Benzolkern modifiziert die Wirkung des Benzols nur zum Teil. Monochlorbenzol affiziert das Rückenmark mehr als Benzol, indem es Krämpfe und rapide Herabsetzung der Reflexe erzeugt, es schwächt auch die Zirkulation, scheint aber die motorischen Nerven und Muskeln nicht in Mitleidenschaft zu ziehen. Die hypnotische Wirkung fehlt anscheinend allen aromatischen Chlorverbindungen. Selbst Trichlorbenzol ist ohne hypnotische und

[1]) Journ. of physiol. XXII. p. 38.

[2]) Pickering, Journ. of physiol. 1895. **17.** 395.

anästhesierende Wirkung. Hingegen nimmt die antiseptische Kraft der Benzolderivate durch Einführung von Halogen zu. So ist Parachlorphenol 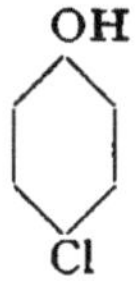 ein weit intensiveres Antiseptikum als Phenol.

Der Eintritt von Brom in Körper der aliphatischen Reihe bewirkt wie der des Chlor das Auftreten der hypnotischen Wirkung. Es bestehen zwischen der Wirkung der gebromten aliphatischen Verbindungen und der gechlorten sehr weitgehende Analogien. Einzelne bilden Ausnahmen, so z. B. ist Bibrompropionsäuremethyläther sehr giftig und macht heftige Entzündungen und Nekrosen[2]). Bei den aromatischen Bromverbindungen sehen wir ebenfalls analoge Verhältnisse wie bei den Chlorverbindungen, doch hat Brombenzol eine kräftigere paralysierende Wirkung auf das Gehirn als Chlorbenzol. Auffallend gross ist die Giftigkeit des Parabromtoluols 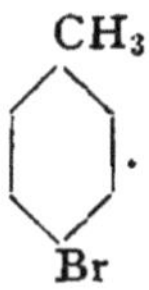.

Die organischen Jodverbindungen unterscheiden sich von den übrigen Halogenverbindungen insbesonders durch die erhöhte antiseptische Kraft, sowie durch die verringerten anästhesierenden Funktionen. Die Giftigkeit der Jodverbindungen übersteigt die der analogen Chlor- und Bromverbindungen wesentlich. Freies Jod ist durch Zerstörung roter Blutkörperchen giftig, bewirkt Anurie, Reizungs- und dann Lähmungserscheinungen. — Die vorzüglichen Wirkungen der organischen wie der anorganischen Jodverbindungen als Alterantien, resorptionsbefördernde Mittel sowie als Antiseptica haben sie zu den gebrauchtesten und wohl am meisten variierten Mitteln gemacht.

Die aromatischen Jodverbindungen sind giftiger als die analogen nicht jodierten. Insbesondere nimmt die antiseptische Kraft der jodierten aromatischen Verbindungen durch den Eintritt des Jods beträchtlich zu. Es besteht aber ein Unterschied, ob Jod im Kern oder in der Seitenkette substituiert ist. Im allgemeinen machen die Substitutionen in der Seitenkette die Substanzen wirksamer und giftiger, während Substitutionen im Kern sich im Organismus so verhalten, dass aus denselben Jodalkalien im Organismus schwer gebildet werden können.

Dass die aromatischen Chlor- und Bromderivate keine hypnotische

[1]) Ber. d. Morph. Phys. Ges. München. 1890. 109.

Wirkung zeigen, mag wohl auch damit zusammenhängen, dass nach Eingabe derselben im Harn kein Brom an Alkali gebunden auftritt, während bei den halogensubstituierten Fettsäuren im Organismus Halogen abgespalten wird, so dass im Harne Bromalkali erscheint, z. B. nach Verfütterung von mono-, di- und tribromessigsaurem Salz, dagegen nicht bei Monobrombenzol und Monobrombenzoesäure.

Über die physiologischen Wirkungen der Jodoniumverbindungen liegt nur eine Mitteilung von Gottlieb [1]) vor, dass sie kurareartige Wirkungen zeigen.

---

5. Bedeutung der basischen stickstoffhaltigen Reste.

Der Eintritt von stickstoffhaltigen Resten in aliphatische oder aromatische Verbindungen, sowie die Anwesenheit von Stickstoff in ringförmig gebundenen Basen kann von sehr verschiedener pharmakologischer Bedeutung sein. Die pharmakologische Wirkung hängt zum grossen Teil von dem stickstofffreien Reste des Moleküls, von der Art der Bindung, der Wertigkeit des Stickstoffes, sowie von der Reaktionsfähigkeit des stickstoffhaltigen Restes ab. Ammoniak, die einfachste stickstoffhaltige Base, wirkt krampferregend. Wird aber ein Wasserstoff des Ammoniaks durch ein Alkylradikal ersetzt, so hört die Krampfwirkung auf, man bekommt einen fast wirkungslosen Körper, und auch der Eintritt von weiteren Alkylradikalen ändert an der Wirkungslosigkeit nichts. Beispiele: Monomethylamin $NH_2.CH_3$, Dimethylamin $NH(CH_3)_2$, Trimethylamin $N(CH_3)_3$. — Methylamin, Trimethylamin, Äthylamin $C_2H_5.NH_2$, Amylamin $C_5H_{11}.NH_2$ reizen die Schleimhäute wie Ammoniak, besitzen aber sonst keine giftigen Eigenschaften. Wird in einen Wasserstoff des Ammoniaks ein Säurerest eingeführt, so bekommt man ebenfalls ganz wirkungslose oder wenig wirksame Körper. Acetamid $CH_3.CO.NH_2$ z. B., die einfachste Verbindung dieser Art, wird im Organismus überhaupt nicht angegriffen, und passiert unverändert in den Harn, macht daher auch keine physiologischen Wirkungen [2]). Wird im Ammoniak ein Wasserstoff in der Art durch eine aliphatische Säure ersetzt, dass man zu einer Aminofettsäure gelangt, so bekommt man ebenfalls pharmakologisch gänzlich unwirksame Körper, die im Organismus zu Harnstoff umgesetzt werden. So gehen Glykokoll

[1]) BB. 27. 1592.

[2]) Schultzen u. Nencki, Z. f. Biol. 8. 124.

$NH_2CH_2.COOH$, Alanin $CH_3.CH(NH_2).COOH$, Leucin

$$\begin{matrix} CH_3 \\ CH_3 \end{matrix}\!\!>CH.CH_2.CH.(NH_2).COOH$$

glatt in Harnstoff über, ohne welche pharmakologische Wirkung auszuüben. Sie gehören vielmehr zu einer Reihe von Körpern, die als Nahrungsmittel verwendbar sind. Aminokohlensäure (Karbaminsäure) $CO\begin{matrix} \diagup NH_2 \\ \diagdown OH \end{matrix}$ ist giftig[1]), wohl wegen ihres sehr labilen Charakters. Sie erzeugt Krämpfe etc. ähnlich aber anders wie Ammoniak. Verestert man die Karboxylgruppe und macht die Verbindung auf diese Weise resistenter, so erhält man einen hypnotisch wirkenden Körper (Urethan $NH_2.COO.C_2H_5$), der wenig giftig und dessen Giftigkeit und Wirkung wesentlich von der Alkylkomponente abhängt. Das sehr reaktionsfähige

Aminoacetal $CH_2(NH_2)CH(OC_2H_5)_2$

hingegen geht nur zum Teil unverändert in den Harn. Die primäre Wirkung ist Lähmung der Atmung, wie beim Ammoniak, und eine kurareähnliche, so dass bei Verabreichung von Aminoacetal bei Warmblütern, bei denen ja die Hautatmung keine Rolle spielt, der Tod verursacht wird, 0.5 g des Chlorhydrates sind intravenös für Kaninchen letal. Kaltblüter leben weiter, bis Herzlähmung eintritt[2]). Das nichtaminierte Acetal $CH_3.CH(OC_2H_5)_2$ wirkt in erster Linie auf das Grosshirn und ist als Schlafmittel empfohlen worden, weil Störungen der Atmung und der Herztätigkeit bei ihm erst lange nach Eintritt der Narkose bemerkt werden[3]). Weit giftiger als Ammoniak ist Diamid, $\begin{matrix} NH_2 \\ \vert \\ NH_2 \end{matrix}$. Dieser nach Curtius[4]) so ausserordentlich reaktionsfähige Körper, legt selbst in stärkst saurer Lösung jede Aldehydgruppe fest, während Ketone nur auf die freie Base reagieren. Das schwefelsaure Salz des Diamids ist nach Untersuchungen von Borissow[5]) für Hunde äusserst giftig. Dibenzoyldiamid $(C_6H_5CO)NH-NH(C_6H_5CO)$ wirkt schwächer als Diamid. Im Gegensatze hierzu sind die aliphatischen Diamine

---

[1]) Hahn, Massen, Nencki und Pawlow, Arch. des scien. biol. de St. Peburg **1**.

[2]) Mallèvre, Pflüger's Arch. **49**. 484.

[3]) Die Wirkung ist höchst unsicher (Herznebenwirkungen, ätzt die Schleimhäute) s. Langgard, Therap. Mon. **1888**. 24. Mering, Berl. klin. W. 1882. Nr. 43.

[4]) S. Loew, Giftwirkungen p. 39.

[5]) HS. **19**. 499.

Tetramethylendiamin $NH_2(CH_2)_4NH_2$ und Pentamethylendiamin

$$NH_2(CH_2)_5NH_2$$

ganz ungiftig. Aber das Formaldehydderivat des Kadaverins $C_7H_{14}N_2$ ist giftig und zwar wirkt es lähmend auf das Zentralnervensystem und Herz. Das heftig giftige Sepsin $C_5H_{14}N_2O_2$ ist nach Faust[1]) als Derivat des Pentamethylendiamins oder Tetramethylendiamins aufzufassen. Hydroxylamin $NH_2.OH$ ist nach Raimundi und Bertoni[2]) ein sehr heftiges Gift, welches zuerst Erregung, hierauf Kollaps mit Erstickungssymptomen bewirkt; auch die roten Blutkörperchen werden angegriffen, aber nach Binz[3]) beruht die Wirkung des Hydroxylamins zum kleinen Teil auf der Bildung von Nitriten aus demselben. Loew[4]) nimmt auch für das Hydroxylamin an, dass es wegen seiner grossen Reaktionsfähigkeit mit Aldehydgruppen als sogenanntes substituierendes Gift wirkt.

Semikarbazid $NH_2.CO.NH.NH_2$, Aminoguanidin $HN:C\langle{}^{NH_2}_{NH.NH_2}$

und Brenzkatechinmonokohlensäurehydrazid sind für niedere Tiere und für Pflanzen giftig. Die beiden ersteren wirken schwächer, Brenzkatechinmonokohlensäurehydrazid ungefähr ebenso stark als das freie Hydrazin. Das freie Semikarbazid ist ein intensiveres Gift als das salpetersaure Aminoguanidin[5]). $CH_2\langle{}^{N}_{N}$ (:) Diazomethan[6]), ist sehr giftig, macht Atemnot, Brustschmerzen und Abgeschlagenheit.

Die Stickstoffwasserstoffsäure (Azoimid) N_3H ist für Pflanzen giftig, wenn auch weniger als Hydroxylamin und Diamid. Bakterien gegenüber wirkt diese Säure stark antiseptisch; bei Säugetieren macht sie blitzartig auftretende Krämpfe und sofortigen Tod. Das Blut wird sehr dunkel. Das Einatmen von Natriumazomidlösung[7]) macht Schwindel und Kopfschmerz. Loew erklärt die Wirkung durch den plötzlichen explosiven Zerfall der Verbindung, welcher eine Umlagerung des aktiven Protoplasmas herbeiführt. Phenylazoimid und Naphtylazoimid sind schwache Gifte, letzteres das schwächere (O. Loew).

Die Oximidoverbindungen werden nach Bonfred im Organismus entweder in die entsprechenden Aldehyde und Hydroxylamine zerlegt,

---

[1]) AePP. **51**. 262.

[2]) Gaz. Chim. Ital. **12**. 199.

[3]) AePP. **36**. **403**. Virchow's Arch. 1888 u. 1889.

[4]) Natürliche System der Giftwirkungen, München 1893.

[5]) O. Loew, Chemikerztg. **22**. 349.

[6]) Pechmann, BB. **27**. 1888.

[7]) BB. **24**. 2953.

oder gleich oxydiert, so dass statt der letzteren Nitrite erscheinen. Die pharmakologische Wirkung ist aus der des Aldehyd und der der Nitrite zusammengesetzt. Die Oximidogruppe (=NOH) scheint nach Bonfred wie Nitrit zu wirken.

Paschkis und Obermayer[1]) zeigten, dass den Acetoximen die Wirkung des Hydroxylamins vollkommen abgeht, da letzteres schon in sehr kleinen Dosen das Auftreten von Methämoglobin bewirkt. Die Acetoxime schliessen sich in ihrer Wirkung im allgemeinen der Gruppe des Alkohols an, indem Narkose, hie und da auch Rausch und Herabsetzung des Blutdruckes auftreten, es wird anscheinend Aceton aus Acetoxim regeneriert. Der Eintritt der Oximidogruppe in ein Keton hat keinen nennenswerten Einfluss auf die Wirkung. Nur beim Kampfer tritt eine Änderung insofern auf, als beim Frosche und beim Meerschweinchen die erregende Wirkung die lähmende übertrifft. Beim Hunde bleibt Kampferoxim, wie so häufig auch Kampfer, wenigstens bei subkutaner Applikation, ohne Wirkung. Da man Acetoxim auch als Isonitrosopropan auffassen kann, so untersuchten Paschkis und Obermayer auch Isonitrosoaceton $CH_3.CO.CH:N.OH$, welches sich als weit giftiger erwies als Acetoxim $\begin{matrix}CH_3\\CH_3\end{matrix}\!\!>C=N.OH$ [2]).

Während Salicylaldehyd 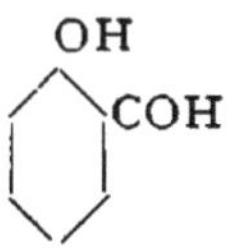 bei Fröschen und Hunden hauptsächlich Paralyse hervorruft, macht dessen Oxim Erregungserscheinungen und erst zuletzt bei starken Vergiftungen Paralyse. Diese Beobachtung von Modica steht im Einklang mit der Beobachtung von Curci über die physiologische Wirkung der Oximgruppe. Acetoxim wirkt anders, was aber auf die Wirkung des abgespaltenen Acetons zurückzuführen sein dürfte, da Modica nach Acetoxim-Eingabe Aceton im Harn beobachtet.

Äthylaldoxim bräunt Blut, macht Dyspnoë und starke Temperatursenkung, ähnlich Benzaldoxim[3]).

Guanidin $HN:C\!<\!\begin{matrix}NH_2\\NH_2\end{matrix}$ ist wegen seiner Iminogruppe ein stark wir-

[1]) M. f. C. 1892. Bd. **13**. 451.

[2]) Nach Schwarz, AePP. **40**. 184, wird nach interner Gabe von Acetoxim im Organismus Aceton regeneriert und als solches ausgeschieden.

[3]) Scheidemann, Diss. Königsberg **1892**. Leech, Brit. med. Journ. 1893. June, July und Lancet. 1893. I. 1499. II. 76.

kendes Gift. Nur ein kleiner Teil des Guanidins verlässt den Organismus unverändert. Hingegen ist Dicyandiamidin $NH:C(HN_2).NH.CO.NH_3$ (Guaxylharnstoff) nicht giftig. Cyanamid $CN.NH_2$ macht ähnliche Vergiftungserscheinungen wie Guanidin und Methylguanidin, geht aber nicht unverändert in den Harn über (Beobachtung von Gergens und Baumann [1]). Methylguanidin tötet nach Hoffa [2]) Kaninchen in kurzer Zeit unter den Symptomen der Dyspnoë und Konvulsionen. Aminoguanidin [3]) macht bei Fröschen fibrilläre Zuckungen, bei Warmblütern klonische Krämpfe und allgemeine Lähmungen. Durch Addition von Benzaldehyd und Aminoguanidin entstehendes Benzalaminoguanidin macht bei Warmblütern epileptische Krämpfe, bei Fröschen nur Lähmung ohne fibrilläre Zuckung.

Pommering [4]) untersuchte Benzamidin $C_6H_5C\begin{smallmatrix}\diagup NH \\ \diagdown NH_2\end{smallmatrix}$ und Azetamidin $CH_3.C\begin{smallmatrix}\diagup NH \\ \diagdown NH_2\end{smallmatrix}$. Sie waren im Gegensatz zum Guanidin indifferent und verliessen den Organismus unverändert.

Nach Louise [5]) zeigt ein mit Oxypropylendiisoamylamin vergifteter Hund grosse Beschleunigung des Herzschlages, Erhöhung des Blutdrucks, Verlangsamung und Vertiefung der Atmung und epileptische Krampfanfälle, während welcher das Herz tetanisch stillsteht. Alle diese Symptome werden durch die Lähmung des Herzvagus erklärt. Vinylamin $\begin{smallmatrix}CH_2\diagdown \\ CH_2\diagup\end{smallmatrix}NH$ hat nach Ehrlich [6]) beim Warmblüter stark toxische Eigenschaften, was mit der ausserordentlichen Spannung des Dreirings zusammenhängen soll (Bayer's Spannungstheorie).

Von Interesse ist noch das Eintreten des Ammoniaks in Platinsalze. Die Salze der Platinammoniumbasen wirken wie alle Ammoniumbasen kurareartig. Mit Vermehrung der Ammoniakgruppen wird die kurareartige Wirkung gesteigert [7]).

---

1) Pflüg. Arch. **12**. 213. Nach Falck (Coester Diss. Kiel 1896) wirkt es rein lähmend, ungleich schwächer als Blausäure.

2) Berl. klin. W. **1889**. 533.

3) Jordan Diss. Dorpat. 1892.

4) H. B. **1**. 561.

5) C. r. s. b. **40**. 155, 265, 385.

6) Festschr. f. v. Leyden. Bd. I. Internat. Beiträge zur klin. Med. S. auch Levaditi Arch. int. de pharmacodyn. **8**. 1901.

7) Hofmeister, AePP. **16**, 393.

Von grossem pharmakologischem Interesse sind die Beobachtungen und Untersuchungen über den Eintritt von Aminogruppen in den Benzolkern, weil sie grundlegend sind für die Synthese einer grossen Gruppe unserer künstlichen Antipyretica. Man kann Aminobenzol $C_6H_5 . NH_2$ (Anilin) als ein Benzol ansehen, in welches eine Aminogruppe eingetreten ist, oder als ein Ammoniak, in welches ein Benzolring eingetreten ist. Konform mit dieser Konstitution differieren die bewirkten Symptome von den Wirkungen des Benzols und erinnern eigentlich mehr an Ammoniak, da heftige Kämpfe auftreten, sowie eine starke Paralyse der Muskeln und Nerven. Die Symptome differieren aber von denen mit Ammoniak hervorgerufenen, da die Krämpfe nie zu einem wahren Tetanus ausarten. Mit Ausnahme der Hydroxylverbindung bewirkt Anilin das rascheste Auftreten der motorischen Phänomene, starkes Zittern, aber nie tonische Krämpfe. Wird aber in den Anilinen ein Wasserstoff der Aminogruppe durch ein aliphatisches Alkylradikal ersetzt, so hört die Krampfwirkung auf und es kann zu einer lähmenden Wirkung kommen. Wird beim Anilin ein Wasserstoff des Kerns substituiert, so bleibt die Krampfwirkung erhalten, wenn der substituierende Körper ein einfaches Element ist, z. B. Brom. Sie wird verstärkt, wenn er ein Alkylradikal ist und aufgehoben, wenn eine zusammengesetzte Gruppe, insbesondere eine saure Gruppe, eintritt, z. B. Aminobenzolsulfosäure, welche gänzlich wirkungslos ist. Aber der Eintritt der Aminogruppe bewirkt noch, dass diese der Gruppe angehörigen Körper heftige Blutgifte werden, welche Methämoglobin bilden. Wertheimer und Meyer beobachteten nach Verfütterung von Anilin oder Toluidin an Hunde regelmässig Gallenfarbstoff im Harn und Hämoglobin in der Galle. Bei stärkeren Dosen wird der Harn hämoglobinhaltig und enthält schliesslich auch sogar fuchsinähnliche Farbstoffe[1]).

Paraminodiphenyl $C_6H_5 . C_6H_4 . NH_2$ erwies sich als starkes Gift und tötete Hunde nach kurzer Zeit[2]).

Während aber die aliphatischen Diamine physiologisch gänzlich wirkungslos sind, gehören die aromatischen Diamine zu unseren heftigsten Giften, insbesondere durch ihre Fähigkeit, saure Stoffe zu binden und auf den Blutfarbstoff schädigend einzuwirken. Die Untersuchungen von Dubois und Vignon[3]) haben gezeigt, dass Metaphenylendiamin

---

[1]) C. r. s. b. **40**. 843.

[2]) Klingenberg, Diss. Rostock **1891**.

[3]) C. r. **107**. 533.

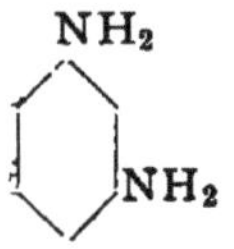 Brechen, Husten, Koma und Tod bewirkt. Paraphenylen-diamin 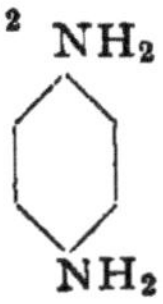 wirkt noch stärker und macht Störungen der Motilität. Auffallend gross ist die Giftigkeit des Orthophenylendiaminchlorhydrates 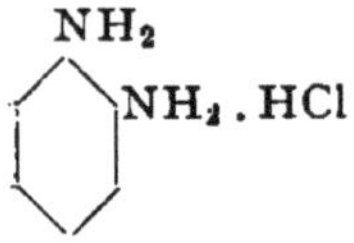. Toluylendiamin $CH_3 . C_6H_3 . (NH_2)_2$ erzeugt nach Stadelmann sogar Ikterus [1]). Wir haben früher bemerkt, dass Ammoniak ein weit schwächeres Gift ist als Diamid. Die entsprechenden aromatischen Verbindungen Anilin $C_6H_5 . NH_2$ und Phenylhydrazin $C_6H_5 . NH . NH_2$ zeigen das gleiche Verhältnis. Phenylhydrazin, welches chemisch auch weit reaktionsfähiger ist als Anilin, ist nach den Untersuchungen von Nencki, Rosenthal und G. Hoppe-Seyler [2]) ein ausserordentlich heftig wirkendes Gift. Während die aromatischen Substitutionsprodukte mit Ammoniak oder Hydrazin alle intensiv Temperatur herabsetzende Eigenschaften zeigen, bewirkt Tetrahydro-β-naphtylamin [3]) eine starke Steigerung der Eigenwärme und eine beträchtliche Steigerung des Eiweissumsatzes.

Pyridin ist fast ungiftig, Aminopyridine wirken stark giftig; chemisch nähern sich die Aminopyridine der Fettreihe. Vielleicht ist dies der Grund ihrer Wirkung, ähnlich wie beim Piperidin (s. d.)

$C_3H_3N_2(C_4H_3O)_3$ Furfurin wirkt wie $\begin{matrix} C_6H_5 . CH . NH \\ | \\ C_6H_5 . C = N \end{matrix} \!\!>\! CH . C_6H_5$

Amarin aber 15 mal schwächer giftig. Es wird im Organismus völlig zersetzt. Furfuramid $(C_4H_3O . CH)_3N_2$ ist unwirksam, es verhält sich chemisch und pharmakologisch wie Hydrobenzamid

$$\begin{matrix} C_6H_5 . CH = N \\ C_6H_5 . CH = N \end{matrix} \!\!>\! CH . C_6H_5$$

zu Amarin. Die Giftigkeit des Furfurin ist auf die beiden Iminogruppen zu beziehen. Die grössere Giftigkeit des Amarin beruht auf der

---

[1]) AePP. **14**. 231, **16**. 118, **23**. 427.

[2]) HS. **9**. 39.

[3]) BB. **1889**. 777. Virchow's Arch. **115** u. **117**. Stern.

schwierigeren Zerstörbarkeit im Organismus[1]). Aldehydammoniak $CH_3.CH(OH)(NH_2)$ hat die Wirkung der Ammoniumsalze[2]).

Azobenzol[3]) $C_6H_5.N{=}N.C_6H_5$ u. Azooxybenzol[4]) $C_6H_5.N{=}N.C_6H_4.OH$ sind beide schwer giftig. Azobenzol macht Hämoglobinurie; im Blute treten Methämoglobinstreifen auf. Die Naphthylazoessigsäure ist nach Oddo[5]) ungiftig. Triazobenzol (Phenylazoimid) $C_6H_5.N\langle{N \atop N}$ ist für Kaninchen ein schwaches, für Hunde ein starkes Gift. Diazoverbindungen sind wegen der Leichtigkeit der Abspaltung gasförmigen Stickstoffs giftig[6]). Phenylhydroxylamin wirkt nach Binz[7]) direkt auf die Nervenzentren lähmend, ohne dass die Lähmung durch die Veränderung des Blutes bedingt ist. Es verursacht Methämoglobinbildung. Im tierischen Stoffwechsel wird es, wie Lewin glaubt, teilweise in Azooxybenzol umgewandelt[8]).

Die aliphatischen Säureamide entbehren zumeist einer physiologischen Wirkung; die aromatischen hingegen machen Schlaf, aber die den aromatischen Säureamiden zukommende alkoholartige narkotische Wirkung ist vom Charakter der aromatischen Säure unabhängig. Die entsprechenden aromatischen Harnstoffe sind wirkungslos. Wird an Stelle eines oder beider H-Atome der Amidgruppe eines aromatischen Säureamides eine Methyl- oder Äthylgruppe eingeführt, so tritt die narkotische Wirkung immer mehr und mehr zurück, während sich bei genügend grossen Gaben ein der Wirkung des Ammoniaks und des Strychnins vergleichbarer Symptomenkomplex einstellen kann[9]).

Kampfer wirkt erregend auf das Herz und steigert den Blutdruck. Bornilamin

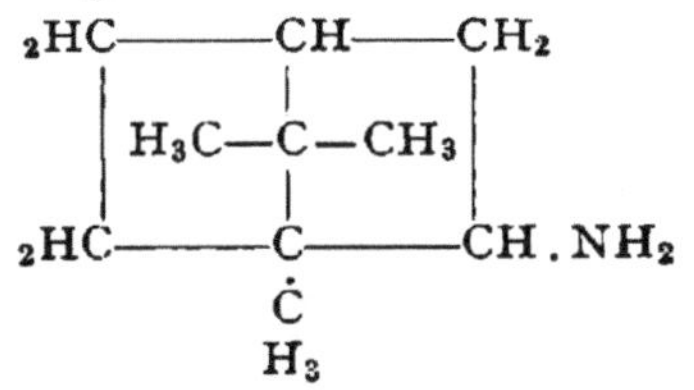

[1]) Modica, Annali di chim. 1896. 246.
[2]) Gibbs und Reichert, Dubois Arch. f. Phys. **1893**. 201.
[3]) Baumann u. Herter, HS. **1**. 267. Zentralbl. f. med. W. **1881**. p. 705.
[4]) AePP. **35**. 413.
[5]) Gazz. chim. **21**. II. 237.
[6]) Jaffé, AePP. **2**. 1.
[7]) Virchows Arch. **113**.
[8]) AePP. **35**. 401.
[9]) Nebelthau, AePP. **36**. 451.

wirkt kurareartig. Ebenso der Aminokampfer, aber weit schwächer. Auf das Herz wirkt Bornilamin verlangsamend[1]). Aminokampfer ebenso, aber erst in grösserer Dosis. Bei Warmblütern macht Bornilamin Rollkrämpfe. Der Blutdruck bleibt bei Anwendung von Aminokampfer unverändert, während Bornilamin denselben bedeutend erhöht. Auch die Atemfrequenz wird durch Bornilamin bedeutend gesteigert.

Die Anlagerung von Aminogruppen an den Pyrimidinkern

```
1N—CH6
 ‖   ‖
2HC CH5
 |   |
3N═CH4
```

macht aus indifferenten Körpern giftige Substanzen. 2.4.Diamino.6.oxypyrimidin und 2.4.5.Triamino.6.oxypyrimidin sind giftig, was auch die Giftigkeit des Adenin (6. Aminopurin) erklärt[2]).

Körper, welche tertiär gebundenen Stickstoff haben, sind wohl infolge der geringen Reaktionsfähigkeit sehr wenig giftig, oft ganz wirkungslos. So sind Pyridin 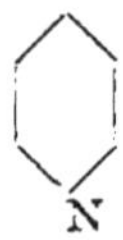 und Kollidin $C_5H_2(CH_3)_3N$ sehr wenig giftige Körper. Wird aber durch Reduktion Wasserstoff in der Weise zugeführt, dass das N in die Imidogruppe HN verwandelt wird, so erhalten wir sehr stark wirkende Körper. Die verschiedenartigen Wirkungen dieser Körper werden bei Überführung in Ammoniumbasen alle in der Weise verändert, dass die resultierenden Körper mehr oder weniger kurareartige Wirkung haben. Auf die Details werden wir bei Besprechung der Alkaloide zurückkommen.

6. Bedeutung der Nitro- und Nitrosogruppe.

Der Eintritt einer Nitro- (NO_2-) oder Nitrosogruppe (NO-) bewirkt im allgemeinen, dass die Körper sehr giftige Eigenschaften annehmen, unabhängig davon, ob die Nitro- oder Nitrosogruppe an Kohlenstoff oder Sauerstoff gebunden ist.

Nitro- oder Nitrosogruppen an Sauerstoff gebunden.

Die Nitrite der fetten Reihe wirken nicht auf das Zentralnervensystem, sondern direkt auf die Gefässe, welche sich stark erweitern. Der Reihe nach fällt die Stärke der Gefässalteration vom α-Amyl-, β-Amyl-, Isobutyl-,

[1]) Lewin, AePP. **27**. 235.

[2]) Steudel, HS. **32**. 287.

sekundärem Butyl-, primärem Butyl-, sekundärem Propyl-, primärem Propyl-, Äthyl- zum Methylnitrit, welches das schwächste. Alle Nitrite bewirken eine Blutdrucksenkung und Pulsbeschleunigung durch periphere Gefässerweiterung [1]). Die physiologische Wirkung der Salpetersäure- oder Salpetrigsäureester der fetten Reihe ist jedoch nicht allein abhängig und in einzelnen Fällen nicht einmal hauptsächlich von der Menge der Nitrogruppe NO_2-, welche sie enthalten. Die sekundären und tertiären Nitrite sind kräftiger als die korrespondierenden primären. Dies muss man hauptsächlich nicht etwa der direkten Wirkung der sekundären oder tertiären Gruppen, sondern der Leichtigkeit, mit welcher diese Verbindungen sich in Alkohol und Nitrit zerlegen, zuschreiben. Nach Haldane, Mackgill und Mavrogordato wirken Nitrite nur durch die Einwirkung auf das Blut, nicht aber durch direkte giftige Wirkung auf das Gewebe [2]).

In Bezug auf die Stärke der Acceleration des Pulses wächst die Stärke der Nitrite direkt mit ihrem Molekulargewicht und ist umgekehrt der Quantität von NO_2, welche sie enthalten, proportioniert. Dieses scheint nicht so sehr das Resultat des physiologischen Einflusses der substituierten Methylgruppen zu sein, als vielmehr von der erhöhten chemischen Zersetzlichkeit, welche die höheren Glieder dieser Reihe haben, abzuhängen.

Die flüchtigeren Nitrite mit niederem Molekulargewicht, welche relativ mehr Nitroxyl enthalten, sind in Bezug auf die Länge des subnormalen Blutdruckes sowie auf die Schnelligkeit der Muskelkontraktionen aktiver.

Es ist wahrscheinlich, dass sich die einfachen Nitrite rascher mit dem Blute und den Muskeln verbinden und rascher wirken als die höheren Verbindungen und durch ihre grosse Beständigkeit länger wirken als die höheren und leichter zersetzlichen Körper. Die Nitrite verwandeln Hämoglobin nicht einfach in Methämoglobin, sondern in eine Mischung von Methämoglobin und Stickoxydhämoglobin. Die Wirkung der Nitrite bezieht sich aber nur zum Teil auf ihre chemische zerstörende Einwirkung auf den Blutfarbstoff und den daraus folgenden Sauerstoffmangel, sondern sie sind auch direkte Gewebegifte.

Die Wirkungsweise der Salpetersäureester wird von einzelnen Forschern in der Weise erklärt, dass vorerst anorganische Nitrite durch Aufspaltung der Ester und Reduktion der Salpetersäure zu salpetriger

---

[1]) Cash u. Dunstan, Philos. Transact. of Roy. Soc. 1893. **84**. 505.

[2]) Journ. of physiol. XXI. 160.

Säure gebildet werden, die dann zur Wirkung gelangen [1]. Nach Loew würde das Nitrit direkt in eine Aminogruppe eingreifen, und so eine wichtige chemische Veränderung des Protoplasmas setzen. Andere Forscher, insbesondere Marshall [2] und Haldane, sprechen sich gegen diese Anschauung aus und glauben, dass die Salpetersäureester direkt auf die Gewebe wirken. Die Eigenschaft der Salpetersäureester, die Gefässe zu erweitern, lässt dieselben geeignet erscheinen, therapeutisch verwertet zu werden, was auch vielfach geschieht.

Bradbury [3] hat für diese Zwecke Methylnitrat $CH_3.O.NO_2$, Glykol(äthylen)dinitrat

$$\begin{array}{l} CH_2.O.NO_2 \\ | \\ CH_2.O.NO_2 \end{array}$$

Nitroglycerin

$$\begin{array}{l} CH_2.O.NO_2 \\ | \\ CH.O.NO_2 \\ | \\ CH_2.O.NO_2 \end{array}$$

Erythroltetranitrat

$$\begin{array}{l} CH_2.O.NO_2 \\ | \\ (CH_2.O.NO_2)_2 \\ | \\ CH_2.O.NO_2. \end{array}$$

Mannitolhexanitrat

$$\begin{array}{l} CH_2.O.NO_2 \\ | \\ (CH.O.NO_2)_4 \\ | \\ CH_2.O.NO_2, \end{array}$$

sowie die Salpetersäureester der Dextrose, Lävulose und Saccharose untersucht und empfahl besonders Erythroltetranitrat wegen der lange anhaltenden Wirkung.

Marshall und Wigner [4] fanden Mannitolpentanitrat weniger wirksam, als Erythroltetranitrat, abes stärker wirksam als Mannitolhexanitrat.

Nitro- und Nitrosogruppen am Kohlenstoff.

Steht aber die Nitrogruppe am Kohlenstoff der aliphatischen Körper, wie z. B. im Nitropentan $(CH_3)_2.CH.CH_2.CH_2.NO_2$, so ist ein grosser Unterschied in der physiologischen Wirkung zwischen einem solchen Körper und etwaAmylnitrit, wo Sauerstoffbindung vorliegt. Dem Nitropentan kommen wohl giftige Effekte zu, aber keine gefässerweiternde Wirkung [5]. Daher haben wir auch gar keine therapeutische Indikation für die Verwendung solcher Körper. Ebenso sind Nitromethan $CH_3 \cdot NO_2$,

---

[1] Brit. med. Journ. **1893**. I. 1305. II. 4, 56, 108, 169. Marshall: Contribution of the pharmacological action of the organic nitrates. Diss. Manchester 1899.

[2] Journ. of physiol. XXII. 2.

[3] Brit. med. Journ, **1895**. 1820.

[4] Brit. med. Journ. 1902. 18. Okt.

[5] Schadow, AePP. **6**. 194. Filehne, Zentralbl. f. med. W. 1876. p. 867.

Nitroäthan $C_2H_5 . NO_2$ und Nitrosoäthylen $CH_2 = CHNO$ giftig, indem sie in relativ geringen Dosen die Tiere durch Atmungslähmung töten.

Die Substitution einer Nitrogruppe für Kernwasserstoffe erhöht die Giftigkeit des aromatischen Körpers. So bewirkt Nitrobenzol $NO_2 . C_6H_5$ Lethargie mit steigendem Bewegungszittern und zeitigem Aufhören der Reflexe. Nitrothiophen $NO_2 . C_4H_4S$ zeigt nach Marmé genau dieselben Eigenschaften wie Nitrobenzol, indem schon kleine Mengen tödliche Wirkung hervorrufen, und die so scharakteristische chokoladebraune Färbung des Blutes erzeugen. Auch Di-Nitronaphthol (Martiusgelb)

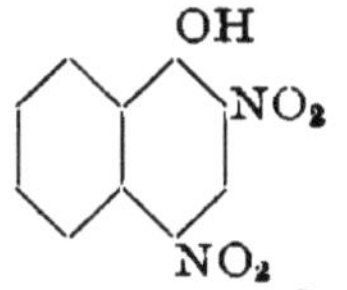

wirkt schon in kleinen Mengen vom Magen aus, oder bei subkutaner Injektion giftig, ebenso wie die Nitroderivate Aurancia und Safranin giftig sind[1]. Pikrinsäure (1.3.5.6. Trinitrophenol) verlangsamt die Herzaktion und macht Reizung und Lähmung des Respirationszentrums. Pikraminsäure (1.3.5.6. Dinitroaminophenol) ist zweimal so giftig als Pikrinsäure. o-Nitrophenol ist wenig giftig. 1.2.4 Dinitrophenol ist giftiger als Pikrinsäure. Nitrosalicylsäure, Nitrobenzoesäure, Nitrobenzaldehyd und Nitrourethan machen keine Vergiftung[2].

P. Ehrlich[3] hat Kaninchen subkutan Nitrophenylpropiolsäure beigebracht und danach Hämoglobinurie sowie Veränderungen der Blutscheiben und eigentümliche Infarkte im Herzen beobachtet.

Aber nicht immer trifft dies zu. So ist p-Nitrotoluol bei innerer Darreichung fast ungiftig. Nitrobenzol ist wie die Hydroxylamine vorwiegend ein Nervengift. Die Blutwirkung steht in zweiter Linie. Dinitrobenzol hingegen ist ein ausgesprochenes Blutgift.

Dass Paranitrotoluol 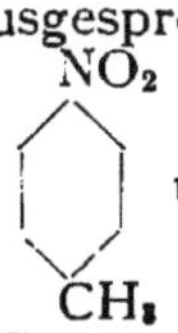 ungiftig ist, beruht auf der Oxydation der CH_3-Gruppe zur COOH-Gruppe im Organismus; die gebildete p-Nitrobenzoesäure paart sich zu p-Nitrohippursäure 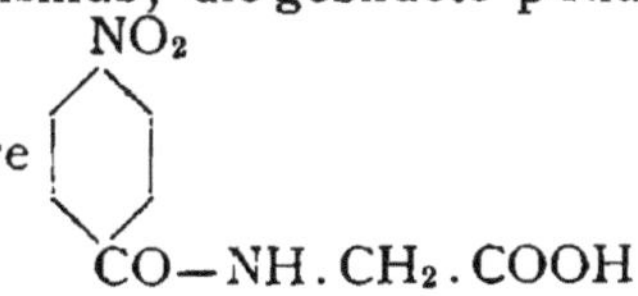 [4].

[1] Weyl: Teerfarbstoffe. Berlin. 1889.

[2] Walko, AePP. **46**. 181.

[3] P. Ehrlich, Zentralbl. f. med. Wiss. 1881. Nr. 42.

[4] Jaffé, BB. **7**. 1673. S. auch HS. **2**. 47.

Die Einführung einer negativen Gruppe hebt also die giftige Wirkung der Nitrogruppe auf oder schwächt sie. Aus demselben Grunde wirken die nitrierten aromatischen Aldehyde ungiftig, weil sie im Organismus zu den entsprechenden Säuren oxydiert werden.

Die Eigenschaften der Salpetrigsäure- und Salpetersäureester, Gefässe zu erweitern, ist so charakteristisch, dass man bei der physiologischen Prüfung von Substanzen entscheiden kann, wie eine Nitrogruppe daselbst gebunden ist.

Hierfür diene folgendes Beispiel.

Methylnitramin $CH_4N_2O_2$ kann eine verschiedenartige Konstitution haben. Nach Franchimont hat es zwar einen sauren Charakter, demselben fehlt aber eine OH-Gruppe, das an N gebundene H-Atom wird durch zeitweise Näherung an den O des NO_2

(entweder 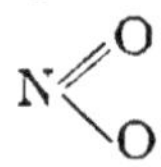 oder 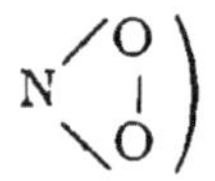)

mitunter molekular verändert[1]). Hantsch[2]) hingegen glaubt, dass die Gruppe

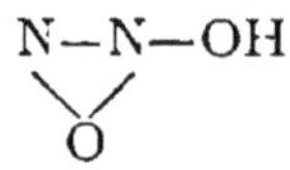

in den Nitraminen vorhanden ist; dieselben seien also eher Hydroxyldiazoxyverbindungen. Die physiologische Wirkung des Methylnitramins konnte aber diese Frage zur Entscheidung bringen, da es sich zeigen musste, inwiefern die Wirkung dieses Körpers mit derjenigen echter Nitrokörper übereinstimmte, oder mit derjenigen der Nitrite, welche die Gruppe O=N—O—H enthalten.

Das neutralisierte Methylnitramin hatte keine Methämoglobinbildung zur Folge, im Gegensatz zu Natriumnitrit und Nitromethan. Die Substanz machte wie Natriumnitrit eine Herabsetzung der Atemfrequenz, aber ohne letale Wirkung (im Gegensatz zu Nitrit) und erst in der fünfmal so starken Dosis. Natriumnitrit setzt die Hubhöhe des Blutes durch die Herzkontraktion herab, da es die Herzarbeit vermindert. Natriummethylnitramin ist ohne jedwede Einwirkung. Ferner setzt Natriumnitrit den Blutdruck herab, Natriummethylnitramin steigert ihn. Wie Nitropentan erscheint Methylnitramin als ein ziemlich indifferenter Körper, mit Ausnahme der epileptiformen Krämpfe, welche übrigens auch beim Nitropentan beobachtet wurden, aber nicht mit der Nitrogruppe im Zusammenhange zu stehen scheinen. Die physiologische

---

[1]) Franchimont, Rec. des trav. chim. des Pays-Bas. **7**. 354.

[2]) BB. **32**. 3072.

Untersuchung spricht also mehr für die Franchimont'sche Formel als für die Hantzsch'sche [1]).

Nitrosomethylmethan [2]) macht auf der Haut rote juckende Stellen und Blasen, bei Einatmung hartnäckigen Bronchialkatarrh, schmerzhafte Entzündungen und Akkomodationsstörungen der Augen. Die Vergiftung ist der Diazomethanvergiftung ähnlich, so dass sie vielleicht auf eine Verwandlung des Nitrosomethylmethans in Diazomethan im Organismus beruht.

7. Die Cyangruppe.

Die Blausäure (Cyanwasserstoff CNH) wirkt bekanntlich als ungemein heftiges Gift, indem durch sie das Atmungszentrum in der Medulla oblongata gelähmt wird. Die grosse chemische Reaktionsfähigkeit sowie die Giftigkeit dieser Substanz dürfte in engen Beziehungen zu dem zweiwertigen Kohlenstoff stehen, da ja ungesättigte Verbindungen, wie Kohlenoxyd z. B. infolge dieser Eigenschaft besonders giftig sind [3]). Cyan CN—CN wirkt nach Bunge [4]) fünfmal schwächer als Cyanwasserstoff. Cyan und Cyanwasserstoff haben das Wesen der Wirkung gemein, doch ist Cyan weniger stürmisch und auf einen längeren Zeitraum ausgedehnt. Im allgemeinen bewirken die Isocyanide (Isonitrile, Karbylamine R.N⋮C oder R.N:C) Lähmung des Respirationszentrums, während die echten Nitrile oder Cyanide R.CN Koma bewirken.

Schinkhoff [5]) zeigte, dass die Salze der Knallsäure >C:N.OH, die nach Nef [6]) mit Karbyloxim identisch sind und als solche zu den Derivaten der Blausäure in Beziehung stehen, eine Wirkung wie Cyansalze haben.

Äthylkarbylamin ist achtmal weniger giftig als Blausäure.

Cyanäthyl (Äthylisocyanid) $CH_3.CH_2.N=C$ wirkt erst letal bei 5 cg pro kg Tier. Der Tod erfolgt erst nach einigen Stunden [7]), daher haben mehrere Forscher (Maximowitsch) die toxische Wirkung des Cyanäthyls geleugnet.

---

1) Arch. intern. de Pharmakodyn. VI. 279. Stockvis u. Spruyt.
2) Klobbie s. Pechmann, BB. **28**. 856.
3) Liebig Ann. **270**. 267.
4) AePP. **12**. 41.
5) Diss. Kiel bei Falck.
6) Liebig's Ann. **280**. 303.
7) Edmund Fiquet: Bull. Soc. chim. Paris. [3] **25**. 591.

Chlorcyan CNCl ist sehr stark giftig, indem aus ihm Blausäure entsteht, Bromcyan[1]) und Jodcyan sind schwächer giftig als Blausäure[2]).

Cyanessigsäure $CN.CH_2.COOH$ ist unwirksam. Erst in grösserer Dosis machen sie langdauernde Narkose.

Auch die Karbonsäuren der Karbylamine z. B. die Isocyanessigsäure wirken so.

Die Nitrile verlieren bei der Substitution mit Kohlenwasserstoffen der Fettreihe die Intensität und den ursprünglichen Charakter ihrer Wirkung. Nur wenn Blausäure sich im Organismus wieder bilden kann, tritt die entsprechende Wirkung ein. In der Gruppe der Phenolnitrile[3]) z. B. m-Oxycyanzimmtsäurenitril, [p-Oxycyanzimtsäurenitril, sieht man, wie die Phenolgruppe, welche die Giftigkeit der Stammsubstanz in den meisten Verbindungen erhöht, die Giftigkeit des Nitrils durch ihren Eintritt herabsetzt.

Azetonitril $CH_3.CO.CN$ ist schwach wirksam Die höheren Homologen Propio-, Butyro, Kapronitril sind aber heftige Gifte[4]). Azetonitril hebt die Reflexerregbarkeit auf, die Einatmung der Dämpfe wirkt anästhesierend auf Ratten, weniger auf Kaninchen, nicht auf Hunde. Tiere der beiden letztgenannten Arten werden durch Einatmung von Azetonitril und besonders von Propionitril leicht getötet. Die toxikologische Wirkung der Nitrile ist wie erwähnt von derjenigen der Cyanwasserstoffsäure wesentlich verschieden, wohl aus dem Grunde, weil die Blausäure ein Isocyanid ist. Nach Calmels ist Methylisocyanid[5]) (Methylkarbylamin) $CH_3.N=C$ beim Einatmen noch giftiger als wasserfreie Blausäure. Methylkarbylamin ist vielleicht das Krötengift[6]), es bildet sich aus der Isocyanessigsäure $C\equiv N.CH_2.COOH$.

Die Giftigkeit der Mononitrile der fetten und aromatischen Reihe nach Verbrugge[7]) für Kaninchen ist:

Azetonitril	0.13
Proprio. „	0.065
Butyro. „	0.01
Isobutyronitril	0.009

[1]) Meyer, Diss. Kiel 1896.

[2]) Wedekind, Diss. Kiel. 1896.

[3]) Goldfarb, Diss. Dorpat. 1891.

[4]) AePP. 34. 247.

[5]) C. r. 98. 536.

[6]) Gautier u. Etard, C. r. 98, 131.

[7]) Arch. d. Pharmacodyn. V. 161.

Isovaleronitril	0.045
Isokapro. „	0.09
Lakto. „	0.005
Cyanessigsäurenitril	2.0
Cyanessigsäure-Äthylnitril	1.5
Benzonitril	0.2
Benzylcyanid	0.05
Tolunitril, Ortho-	0.6
Amygdalonitril	0.006
Naphtonitril	1.0

Die Nachbarschaft des OH zu CN erniedrigt die Giftigkeit des letzteren, in der Cyanessigsäure ist die Giftigkeit des CN ganz verschwunden.

Beim Frosch ist Sulfocyanwasserstoff (Rhodanwasserstoff) CN.SH viel giftiger als das giftigste Nitril. Sonst ist Rhodanwasserstoff wenig giftig. Es macht Krämpfe tonischer und klonischer Natur und vermehrt die Peristaltik [1]). Milchsäurenitril zersetzt sich in Wasser und wirkt ganz wie Blausäure. α-Cyan-α-Milchsäure wirkt hingegen nicht wie Blausäure krampferregend, sondern rein paralytisch [2]). Formaldehydcyanhydrin ist viel giftiger als Acetonitril, was Reid Hunt [3]) durch die raschere Oxydierbarkeit wegen der Anwesenheit eines Hydroxyls erklärt.

Die Dinitrile zeigen ein Verhalten, welches sich nicht in ein bestimmtes Gesetz kleiden lässt.

Heymans und Masoin [4]) untersuchten die Giftigkeit des Oxalsäure-, Malonsäure-, Bernsteinsäure- und Brenzweinsäuredinitrils. Die Giftigkeit steht in keinem Verhältnisse zum Molekulargewichte. Bei verschiedenen Tierspezies erwiesen sich diese Gifte als verschieden giftig. Die Verschiedenheit und Regellosigkeit dürfte mit der verschieden leichten Abspaltbarkeit der CN-Gruppe, welche eigentlich giftig ist, zusammenhängen.

Hingegen konnten Barthe und Ferré [5]) Beziehungen zwischen Konstitution und Wirkung in dieser Gruppe finden und feststellen. Sie untersuchten Methylcyanotrikarballylat, Methylcyanosuccinat und Methylcyanoazetat. Das Molekulargewicht nimmt vom ersten zum letzten

---

[1]) W. med. Jahresb. 1885. Paschkis.

[2]) Kastein, Diss. Kiel. 1896.

[3]) Arch. d. pharmacodyn. XII. 447.

[4]) Arch. de Pharmacodyn. III. 77.

[5]) Arch. de physiol. [5] 4. 488.

Körper zu ab. Der letzte Körper hat zwei substituierbare H in der Methangruppe $\left(CH_2\left<\begin{matrix}CN\\COO\,.\,CH_3\end{matrix}\right.\right)$, der zweite einen substituierbaren Wasserstoff $\begin{matrix}CH\left<\begin{matrix}CN\\COOCH_3\end{matrix}\right.\\ |\\ CH_2\,.\,COOCH_3\end{matrix}$, der erste ist aber gesättigt und hat keinen substituierbaren Wasserstoff mehr.

$$\begin{matrix}CH_2\,.\,COO\,.\,CH_3\\ .\\ C\left<\begin{matrix}CN\\COO\,CH_3\end{matrix}\right.\\ .\\ CH_2\,COO\,CH_3.\end{matrix}$$

Dieser chemischen Reihenfolge entspricht nun auch eine Skala der physiologischen Wirkung, derart, dass der Körper mit dem geringsten Molekulargewicht und den zwei noch substituierbaren H des Methanrestes am energischesten, dem reinen Cyan am ähnlichsten wirkt der ein substituierbares H enthaltende Körper steht in der Mitte und der gesättigte (Methylcyanotrikarballylat) zeigte gar keine toxische Wirkung. Die Giftwirkung bestand in Betäubung, zunehmender Respirationsfrequenz und steigender Diurese. — Es sind aber die CN-Substitutionsprodukte um so aktiver, je mehr substituierbare Wasserstoffatome sie besitzen und je weniger hoch das Molekulargewicht ist.

Die aromatischen echten Nitrile [1]) verhalten sich folgendermassen: Benzonitril $C_6H_5\,.\,CN$ wirkt selbst in grossen Dosen unsicher. Phenylazetonitril $C_6H_5\,.\,CH_2\,.\,CN$ bewirkt ähnlich dem Benzonitril vollständige Paralyse, es fehlen hier jedoch die bei jenem auftretenden Krämpfe cerebralen Ursprunges. Die Giftigkeit des Benzonitrils beruht nicht auf Abspaltung der Blausäure [2]). Benzylcyanid $C_6H_5\,.\,CH_2\,CN$ ist 5—6 mal so giftig als Benzonitril. Benzylcyanid scheint im Organismus Blausäure abzuspalten, z. T. erscheint es als Phenylazetylaminoessigsäure

$$(C_6\,H_5\,CH_2\,CO)\,NH\,.\,CH_2\,COOH$$

im Harn. Mandelsäurenitril $C_6H_5\,.\,CH\,(OH)\,CN$ ist giftiger als Benzylcyanid. Piperidoessigsäurenitril $C_5H_{10}N\,.\,CH_2\,.\,CN$ scheint leicht Blausäure abzuspalten. Nitrile, die ein Aminostickstoffatom in Verbindung mit Äthylgruppen (Diäthylaminoacetonitril $CH_2\left<\begin{matrix}CN\\N\,(C_2\,H_5)_2\end{matrix}\right.$, Diäthylamino-

1) Giacosa, HS. 8. 95.

2) Reid Hunt l. c.

milchsäurenitril $CH_3CH\begin{matrix}\diagup CN\\ \diagdown N(C_2H_5)_2\end{matrix}$ enthalten, geben — möglicherweise durch Oxydationsprozesse — Blausäure ab, während Nitrile, die das N-Atom in Verbindung mit einer Phenylgruppe enthalten (Phenylaminoazetonitril $CH_2\begin{matrix}\diagup CN\\ \diagdown NH.C_6H_5\end{matrix}$, o- und m-Tolylaminoazetonitril $CH_3.C_6H_4.NH.CH_2CN$) Blausäure im Organismus nicht abspalten. Tolylaminoazetonitril ist wegen des Eintrittes der Methylgruppe in den Kern dem Phenylaminoazetonitril gegenüber an Giftigkeit nachstehend. Die Addition von Jodmethyl zu Diäthylaminoazetonitril und Diäthylaminomilchsäurenitril vermindert deren Giftigkeit. Chloralcyanhydrin ist 30 mal so giftig als Blausäure, was Reid Hunt durch das erleichterte Eindringen des Chloralcyanhydrins in Organe, die sehr leicht durch Blausäure geschädigt werden, erklärt.

Isocyansäureäthylester (Äthylkarbimid) $CO:N.C_2H_5$ und der Isocyanursäureäthylester (Triäthylkarbimid) $(CO:N.C_2H_5)_3$ wirken im wesentlichen auf die Atmung und zwar erregen sie zuerst die Zentren, um sie später zu lähmen [1]). Bei Vergleichung von Äthylkarbimid und Triäthylkarbimid zeigen sich die bei Aldehyd und Paraldehyd gefundenen Verhältnisse. Der erste Körper wirkt heftiger als der zweite. Abgesehen von der Giftigkeit ist die Wirkung beider Körper doch der der Blausäure soweit ähnlich, um sie mit dieser in eine Gruppe vereinigen zu können. Nähere Beziehungen rücksichtlich des physiologischen Verhaltens zeigen die beiden Äther mit dem Dithiocyansäureäther und dem Isothiocyanursäureäther und dem Isocyanursäureallyläther. Daraus folgt, dass die Isomerie in der Struktur der Cyanderivate nicht die Natur der physiologischen Wirkung abändert, sofern man nicht einen Übergang der Isocyanverbindungen in Cyanverbindungen innerhalb des Organismus annimmt, wozu aber kein Grund vorhanden. Da ferner Äthylkarbimid wirksamer ist als Isothiocyansäureäthyläther trotz der Gleichheit des Alkoholradikals so muss gefolgert werden, dass die Sauerstoff enthaltenden Cyanderivate giftiger sind als diejenigen mit Schwefel. Die Cyanursäure [2]) und das Cyanmelid

---

[1]) Baldi, Lo Sperimentale 1887. Sett. 302. Ann. di chim. e di farmac. 1888. 7. 205. F. Coppola, Rendiconti della acad. dei Lincei. 5. I. 378.

[2]) Gibbs u. Reichert, Dubois Arch. 1893. Suppl. 201. Ebenso ist die Oxaminsäure ungiftig.

(CONH)x sind fast unschädliche Verbindungen, was um so wichtiger ist, als gleiche Verhältnisse bei den schwefelhaltigen normalen Cyanverbindungen obwalten. So ist z. B. Dithiocyansäureäthyläther ein ziemlich starkes Gift, während dithiocyansaures Kalium unschädlich ist oder höchstens durch seinen Kaligehalt schädigt[1]). Auch thiocyansaures Kalium ist bei Warmblütern nur ein schwaches Gift, im Gegensatze zum Cyankalium[1]). Im Ferrocyannatrium hat weder die CN-Gruppe noch das Eisen eine physiologische oder pharmakologische Wirkung. Auch Platincyannatrium ist ebenfalls als Metallgift und Cyanderivat wirkungslos und ungiftig, während Platinsalze sonst sehr giftig sind.

Nach Hermann[2]) tötet Nitroprussidnatrium

$$Fe\ (CN)_3\,(NaCN)_2\,NO + 2H_2O$$

Warmblüter unter den Erscheinungen der Blausäurevergiftung. In den Körperhöhlen der vergifteten Tiere kann man Blausäuregeruch wahrnehmen.

Bei Einführung von CN in das Koffein überbietet das CN die physiologische Wirkung der drei Methylgruppen und das Cyankoffein wirkt giftiger als Koffein[3]). Äthylchloralcyanhydrin wirkt wesentlich durch die Blausäure[4]).

8. Wirkung der Aldehydgruppe.

Die Wirkung der Aldehydgruppe scheint mit der chemischen Reaktionsfähigkeit derselben in engen Beziehungen zu stehen. Formaldehyd H.COH zeigt ungemein reizende Eigenschaften auf alle Schleimhäute, stark härtende Eigenschaften für Gewebe, sowie intensive antiseptische Fähigkeiten, welche diese Substanz gegenwärtig in den Vordergrund des Interesses gebracht haben. Acetaldehyd $CH_3.COH$ lässt die Wirkung der Aldehydgruppe, sowie der Alkylgruppe hervortreten. Dieser Körper macht Anästhesie, Schlaf und vorher ruft er einen Erregungszustand hervor. In viel stärkerer Weise und viel nachhaltender macht diese Erscheinungen der polymere Paraldehyd $(CH_3.COH)_3$. Giftiger wirkt aber Metaldehyd $(CH_3.COH)_x$. Auch im Chloral $CCl_3.COH$ scheint die Aldehydgruppe an der Schlaf machenden und vorher erregenden Wirkung beteiligt zu sein. Mit dem Eintritt von Hydroxylgruppen in

[1]) Coppola Rendiconti della acad. dei Lincei **5**. 1. 378.
[2]) Pflüger's Arch. **39**. 149, s. auch Cromme Diss. Kiel. 1891.
[3]) Pickering, Journ. of physiol. **17**. 395.
[4]) Landgraff, Diss. Kiel. 1896.

die Aldehyde bezw. mit der Kondensation zu Aldolen sinkt die Wirksamkeit dieser Körper bedeutend herab. Die Zucker (Aldosen) haben wohl infolge der abschwächenden Wirkung der vielen Hydroxylgruppen gar keine Schlaf machende Wirkung mehr. Es scheint durch den Eintritt von Hydroxylgruppen in Aldehyd der Angriffspunkt im Organismus verändert zu sein. Glyoxal $\begin{matrix} COH \\ | \\ COH \end{matrix}$ ist sehr giftig; 0,2 g töten einen 7 kg schweren Hund[1]). Glykolaldehyd $\begin{matrix} CH_2.OH \\ \cdot \\ COH \end{matrix}$ der einfachste Zucker, tötet in 10 g Dose Kaninchen[2]).

Die aromatischen Aldehyde sind von geringer Giftigkeit. Bei der grossen Resistenz des Kernes, wird in erster Linie die Aldehydgruppe im Organismus zur Karboxylgruppe oxydiert, verliert daher rasch ihre ursprüngliche Wirkung und wir haben es dann mit der Wirkung einer Karbonsäure zu tun, welche ja meist gering ist, und nur in relativ grossen Dosen und nur in bestimmten Stellungen giftige oder pharmakodynamisch verwertbare Wirkung zeigt. Die einfachste Form eines aromatischen Aldehyds, der Benzaldehyd $C_6H_5.COH$, wird zu Benzoesäure $C_6H_5.COOH$ oxydiert, und ist von geringer Giftigkeit. 1 g Benzaldehyd tötet eine Katze von 1800 g, wirkt auf das Zentralnervensystem und erregt tonische Zuckungen[3]). Furfurol $\alpha-C_4H_3O.COH$ (Aldehyd der Brenzschleimsäure) wird im Organismus zu dieser oxydiert. Es ist sehr giftig[4]). Bei subkutaner Verabreichung wirkt es durch motorische Lähmung sehr giftig, indem es neben Narkose starke lokale Reizung verursacht, während es vom Magen namentlich in Verbindung mit Alkalien gegeben, gar keine Vergiftungssymptome hervorruft. Lokal bewirkt Furfurol, wohl infolge der Gegenwart der Aldehydgruppe, totale Anästhesie der Kornea und Conjunctiva und Verengerung der Pupillen. Nach Lepine[5]) erzeugten Injektionen von Furfurol sofort Beschleunigung des Herzschlages, Blutdruckerniedrigung, Beschleunigung später Verflachung der Atmung, leichte Krämpfe, Diarrhöe, Schläfrigkeit, Speichelfluss und schliesslich Tod. Für den Menschen wären etwa 10 g Furfurol die tödliche Dosis, bei direkter Einführung in

---

[1]) Pohl, AePP. **37**. 415.

[2]) P. Mayer, HS. **38**. 154.

[3]) Jordan, Dorpater Arbeiten XI./XII. p. 293.

[4]) Chem. Z. 02/73.

[5]) C. r. s. b. 1887. 437. Furfurin $C_3H_3N_2(C_4H_3O)_3$, Derivat des Glyoxalins, wirkt ähnlich wie Furfurol.

die Blutbahn. Furfuralkohol $C_4H_3O . CH_2OH$ wirkt toxisch, macht Respirationslähmung, zunächst aber Zunahme der Atemfrequenz[1]).

Protokatechualdehyd 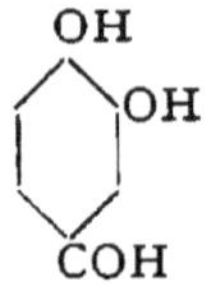

und Methylvanillin 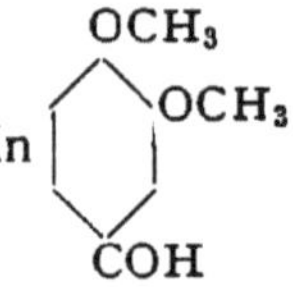

haben bei subkutaner Einführung vorübergehende Störung in Form von motorischer Reizbarkeit und Paralysen zur Folge. Methylvanillin hat auch eine gewisse hypnotische Wirkung, Vanillin und Isovanillin (p-Methylprotokatechualdehyd), werden dagegen auch bei intravenöser Einführung gut vertragen[2]). Piperonal (Heliotropin) 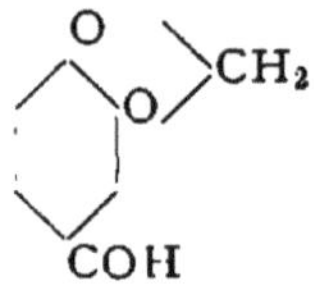

geht im Organismus in Piperonylsäure 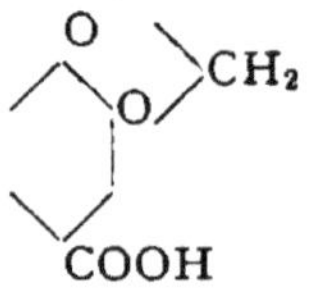

über, ist physiologisch unwirksam bei Warmblütern (Heffter)[3]). Bei Fröschen lähmt es äusserst schnell das Zentralnervensystem. Die Wirkung wird durch Strychnin aufgehoben[4]).

Bei aromatischen Aldehyden verschwindet die spezifische Aldehydwirkung durch Oxydation zur entsprechenden Karbonsäure rasch und es tritt nur bei stark reizenden Körpern eine giftige Wirkung durch Veränderungen auf den Schleimhäuten auf.

9. Pharmakologische Wirkung der Ketone.

Den Ketonen kommen im allgemeinen jene Wirkungen zu, welche für die Gruppe der Alkohole eigentümlich sind, Narkose und Herabsetzung des Blutdruckes. Die Wirkung der einzelnen Glieder der Ketonreihe ist nicht gleich und es scheint, als wenn die Stärke der Wirkung zunächst mit der Zunahme des Molekulargewichtes wachsen würde. Aber dieses ist nicht ausschliesslich massgebend, da beim Methylnonylketon $CH_3 . CO . (CH_2)_8 . CH_3$ nur eine gewisse Trägheit und geringere Reaktion gegen Reize eintreten, so dass die Differenz in der

[1]) E. Erdmann, AePP. **48**. 233.
[2]) Annali di chim. **1896**. 481.
[3]) AePP. **35**. 342.
[4]) H. Kleist, Bericht v. Schimmel & Co. in Miltitz bei Leipzig.

Wirkung verschiedener Ketone wohl hauptsächlich auf der Anwesenheit der verschiedenen Alkylgruppen im Molekül zu beziehen ist. Nach Albertoni und Bisenti[1]) haben Azeton $CH_3.CO.CH_3$ und Azetessigsäure $CH_3.CO.CH_2.COOH$ die unangenehmen Nebenwirkungen, dass sie das Nierenepithel schädigen und dadurch Albuminurie hervorrufen. Azeton wird nach Albertoni[2]) im Organismus sonst gut vertragen und ist weniger giftig, als Äthylalkohol. Isopropylalkohol $CH_3CH(OH)CH_3$ verwandelt sich im Organismus zum Teil durch Oxydation in Azeton, zum Teil wird er unverändert ausgeschieden.

Die β-Azetylpropionsäure (Lävulinsäure) $CH_3.CO.CH_2.CH_2.COOH$ ist beim Menschen giftig[3]), die leicht in Azeton und Kohlensäure zerfallende Azetessigsäure ist relativ wenig giftig, nur schädigt sie, wie erwähnt, das Nierenepithel und in grösseren Dosen ruft sie diabetisches Koma hervor.

Nach Albanese und Parabini[4]) haben alle der Ketongruppe angehörigen Körper eine ähnliche Wirkung. Die aliphatischen Ketone haben infolge der Alkylgruppen Schlaf machende Wirkung, ebenso die gemischten. Azeton (Dimethylketon), $CH_3.CO.CH_3$ erzeugt einen Zustand von Trunkenheit und Erregung der Herztätigkeit, späterhin Lähmung des Zentralnervensystems. Diäthylketon $C_2H_5.CO.C_2H_5$ zeigt sich deutlich als Schlafmittel, welches die Herztätigkeit nicht beeinflusst. Dipropylketon $C_3H_7.CO.C_3H_7$ ist ein leichtes Schlafmittel. Die CH_3-Gruppe bei den aliphatischen Ketonen scheint keinen, die C_2H_5-Gruppe günstigen Einfluss auf die hypnotische Wirkung zu haben. Benzophenon $C_6H_5.CO.C_6H_5$ wirkt hypnotisch, wenn auch schwächer, wie die aliphatischen Ketone. Die gemischten Ketone zeigen Wirkungen, welche sowohl der Ketongruppe, als auch den aliphatischen Alkylen entsprechen, während die aromatische Gruppe an der Wirkung nicht mitbeteiligt ist. Methylphenylketon $C_6H_5.CO.CH_3$ ruft Lähmungserscheinungen hervor. Äthylphenylketon $C_6H_5.CO.C_2H_5$ und Propylphenylketon $C_6H_5.CO.C_3H_7$ rufen Schlaf hervor. Äthylphenylketon ist der wirksamere Körper. Die Stärke der Wirkung scheint mit der Zunahme der Molekulargewichte zu wachsen[5]).

---

[1]) AePP. **23**. 393.

[2]) AePP. **18**. 218.

[3]) Weintraud, AePP. **31**. 367.

[4]) Ann. di Chim. e Farm. **1892**. p. **124** u. 225.

[5]) Lewin, Toxikologie, p. 192.

10. Bedeutung des Eintrittes von Säuregruppen.

Diejenigen Stoffe, welche im Organismus Paarungen eingehen, sind stets giftig, und es ist eine Hauptaufgabe des Organismus, solche Stoffe in die ganz oder wenigstens verhältnismässig indifferenten Paarungen mit Glykokoll, Schwefelsäure oder Glykuronsäure überzuführen, also in Säure zu verwandeln. Der Ersatz von Wasserstoff der Hydroxylgruppen durch Säuregruppen bewirkt, obwohl das Molekül eigentlich chemisch nicht tangiert wird, eine starke Veränderung in bezug auf die physiologische Wirkung. Der Eintritt von sauren Gruppen schwächt die physiologische Wirkung bedeutend oder hebt sie ganz auf. Die Untersuchungen von Ehrlich haben gezeigt, dass basische Farbstoffe das Gehirn grau färben, überhaupt färben sie Nervensubstanz sehr gut, sie sind daher als Neurotrope zu betrachten. Die Farbsäuren hingegen färben Nervensubstanz nicht, und insbesondere die substituierten Sulfosäuren färben die Gewebe keineswegs. Wir sehen vor allem bei den Phenolen, welche ja starke Gifte sind, dass man beim Ersatz der Hydroxylgruppen durch Schwefelsäure zu ungiftigen Körpern gelangt. Während Phenol $C_6H_5.OH$ giftig ist, ist die Phenylschwefelsäure $C_6H_5.O.SO_3H$ ganz ungiftig. Dasselbe ist auch für eine Reihe anderer Verbindungen bekannt. So ist nach Tappeiner[1]) Phenyldimethylpyrazol giftig, während Phenyldimethylpyrazolsulfosäure bei Kaninchen, selbst bei intravenösen Injektionen von 5—6 g gar keine merkbare Wirkung zeigt. Es wird hier durch den Eintritt der Sulfosäuregruppe die Giftigkeit der Substanz wesentlich herabgesetzt. Dieselben Erscheinungen sind auch für Morphin bekannt. Während Morphin eine eminente hypnotische Wirkung hat, und diese hypnotische Wirkung schon in ganz kleinen Dosen ausübt, geht der Morphinätherschwefelsäure diese Wirkung gänzlich ab. Sie zeigt nur in erheblich grossen Dosen bei einer äusserst geringen Giftigkeit physiologische Effekte, welche an die Wirkungen der Kodeingruppe erinnern [2]). Bei den soeben besprochenen Körpern wird aber durch den Eintritt der Sulfosäure diejenige Gruppe, das Hydroxyl, welche den Gesamtkörper zur Wirkung gelangen lässt, verschlossen. Aber dieselbe Wirkung hat das Eintreten der Sulfosäuregruppe auch bei solchen Körpern, deren wirksame Gruppe, durch das Eintreten der Schwefelsäure nicht tangiert wird. Die Nitroderivate haben bekanntlich eine starke Giftwirkung und zwar bedingt durch die Nitrogruppe. Tritt aber an ein Nitroderivat eine Karboxyl- oder eine Sulfogruppe,

[1]) AePP. **37**. 325.

[2]) Stolnikow, HS. **8**.

oder können beim Passieren durch den Organismus Karboxylgruppen entstehen, so kommt der Giftcharakter der Nitrogruppe wenig oder gar nicht zum Vorschein. Das schon in kleinen Mengen giftige Martiusgelb (Dinitronaphtol) wird durch die Überführung in die Sulfosäure (Naphtolgelb S) durchaus unschädlich[1]), ein Beweis, dass die Entgiftung durch die Sulfosäure die Nitrowirkung vollständig aufheben kann. Auch andere Farbstoffe, bei denen Sulfosäuren im Molekül vorhanden, sind absolut unschädlich, auch bei Eingaben sehr grosser Dosen. Arloing und Cazeneuve[2]) untersuchten Roccellinrot und Roccellin B., die Nitrosalze der Roccellinsulfosäure und der α-Naphtylaminazo-β-naphtoldisulfosäure und fanden sie absolut unschädlich.

Es ist für den physiologischen Effekt gleichgiltig, ob die eintretende Gruppe SO_3H am Sauerstoff oder am Kohlenstoff gebunden ist, ob es sich um eine Ätherschwefelsäure oder eine aromatische Sulfosäure handelt. Sowohl die Phenylschwefelsäure $C_6H_5.O.SO_3H$ als auch die Phenolsulfosäure $C_6H_4\langle{}^{OH}_{SO_3H}$ sind ganz ungiftig. Nur die Eigenschaft der neuen Substanz als Säure zu funktionieren, bedingt deren Ungiftigkeit.

Ätherschwefelsäure $C_2H_5.O.SO_3H$ ist ungiftig und verlässt den Organismus unverändert, Äthylsulfosäure ist ebenfalls ungiftig und wird im Organismus nicht verändert. Isoäthionsäure $\begin{array}{l}CH_2OH\\ CH_2SO_3H\end{array}$ wird zum Teil oxydiert, ist aber wirkungslos. Taurin (Aminoäthylsulfosäure) $\begin{array}{l}CH_2.NH_2\\ CH_2.SO_3H\end{array}$ bildet beim Kaninchen (im Gegensatz zu den Karnivoren) keine Taurokarbaminsäure $\begin{array}{l}CH_2.NH.CO.NH_2\\ CH_2.SO_3.H\end{array}$. An Kaninchen verfütterte Taurokarbaminsäure wird unverändert ausgeschieden. Disulfätholsäure $\begin{array}{l}CH_2.SO_3H\\ CH_2.SO_3H\end{array}$ wird unverändert ausgeschieden[3]).

Der Einfluss der Gegenwart einer Karboxylgruppe zeigt sich deutlich auch beim Vergleiche von Cholin und Betain, welche sich wie Alkohol zur Säure verhalten.

$$(CH_3)_3\equiv N\langle{}^{CH_2.CH_2.OH}_{OH} : (CH_3)_3\equiv N\langle{}^{CH_2.COOH}_{OH}$$

[1]) Weyl, BB. **21**. 512.

[2]) Arch. de physiol. [3] **9**. 356.

[3]) Salkowski, Virchow's Arch. **66**. 315.

Cholin, der Alkohol, ist schwach wirksam, Betain, die Säure, ganz unwirksam.

Über den Einfluss des Karboxyls auf die Fettreihe hat Fodera[1]) Untersuchungen angestellt, bei welchen er an Fröschen und Säugetieren mit Essigsäure, Propionsäure, Buttersäure, Valeriansäure, Adipinsäure, Malonsäure, Bernsteinsäure und Brenztraubensäure experimentierte und zu folgenden Ergebnissen kam. Der Eintritt des Karboxyls in die Moleküle der Fettreihe erhöht deren Toxizität. Indem aber die Körper durch das Anwachsen der Karboxyle im Moleküle immer weniger leicht oxydierbar werden, so werden für die Säugetiere Substanzen, welche zwei Karboxyle enthalten, weniger aktiv, als die mit nur einem (die Oxalsäure würde hier eine Ausnahme bilden). Das Karboxyl an und für sich hat zerebral lähmende Wirkung. Die grössere Giftigkeit der Malonsäure bei intravenösen Injektionen bei Säugetieren im Vergleich zu Essigsäure ist auf die besondere chemische Konstitution der Malonsäure und ihre geringe Stabilität zurückzuführen, durch die es wahrscheinlich im Organismus zur Bildung von Kohlensäure kommt.

Von grossem therapeutischen Interesse, sowie von grossem Interesse für die Synthese von Arzneimitteln ist der Eintritt von Karboxylgruppen in aromatische Verbindungen[2]). Eine Anzahl aromatischer Verbindungen werden relativ ungiftig, wenn in ihre Moleküle die mit Sauerstoff gesättigte und im Organismus nicht weiter oxydierbare Karboxylgruppe eingeführt wird. Benzol wird intern in Dosen von 2 bis 8 g pro die vertragen. Die entsprechende Karbonsäure, Benzoesäure, ist viel weniger giftig. **12—16** g pro die werden ganz gut vertragen und vom Menschen als Hippursäure ausgeschieden. Ein Plus an eingeführter Benzoesäure wird als solche ausgeschieden. Naphtalin ist in grösseren Dosen giftig. Naphtalinkarbonsäure $C_{10}H_7COOH$ macht keine physiologischen Wirkungen oder Störungen und passiert den Organismus unverändert. Phenol kann man in Dosen von 1—2 g geben, bei welchen es aber schon giftig zu wirken anfängt. Wir kennen nun drei dem Phenol entsprechende Karbonsäuren. m- und p-Oxybenzoesäure sind selbst in grossen Dosen unschädlich und therapeutisch unwirksam, hingegen wird Salizylsäure (Orthoverbindung), welche die einzig wirksame ist, und stark antiseptisch und antifebril wirkt, in Dosen von 4—6 g pro die noch sehr gut vertragen. Es wird also Phenol durch Eintritt von Karboxyl in zwei Stellungen gänzlich unwirksam gemacht, in

---

[1]) Arch. di Farmacol. **1894**. 417.

[2]) Nencki, AePP. **30**. 300.

einer (der Orthostellung), in einen wirksamen, aber weit weniger giftigen Körper verwandelt. Brenzkatechin 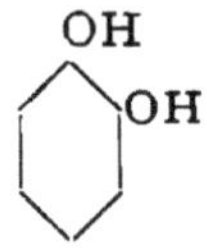 ist das giftigste der drei Dioxybenzole; in Dosen von 2—3 g pro die kann man es als ein Antipyreticum von rauschartig vorübergehender Wirkung benützen. Die entsprechende Karbonsäure (Protokatechusäure) 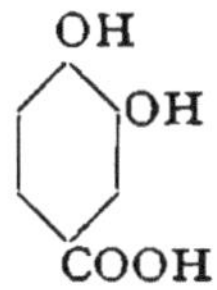 hat in Dosen von 4 g keine toxische oder therapeutische Wirkung. Pyrogallol 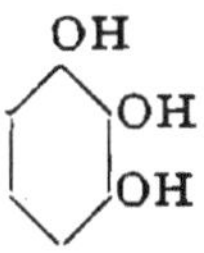 wirkt bekanntlich stark giftig, hauptsächlich wegen seiner reduzierenden Eigenschaften. Die entsprechende Karbonsäure, Gallussäure, ist nicht giftig und hat weder antipyretische noch antiseptische Eigenschaften. Menschen vertragen 4—6 g Gallussäure pro die gut. β-Naphtol wirkt bei Hunden in Dosen von 1—1½ g tödlich. Die β-Naphtoesäure wirkt erst bei Hunden in Dosen von 4 g giftig, doch erholen sich die Tiere sehr bald vollständig. Auch o-Oxychinolinkarbonsäure ist selbst in grösseren Dosen nicht giftig und wird unverändert im Harne ausgeschieden. Im allgemeinen sind die aromatischen Kohlenwasserstoffe und Phenole für den Tierkörper viel giftiger als die zugehörigen Karbonsäuren, d. h. durch den Eintritt der Karboxylgruppe in die aromatischen Verbindungen wird ebenso wie durch den Eintritt einer Sulfogruppe die Giftigkeit herabgesetzt oder ganz vernichtet. Während Benzol, Naphtalin, Phenol, Naphtol in den Geweben hydroxyliert werden, Benzol zu Phenol, Naphtalin zu Naphtol, Phenol zu Brenzkatechin und Hydrochinon, Naphtol zu Dioxynaphtolen, also die schon einfach hydroxylierten Körper zu zweifach hydroxylierten und sich dann erst diese Substanzen mit Schwefelsäure oder Glykuronsäure im Organismus paaren, unterliegen im Gegensatze hierzu die aromatischen Karbonsäuren in den Geweben keiner Oxydation und werden entweder ganz unverändert ausgeschieden oder sie paaren sich mit Aminoessigsäure. Auch die Aminoverbindungen verlieren durch die Einführung des Karboxyls einen grossen Teil ihrer toxischen Wirkung[1]. Das so

[1] Nencki u. Boutmy, Archiv des sciences biolog. St. Petersbourg. I. 62.

heftig giftige Anilin wird durch Eintritt einer Karboxylgruppe fast ganz entgiftet. Die m-Aminobenzoesäure 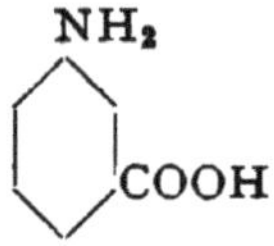 wird nach den Untersuchungen von Salkowski selbst in Dosen von 5 g des Natriumsalzes gut vertragen und macht nur wenig Übelkeit. Schon das Eintreten von Hydroxylen in das Anilin vermag letzteres weniger giftig zu machen, so sind p-Aminophenol und o-Aminophenol weniger giftig als Anilin. Ganz ungiftig sind die entsprechendenden Salizylsäuren, die o-Aminosalizylsäure $C_6H_3\begin{cases}COOH & (1)\\ OH & (2)\\ NH_2 & (3)\end{cases}$ und p-Aminosalizylsäure $C_6H_3\begin{cases}COOH & (1)\\ OH & (2)\\ NH_2 & (5)\end{cases}$ sind selbst in Dosen von 10 g pro die beim Menschen ganz unschädlich. Diese Regel, dass der Eintritt der Karboxylgruppe entgiftend wirkt, gilt auch für die zusammengesetzten aromatischen Verbindungen. o-Oxykarbanil (Karbonylaminophenol) $CO:N.C_6H_4.OH$ wird in Dosen von 2—3 g gut vertragen und erzeugt prompten Temperaturabfall. Die Verbindung selbst wird im Organismus weiter oxydiert und paart sich dann mit Schwefelsäure. Die entsprechende Karbonsäure

$$CO:N.C_6H_3\begin{cases}OH\\ COOH\end{cases}$$

aber ist selbst in Dosen von 5 g ungiftig und passiert den Organismus unverändert. Azetanilid (Antifebrin) $CH_3.CO.NH.C_6H_5$ ist weit weniger giftig als Anilin $NH_2.C_6H_5$ selbst. Es erzeugt in Dosen von $^1/_4$—1 g prompten Temperaturabfall und ist ein sehr kräftiges Antipyreticum. Die Malonilsäure $C_6H_5.NH.CO.CH_2-COOH$ kann man als ein Azetanilid auffassen, in welchem ein Wasserstoff des Methyls durch eine Karboxylgruppe ersetzt ist. Diese Malonilsäure, welche sich also vom Azetanilid nur durch die Gegenwart einer Karboxylgruppe unterscheidet, hat selbst in Dosen von 6 g beim Fiebernden gar keinen Effekt und wird unverändert ausgeschieden. Phenacetin (Acetylparaminophenoläthyläther) ist eines unserer bekanntesten antipyretischen Mittel, und wirkt in Dosen von $^1/_2$—1 g prompt bei Fieber. p-Phenacetinkarbonsäure hingegen $C_6H_4\begin{cases}O.C_2H_5 & (1)\\ NH.CO.CH_2COOH & (4)\end{cases}$ ist selbst in grösseren Dosen indifferent. Der Ersatz eines Wasserstoffes also in der Seitenkette durch eine Karboxylgruppe hebt die toxische und therapeutische Wirkung des Phenacetins vollkommen auf. Dies ist um so interessanter, da man durch Ersatz des gleichen Wasserstoffes durch eine Aminogruppe einen ausgesprochen wirksamen Körper bekommt, das Phenokoll

$$C_6H_5\left\langle\begin{array}{l}OC_2H_5\\ NH.CO.CH_2.NH_2.\end{array}\right.$$

Die Dioxybenzoesäuren und ihre Aldehyde sind für den menschlichen Organismus fast indifferent, sie sind nicht antiseptisch und fast gar nicht antipyretisch wirksam [1]).

Piperidinsäure macht beim Frosch Steigerung der Reflexerregbarkeit, Lähmung des Zentralnervensystems, Herzstillstand in der Diastole [2]).

Tappeiner [3]) zeigte, dass Jod- oder Chlormethylat des Phenyldimethylpyrazols

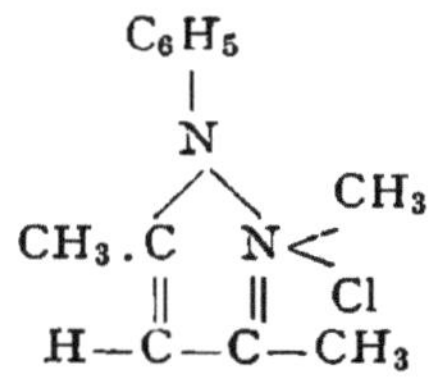

starke Krämpfe, Lähmungserscheinungen und den Tod durch Atemstillstand hervorruft. Die Phenyldimethylpyrazolkarbonsäure hat qualitativ die gleiche aber quantitativ etwas schwächere Wirkung

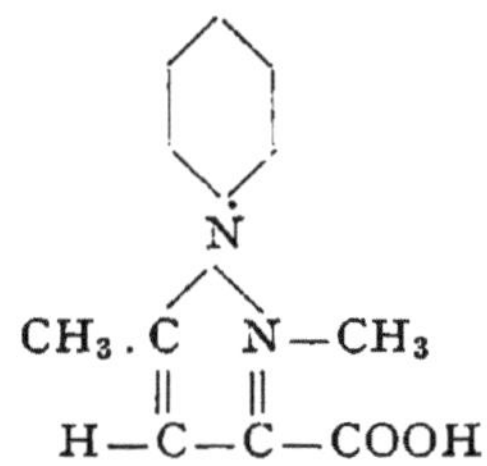

Noch viel geringere zentrale Wirkung besitzt die Phenylmethylkarbonsäure und ist erheblich weniger giftig als das ihr chemisch nahestehende Phenyldimethylpyrazolon. Wenn man auch das letzte Methyl durch die Karboxylgruppe ersetzt, so bekommt man die Phenylpyrazoldikarbonsäure, welche weniger giftig als die Phenyldimethylpyrazolkarbonsäure ist; es ändert sich aber auch der Wirkungscharakter, indem neben der Respirationslähmung auch die Herzlähmung in den Vordergrund tritt. Obgleich die Phenylmethylpyrazolkarbonsäure eine ähnliche Konstitution besitzt wie Antipyrin, so hat sie wegen der Anwesenheit der Karboxylgruppe keine temperaturherabsetzende Wirkung.

---

1) Marfori. Ann. d. chimic. e farmac. Nov. 1896.

2) Goldschmitt, Diss. Würzburg. 1884.

3) AePP. 28. 295.

Pyrrol 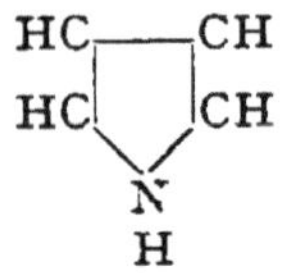 welches nach Ginzberg[1]) schwer lähmend und stark fäulniswidrig wirkt wird durch Eintritt einer Karboxylgruppe unwirksam, denn die α-Karbopyrrolsäure $COOH.C_4H_3.NH$ macht keine Vergiftung und wird als solche ausgeschieden.

Auch bei aliphatischen Nitrilen kommt es zu einer wesentlichen Entgiftung durch den Eintritt der Karboxylgruppe. Beim Vergleiche der Giftigkeit von Azetonitril dem cyanessigsaurem Natrium gegenüber erwies sich ersteres als doppelt so giftig. Zimmtsäurenitril war doppelt so giftig als cyanzimmtsaures Natrium[2]). Die Gruppe SO_3H scheint sich analog zu verhalten, so dass Fiquet annimmt, dass man aus der Gruppe der Nitrile auf diese Weise dem Organismus zuträgliche Arzneimittel wird darstellen können.

Lazzaro[3]) hat nun für diese Erscheinungen folgende Regel aufgestellt. Wenn im Anilin ein Wasserstoff im Benzolkern durch eine zusammengesetzte Gruppe, z. B. Sulfosäurerest in der Sulfanilsäure ersetzt wird, so geht die krampferregende Wirkung verloren, bleibt aber erhalten, wenn, wie im Bromanilin, nur ein einzelnes Element für den Wasserstoff eintritt.

Diese Regel von Lazzaro ist in dieser Form unrichtig.

Die Wirkung des Anilins oder analoger Körper geht verloren, weil durch den Eintritt der Sulfosäuregruppe der basische wirksame Körper in einen sauren daher unwirksamen verwandelt wird. Beim Bromanilin geschieht diese Umwandlung nicht, daher geht der ursprüngliche Charakter nicht verloren.

Anderseits kann der durch Einführung von Säuregruppen verloren gegangene physiologische Grundcharakter eines Körpers wieder auftreten, wenn man die Säuregruppe, welche die Reaktion mit dem Organismus verhindert, dadurch unwirksam macht, dass man sie verestert. (Beispiele: Kokain, Arekaidin.) So ist auch Tyrosin (p-Oxyphenylaminopropionsäure) kein Gift, während der salzsaure Äthyläther des Tyrosins nach Kohn für Kaninchen stark giftig ist[4]).

Von besonderer Bedeutung für die Synthese der Arzneimittel ist die Anlagerung saurer Reste an wirksame basische Körper. Die be-

[1]) Diss. Königsberg 1890.

[2]) Fiquet, C. r. **130**. **912**.

[3]) Arch. per le scienze med. XV. 16.

[4]) HS. **14**. 189.

liebteste und verbreitetste Art ist die Azetylierung der Aminogruppe. Durch diese Anlagerung der sauren Reste wird der basische Charakter der Substanz nicht aufgehoben, ebensowenig ihre Wirkung. Es wird aber die Basizität abgeschwächt und die Wirkung verlangsamt, denn solche Körper treten in der Weise im Organismus in Wirkung, dass der saure Rest sich langsam abspaltet und dann die Base zur Wirkung gelangt. Kann der angelagerte saure Rest im Organismus nicht abgespalten oder aboxydiert werden, so kann dann auch die Base meist nicht ihren physiologischen Effekt auslösen. Die Art der eingeführten Gruppe (Azetyl-, Laktyl-, Salizyl- etc. -reste) hängt von dem Wunsche des Synthetikers ab einen mehr oder minder leicht löslichen und resistenten Körper zu erhalten. Die Laktylderivate gehören bei den meisten Basen zu den löslichsten, schwerer löslich sind die Azetylderivate, dann folgen die Benzoyl- und schliesslich die Salizylderivate, die letzteren sind häufig so schwer löslich und insbesondere so schwer im Organismus abspaltbar, dass die mit Salizylsäureresten substituierte Base überhaupt nicht mehr zur Wirkung gelangt z. B. Salizylphenetidid.

Von eigentümlicher Bedeutung ist die Gegenwart von Säureradikalen, welche einen Hydroxylwasserstoff in basischen Körpern ersetzen, insbesondere in Alkaloiden. Ekgoninmethylester wirkt gar nicht anästhesierend. Benzoylekgoninmethylester (Kokain) hingegen verdankt seine energische anästhetisierende Wirkung dem Eintreten des Benzoylrestes. Tropin sowie eine Reihe anderer Alkaloide erwiesen sich bei den Untersuchungen von Filehne [1]) als kokainartig wirkend, wenn man den Benzoylrest anlagerte. Ebenso konnten Cash und Dunstan [2]) zeigen, dass die grosse Giftigkeit des Akonitins mit der Gegenwart von Azetyl- und Benzoylgruppen im Molekül im innigsten Zusammenhange steht. Spaltet man diese ab, so erhält man einen wirkungslosen Körper. Schon die blosse Abspaltung des Azetylrestes im Akonitin macht eine auffällige Abnahme der Giftigkeit und vernichtet völlig die stimulierende Wirkung des Akonitins auf das Respirationszentrum und den Lungenvagus.

Eine ähnliche, wenn auch viel schwächere Wirkung in dieser Richtung zeigen die Reste der Tropasäure und der Mandelsäure. Es besteht eine steigende Reihe in der Wirksamkeit von der Tropasäure durch die Mandelsäure zur Benzoesäure.

---

[1]) Berl. klin. W. **1887**. 107.

[2]) Proc. Roy. Soc. London 1901. **68**. p. 378.

Die Bedeutung der Säuregruppen in Estern von hydroxylierten Basen, wie Tropin, Ekgonin, Morphin etc. wird ausführlich im Kapitel Alkaloide besprochen.

11. Bedeutung des Eintrittes von nicht oxydiertem Schwefel.

Wenn man gleichzeitig mit Cyaniden unterschwefligsaures Natron einem Tiere injiziert, so tritt eine Entgiftung der an und für sich giftigen Cyanide ein[1]). Dieselbe entgiftende Rolle kann der bleischwärzende Schwefel des nativen Eiweisses spielen (Cystingruppe). Die entstehenden Rhodanverbindungen sind, wenn auch pharmakologisch nicht unwirksam, so doch im Vergleich zu der Giftigkeit der Cyanide als ungiftig zu bezeichnen. Die einfachste organische Schwefelverbindung, Schwefelkohlenstoff CS_2, ist ein heftiges Gift. Kohlenoxysulfid COS verursacht schon in kleinen Mengen Erstickungstod. Nach den Untersuchungen von Lewin[2]) wird die Xanthogensäure gerade auf in Schwefelkohlenstoff und Alkohol gespalten. Es tritt nach Einführung von Xanthogensäure $CS\langle{}^{OC_2H_5}_{SH}$ in geeigneter Dosis eine vollständige Anästhesie des ganzen Körpers ein, wie sie bereits früher bei Vergiftungen mit Schwefelkohlenstoff beim Menschen beobachtet wurde. Die xanthogensauren Alkalien sind vorzügliche Konservierungs- und Desinfektionsmittel. Sie können in jeder Beziehung eine medikamentöse Verwendung des dazu gänzlich ungeeigneten Schwefelkohlenstoffs ersetzen.

Die Merkaptane $C_n H_{2n+1} . SH$ zeichnen sich bekanntlich durch einen äusserst intensiven Geruch aus, der mit der Zunahme des Molekulargewichtes ansteigt. Die in der Stinkdrüse von Skunks (Mephithis mephitica) vorkommenden Merkaptane Butylmerkaptan $C_4H_9 . SH$ und Amylmerkaptan $C_5H_{11} . SH$ gehören zu den intensivst riechenden Substanzen, die wir kennen[3]). Schwefeläthyl ${}^{C_2H_5}_{C_2H_5}\rangle S$ hingegen ist physiologisch ein ganz indifferenter Körper von schwachem Geruch. Nach Curci[4]) wirkt Methylsulfid $CH_3 . S . CH_3$ zentral lähmend. Aber die Giftigkeit der Merkaptane ist geringer als die des Schwefelwasserstoffes. Es scheinen

---

[1]) S. Lang, AePP. **36**. 75.

[2]) Virchow's Arch. **78**. 1879.

[3]) Journ. of experim. med. **1**. 323.

[4]) Arch. di farmacol. 1896. IV. 2. 80.

die Alkylgruppen auf den Schwefelwasserstoff entgiftend zu wirken [1]. Methylmerkaptan $CH_3.SH$ wirkt ähnlich wie Schwefelwasserstoff, vor allem auf die respiratorischen Zentren. Die Tiere werden bald nach dem Einatmen unruhig und zeigen eine stark beschleunigte Respiration, hierauf Lähmung der Extremitäten und Krämpfe. Tod durch Atmungslähmung Bei Injektion der Kalkverbindung des Methylmerkaptans zeigen sich ebenfalls Vergiftungserscheinungen [2]. Trimethylsulfinjodid $(CH_3)_3SJ$ hat die Kurarewirkung der Ammoniumbasen. Trimethylsulfinoxydhydrat $(CH_3)_3S(OH)$ wirkt noch stärker kurareartig, aber es erzeugt auch ein Exzitationsphänomen (Curci, Kunkel).

Pharmakologische Untersuchungen über Thioverbindungen sind nicht sehr zahlreich. Nach den Untersuchungen von Döleken macht Thiosinamin (Allylthioharnstoff) $NH_2-CS-NH\ (CH_2=CH-CH_2)$ Narkose, Tod durch Lungenödem und Hydrothorax [3]. Propylenpseudothioharnstoff $NH:C(SC_3H_6)NH_2$ macht starke Reflexsteigerung, Tetanus und Krämpfe. Bei innerlicher Verabreichung werden die Tiere apathisch und deren Reflex herabgesetzt. Propylenharnstoff $C_3H_6.NH.CO.NH_2$ hingegen verursacht eine bedeutende Steigerung der Reflexe. Alle drei Substanzen haben einen Einfluss auf die Respiration. Sie erregen zuerst das Zentral-Nervensystem, um es dann zu lähmen. Aber nur bei langsamer Resorption zeigt sich die erregende Wirkung des Thiosinamins [4].

Thioharnstoff $CS\langle{NH_2 \atop NH_2}$ macht lang gesteigerte Puls- und Atemfrequenz [5].

Thioharnstoff kommt nach französischen Autoren in kleineren Mengen im normalen Harn vor; er tötet nach Binet bei subkutaner Injektion Frösche zu 10 g, Meerschweinchen zu 4 g pro kg Tier [6]. Er hebt zunächst zentral die willkürlichen Bewegungen, dann die Reflexe auf, ohne Störungen der Sensibilität zu verursachen; das Herz wird allmählich gelähmt, bei Warmblütern erfolgt der Tod ohne Konvulsionen, bei Fröschen kann die Wirkung mit tetanischen Erscheinungen beginnen. Das Blut zeigt spektroskopisch keine Veränderungen [7].

---

[1] Rekowski, Arch. des Sc. biol. St. Petersburg 1893. II. 205.

[2] Mon f. Chem. 1889. **10**. 862 und AePP. **28**. 206.

[3] AePP. **1897**. p. 321.

[4] Deutsche méd. W. 1901. Nr. 35. p. 591.

[5] Lange, Diss. Rostock. 1894.

[6] Rev. med. d. l. Suisse Rom. **1893**. 540, 628.

[7] Nach Lusini und Calilebe, Annali di Farmacoterap 1897, ist Thioharnstoff nicht giftiger als gewöhnlicher Harnstoff.

Bei Untersuchung von Phenylthioharnstoff $C_6H_5.NH.CSNH_2$, Äthylthioharnstoff $C_2H_5.NH.CS.NH_2$ und Azetylthioharnstoff

$$CH_3.CO.NH.CS.NH_2$$

finden sich folgende Verhältnisse: Äthylthioharnstoff ist nahezu ganz unwirksam, die beiden anderen wirken wie Thiosinamin, Phenylthioharnstoff indes anscheinend stärker.

Allylthioharnstoff $C_3H_5.NH.CS.NH_2$ ist wegen der Seitenkette mit doppelter Bindung höchst giftig. Die zweifach substituierten Derivate waren wieder unschädlich, wenn die Alkyle gleich waren und giftig, sobald zwei verschiedene Alkyle da waren [1]).

Diphenylthioharnstoff ist ebenso wie alle anderen Diphenylverbindungen unwirksam, wie schon erwähnt.

Dimethylthioharnstoff $CH_3.NH.CS.NH.CH_3$ intravenös injiziert macht eine kurz dauernde leichte Narkose.

Allylphenylthioharnstoff intravenös injiziert macht krampfähnliche Bewegungen, Speicheln, Zittern, Flankenatmen des Versuchstieres.

Methyläthylthioharnstoff bewirkt gesteigerte Atemfrequenz, Schwäche und Schlafsucht, in den nächsten Tagen Reflexsteigerung und Tetanus, Tod. Äthylenthioharnstoff wirkt schwach narkotisch.

Verbindungen dieser Reihe mit symmetrischer Anordnung, wie Harnstoff, sind sehr schwach wirksam oder unwirksam. — Die übrigen, bei denen nur eine NH_2-Gruppe mit einem Radikal verbunden ist und die, welche doppelt alkyliert sind, aber mit ungleichen Radikalen, sind sehr energisch wirksam. Gleiche Wirkungen haben sie keineswegs. Die mit der Pseudoformel $HN:C(SH)(NH_2)$ entfernen sich in ihrer Wirkung am meisten vom Harnstoff und Thioharnstoff $H_2N.CS.NH_2$. Näher den letzteren stehen die monalkylierten Verbindungen, während die dialkylierten mit verschiedenen Radikalen die Mitte zwischen beiden einnehmen.

Nicht eine bestimmte Gruppe, sondern die Art der Verknüpfung ist hier für die Wirkung massgebend.

Smith [2]) untersuchte Karbaminthiosäureäthylester (Thiurethan) $NH_2.CO.S.C_2H_5$ und Thiokarbaminsäureäthylester (Xanthogenamid) $CS\left\langle\begin{matrix}NH_2\\O.C_2H_5\end{matrix}\right.$. Der letztere ist viel giftiger, der erstere machte nur eine kleine Appetitstörung. In diesen Kohlensäurederivaten bildet die Substitution von Schwefel für Sauerstoff eine Verbindung, welche viel

[1]) AePP. **38**. 321.

[2]) Pflüger's Arch. **53**. 481.

giftiger ist, wenn der Schwefel die CS.OH-Stelle einnimmt, als wenn er den Sauerstoff in der Hydroxylgruppe CO.SH ersetzt.

Schwefelhaltige Säuren der Fettreihe, in denen der Schwefel mit ein oder zwei Sauerstoffatomen zusammenhängt, wirken nicht giftig. Der organisch festgebundene Schwefel, wie beim Thiophen, im Ichthyol u. s. f. bewirkt neben seinen antiseptischen und antiparasitären Eigenschaften eine wesentliche Vermehrung der Resorption, eine Wirkung, welche an die Jodwirkung erinnert, pharmakologisch aber mit ihr keineswegs identisch ist.

Die zyklischen Verbindungen mit substituiertem Schwefel zeigen überdies auffällige schmerzstillende Eigenschaft, welche nur dem Eintritte von Schwefel in diese Gruppen zuzuschreiben ist.

Eine ähnliche entgiftende Wirkung wie sie Schwefel auf Cyan ausübt, indem er noch aktives, aber weitaus weniger giftiges Rhodan erzeugt, übt Schwefel nach den Untersuchungen von Edinger und Treupel [1]) auf Chinolin aus. Chinolin 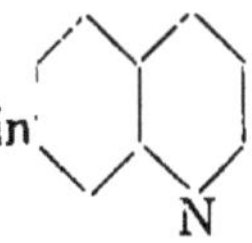 ist ein starkes Protoplasmagift. Erhitzt man Chinolin mit Schwefel, so erhält man Thiochinanthren $NC_9H_5\langle{S \atop S}\rangle H_5C_9N$. Dieses Thiochinanthren ist ungiftig und überhaupt wirkungslos. Hingegen sollen alle Chinolinrhodanate stark antiseptisch wirken [2]).

Während, wie wir gesehen haben, der Eintritt von Schwefel auf eine Reihe von Verbindungen abschwächend oder entgiftend wirkt, können wir bei den Aldehyden das umgekehrte Verhalten beobachten. Die Thioaldehyde $CH_2(OH)(SH)$ wirken energischer als die Aldehyde und insbesondere Trithioaldehyd

$$S\langle{CH_3.CH.S \atop CH_3.CH.S}\rangle CH.CH_3$$

wirkt stärker und nachhaltender als Paraldehyd $(CH_3.COH_3)$. Paraldehyd wirkt nicht auf das Herz aber hypnotisch. Thioaldehyd wirkt hypnotisch und auf das Herz stark giftig [3]).

---

[1]) Ther. Mon. **1898**. 422.

[2]) Journ. f. prakt. Ch. [2] **54**. 340. [2] **66**. 209. BB. **30**. 2418.

[3]) Lusini Ann. di chim. e di farmacol. **15**. 14.

12. Wirkungen der Puringruppe.

Pyrimidin Imidazol Purin Xanthin (2.6. Dioxypurin)

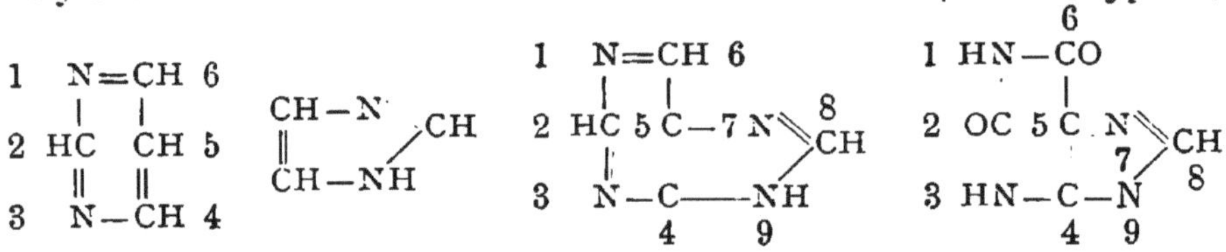

Purin macht nach den Untersuchungen von O. Schmiedeberg[1]) eine Steigerung der Gehirnerregbarkeit, wie die Ammoniumsalze, mit Neigung zu konvulsivischen Krämpfen, ohne dass diese indes zum Ausbruch kommen, ausserdem erhöhte tetanische Reflexerregbarkeit und Lähmung. Die muskelerstarrende Wirkung des Koffeins besitzt auch das Purin, doch tritt sie erst bei Anwendung konzentrierter Purinlösung und viel langsamer als nach Koffein ein.

Die für Theobromin und Koffein charakteristische Kombination der Muskelwirkung mit dem Tetanus hängt von dem Purinkern selbst ab.

7. Methylpurin steht dem Koffein viel näher als Purin. Auf Muskeln wirkt es stärker als Purin. Die Wirksamkeit dagegen ist eine verhältnismässig geringe, 1 g ist bei Kaninchen bei subkutaner Injektion ohne merkliche Wirkung.

6. Oxypurin (Hypoxanthin, Sarkin) macht Tetanus, aber keine Muskelstarre. Die Arbeitsleistung der Muskeln wird durch Hypoxanthin nicht beeinflusst[2]). Im Organismus des Hundes wird es fast vollständig in Allantoin umgewandelt, beim Menschen grösstenteils zu Harnsäure oxydiert[3]).

Es bewirkt erst nach 6 Stunden Reflex-Empfindlichkeit und Reflex-Irradiation, spontane Krampfanfälle; allgemeiner Streckkrampf wie beim Koffeintetanus stellt sich ein. 50—100 mg wirken letal, die Totenstarre tritt sehr bald und in sehr ausgesprochenem Maße auf.

1. 7. Dimethylhypoxanthin wirkt vorwiegend tetanisierend. Bei Fröschen zeigt sich auch die Muskelwirkung, aber schwächer als bei Koffein.

8. Oxypurin zeigt im Gegensatz zum Hypoxanthin keinen Tetanus, sondern nur Muskelstarre. Die Substanz wirkt sehr schwach.

---

1) B. B. **34.** 2550.

2) AePP. **15.** 62.

3) AePP. **41.** 403.

7. 9. Dimethyl. 8. Oxypurin macht im Gegensatze zu seiner nicht alkylierten Muttersubstanz Muskelstarre und Tetanus In bezug auf die Stärke der Wirkung ist die Substanz etwa dem Theobromin analog.

Während die Dimethylderivate beider Oxypurine gleichartig wirken, zeigt die Oxypurine selbst Differenzen in der Wirkung, welche sich vielleicht durch die Verschiedenheit ihrer Resorbierbarkeit erklären lassen.

Xanthin (2. 6. Dioxypurin) hat eine eigentümliche Muskel erstarrende[1]) und Rückenmark lähmende Wirkung.

Xanthin stimmt in seinen Wirkungen völlig mit dem 8-Oxypurin überein.

6.8. Dioxypurin ist so schwer löslich, dass man über seine Wirkungen nicht ins klare kommen kann. Anscheinend wirkt es auf das Nervensystem.

Die monalkylierten Xanthine wirken ohne Ausnahme ähnlich wie Koffein und Theobromin sowohl auf Muskeln als auch auf das Nervensystem, jedoch mit dem Unterschiede, dass sie im Verhältnis zu der erregbarkeitssteigernden, insbesondere der tetanisierenden Wirkung die Muskeln stärker starr machen als Koffein und selbst Theobromin.

3-Methylxanthin und 7-Methylxanthin (Heteroxanthin) wurden untersucht. Letzteres wirkt weniger erregbarkeitssteigernd und mehr lähmend auf das Zentralnervensystem als 3-Methylxanthin. Auch ist es wirksamer als jenes.

3-Methylxanthin und 7-Methylxanthin machen Muskelstarre[2]). Während 0,01 g des Heteroxanthins (7-Methylxanthin) bereits für Frösche letal sind, bewirkt dieselbe Dosis des 3-Methylxanthins nur eine leichte und vorübergehende Muskelsteifigkeit. Während Theobromin und Koffein einen ausgesprochenen Tetanus hervorrufen, tritt dieser nach Injektion der beiden Monomethylxanthine gar nicht oder nur einmal auf. Die letale Dosis des 3-Methylxanthin für Hunde ist 0,3—0,4 g pro kg. Es macht keine Krämpfe, sondern nur Lähmungserscheinungen Monomethylxanthin (Albanese) steht der Wirkung nach zwischen Xanthin und den höher methylierten Derivaten. Bei Kaninchen erregt es starke Diurese[3]).

Die beiden Monomethylxanthine machen beim Hunde keine Diurese, hingegen beim Kaninchen (namentlich 3-Methylxanthin) sehr starke

---

[1]) Filehne, Dubois' Arch. f. Physiol **1886**. 72.

[2]) Albanese AePP. **43**.

[3]) Arch. ital. de Biol. **32**. fac. **3**.

Diurese. Nur 10% der injizierten Menge erscheinen unverändert im Harne wieder.

Die drei bekannten Dimethylxanthine verhalten sich folgendermassen:

3.7.Dimethylxanthin (Theobromin) wird in bezug auf die Muskelwirkung ein wenig von dem Theophyllin (1.3.Dimethylxanthin) übertroffen und dieses wiederum von Paraxanthin (1.7.Dimethylxanthin), welches nur Muskelstarre hervorruft.

Theobromin hat ebenfalls noch die Muskel erstarrende Einwirkung (Eigenschaft des Xanthins), die dadurch hervorgerufen wird, dass sowohl dem Xanthin als auch dem Theobromin eine direkte Gerinnung veranlassende Wirkung auf die Muskelflüssigkeit zukommt. Nun bestehen aber zwischen dem Muskelprotoplasma und der Gangliensubstanz derselben Tierart bestimmte Beziehungen und je empfindlicher das Protoplasma desto empfindlicher ist die Gangliensubstanz gegen die Wirkung des betreffenden Körpers. Koffein mit drei Methylgruppen zeichnet sich durch Hervorrufung von Reflexübererregbarkeit und prompt eintretender Totenstarre der Muskeln bei Fröschen aus. Die methylierten Xanthine, Koffein und Theobromin lassen das Herz intakt. Xanthin erzeugt aber Zeichen von stellenweise auftretender Totenstarre des Herzens. Durch die Einführung von Methylgruppen an die Stickstoffatome des Xanthinmoleküles wird die Muskel erstarrende und Rückenmark lähmende Wirkung des Xanthins mehr und mehr abgeschwächt[1]). Theobromin und Koffein steigern die Erregbarkeit des Zentralnervensystems. Auf die quergestreifte Muskulatur wirken beide in der Weise, dass sich die Muskeln leichter und ergiebiger kontrahieren als vorher und grössere Gaben Starre erzeugen.

Theobromin wirkt stärker auf die Muskeln als Koffein, im Vergleich zu der Steigerung der Erregbarkeit des Zentralnervensystems.

Führt man nun in das Koffein eine Hydroxylgruppe ein, so macht selbst das 5fache von der Koffeindosis, als Hydroxykoffein verabreicht, keine augenfälligen Erscheinungen; es ist die dem Koffein eigentümliche Einwirkung durch die Einführung der Hydroxylgruppe anscheinend verloren gegangen. Durch die Einführung der Hydroxylgruppe ist nämlich das Koffeinmolekül, welches sich dem Organismus gegenüber recht resistent verhält, im Organismus zersetzlicher geworden, kann also leichter gespalten und oxydiert werden. Anderseits kann auch der Angriffspunkt durch die Einführung der Hydroxyl-

---

[1]) Filehne, Dubois Arch. Physiol. 1886.

gruppe verschoben sein. Diäthoxyhydroxykoffein ist bei Fröschen völlig unwirksam, was ebenfalls auf die Gegenwart der Hydroxylgruppe in dem Körper zu beziehen ist. Wenn man nun die Hydroxylgruppe im Hydroxykoffein veräthert, so macht man durch den Verschluss der Hydroxylgruppe den Körper anscheinend für den Organismus resistenter. Sowohl 8.Äthoxykoffein als auch Methoxykoffein bewirken zunächst gar keine Symptome, sondern eine Betäubung des Zentralnervensystems, an die sich erst später eine der Koffeinstarre analoge Muskelerstarrung anschliesst. Das Herz bleibt das Ultimum moriens. Durch die Einführung der Äthoxygruppe ist die Verwandtschaft der Substanz zum Zentralnervensystem wesentlich grösser, zur Muskelsubstanz aber geringer geworden[1]. Auch beim Säugetier zeigt sich die gleiche narkotische Wirkung. Blutdruckversuche mit Äthoxy-, Methoxy- und Koffein selbst zeigten, dass die Wirkung der beiden erstgenannten auf Blutdruck und Herzschlag qualitativ der des Koffeins durchaus gleich ist. Beim Menschen erregen die Alkyloxykoffeine in $^1/_2$ g Dose Zunahme der arteriellen Spannung, subjektives Behaglichkeitsgefühl, grosse Neigung zum Nichtstun und zur Ruhe, oft sehr lange und sehr ausgesprochen subjektiv wahrnehmbare, verstärkte Herzarbeit, am nächsten Tage Wohlbefinden; grössere Dosen Schwindel und heftigen Kopfschmerz, am nächsten Tage Abgeschlagenheit. Bei mittleren Dosen in der Nacht festerer Schlaf, nach grösseren unruhiger.

Noch stärker narkotisch als 8.Äthoxykoffein ist 7.9.Dimethyl-2.6.Diäthoxy-8-Oxypurin bei Fröschen. An höheren Tieren ist es wenig wirksam. 7.9.Dimethyl-2.6.Dimethoxy-8.Oxypurin macht keine hypnotischen Erscheinungen, hingegen wie Koffein starke Muskelstarre und Tetanus.

Desoxykoffein oder 1.3.7.Trimethyl.6.Dihydro.2.Oxypurin ist reduziertes Koffein und bewirkt Tetanus und Muskelstarre annähernd wie dieses, nur treten die Wirkungen wegen der leichten Löslichkeit der Substanz sehr rasch ein[2].

1.3.9.Trimethylxanthin, welches vom Koffein nur durch die Stellung der einen Methylgruppe verschieden ist, weicht in seinen Wirkungen ganz erheblich vom Koffein ab. Es wirkt viel schwächer, die Muskelstarre bleibt aus und die tetanischen Erscheinungen treten gegenüber der Lähmung in den Hintergrund.

8.Methylkoffein oder 1.3.7.8.Tetramethylxanthin weicht nur

---

[1]) AePP. **24**. 85.

[2]) B. B. **34**. 2556.

wenig in der Wirkung vom Koffein ab. Annähernd gleich ist auch 3.Methyl.1.7.Diäthylxanthin. Isokoffein oder 1.7.9.Trimethyl.6.8. Dioxypurin wirkt wie Koffein, nur schwächer. 7.9.Dimethyl.6.8. Dioxypurin ist schwach wirksam, ähnlich im Charakter wie die Dimethylxanthine, am ehesten wie Theophyllin.

2.6.8-Trioxypurin (Harnsäure) ist unwirksam.

1.3.7.9-Tetramethylharnsäure ist wirksam, macht Muskelstarre, Lähmung und dann Tetanus.

Von den Spaltungsprodukten des Koffeins ist folgendes bekannt:

Beim Koffeidin

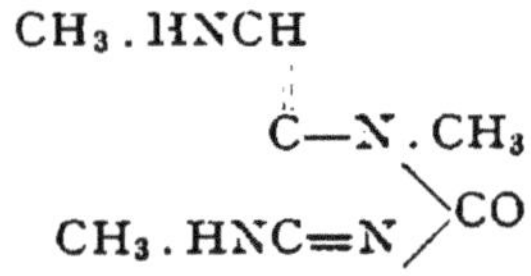

ist pharmakologisch eine schwere Schwächung der physiologischen Wirksamkeit gegenüber dem Koffein zu erkennen, obschon die pharmakologische Zusammengehörigkeit der beiden Substanzen sich nicht verleugnet, erst grössere Gaben machen Muskelerstarrung und später zentrale Paralyse, wie bei Koffein.

Koffursäure

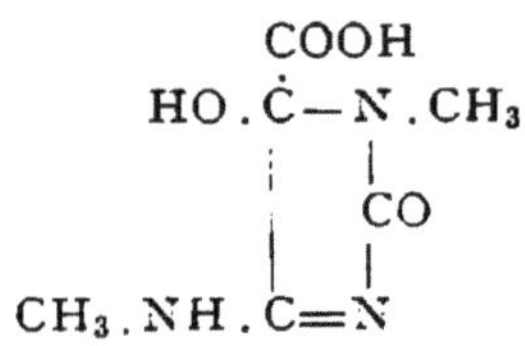

macht keine Störung, in grösseren Dosen eine vorübergehende und mässige Steigerung der Reflexerregbarkeit und eine gewisse Ungeschicklichkeit der Muskelaktion.

Hypokoffein

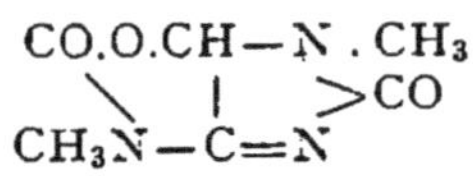

ist wirkungslos, in grösseren Gaben tritt eine geringe Betäubung ein, jedenfalls ist Hypokoffein ein sehr wenig wirksamer Körper und in Gaben, welche beim Koffein enorm giftig sind, nur ganz indifferent.

Koffolin erscheint gänzlich wirkungslos

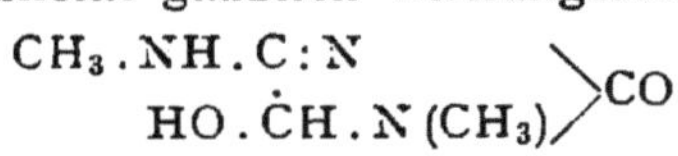

So nimmt also die Wirkung der Substanzen mit dem Abbau des Koffeinmoleküls überall ab, trotz des Bestehenbleibens jenes charakteristischen Restes

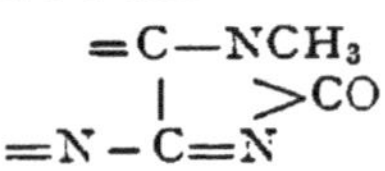

Guanin 2.Amino.6-Oxypurin ist völlig unwirksam.

Den methylierten Xanthinderivaten kommt überdies eine therapeutische, sehr stark verwendete Eigenschaft zu, nämlich die, vorzüglich diuretisch zu wirken. Die diuretische Wirkung der Purinderivate geht Hand in Hand mit der Muskelwirkung und steht im Gegensatz zu der Erregbarkeitssteigerung des Nervensystems. Je stärker ein Purinderivat im Verhältnis zu der Erregbarkeitssteigerung des Nervensystems auf die Muskeln wirkt, um so leichter ruft es auch eine verstärkte Harnabsonderung hervor.

Daher wirken hervorragend in diesem Sinne 3. und 7. Methylxanthin und die drei Dimethylxanthine. Theophyllin wirkt stärker diuretisch als Theobromin, am stärksten Paraxanthin [1]).

Durch den Eintritt von Sauerstoff und von Alkylgruppen in den Purinkern wird nur die Wirksamkeit im allgemeinen und das gegenseitige Stärkeverhältnis der verschiedenen Wirkungen verändert. Eine Gesetzmässigkeit in der Beeinflussung dieser Verhältnisse durch die Anzahl und die Stellung der Sauerstoffatome und der Alkylgruppen im Molekül lässt sich aber nicht erkennen. (Schmiedeberg.)

Erst die Bildung des Imidazolringes bei der Entstehung der Purinderivate, nicht aber die Pyrimidingruppe, gibt den Verbindungen der Purinreihe die Wirkung auf quergestreifte Muskeln (Vernichtung der Querstreifung), auf Herz und Zentralnervensystem, ferner die diuretische Wirkung. Monoformyl — 1 . 3 . dimethyl — 4 . 5 . diamino — 2,6 dioxypyrimidin wirkt nicht, das durch Schliessung des Imidazolringes entstehende 1 . 3 . Dimethylxanthin (Theophyllin) ist stark wirksam [2]). Doch hat die Trimethylverbindung diese Eigenschaft im geringeren Grade als die Dimethylverbindung, das Theobromin. Auch die diuretische Wirkung geht nach den Untersuchungen von Schröder [3]) den Xanthinderivaten verloren, wenn eine Hydroxylgruppe eingeführt wird, selbst wenn man diese dann noch veräthert. Äthoxykoffein zeigt erst diuretische Wirkung, führt aber auch in denselben Gaben Tod durch zentrale Lähmung herbei. Auch das fast ungiftige Koffeinmethylhydroxyd (Methyl und Hydroxyl am N) hat keine diuretische Wirkung mehr, ebenso fehlt sie dem Koffeidin, welches unter Wasseraufnahme und Kohlensäureabspaltung aus dem Koffein entsteht. Der Eintritt von Chlor verringert die Koffeinwirkung, welche sich auf die tonischen Kontraktionen des Herzens erstreckt. Die Einfügung des Cyans in das Koffeinmolekül überbietet

[1]) Albanese und Ach, AePP. **44**. 319.

[2]) H. Dreser, Pflüger's Arch. **102**. 1.

[3]) AePP. **24**. 85.

die physiologische Wirkung der drei Methylgruppen und Cyankoffein wirkt giftiger als Koffein selbst, während Chlorkoffein weniger giftig wirkt. Andere Xanthinbasen, welche keine medizinische Verwertung finden, wurden von Krüger und Salomon [1]) auf ihre Wirkung geprüft. Das Heteroxanthin (1.7.Dimethylxanthin) und Paraxanthin (7.Methylxanthin) zeigen in ihrer physiologischen Wirkung fast übereinstimmende Resultate, indem sie die Respiration lähmen, die Skelettmuskulatur träge und unbehilflich machen bei Absinken der Reflexe. Doch ist Paraxanthin 36 mal so wirksam als Heteroxanthin. Es steigt also hier die Wirksamkeit mit der Anzahl der Methylgruppen

Lusini [2]) hat verschiedene Harnsäurederivate, Alloxan (Mesoxalylharnstoff) $HN\left\langle{}^{CO\,.\,HN}_{CO\,.\,CO}\right\rangle CO$

Alloxantin $\overline{CO\,.\,NH\,.\,CO\,NH.CO.}C(OH)\,.\,\overline{C(OH)\,.\,CO\,.\,NH\,.\,CO\,.\,NH\,.\,CO}$

Parabansäure (Oxalylharnstoff) $HN\left\langle{}^{CO\,.\,NH}_{CO\,.\,CO}\right.$ auf Giftwirkung untersucht und gefunden, dass ihre Wirksamkeit von der Ureidgruppe $CO\left\langle{}^{NH}_{NH}\right.$ und nicht von der Imidgruppe $NH\left\langle{}^{CO}_{CO}\right.$ herrührt, da die Wirkung des Succinimids $\overline{CO\,.\,CH_2\,.\,CH_2\,.\,CO\,.\,NH}$ und Chloralimids $(CCl_3.CH{:}NH)_3$ wesentlich von der der genannten Körper abweicht.

Alloxan ist am stärksten, Parabansäure am schwächsten giftig. Sie machen alle diastolischen Herzstillstand. Im Organismus werden alle drei zerstört. Nach Verfütterung von Alloxan finden sich nur äusserst geringe Mengen Alloxantin und Parabansäure im Harne; nach Alloxantinfütterung, schwache Spuren von Alloxantin, ausserdem geringe Mengen Dialursäure, Parabansäure und Murexid; nach Parabansäure nur sehr geringe Spuren der eingeführten Substanz.

Analog dem Alloxantin aber schwächer wirken die Salze der Purpursäure (Murexid); bei Warmblütern ist Murexid inaktiv. Bei direkter Herzwirkung tritt diastolischer Stillstand auf. Murexid wird unzersetzt eliminiert (Lusini).

---

[1]) HS. **21.** 169.

[2]) Annal. di chim. e farm. **21.** 241. **22.** 385.

13. Bedeutung der doppelten und dreifachen Bindung.

Während die Alkohole im allgemeinen keine besondere Giftigkeit zeigen, konnte Miessner[1]) bei Arbeitern, die Allylalkohol aus Glyzerin und Oxalsäure darstellten, sehr schwere Vergiftungserscheinungen beobachten. Er fand starke Sekretion aus den Augen und Nase, Druckschmerz des Kopfes und der Augen, tagelang anhaltende Weitsichtigkeit. Während Propylalkohol $CH_3.CH_2.CH_2.OH$ ungiftig ist und nur einen Rauschzustand macht, erzeugt der ungesättigte Allylalkohol $CH_2{=}CH{-}CH_2.OH$ Beschleunigung der Atmung, Lähmungen und Tod durch Respirationsstillstand. Er erzeugt keinen Rausch, sondern wirkt nur depressiv. Dem Allylalkohol geht die für alle Alkohole der gesättigten Reihe typische narkotische Wirkung ab. Die eigentümliche stark giftige Wirkung des Allylalkohols ist seinem Charakter als ungesättigte Verbindung, seiner doppelten Bindung der Kohlenstoffatome zuzuschreiben.

Charakteristisch für die Wirkung des Allylalkohols ist die heftige Schleimhautreizung, die starke Gefässerweiterung und die dadurch verursachte starke Blutdrucksenkung. Damit ist auch ein beträchtlicher Eiweissverlust verbunden. Allylalkohol ist fünfzigmal so giftig als Propylalkohol. Dass die hohe Giftigkeit dieser Verbindung tatsächlich mit der doppelten Bindung zusammenhängt, zeigt eine Reihe von analogen Verhältnissen bei anderen Körpern mit doppelter Bindung der Kohlenstoffatome.

Es lässt sich daher der Satz formulieren: Körper mit doppelter Bindung sind giftiger als die entsprechenden gesättigten Substanzen. (Löw). —

So ist Dijodazetyliden CJ : JC äusserst energisch giftig, und zwar so giftig, dass die Wirkung die der meisten Gifte übertrifft[2]). Es hemmt in stärkster Verdünnung die Entwickelung von Mikroorganismen. Per os gegeben ist es wegen seiner Schwerlöslichkeit ein weit schwächeres Gift, während die Dämpfe von Säugetieren eingeatmet diese töten. Der ungesättigte Charakter der Verbindung und die dreifache Bindung bedingt die Giftigkeit des Dijodazetylidens. Aber auch JHC:CHJ Azetylendijodid ist giftig, viel giftiger als Jodoform CHJ_3 und die Giftwirkung beruht nicht auf dem Jodgehalte allein.

Allylamin $CH_2{=}CH.CH_2.NH_2$ ist durchaus ohne Wirkung [3]).

---

[1]) Berl. klin. W. **1891**. p. 819.

[2]) O. Loew. Zeitschr. f. Biol. **37**. 222.

[3]) Levaditi Arch intern. pharmacod. VIII. **1**. 48.

Isoallylamin $CH_3.CH=CH.NH_2$ hat die Gruppe $C=CH\,NH_2$ welche dem Allylamin fehlt.

Es ist sehr stark giftig. Nach Gabriel und Hirsch [1]) ist die toxische Dosis pro Kilo Körpergewicht bei Ziegen 0.01 g. Die Wirkung des Giftes erstreckt sich eigentümlicherweise auf eine ganz bestimmte Stelle, nämlich auf den sogenannten Papillaranteil der Niere.

Vom Vinylaminchlorhydrat $\begin{matrix} CH_2 \\ | \\ CH_2 \end{matrix} \!>\! NH$ wirken 0.025—0.03 g pro kg Kaninchen in 4—6 Stunden letal.

Von Kamphylamin $C_8H_{14} < \begin{matrix} C-NH_2 \\ \| \\ CH \end{matrix}$ wirken 0.45 g pro kg Tier rapid toxisch. Es macht Erregung, Lähmung, intermittierende Krämpfe aber keine Veränderung in den Organen. Kleinere Dosen erzeugen schwere nervöse Erscheinungen. Die Gruppe $C:CH.NH_2$ ist vorhanden, aber eng an einen aromatischen Komplex gebunden. Auch bei Heymans Untersuchungen zeigte es sich, dass die Wirkungen der aromatischen CN-Verbindungen ganz anders ist als die der aliphatischen.

Das Chlorhydrat des Trimethylenimin $CH_2 < \begin{matrix} CH_2 \\ CH_2 \end{matrix} > NH$ macht in Dosen von 0.45 g pro kg Tier keine toxische Wirkung. Erst 2.21 g pro kg machen nervöse Symptome, Atemstörungen, aber keine Nierenveränderung.

Schön lässt sich die giftige Wirkung der doppelten Bindung an den Körpern der Safrolgruppe [2]) erweisen.

Die Körper der Safrolgruppe haben alle eine Seitenkette mit doppelter Bindung.

Safrol selbst 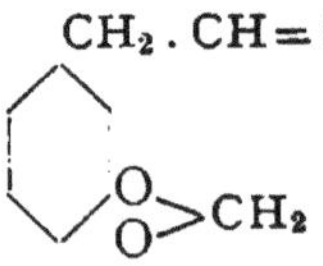 ist Allylbrenzkatechinmethylenäther. Es ist bei weitem giftiger als alle bis nun untersuchten ätherischen Öle, es bewirkt eine Herabsetzung des Blutdruckes durch Lähmung der vasomotorischen Zentren. Safrol bewirkt gerade so wie der gelbe Phosphor in einer Reihe von Organen hochgradigste fettige Entartung, vorwiegend in der Leber und den Nieren, es ent-

[1]) BB. **29.** 2747.

[2]) Heffter AePP. **35.** 342.

steht ein ausgesprochener Ikterus. Daher ist Safrol eine für Menschen stark giftige Substanz.

Isosafrol ist der Methylenäther des Propenylbrenzkatechins. Statt der Allylgruppe steht die isomere Propenylgruppe.

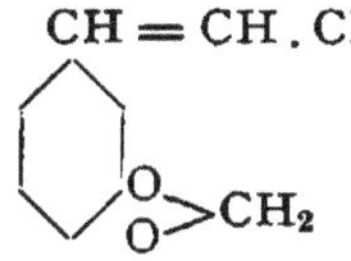

Isosafrol ist in gleicher Dosis weniger giftig. Bei der Safrolvergiftung fehlen alle Erscheinungen von Seiten des Zentralnervensystems vollkommen. Eine sehr bald auftretende und rasch zunehmende Schwäche und Hinfälligkeit sind das einzige Symptom. Diese fehlt fast ganz bei der Isosafrolwirkung; vielmehr treten hier deutlich nervöse Erscheinungen auf, Taumeln, sogar Krämpfe. Pathologische Befunde geben uns eine deutliche Aufklärung über diesen Unterschied der Vergiftungsbilder an Versuchstieren. Beim Safrol eine starke deletäre Einwirkung auf den Stoffwechsel, die sich durch hochgradige Verfettung, wie bei der Phosphorvergiftung, charakterisiert; beim Isosafrol das völlige Fehlen jeder Degeneration und nur die Veränderungen, die durch längeren Nahrungsmangel hervorgerufen wurden. Da die Allylverbindungen einen höheren Wärmewert besitzen als die Propenylverbindungen so sind sie auch die labileren und gehen mit dem Protoplasma heftigere Reaktionen ein, während das stabilere Propenylderivat es unbeeinflusst lässt.

Auch Anethol $CH_3 . O . C_6H_4 . CH = CH . CH_3$ bringt wegen seiner doppelten Bindung in Dosen von zwei Gramm beim Menschen Kopfschmerzen und leichten Rausch hervor. Pulegon aus Poley-Öl

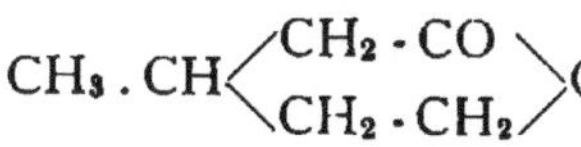

macht fettige Degeneration der Organe und Phosphorismus (Steigen der N-Ausscheidung). Durch Wasserstoffanlagerung entsteht Menthol, welches von viel geringerer Giftigkeit ist. Menthon

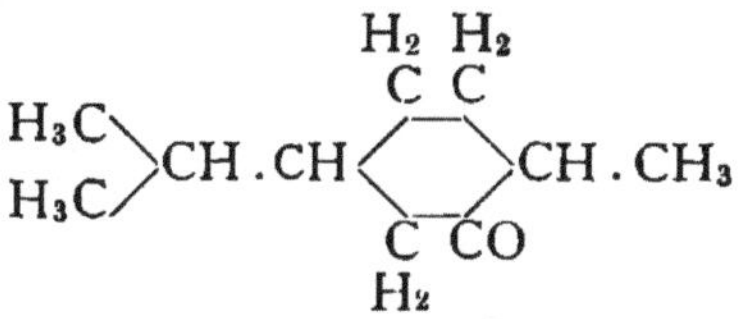

(Ketohexahydro-p-cymol) ist weit weniger giftig als Karvon

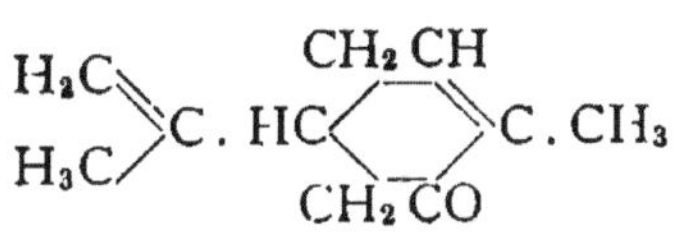

(Ketodihydro-p-cymol). An Stelle der zwei doppelten Bindungen des Karvons ist Anlagerung von 2 H getreten [1]).

Piperinsäure, welche der Protokatechusäure analog gebaut ist, besitzt eine Seitenkette mit doppelter Bindung

$$1.2.4\,C_6H_3(O.CH_2.O).CH:CH.CH:CH.COOH$$

und lähmt bei Fröschen das Zentralnervensystem und stellt das Herz in der Diastole still. Hingegen ist die analoge Piperonylsäure

$$1.2.4.C_6H_3\,(O.CH_2.O).COOH,$$

welcher die Seitenkette mit doppelter Bindung fehlt zu 5 g beim Menschen ganz indifferent, ebenso Piperonal $C_6H_3(O.CH_2.O).COH$.

Denselben Einfluss der doppelten Bindung sehen wir bei Vergleichung des schwach giftigen Cholins mit dem stark giftigen Neurin.

Cholin (Trimethyläthylammoniumhydroxyd)

$$(CH_3)_3 \equiv N \begin{matrix} \diagup CH_2-CH_2.OH \\ \diagdown OH \end{matrix}$$

Neurin (Trimethylvinylammoniumhydroxyd)

$$(CH_3)_3 \equiv N \begin{matrix} \diagup CH=CH_2 \\ \diagdown OH \end{matrix}$$

Wird dem Neurin noch Wasserstoff entzogen, so erhält man Azetenyltrimethylammoniumhydroxyd [2])

$$(CH_3)_3 \equiv N \begin{matrix} \diagup C\equiv CH \\ \diagdown OH, \end{matrix}$$

welches noch viel giftiger ist als Neurin. Intravenös injiziert bewirkt es bei Warmblütern Stillstand der Herztätigkeit und Respiration, wie Schmidt gezeigt hat.

Eine Ausnahme macht nur das von Hans Meyer untersuchte Allyltrimethylammoniumhydroxyd $(CH_3)_3\underset{\substack{|\\ OH}}{N}-CH_2-CH=CH_2$, das Homologe des Neurins, welches aber nur schwach giftig ist.

Interessant ist auch, dass die ungesättigte Akonitsäure $CH.(COOH):C(COOH).CH_2(COOH)$ unwirksam ist. 2 g einem Kaninchen subkutan injiziert, erzeugten nur durch kurze Zeit Unruhe.

Allylsenföl $CH_2=CH-CH_2-NCS$ ist nach Mitscherlich giftig, da 4.0 g Kaninchen in 2 Stunden, 15,0 g in $^1/_4$ Stunde töten. Akrolein $CH_2=CH-COH$, Krotonaldehyd $CH_3-CH=CH-COH$ [3]) sind aber

[1]) Hildebrandt HS. **36**. 453.

[2]) Liebigs Ann. **267**. 249.

[3]) AePP **18**. 239 macht Dyspnoe, allgemeine Lähmung, lokale Ätzung.

wieder giftiger als die entsprechenden gesättigten Verbindungen. Akrolein wirkt sogar auf kleine Tiere narkotisch.

---

14. Unterschiede in der Wirkung bedingt durch Stellungsisomerien.

Nach den Untersuchungen von Bokorny [1]) an Pflanzen und niederen Tieren bestehen Unterschiede in der Giftigkeit zwischen Ortho- und Paraverbindungen und zwar in dem Sinne, dass die Paraverbindungen meist die giftigeren sind. Doch ist diese Regel keineswegs von allgemeiner Gültigkeit. p-Nitrophenol 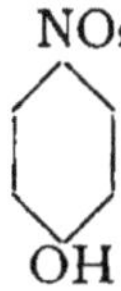 ist stärker giftig als m- 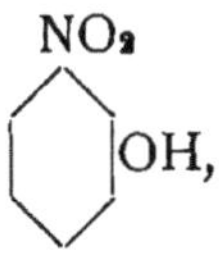, dieses als o-Nitrophenol [2]) 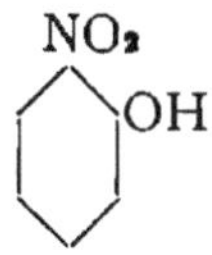 ebenso ist p-Nitrotoluol 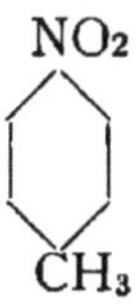 giftiger als o-Nitrotoluol 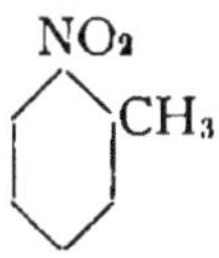. Dasselbe Verhältnis zeigt sich bei den Toluidinen. Auch ist p-Bromtoluol 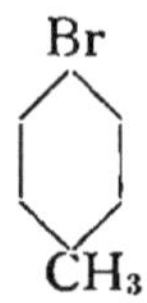 durch grosse Giftigkeit ausgezeichnet.

Doch ist nur die Wirkungsdifferenz allgemeine Regel, keineswegs aber das Überwiegen des toxischen Effektes der p-Verbindungen über die o-Reihe; denn viele Körper zeigen ein gegenteiliges Verhalten, die Orthoverbindungen sind die giftigeren. o-Nitrobenzaldehyd 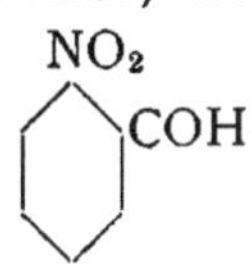 ist giftiger als die Paraverbindung 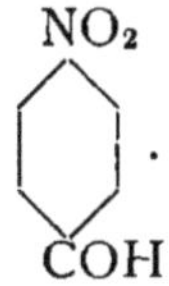. Beim Anisidin $CH_3.O.C_6H_4$

---

[1]) Journ. f. prakt. Ch. **36.** 272.

[2]) Dubois Arch. 1889. Suppl.-Bd. p. 272.

.NH_2 scheint die Paraverbindung weniger schädlich zu wirken als die Orthoverbindung. Auch beim Oxybenzaldehyd ist die o-Verbindung 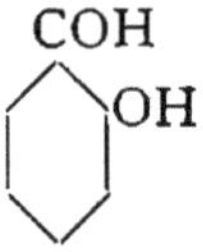 schädlicher als die p-Verbindung 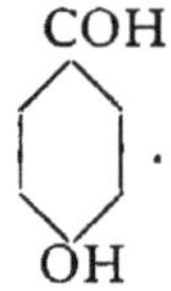. Sehr hervorstechend ist der Unterschied bei den sehr giftigen Phenylendiaminchlorhydraten wo die Orthoverbindung 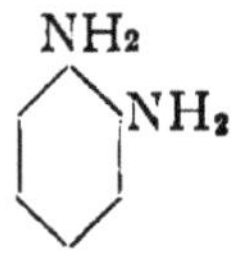 erheblich wirksamer ist als die Para-, diese als die Metaverbindung[1]).

Bei einer Reihe von Verbindungen konnte kein Unterschied wahrgenommen werden, so bei dem Dimethyltoluidin. p- und m-Oxybenzoesäuren sind beide unwirksam[2]), während die Orthoverbindung (Salizylsäure) 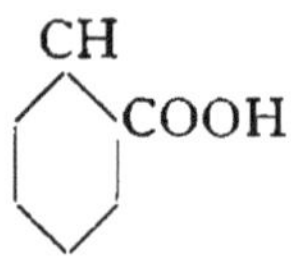 die bekannten energischen Wirkungen ausübt.

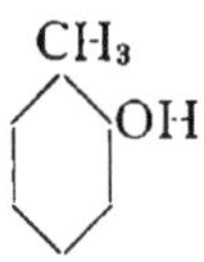

o-Kresol

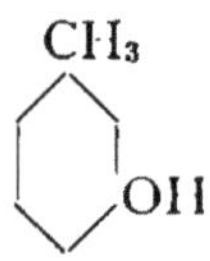

m-Kresol

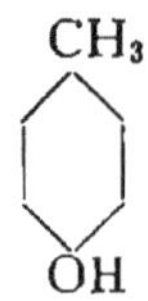

p-Kresol

Nach Meili[3]) ist beim Kaninchen m-Kresol etwas weniger giftig als Phenol, Phenol weniger giftig als o- und -p-Kresol. o-Kresol ist giftiger als m-Kresol. p-Kresol ist das giftigste.

Für die Maus ist p-Kresol doppelt so giftig als Phenol, o-Kresol ebenso giftig, m-Kresol weniger giftig als Phenol. Dasselbe gilt von den Natriumsalzen. Die drei isomeren Kresole haben untereinander eine verschiedene Giftigkeit. (Nur für den Frosch sind die Kresole weniger giftig als Phenol)[4]).

Die drei isomeren Aminobenzoesäuren zeigen ein abweichendes Verhalten. Die o-Verbindung ist die giftigste[5]).

---

[1]) Dubois und Vignon. C. r. **107**.

[2]) H. S. **1**. 259.

[3]) Diss. Bern **1891**.

[4]) Tollens AePP. **52**. 270.

[5]) Hildebrandt HB. **3**. 369.

Die drei isomeren Aminooxybenzoesäuren sind alle wenig giftig. In ihren antiseptischen Fähigkeiten ist die Orthoverbindung 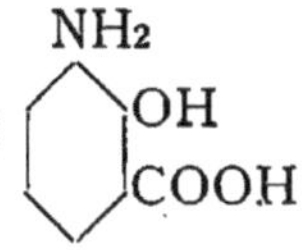

den beiden anderen überlegen. Bei den Dioxybenzolen ist die Orthoverbindung, Brenzkatechin, die giftigste.

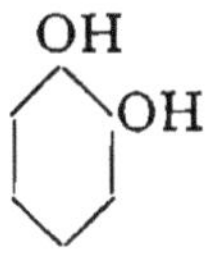

Brenzkatechin

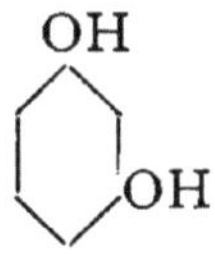

Resorzin

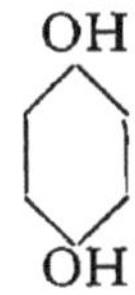

Hydrochinon

Ihm steht die Paraverbindung, Hydrochinon, in bezug auf die Giftigkeit am nächsten, während Resorzin, die Metaverbindung, sich als am wenigsten giftig erwies. Ebenso verhält es sich mit der antifermentativen Wirkung dieser Körper, sowie mit der antipyretischen, doch ist die Anwendung des Brenzkatechins als Antipyretikum streng zu vermeiden. Gibbs und Hare[1]) fanden als tödliche Dosis des Brenzkatechin 0.06 g pro kg, Hydrochinon 0.1 g pro kg, während Resorzin erst tödlich wirkte, wenn 1 g pro kg angewendet wurde.

Wie die Dioxybenzole, so zeigen auch die Trioxybenzole grosse Verschiedenheiten in der physiologischen Wirkung. Pyrogallol 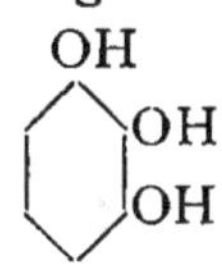

ist bei weitem giftiger als Phlorogluzin 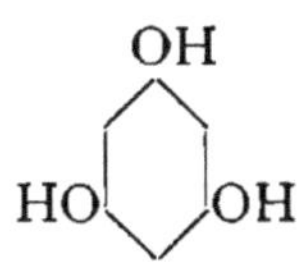

Während 0.05 g Pyrogallol pro kg schon schwere Erscheinungen machen, 0.1 g den Tod bewirken, bedarf es der 20 fachen Menge Phlorogluzin pro kg, um letale Wirkungen auszuüben. Sowohl Phlorogluzin als Pyrogallol hemmen den Puls, reizen den Vagus, verändern das Aussehen des Blutes. Beide töten durch direkte oder indirekte Aufhebung der Atmung.

Die ausgedehnten Untersuchungen von Gibbs und Hare über die Wirkung isomerer Verbindungen auf den tierischen Organismus

[1]) Dubois Arch. f. Physiol. **1889**. Suppl. Bd. p. 272.

zeigten, dass die Nitrophenole der Giftigkeit nach in folgender Ordnung stehen: die Paraverbindung ist die giftigste, dann folgt die Metaverbindung und die Orthoverbindung ist die am wenigsten giftigste. Sie töten alle durch Herzlähmung und haben keinen Einfluss auf die Körperwärme. Die Angriffspunkte und die Wirkungsweise sind also gleiche, trotz der Verschiedenheiten in der Stellung der Gruppen. Nur eine Differenz besteht: die Ortho- und Metaverbindung reizen den Vagus, während die Paraverbindung seine Tätigkeit schwächt. Ebenso zeigen die Nitroaniline eine Abnahme der Giftigkeit von der Para- über die Meta- zur Orthoverbindung. Sie zeigen Symptome der Anilinvergiftung überhaupt, nämlich Methämoglobinbildung und bei grossen Dosen starke Herzlähmung, ferner zeigen sie alle reizende Wirkung auf die peripheren Ausbreitungen des Vagus. Bemerkenswert ist, dass die Paraverbindung 10 mal so giftig ist als die Orthoverbindung. Nitrobenzoesäuren aller Stellungen sind gänzlich unschädlich und unwirksam für den tierischen Organismus. Aber die drei Kresole zeigen hinwiederum erhebliche Unterschiede in bezug auf die Wirkung und die Giftigkeit. o-Kresol wirkt auf das Herz in kleinen Gaben lähmend ein. Schon in kleinen Gaben ist es ein Reizmittel für die Nervensubstanz des Hemmungsapparates, in grösseren ein kräftig wirkendes Gift für alle Gewebe. Auch p-Kresol wirkt als Herzgift und in zweiter Linie auf die Nerven. Hingegen ist m-Kresol kein so starkes Herzgift und beeinflusst auch nicht den Hemmungsapparat, sondern wirkt mehr auf das vasomotorische System. Alle drei Kresole wirken lähmend auf das sensible und motorische System. Während die Ortho- und Paraverbindung, die Hemmungsvorgänge, wie erwähnt, anregen, hat die Metaverbindung keine solche Wirkung. o-Kresol scheint von beiden das stärkere Reizmittel für die Hemmung zu sein und ist das stärkste Herzmittel der Gruppe. Ihm zunächst steht in dieser Hinsicht p-Kresol, während m-Kresol auf das Herz verhältnismässig schwach wirkt. Hingegen scheint m-Kresol die vasomotorischen Nerven stärker anzugreifen als p-Kresol, wahrscheinlich aber nicht stärker als o-Kresol. Als Reizmittel für die Hemmungsnerven und Herzgifte bilden o- und p-Kresol eine Gruppe. Als Gifte für die vasomotorischen Nerven bilden o- und m-Kresol eine Gruppe.

Beim Kaninchen erweisen sich p-Cl- und p-Br-Toluol 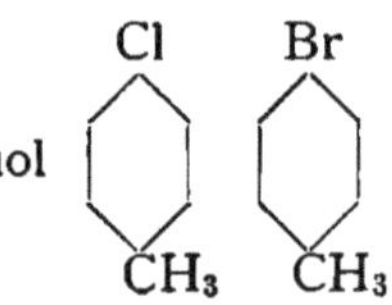

als die giftigsten, am wenigsten giftig sind die o-Verbindungen. In der Mitte steht m-Chlortoluol[1] 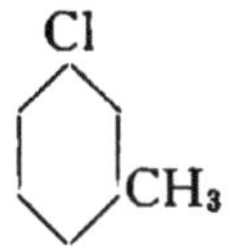

p-Brombenzoesäure 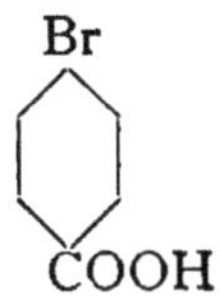 erwies sich bei Anwendung molekularer Mengen als erheblich giftiger als o-Chlorbenzoesäure[2] 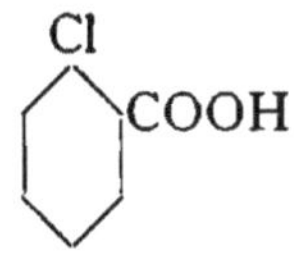

In der Mitte steht m-Chlorbenzoesäure. Aber auch die o-Verbindung ist noch giftiger als Benzoesäure selbst.

Die drei isomeren Toluidine[3] $CH_3.C_6H_4.NH_2$ zeigen in ihrer physiologischen Wirkung sehr grosse Ähnlichkeiten. Alle wirken wie Anilin $C_6H_5.NH_2$ zerstörend auf den roten Blutfarbstoff und bilden Methämoglobin. Sie lähmen das Rückenmark und wirken durch die Aufhebung der Atmung tödlich. Bei der Einspritzung in die Jugularis beträgt die letale Dosis des o-Toluidin 0.208 g pro kg beim Hunde, des m-Toluidin 0.125 g und 0.1 g die des p-Toluidin. Es steigt also die Giftigkeit vom o-Toluidin über m-Toluidin zum p-Toluidin. Bei der Azetylierung hingegen verhalten sich die drei Toluidine verschieden. Hier ist die Parastellung merkwürdigerweise unwirksam, und wie es scheint, auch die Metastellung. Beide sind völlig ungiftig, und giftige Eigenschaften kommen nur dem o-Azettoluid zu. Eine Temperatur herabsetzende Wirkung kommt nur dem m-Azettoluid zu, die Para- und Orthoverbindungen sind ohne bemerkenswerten Einfluss auf die Körperwärme. Ein unmittelbarer Zusammenhang zwischen der Temperatur vermindernden Wirkung und der Art der chemischen Umsetzung lässt sich nicht nachweisen. Denn existierte ein solcher, so müsste das o-Azettoluid, dessen chemisches Verhalten im Tierkörper dem des Antifebrins vollkommen analog ist, dem letzteren auch in bezug auf den antipyretischen Effekt am nächsten stehen. (Jaffé und Hilbert)[3][4].

---

[1]) Hildebrandt. H. B. **3**. 369.

[2]) Ebenda p. 370.

[3]) Jaffé und Hilbert HS. **12**. 295.

[4]) S. auch Hildebrandt (H. B. **3**. 372.)

Erwähnenswert ist noch der frappante Unterschied in der Geschmackswirkung zwischen o- und p-Benzoesäuresulfinid.

o-Benzoesäuresulfinid

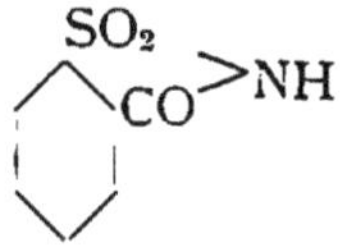

p-Benzoesäuresulfinid

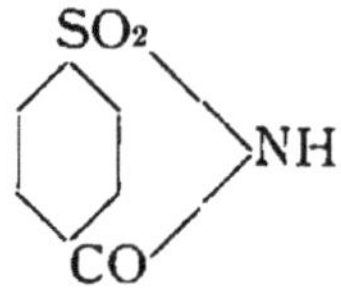

Ersterer Körper, Saccharin, ist 500 mal so süss als Zucker, während die entsprechende Paraverbindung geschmacklos ist.

α-Napthylamin 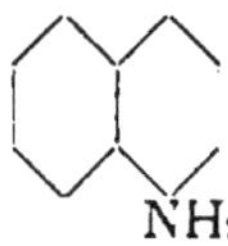 ist giftiger als β-Napthylamin[1] 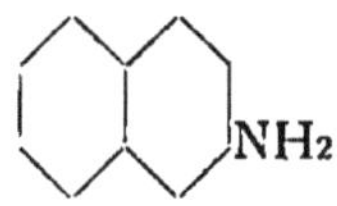

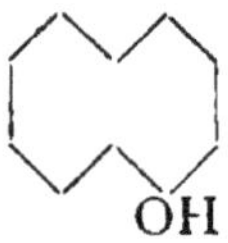 α-Naphtol ist giftiger als β-Naphtol 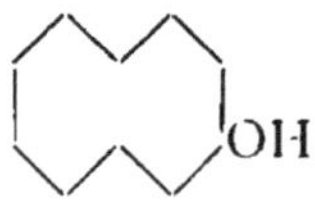

α- und γ-Aminobuttersäure sind in bezug auf Narkose unwirksam; die β-Aminobuttersäure hat neben einer stark narkotisierenden Wirkung eine exzitierende auf das Atmungscentrum aufzuweisen[2]).

α-Kokain

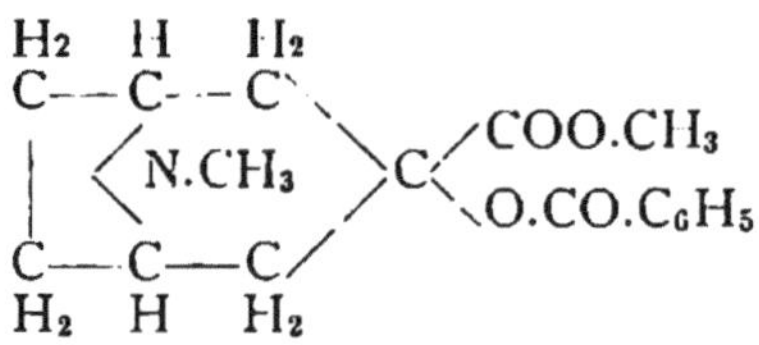

unterscheidet sich nur durch die Stellung der Karboxylgruppe im Ekgoninkern von Kokain

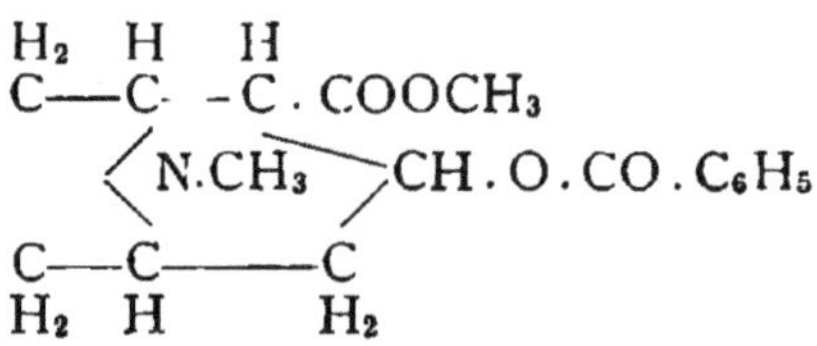

ruft aber keine Anästhesie hervor[3]).

In der Reihe der Purinbasen finden wir ebenfalls ein ganz charakteristisches Beispiel dafür. Die drei stellungsisomeren Dimethylxanthine Theobromin, Theophyllin, Paraxanthin, haben eine identische diuretische

---

[1]) Petrini Arch. di Farmacol. V. 574. (1897).

[2]) W. Sternberg Zeitschr. f. klin. Med. 38. 65.

[3]) Willstätter BB. 29. 1575. 2216.

Wirkung, doch wirkt Theophyllin weitaus kräftiger als Theobromin, Paraxanthin übertrifft an Wirkungsstärke Theophyllin bedeutend[1]).

Theobromin (3,7 Dimethylxanthin)

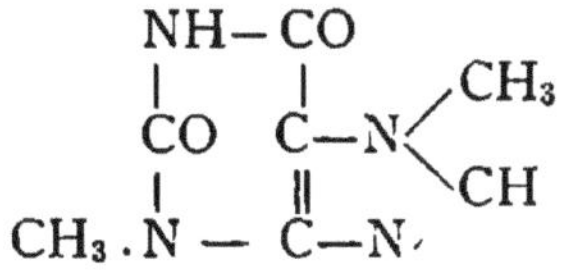

Theophyllin (1,3 Dimethylxanthin)

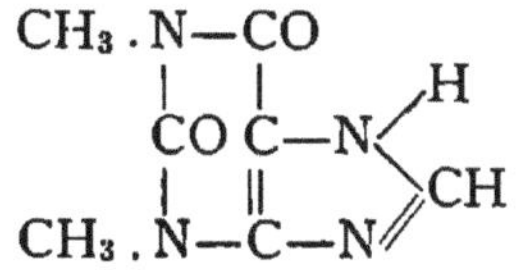

Paraxanthin (1,7 Dimethylxanthin)

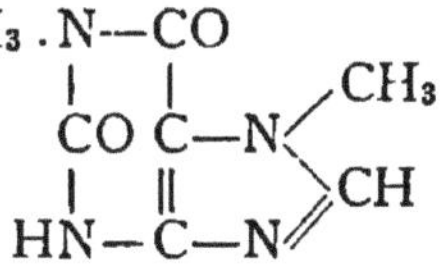

15. Stereochemisch bedingte Wirkungsdifferenzen.

Die sehr auffallende Tatsache, dass zwei Substanzen, welche völlig gleiche Gruppierungen enthalten und nur durch eine differente Anordnung im Raume sich unterscheiden, in ihrem physiologischen Verhalten wesentlich voneinander abweichen, hat zuerst Louis Pasteur beobachtet, der sofort auch den einzig richtigen Schluss zog, dass die physiologische Wirkung von der Lagerung der Atome im Raume abhängig ist.

Pasteur[2]) beobachtete, dass Penicilium glaucum und andere Pilze auf einer optisch inaktiven Weinsäurelösung gezüchtet, die Lösung optisch aktiv machten, so dass eine linksdrehende Lösung resultierte. Die Mikroorganismen hatten also aus der razemischen Weinsäure (Traubensäure), die wir uns aus gleichen Teilen rechts- und linksaktiver Weinsäure zusammengesetzt vorstellen, die rechtsdrehende (d-Weinsäure)

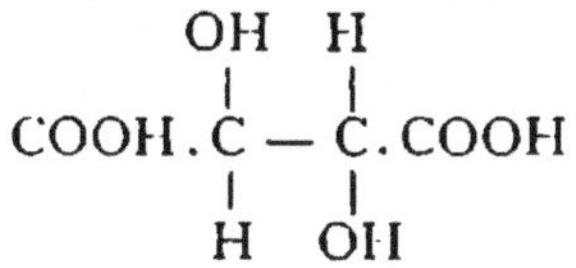

als Nahrungsmittel verbraucht, die linksdrehende fast unberührt gelassen. Diese Pilze verwerten also die rechtsdrehende Weinsäure als Nahrungsmittel, während vorerst die linksdrehende, trotz des sonst gleichen Baues, nicht ausgenützt wird. Erst sobald die d-Weinsäure verbraucht ist, wird später auch die

---

[1]) Schmiedeberg, BB. **34**. 2550.

[2]) C. r. **32**. 110. **36**. 26. **37**. 110. **37**. 162.

l-Weinsäure angegriffen[1]) Ähnlich different verhalten sich die Weinsäuren in ihrer Giftigkeit für höhere Organismen bei intraperitonealer Injektion. Die l-Weinsäure ist die giftigste, die d-Weinsäure nur halb so giftig, die Traubensäure nur ein Viertel so giftig. Sehr wenig giftig, wenigstens weniger giftig als Traubensäure ist Mesoweinsäure, welche ein optisch l-aktives und ein optisch d-aktives C enthält und daher selbst optisch inaktiv ist. Das Verhältnis der Giftigkeit war nach den Untersuchungen von Chabrie[2]) l-Weinsäure: d-Weinsäure: Traubensäure: Mesoweinsäure = 31:14:8:6. Bei Verfütterung an Tiere wird die l- und Mesoweinsäure am stärksten, viel weniger die d-Weinsäure, am wenigsten die Traubensäure oxydiert[3]). Ähnlich different verhalten sich die drei Arabinosen im Organismus[4]). l-Arabinose

$$\begin{array}{cccccc} & \mathrm{OH} & & \mathrm{OH} & & \mathrm{H} \\ & | & & | & & | \\ \mathrm{OH.CH_2.} & \mathrm{C} & - & \mathrm{C} & - & \mathrm{C.CHO} \\ & | & & | & & | \\ & \mathrm{H} & & \mathrm{H} & & \mathrm{OH} \end{array}$$

wird am besten ausgenützt, d-Arabinose

$$\begin{array}{cccccc} & \mathrm{H} & & \mathrm{H} & & \mathrm{OH} \\ & | & & | & & | \\ \mathrm{OH.CH_2.} & \mathrm{C} & - & \mathrm{C} & - & \mathrm{C.CHO} \\ & | & & | & & | \\ & \mathrm{OH} & & \mathrm{OH} & & \mathrm{H} \end{array}$$

am schlechtesten, i-Arabinose steht in der Mitte zwischen beiden. Ähnliche Unterschiede zeigen sich im Verhalten der drei Arabonsäuren $OH.CH_2(CH.OH)_3.COOH$ im Organismus.

Wir haben in vorhergehendem gesehen, wie Stellungsisomerien ein durchaus verschiedenes physiologisches Verhalten verursachen. Ebenso bedingen Stereoisomere verschiedenes physiologisches Verhalten.

Stereoisomerie durch doppelte Bindung verursacht.

Das einfachste Beispiel dieser Art ist das besondere chemische wie physiologische Verhalten der Fumarsäure und Maleinsäure.

$$\begin{array}{ccc} \text{Maleinsäure} & \qquad\qquad & \text{Fumarsäure} \\ \mathrm{H.C.COOH} & & \mathrm{HOOC.C.H} \\ \| & & \| \\ \mathrm{H.C.COOH} & & \mathrm{H.C.COOH} \end{array}$$

Die labile Maleinsäure lässt sich durch blosses Kochen mit Wasser in die stabile Fumarsäure umlagern. Durch die doppelte Bindung der beiden Kohlenstoffe ist eine sterische Isomerie bedingt. Die Malein-

---

[1]) Duclaux, Traité de Microbiologie, Paris 1898. I. 220.

[2]) C. r. **116**. 1140.

[3]) A. Brion, HS. **25**. 283.

[4]) Neuberg und Wohlgemuth. BB. **34**. 1745.

säure ist für höhere Tiere giftig, die Fumarsäure ungiftig (Fodera, Ishizuka)[1]. Auch sonst ist es häufig, dass die labile umlagerbare Form einer Verbindung viel wirksamer ist als die stabile, umgelagerte Form.

Stereoisomerie durch asymmetrischen Kohlenstoff verursacht.

Die Beispiele des verschiedenen Verhaltens der Weinsäure dem Organismus gegenüber, sowie der Arabinose und der Arabinsäure wurden oben erwähnt. Viel deutlicher wird die Verschiedenheit bei optischer Stereoisomerie bei den Alkaloiden.

Kokain 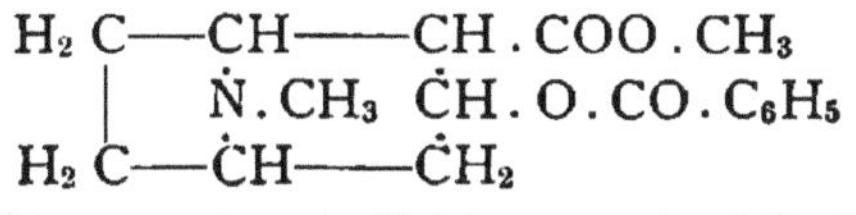

ist ein linksdrehender Körper, durch Erhitzen mit Alkalien gehen das im Kokain enthaltene linksdrehende Ekgonin und seine Derivate in ein rechtsdrehendes Ekgonin über, von welchem d-Ekgonin aus man zu einem d-Kokain gelangen kann. Diese optische Inversion ist nicht ohne Einfluss auf die physiologische Wirkung, da die Abstumpfung der Sensibilität beim d-Kokain regelmäßig schneller eintritt und intensiver ist als beim l-Kokain, aber auch in kürzerer Zeit wieder verschwindet (P. Ehrlich, Poulsson)[2].

Ein ähnlicher Unterschied ist zwischen Cinchonin $C_{19}H_{22}N_2O$ und dem optisch isomeren linksdrehenden Cinchonidin nachweisbar. Letzteres wirkt viel langsamer, auch nur in etwas grösseren Gaben, macht aber viel häufiger als Cinchonin Erbrechen, seine krampferregende Wirkung bei Tieren ist sehr ausgesprochen (Albertoni)[3].

Auch bei dem wichtigsten Chinarindenalkaloid, dem linksaktiven Chinin $C_{19}H_{20}N_2(OH)(OCH_3)$ selbst konnte man eine Differenz seinem optischen Isomeren, dem Chinidin (Conchinin) (Pasteur), gegenüber beobachten. Conchinin wirkt febrifug, wie Chinin, ohne gleichzeitig narkotische Wirkung hervorzurufen, wie es Chinin macht (Macchiavelli)[4].

Atropin 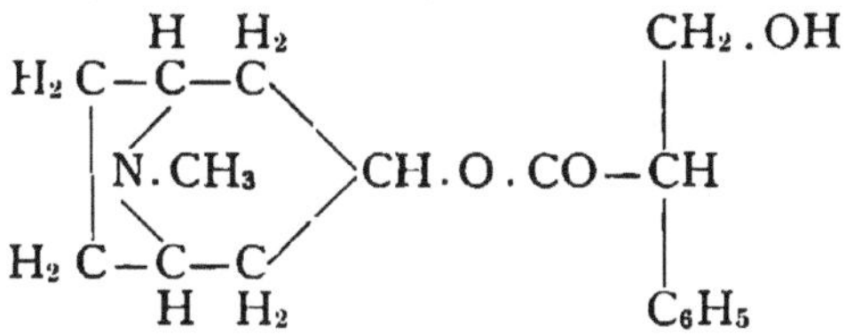

---

[1]) Jahresber. f. Tierchemie. **26**. 97.

[2]) AePP. **27**. 307.

[3]) AePP. **15**. 272.

[4]) Jahresber. ü. d. Fortschritte der Chemie. 1875. 772.

ist der Ester der Tropasäure (α-Phenyl-β-Oxypropionsäure)

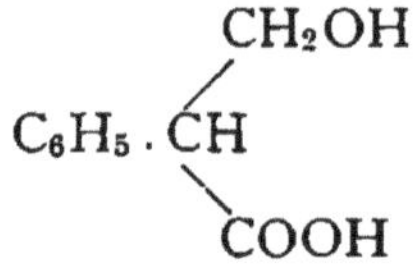

und der Tropin benannten Base. Diese Base lässt sich leicht in ihr geometrisch isomeres, das ψ-Tropin,

Tropin und ψ-Tropin

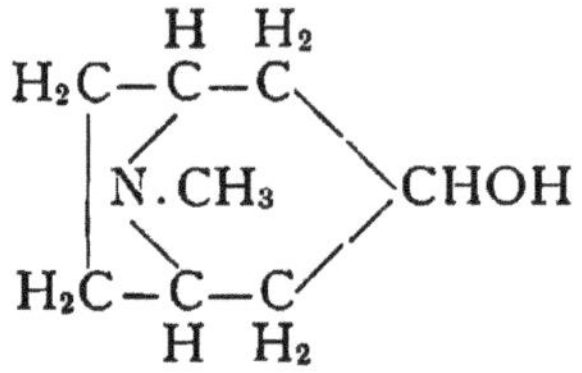

umlagern. Während nun Atropin (Tropasäuretropin) und Homatropin $C_8H_{14}N.O.CO.CHOH.C_6H_5$ (Mandelsäuretropin) mydriatisch wirken, kann diese typische Wirkung durch Tropasäure-ψ-tropin und Mandelsäure-ψ-tropin nicht hervorgerufen werden. Ganz analog verhalten sich die synthetischen niedrigeren Homologen dieser Basen, die N-Methylvinyldiazetonalkamine

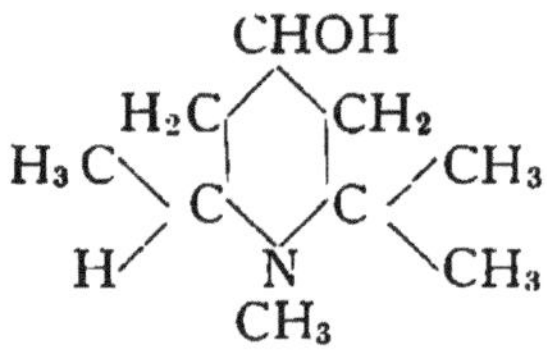

und zwar die α- und β-Verbindung[1]). Das Mandelsäurederivat der β-Base, welches labil ist, gleicht dem Homatropin, das der α-Verbindung, welche stabil ist, dem Mandelsäure-ψ-Tropin, letzteres ruft daher auch keine mydriatische Wirkung hervor (Harries)[2]).

Ebenso ist es bekannt, dass Hyoscyamin und Atropin in ihrer Wirkung differieren. Hyoscyamin ist die linksdrehende isomere, Atropin die racemische Verbindung. Von Gadamer wurde auch das d-Hyoscyamin dargestellt. Cushny[3]) hat die pharmakologischen Wirkungen dieser drei Stereoisomeren geprüft und sie in bezug auf die Nerven-

[1]) Die Entstehung der beiden α- und β-N-Methylvinyldiazetonalkamine beruht auf dem Vorhandensein zweier asymmetrischer Kohlenstoffatome im Ring. Die β-Verbindung ist labil und lässt sich in die stabile α-Verbindung umlagern. Nur die Ester der β-Reihe, die den Verbindungen des Tropins gleichen, sind wirksam. Harries BB. **29**. 2730.

[2]) Liebig's Ann. **294**. 336. **296**. 328.

[3]) Journ. of physiol. 1903.

endigungen im Froschmuskel und am Froschherzmuskel gleich gefunden. Auf das Froschrückenmark wirkte Atropin viel stärker erregend als l-Hyoscyamin, und d-Hyoscyamin noch stärker als Atropin. Auf die Nervenenden in den Drüsen, im Herzen und der Iris wirkten diese drei Verbindungen aber ganz anders different. Hier wirkte l-Hyoscyamin zweimal so stark als Atropin und etwa 12—18mal so stark als d-Hyoscyamin.

Cushny erklärt diese Wirkungsdifferenzen und ihre quantitativen Unterschiede in der Weise, dass das Atropin in der Lösung in seine beiden aktiven Komponenten zerfällt und dass es fast nur durch seinen Gehalt an l-Hyoscyamin auf die Drüsen, Herzhemmungsnerven und Iris wirkt, während seine reflexerregende Wirkung am Frosche hauptsächlich auf den Gehalt an d-Hyoscyamin zurückzuführen ist.

Nikotin 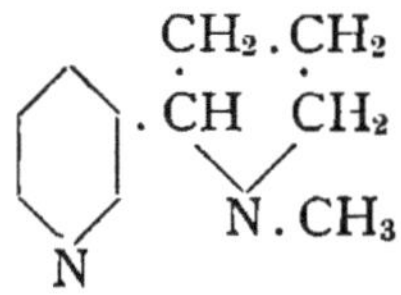

Rechts- und Linksnikotin sind nach den Untersuchungen von A. Mayor[1]) in ihrer Wirkung ganz verschieden. Linksnikotin ist zweimal so giftig als Rechtsnikotin. Linksnikotin macht Erregung und Schmerzen bei der Injektion. Rechtsnikotininjektionen hingegen scheinen schmerzlos zu sein. Linksnikotin erzeugt Lähmungserscheinungen, Krämpfe, Verlangsamung des Herzschlages, Tod durch Atmungsstillstand. Rechtsnikotin macht nur starkes Zittern, welches aber bald verschwindet.

Erhitzt man Methylmorphimethin

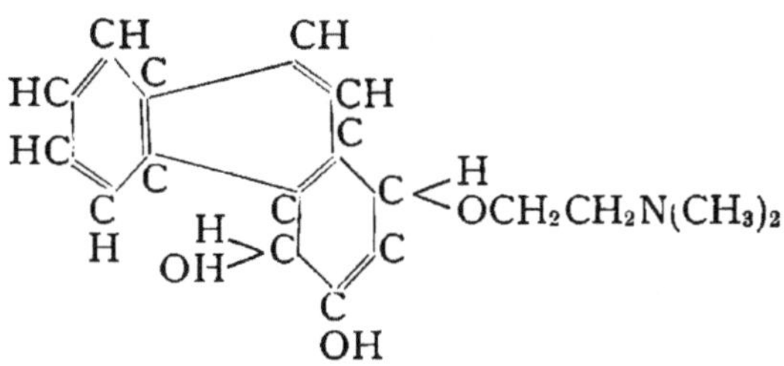

mit Essigsäureanhydrid, so entsteht Morphenol, und daneben geht die Hälfte des angewendeten Methylmorphimethins nicht in die Reaktion ein, sondern erfährt nur eine Umlagerung in eine stereoisomere Verbindung, das rechtsdrehende β-Methylmorphimethin, welches schwächer

[1]) S. bei Amé Pictet und Rotschy, BB. **37**. 1225.

als das α-Methylmorphimethin wirkt. (Ebenfalls Übergang von der labilen zur stabilen Form.)

Auf sterische Differenzen dürfte auch das toxikologisch so verschiedene Verhalten der Muskarine zurückzuführen sein. Das natürliche Fliegenpilzmuskarin erregt bekanntlich alle peripheren Nervenendigungen, welche Atropin lähmt.

Verschieden von ihm verhält sich das Muskarin, aus Cholin gewonnen. Dieses ist zwar dem natürlichen sehr ähnlich, aber in den Wirkungen doch nicht identisch. Noch mehr Verschiedenheit zeigt das Muskarin von Fischer und Berlinerblau[1])

$$(CH_3)_3N\begin{cases} CH_2 . CH(OH)_2 \\ OH \end{cases}$$

(E. Fischer). Cholinmuskarin ruft maximale Myose hervor, während das natürliche ohne Einfluss auf die Pupille ist. Ferner lähmt es schon in ausserordentlich geringer Menge die intramuskulären Nervenendigungen, was natürliches Fliegenpilzmuskarin nicht vermag (Böhm)[2]). Anhydromuskarin (Berlinerblaus Base) hat gar keinen Einfluss auf das Froschherz, ist ohne Wirkung auf die Pupille, ohne Wirkung auf die herzhemmenden Vagusapparate des Säugetierherzens. Hingegen macht es wie alle Ammoniumbasen starke Speichel- und Schweissabsonderung. Der Tod erfolgt durch Lähmung der Respiration (Berlinerblau).

Scholtz[3]) fand, dass durch Addition von Halogenalkylen an ein am N alkyliertes Koniin immer dann zwei isomere Verbindungen entstehen, wenn die fünf an N gebundenen Radikale verschieden sind. Die α-Verbindung lässt sich durch Schmelzen in die β-Verbindung überführen.

Hildebrandt[4]) prüfte die Äthyl-benzyl-, Propyl-benzyl-, Butyl-benzyl- und Isoamyl-benzyl-Koniniumjodide, sowie die Äthyl-allyl-koniniumjodide und fand, dass die niedrig schmelzenden α-Verbindungen (Isomeren) eine geringere Giftwirkung besitzen, als die höher schmelzenden β-Verbindungen. Bei den Äthyl-Propyl- und Butyl-Verbindungen ergab sich mit steigendem Molekulargewicht eine Verminderung der Giftwirkung. Nur die Isoamylderivate sind in ihrer Wirkungsstärke mit den Äthylverbindungen identisch. Die Körper zeigen eine erheblich grössere Giftigkeit als Koniin und N Äthylkoniin.

---

[1]) BB. 17. 1139.
[2]) AePP. **19**. 87.
[3]) BB. **37**. 3627. BB. **38**. 595.
[4]) BB. **38**. 597.

Schliesslich ist noch das einzige bekannte Beispiel einer Differenz im Geschmacke zwischen zwei optisch Isomeren zu erwähnen.

Piutti[1]) beobachtete, dass d-Asparagin

$$\begin{array}{l} NH_2.CH.COOH \\ \quad\;\;\; | \\ \quad\;\; CH_2.CO.NH_2 \end{array}$$

süss schmeckt, l-Asparagin geschmacklos (fad) ist.

Menozzi und Appiani[2]) fanden Geschmacksdifferenzen zwischen d- und l-Glutaminsäure $COOH.CH(NH_2).CH_2.COOH$.

Hingegen konnte bei den drei optisch verschiedenen Koniinen keine Wirkungsdifferenz konstatiert werden[3]).

Die Wirkung ist geknüpft an bestimmte sterische Lagerung.

Die angeführten Beispiele zeigen, dass sich für alle Isomeriefälle, Stellungsisomerie, Strukturisomerie durch doppelte Bindung, Strukturisomerie durch asymmetrischen Kohlenstoff, Differenzen in der physiologischen Wirkung nachweisen lassen, so dass es wahrscheinlich wird, dass die Wirkungen der Substanzen nicht so sehr allein von der Art der Gruppierungen im Molekül, als von ihrer Lagerung im Raume abhängig sind. Scheinbar lässt sich für Substanzen, die keine Isomeren haben, die Abhängigkeit der Wirkung von der geometrischen Lagerung im Raume nicht nachweisen, so dass die Differenz in der Wirkung Isomerer nur die Bedeutung eines Kuriosums hätte. In Wirklichkeit aber lässt sich die gewonnene Erfahrung weiter ausbauen und auch für andere Substanzen die Bedeutung der geometrischen Konfiguration und nur dieser für die Art und Weise der Wirkung zeigen, so dass man zur Anschauung gelangen muss, dass für das Zustandekommen der Wirkungen eben diese sterische Anordnung mehr maßgebend ist, als die Gruppierung und die denselben zugrunde liegenden Elemente.

* * *

Durch die klassischen Untersuchungen von Crum Brown und Fraser[4]) wurde der Nachweis geführt, dass durch die Einwirkung (Addition) von Methyljodid die Alkaloide ohne Unterschied ihres ursprünglichen Wirkungscharakters einen neuen Wirkungscharakter annehmen;

---

[1]) C. r. **103**. 305. Gaz. chim. ital. **17**. 126, 182.

[2]) Acc. d. Lincei 1893. [2]. 421.

[3]) Ladenburg und Falck, Liebig's Ann. **247**. 83.

[4]) Transact. Roy. Soc. Edinbourgh 1868. **25**. 707; Proc. Roy. Soc. Edinbourgh 1869. 560.

alle diese Methyljodidadditionsprodukte der Alkaloide erhalten physiologisch den Wirkungscharakter des Kurare, sie lähmen die Endplatten der motorischen Nerven in den Muskeln. Der chemische Vorgang ist hierbei ein Übergang des dreiwertigen Stickstoffs in fünfwertigen, eine Verwandlung dieser Alkaloide in quaternäre Ammoniumbasen

$$\begin{matrix} R \\ R \\ R \end{matrix}\!\!>\!N + CH_3J = \begin{matrix} R \\ R \\ R \end{matrix}\!\!>\!N\!<\!\begin{matrix} CH_3 \\ J \end{matrix}$$

Nun kommt allen Ammoniumbasen ohne Rücksicht auf den übrigen Bau des Moleküls (welcher nur die Wirkungsstärke sowie nebenher laufende Wirkungen, nicht aber den Wirkungscharakter in bezug auf die motorischen Nervenendplatten beeinflusst) Kurarewirkung zu. Ja, Kurarin selbst ist eine Ammoniumbase. R. Böhm[1]) ist es gelungen,

Fig. 1.

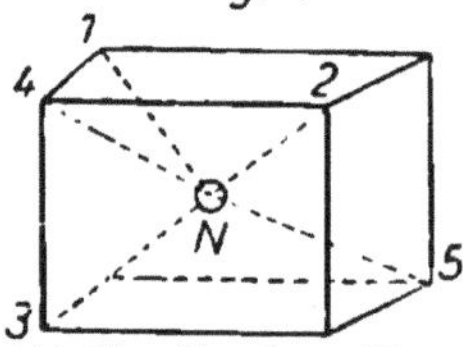

Van t'Hoffs Stickstoffmodell.

Fig. 1a.

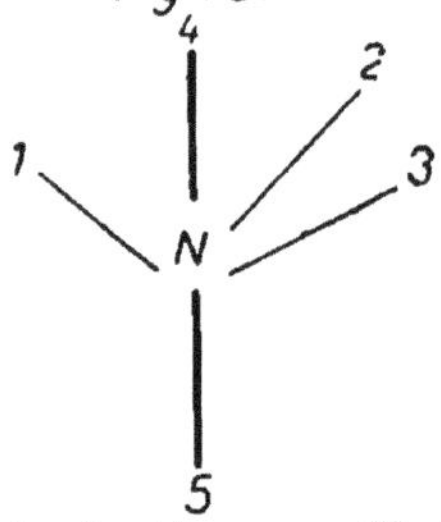

Projection von Fig. 1.

(Aus Asher-Spiro, Physiologie.)

aus der im Kurare vorkommenden tertiären Base Kurin $C_{18}H_{19}NO_3$ durch Addition von Methyljodid das Kurarin $C_{19}H_{23}NO_4$, welches 226 mal so giftig ist als die Muttersubstanz, darzustellen, und diesem Kurarin kommt in exquisiter Weise der lähmende Charakter des Kurare zu.

van t'Hoff[2]) verdanken wir die Vorstellung, dass sich der fünfwertige Stickstoff im Zentrum eines Würfels vorstellen lässt, die fünf gebundenen Gruppen befinden sich dann in fünf Eckpunkten.

Drei Ecken bleiben frei, während die Valenzen nach den übrigen fünf Ecken ausstrahlen. Die Valenzen des dreiwertigen Stickstoffs liegen hierbei nicht in einer Ebene; die supplementären Valenzen 4 und 5 erscheinen hier gleichwertig, insbesondere wenn man das aus dem Würfel resultierende Modell für sich betrachtet (Fig. 1). Die

[1]) AePP. **6.** 101. Arch. d. Pharmacie. **235.** 660.

[2]) Ansichten über organische Chemie. 1881.

supplementären Valenzen haben eine von den drei übrigen verschiedene räumliche Anordnung.

C. Willgerodt[1]) sucht die verschiedenen Stickstoffverbindungen mit der Annahme der Lagerung des Stickstoffatoms inmitten eines Tetraeders zu erklären, so dass die in den Verbindungen stets zur Geltung kommenden drei Hauptaffinitäten nach den Ecken des gleichseitigen Dreiecks gerichtet sind, in dem die beiden Tetraeder zusammenstossen, während die beiden Nebenvalenzen nach den Spitzen der Tetraeder hin gerichtet sind. Die drei Hauptvalenzen liegen also in einer Ebene (1, 2, 3). (Fig 2a und 2b)

Zu einer anderen Hypothese gelangte C. A. Bischoff[2]). Er nimmt den pentavalenten Stickstoff in der Mitte einer vierseitigen Pyramide an, bei welcher Anschauung eine Valenz eine besondere Richtung annimmt. (Fig. 3.)

Fig. 2b.

Fig 2a.

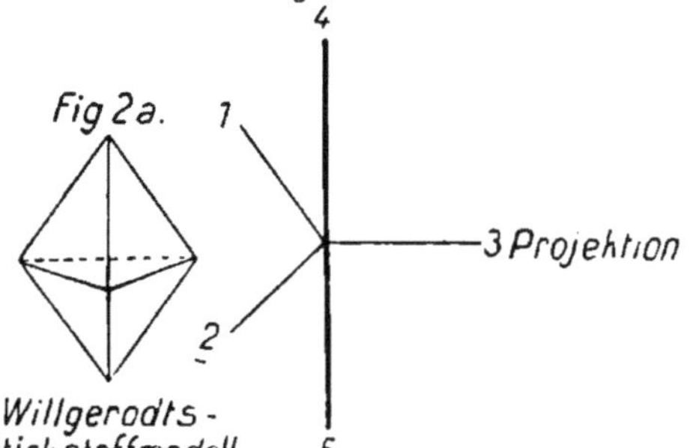

Willgerodts-Stickstoffmodell.

Fig. 3.

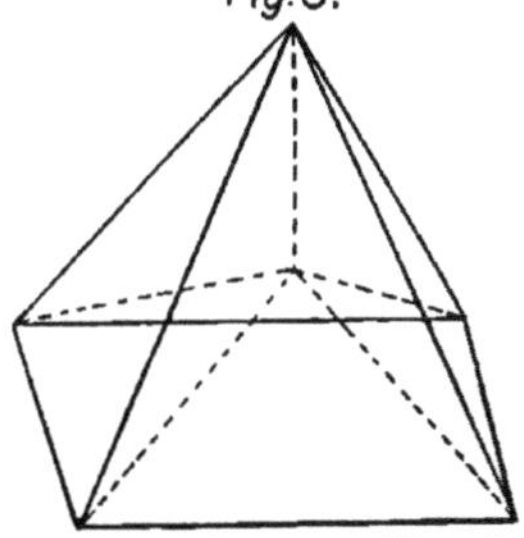

Bischoffs Stickstoffmodell.

(Aus Asher-Spiro, Physiologie.)

Beim Übergang des fünfwertigen Stickstoffs in die dreiwertige Form müsste eine Ebene zwischen 4, 5, 2 oder 1, 5, 3 gelegt werden. Dieses ist nur durch Platzwechsel zwischen dem in Valenz 5 gebundenen Halogen und einem der vier Radikale möglich, wie es sich auch Wedekind[3]) vorstellt, welcher für die labilen fünfwertigen Verbindungen das Willgerodt'sche Doppeltetraeder, für die stabilen aber das Bischoff-sche Pyramidenmodell annimmt. Beim Aufbau einer fünfwertigen Verbindung aus einer dreiwertigen nehmen die beiden disponiblen Valenzen Halogen und Alkyl auf, worauf dann das Halogen mit dem auf der Pyramidenspitze befindlichen Radikal den Platz tauscht.

[1]) Journ. f. prakt. Chemie. **37.** 450. **41.** 291.

[2]) BB. **23.** 1972.

[3]) Stereochemie des fünfwertigen Stickstoffs, Leipzig 1899.

Für uns ist es nur von Wichtigkeit zu sehen, dass bei dem Übergange von der Trivalenz zur Pentavalenz die *beiden* manifest werdenden Valenzen entweder nach dem van t'Hoff'schen oder Willgerodtschen Modell eine besondere, mit den drei übrigen Valenzen nicht identische räumliche Anordnung haben, untereinander aber übereinstimmen, oder nach Bischoff und Wedekind beim Manifestwerden der beiden potentiellen Valenzen *eine* Valenz eine durchaus verschiedene Richtung annimmt, während die vier übrigen identisch orientiert sind.

Wir haben durch die Resultate der Untersuchungen von Brown und Fraser sowie der an diese Arbeiten sich anschliessenden Prüfungen verschiedener quaternärer N-Verbindungen gelernt, dass durch die veränderte räumliche Anordnung beim Übergange des Stickstoffs von der Trivalenz zur Pentavalenz die kurareartige Wirkung zustande kommt. Hängt nun diese von dem fünfwertigen Stickstoff ab? Nein, sie hängt vielmehr nur ab von der räumlichen Anordnung der Radikale um den fünfwertigen Stickstoff, ist wenig abhängig von der Natur der Radikale selbst, sie ist aber sonst unabhängig von dem Elemente: Stickstoff.

Denn wenn wir in solchen Verbindungen ein anderes fünfwertiges Element an Stelle des Stickstoffs setzen, so haben die entstehenden Verbindungen, wie sie chemisch den Charakter der Ammoniumbasen tragen, so auch physiologisch die den Ammoniumbasen eigentümliche kurareartige Wirkung.

Durch die Untersuchungen von Vulpian[1]) ist es nämlich bekannt, dass Basen, welche an Stelle von Stickstoff entweder Arsen, Antimon oder Phosphor enthalten, keineswegs die dem Arsen, Antimon oder Phosphor eigentümlichen Wirkungen zeigen; vielmehr zeigen Arsonium-, Stibonium-, Phosphoniumbasen physiologisch Kurarewirkung.

Vulpian prüfte Tetraäthylarsoniumkadmiumjodid

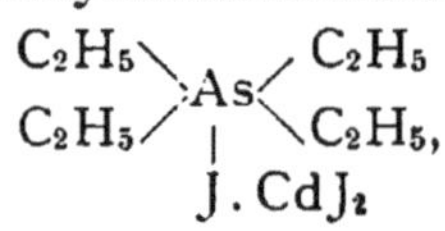

Tetramethylarsoniumzinkjodid, Methyltriäthylstiboniumhydrat, Tetraäthylphosphoniumjodid.

Es lässt sich aber dann weiter zeigen, dass die Kurarewirkung keineswegs von allen um ein fünfwertiges Element angeordneten Radikalen abhängt, sondern vielmehr nur *von den zwei Gruppierungen an den manifest gewordenen potentiellen Valenzen, welche sterisch eine durchaus verschiedene Anordnung haben*

[1]) Arch. de phys. norm. et pathol. 1. 472.

von den drei übrigen (man erinnere sich an die Vorstellungen von van t'Hoff und Willgerodt darüber), oder von denen eine eine ganz besondere Stellung inne hat, die andere den Stellungscharakter der drei Hauptvalenzen verändert (Modell Bischoff-Wedekind). Durch die Untersuchungen von Kunkel[1]) sowie Curci[2]) nämlich ist es sichergestellt, dass die Sulfinbasen, z. B. das Trimethylsulfinhydrür $(CH_3)_3.S.OH$, kurareartig wirken. Bei der Bildung dieser Base ist der zweiwertige Schwefel in den tetravalenten übergegangen.

Aber auch für den Übergang eines einwertigen Elements in ein dreiwertiges lässt sich dasselbe nachweisen. Viktor Meyer[3]) verdanken wir die Kenntnis, dass Jod unter Umständen Verbindungen stark basischen Charakter verleihen kann. So sind die Jodoniumverbindungen als Substanzen anzusehen, in welchen Jod als dreiwertiges Element fungiert, und tatsächlich hat die von Gottlieb[3]) durchgeführte physiologische Prüfung des salzsauren Jodoniums $(C_6H_5)_2J.Cl$ dessen kurareartige Wirkung ergeben.

Wir ersehen aus den vorgebrachten Tatsachen, dass die lähmende Wirkung auf die Endplatten der motorischen Nerven verursacht wird nicht etwa durch eine bestimmte elementare Zusammensetzung oder durch die Gegenwart bestimmter Radikale oder durch bestimmte als Zentrum für eine räumliche Anordnung dienende Elemente, sondern sie ist lediglich abhängig von dem Manifestwerden zweier potentieller Valenzen, die den an ihnen gebundenen Radikalen eine ganz bestimmte differente Orientierung im Raume geben, unabhängig von der Anzahl sonst vorhandener Hauptvalenzen und unabhängig von deren räumlichen Orientierung.

Auch J. Bock[4]) zeigte, dass Kobalt-, Rhodium- und Chromammoniakverbindungen nur durch ihre chemische Konfiguration wirken, während das in die Verbindung eintretende Metall der Wirkung dieser Stoffe kein charakteristisches Gepräge verleiht, sondern in dieser Beziehung von ganz untergeordneter Bedeutung zu sein scheint.

Die Hexamminkobaltsalze mit dem dreiwertigen komplexen Kation $Co(NH_3)_6$ sind starke kurareartige Gifte, die später Muskelzuckungen und Krämpfe erzeugen. Die Aquopentamminkobaltsalze mit dem Kation $(H_2O)CO(NH_3)_5$ sind viel weniger giftig. Die Diaquotetramminverbin-

---

[1]) Lehrb. d. Toxikologie, Jena 1901.

[2]) Arch de Pharm. et de Thérap. 4. 1896.

[3]) BB. 27. 1592.

[4]) AePP. 52. 1.

dungen sind sehr schwache Gifte, die weder Kurarewirkung noch Tetanus erzeugen. Die Chloropentamminverbindungen mit dem zweiwertigen Radikal $Cl.CO(NH_3)_5$ haben die Toxizität der Aquopentamminverbindungen. Die Chloroaquotetramminverbindungen $Cl.H_2O.Co(NH_3)_4$ sind fünfmal geringer toxisch wirksam und haben weder narkotische noch Kurarewirkung.

Die gleichen Verhältnisse zeigten sich bei den analogen Rhodium- und Chromverbindungen.

Wir glauben durch diese Darlegung gezeigt zu haben, dass es sich auch ausserhalb der Wirkungsverschiedenheiten durch Isomerien, insbesondere sterische Isomerien, zeigen lässt, wie das Zustandekommen physiologischer Wirkungen ganz wesentlich abhängig ist von der Orientierung der Atome oder Radikale im Raume und erst in zweiter Linie von der Natur der Atome oder Radikale bedingt wird. Es wird nun klar, dass eine einseitige Auffassung der Beziehungen zwischen chemischem Aufbau und physiologischer Wirkung, welche sich nur auf die Natur der Atome und Radikale beschränkt, keineswegs zur Aufklärung dieser Beziehungen ausreichen kann, wir vielmehr dahin geführt werden, den Wirkungscharakter und das Zustandekommen der Wirkungen aus der räumlichen Lagerung der wirkenden Substanz im Zusammenhalt mit deren chemischem Aufbau zu erklären. Die zuerst von Schmiedeberg geäusserte Anschauung über das stereochemische Bedingtsein der pharmakologischen Wirkungen erhält durch das Ausgeführte jene Auslegung, welche sie nicht in Gegensatz zu den Anschauungen über die Abhängigkeit der Wirkung von der Konstitution bringen kann, sondern sie vielmehr als Erweiterung und weitergehende Erklärung erscheinen lässt. Wir gewinnen auch dadurch Einblick in die ebenfalls stereochemisch bedingte Wirkungsmöglichkeit der Enzyme, deren Erkenntnis wir Pasteur und E. Fischer verdanken.

---

16. Beziehungen zwischen Wirkung und Molekulargrösse. Wirkungen homologer Reihen.

Die Beziehungen zwischen Wirkung und Molekulargrösse der Substanzen sind noch recht spärlich bearbeitet. Am klarsten treten sie wohl bei den einfachen und polymeren Zuständen desselben Körpers auf. Azetaldehyd $CH_3.COH$ ruft nach den Untersuchungen von Coppola[1]) bei Fröschen zu 0.01 g, nach einem Stadium der Aufregung eine

[1]) Ann. di chim. e di farm. [4] 5. 140.

vollständige Anästhesie hervor, welche schnell vorübergeht, da der niedrig siedende Körper rasch durch die Lungen ausgeschieden wird. Paraldehyd $CH_3.(COH)_3$ ist weniger wirksam, 0.03 g verursachen eine leichte Narkose, auf die dreifache Dosis folgt eine lang andauernde Anästhesie. — Der in Wasser unlösliche Metaldehyd $(CH_3 COH)x$ wird langsam resorbiert, er wirkt nicht lähmend, sondern erhöht die Reflexerregbarkeit in der Weise, dass er als eine wahrhaft tetanisierende Substanz anzusehen ist. Er ist aber giftiger. Auf die Herztätigkeit agieren alle drei Körper wenig, am deutlichsten noch Azetaldehyd.

Bei Vergleichung von Äthylkarbonimid $C_2H_5.N.CO$ und Triäthylkarbimid $C_3N_3O_3(C_2H_5)_3$ zeigen sich die für Aldehyd und Paraldehyd gefundenen Verhältnisse. Es scheinen hier die Verschiedenheiten in der physiologischen Wirkung nicht so sehr mit der Molekulargrösse als mit den durch die Molekulargrösse bedingten Verschiedenheiten, wie dem veränderten Siedepunkte, der verschiedenen Löslichkeit, sowie der Resorptionsfähigkeit zusammenzuhängen.

Die homologe Reihe der gesättigten Kohlenwasserstoffe oder Paraffine besteht aus Gliedern von der allgemeinen Formel C_nH_{2n+2}. Werden diese Kohlenwasserstoffe eingeatmet, so erzeugen sie Anästhesie und Schlaf, in grossen Dosen Tod durch Asphyxie. Die Dauer des auf diese Weise hervorgebrachten Schlafes wächst mit der Zunahme an Kohlenstoff, also mit dem Aufsteigen in der Reihe, mit der Molekulargrösse (Richardson'sches Gesetz).

Die einwertigen Alkohole, welche sich von diesen Kohlenwasserstoffen ableiten, wirken alle in gleicher Weise auf das Zentralnervensystem, insbesondere auf das Gehirn; die Intensität der Wirkung hängt von der Anzahl der Kohlenstoffatome ab, sie wird um so grösser, je weiter man in der homologen Reihe aufsteigt [1]), nur der Methylalkohol macht zum Teil eine Ausnahme.

Als Picaud die Giftigkeit der verschiedenen Alkohole für Fische untersuchte, fand er, dass, wenn man die toxische resp. letale Gabe des Äthylalkohols = 1 setzt, die des Methylalkohols zwei Drittel, des Propylalkohols 2, des Butylalkohols 3 und des Amylalkohols 10 ist.

Hemmerter's Versuche am isolierten Säugetierherzen zeigten, dass die messbare Pumpleistung im Mittel beim Methylalkohol um 19, Äthylalkohol 17, Propylalkohol 79, Butylalkohol 161, Amylalkohol 323 cm in 30 Sekunden herabgesetzt wird. Auffallend ist die rasch ansteigende

---

[1]) Arch. f. Anat. u. Physiol. 1893. 201. Suppl., Richardson: Med Times and Gazette 2. 1869. 705.

Wirkung, welche für den Propylalkohol 4 mal so hoch ist, als für den Methylalkohol, dann beim Butylalkohol um etwas mehr als das doppelte steigt, und für den Amylalkohol neuerdings doppelt so stark wird, was wohl mit dem höheren Molekulargewicht zusammenhängt. Isomerie bedingt bei den Alkoholen Unterschiede. Isopropylalkohol ist giftiger als der normale Propylalkohol, der normale Butylalkohol $CH_3 . CH_2 . CH_2 . CH_2 . OH$ aber ist giftiger als Isobutylalkohol $\begin{matrix} CH_3 \\ CH_3 \end{matrix} \!\!> CH . CH_2 . OH$ [1]. Die Alkohole mit verzweigten Ketten sind weniger giftig als die mit unverzweigten Ketten bei gleicher Kohlenstoffatomanzahl.

Auch in bezug auf ihre Desinfektionsleistungen reihen sich die Alkohole nach ihrem Molekulargewicht an. Methylalkohol ist der schwächste, Amylalkohol der stärkste. Ausnahmen machen die tertiären Alkohole, tertiärer Butylalkohol wirkt nicht so kräftig als die Propylalkohole, tertiärer Amylalkohol schwächer als die Butylalkohole [2].

Nach Schapirov wirken primäre Alkohole verschieden von den tertiären. Die primären wirken reizend, die tertiären lähmend auf das Gehirn. Die primären Alkohole wirken nach den Untersuchungen von Mering weniger narkotisch als die sekundären und diese wieder weniger als die tertiären. Mit der Zahl der Kohlenstoffatome in der verzweigten Kette nimmt die narkotische Wirkung zu. Fühner fand diese Gesetzmässigkeit wieder bei seinen Untersuchungen über die Giftigkeit der Alkohole auf Seeigeleier [3]. In der homologen Reihe der einwertigen gesättigten Alkohole nimmt die Wirksamkeit für die normalen Glieder (mit unverzweigter Kette) um ein konstantes zu. Jedes folgende Glied ist dreimal so wirksam als das vorhergehende. Die Glieder mit verzweigter Kette und die sekundären Alkohole sind weniger wirksam als die erstgenannten. Dasselbe sieht man bei den alkylierten Harnstoffderivaten. Die Harnstoffderivate mit primären Alkylen wirken nicht narkotisch, wohl aber solche mit tertiären. Die Wirkung steigt auch hier mit der Zahl der Kohlenstoffatome. Bei den Pinakonen $\begin{matrix} R_1 \\ R_2 \end{matrix} \!\!> C . (OH) . (OH) . C <\!\! \begin{matrix} R_3 \\ R_4 \end{matrix}$, welche ebenfalls narkotische Wirkung haben, steigt mit der Zahl der Kohlenstoffatome im Molekül nach den Untersuchungen von Schneegans und Mering [4]) die narkotische

[1]) S. auch Gibbs u. Reichert Americ. Chemist. **13.** 361.

[2]) Germund Wirgin Z. f. Hyg. **46.** 149.

[3]) AePP. **52.** 71.

[4]) Therap. Monatsh. **1891.** 332.

Wirkung. Bei den mehrwertigen Alkoholen nimmt der Giftcharakter ab. So ist Propylalkohol noch ein starkes Gift, während Glyzerin nur mehr eine geringe Giftigkeit hat. Solche Unterschiede wie zwischen Isopropylalkohol $CH_3 . CH . (OH) . CH_3$ und Propylalkohol $CH_3 . CH_2 . CH_2 . OH$ in Bezug auf die Verschiedenheit der Wirkung zweier isomerer Körper lassen sich nicht überall verfolgen.

Während aliphatische Säuren mit einer Karboxylgruppe nur selten Vergiftungserscheinungen hervorzurufen in der Lage sind[1]), war es sehr auffällig, dass sowohl Oxalsäure $\begin{matrix} COOH \\ \cdot \\ COOH \end{matrix}$ als auch ihre neutralen Salze intensive Giftwirkungen an Pflanzen und Tieren hervorrufen. Oscar Loew[2]) erklärte die Giftwirkung der Oxalate aus seinen Beobachtungen am Zellkern, welche zeigten, dass an der Organisation des Zellkernes der Pflanzen mit Ausnahme der niederen Pilze Kalziumverbindungen beteiligt sind. Durch das Eintreten der Oxalsäure in den Zellkern wird unlöslicher oxalsaurer Kalk gebildet, und so eine grosse Schädigung des Zellkerns hervorgerufen. Ob dieser Schluss auch für Tiere Berechtigung hat, wurde bis nun nicht weiter geprüft. Hingegen zeigte Koch[3]), dass die Oxalsäure eine giftige Elementarwirkung auf die Gewebe des Muskels und der Nerven habe und auf das Zentralnervensystem primär lähmend wirke. Wie die Kalisalze, so ist auch Oxalsäure ein entschiedenes Herzgift. Kröhl will die Wirkung der Oxalsäure bei Tieren anders erklären. Er zog in den Bereich seiner Untersuchungen die Natriumsalze der Oxalsäure und Malonsäure, das Ammoniumoxalat und Oxamid. Alle diese Substanzen verursachten Glykosurie, welche er durch die Herabsetzung der Blutalkaleszenz erklärt. Die Herabsetzung der Blutalkaleszenz beruht in der Hemmung der normalen Oxydationsvorgänge, für welche er die Gruppe —CO—CO— verantwortlich macht. Da Kohlenoxyd echte Glykosurie hervorruft, so würde hier eine Analogie vorliegen. Die CO-Gruppe oder zwei CO-Gruppen, die aneinander geheftet

[1]) Die Ameisensäure H COOH macht eine Ausnahme. Ebenso wirkt die Buttersäure CH_3 $CH_2 . CH_2 . COOH$ toxisch, macht Schlaf, selbst Tod. Die inaktive β-Oxybuttersäure CH_3 $CH . (OH) . CH_2 . COOH$ wird, ohne welche Erscheinungen zu machen, verbrannt; die aktive β-Oxybuttersäure hingegen macht die Symptome der Säureintoxikation, und das Natronsalz ruft einen dem diabetischen Koma vergleichbaren Zustand hervor. Sternberg: Virchows' Arch. 1899.

[2]) Natürl System d. Giftwirkungen p. 119.

[3]) AePP **14.** 153.

sind, könnten wie die CN-Gruppe eine Hemmung der normalen Oxydationsvorgänge und dadurch schwere Vergiftung hervorrufen. Die Giftigkeit der Säuren mit zwei Karboxylgruppen nimmt aber rasch ab, wenn zwischen die beiden Karboxyle Methylengruppen eingeschaltet werden. Heymans[1]) untersuchte die relative Giftigkeit der

Oxalsäure	Malonsäure	Bernsteinsäure	und Brenzweinsäure
COOH	COOH	COOH	CH_3
|	|	|	|
COOH,	CH_2	CH_2	CH.COOH
	|	|	|
	COOH,	CH_2	CH_2
		|	|
		COOH	COOH.

Durch die Einschaltung der Methylengruppen nimmt die Azidität von der Oxalsäure gegen die Brenzweinsäure zu ab. Die Giftigkeit ist nach Heymans nicht umgekehrt proportional dem Molekulargewicht, sondern nimmt viel schneller ab, und zwar in einem Verhältnis zu dem Abstieg der Azidität dieser homologen Säuren. Während oxalsaures Natrium giftig ist, nimmt die Giftigkeit der zwei homologen Säuren sehr stark ab, so dass diesen Substanzen kaum mehr der Name von Giften zukommt.

In dieser Reihe bestehen weitaus ersichtlichere Beziehungen zwischen der Grösse des Molekulargewichtes als bei den Aldehyden. Ähnliche Verhältnisse lassen sich bei den aliphatischen und gemischten Ketonen beobachten, wie im Kapitel Ketone näher nachzulesen ist.

Die Pyridinbasen zeigen ebenfalls beim Aufsteigen in der Reihe Steigerung der Intensität der Wirkung. Pyridin C_5H_5N wirkt am schwächsten, die Pikoline C_6H_7N stärker, die Lutidine C_7H_9N übertreffen sie an Wirksamkeit, während die Kollidine $C_8H_{11}N$ etwa sechsmal, Parvolin $C_9H_{13}N$ achtmal so stark als Pyridin wirken. Sie machen alle einen rauschähnlichen Zustand mit Atem- und Pulsbeschleunigung, dann Sopor, Herabsetzung des Herzschlags und der Atmung [2]).

Die Kondensation ringförmig gebundener Körper hat verschiedene Effekte. So ist Diphenyl $H_5C_6 . C_6H_5$, in dem zwei Benzolkerne direkt verbunden sind, weniger giftig als Benzol, ebenso verhalten sich die Derivate dieser beiden Grundsubstanzen. Naphtalin, welches aus zwei Benzolkernen besteht, die zwei benachbarte Kohlenstoffatome gemeinsam haben 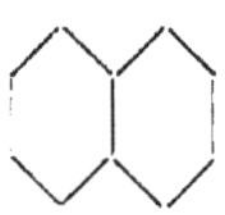 ist weniger giftig als Benzol, ebenso ist Naphtol weniger giftig als Phenol.

[1]) Dubois Arch. 1889 p. 168.

[2]) Dubois Arch. 1890. 401.

Chinolin 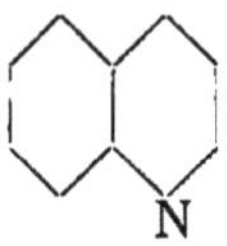 besteht aus einem Benzolkern und einem Pyridinkern und ist nach Analogie des Naphtalin gebaut. Diese Verbindung ist nun aber weit giftiger als die an und für sich wenig wirksamen Komponenten. Auch die durch Verdoppelung gebildeten Basen Dipyridin, Parapikolin $(C_6H_7N)_2$ etc. sind, wie Kendrick und Dewar [1]) gezeigt haben, giftiger als die entsprechenden einfachen zyklischen Basen und von ganz differenter Wirkung. Es waltet also ein Unterschied zwischen dem Verhältnis der Benzolderivate mit direkt verbundenen oder kondensierten Benzolkernen zum Benzol einerseits, und den heterozyklischen Verbindungen und ihren Komponenten andererseits ob.

---

17. Beziehungen zwischen Geschmack und Konstitution.

Im allgemeinen scheint der Geschmack von Säuren, Basen und Salzen nur durch die Ionen bedingt zu sein und Richards zeigte, dass der saure Geschmack der Wasserstoff-Ionenkonzentration proportional ist. Kahlenberg [2]) behauptet, dass man H-Ionen noch in Lösungen von $^1/_{800}$ N. durch den Geschmack nachweisen kann. Unterhalb $^1/_{200}$ N. verursachen H-Ionen nur einen adstringierenden Geschmack. Essigsäure schmeckt stärker sauer, als ihrer Ionenkonzentration entspricht. Der alkalische Geschmack der Hydroxylionen wird noch in Lösungen von $^1/_{400}$ N. wahrgenommen. Chlorione haben einen salzigen Geschmack und werden noch in $^1/_{50}$ N-Lösungen empfunden. Ähnlich, aber nicht identisch ist der Geschmack der Bromionen; die Konzentration, bei der sie noch wahrgenommen werden, ist etwas höher, als der Grenzwert der Chlorionen. Ähnlich, aber wenig scharf ist der Geschmack von ClO_3 und BrO_3-Ionen. Jodionen schmecken salzig, aber schwächer als Brom- und Chlorionen; die geringste Konzentration, bei der sie erkannt werden, ist $^1/_6$ N. — NO_3-Ionen haben einen sehr schwachen, SO_4- und Azetationen einen noch weit schwächeren Geschmack. Sehr schwach und eigentümlich ist der Geschmack der Natriumionen; deutlicher und zwar bitter der der Kaliumionen. Ebenfalls sehr schwach ist der Geschmack der Lithiumionen. Magnesiumionen haben einen

---

[1]) London R. Soc. Proc. **22**. 432.

[2]) Bull. of the Univ. Wisconsin.

bitteren Geschmack, der noch in $^1/_6$ N. Lösung zu erkennen ist. Gleichfalls bitter, aber von dem der Magnesiumionen verschieden, ist der Geschmack der Kalziumionen. Ammoniumionen schmecken auch bitter. Der metallische Geschmack der Silberionen ist noch in $^1/_{5000}$ N-Lösung, der der Quecksilberionen in $^1/_{2000}$ N-Lösung zu erkennen. Je grösser die Beweglichkeit der Ionen, d. h. ihre Wanderungsgeschwindigkeit ist, um so leichter werden sie im allgemeinen durch den Geschmack erkannt (Kahlenberg). Doch gilt diese Regel nicht ausnahmslos. Die Intensität des Geschmackes von organischen Verbindungen, welche die Aminosäure-, Säureamid-, alkoholische Hydroxyl- und die Aldehydgruppe enthalten, ist im allgemeinen um so grösser, je leichter sie das Protoplasma durchdringen. Auch der sehr intensive Geschmack der Alkaloide lässt sich durch deren grosse Fähigkeit in Protoplasma einzudringen erklären. Kolloidale Lösungen sind geschmacklos.

Die Empfindungen von süss und bitter spielen insbesondere bei Arzneimitteln eine sehr grosse Rolle, da ja der Geschmack derselben von grossem Einfluss darauf ist, ob die Arzneimittel gerne genommen werden oder nicht. Die jahrhundertelang übliche Methode war, den Geschmack der Arzneimittel durch Korrigentien zu decken. Doch hat die moderne synthetische Chemie auch auf diesem Gebiete wenigstens zum Teil Wandel geschaffen, und die unangenehmen Eigenschaften einzelner Körper in bezug auf den Geschmack durch Anlagerung bestimmter Gruppen, ohne dass der therapeutische Effekt der Grundsubstanz geschmälert worden wäre, zu unterdrücken versucht. Allgemeine Regeln über die Beziehungen zwischen der Konstitution und dem Geschmack lassen sich kaum geben. Wir wissen aber, dass bei den aliphatischen Alkoholen mit der Zunahme der Hydroxylgruppen der süsse Geschmack ansteigt. So ist Glyzerin, mit drei Hydroxylgruppen, schon ein recht süsser Körper. Doch verschwindet der süsse Geschmack völlig, wenn man die drei Hydroxyle verschliesst (Nitroglyzerin, Triazetin) Die Zucker sind alle mehr oder weniger süss. Doch sind die ihnen entsprechenden Alkohole z. B. Mannit weniger süss wie etwa der Traubenzucker, so dass auch die Aldehydgruppe an dem süssen Geschmack beteiligt zu sein scheint. Andererseits ist die Biose Rohrzucker intensiv süsser als Dextrose bezw. Laevulose, ohne dass eine freie Aldehydgruppe vorhanden wäre. Hingegen sind die reduzierenden Biosen, Maltose und Milchzucker weniger süss als der Rohrzucker. Für die Beteiligung der Aldehydgruppe an dem süssen Geschmacke der Zucker spricht insbesondere der intensiv bittere Geschmack der Glykoside. Geht der Aldehyd eine Reaktion mit einem aliphatischen oder aromatischen Alkohol ein, ohne dass die Hydroxylgruppen an dieser Reaktion beteiligt wären, und kommt es zur Bildung eines Glykosids, so geht der süsse Geschmack des Zuckers, ebenso wie der mehr oder minder neutrale Geschmack des betreffenden Alkohols verloren und wir erhalten sehr intensiv bitter schmeckende Körper. Wenn wir in einem Zucker die Hydroxylgruppen durch Azetyl- oder Benzoylgruppen verschliessen, so erhalten wir neutrale oder bitter schmeckende Körper. Es mag sein, dass daran auch der Umstand mit schuld ist, dass die Aldehydgruppe bei den Azetyl- und Benzoylzuckern keineswegs mehr reaktionsfähig ist und keinen Aldehydcharakter mehr zeigt. Das von E. Fischer dargestellte Glukoseazeton schmeckt ebenfalls bitter. Anderseits schmeckt Mannit süss, ohne eine Aldehyd- oder Ketongruppe zu besitzen.

Für die intensiv süssen Eigenschaften des Saccharins

$$C_6H_4 \begin{matrix} \diagup CO \diagdown \\ \diagdown SO_2 \diagup \end{matrix} NH$$

und Dulzins fehlen uns ausreichende Erklärungen. Jedenfalls ist es von Interesse beim Saccharin zu sehen, dass nur die Orthoverbindung süss ist, die Paraverbindung keinen süssen Geschmack zeigt. Dulzin

$$C_6H_4 \begin{matrix} \diagup O.C_2H_5 \\ \diagdown NH.CO.NH_2 \end{matrix}$$

(p-Phenetolkarbamid) ist intensiv süss; der süsse Geschmack ist an das Vorhandensein der Äthylgruppe gebunden. Wird die Äthylgruppe in diesem Körper durch die Methylgruppe substitutiert, so wird der süsse Geschmack abgeschwächt[1]).

Er verschwindet auch durch Einführung der Sulfogruppe.

Das sukrolsulfosaure Natron

$$\begin{matrix} NH_2-CO-NH \diagdown \\ NaSO_3 \diagup \end{matrix} C_6H_3-OC_2H_5$$

schmeckt nicht mehr süss.

Bei einzelnen Alkaloiden, die sich durch ihren intensiv bitteren Geschmack auszeichnen, kann man seltsame Analogien zwischen ihrem Geschmack und ihrer Konstitution und Wirkung sehen. Cinchonin ist nur wenig bitter, aber auch wenig wirksam. Durch Einfügung der Methoxylgruppe entsteht das sehr bittere aber auch sehr wirksame Chinin. Ersetzt man nun in der Methoxylgruppe die Alkylgruppe durch

---

[1]) Ther. Mon. **1893** 27. Der Ersatz durch höhere Alkylgruppen bedingt ebenfalls Verlust des süssen Geschmackes. Spiegel B. B. **1901**. **34**. 1935.

andere Alkylreste, so erhält man noch immer sehr bittere und sehr wirksame Substanzen. Auch der Ersatz der Hydroxylgruppe des Chinins durch saure Reste bewirkt nicht immer Abschwächung des bitteren Geschmackes. Während wir durch den Eintritt der Methoxylgruppe beim Chinin den bitteren Geschmack erst entstehen sehen, wird der weit intensiver bittere Geschmack des Strychnins durch das Eintreten von zwei Methoxylgruppen (im Brucin) stark herabgesetzt, ebenso aber auch die Wirksamkeit.

Die Bemühungen, den Geschmack der Substanzen zu korrigieren, werden meist in der Weise ausgeführt, dass man die reaktionsfähigen Gruppen durch Anlagerung von Resten verschliesst. Wir haben aber schon bei einigen Körpern gesehen, dass dieses Verschliessen der reaktionsfähigen Gruppen auch den gegenteiligen Erfolg haben kann, dass man eine süsse Substanz in eine bittere verwandelt z. B. bei Glykosidbildungen. Eine andere Art der Geschmackskorrektur, welche auch vielfach darauf gerichtet ist, ätzende Nebenwirkungen der Substanzen zu beseitigen, ist das Unlöslichmachen der Substanzen, welche dann erst meist im Darmkanal aufgespalten werden und dort zur Wirkung gelangen. So wird Chinin in das unlösliche Chinintannat übergeführt und dieses überdies noch im Wasser zusammengeschmolzen und auf diese Weise entbittert. Hierbei ist zu bemerken, dass eine Reihe von sogenannten süssen Chininpräparaten, die der amerikanische Markt liefert, keineswegs Chinin, sondern Cinchonin enthält, welches ja an und für sich den intensiv bitteren Geschmack nicht besitzt, dem aber die Wirksamkeit des Chinins mangelt. Den unangenehmen herben Geschmack des bei Darmkatarrh so gut wirkenden Tannins, sowie den ebenso unangenehmen Geschmack des Ichthyols kann man unterdrücken, wenn man Tannin oder Ichthyol in eine unlösliche Verbindung mit Eiweiss, Kasein oder Leim überführt und diese statt der ursprünglichen Substanz verwendet. Diese geschmacklosen und unlöslichen Eiweissverbindungen werden im Darmkanal aufgespalten und dort die wirksamen Komponenten entwickelt. In diese Kategorie gehört auch das von Nencki in die Arzneimittelsynthese eingeführte Salolprinzip. Es werden hierbei wirksame aromatische Säuren mit wirksamen Alkoholen oder Phenolen esterartig gebunden, und diese unlöslichen Verbindungen werden im Darme zum Teil durch das verseifende Enzym der Bauchspeicheldrüse, zum Teil durch die Bakterienwirkung in ihre wirksamen Komponenten gespalten. Bei dieser Art von Synthese spielt nicht nur der Geschmack, sondern auch hauptsächlich die ätzende Wirkung und die Giftigkeit der betreffenden Arzneimittel eine grosse Rolle. Die Kenntnis, diese schädliche Nebenwirkungen und den schlechten Geschmack durch Veresterung zu unterdrücken, verdanken wir Nencki. In neuerer Zeit haben insbesondere Synthesen mit Phosgengas und Äthylkohlensäurechlorid für diese Körperklasse (besonders Phenole) grosse Bedeutung erlangt. Es gelingt auf diese Weise die ätzende Wirkung des Kreosots und des Guajakols zu unterdrücken, es gelingt den bitteren Geschmack des Chinins zu mässigen, sowie den scharfen Geschmack mancher Substanzen wie Menthol zu koupieren.

Wilhelm Sternberg[1]) hat sich mit der Frage nach dem Zusammenhange zwischen dem chemischen Baue und Geschmacke der süss und bitter schmeckenden Substanzen beschäftigt, und behauptet, dass den Elementen als solchen gar kein Geschmack zukommt. Die Kohlenwasserstoffe, gleichgültig, ob mit offener oder geschlossener Kette, entbehren ebenfalls des Geschmackes. Hingegen werden sie schmeckend, wenn in dem Molekül Sauerstoff oder Stickstoff oder auch beide eintreten. Ja eine Sauerstoffstickstoffverbindung für sich, das Lustgas N_2O nämlich, schmeckt süss.

Die Gruppen $\cdot OH$ und $\cdot NH_2$ sind die einzigen geschmackerzeugenden oder wie sie Sternberg nennt sapiphoren.

Diese beiden Gruppen müssen nun mit den entgegengesetzten kombiniert sein, die negative OH-Gruppe mit der positiven Alkyl-Gruppe, die positive NH_2-Gruppe mit der negativen Karboxyl-Gruppe. Dieses ist die grundsätzliche Verschiedenheit zwischen dem Verhalten der schmeckenden und färbenden Verbindungen. Die färbenden Körper verlieren sofort ihre färbenden Eigenschaften, wenn man der Aminogruppe ihre Basizität, dem Hydroxyl seine sauren Eigenschaften nimmt, worauf ja O. Witt hingewiesen.

Der einmalige Eintritt der OH-Gruppe bringt den Körpern Geruch, der zweimalige Geschmack, und zwar süssen, wenn die übrigen Alkyle der primären Alkohole oder der Aldehyde oder Ketone Sauerstoff aufnehmen. Aber die Gegenwart eines Karboxyls macht unter allen Umständen sauren Geschmack, wenn auch in der restlichen Kette noch so viele OH-Gruppen vorhanden sind.

Mit der Länge der hydroxylhaltigen Kette steigt der süsse Geschmack, welcher seinen Höhepunkt in den Aldosen und Ketosen findet. Aber diese Steigerung ist nicht ganz regelmässig. Oktite, Nonite, Glukonose und Mannonose schmecken nicht mehr so süss.

---

[1]) Dubois Arch. f. Physiol. 1898. 451; ebenda 1899. 367. Zeits. d. Vereins f. Rübenzuckerindustrie, 1899. 376. Ber. d. Deutschen Pharmazeut. Ges. **15.** 1905. Heft 2.

Die stereogeometrische Konfiguration des Zuckers ändert an dem Geschmacke nichts.

Auch sonst scheint der Geschmack von der stereochemischen Konfiguration ganz unabhängig zu sein. Asparagin dürfte eine merkwürdige Ausnahme bilden, da das rechtsdrehende Asparagin süss schmeckt, während das linksdrehende geschmacklos ist [1]).

Sternberg meint, dass zum Zustandekommen des süssen angenehmen Geschmackes ein gewisses harmonisches Verhältnis der negativen Hydroxyl- und der positiven Alkylgruppen notwendig ist. Jeder Alkylgruppe muss eine Hydroxylgruppe gegenüberstehen; daher

schmecken Glyzerin $\begin{array}{l} CH_2.OH \\ CH.OH \\ CH_2.OH \end{array}$ und Inosit 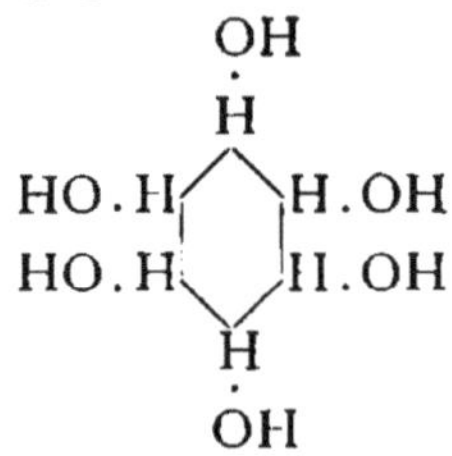 süss.

Ein einziges Mal kann die Alkylgruppe der Hydroxylgruppe gegenüber vermehrt sein, sodass das Molekül ein Sauerstoffatom weniger als Kohlenstoffatome enthält, ohne dass der süsse Geschmack schwindet. Daher schmecken die Disaccharide süss, aber alle Tri- und alle anderen Polysaccharide sind geschmacklos.

Dies ist auch der Grund, warum Methylglykoside, Glykolglykosid und Methylinosit süss schmecken.

Die Harmonie des Aufbaues erträgt wohl leichte Erschütterungen, meint Sternberg, aber stärkere Erschütterungen bringen den Verlust des süssen Geschmackes mit sich. Äthylglykose schmeckt daher schon schwach süss. Methylrhamnose aber schon bitter. Äthylrhamnosid schon stark und anhaltend bitter.

Bei den Bitterstoffen fällt es auf, dass sie sehr wenig Sauerstoff im Molekül haben.

Wenn man in den Zuckern das positive Alkylradikal bei der Glykosidbildung durch den negativen Phenolrest ersetzt, so erhält man intensiv bitter schmeckende Körper. Daher ist Methylglykosid süss, Phenylglykosid bitter.

$CH_3-CH(OH)-CH_2(OH)$ 1,2 Dihydroprysan süss
$C_6H_5-CH(OH)-CH_2(OH)$ Phenyläthylenglykol bitter

$CH_3-CH(OH)-CH(OH)-CH_2(OH)$ Butenylglyzerin süss
$C_6H_5-CH(OH)--CH(OH)-CH_2(OH)$ Phenylglyzerin bitter.

---

[1]) Piutti l. c.

Die natürlichen Glykoside sind aus dem Grunde bitter, weil sie zumeist Phenolderivate sind.

Es ergibt sich aus diesen Ausführungen, dass die Substitution eines Wasserstoffes in dem süss schmeckenden Methylglykosid durch eine C_6H_5-Gruppe ebenfalls bitteren Geschmack zur Folge hat. Die Benzylglykose $C_6H_5 . CH_2 - C_6H_{11} O_6$ schmeckt intensiv bitter und beissend.

Der bittere Geschmack verschwindet nicht, wenn man in das Benzylradikal auch OH einführt, denn das Glykosid Salizin $C_6H_4 . CH_2 (OH) - C_6H_{11}O_6$ schmeckt ebenfalls intensiv bitter und selbst die Einführung weiterer negativer Gruppen benimmt noch nicht den bitteren Geschmack, denn Monochlorsalizin und Monobromsalizin schmecken noch bitter; führt man aber noch mehr negative Gruppen ein, so erhält man das geschmacklose Tetraazetylchlorsalizin. Auch durch das Abstumpfen des sauren Hydroxyls im Salizin erhält man einen geschmacklosen Körper. Daher ist das Salizinnatrium $C_{13}H_{17}O_7 . Na$ geschmacklos. Weitere Hydroxylierung des Salizins zum Helizin $C_6H_{11}O_5 . O . C_6H_4 . COH$ (Aldehydbildung) macht einen geschmacklosen Körper. Führt man in das Hydroxyl des Salizins eine Benzoylgruppe ein, so erhält man Populin $C_{13}H_{17}(C_7H_5O)O_7$, einen süsslich schmeckenden Körper. Die zweimalige Einführung des Benzoylrestes in das Salizin macht eine geschmacklose Substanz

Hingegen wird der süsse Geschmack der Aminoessigsäure (Glykokoll) $CH_3 . CH_2 . COOH$ durch Einführung einer Benzoylgruppe (Hippursäurebildung $C_6H_5 . CO . NH . CH_2 . COOH$) in einen sauren verwandelt, während die bitter schmeckende Cholalsäure $C_{42}H_{40}O_5$ durch ihren Eintritt in die Aminoessigsäure dieselbe in die sehr bitter schmeckende Glykocholsäure $C_{26}H_{43}NO_6 = C_{24}H_{40}O_4 . NH . CH_2 . COOH$ verwandelt.

Nach Sternberg hängt der süsse und bittere Geschmack der Verbindungen von dem Verhältnis und Missverhältnis der positiven zu den negativen Gruppen ab.

Eine kleine Änderung kann daher schon den süssen Geschmack in einen bitteren verwandeln. Die Verbindung der Zucker mit Ketonen macht daher die entstehenden Körper alle bitter.

Die Einführung von sauren Resten in die Zucker macht die Substanz bitter oder sauer und schliesslich verschwindet der Geschmack ganz.

Ebenso verwandelt sich der Geschmack in einen bitteren, wenn man in ein Hydroxyl eine Base einführt. Daher ist reiner Zuckerkalk bitter.

Die Symmetrie der hydroxylierten Verbindungen ist als Hauptquelle des süssen Geschmackes anzusehen. Daher schmeckt das symmetrische Trioxyhexamethylen (Phloroglucit) süss.

$$(OH).CH\left\langle\begin{matrix}CH_2-CH(OH)\\CH_2-CH(OH)\end{matrix}\right\rangle CH_2$$

Bei den zwei- und dreiwertigen Phenolen sind es die OH-Gruppen in der symmetrischen m-Stellung, die süssen Geschmack hervorrufen.

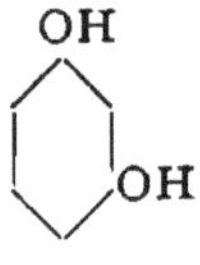

meta
Resorzin
süss

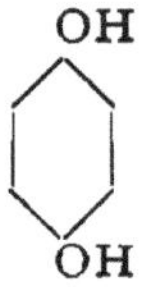

para
Hydrochinon
schwach süss

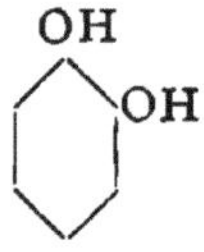

ortho
Brenzkatechin
bitter.

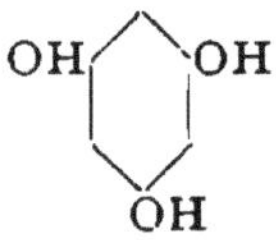

m.
Phlorogluzin
süss

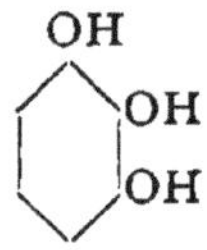

o.
Pyrogallol
bitter.

Von den Dioxytoluolen ist das einzig süss schmeckende das symmetrische Orzin

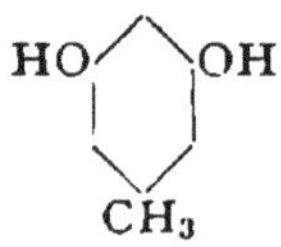

β-Orzin 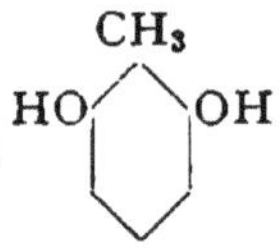 ist schon wieder geschmacklos.

Beim Benzolring müssen also ebenfalls zwei saure Gruppen zum Zustandekommen des süssen Geschmackes vorhanden sein. Aber eine von diesen kann auch eine Karboxylgruppe sein, nur muss die symmetrische Metastellung gewahrt werden.

Stumpft man aber die saure Gruppe durch NH_2 ab, so geht der süsse Geschmack in den bitteren über, wie bei m-Oxybenzoesäure-Amid.

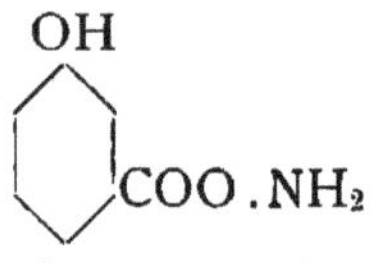

m-Oxybenzoenitril

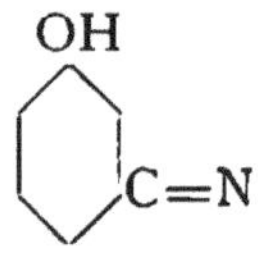

schmeckt wieder intensiv süss und zugleich beissend.

Wenn man aber den sauren Charakter durch Einführung einer Nitrogruppe steigert, so entsteht ebenfalls aber nur bei einer Stellung süsser Geschmack, nämlich bei der 2-Nitro-m-Oxybenzoesäure

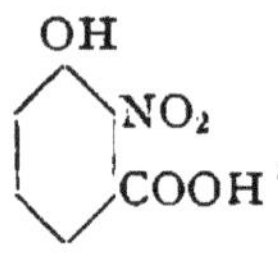

, alle anderen Nitro-m-Oxybenzoesäuren sind geschmacklos.

Mehr negative Gruppen führen zur Geschmacklosigkeit, welche bei weiterer Steigerung der Anzahl der negativen Gruppen zum bitteren Geschmack führt. Dinitro-m-Oxybenzoesäure ist geschmacklos, Trinitro-m-Oxybenzoesäure schmeckt intensiv bitter.

Die Orthostellung kann ebenfalls zu einem süsslichen Geschmacke führen. So ist Salizylsäure sauer und süsslich, salizylsaures Natron ist noch süsser (widerlich süss). Der süssliche Geschmack bleibt noch im Salipyrin (salizylsaures Antipyrin) erhalten, während Antipyrin allein leicht bitter schmeckt, er bleibt auch in Salithymol (Salizylsäurethymolester), in Salokoll (Phenokollsalizylat) und in Dijodsalizylsäure.

Während aber m-Oxybenzoesäureamid wie erwähnt bitter schmeckt, ist Salizylsäureamid geschmacklos.

Alle sechs Dioxybenzoesäuren sind geschmacklos.

Die NH_2-Gruppe gibt den Kohlenwasserstoffen ebenfalls den süssen Geschmack und zwar dann, wenn eine negative COOH-Gruppe vorhanden ist, so zwar, dass die entgegengesetzten Gruppen möglichst innig verknüpft sind. α-Aminosäuren schmecken süss [1]). Analog (wegen der benachbarten Stellung) verhalten sich in der aromatischen Reihe die Orthoverbindungen. Dieses ist nach Sternberg auch der Grund warum nur die Orthoverbindung des Benzoesäuresulfinids süss schmeckt, während die Paraverbindung geschmacklos ist.

---

[1]) E. Fischer, BB. **35**. 2660, zeigte dieses ebenfalls für die α-Aminokarbonsäuren der aliphatischen Reihe; bei den β-Aminokarbonsäuren tritt dieser süsse Geschmack zurück; β-Aminoisovaleriansäure schmeckt sehr schwach süss und hinterher schwach bitter. γ-Aminobuttersäure ist gar nicht mehr süss, sondern schmeckt etwas fade. Auch bei den Oxyaminosäuren liegen die Verhältnisse ähnlich; Serin (α-Amino-β-oxypropionsäure) und α-Amino-γ-oxyvaleriansäure schmecken stark süss, das Isoserin (β-Amino-α-oxyproprionsäure) dagegen nicht. α-Pyrrolidinkarbonsäure 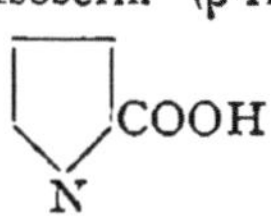 ist ebenfalls süss. Anders verhalten sich die aromatischen Aminosäuren: Phenylaminoessigsäure $C_6H_5 . CH(NH_2) . COOH$ und Tyrosin sind nahezu geschmacklos, bezw. schmecken schwach fade (kreideartig) während Phenylalanin $C_6H_5 . CH_2 . CH(NH_2) . COOH$ süss ist. Von den zwei basischen Aminosäuren schmeckt Glutaminsäure

$$\begin{array}{l} COOH \\ \dot{C}H_2 \\ \dot{C}H_2 \\ \dot{C}H.NH_2 \\ \dot{C}OOH \end{array}$$

schwach sauer und hinterher fade, Asparaginsäure stark sauer, etwa wie Weinsäure.

Die Dikarbonsäuren dieser Gruppen z. B. Asparaginsäure schmecken nicht mehr süss, sondern sauer, ebenso wie bei der Umwandlung des Traubenzuckers in Glykuronsäure $COOH.(CH.OH)_4.COH$ der süsse Geschmack in den sauren übergeht.

Stumpft man aber eine Karboxylgruppe der Asparaginsäure durch Eintritt von NH_2 ab, so erhält man das süss schmeckende Asparagin. Diaminobernsteinsäure ist geschmacklos, auch wenn man beiden Karboxylen durch Amidierung oder Esterifizierung den sauren Charakter nimmt. Hingegen schmeckt Iminobernsteinsäureester bitter. Will man diesen bitteren Geschmack in einen süssen verwandeln, so braucht man nur die Karboxylgruppe in Amid überzuführen. Iminosuccinaminsäureäthylester schmeckt süss.

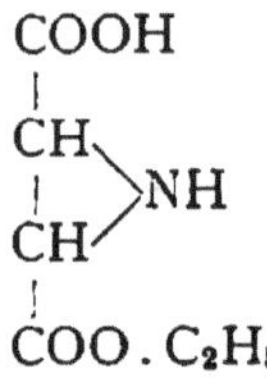
bitterer Iminobernsteinsäureester

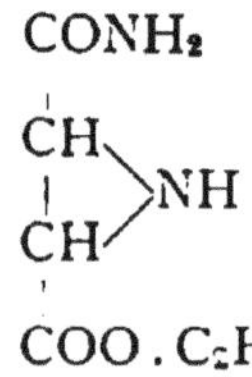
süsser Iminosuccinaminsäureäthylester.

Die einmalige Methylierung ändert an dem süssen Geschmack dieser Gruppe nichts, hingegen die Dimethylierung und die Äthylierung, welche zur Geschmacklosigkeit führt. Sarkosin (ungiftig) $CH_2-N(CH_3)H$
|
COOH

ist daher süss. Durch Austritt von einem Molekül Wasser geht es aber in das bitter schmeckende Sarkosinanhydrid über. Auch die geschmacklose Trimethylaminobuttersäure wird auf diese Weise bitter.

Die Nähe des Karboxyls und der NH_2-Gruppe ist nicht nur bei den aliphatischen, sondern auch bei den aromatischen Körpern zum Zustandekommen des süssen Geschmackes notwendig.

Daher ist Anthranilsäure 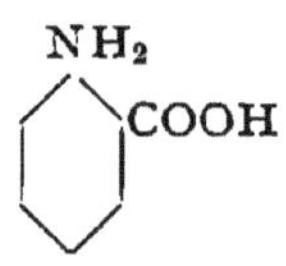 süss, während p-Aminobenzoesäure 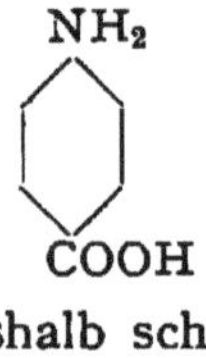 geschmacklos ist.

Deshalb schmeckt o-Aminosalizylsäure noch schwach süsslich,

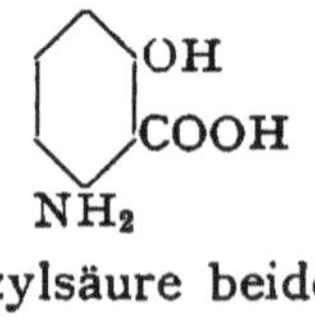

während p- und m-Aminosalizylsäure beide geschmacklos sind.

o-Aminobenzoesäure verliert nach dem ausgeführten durch Eintritt einer zweiten sauren Gruppe ihre Süssigkeit. Daher schmeckt o-Sulfamidbenzoesäure 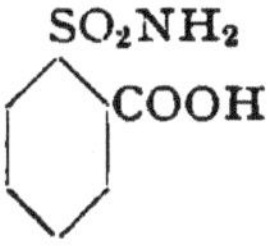 gar nicht und erst durch Anhydridbildung kommt jener intensiv süsse Geschmack des Saccharins zustande.

Das Saccharinmolekül bleibt sehr süss, wenn man in der p-Stellung eine positive NH_2-Gruppe einfügt, wenn man aber an dieselbe Stelle eine Nitrogruppe bringt, so erhält man das sehr bitter schmeckende p-Nitrobenzoesäuresulfinid.

p-Brombenzoylsulfinid $C_6H_3Br\langle{}^{CO}_{SO_2}\rangle NH$ schmeckt vorn an der Zunge süss, hinten bitter und anfangs sehr süss, dann sehr bitter. Hingegen verliert Saccharin seinen süssen Geschmack völlig, wenn man den Imidwasserstoff äthyliert. Aber der Ersatz desselben Imidwasserstoffes durch Natrium ändert am Geschmack gar nichts.

p-Phenetolkarbamid $C_2H_5.O.C_6H_4.NH.CO.NH_2$ und p-Anisolkarbamid $CH_3.O.C_6H_4.NH.CO.NH_2$ sind beide süss, die Phenetolverbindung ist die süssere. Sogar die Verbindung $CH_3.C_6H_4.NH.CO.NH_2$ schmeckt süss. Süss schmeckt auch der unsymmetrische α-α-Dimethylharnstoff $CO<{}^{N.(CH_3)_2}_{NH_2}$, während der symmetrische α-β-Dimethylharnstoff $CO<{}^{NH.CH_3}_{NH.CH_3}$ geschmacklos ist. Ebenso ist ja auch der symmetrische Di-p-Phenetolharnstoff geschmacklos

$$CO<{}^{NH.C_6H_4.O.C_2H_5}_{NH.C_6H_4.O.C_2H_5}.$$

Im Gegensatze zu den Süsstoffen p-Phenetol-Karbamid und p-Anisol-Karbamid ist p-Phenoxylessigsäure-Karbamid $NH_2.CO.NH.C_6H_4.O.CH_2.COOH$ nicht mehr süss. Dahingegen schmeckt das Ammoniumsalz der Toluylendioxamsäure 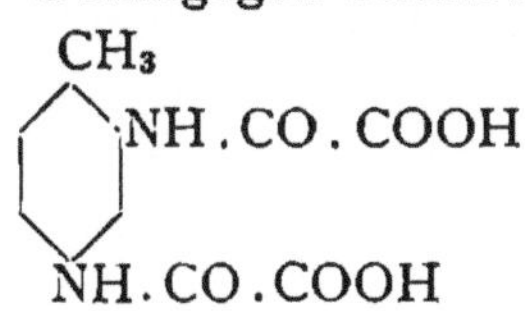 intensiv süss.

Ein intensiver Süssstoff ist ferner die Aminotriazinsulfosäure und ihre Salze

Aminotriazin 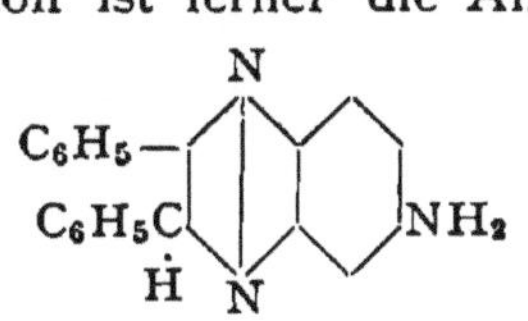

Hierher gehört auch die süssschmeckende stickstoffhaltige Säure, Glycyrrhizinsäure $C_{44}H_{63}NO_{18}$.

Die Pflanzenalkaloide sind durchweg bitter, obenan Chinin. Dieses Verhalten versucht Sternberg durch ihre zyklische Natur zu erklären. So entsteht aus der geschmacklosen ungiftigen γ-Aminobuttersäure durch Ringschluss das bittere giftige Pyrrolidon und aus γ-Aminovaleriansäure das ebenfalls bittere und giftige Oxypiperidon.

Die NO_2-Gruppe findet sich in süssen und bitteren Verbindungen.

Äthylnitrit und Nitroglyzerin schmecken schwach süss. Nitrobenzol und o-Nitrophenol schmecken ebenfalls süss.

Hingegen schmeckt Pikrinsäure (Trinitrophenol) sehr bitter.

Monochlordinitrophenole schmecken sehr bitter, während Dichlornitrophenole nicht mehr schmecken.

Von den anorganischen Körpern ist zu bemerken, dass fast ausnahmslos nur Salze einen süssen Geschmack zeigen, in erster Linie die Salze des Beryllium und des Bleies. Die übrigen Elemente der zweiten Gruppe haben als Salze einen bitteren Geschmack, allen voran die Magnesiumsalze.

Die Salze der dreiwertigen Borsäure schmecken süss. Aluminiumsalze schmecken ebenfalls süss. Ebenso die Salze des Skandium, des Yttrium, Lanthan, Ytterbium, Cer und Blei. Auch Didym, Erbiumoxydsalze und Terbiumerdesalze schmecken süss. Die Salze des Fluors, Jod und Brom schmecken leicht bitterlich.

Schwefel wird häufig in bitter schmeckenden, Chlor in süss schmeckenden Substanzen gefunden.

Die dulzigenen Elemente zeigen einen doppelten Charakter, indem sie sich mit Säuren als Basen und mit Basen als Säuren zu Salzen verbinden. Die amaragenen Elemente haben einen deutlich ausgeprägten positiven oder negativen Charakter. Das Vermögen einen Geschmackseindruck zu erwecken, ist wie der Geruch eine Eigenschaft einiger ganz bestimmter Elemente und zwar solcher, welche im periodischen System auf regelmässigen Entfernungen sich befinden. Die Periodizität, der wir hier beim Geschmackssinn begegnen, dürfte nach der Ansicht Sternberg's auf ein mit dem Wachsen der Atomgewichte zusammenhängendes Wachsen der Wellenlänge von Schwingungen hinweisen. Der Geschmack wäre also wie fast alle physikalischen Eigenschaften eine periodische Funktion der Atomgewichte.

Die Sternberg'schen Erklärungen können wohl kaum den süssen Geschmack gerade der süssesten organischen Körper des Dulcit, des Saccharins und der Aminotriazinsulfosäure erklären.

Haycraft[1]) war wohl der erste Forscher, welcher überhaupt über die Natur der Moleküle, die auf die Geschmacksnerven wirken, Forschungen anstellte. Nach ihm werden ähnliche Geschmacksempfindungen durch chemische Verbindungen erzeugt, welche Elemente, wie Li, K, Na, mit periodischer Wiederkehr gewöhnlicher physikalischer Eigenschaften enthalten. Die Kohlenstoffverbindungen, welche übereinstimmende Geschmacksempfindungen hervorrufen, müssen e i n e r Gruppierung der Elemente angehören. Unter den organischen Säuren stossen wir auf die Gruppe CO.OH; bei den süssschmeckenden Substanzen auf die Gruppe CH_2.OH. Zwischen der Qualität der Geschmacksempfindungen und hohem Molekulargewicht besteht kein Zusammenhang, ausgenommen, dass Substanzen mit sehr hohem und sehr kleinem Molekulargewicht überhaupt keinen Geschmack haben.

---

[1]) Haycraft Nature **1882**. 187 u. **1885**. 562.

IV. Kapitel.

Veränderungen der Substanzen im Organismus.

Zum Verständnis der physiologischen Wirkung der Substanzen sind die Kenntnisse der physiologisch chemischen Vorgänge durchaus notwendig. Sie belehren uns nicht nur über die Veränderung, welche die wirksamen Substanzen im Organismus erleiden, sondern sie geben uns vielfach wertvolle Anhaltspunkte für die Darstellung von weniger giftigen Substanzen. Die dem Organismus zugeführten Arzneimittel (Gifte) werden vorerst in dem Sinne verwandelt, dass sie der Organismus durch verschiedenartige chemische Prozesse unschädlich zu machen sucht. Die chemischen Vorgänge innerhalb des Organismus beruhen hauptsächlich auf Prozessen oxydativer Natur und auf Reduktionsvorgängen. Dazu gesellen sich insbesondere im Magendarmkanal hydrolytische Spaltungen.

Wollen wir vorerst die Vorgänge im Verdauungstrakt betrachten. Speichel hat auf die wenigsten Arzneimittel wegen der Kürze der Einwirkung und weil er nur ein einziges und zwar diastatisches Enzym besitzt, einen modifizierenden Einfluss. Anders verhält es sich mit dem Magen. Vom Magen aus können eine Reihe von wirksamen Körpern zur Resorption gelangen. Viele können aber schon im Magen ihre nachteiligen Nebenwirkungen ausüben und daher richtet sich ein grosser Teil der Bestrebung der modernen Arzneimittelsynthese darauf, bekannte wirksame Substanzen in der Weise zu modifizieren, dass sie im Magen gar keine Wirkung auszuüben vermögen und von da aus auch nicht zur Resorption gelangen. Der Magensaft, welcher der Hauptsache nach aus sehr verdünnter (0,1—0,5 %) Salzsäure und Pepsin besteht, wirkt insbesonders auf Arzneimittel durch die Salzsäure. Dieser kommt ausser ihrer lösenden Wirkung, insbesondere auf Basen, noch eine spaltende Wirkung für Azylreste zu, welche Wasserstoff in Aminogruppen substituieren. Eine solche Wirkung kann z. B. der Magensaft beim Laktophenin ausüben, während sich die Azetylgruppe im Phenazetin in dieser Beziehung weitaus resistenter verhält. Pepsin selbst übt auf die gebräuchlichen Arzneimittel so gut wie gar keine Wirkung aus, kann aber selbst von einer Reihe dieser geschädigt werden. Eine Ester verseifende Kraft kommt dem Magensaft nicht zu. Im Darm unterliegen eine grosse Anzahl von Arzneimitteln wichtigen Veränderungen. Der Darmsaft (in diesem Sinne verstehen wir nicht nur den von den Darmdrüsen sezernierten Saft, sondern auch die Galle und das Pankreassekret) entspricht einer $^1/_2$ %igen Lösung von kohlensaurem Natron, welcher infolge der darin gelösten Enzyme Ester leicht verseifen kann. Es wird daraus klar, dass der Darmsaft unlösliche Säuren als Salze in Lösung zu bringen vermag, die wirksame Substanzen, die Ester sind, insbesondere die Salolgruppe verseift, und so die Komponenten resorptionsfähig und wirksam werden. Der Darmsaft hat auch die Fähigkeit, infolge seiner alkalischen Reaktion in Lösung befindliche Substanzen auszufällen, und so der Resorption zu entziehen (z. B. Metallsalze, Basen), wogegen sie im Darm ihren therapeutischen Effekt ausüben können. Auch unlösliche Verbindungen (z. B. Wismuthsalze, Tanninverbindungen) werden hier in einer Weise verändert, dass die eine Komponente gelöst zur Wirkung gelangt, während die andere in unlöslichem Zustande ihre Wirkungen entfaltet. Als Beispiel führen wir Tannalbin (Eiweiss-Tanninverbindung) an, aus dem vom Darmsaft die Gerbsäure losgelöst wird und zur Wirkung gelangt. Ein anderes Beispiel sind die Wismuthverbindungen, etwa salizylsaures Wismuth. Dieses wird in salizylsaures Natron und kohlensaures Wismuth zerlegt. Das erstere leicht löslich, das letztere unlöslich. Salizylsaures Natron (bezw. Salizylsäure) übt hier seine antiseptische Wirkung aus, während das unlösliche Wismuthsalz teils die Wunden der katarrhalischen Darmflächen schützt, teils den reizenden Schwefelwasserstoff etc. bindet und unwirksam macht, schliesslich noch adstringierend wirkt. Neben den enzymatischen Wirkungen des Darmsaftes kommt es im Darm aber zu einer Reihe von chemischen Prozessen, welche durch Mikroorganismen, insbesondere Spalt- und Sprosspilze, hervorgerufen werden. Dieser normaler Weise vor sich gehende Prozess kann durch eine blosse Steigerung schon krankhafte Erscheinungen hervorrufen und ein grosser Teil unserer Arzneimittelwirkungen richtet sich darauf, die Darmgärung zu unterdrücken.

Im Körper selbst können die organischen Arzneimittel wie alle übrigen organischen Substanzen entweder völlig oxydiert und zu Kohlensäure und Wasser bezw. Harnstoff verbrannt werden oder sie unterliegen einer geringen chemischen Umwandlung im Molekül, wobei insbesonders die ringförmig gebundenen Kerne erhalten bleiben. Ausserdem hat der Organismus die Fähigkeit mit einer Reihe von Substanzen Synthesen einzugehen und sie auf diese Weise zum Teil an ihrer Wirkung zu verhindern oder sie ganz unwirksam zu machen. Die Kenntnisse dieser Vorgänge haben schon manche wertvolle Bereicherung unseres Arzneischatzes mit sich gebracht. Körper wie sie die drei grossen Gruppen unserer Nahrungsmittel, Eiweiss, Fett und Kohlenhydrate umfassen, werden fast vollständig im Organismus bis zu den niedrigsten Stoffwechselendprodukten, Kohlensäure, Wasser, Harnstoff zerlegt. Im allgemeinen sind Körper der Fettreihe der Oxydation leicht zugänglich. Resistenter verhalten sich hauptsächlich jene Körper, welche einen ringförmig gebundenen Kern besitzen, in diesen werden nur die fetten Seitenketten oxydiert, doch kann unter Umständen auch der Benzolkern im Organismus verbrannt werden. Die Fettsäuren werden ohne Ausnahme im Organismus verbrannt; ebenso die Oxyfettsäuren. Anders verhalten sich aber diese Körper, wenn Wasserstoffatome durch Halogenatome ersetzt sind. Sie sind dann schwieriger der Oxydation zugänglich, wenn auch die Trichloressigsäure und Trichlorbuttersäure sich zum Teil unter Abspaltung von Salzsäure oxydieren[1]. Die Alkohole der Fettreihe werden zu Säuren oxydiert, so Methylalkohol $CH_3 . OH$ zu Ameisensäure $H . COOH$[2]. Wie Methylalkohol, so gehen auch die Ester desselben, ferner die Methylamine, Oxymethansulfosäure, Formaldehyd im Körper zum Teil in Ameisensäure über. Die Methylgruppe aliphatischer Substanzen ist meist schwer angreifbar. Methylalkohol und Azeton werden schwer angegriffen; während Diäthylketon $C_2H_5 . CO . C_2H_5$ zu 90% oxydiert wird, werden von Methyläthylketon $CH_3 . CO . C_2H_5$ und Methylpropylketon $CH_3 . CO . C_3H_7$ 32% resp. 25% ausgeschieden[3]. Äthylalkohol, Azeton und andere Derivate der Fettreihe geben keine Ameisensäure. Azetondikarbonsäure wirkt nur in grossen Dosen letal durch Lähmung. Sie wird schon im Magen unter CO_2-Abspaltung zum Teil zerlegt. Die Tiere exhalieren Azeton. Ein kleiner Teil geht unverändert in den Harn über. Niemals entstehen aber im Organismus durch Oxydation aus Alkoholen Aldehyde. Hingegen können Aldehyde zu Alkoholen reduziert werden, z. B. Chloral

---

[1]) H. Meyer, AePP. **21**. 97. Kast, HS. **11**. 284.

[2]) AePP. **31**. 281.

[3]) Schwarz, AePP. **40**. 178.

$CCl_3.COH$ zu Trichloräthylalkohol $CCl_3.CH_2.OH$, Butylchloral zu Trichlorbutylalkohol. Die höheren Alkohole der Fettreihe werden aber nicht immer glatt verbrannt. Isopropylalkohol z. B. verwandelt sich nach Albertoni zum Teil in Azeton und wird zum Teil unverändert ausgeschieden. Die primären und sekundären Alkohole werden im Organismus leicht oxydiert. Schwieriger der sechswertige Alkohol Mannit, welcher fast ganz unverändert bei Hunden im Harn auftritt[1]), bei Kaninchen zum Teil unverändert. Die tertiären und alle halogensubstituierten Alkohole sind hingegen sehr schwer oxydierbar. So erscheinen tertiärer Amylalkohol $\begin{matrix}CH_3\\CH_3\end{matrix}\!\!>C(OH).CH_2.CH_3$, tertiärer Butylalkohol $\begin{matrix}CH_3\\CH_3\\CH_3\end{matrix}\!\!\gtrdot C.OH$, ebenso wie Trichloräthylalkohol $CCl_3.CH_2.OH$ und Trichlorbutylalkohol $CH_3.CHCl.CCl_2.CH_3.OH$ zum grossen Teil an Glykuronsäure gebunden im Harn[2]). d-Glukonsäure, welche bei der Oxydation mit Eisensalzen und Wasserstoffsuperoxyd d-Arabinose liefert wird im Organismus ganz anders oxydiert, 7 g verbrennt ein Kaninchen völlig. Wird mehr gefüttert so findet man d-Zuckersäure. Die Oxydation der Monokarbonsäure der Aldohexosen geht aber nicht an dem der Karboxylgruppe benachbarten C-Atom vor sich, so dass Pentosen entstehen, sondern es wird vielmehr die primäre Alkoholgruppe angegriffen, wie der Übergang von

$$\text{d-Glukonsäure } COOH\frac{OH.H.OH.OH}{H.OH.H.H}.CH_2.OH$$

$$\text{in d-Zuckersäure } COOH.\frac{OH.H.OH.OH}{H.OH.H.H}.COOH \text{ zeigt.}$$

Hingegen wird Glykuronsäure nicht zu Zuckersäure oxydiert[3]). Die zweibasischen Säuren verhalten sich wie folgt: Oxalsäure $\begin{matrix}COOH\\ \cdot\\ COOH\end{matrix}$ wird zum Teil im Harne ausgeschieden[4]); sie zeigt eine gewisse Resistenz gegen Oxydation. Einige Autoren behaupten, dass sie überhaupt im Organismus keiner Oxydation unterliegt. Glykolsäure $CH_2(OH).COOH$ wird vom Organismus, ohne Oxalsäure zu bilden, oxydiert, ebenso Glyoxylsäure $CHO.COOH$. Malonsäure $COOH.CH_2.COOH$ wird nur in verschwindend kleiner Menge in Oxalsäure verwandelt, ein kleiner

[1]) Jaffé, HS. **7**. 297.

[2]) HS. **6**. 440, BB. **15**. 1019, Pflüger's Arch. f. Phys. **28**. 506 u. **33**. 221.

[3]) P. Mayer, Zeits. f. klin. Med. **47**. 68.

[4]) Marfori, Annali di Chim. 1897. Mai 202.

Teil geht unverändert in den Harn über. Tartronsäure $OH.CH(COOH)_2$, Brenztraubensäure $CH_3.CO.COOH$ erwiesen sich selbst grammweise als verbrennbar. Weinsäure geht teilweise unverändert durch den Organismus. Sie ist für den tierischen Körper nur in beschränktem Umfange angreifbar [1]).

Die stereoisomeren Weinsäuren verhalten sich im Organismus folgendermaßen:

Von	d-Weinsäure	erscheinen im Harne	25.6 %—29.3 %
„	l-Weinsäure	„	6.4—2.7 %
„	Traubensäure	„	24.7—41.9 %
„	Mesoweinsäure	„	6.2—2.7 %.

l-Weinsäure und Mesoweinsäure werden am vollständigsten und anscheinend in gleichem Maße oxydiert, viel weniger die d-Weinsäure, am wenigsten die Traubensäure. Diese erleidet im Körper keine Zerlegung in ihre Komponenten, da die ausgeschiedene Säure optisch inaktiv war.

Bernsteinsäure $COOH.CH_2.CH_2.COOH$ und Äpfelsäure $COOH.CH_2.CH(OH).COOH$ liessen selbst in grossen Dosen gereicht, keine Weinsäure oder ein anderweitiges Zwischenprodukt in den Harn übertreten. Ebenso die Zuckersäure $C_4H_4(OH)_4(COOH)_2$. Asparaginsäure [2]) und Asparagin [3]) $COOH.C_2H_3(NH_2).CO.NH_2$ gehen im Organismus in Harnstoff über. Die Asparagine sind ohne besondere physiologische Wirkung. 38 g konnten in eineinhalb Tagen ohne jede Störung genommen werden [4]). Glutarsäure $COOH.CH_2.CH_2.CH_2.COOH$ als solche oder als Natronsalz eingegeben, geht nur in sehr geringer Menge in den Harn über, der grösste Teil wird oxydiert. Marfori [5]) untersuchte die Frage, ob die Säuren der Oxalsäurereihe im Organismus vollständig zu Kohlensäure verbrannt oder nur teilweise zu flüchtigen Fettsäuren verwandelt werden. Er fand, dass Oxalsäure im Organismus zum grössten Teil oxydiert wird. Oxalsaures Natron wird in grösserer Menge oxydiert, als die freie Säure. Es erscheinen nur 30 % der Säure wieder im Harn, während der Rest trotz der gegenteiligen Angaben Pohl's im Organismus oxydiert wird. Bei den Vögeln wird Oxalsäure nicht oxydiert, sondern unverändert durch den Harn ausgeschieden.

---

[1]) AePP. **37**. 413.

[2]) HS. **42**. 207.

[3]) HS. **1**. 213.

[4]) Weiske, Z. f. Biol. **15**. 261.

[5]) Annali di Chim. **1896**. 183.

Er konnte aber eine Vermehrung der flüchtigen Säuren nach Darreichung der zweibasischen Säuren nicht beobachten. Hingegen konnte Faust[1]) die ganze Hunden injizierte Menge Oxalsäure im Harne wiederfinden. Autenrieth und Barth fanden aber beim Kaninchen, dass Oxalsäure fast vollständig oxydiert wird[2]). Die Amide der Fettreihe verwandeln sich zugleich mit der Oxydation leicht in Harnstoff, die niedrigen sind aber resistenter gegen die Oxydation, und laufen meist unverändert durch. So Azetamid $CH_3.CO.NH_2$ nach Nencki[3]), Oxamid $\begin{matrix} CO.NH_2 \\ \vdots \\ CO.NH_2 \end{matrix}$ nach Ebstein und Nicolayer[4]). Oxaminsäure $NH_2.CO.COOH$ wird als solche ausgeschieden und macht keine Veränderungen in den Nieren, wohl aber Oxamäthan (Oxaminsäureäthylester) $NH_2.CO.COO.C_2H_5$, welches für einzelne Tiere ein starkes Gift ist. Die Aminofettsäuren verhalten sich wie folgt: Aminoessigsäure (Glykokoll) $NH_2.CH_2.COOH$ wird, wenn sie nicht zur Paarung benützt wird, glatt in Harnstoff verwandelt. Resistent verhält sich das Alanin (α-Aminopropionsäure) $CH_3.CH.(NH_2).COOH$. Leuzin wird vollständig verbrannt. Wenn aber in der Aminoessigsäure ein Wasserstoffatom der Aminogruppe durch CH_3 ersetzt wird (Sarkosin) $(CH_3)NH.CH_2.COOH$, so bleibt dieser Körper im Organismus unverändert. Die primären Monaminbasen der Fettreihe werden zersetzt, die aromatischen nicht. Wenn man aber in einer primären fetten Monaminbase ein Wasserstoffatom des Alkoholradikales durch einen aromatischen Kohlenwasserstoff ersetzt, so verhält sich der fette Rest wie die ursprüngliche Verbindung. Von Succinimid $C_2H_4\langle\begin{matrix} CO \\ CO \end{matrix}\rangle NH$ passiert nach Verfütterung an einen Hund ein kleiner Teil den Organismus unverändert, während weitaus der grösste Teil zersetzt wird[5]). Allophansäureäthylester $NH_2.CO.NH.COO.C_2H_5$ wird vollkommen zerstört, während Biuret (Allophansäureamid) $CO\langle\begin{matrix} NH_2 \\ NH.CO.NH_2 \end{matrix}$ quantitativ in den Harn übergeht. Cyanursäure $N_3C_3O_3H_3$ geht, wie Coppola zeigte, fast unverändert in den Harn über, ebenso Parabansäure $CO\langle\begin{matrix} NH.CO \\ NH.CO \end{matrix}\rangle$.

[1]) AePP. **44**. 217.
[2]) HS. **35**. 237.
[3]) Z. f. Biol. **8**. 124.
[4]) Virchow's Arch. **148**. 366.
[5]) Koehne, Diss. Rostock. 1894.

Alloxan $CO\langle{NH.CO \atop NH.CO}\rangle CO$ wird grössten Teils zerstört und nur zum Teil als Parabansäure ausgeschieden [1]).

Thymin 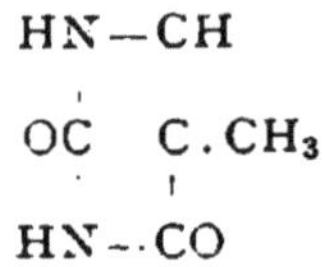

wird im Organismus gespalten, Uracil 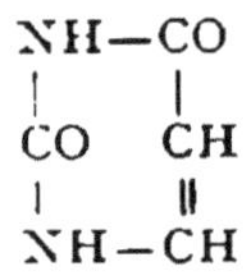 passiert den Organismus des Hundes [2]).

Im allgemeinen werden die flüchtigen kohlenstoffärmeren Säuren schwerer als die kohlenstoffreicheren verbrannt, und sie gehen deshalb auch in grossen Mengen unverändert in den Harn über. Die Säureamide scheinen im Körper nicht umgesetzt zu werden, wie das Beispiel des obenerwähnten Biuret zeigt.

Viel interessanter sind die Verhältnisse der aromatischen Verbindungen im tierischen Körper. Im allgemeinen verhält sich der Benzolkern im Organismus sehr resistent, doch kennen wir eine Reihe von Beispielen, welche uns zeigen, dass der Organismus im stande ist, den Benzolring vollständig zu Kohlensäure und Wasser zu verbrennen und unsere Kenntnisse dieser Umwandlung sind von der Art, dass wir angeben können, unter welchen Bedingungen der Benzolring im Organismus erhalten bleibt und unter welchen Bedingungen er zerstört wird. Nur diejenigen Aminosäuren der aromatischen Reihe, welche eine Seitenkette von 3 Kohlenstoffatomen enthalten, von denen das mittlere die Gruppe NH_2 trägt, werden im Organismus völlig zerstört. Daher machen Phenylamino-α-propionsäure $C_6H_5.CH_2.CH(NH_2).COOH$, α-Aminozimtsäure $C_6H_5.CH:CH(NH_2).COOH$, Tyrosin (p-Oxyphenylamino-α-propionsäure) $C_6H_4(OH).CH_2.CH(NH_2)COOH$ keine Vermehrung der aromatischen Substanzen im Harne [3]). Beim Hund wird nach Juvalta [4])

auch Phthalsäure 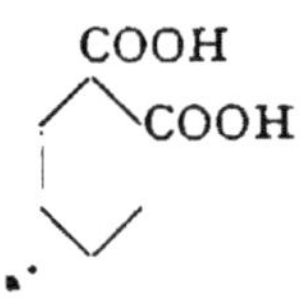 und Phthalimid 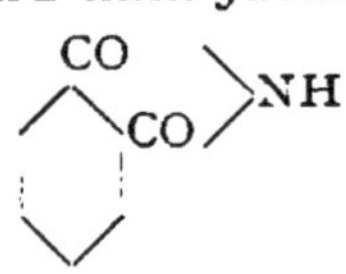 im

[1]) 0.5 g Alloxan töten ein Kaninchen. Wiener AePP. **42**

[2]) Steudel, Sitzungsber. d. G. z. Bef. d. g. N. Marburg. 1901 Jan.

[3]) HS. **7**. 23, **8**. 63, **8**. 65, **10**. 130, **11**. 485, **14**. 189.

[4]) HS. **13**. 26. Mosso AePP. **26**. 267.

Organismus zerstört. Hingegen wird vom Kaninchenorganismus Phthalsäure unangegriffen quantitativ ausgeschieden [1]). Die übrigen aromatischen Substanzen verhalten sich aber im Organismus sehr resistent; es können wohl Veränderungen in der Seitenkette eintreten, nie aber eine völlige Spaltung des Benzolringes vorkommen. Die aromatische Gruppe schützt sogar aliphatische Reste vor der Oxydation, wie wir es oben bei den aromatischen Monaminbasen gesehen haben. Die Oxydationen können den Benzolring selbst betreffen oder in einer Seitenkette verlaufen. So wird nach Verfütterung von Benzol im Organismus Phenol gebildet und dieses dann zum Teil weiter zu Dioxybenzolen oxydiert [2]).

Phenetol $C_2H_5 . O . C_6H_5$ wird zu Oxyphenetol oxydiert $C_2H_5O . C_6H_4 . OH$ und dann an Schwefelsäure gepaart [3]).

Terpentinöl $C_{10}H_{16}$ gibt Terpinol $C_{10}H_{15} . OH$. Chinolin 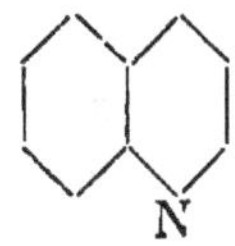

wird vielleicht zu Pyridinkarbonsäuren oxydiert [4]).

Akridin 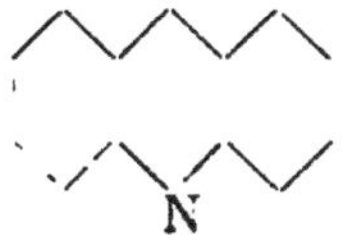 wird in 5 Keto . 3 Oxy . 5 . 10 . Dihydroakridin

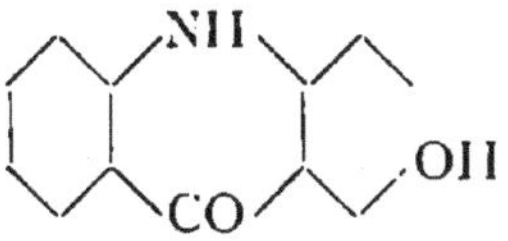 verwandelt [5]).

Es wird ferner Naphthalin [6]) in Oxynaphthalin und zum Teil in Dioxynaphthalin [7]) übergeführt. α-Monochlor- und α-Monobromnaphtalin passieren grösstenteils unoxydiert bei Kaninchen in den Harn [8]), nur ein kleiner Teil wird zu Halogennaphtol oxydiert, welches mit Schwefelsäure gepaart auftritt. Anilin geht in p-Aminophenol über [9]). Doch muss bemerkt werden, dass selbst beim Phenol der Benzolring nicht

[1]) Pribram, AePP. **51**. 379.
[2]) Dubois' Arch. 1867. 340. Pflüger's Arch. **12**. 148.
[3]) Kühling, Diss. Berlin 1887.
[4]) J. Donath, BB. **14**. 1769.
[5]) Führer, AePP. **51**. 391.
[6]) B.B. **19**, 1534.
[7]) Lesnik, AePP. **24**. 164.
[8]) Kuckein, Diss. Königsberg. 1898.
[9]) Schmiedeberg, AePP. **8**. 1.

ganz unangreifbar ist und zum Teil vollkommen zur Verbrennung gelangt. Nach Nencki und Giacosa[1]) trifft der Angriff des oxydierenden Sauerstoffes stets entweder den Benzolkern oder das mit dem Benzol verbundene Kohlenstoffatom. Die Bromverbindung ist toxischer als die Chlorverbindung, von der 5 g täglich toleriert werden. Es wird daher Äthylbenzol $C_2H_5 . C_6H_5$ wahrscheinlich zuerst in Azetophenon $CH_3 . CO . C_6H_5$ und sodann unter Oxydation des Methyl in Benzoesäure und Kohlensäure umgewandelt[2]). Xylol $CH_3 . C_6H_4 . CH_3$ zu Toluylsäure $CH_3 . C_6H_4 . COOH$[3]). Toluol $CH_3 . C_6H_5$ zu Benzoesäure. Ebenso wird normales Propylbenzol $C_3H_7 . C_6H_5$ zu Benzoesäure oxydiert. Hingegen entsteht aus Isopropylbenzol $\left.\begin{matrix}CH_3\\CH_3\end{matrix}\right\rangle CH . C_6H_5$ (Kumol) im Organismus Phenol ähnlich, wie aus Benzol. Aus keinem der drei isomeren Butylbenzole entsteht aber Benzoesäure. Die beiden Isobutylbenzole werden zu Oxybutylbenzolen oxydiert, ebenso normales Butylbenzol. Sehr resistent verhält sich die Karboxylgruppe im aromatischen Kern, so wird Benzoesäure $C_6H_5 . COOH$ im Organismus nicht verändert, ebensowenig wie Phenylessigsäure $C_6H_5 . CH_2 . COOH$ oxydiert, in welcher ein Kohlenstoffatom zwischen Benzolkern und Karboxyl eingeschaltet ist. Phenylpropionsäure $C_6H_5 . CH_2 . CH_2 . COOH$ aber, mit zwei Kohlenstoffatomen zwischen Benzolkern und Karboxyl, wird zu Benzoesäure oxydiert[4]). Phenylglykolsäure $C_6H_5 . CH(OH) . COOH$ wird im Organismus gar nicht angegriffen, sondern quantitativ im Harn ausgeschieden, es entsteht aus ihr nicht Phenol und Glykolsäure, wie man vermuten könnte. Phenylaminoessigsäure $C_6H_5 . CH(NH_2) . COOH$, welche ja nur zwei Kohlenstoffatome in der Seitenkette hat, geht zum Teil in Phenylglykolsäure über. (Desamidierung.)

Sind im aromatischen Kerne mehrere Seitenketten vorhanden, so wird eine derselben zur Karboxylgruppe oxydiert. Saligenin (Oxybenzylalkohol) $C_6H_4(OH)CH_2 . OH$ geht nach Nencki[5]) in Salizylsäure über, Benzylalkohol $C_6H_5 . CH_2 . OH$ kann zu Benzoesäure oxydiert werden, aber nur dann, wenn die Einwirkung nicht zu kurz dauert. Salizylaldehyd 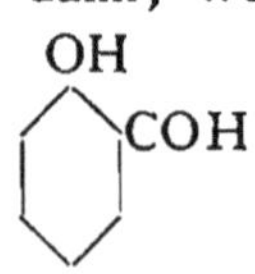 wird zu Salizylsäure 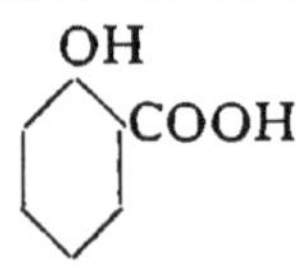 oxydiert.

[1]) HS. 4. 325.

[2]) HS. 4. 327.

[3]) Dubois' Arch. 1876. 353.

[4]) Salkowski, HS. 7. 168.

[5]) Dubois' Arch. f. Physiol. 1870 p. 406.

Andererseits werden Kohlenwasserstoffgruppen in der Seitenkette der aromatischen Verbindungen oxydiert, so dass H durch alkoholische Hydroxylgruppen ersetzt wird:

Indol macht zu 1 g keine Intoxikation (Nencki), 2 g machen Diarrhöe und Hämaturie. Herter[1]) sah Herz- und Atmungsschwäche, klonische Krämpfe. Bei Menschen erzeugte es starke Müdigkeit, Unfähigkeit zu geistiger Arbeit, bei grösseren Dosen Schlaflosigkeit, Symptome der Neurasthenie.

Indol $C_6H_4\langle{}^{CH}_{NH}\rangle CH$ wird zu Indoxyl $C_6H_4\langle{}^{C(OH)}_{NH}\rangle CH$

Das fast ungiftige Skatol[2])

$C_6H_4\langle{}^{C(CH_3)}_{NH}\rangle CH$ zu Skatoxyl $C_6H_4\langle{}^{C(CH_2\,.\,OH)}_{NH}\rangle CH$ [3])

Orthonitrotoluol 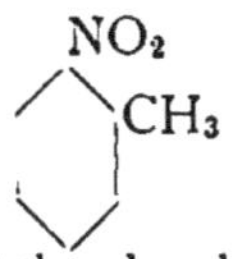 zu Orthonitrobenzylalkohol 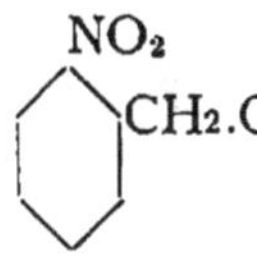 [4])

und hierauf entsteht durch Paarung Uronitrotoluolsäure.

Diphenylmethan $C_6H_5\,.\,CH_2\,.\,C_6H_5$ zu

Oxydiphenylmethan $C_6H_5\,.\,CH(OH)\,.\,C_6H_5$ [5])

Kampfer $C_8H_{14}\langle{}^{CH_2}_{CO}$ zu Kampferol $C_8H_{14}\langle{}^{CH\,.\,OH}_{CO}$ oxydiert[6]).

Die substituierten Säureamide verhalten sich folgendermassen: Dibenzamid $NH\,.(COC_6H_5)_2$ wird zu Benzoesäure oxydiert, hingegen wird Phthalimid bis auf Spuren völlig zerstört[7]). Benzoylharnstoff $C_6H_5\,.\,CO\,.\,NH\,.\,CO\,.\,NH_2$ wird in Benzoesäure umgewandelt. Während Biuret im Organismus nicht angegriffen wird, kann Diphenylbiuret $NH(CONHC_6H_5)_2$ nur in kleinen Mengen im Harn wieder gefunden werden. Ebenso Paraoxydiphenylbiuret

$$NH(CO\,.\,NH\,.\,C_6H_4\,.\,OH)_2.$$

Ebenso verhält sich Karboxylharnstoff $NH_2CO\,.\,NH\,.\,CO\,.\,NH\,.\,CO\,.\,NH_2$;.

---

[1]) N. Y. Med. Journ. 1898.

[2]) HS. 4. 416.

[3]) Baumann u. Brieger, HS. 3. 254.

[4]) HS. 2. 47.

[5]) Klingenberg, Diss. Rostock 1891.

[6]) HS. 3. 422.

[7]) Köhne, Diss. Rostock. 1894. 2 g Phtalimid machen bei Hunden keine Störung, 4 g nach Stunden Erbrechen, Zittern.

Benzylidenbiuret $NH(CONH)_2 . CH . C_6H_5$ hingegen ergab auch beim Durchgange durch den Organismus Benzoesäure. Zimtsäure $C_6H_5 . CH : CH . COOH$ mit ungesättigter Seitenkette wird ebenfalls zu Benzoesäure oxydiert. Gentisinsäure[1] $C_6H_3 \begin{cases} OH & (1) \\ OH & (4) \\ COOH & (5) \end{cases}$ und Homogentisinsäure $C_6H_3 \begin{cases} OH & (1) \\ OH & (4) \\ CH_2 . COOH & (5) \end{cases}$ werden die erstere teilweise, die letztere ganz unverändert ausgeschieden.

Blum erhielt nach Thymolfütterung im Harne Thymo-Hydrochinon und ein Chromogen[2].

K. Klingenberg[3] hat das Verhalten einiger aromatischer Körper im Organismus, welche mehr als einen Benzolkern enthalten, untersucht.

Diphenyl $C_6H_5 . C_6H_5$ wird von Hunden sehr gut vertragen. Die Ätherschwefelsäuren im Harne sind vermehrt, was auf eine Oxydation schliessen lässt. Es gelang ihm auch das Oxydationsprodukt (Paraoxydiphenyl) $C_6H_4 \begin{cases} OH & (1) \\ C_6H_5 & (4) \end{cases}$ aus dem Harne darzustellen und zu identifizieren.

Bei Versuchen mit Benzidin $\begin{matrix} C_6H_4 - NH_2 \; 1. \\ | \\ C_6H_4 - NH_2 \; 4. \end{matrix}$ liess sich eine Vermehrung der Ätherschwefelsäuren nicht nachweisen, es besteht demnach keine Analogie mit dem Anilin, welches bekanntlich im Tierkörper oxydiert wird.

p-Dibromphenyl $\begin{matrix} C_6H_4 - Br \\ | \\ C_6H_4 - Br \end{matrix}$ wurde nicht oxydiert.

p-Aminodiphenyl $C_6H_4 \begin{cases} NH_2 & 1. \\ C_6H_5 & 4. \end{cases}$ erwies sich als giftig und tötete Hunde nach kurzer Zeit.

Karbazol $\begin{matrix} C_6H_4 \\ | \\ C_6H_4 \end{matrix} \rangle NH$ wurde im Tierkörper zu Oxykarbazol $\begin{matrix} C_6H_3 \\ | \\ C_6H_4 \end{matrix} \rangle (OH)NH$ umgewandelt und in Form der Ätherschwefelsäurever-

[1]) HS. 21. 422.

[2]) Deutsche med. W. 1891. 186.

[3]) Diss. Rostock. 1891.

bindung ausgeschieden. Die Darstellung von Oxykarbazol extra corpus gelang Klingenberg trotz mehrfacher Versuche nicht.

Bei Verfütterung von Fluoren

$$\begin{array}{l} C_6H_4 \\ | \quad \rangle CH_2, \\ C_6H_4 \end{array} \quad \text{Phenanthren} \quad \begin{array}{l} C_6H_4 - CH \\ | \qquad\quad \| \\ C_6H_4 - CH \end{array}$$

und Phenanthrenchinon $\begin{array}{l} C_6H_4 - CO \\ | \qquad\quad | \\ C_6H_4 - CO \end{array}$ liess sich keine Oxydation nachweisen. Hingegen beobachteten Bergell und Pschorr[1]) nach Verfütterung von Phenanthren an Kaninchen das Auftreten einer Phenanthrolglykuronsäure, was eine Oxydation des Phenanthrens zu Phenanthrol beweist.

Bei Diphenylamin $\begin{array}{l} C_6H_5 \\ | \quad \rangle NH \\ C_6H_5 \end{array}$ ergab sich eine bedeutende Vermehrung der Ätherschwefelsäure und aus dem Harne konnte p-Oxydiphenyl $C_6H_4 \langle \begin{array}{ll} OH & 1. \\ C_6H_5 & 4. \end{array}$ dargestellt werden, so dass die Iminogruppe abgespalten wird.

Die Resultate der Klingenberg'schen Untersuchung ergaben eine Bestätigung, resp. Erweiterung der Nöltingschen Regel, nach welcher bei der Hydroxylierung aromatischer Körper im Organismus, wie in vitro, die Hydroxylgruppe zu einer schon besetzten Stelle in Parastellung tritt; ist aber die Parastellung schon besetzt, so erfolgt die Hydroxylierung im Tierkörper nicht.

Auch bei den Phenylurethanen $C_6H_5 . COO . NH_2$ tritt eine Hydroxylierung in der Parastellung im Organismus ein, und wir erhalten im Harne p-Oxyphenylurethan $OH . C_6H_4 . COO . NH_2$.

Nach Lawrow wird Antipyrin in Form einer gepaarten Glykuronsäure ausgeschieden. Es bildet sich vorerst ein Oxyantipyrin vielleicht folgender Konstitution $C_6H_5 . N \langle \begin{array}{l} CO - CH \\ \qquad\quad \diagdown \\ N(CH_3) . C . CH_2 . OH \end{array}$ welches sich dann paart[2]).

Der Benzolkern wird nach Ziegler[3]) überhaupt nicht angegriffen, wenn ein oder mehrere H desselben durch kohlenstoffhaltige Seitenketten vertreten sind. Aus Kampfercymol $C_6H_4(C_3H_7)\ (CH_3)$ entsteht

---

[1]) HS. **38.** 16.

[2]) BB. **33.** 2344.

[3]) AePP. **1.** 65.

Kuminsäure $C_6H_4(C_3H_7)(COOH)$ [1]), während bei der Oxydation in vitro Toluylsäure $CH_3.C_6H_4.COOH$ und Terephtalsäure $C_6H_4\begin{cases}COOH\ 1.\\COOH\ 4.\end{cases}$ entsteht. Die Kuminsäure ist die der Terephtalsäure entsprechende Iso-Propylbenzoesäure. Santonin [2]) wird im Organismus in Oxysantonine verwandelt. Es werden Mono- und Dioxysantonine ausgeschieden [3]). Benzylamin wird zu Benzoesäure oxydiert [4]). Ebenso Hydrobenzamid, Phenylpropionsäure, Zimtsäure [5]). Die aromatischen Aldehyde und Ketone werden zu den entsprechenden Karbonsäuren oxydiert. p-Dimethylaminobenzaldehyd wird in p-Methylaminobenzoesäure $CH_3.NH.C_6H_4.COOH$ verwandelt (Entmethylierung und Oxydation). Sind mehrere Seitenketten vorhanden, so wird nur eine davon oxydiert, die übrigen bleiben unverändert. Es wird z. B. aus Xylol Toluylsäure, aus Cymol Kuminsäure. Benzaldehyd $C_6H_5.COH$ wird zu Benzoesäure $C_6H_5.COOH$ oxydiert, ebenso Azetophenon $C_6H_5.CO.CH_3$ [6]). Aus Nitrobenzaldehyd bildet sich Nitrobenzoesäure. Vanillin [7]) mit mehreren Seitenketten

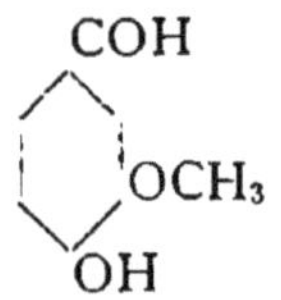

wird zu Vanillinsäure

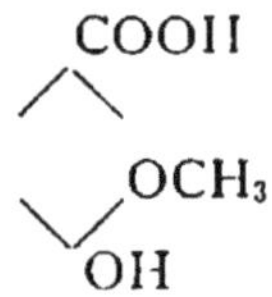

oxydiert.

Oxyanthrachinone werden beim Passieren des Organismus oxydiert. Chrysarobin z. B. geht unter Sauerstoffaufnahme in Chrysophansäure über. $C_{30}H_{26}O_7+2O_2=2(C_{15}H_{10}O_4)+3H_2O$. Phenylhydroxylamin $C_6H_5.N.OH$ geht im Organismus in Azooxybenzol $C_6H_5.N(OH).N.C_6H_5$ über [8]).

Pyridin wird anscheinend im Organismus nicht oxydiert, sondern geht Synthesen ein oder wird als solches ausgeschieden. Nach R. Cohn wird der Chinolinkern im Organismus besonders leicht zerstört, da die drei isomeren Methylchinoline (Chinaldin, o- u. p- Methylchinolin) keine Synthesen im Organismus eingingen. Methylchinoline werden im Organismus meist vollständig oxydiert [9]).

---

[1]) BB. **5**. 749, **12**. 1512.

[2]) Jaffé, HS. **22**. 538.

[3]) Wedekind, Pharm. Ztg. **1901**, p. 598—600.

[4]) Bülow, Pflügers Arch. **57**. 93. Cohn, HS. **17**. 279.

[5]) Schmiedeberg, AePP. **8**. 1.

[6]) Nencki, Journ. f. prakt. Chem. **1878**. **18**. 288.

[7]) HS. **4**. 213.

[8]) Lewin, AePP. **35**. 400.

[9]) R. Cohn, HS. **20**. 215.

Limonen (Orthoklasse der Terpene) wird hydroxyliert und die CH_3-Gruppe zu COOH oxydiert. Karbonylhaltige Kampferarten mit nur einfacher Bindung im Kern zeigen zum Teil auch dieses Verhalten. Diejenigen Terpene, welche eine doppelte Bindung vom Kern aus nach der Methylengruppe hin in der Seitenkette enthalten (Pseudoklasse der Terpene: Sabinen, Kamphen) erfahren lediglich eine Hydroxylierung. m-Methylisopropylbenzol geht abweichend vom p-Cymol im Organismus eine Glykuronsäurepaarung ein unter gleichzeitiger Oxydation der CH_3-Gruppe [1]).

In bezug auf die Stellung unterscheiden sich die verschiedenen Körper in ihrem physiologisch-chemischen Verhalten im Organismus; so werden viele Orthoverbindungen im Organismus leicht oxydiert, während die Meta- und Parareihen sich viel resistenter verhalten.

So ist von den isomeren Dioxybenzolen die o-Verbindung Brenzkatechin in Analogie mit dem Verhalten ausserhalb des Organismus, im Tierkörper leichter zerstörbar als die m- und p-Verbindung (Hydrochinon, Resorzin) [2]).

In vielen Fällen vermag der Organismus N-haltige Substanzen zu desamidieren, ein Vorgang, welcher zuerst von S. Fränkel [3]) für die Bildung von Kohlehydraten aus Eiweissspaltungsprodukten (Aminosäuren) behauptet wurde. Für solche Desamidierungen sind zahlreiche Beispiele bekannt.

Aus Diphenylamin $\begin{matrix} C_6H_5 \\ C_6H_5 \end{matrix}\!\!>\!NH$ wird im Organismus p-Oxydiphenyl

$$C_6H_4\left\langle\begin{matrix} OH & 1. \\ C_6H_5 & 4. \end{matrix}\right.$$ [4])

Aus Tyrosin [5]) und Phenylalanin [6]) entsteht Homogentisinsäure. Aus Serin (α-Aminomilchsäure) entsteht Milchsäure [7]). Aus Phenylaminoessigsäure entsteht im Organismus Phenylessigsäure [8]). α-β-Diamino-

---

[1]) HS. **36**. 453.

[2]) R. Cohn, HS. **17**. 295.

[3]) M. f. Ch. 1898. **19**. 747.

[4]) Klingenberg, Diss. Rostock 1891.

[5]) Wolkow und Baumann, HS. **15**. 228.

[6]) Falta u. Langstein HS. **37**. 513.

[7]) Langstein und Neuberg, Engelmann's Arch. 1903. Suppl. 514. S. ferner S. Lang, HB. **5**. 321. und Rachel Hirsch, Zeitschrift f. experiment. Pathologie. **1**.

[8]) Nencki l. c.

propionsäure wird im Organismus zu Glyzerinsäure $CH_2(NH_2)-CH.(NH_2)-COOH \rightarrow CH_2(OH)-CH(OH)-COOH$ [1]).

Reduktionen im Organismus.

Reduzierende Wirkungen übt der Organismus in manchen Fällen aus. So wird Chloral $CCl_3.COH$ zu Trichloräthylalkohol $CCl_3.CH_2OH$ reduziert [2]), eine schwierige Reduktion, welche man künstlich nur mittelst Zinkäthyl nachmachen kann. Ebenso wird Butylchloral zu Trichlorbutylalkohol reduziert. Chinon 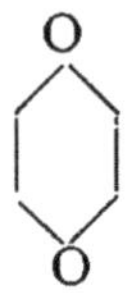 wird zu Hydrochinon 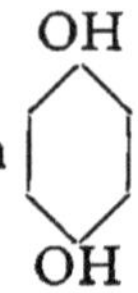 reduziert. Die Chinasäure $C_6H_7.COOH(HO)_4$. geht im Organismus in Benzoesäure über, was nur durch Reduktion möglich ist [3]). Benzaldehyd wird nach Verfütterung bei Hunden zum Teil als Benzylglykuronsäure ausgeschieden, die sich in Benzylalkohol $C_6H_5.CH_2.OH$ und Glykuronsäure spalten lässt. Auch Benzoesäure liefert höchst wahrscheinlich Benzylglykuronsäure [4]). Ferner wird in einigen seltenen Fällen die Nitrogruppe zu einer Aminogruppe reduziert. Beim m- und p-Nitrobenzaldehyd wird die Aldehydgruppe zur Karboxylgruppe oxydiert, die Nitrogruppe zur Aminogruppe reduziert, es tritt noch eine Azetylierung am Aminorest ein, so dass das Resultat dieser differenten Verwandlungen Azetylaminobenzoesäure $CH_3.CO.NH.C_6H_4.COOH$ ist. Also drei differente Prozesse an einem eingeführten Körper [5]).

Sieber und Smirnow [6]) fanden beim Hunde, dass alle drei Nitrobenzaldehyde im Organismus zu den entsprechenden Nitrobenzoesäuren oxydiert werden. Ausgeschieden wird p-Nitrobenzoesäure als p-nitrohippursaurer Harnstoff, m-Nitrobenzoesäure als m-Nitrohippursäure und o-Nitrobenzoesäure ohne jede Paarung.

Es scheinen also bei derselben Substanz zwei differente Verwandlungen nebeneinander zu laufen.

Der eine bekannte Fall der Reduktion einer Nitrogruppe zu einer Aminogruppe kann durchaus nicht generalisiert werden, im Gegenteil er bildet eine Ausnahme; sonst wird die Nitrogruppe nicht zu einer

---

1) HS. **42**. 59.

2) HS. **6**. 440. BB. **15**. 1019. Pflügers Arch. **28**, 506 u. **33**. 221.

3) Chinasäureanhydrid s. Chem.-Z. Rep. 02/220.

4) Ing.-Diss. v. Konrad Liebert (Jaffé) Königsberg 1901.

5) R. Cohn HS. **17**. 285.

6) M. f. C. **8**. 88.

Aminogruppe reduziert, z. B. nicht bei der m-Nitrobenzoesäure. Selbst das so leicht reduzierbare Nitrobenzol wird nach Untersuchungen von Filehne nicht in Anilin verwandelt. Wir können auch bei Nitrobenzol-Verfütterung nie Anilin im Harne nachweisen. Beim Kaninchen wird aus m-Nitrobenzaldehyd m-Azetylaminobenzoesäure $C_6H_4\begin{matrix} NH.COCH_3.1. \\ COOH\,3. \end{matrix}$ der Hund dagegen bildet aus dem gleichen Aldehyd m-Nitrohippursäure [1]).

Ein zweiter Fall der Reduktion einer Nitrogruppe scheint der folgende zu sein: o-Nitrophenylpropiolsäure $C_6H_4\begin{matrix} \diagup C \vdots C.COOH\,1. \\ \diagdown NO_2 \qquad 2. \end{matrix}$ wird im Organismus zu indoxylschwefelsaurem Kalium verwandelt, wie G. Hoppe-Seyler [2]) gezeigt hat, was wohl in der Weise gedeutet werden kann, dass die o-Nitrophenylpropiolsäure erst zu Indoxylsäure

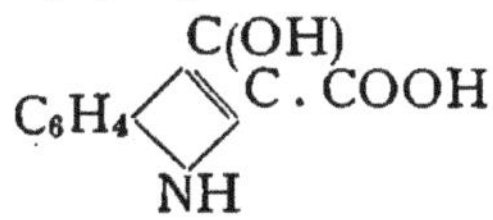

reduziert wird, welche sodann CO_2 abspaltet und in Indoxyl

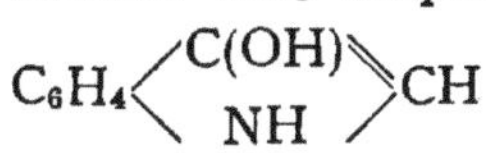

übergeht, das sich dann mit Schwefelsäure paart.

Ein dritter Fall von Reduktion der Nitrogruppe ist die partielle Reduktion der Pikrinsäure (Trinitrophenol) $C_6H_2(NO_2)_3.OH$ zu Pikraminsäure (Dinitroaminophenol) $C_6H_2(NO_2)_2.(NH_2).OH$ [3]).

Synthesen im Organismus.

Paarung im Organismus. (Entgiftung durch Paarung.)

Ausser diesen meist oxydativen und Reduktions-Vorgängen kommt es im Organismus zu einer Reihe von Synthesen, welche hauptsächlich den Zweck haben, giftige Substanzen zu entgiften, eine Funktion, welche der Organismus schon bei den Oxydationen, die wir soeben besprochen haben, durchführt. Diese Synthesen bezwecken hauptsächlich durch Anlagerung saurer Reste aus Alkoholen und Phenolen gepaarte saure Verbindungen zu schaffen, die physiologisch wenig wirksam oder unwirksam sind und in diesem leicht löslichen Zustande als Salze durch den Harn leicht eliminiert werden können. Zu dieser

[1]) R. Cohn HS. **47**. 285.

[2]) HS. **7**. 178.

[3]) Rymsza Dissert. Dorpat 1889, Walko AePP. **46**. 181.

Paarung wird vor allem die aus dem Eiweiss durch Oxydation des Schwefels entstehende Schwefelsäure verwendet, welche aus noch so giftigen Verbindungen die im Organismus indifferenten Ätherschwefelsäuren bildet[1]). Neben dieser die Hauptrolle spielenden Paarung tritt bei einer Reihe von später zu besprechenden Substanzen die Paarung mit Glykuronsäure auf. Die Glykuronsäure ist das erste Oxydationsprodukt des Traubenzuckers, aber anscheinend nur dann, wenn der Zucker zuvor eine glykosidartige Verbindung eingegangen, bei welcher die Aldehydgruppe des Zuckers, welche mit einem Phenolhydroxyl reagiert hat, verdeckt wird. Gewisse Substanzen paaren sich nur mit ihr; bei anderen tritt sowohl eine Paarung mit Schwefel- als auch mit Glykuronsäure ein; bei letzterer meist erst dann, wenn die zur Paarung disponible Schwefelsäure verbraucht ist.

Es kann auch der Fall eintreten, dass eine Gruppe im Organismus zu Karboxyl oxydiert wird und doch die gebildete Karbonsäure, wenn ein freies Hydroxyl vorhanden, die Schwefelsäurepaarung eingeht.

Vanillin z. B. $H_3C.O.C_6H_3\langle{}^{OH}_{CHO}$ erscheint im Harn als Ätherschwefelsäure der Vanillinsäure. $\genfrac{}{}{0pt}{}{HOOC.}{H_3C.O.}\rangle C_6H_5.O.SO_3H$ [2]).

Alle Substanzen, welche im Organismus zu Benzoesäure oxydiert werden, paaren sich mit Aminoessigsäure, dem Glykokoll, zu Hippursäure $C_6H_5.CO.NH.CH_2.COOH$. Diese Paarung ist zugleich eine Entgiftung. So ist z. B. p-Chlorhippursäure 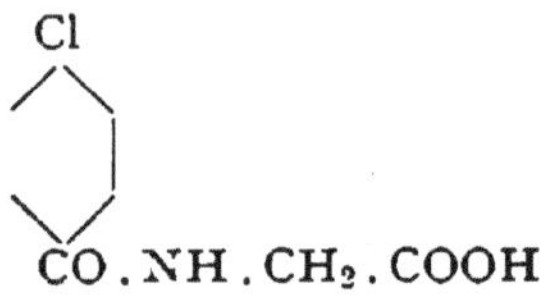 nach einer Angabe Hildebrandt's[3]) um ein vielfaches weniger giftig als p-Chlorbenzoesäure 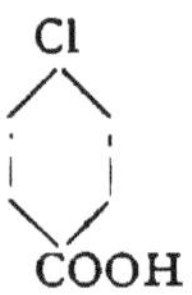 Neben diesen drei Paarungen mit Säuren

---

[1]) Zuerst wurde diese Paarung beim Phenol von Baumann und Herter HS. 1. 247 und BB. 9. 1389 beobachtet, welche zeigten, dass dieses als phenolätherschwefelsaures Kali $C_6H_5.O.SO_2.OK$ den Organismus verlässt.

[2]) Preusse HS. 4. 209.

[3]) HB. 3. 370.

soll auch noch eine Paarung mit Phosphorsäure auftreten, die jedoch nicht sicher festgestellt ist.

Eine weitere Synthese ist die Anlagerung einer Sulfhydrylgruppe zur Entgiftung bei den Cyanderivaten. Es werden sowohl die Blausäure selbst, als auch die Nitrile in Rhodanderivate übergeführt [1]). Der Organismus bedient sich hierzu der im Eiweiss (Cystingruppe) vorhandenen Sulfhydrylgruppe.

Azetylierungen, Methylierungen.

Im Organismus aber verlaufen noch andere Synthesen. So tritt in zwei Fällen eine Azetylierung auf: wenn man Halogenbenzol z. B. Brombenzol $Br.C_6H_5$ an Hunde verfüttert, so bekommt man im Harn eine mit Halogenphenylmerkaptursäure gepaarte Glykuronsäure, z. B. Bromphenylmerkaptursäure d. i. Bromphenylazetylcystein [2]).

$$\begin{array}{c} CH_2.S.C_6H_4.Br \\ | \\ H.C.NH.CO.CH_3 \\ | \\ COOH \end{array}$$

Ein zweiter Fall ist das Auftreten der m-Azetylaminobenzoesäure, die nach Verfütterung von m-Nitrobenzaldehyd nach der Untersuchung von R. Cohn [3]) entsteht.

Wir kennen auch mehrere Fälle der Anlagerung der Methylgruppe im Organismus. Der eine ist das von F. Hofmeister beobachtete Auftreten von Tellurmethyl nach Verfütterung von telluriger Säure [4]), eine Beobachtung, die aber nur durch den Geruch, nicht aber durch die Analyse gemacht wurde. Namentlich die drüsigen Organe, insbesondere der Hoden, vermögen viel Tellurmethyl zu bilden. Selenige Säure gibt in gleicher Weise Selenmethyl. Der zweite Fall ist das Auftreten von Methylpyridylammoniumhydroxyd $OH.CH_3.NC_5H_5$ nach Verfüttern von Pyridin an Hunde [5]). Hingegen wird Pikolin (α-Methylpyridin), welches in der dem Stickstoff benachbarten Stellung ein Methyl trägt, zur Pyridin-Karbonsäure oxydiert [6]). Piperidin geht wegen seiner raschen Oxydierbarkeit keine solche Synthese ein.

Hildebrandt [7]) beobachtete eine neue Methylierung im Tierkörper.

---

1) AePP. **34**. 247, 280.

2) Baumann u. Preusse, HS. **5**. 309. BB. **12**. 806.

3) HS. **17**. 285 u. **18**. 132.

4) AePP. **33**. 1894. p. 198.

5) His AePP. **22**. 253 u. R. Cohn HS. **18**. 116.

6) HS. **18**. 123.

7) AePP. **44**. 278.

Kondensationsprodukte von Piperidin mit Phenolen und Formaldehyd sind neue Basen, die dadurch charakterisiert sind, dass das Phenolhydroxyl nicht in die Reaktion eintritt. Im Organismus des Kaninchen gehen diese Verbindungen Paarungen mit Glykuronsäure ein, bei gleichzeitiger Methylierung am N des Piperidinringes. Die nach Einführung des Kondensationsproduktes aus Piperidin, Thymol und Formaldehyd im Organimus erzeugte Verbindung fällt aus dem Harne krystallinisch aus.

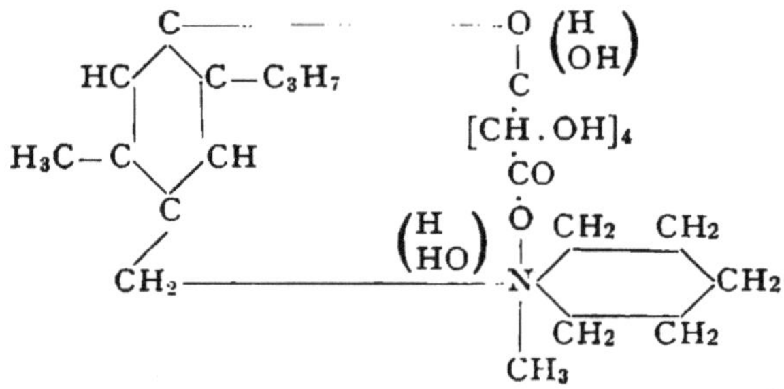

Die Aldehydgruppe der Glykuronsäure paart sich mit dem in p-Stellung befindlichen Phenolhydroxyl, ferner addiert sich Methylalkohol an das tertiäre N und die dabei entstehende quaternäre Ammoniumhydroxydbase spaltet mit der Karboxylgruppe der Glykuronsäure Wasser ab.

Bei der Spaltung mit Mineralsäure bildet sich das Ammoniumhydroxydsalz der Säure, z. B. HCl, in welchem beim Behandeln mit Alkalien unter Abspaltung von Säure eine chinonartige Bindung zwischen dem tertiären N und dem Phenolsauerstoff stattfindet.

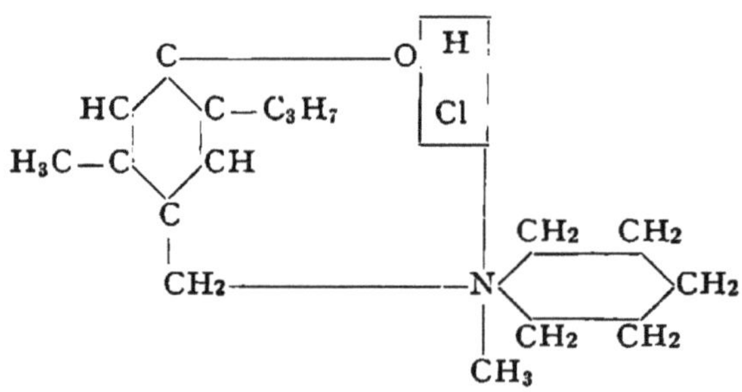

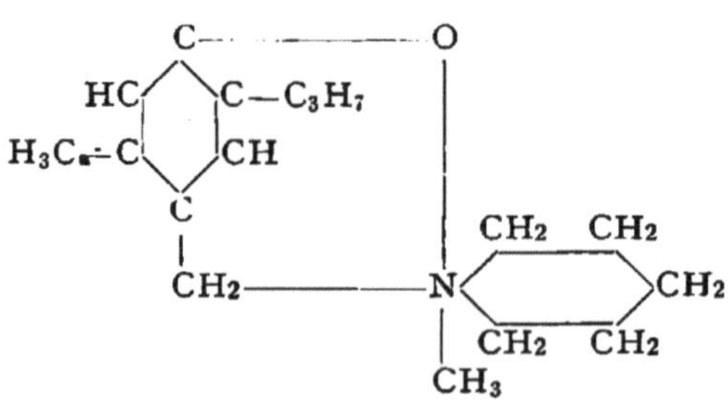

Im Organismus des Hundes tritt diese Synthese nicht ein.

Zu erwähnen ist noch die (wahrscheinliche) Methylierung des Chinins nach seiner Oxydation im Organismus [1]).

Pohl beobachtete Methylierung oder Äthylierung nach Aufnahme von Thioharnstoff [2]) $CS\langle{}^{NH_2}_{NH_2}$. Es tritt in der Exspirationsluft Methyl- oder Äthylsulfid $\frac{CH_3}{CH_3}\rangle S$, $\frac{C_2H_5}{C_2H_5}\rangle S$ auf (wahrscheinlich letzterer).

Dimethylthioharnstoff und Thiosinamin erzeugen die gleiche Erscheinung, hingegen nicht Thiokarbazid.

* * *

Wie erwähnt, bezweckt der Organismus durch diese verschiedenartigen Synthesen, durch Oxydationen und Reduktionen in erster Linie, die Umwandlung giftiger Substanzen in weniger giftige bezw. in leichter ausscheidbare (mehr harnfähige), doch verhalten sich die verschiedenen Gruppen von Körpern in bezug auf die Paarung und Oxydation, wie wir schon teilweise gesehen haben, verschieden. Die Phenole, die dem Organismus zugeführt werden, oder im Organismus entstanden sind, paaren sich in erster Linie mit Schwefelsäure und erst in zweiter Linie mit Glykuronsäure, wie überhaupt die Paarungen mit Schwefelsäure die häufigeren und wichtigeren sind [3]). Stoffe, welche Paarungen eingehen, sind stets giftig und es ist deshalb eine der wichtigsten Aufgaben des tierischen Organismus diese Stoffe möglichst rasch in die ganz oder wenigstens verhältnismässig indifferenten Paarungen mit Glykokoll, Schwefelwasserstoff, Schwefelsäure und Glykuronsäure zu überführen. Nicht giftige Stoffe paaren sich fast gar nicht. So konnte Likhatscheff zeigen, dass die fast ungiftige Homogentisinsäure

$$C_6H_3\begin{cases} OH & (1). \\ OH & (4). \\ CH_2.COOH & (5). \end{cases}$$

als solche im Harne erscheint und sich im Organismus nicht mit Schwefelsäure verbindet. Hingegen verbindet sich die giftige Gentisinsäure [4])

$$C_6H_3\begin{cases} OH & (1). \\ OH & (4). \\ COOH & (5). \end{cases}$$

---

[1]) Merkel, AePP. **47**. 165.

[2]) AePP. **51**. 341.

[3]) S. auch Neubauer AePP. **46**. 133, HS. **33**. 579.

[4]) HS. **21**. 422.

zum Teil mit Schwefelsäure, ein anderer Teil wird unverändert ausgeschieden. Das stark giftige Hydrochinon wird bei kleineren Mengen nicht als solches ausgeschieden, sondern nur in Form von Ätherschwefelsäuren [1]). Gepaarte Verbindungen mit Glykuronsäure liefern Aldehyde, Alkohole, Ketone, aromatische Kohlenwasserstoffe und Phenole. Die Aldehyde und Ketone werden zuerst reduziert bezw. oxydiert, die Kohlenwasserstoffe zu Alkoholen oxydiert, und die gebildeten Alkohole gehen mit Zucker glykosidartige Verbindungen ein, welche dann weiter zu gepaarter Glykuronsäure oxydiert werden und so zur Ausscheidung gelangen. Von den aliphatischen Alkoholen gehen weder Methyl- noch Äthylalkohol solche Verbindungen ein, auch Azeton nicht, denn sie sind so flüchtig und so leicht oxydabel, dass sie sich diesen Umsetzungen entziehen können.

Dichlorazeton geht in Dichlorisobutylalkohol über und paart sich zu Dichlorisopropylglykuronsäure [2]). Azetessigäther $CH_3 . CO . CH_2 . COO . C_2H_5$, welcher sich in Azeton, Alkohol und Kohlensäure zerlegt, gab kleine Mengen von Isopropylglykuronsäure, Azetophenon $CH_3 . CO . C_6H_5$, welches nach Nencki der Hauptmenge nach in Benzoesäure übergeht, gibt bei Verfütterung im Harn eine kleine Menge einer Glykuronsäureverbindung. Es paaren sich überhaupt mit Glykuronsäure folgende Substanzen: Chloral, Butylchloral, Chloroform. Nach der Chloroformnarkose tritt im Harn eine reduzierende, nicht flüchtige, chlorhaltige

---

[1]) Chinon $OC\langle{}^{CH=HC}_{CH=HC}\rangle CO$ wird im Organismus vorerst zu Hydrochinon reduziert *). Hierbei tritt aber als physiologische Wirkung ein rasches Aufhören der Lebensfunktionen, sowie rasche Braunfärbung der Gewebe ein. Es zeigt sich eine starke Reizung der Nerven, welche sich in Schmerzäusserungen erkennen lässt. Im Harn der vergifteten Tiere, welche auch eine schwere Schädigung des Intestinaltraktes zeigen, findet sich Hydrochinonglykuronsäure. Ähnlich verhält sich Toluchinon $C_6H_3(CH_3)O_2$. Trichlorchinon und Tetrachlorchinon (Chloranil $C_6Cl_4O_2$) gleichen sich in ihren zerstörenden Wirkungen auf das Blut. Grössere Dosen Chloranil erzeugen Durchfall. Im Harne findet sich Tetrachlorhydrochinonglykuronsäure und die Ätherschwefelsäure des Tetrachlorhydrochinons. Chloranilsäure oder Dichlordioxychinon $C_6Cl_2(OH)_2 + 3\,H_2O$ wirkt nicht schädlich. Im Harne findet sich Hydrochloranilsäure mit Glykuronsäure gepaart. Chloranilaminsäure $C_6Cl_2O_2(NH_2) . OH + 3\,H_2O$ scheint im Tierkörper vorerst in Chloranilsäure verwandelt zu werden, welche dann weiter zu Hydrochloranilsäure reduziert wird.

*) Otto Schulz Diss. Rostock 1892.

[2]) Sundwik, Akademisk afhandling Helsingfors 1886.

Säure auf, möglicherweise eine Glykuronsäureverbindung des Trichlormethylalkohols. Euxanthon[1]), Nitrobenzol, Phenol, Brombenzol, Kampher[2]), Orthonitrotoluol[3]), Phenethol[4]) $C_6H_5.O.C_2H_5$, Anisol $C_6H_5.O.CH_3$, Oxychinolin[5]), Karbostyril, Dichlorbenzol, Xylol, Kumol, Terpentinöl, Benzol, Orthonitropropiolsäure, Trichloräthylalkohol, Hydrochinon, Resorzin, Thymol[6]). Letzteres nur beim Menschen, beim Hunde nicht. Chlorphenol, Orthonitrophenol, Paranitrophenol, Kresol, Azobenzol, Hydrazobenzol, Aminobenzol, Indol, Indoxyl, Skatoxyl[7]), Kairin, Menthol[8]), Borneol[8]). p-Oxyphenetol $C_6H_4.\begin{matrix} OC_2H_5 & (1) \\ OH & (4) \end{matrix}$ gibt Chinaethonsäure[9]) $C_6H_4 \left\langle \begin{matrix} OC_2H_5 & (1). \\ C_6H_9O_7 & (4). \end{matrix} \right.$ Naphthol[11]), Naphthalin, ferner tertiäre Alkohole[12]), tertiärer Butylalkohol und tertiärer Amylalkohol, Pinakon (tertiäres Hexylenglykol). Nach Paul Meyer[10]) paart sich Morphin mit Glykuronsäure. Fenchon[13]), Karvon[14]), Pinen, Phellandren, Sabinen[15]).

Karvon mit doppelter Bindung im Kern erfährt im Organismus ebenso wie die karbonylhaltigen Kampherarten eine Oxydation zum Zweck der Paarung mit Glykuronsäure. Ausserdem wird ein Methyl zu Karboxyl oxydiert.

Thujon unterliegt einer Hydratation und teilweisen Oxydation eines Methyls[16]) zu Karboxyl und dann erfolgt Paarung mit Glukuronsäure. Kamphen $C_{10}H_{16}$ geht in Kamphenglykol $HO.C_{10}H_{14}.OH$ über, das sich dann paart[17]).

---

[1]) BB. **19**. 2918.

[2]) Wird vorerst zu Kamphenol oxydiert HS. **3**. 422.

[3]) Dieses geht in o-Nitrobenzylalkohol vorerst über HS. **2**. 47.

[4]) HS. **4**. 296. **13**. 181.

[5]) HS. **28**. 439.

[6]) HS. **16**. 514.

[7]) AePP. **14**. 288. 379. HS. **7**. 403. **8**. 79. **12**. 130.

[8]) AePP. **17**. 369. HB. **1**. 304. HS. **34**. 1.

[9]) V. Lehmann, HS. **13**. 181.

[10]) Berl. klin. Wochenschr. 1899. Nr. 27.

[11]) Lesnik, AePP. **24**. 167.

[12]) Thierfelder und Mering. HS. **9**. 511.

[13]) Wird vorerst zu Oxyfenchon $C_{10}H_{16}O_2$ oxydiert. Rend. de Acad. Lincei. [5] Bd. **10**. I. p. 244.

[14]) Wird vorerst zu Oxykarvon oxydiert. HS. **30**. 441.

[15]) HS. **33**. 579.

[16]) HS. **33**. 579. HS. **36**. 453.

[17]) HS. **37**. 189.

Santalol paart sich mit Glykuronsäure aber erst nach erheblicher Verkleinerung des Moleküls [1]).

Die Fähigkeit im Organismus sich mit Glykuronsäure zu paaren, ist allen tertiären Alkoholen gemeinsam. Verschiedene primäre und sekundäre, ein- und zweiwertige Alkohole sind nicht imstande, die Paarung mit Glykuronsäure einzugehen. Nach den Untersuchungen von Nencki [2]) werden die aromatischen Oxyketone, wie: Gallazetophenon, Resazetophenon und Paraoxypropiophenon, nicht wie Azetophenon zur Karbonsäure oxydiert, sondern sie paaren sich mit Schwefelsäure oder Glykuronsäure. Sobald ein aromatisches Keton freies Hydroxyl enthält, wodurch die Möglichkeit einer Paarung mit Schwefelsäure oder Glykuronsäure gegeben ist, so findet eine Oxydation der in ihm enthaltenen Seitenketten im tierischen Körper nicht statt. Diese Oxydation ist die Entgiftung durch Bildung saurer Gruppen in der Substanz selbst, welche häufig unterbleibt, sobald eine Möglichkeit der Paarung vorhanden ist. Gleich wie die Oxyketone werden voraussichtlich auch ihre Ester vom Tierkörper ausgeschieden.

Ist noch ein Hydroxyl frei, wie z. B. im Paeonol $CH_3 . CO . C_6H_3 (OH) . OCH_3$ (Methylresazetophenon), dann findet nur einfache Paarung mit Schwefelsäure und Glykuronsäure statt.

Sind aber alle Hydroxylwasserstoffe durch Alkyle ersetzt, so dürfte nach Nencki eine Hydroxylierung im Benzolkern der Paarung mit Schwefelsäure resp. mit Glykuronsäure vorausgehen, denn die Oxydation der Ätheralkyle ist im Organismus äusserst schwierig. So wird nach Kossel [3]) Phenetol $C_2H_5 . O . C_6H_5$ zu p-Oxyphenetol, dem Äthyläther des Hydrochinons, oxydiert und liefert dann durch Paarung mit Glykuronsäure die Chinäthonsäure $C_{14}H_{18}O_9$. Die Anwesenheit freier Hydroxyle disponiert zur Paarung ungemein, so paaren sich Protokatechu-, Vanillin- und Isovanillinsäure, die freie Hydroxyle haben und gehen als Äthersäuren in den Harn über, und nur zum kleinsten Teil in unveränderter Form. Die Veratrinsäure $C_6H_3(OCH_3)_2 . COOH$ dagegen geht als solche in den Harn über, da ihre Hydroxyle veräthert sind. Auch die Methylsalizylsäure und Anissäure paaren sich aus gleichem Grunde nicht. Die Aldehyde: Protokatechu-, Vanillin- und Isovanillinaldehyd werden vollkommen zur Karbonsäure oxydiert, Methylvanillin nur zum Teil und findet sich als solches in kleinen Mengen im Harn wieder.

---

[1]) Hildebrandt HS. **36**. 453.

[2]) BB. **27**. 2737.

[3]) HS. **4**. 296. **13**. 181.

o-Oxychinolin paart sich nach Rost mit Schwefelsäure, nach Brahm auch mit Glykuronsäure. Karbostyril (α-Oxychinolin), welches in grösseren Dosen kurareähnlich wirkt, paart sich mit Schwefelsäure und Glykuronsäure. Kynurin, γ-Oxychinolin, geht aber in eine komplizierte schwefelhaltige Verbindung über, welche nach Kochen mit Säure reduziert [1]).

Die Benzoesäure paart sich mit Glykokoll zu Hippursäure [2])

$$\underset{\text{Glykokoll}}{\begin{matrix} CH_2.NH\,|\,H \\ | \\ COOH \end{matrix}} + \underset{\text{Benzoesäure}}{HO\,|\,.CO.C_6H_5} = \underset{\text{Hippursäure}}{\begin{matrix} CH_2.NH.CO.C_6H_5 \\ | \\ COOH \end{matrix}} + \underset{\text{Wasser.}}{H_2O}$$

Ebenso verhalten sich Salizylsäure [3]), p-Oxybenzoesäure [3]), Nitrobenzoesäure [4]), Chlorbenzoesäure, Anissäure $CH_3O.C_6H_4.COOH$, Toluylsäure [3]) $CH_3.C_6H_4.COOH$., Mesitylensäure $(CH_3)_2.C_6H_3.COOH$ [5]). Die so gebildeten Produkte werden z. B. Salizylursäure, p-Oxybenzursäure, Tolursäure etc. benannt. Kuminsäure wird zu Kuminursäure $C_3H_7.C_6H_4.CO.NH.CH_2.COOH$ [6]). Phenylessigsäure zu Phenazetursäure $C_6H_5.CH_2.CO.NH.CH_2.COOH$ [7]). Doch geht immer nur ein Teil dieser Säuren die Paarung ein, während ein Teil den Organismus unverändert verlässt.

p-Bromtoluol und o-Bromtoluol gibt Brombenzoesäure resp. Bromhippursäure [8]). p-Chlortoluol liefert beim Verfüttern an Hunde p-Chlorhippursäure, ebenso gehen m- und o-Chlortoluol in die entsprechenden Hippursäuren über (Oxydation der Methyl- zur Karboxylgruppe und Paarung mit Glykokoll), das gleiche gilt für bromsubstituierte Toluole. Beim Kaninchen entstehen aus chlorsubstituierten Toluolen lediglich die entsprechenden Benzoesäuren, von den bromsubstituierten erhält man aus o-Bromtoluol vollständig o-Bromhippursäure, während m- und p-Bromtoluole nach Oxydation zu den entsprechenden Benzoesäuren nur teilweise die Paarung eingehen [9]).

Ausser der Benzoesäure und ihren Derivaten paaren sich noch

---

1) HS. **30**. 552.

2) Borcis, Ure Berzelius Jahresb. **22**. 567.

3) Bertagnini, Liebig's Ann. **97**. 248, Baumann und Herter, HS. **1**. 253.

4) BB. **7**. 1673.

5) AePP. **1**. 420.

6) BB. **5**. 749.

7) HS. **7**. 162. **9**. 229. BB. **12**. 1512.

8) Preusse HS. **5**. 57.

9) Hildebrandt, HB. **3**. 365.

andere Verbindungen mit Glykokoll, so wird Furfurol $C_4H_3(COH)O$, welches grosse Analogie mit dem Benzaldehyd hat, im Organismus zu Brenzschleimsäure $C_4H_3(COOH)O$ oxydiert [1]. Diese paart sich zum grössten Teil mit Glykokoll analog der Hippursäure und nur ein kleiner Teil geht als solcher in den Harn über.

Die Pyromykursäure (Brenzschleimsäureglykokoll)

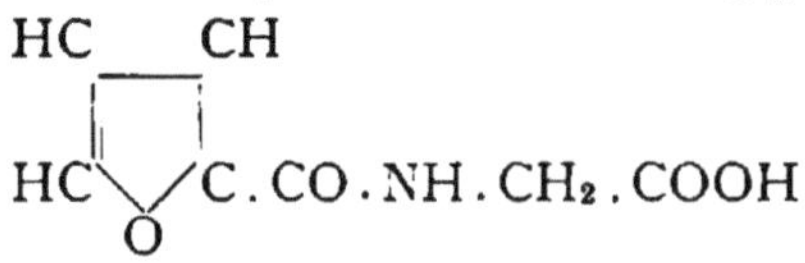

geht bei Hunden noch eine Verbindung mit Harnstoff ein [2]. Ähnlich verhält sich nach Jaffé das fast ungiftige p-Nitrotoluol. Im Harne lässt sich p-Nitrobenzoesäure und ausserdem p-nitrohippursaurer Harnstoff nachweisen [3]. Es entsteht also aus Furfurol pyromykursaurer Harnstoff. Bei Vögeln zeigt sich ebenfalls ein ähnliches Verhalten, wie bei der Benzoesäure, indem die Brenzschleimsäure mit Ornithin gepaart als Furfurornithursäure den Tierkörper verlässt [4]. Der Furfuranring zeigt also im Organismus dieselbe Beständigkeit wie der Benzolring. Auch die Thiophenderivate zeigen ein gleiches Verhalten, das Schicksal des Thiophens selbst im Organismus ist unentschieden [5]; α-Thiophensäure $C_4H_3S.COOH$ paart sich mit Glykokoll zu α-Thiophenursäure [6]. Thiophenaldehyd gibt Thiophenursäure $C_4H_3S.CO.NH.CH_2.COOH$ [7]. Pyrrol und seine Derivate scheinen aber viel leichter einer Zerstörung im Organismus anheimzufallen. Furfurol geht aber noch eine eigentümliche Synthese mit Essigsäure ein, die analog ist der Perkin'schen Synthese der Zimtsäure aus Benzaldehyd: es bildet sich nämlich aus Furfurol und Essigsäure unter Wasseraustritt Furfurakrylsäure $C_4H_3O.CH:CH.COOH$, die sich mit Glykokoll paaren kann zur Furfurakrylursäure $C_4H_3O.CH:CH.CO.HN.CH_2.COOH$, während die Zimtsäure selbst im Organismus zu Benzoesäure oxydiert wird.

Analog wie der Organismus nach Jaffé's Entdeckung die ungesättigte Furfurakrylsäure bildet, kann er auch, wie Tappeiner [8]) gezeigt,

---

1) BB. **20**. 2311.

2) Jaffé und Cohn BB. **20**. 2311.

3) BB. **7**. 1673.

4) BB. **21**. 3461.

5) Heffter, Pflüger's Arch. **39**. 420.

6) BB. **20**. 2315. **21**. 3458.

7) R. Cohn. HS. **17**. 281.

8) AePP. **33**. 364.

eine zweite ungesättigte Verbindung bilden. Bei der Verfütterung von Chloralazetophenon $CCl_3.CH.OH.CH_2.CO.C_6H_5$ erhält man im Harne Trichloräthylidenazetophenon $CCl_3.CH:CH.CO.C_6H_5+H_2O$.

Nach Sack wird die Anilidmethylsalizylsäure in täglicher Dosis von 5—10 g von einem Hunde sehr gut vertragen, und verlässt zum Teile als gepaarte Schwefelsäure den Organismus. α-Oxyuvitinsäure wird aus dem Organismus, gleichwie Phtalsäure, unverändert ausgeschieden. In Tagesdosen von 4 g wurde sie auch vom Hunde gut vertragen und zeigte vorzügliche diuretische Eigenschaften. Der Äthyläther wird aus dem Organismus als α-Oxyuvitinsäure ausgeschieden.

Das schwach giftige α-Pikolin wird zu α-Pyridinursäure im Organismus, d. h. zur Glykokollverbindung der α-Pyridinkarbonsäure beim Kaninchen [1]), beim Hunde aber nicht. Hier ist kein bestimmtes Umwandlungsprodukt zu fassen. α-Pikolin macht bei Kaninchen langsam Nephritis und später Krämpfe, Hunde erbrechen allmählich (auf 3.6 g), Frösche und Tauben werden gelähmt.

R. Cohn [2]) erhielt im Gegensatz zu Nencki folgende Resultate:

α-Naphthoësäure wird unverändert ausgeschieden. β-Naphthoësäure geht zum Teil beim Kaninchen unverändert durch den Organismus hindurch; ein nicht unerheblicher Anteil paart sich mit Glykokoll und wird als β-Naphthursäure ausgeschieden.

Beim Hund ist es umgekehrt, die α-Säure geht die Glykokollsynthese ein, die β-Säure verlässt den Organismus unverändert.

Dass in seltenen Fällen eine Karboxylgruppe im Organismus abgespalten werden kann, mag vielleicht die Angabe Preusse's beweisen, welcher nach Eingabe von Protokatechusäure auch eine Ätherschwefelsäure des Brenzkatechins im Harne fand.

m-Aminobenzoesäure liefert nach Salkowski im Organismus Uraminobenzoesäure [3]), aber in relativ geringen Mengen. Sarkosin [4]), Taurin und Aminobenzoesäure gehen teils als Uraminosäuren, teils als Anhydride in den Harn über [5]). Die Aminosalizylsäuren [6]) werden zum grössten Teil als Uraminosäuren ausgeschieden, also ähnlich wie nach Salkowski die m-Aminobenzoesäure.

---

[1]) HS. **18**. 119.

[2]) HS. **18**. 119.

[3]) HS. **7**. **93** u. R. Cohn ebenda **17**. 292.

[4]) Grösstenteils geht Sarkosin aber unverändert durch. BB. **8**. 584.

[5]) Virchow's Arch. **58**. 461, BB. **6**. 749.

[6]) Gazeta lekarska 1889. p. 972 u. 992.

Diese Uraminosäuren entstehen durch Anlagerung der Gruppe $CO=NH$ (Cyansäure [cyansaure Salze wirken gar nicht oder nur äusserst wenig giftig] resp. Rest der Karbaminsäure) an gewisse N-haltige Substanzen. So geht Taurin (Aminoäthylsulfosäure)

$$\begin{array}{l} CH_2.NH_2 \\ \cdot \\ CH_2.SO_2.OH \end{array} \text{ in die Taurokarbaminsäure } \begin{array}{l} CH_2.NH.CO.NH_2 \\ | \\ CH_2.SO_2.OH \end{array} \text{ über.}$$

Es reagiert wahrscheinlich hierbei die Karbaminsäure mit Taurin unter Austritt von Wasser

$$\begin{array}{l} CH_2NH\,\overline{H \quad HO}.CO.NH_2 \\ | \qquad\quad + \\ CH_2.SO_2.OH \end{array} = \begin{array}{l} CH_2.NH.CO.NH_2 \\ | \\ CH_2.SO_2.OH \end{array} + H_2O$$

$$\text{Mekonsäure } CO\!\begin{array}{l} \diagup C(OH):C.COOH \diagdown \\ \\ \diagdown CH = C.COOH \diagup \end{array}\!O \text{ (Oxypyrondikarbonsäure) wird im}$$

Organismus völlig zerstört (bis auf Spuren). Sie ist wirkungslos. Komensäure (Oxypyronmonokarbonsäure) verhält sich analog, ebenso die Bromkomensäure. Der Pyronkern ist also der Oxydation im Organismus gegenüber wenig widerstandsfähig.

Komenaminsäure (Dioxypikolinsäure) ist wirkungslos, wird teils oxydiert, teils unverändert im Harne ausgeschieden [1]).

Während alle Phenole und Dioxybenzole sowie die Homologen im Organismus sich ähnlich wie Phenol selbst verhalten, indem sie gepaarte Verbindungen eingehen, verlieren sie diesen Charakter, wenn Wasserstoffatome des Benzolkerns durch Atomgruppen ersetzt werden, die die Verbindung in eine Säure verwandeln. Keine der aromatischen Oxysäuren, die auf diese Weise entstehen, gibt eine Vermehrung der gepaarten Schwefelsäure im Harn. Weder Salizylsäure noch Tannin oder Gallussäure geben eine Vermehrung der gepaarten Sulfate. Wenn man den sauren Rest in einen Äther oder in ein Amid verwandelt, so haben sie wieder die Fähigkeit, im Tierkörper in Ätherschwefelsäuren überzugehen. Die von Baumann und Herter ausgeführten Fütterungsversuche mit Salizylamid $C_6H_4\!\begin{array}{l} \diagup OH \qquad\;\; 2. \\ \diagdown CO.NH_2 \;\; 1. \end{array}$ und Salizylsäuremethylester $C_6H_4\!\begin{array}{l} \diagup OH \qquad\;\; 2. \\ \diagdown COO.CH_3 \;\; 1. \end{array}$ (Gaulteriaöl) gaben dieser Theorie entsprechende Resultate [2]). Die Überführung von Substanzen in äther-

[1]) Tuschnow-Philipoff AePP. **51**. 183.

[2]) HS. **1**. 255.

artige Verbindungen mit Säuren schützt die Körper vor der Oxydation und auch den Organismus vor der Einwirkung. Man sieht dies gut an dem Beispiel der Ätherschwefelsäure

$$SO_2\langle^{OC_2H_5}_{OH};$$

diese geht beim Hund unverändert in den Harn über und macht hier keine Vermehrung der nichtgepaarten Schwefelsäure, woraus zu erschliessen ist, dass die Alkylgruppe durch den Schwefelsäurerest völlig vor Oxydation geschützt ist.

Salkowski konnte zeigen, dass schwefelhaltige Säuren der fetten Reihe, in denen der Schwefel mit einem oder zwei Sauerstoffatomen zusammenhängt, im Organismus nicht verändert werden, hängt der Schwefel mit beiden Affinitäten am Sauerstoff, wie bei den eigentlichen Äthersäuren, so verändert sich die Substanz beim Durchgang durch den Organismus nicht. Hängt der Schwefel aber mit einer Valenz am Kohlenstoff, so ist für das Verhalten von Einfluss, ob der Kohlenstoffkern eine Hydroxylgruppe enthält oder nicht. Im ersteren Falle wird die Verbindung leicht oxydiert, im letzteren nicht oder nur spurenweise. Ersetzt man eine Hydroxylgruppe durch eine Aminogruppe oder durch die Gruppe $NH_2 . CO . NH_2$, so wird die Substanz wieder resistent und passiert den Organismus unverändert[1]).

Auch die Sulfoessigsäure $CH_2\langle^{SO_2OH}_{COOH}$ wird im Organismus nicht gespalten[2]), was zeigt, dass auch die Säuren durch Einführung von Schwefelsäure vor Oxydation geschützt werden.

Eigentümlich ist das Verhalten der Amidgruppen. Während die Amide der aliphatischen Säuren zum Teil den Organismus unverändert passieren, werden die aromatischen Amide vorerst in Säure und Ammoniak zerlegt. Hierauf paart sich erst die Säure. Bülow versuchte dem Organismus grössere Mengen von Benzaldehyd in Form leicht spaltbarer Derivate einzuverleiben. Hydrobenzamid[3]) $(C_6H_5CH_3N)_2$ wurde von Hunden und Kaninchen gut vertragen; bei grösserer Dosis, 8 g pro die, starben die Tiere, der Harn enthielt Hippursäure, später Benzoesäure. Benzylidendiazetamid[4]) $C_6H_5CH(NHCOC_6H_5)_2$ passierte bei Hunden den Körper grösstenteils unzersetzt. Dasselbe scheint für

1) Salkowski, Virchow's Archiv. **66**. 315.

2) HS. **17**. 5.

3) AePP. **8**. 116 u. Friedländer Diss. Berlin 1880.

4) Pflüger's Arch. **57**. 93 und Modica Ann. di Chim. **1894**. 257.

Benzylidendiformamid $C_6H_5CH(NHCHO)_2$ zu gelten, ein Teil aber wird im Körper in Hippursäure verwandelt[1]). Benzylidendiureid $C_6H_5CH(NHCONH_2)_2$ zeigte in Mengen von 3 g keine Wirkung auf den Organismus, der Harn enthielt reichlich Hippursäure, entsprechend der leichten Zerlegbarkeit der Verbindung in Harnstoff und Benzaldehyd. Weiter wurden Körper untersucht, aus denen Benzaldehyd nicht wieder abgespalten werden kann. Amarin

$$\begin{array}{l} C_6H_5.C.NH \diagdown \\ \quad\quad\;\; \| \quad\quad\;\; \rangle CH.C_6H_5 \\ C_6H_5.C.NH \diagup \end{array}$$

ruft bei Hunden schon in Dosen von 0.2 g Vergiftungserscheinungen hervor, schwächer giftig wirkt es auf Kaninchen. Dasselbe Vergiftungsbild gab Methylamarin $C_{21}H_{17}(CH_3)N_2$. Lophin $C_{21}H_{16}N_2$ war ohne Wirkung, wahrscheinlich wegen seiner geringen Löslichkeit[1]). Diäthyllophinhydrojodid $C_{21}H_{16}(C_2H_5)_2N_2.JH$ erzeugte innerlich bei Hunden Erbrechen, subkutan war es wirkungslos. Die zweifach und dreifach substituierten Benzolabkömmlinge haben ein solches Verhalten, wie die einfach substituierten. Es wird nur der eine Rest zur Karboxylgruppe oxydiert, während die anderen Reste der Oxydation völlig entgehen. Wie erwähnt entsteht aus Toluol im Organismus Benzoesäure, die mit Glykokoll gepaart als Hippursäure den Organismus verlässt. Xylol[2]) wird zu Toluylsäure $CH_3.C_6H_4.COOH$, Mesitylen $C_6H_3.(CH_3)_3$ wird zu Mesitylensäure $C_6H_3(CH_3)_2.COOH$ oxydiert[3]).

Die Toluylsäuren gehen in die der Hippursäure entsprechenden Glykokollverbindungen, die Tolursäuren ($CH_3.C_6H_4.CO.NH.CH_2.COOH$), über[4]).

Aus Benzaldehyd, welcher im Organismus zu Benzoesäure oxydiert wird, kann Benzamid entstehen, nur bei Kaninchen kommt es nicht zu dieser Synthese. Die aromatischen Karbonsäuren gehen zum grössten Teil unverändert durch den Organismus durch, so z. B. die Phenylglyzinorthokarbonsäuren, die Nitrophenylpropriolsäure hingegen tut es nicht. Auch die Orthooxychinolinkarbonsäure erscheint unverändert im Hundeharne wieder. Von der Methyltrihydrooxyorthochinolinkarbonsäure geht der grösste Teil unverändert in den Harn über, aber ein kleiner Rest erscheint als Methyldioxychinolinkarbonsäure im Harn, so dass beim Durchgang der Hydrosäure durch den Organismus von den

---

[1]) Pflüger's Arch. **57**. 93 und Modica Ann. di Chim. **1894**. 257.

[2]) Dubois Arch. **1867**. 349.

[3]) AePP. **1**. 423.

[4]) Dubois Arch. 1867. 352.

drei Wasserstoffatomen zwei als Wasser abgespalten und das dritte zum Hydroxyl oxydiert worden ist.

Benzamid geht in Hippursäure über[1]).

Formanilid gibt, nach Kleine, bei Fütterung an Hunde dieselbe Substanz, wie Azetanilid, nämlich o-Karbanil 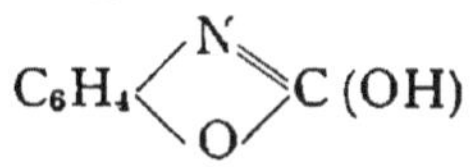 durch Oxydation und nachherigen Wasseraustritt[2]).

Die drei isomeren Toluidinderivate, als Azetylderivate verfüttert, werden in folgender Weise im Organismus umgewandelt[3]). p-Azettoluid wird bei der Oxydation, welche ausschliesslich an der CH_3-Gruppe stattfindet, vollständig in p-Azetylaminobenzoesäure umgewandelt. Ganz anders verhält sich o-Azettoluid; dieses erfährt bei Hunden eine Umsetzung, welche der des Azetanilid vollkommen analog ist: während die Methylgruppe intakt bleibt, wird durch Eintritt von OH ein Phenol gebildet, welches mit dem Oxydationsrest der Azetylgruppe in Zusammenhang bleibt, es entsteht als Endprodukt eine Verbindung von der Zusammensetzung

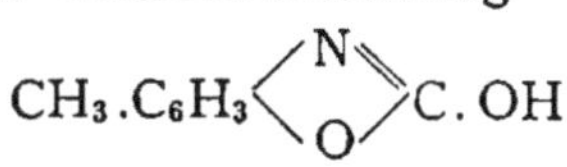

(Methyloxykarbanil oder Oxykarbaminokresol), welches als das Anhydrid einer Säure $\overset{CH_3}{C_6}H_3.NH.COOH$ mit OH am C_6H_3 (Oxykresylkarbaminsäure) aufgefasst werden muss. m-Azettoluid wird bei Hunden und Kaninchen einerseits zu m-Azetylaminobenzoesäure oxydiert, andererseits in nicht näher erforschte linksdrehende gepaarte Verbindungen verwandelt.

Von anderen Stoffwechselprodukten sind noch folgende zu erwähnen: nach Theobromin- und Koffein-Verfütterung tritt nach Abspaltung einer oder zweier Methylgruppen durch Oxydation Monomethylxanthin mit verschiedener Stellung des Methyls oder auch bei Kaninchen Xanthin im Harne auf[4]). Die Pyrimidinderivate verhalten sich im Organismus[5]) folgendermaßen: Adenin (6. Aminopurin) verlässt den Organismus grösstenteils unzersetzt. Adenin geht bei der Ratte

[1]) Nencki AePP. **1**. 420, Salkowski BB. **8**. 117 u. HS. **1**. 45.

[2]) Diss. Berlin 1887.

[3]) HS. **12**. 295.

[4]) Albanese AePP. **34**. 449. Bondzynski u. Gottlieb AePP. **36**. 45. **37**. 385. Krüger u. Schmid. BB. **32**. 2677, 2818, 3336 u. HS. **36**. 1.

[5]) Steudel. HS. **32**. 284.

durch Oxydation in 6-Amino-2-8-Dioxypurin über[1]). Ebenso beim Hunde[2]).

Methyluracil 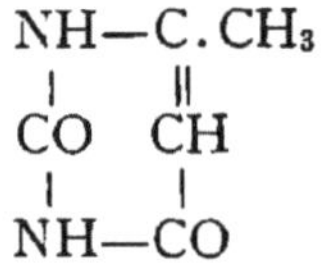 passiert den Organismus unverändert.

Nitrouracilkarbonsäure 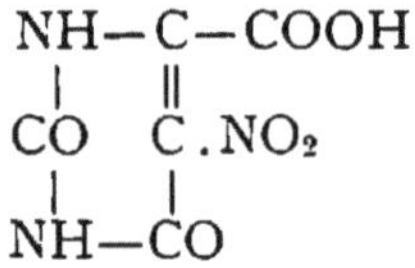

erfährt im Organismus eine vollkommene Spaltung.

Nitrouracil 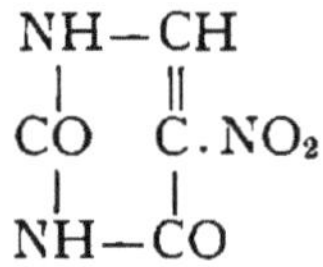 tritt unverändert in den Harn.

Nach Verfütterung von Isobarbitursäure und Isodialursäure tritt

Isobarbitursäure 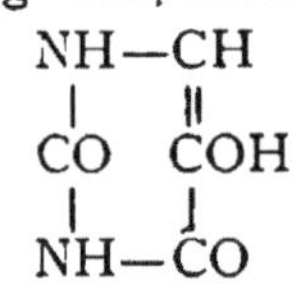 Isodialursäure 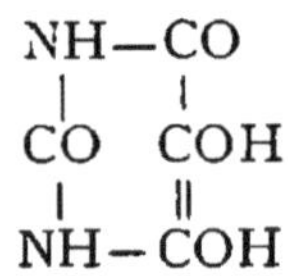

weder ein schwerlösliches Oxydationsprodukt, noch die ursprüngliche Substanz im Harne auf. Ebenso bei Verfütterung von Thymin und 2.6.Dioxypyrimidin. Auffallend ist, dass im Gegensatze zu Thymin (5.Methyl.2.6.Dioxypyrimidin), das nur in der Stellung der Methylgruppe von ihm verschiedene Methyluracil (4.Methyl.2.6.Dioxypyrimidin) keiner Spaltung unterliegt. Ebenso wird Nitrouracil (5-Nitro-2.6-Dioxypyrimidin) nicht angegriffen, so dass also die Nitrogruppe in derselben Stellung wie die Methylgruppe den Pyrimidinring vor einer Spaltung mit Erfolg zu schützen vermag.

Vom Sulfat des 2.4-Diamino-6.Oxypyrimidin

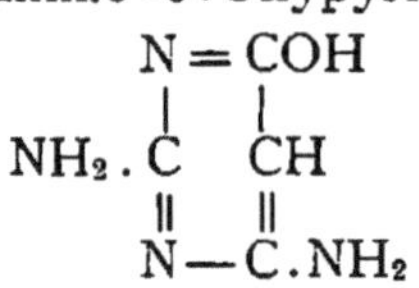

wirken bei Ratten 0,2 g letal.

Vom Sulfat des 2.4.5-Triamino-6-Oxypyrimidin

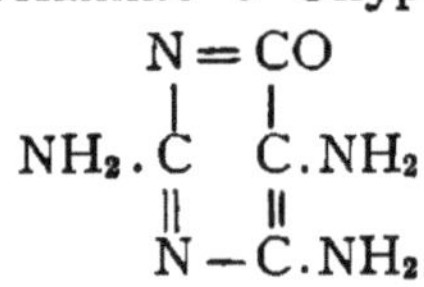

wirken bei Ratten 0,1 g letal.

Beide erwiesen sich als Sulfat bei Hunden zu 1 g verabreicht als toxisch, während alle anderen Körper dieser Reihe keine Störungen hervorriefen.

---

1) Nicolaier Z. f. klin. Med. **45.** 359.

2) Minkowski, Deutsche med. W. 1902. Nr. 28. p. 499.

In den Harnkanälchen und im Harne ist Triaminooxypyrimidin unverändert enthalten.

Glykolylharnstoff 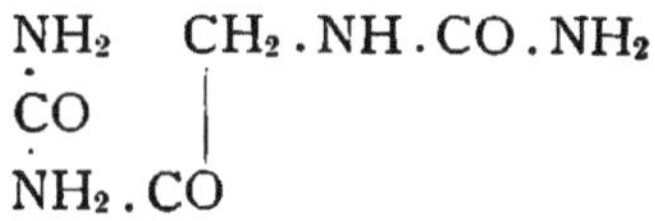 geht durch Oxydation beim Hund in Allantoin 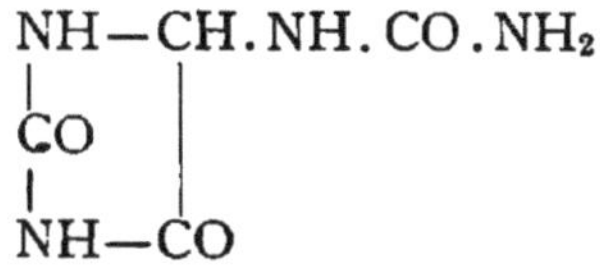 über[1])

Santonin $C_{15}H_{28}O_3$ ist das Lakton der Santoninsäure und gehört zu den Derivaten des Hexahydronaphthalins. Im Harne tritt Santogenin $C_{30}H_{36}O_9$ auf. Durch Behandlung mit Laugen geht Santogenin unter Wasseraufnahme in die zweibasische Santogeninsäure über, als deren Anhydrid es erscheint. Santogenin scheint das Trioxyderivat eines polymeren Santonins zu sein.

Für das Verhalten der Diazoverbindungen im Stoffwechsel möge die einfachste, Diazobenzol $C_6H_5.N:N.C_6H_5$ als Beispiel dienen. In das Blut, eingeführt, spaltet Diazobenzol gasförmigen Stickstoff daselbst ab. Die übrigen Produkte waren nicht zu fassen. Per os eingeführt entsteht Phenol, welches wohl schon zum Teil im Magen gebildet wird.

(Das im faulen Käse gefundene Tyrotoxikon ist wahrscheinlich Diazobenzolbutyrat, es macht Erbrechen, beschleunigten Puls, grosse Prostration und Stupor.)

Piperazin (Diäthylendiamin) 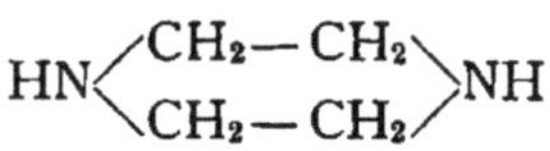 passiert den Organismus unverändert, die Hauptmenge wird sehr rasch durch den Harn ausgeschieden, der Rest aber langsam. Bei einmaliger Gabe von 3 g beim Menschen konnte man noch nach sechs Tagen Piperazin im Harne nachweisen. Viele Amine der aliphatischen Reihe, wie Trimethylamin, Tetramethylendiamin, Pentamethylendiamin, Cholin u. a. gehen unverändert in den Harn über. Auch die Kampfersäuren gehen zum Teil unverändert in den Harn durch.

Von grösserem pharmakologischem Interesse ist das Verhalten der Halogenadditions- und Substitutionsprodukte. Die Halogenderivate der aliphatischen Reihe zerfallen zumeist im Organismus unter Abgabe von Halogen an Alkalien, wenigstens zum Teil, in der aromatischen Reihe verhält sich hingegen kernsubstituiertes Halogen ungemein resistent und trotz vielfacher Veränderungen an dem eingeführten Körper bleibt das

---

[1]) Eppinger, HB. **6**. 287.

kernsubstituierte Halogen unverändert. Während also in der aliphatischen Reihe die Halogensubstitutionsprodukte in der Weise gespalten werden, dass wir die entsprechenden Halogenalkalien im Harn fassen können, sind wir nicht in der Lage, das in aromatischen Verbindungen substituierte Halogen nach Verfütterung letzterer an Alkalien gebunden im Harne wieder aufzufinden. Wenn wir Monobromessigsäure, Dibromessigsäure und Tribromessigsäure verfüttern, so können wir jeweilig Bromalkali im Harn finden. Bei Verfütterung von Monobrombenzoesäure und Monobrombenzol können wir dies nicht. Nach Verfüttern von Jodeigon (Jodalbumin) tritt im Harn o-Jodhippursäure auf[1]).

Von grösserem Interesse ist noch das chemische Verhalten der geschwefelten Verbindungen im Organismus. Wir haben gesehen, dass der Organismus behufs Entgiftung zweierlei Synthesen mit geschwefelten Säuren vornimmt. Einerseits lagert er an die toxisch wirkenden Phenole und verwandte Verbindungen Schwefelsäure an und bildet Ätherschwefelsäuren. Andererseits kann er aus den giftigen Nitrilen im Organismus Rhodanverbindungen erzeugen, welche weitaus weniger giftig sind. Der Körper kann aus Azetonitril, Propio-, Butyro-, Kapronitril, welche alle heftige Gifte sind, eine weniger giftige Rhodanverbindung erzeugen, und zwar durch Paarung mit der Sulfhydrylgruppe[2]). Die Rhodanide werden im Organismus teilweise zersetzt, nur $^1/_6-^1/_{11}$ wird im Harn wieder ausgeschieden. Nach L. Pollak[3]) werden sie quantitativ ausgeschieden. Während die durch Oxydation des Eiweissschwefels entstehende Schwefelsäure zu der ersteren Art von Synthesen verwendet wird, wird bei der entgiftenden Synthese mit der Sulfhydrylgruppe direkt diejenige Eiweissgruppe in Anspruch genommen, welche den bleischwärzenden Schwefel führt (Cystingruppe). Hingegen werden die karboxylierten Nitrile, die entsprechenden Amide und die Nitrile der Benzolreihe nicht in Rhodanide übergeführt[4]). Für das Verhalten der geschwefelten Verbindungen mögen folgende Beispiele ein Bild geben. Die Sulfoessigsäure wird im Organismus gar nicht angegriffen, Taurin geht in Taurokarbaminsäure[5]) über, ebenso geht die Sulfanilsäure $C_6H_4.(SO_3H).NH_2$ zum Teil in Sulfanilkarbaminsäure[6])

---

[1]) Mosse u. Neuberg. HS. **37**. 427.

[2]) AePP. **34**. 247 u. **34**. 281.

[3]) HB. **2**. 430.

[4]) Heymanns Journ. of physiol. **23**. Suppl. 23.

[5]) Der Organismus des Kaninchens kann Taurin völlig zur Verbrennung bringen.

[6]) C. r. **114**. 228.

Sulfanilsäure

$$SO_2\begin{cases} C_6H_4.NH_2 \\ OH \end{cases}$$

Sulfanilkarbaminsäure

$$SO_2\begin{cases} C_6H_4.NH \\ OH \quad NH_2 \end{cases}\!\!>CO$$

über, zum Teil geht sie unverändert in den Harn durch. Xanthogensäure wird nach Lewin gerade auf in Schwefelkohlenstoff und Alkohol gespalten. Äthylmerkaptol und Thiophen werden nicht zu Schwefelsäure oxydiert. Diese Verbindung enthält aber zweiwertigen Schwefel, wovon jede Affinität durch Kohlenstoff gesättigt ist. Ähnlich verhält sich Äthylsulfid $\begin{matrix} C_2H_5 \\ C_2H_5 \end{matrix}\!\!>S$, doch schützt diese Konstitution nicht alle Körper vor der Oxydation zu Schwefelsäure. So bewirkt Karbaminthiosäureäthylester $NH_2.CS.OC_2H_5$ und Karbaminthioglykolsäure $NH_2.CO.SCH_2.COOH$ eine Vermehrung der Schwefelsäure im Harne. Die Karbaminthioglykolsäure spaltet sich wahrscheinlich im Magen zu Thioglykolsäure $SH.CH_2.COOH$, welche zu Schwefelsäure oxydiert wird, auch bei subkutaner Einverleibung des Kalisalzes erscheint der grösste Teil des Schwefels dieser Substanz in Form von Schwefelsäure im Harn, wahrscheinlich ist die Ursache, dass dieser Körper im Organismus oxydiert wird, darin zu suchen, dass der Schwefel desselben in der SH-Form enthalten ist: auch im Eiweiss wird vor allem die Sulfhydrylgruppe zu Schwefelsäure oxydiert. Von folgenden untersuchten Schwefelverbindungen, Sulfid, Sulfon, Merkaptal, Thioaldehyd wird nur bei den Thiosäuren nach Smith beim Durchgange durch den Organismus der Schwefel vornehmlich zu Schwefelsäure oxydiert. Nach Lusini wird Sulfaldehyd, Thialdin (Thialdin $C_6H_{13}NS_3$ macht bei Fröschen zentrale Lähmung, bei Kaninchen Schlafsucht, Verlangsamung des Herzschlages und Herzstillstand in der Diastole) und Karbothialdin (wirkt tetanisierend und macht Herzstillstand in der Diastole) durch die Nieren in Form präformierter und Ätherschwefelsäure ausgeschieden. Auch die Sulfonsäure ergab nach Untersuchungen Salkowski's keine Vermehrung der Schwefelsäure mit Ausnahme der Isäthionsäure (Oxyäthylsulfonsäure), welche allerdings eine Ausnahmestelle einnimmt; für die Merkaptane wird es wahrscheinlich, dass sie nicht so leicht zu Schwefelsäure oxydiert werden, da sie zunächst in die sehr beständige Sulfonsäure übergehen können. Salkowski[1]) konnte die Regel aufstellen, dass Ätherschwefelsäuren aliphatischer Natur unverändert den Organismus durchlaufen, die Sulfonsäuren aber nur dann, wenn sie keine Hydroxylgruppen am Kohlenstoffkern haben. Sulfonal wird

[1]) Virchow's Arch. **66**. 315.

wahrscheinlich zu Äthylsulfosäure oxydiert [1]). Doch bestätigen die Versuche von Smith diese Voraussetzung nicht, da nach Einführung von Methylmerkaptan und Äthylmerkaptan der grösste Teil des Schwefels in Form von Schwefelsäure im Harn auftritt. Methylthiophen (Thiotolen $C_4H_3S.CH_3$) geht nur in minimalen Mengen in Thiophensäure $C_4H_3S.COOH$ über und aus dem grössten Teil entstehen unbekannte und nicht fassbare Verbindungen. Kaninchen gehen aber nach subkutaner Einspritzung von 1 g Thiotolen zugrunde.

Über das Verhalten des Tannins im Organismus gehen die Ansichten noch sehr auseinander. Harnack fand, dass der grösste Teil der Gallussäure nach arzneilichen Gaben von Tannin mit den Fäkalien ausgeschieden wird und dass im Harn nur wenig Gallussäure ist [2]). Bei Fütterung grösserer Menge Tannin geht ein Teil in den Harn über, in nicht sicher nachweisbarer Menge hingegen nach Einführung von Alkalitannatlösung. Nach Mörner [3]) wird die Gallussäure zum grössten Teil im Organismus oxydiert, ein Teil tritt als unveränderte Gallussäure im Harne auf. Er findet stets relativ und absolut mehr Gallussäure bei Gallussäurefütterung, als bei Gerbsäurefütterung, da die Gallussäure keine unlöslichen Verbindungen mit Eiweiss etc. eingeht und so rasch und ungehindert resorbiert werden kann. Rost leugnet das Auftreten von Gerbsäure im Harne nach ihrer Verfütterung [4]), während Lewin [5]) und Stockmann [6]) es behaupten, was Harnack [7]) durch individuelle Verschiedenheiten zu erklären versucht. Nach Straub [8]) kann man auch nach Verfütterung von Hamamelitannin im Harne nur Gallussäure nachweisen, unverändertes Tannin nur dann, wenn man es intravenös injiziert. Die Ätherschwefelsäuren sind nach Eingabe von Tannin stets vermehrt.

Harzbestandteile können mehr oder minder unverändert in den Harn übergehen: so fand R. Stockmann [9]) nach Verabreichung grosser Mengen von Perubalsam, Storax, Benzoe und Tolubalsam reichlich

---

[1]) Smith HS **17**. 7.

[2]) Schorn, Diss. Halle 1897.

[3]) HS. **16**. 225.

[4]) AePP. **38**. 346.

[5]) Virchow's Arch. **81**. 1880.

[6]) AePP. **40**. 147. Brit. med. Journ.

[7]) HS. **24**. 115.

[8]) AePP. **42**. 1.

[9]) Zentralbl. f. med. W. 1891. p. 352.

Harzbestandteile im Harne, welche durch Säurezusatz ausfallen. Gambogiasäure wird im Organismus verbrannt. Abietinsäure geht in den Harn über.

Nach Grisson[1]) verhalten sich die Glykoside im Tierkörper folgendermassen: Amygdalin wird weder durch Verdauungsenzyme, noch Organe zerlegt. Hefe und Invertin spalten es nicht, wohl aber Fäulnis. Amygdalin wirkt nur dadurch giftig, dass es durch die Fäulnisprozesse im Dünndarm gespalten wird. Salizin und Helizin verhalten sich wie Amygdalin, Leber und Niere können sie nicht spalten. Arbutin verhält sich ebenso, Leber und Niere nicht, aber Muskeln und Blut zeigten eine spaltende Wirkung, die, wie es scheint, nur an die lebende Zelle gebunden ist.

Die Ester verhalten sich so im Organismus, dass sie meist im Darmkanale durch das verseifende Enzym des Pankreas, sowie durch die Bakterientätigkeit, in ihre Komponenten gespalten werden. Wegen ihrer schweren Löslichkeit werden sie als solche kaum resorbiert.

Nach Einnahme von Salol zum Beispiel findet die Ausscheidung von Salizylsäure im Harne langsamer statt, als nach Einnahme von Salizylsäure selbst. Distearylsalizylglyzerid ($C_{46}H_{80}O_7$), durch Erhitzen von Salizylsäuredichlorhydrinester mit stearinsaurem Silber dargestellt, wird im Organismus im Gegensatze zum Trisalizylglyzerid fast vollständig resorbiert. Salizylsäure wird nach Aufnahme dieser Verbindung viel langsamer ausgeschieden, als nach Einverleibung von Natriumsalizylat.

Man kann daher die wirksamen Säuren und Alkohole (Phenole) in Form von Estern geben (am besten, wenn diese unlöslich), um die Einwirkung zu protrahieren, da ja der Ester sich erst langsam in seine Komponenten im Darme zerlegt und diese dann erst sukzessive resorbiert werden. Das Verhalten der Phosphorsäurephenylester im Organismus zeigt, dass bei diesen nur eine Phenolgruppe abgespalten wird; der Grund liegt wohl darin, dass das primäre Spaltungsprodukt, die Diphenylphosphorsäure, als gepaarte Säure keiner weiteren Veränderung im Organismus mehr unterliegt.

Es wird nämlich das von Autenrieth dargestellte Triphenylphosphat $PO(OC_6H_5)_3$ in Phenol und Diphenylphosphorsäure $PO(OC_6H_5)_2 . OH$ gespalten. Bei grösseren Dosen bleibt aber eine erhebliche Menge der Triverbindung unresorbiert. Analog mit dem Triphenylphosphat ver-

[1]) Grisson, Dissert. Rostock 1887.

hält sich Tri-p-chlorphenylphosphat $PO(OC_6H_4Cl)_3$, im Harne tritt die Di-p-chlorphenylphosphorsäure auf[1]).

Wir sehen bei den verschiedenen Veränderungen, welche die chemischen Substanzen im Organismus erleiden, dass es sich in erster Linie darum handelt, eine Reihe von diesen durch verschiedenartige Prozesse in unwirksame und unschädliche Körper zu verwandeln. Insbesondere ein Vorgang verdient für den Pharmakologen ein grosses Interesse: Das Bestreben des Organismus, eine wirksame Substanz in eine Säure zu verwandeln. Die so durch Paarung oder Oxydation entstandene Säure verhält sich nun den Einflüssen des Organismus gegenüber ungemein resistent und diese Resistenz bewirkt auch, dass das Stoffwechselprodukt der wirksamen Substanz, die gebildete Säure, ein ganz unwirksamer Körper ist. Dieses Verleihen saurer Eigenschaften seitens des Organismus an giftige Körper ist von fundamentaler Bedeutung für die Arzneimittelsynthese.

[1]) Autenrieth u. Vamóssy. HS. **25**. 440.

Spezieller Teil.

I. Kapitel.

Allgemeine Methoden um aus bekannten wirksamen Körpern, Körper mit gleicher physiologischer Wirkung aufzubauen, denen aber bestimmte unangenehme Nebenwirkungen fehlen.

I. Das Salol-Prinzip. Nencki war der erste, welcher darauf hingewiesen, dass es gelingt, die ätzenden Nebenwirkungen der Phenole sowie der aromatischen Säuren auf die Weise aufzuheben, dass statt des Phenols oder statt der Säuren ein neutraler Ester in den Organismus eingeführt wird, der durch das Ester verseifende Enzym im Darme zerlegt wird und so langsam und fortlaufend die in kleinen Mengen abgespaltenen wirksamen Komponenten zur Wirkung gelangen lässt. Es werden entweder aromatische Säuren und Phenole unter Anwendung von Phosphoroxychlorid, Phosphorpentachlorid, Phosgengas oder ähnlich wirkenden Kondensationsmitteln in Ester verwandelt, wobei dann beide Komponenten als wirksam anzusehen sind; oder es werden solche unlösliche, geschmacklose und nicht ätzende Verbindungen dargestellt, indem die ganz ungiftige und an und für sich wenig wirksame Benzoesäure mit dem Phenol einen neutralen Ester bildet. Die Darstellung dieser Benzoylverbindung, welche relativ wenig in der Therapie Eingang gefunden hat, geschieht entweder durch Einwirkung von Benzoylchlorid auf das Alkalisalz des betreffenden Phenols oder nach der Baumann-Schotten-Methode durch Behandlung der alkalischen Phenollösung mit Benzoylchlorid in der Kälte. Handelt es sich nur darum, aus einem Phenol nach dem Salolprinzip einen nicht ätzenden, geschmacklosen Körper zu erhalten, so ist es nicht notwendig, eine wirksame Säure in die Verbindung einzuführen, sondern mit viel grösserem Vorteil bedient man sich zu diesem Zwecke der Einführung von fetten Säureradikalen, insbesondere aber der Einführung von Kohlensäure oder Karbaminsäure in das Hydroxyl. Das Verestern mit Kohlensäure geschieht in der Weise, dass man auf das Phenol oder auf dessen Salz Phosgengas oder eine Lösung desselben einwirken lässt. Die Darstellung der Karbaminsäure-Ester kann man auf zweierlei Weise bewerkstelligen. Entweder lässt man Chlorkohlensäureamid mit dem Phenol reagieren, oder man lässt vorerst ein Molekül Phosgen mit einem Moleküle der hydroxylhaltigen Substanz reagieren und hierauf auf das entstandene Produkt Ammoniak einwirken. Die so erhaltenen Produkte sind feste, wasserlösliche Substanzen. Will man zu flüssigen gelangen, so eignet sich dazu die Behandlung der Phenole mit Chlorameisensäureester oder analogen Verbindungen, wodann man die meist flüssigen Alkylkohlensäureester erhält. Die gleichen Reaktionen, wie sie hier besprochen wurden, lassen sich auch dazu verwenden, um unlösliche, geschmacklose Verbindungen der bitter oder schlecht schmeckenden Alkaloide, wie etwa des Chinins, zu erhalten, aber in diesem Falle sind die Alkylkohlensäure-Verbindungen ebenfalls feste Körper.

II. Um die **Ätzwirkung** sowie den schlechten Geschmack einer Reihe von Verbindungen zu coupieren, wendet man sehr häufig, insbesondere für Metalle, die Bindung an Eiweisskörper, oder deren Derivate, an Leim, Kohlehydrate oder ähnliche Substanzen an. Auf diese Weise gelangt man zu wasserunlöslichen Verbindungen der Gerbsäure, aus denen die Gerbsäure erst im Darmkanal als gerbsaures Alkali abgespalten wird. Man gelangt zu geschmacklosen, weil unlöslichen, Verbindungen der Alkaloide. Ferner gelingt es die Ätzwirkung der Metalle in der Weise auszuschliessen, dass man die Metalle den Eiweisskörpern substituiert, so zwar, dass die Metalle durch die gewöhnlichen Reagenzien nicht mehr nachgewiesen werden können, da diese komplexen Verbindungen kein Metallion an die Lösungen abgeben. Es gelingt auf diese Weise, die Wirkung der Metalle, wie des Silbers, des Quecksilbers, des Eisens frei von der ihnen zukommenden Ätzwirkung zur Geltung zu bringen. Wenn man freilich wie bei den Silberpräparaten auch die Ätzwirkung als therapeutisches Agens benötigt, so muss man wiederum zu den anorganischen Metallverbindungen zurückgreifen.

III. **Reaktionen mit Formaldehyd.** Zwei Umstände haben die ungemein grosse Anzahl von Formaldehyd-Verbindungen, welche gegenwärtig therapeutisch angewendet werden, begünstigt. Die Erkenntnis von der ungemein grossen Reaktionsfähigkeit dieses einfachsten Aldehyds hat eine grosse Anzahl von Versuchen gezeitigt, Methylenstatt Alkyl- oder Acyl-Gruppen in ersetzbare Wasserstoffe einzuführen, andererseits hat die grosse antiseptische Wirkung des Formaldehyds und die steigende Erkenntnis derselben zu Versuchen ermuntert, Präparate darzustellen, aus denen sich langsam unter verschiedenerlei Einwirkungen in kleinen Mengen der wirksame Formaldehyd entbindet. Durch die Wechselwirkung von Formaldehyd und hydroxylhaltigen Körpern bei Gegenwart von starker Salzsäure kann man ebenso zu geschmacklosen Derivaten, oft auch zu unlöslichen gelangen, wie nach den oben besprochenen Methoden. Diese Verdeckung der Hydroxyle geschieht hier durch Bildung von Methylenderivaten der wirksamen Körper. Ebenso gelingt es durch Einwirkung von Formaldehyd basische Reste festzulegen, doch stehen die so erhaltenen Derivate weit hinter den durch Einführung von Säureradikalen in die Wasserstoffe der basischen Reste erhaltenen zurück, wenn man diese Reaktion vom Standpunkte der Entgiftung der zugrundeliegenden Base betrachtet.

IV. Einführung von Säureradikalen in Wasserstoffatome des basischen Restes. Zur Einführung gelangen fette oder aromatische Radikale. Beide verringern die Giftigkeit, indem sie eine höhere chemische Stabilität schaffen, so dass die wirksame Base vom Organismus erst langsam aus dieser säureamidartigen Verbindung herausgespalten werden muss. Handelt es sich um Aminogruppen mit zwei ersetzbaren Wasserstoffen, so ist es Regel, dass schon der Ersatz von einem Wasserstoff durch ein fettes Säureradikal eine wesentliche Entgiftung hervorruft. Die Einführung eines zweiten Radikales zum Ersatz des zweiten Wasserstoffes ist deshalb schwierig, weil das zweite fette Säureradikal im allgemeinen schon durch blosses Wasser abgespalten wird und man so wieder zu einer Monoacyl-Verbindung gelangt. Andererseits ist die Einführung eines zweiten Säureradikales auch überflüssig, weil die unwesentlich eintretende Entgiftung durch die überaus leichte Verseifung der zweiten Säuregruppe illusorisch gemacht wird. Zur Einführung fetter Säureradikale in die ersetzbaren Wasserstoffe der Aminoreste eignet sich in erster Linie die Essigsäure, die anderen Glieder der Fettsäurereihe haben durchaus vor der Essigsäure keine Vorzüge. Statt der Essigsäure bedient man sich noch in einzelnen Fällen mit Vorteil der gewöhnlichen Gärungsmilchsäure, doch haben die so erhaltenen Derivate vor den Azetylderivaten den Nachteil, schon durch die blosse Einwirkung der Salzsäure des Magensaftes aufgespalten zu werden. Die Methodik der Einführung der Säureradikale ist mannigfaltig. Entweder schüttelt man die wässerigen oder alkoholischen Lösungen der Base mit Essigsäureanhydrid oder man azetyliert durch Kochen mit Essigsäure und essigsaurem Natron oder auch mit Azetylchlorid. Die schwere Löslichkeit dieser Derivate in Wasser ermöglicht ihre leichte Isolierung und Reinigung. Der Ersatz der Wasserstoffe im basischen Reste durch Radikale von aromatischen Säuren, von denen in erster Linie Benzoesäure und Salizylsäure mit Vorliebe gewählt werden, hat gegenüber der Einführung von fetten Radikalen den Nachteil, dass die so dargestellten Verbindungen eine ungemein grosse Resistenz dem Organismus gegenüber zeigen, meist ganz unlöslich sind, so dass sie in vielen Fällen wegen ihrer schweren Spaltbarkeit ganz unwirksam oder wenig wirksam sich erweisen. In gleicher Weise kann der Ersatz von Wasserstoffen in basischen Resten in der Weise vorgenommen werden, dass man einen fetten oder aromatischen Aldehyd mit der Aminogruppe bei Gegenwart eines Kondensationsmittels in Wechselwirkung treten lässt. Auch hier hat der Eintritt eines aromatischen Radikales eine solche Stabilität der entstandenen Verbindung zur Folge, dass man zu physiologisch unwirksamen oder wenig wirksamen Substanzen gelangt. Die eintretenden fetten Säureradikale (die Milchsäure vielleicht ausgenommen) sind an und für sich unwirksam, während die eintretenden aromatischen, insbesondere die Salizylsäure, bei antipyretischen Mitteln sich an der Wirkung stark beteiligen können. Das Salizylradikal wird wegen seiner spezifischen Wirkung bei Rheumatismus und wegen seiner antifebrilen Wirkung eingeführt.

V. Einführung von Alkylresten in die Wasserstoffatome der Aminogruppe. Während der Eintritt von Säureradikalen in die Aminogruppe nur eine Verlangsamung der Wirkung der Basen bedingt und auf diese Weise eine Entgiftung zuwege gebracht wird, ohne dass an dem physiologischen Grundcharakter etwas sich geändert hätte, macht der Ersatz von Wasserstoffen des Aminorestes durch Alkylradikale öfters eine völlige Änderung der Wirkung, indem nicht mehr die physiologische Wirkung der Base allein zur Geltung kommt, sondern auch die Alkylgruppen als das Wirksame zu betrachten sind. Hierbei kann die Giftigkeit der Substanz auch ansteigen und eine Verschiebung der Wirkungsart eintreten.

Die Alkylgruppen entfalten nach dem ihnen eigenen Grundcharakter wesentlich narkotische Effekte.

VI. Einführung von Säure-Radikalen in die Hydroxyle von

Basen. Während der Ersatz von Wasserstoffen durch saure Reste eine Entgiftung der zugrundeliegenden Verbindungen zur Folge hat, verhält es sich ganz anders, wenn man den Wasserstoff eines Hydroxyls in einer Base durch Säureradikale ersetzt. Hierdurch wird oft die Giftigkeit erheblich erhöht. Der physiologische Grundcharakter der Base kann hierbei die eingreifendsten Veränderungen erleiden. Diese Veränderungen hängen mit der Konstitution des eintretenden Radikales wesentlich zusammen. Es macht einen bedeutenden physiologischen Unterschied, ob der eintretende Säurerest ein fetter oder ein aromatischer ist. Es kann ferner auch der Bau und insbesondere die Anwesenheit einer Hydroxylgruppe im aromatischen Säurerest von entscheidender Bedeutung für die Wirkung der neu entstehenden Verbindung sein. Es muss daher vor einem planlosen Einführen von Säureradikalen in die Hydroxylgruppen von Basen auf das entschiedenste gewarnt werden. Man kann auf diese Weise, von der falschen Voraussetzung ausgehend, dass man zu einer weniger giftigen Substanz, wie beim Ersatz von Wasserstoff in Aminogruppen der Basen, gelangen wird, zu höchst giftigen Verbindungen kommen, wofür Beispiele im Kapitel Alkaloide nachzulesen sind.

VII. Einführung von Alkylresten in die Wasserstoffe der Hydroxylgruppen. Der Eintritt von Alkylresten erzeugt in erster Linie unabhängig von der spezifischen Wirkung des eintretenden Alkylrestes eine erhöhte Stabilität der Substanz, da die Alkyloxygruppen viel schwieriger den Einflüssen des Organismus unterliegen wie die Hydroxylgruppen in einer analogen Verbindung. Es entfaltet aber die eintretende Alkylgruppe, insbesondere aber die Äthylgruppe, eine meist narkotische Wirkung. Diese narkotische Wirkung ist unabhängig von dem übrigen Baue der Substanzen. Sie ist die spezifische Wirkung der Äthylgruppe selbst. In geringerem Maße als die Äthylgruppe äussert die Methylgruppe narkotische Wirkung und man wird immer vorziehen, wenn man Alkylgruppen in Hydroxyle einführt, um neue wirksame Substanzen zu erhalten, Äthylgruppen einzuführen, weil gerade diese die so oft erwünschte analgetische und narkotische Wirkung durch ihren Eintritt in die Verbindung derselben verleihen. Die höheren aliphatischen Alkylreste werden nur selten verwendet, da ihr Eintritt gegenüber dem Eintritte der Äthyl- oder Methylgruppe keine Vorteile bringt. Von aromatischen Alkoholen hat man insbesondere die Einführung des Restes des Benzylalkoholes in den Hydroxylwasserstoff des öftern versucht, ohne auf diese Weise den aliphatischen Verbindungen gegenüber wirksamere oder aus anderen Gründen vorteilhaftere Substanzen zu erzielen.

VIII. Wasserlöslichmachen von Arzneimitteln. Eine sehr beliebte und mit sehr geringem Verständnis der pharmakodynamischen Wirkung ausgeführte Art an und für sich in Wasser unlösliche Körper wasserlöslich zu machen und so deren Gebrauch oder deren Resorption zu erleichtern, ist die Methode, Körper dieser Art in Säuren umzuwandeln, die entweder als solche oder als entsprechende Alkalisalze wasserlöslich sind. Man vergass nur immer hierbei, dass die Verwandlung einer Substanz in eine Säure entweder eine völlige Vernichtung der pharmakologischen Eigenschaften bewirkt oder eine ganz wesentliche Abschwächung derselben zur Folge hat. Man vergass, dass man der meist unnötigen Wasserlöslichkeit zuliebe, die physiologische Wirkung, auf die es doch in erster Linie ankommen muss, zum Opfer brachte.

Die verbreitetste, weil technisch billigste Art, ist aus den wirksamen Substanzen die entsprechenden Sulfosäuren darzustellen. Man erhält auf diese Weise meist sehr leicht, entweder schon durch blosse Einwirkung von konzentrierter Schwefelsäure bei niedrigen Temperaturen oder von anhydridhaltiger Schwefelsäure Sulfosäuren, die entweder selbst oder deren Alkalisalze löslich sind. Eine weitere Art ist die Darstellung von Karbonsäuren, deren Salze wasserlöslich sind. Die letztere Methode wird hauptsächlich in der Phenolgruppe angewendet, wo man entweder unwirksame Substanzen oder weniger giftige erhält. Wenn die Substanzen wirksam bleiben, so können sie in ihrer Wirkung von der Muttersubstanz beträchtlich differieren. (Beispiel: Phenol und Salizylsäure.)

Eine Methode, wasserlösliche Substanzen zu erhalten, ohne die Wirkung zu beeinträchtigen, ist die Einführung einer Aminogruppe oder einer Glykokollgruppe in die Verbindung; man kann dann lösliche Chlorhydrate dieser Derivate erhalten. Die physiologische Wirkung der zugrunde liegenden Verbindungen wird hierbei gar nicht oder nur unwesentlich verändert.

IX. Einführung von Halogen oder Schwefel. Eine ungemein verbreitete Art, sogenannte neue Heilmittel darzustellen, ist, in schon bekannte Körper von verschiedensten physiologischen Wirkungen planlos Halogen, insbesondere aber Brom und Jod, einzuführen. Man erhält im allgemeinen bei Einführung von Chlor in aliphatische Verbindungen mehr oder minder stark narkotisch wirkende Körper, bei Einführung von Chlor in aromatische, stärker antiseptisch wirkende Substanzen, als die Muttersubstanz. Man muss bei dem Endprodukte besonders auf die eventuellen Ätzwirkungen achten. Die Einführung von Brom in aliphatische Substanzen bringt meist ähnliche Effekte wie Chlor zuwege, andererseits nähern sich die antiseptischen Wirkungen dieser Substanzen schon den Jodderivaten. Die Einführung von Brom in aromatische Substanzen erhöht deren antiseptische Effekte, besitzt aber keine Vorteile vor den Jodpräparaten, es sei denn, dass sich die Bromderivate technisch billiger darstellen lassen. Die Einführung von Jod in aliphatische und aromatische Verbindungen verleiht denselben wesentlich antiseptische, resorptionsbefördernde und granulationsanregende Wirkung. Es ist hierbei keineswegs von Vorteil, wenn die neue Verbindung Jod sehr rasch abspaltet, andererseits ist es aber zwecklos, Jod in Verbindungen einzuführen, aus denen es der Organismus unter keinerlei Umständen wieder frei machen und zur Wirkung bringen kann.

Die Einführung von Schwefel geschieht mit Vorliebe, um antiseptisch wirkende oder resorptionsbefördernde Eigenschaften den neu entstehenden Verbindungen zu verleihen. Doch stehen in bezug auf die antiseptische Wirkung die Schwefelverbindungen den analog gebauten Jodverbindungen wesentlich nach. Eine Reihe von schwefelhaltigen Verbindungen, die durch Schmelzen mit Schwefel oder durch Schwefeln mittelst eines Überträgers dargestellt sind, wurden in der Absicht, dem Ichthyol analog wirkende Substanzen künstlich zu gewinnen, hergestellt. Hierbei werden Kohlenwasserstoffe verschiedenster Provenienz, insbesonders ungesättigte, mit Schwefel behandelt. Anderseits gelingt es leicht, Schwefel durch Verschmelzen mit Substanzen, die eine doppelte Bildung enthalten, in diese einzuverleiben. Doch zeigen Körper der letzteren Art keine dem Ichthyol analogen physiologischen Eigenschaften.

X. Darstellung von verschiedenen Salzen wirksamer Säuren oder wirksamer Basen, insbesonders von Metallen. Hier wächst die Variationsmöglichkeit tatsächlich fast ins Unendliche und wer die Verbindungen verschiedenster Art, die so dargestellt wurden, für neue Arzneimittel ansieht, hat vollauf Gelegenheit, sich über die Hochflut neuer Mittel zu beklagen. Wer aber einsieht, dass hier nicht die wirksame Substanz, sondern der meist unwirksame Anteil der Verbindung in verschiedenster, sehr häufig auch zweckloser Weise, variiert wird, wird Verbindungen dieser Art keineswegs als etwas Neues anzusehen in der Lage sein.

XI. Kombination zweier wirksamer Substanzen. Bei dieser Art, neue Körper darzustellen, werden zwei meist ganz ähnlich wirkende Körper, etwa zwei antipyretische Mittel, wie Salizylsäure und Antipyrin, oder zwei Schlafmittel, wie Amylenhydrat und Chloralhydrat in chemische Wechselwirkung gebracht, ohne dass die entstehenden Verbindungen andere physiologische Eigenschaften hätten, als etwa ein Gemenge der beiden Substanzen. Andererseits wurde versucht, zwei verschiedenartig wirkende Körper zu kombinieren, eine Variationsmöglichkeit, die natürlich sehr gross, ohne aber bislang therapeutisch etwas Neues geliefert zu haben.

* * *

Wenn man die angeführten Variationsmöglichkeiten sich vor Augen hält und weiter berücksichtigt, dass man in den meisten Substanzen eine für die Grundwirkung unwesentliche Gruppe chemisch unzähligemal variieren kann, so wird es klar, wie eine Hochflut von sogenannten neuen Arzneimitteln möglich ist, ohne dass neue Körper mit neuen Wirkungen geschaffen werden. Jeder neue Körper schafft wieder eine Reihe von Variationen, aber im Konkurrenzkampfe siegt doch nur das geeignetste und technisch billigste Präparat.

II. Kapitel.

Antipyretika.

Die synthetische Arzneimittelchemie hat auf dem Gebiete der antipyretischen Mittel sowie der Schlafmittel ihre grössten Triumphe gefeiert. Eine grosse Reihe neuer Körper wurde geschaffen, von denen einige in den dauernden Besitzstand der Heilkunde übergegangen sind. Aber die grosse Verbreitung verdanken die modernen Antipyretika nicht so sehr ihrer Temperatur herabsetzenden Wirkung als vielmehr ihren vortrefflichen Nebenwirkungen auf das Nervensystem, vor allem der besonderen schmerzstillenden Funktion. Die ursprünglich treibende Idee der Synthetiker war, die Resultate der Erforschung der Konstitution des Chinins in der Weise zu verwerten, dass man neue, dem Chinin, soweit seine Konstitution bekannt, oder wie damals seine Konstitution aufgefasst wurde, analoge Körper aufbaue. Die Anschauungen über den Bau des Chinins waren zu jener Zeit unrichtig und auf Grund dieser unrichtigen Anschauungen über den Aufbau des Chinins gelangte man zu synthetischen Körpern, welche vom Chinin in ihrer Wirkung sich wesentlich verschieden verhielten, die wohl Antipyretika waren, aber aus Gründen, die ausserhalb der Analogie mit dem Chinin liegen. Der grossen Reihe künstlicher Fiebermittel, welche alle das Chinin ersetzen sollten, mangelt eine, und zwar die wichtigste Funktion des Chinins, nämlich die spezifische Wirkung bei der Malaria. Chinin unterscheidet sich von dem ihm nahe verwandten Chinaalkaloide Cinchonin durch das Vorhandensein einer Methoxygruppe in der Parastellung, aber Cinchonin ist ein weit weniger wirksamer Körper, so dass die Anwesenheit der Paramethoxygruppe jene intensive Wirkung des Chinins auf das Fieber und seine spezifische Wirkung bei der Malaria bedingt. Schmilzt man Cinchonin und Chinin mit Kali, so erhält man im ersteren Falle Chinolin, im letzteren Falle p-Methoxychinolin.

Chinolin 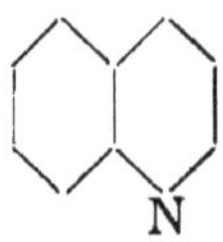 p-Methoxychinolin 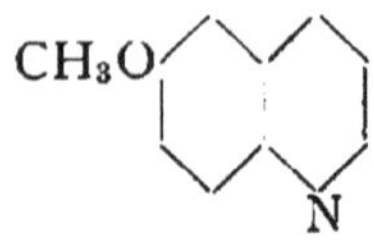

Der Reichtum des Chinins an Wasserstoffatomen führte zu der Vermutung, dass in demselben das Chinolin als Tetrahydrochinolin enthalten sei, eine Vermutung, die sich als irrtümlich erwies.

Chinolin selbst hat nach den Untersuchungen von Donath[1]) antiseptische, antizymotische und antipyretische Eigenschaften, aber es erregt sehr bald schon in relativ kleinen Dosen Kollaps und seine hochgradige Giftigkeit verhindert die therapeutische Anwendung, auch wenn man statt des salzsauren Chinolins, welches stark hygroskopisch ist, brennend schmeckt und durchdringend riecht, das weinsaure Chinolin benützt. Donath verwendete bei seinen Versuchen Chinolin aus Steinkohlenteer, welches nicht rein ist. Wenn man aber auch, wie es Biach und Loimann[2]) getan haben, synthetisches Chinolin benützt, so kommt man zu den gleichen Resultaten. Chinolin erniedrigt wohl die Temperatur, und die Temperaturerniedrigung ist proportional der verabreichten Dosis, aber die Atembewegungen werden verringert und unregelmäßig, es treten Kollapserscheinungen auf, die Versuchstiere gehen unter Erscheinungen des Lungenödems zugrunde. Eine Zeitlang wurde Chinolin als Ersatzmittel des Chinins bei Keuchhusten in kleinen Dosen empfohlen. Doch haben die lästigen Nebenwirkungen sehr bald von einer weiteren Anwendung abgeschreckt[3]).

Chinolin geht nicht als solches in den Harn über, sondern es tritt im Harn eine durch Brom fällbare, noch unbekannte Substanz in reicher Menge auf. Nach Donath ist der im Harn auftretende Körper Pyridinkarbonsäure.

Die Pyridinkarbonsäuren wirken alle höchst wahrscheinlich stark antiseptisch. Die Uvitoninsäure α-Pikolin-γ-α-Dikarbonsäure

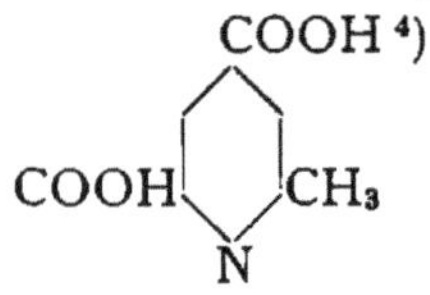

[1]) BB. **14**. 178 u. 1769 und BB. **7**. 1458.

[2]) Virchow's Arch. **86**. 456.

[3]) Brieger, Zeits. f. klin. Med. **4**. 296.

[4]) Bei der gegenwärtig leichten Möglichkeit billig zur Brenztraubensäure und von dieser mittelst alkohol. Ammoniak zur Uvitoninsäure zu gelangen, wären Versuche in dieser Richtung wohl am Platze.

z. B. ist nach Böttinger in so hohem Maße antiseptisch wirksam, dass sie die Salizylsäure verdrängen würde, wenn man sie nur billiger verschaffen könnte.

Die antiseptische Eigenschaft des Chinolins geht nach den Untersuchungen von Rosenthal[1]) so weit, dass mit Chinolin vergiftete Tiere nicht faulen. Die chemische Tätigkeit des Protoplasmas der lebenden Zellen erleidet durch Chinolin eine wesentliche Änderung. Es wird die Aufnahme von Sauerstoff und die Erzeugung von Energie vermindert, daher sinkt auch die Wärmeproduktion. Wenn man am Krankenbett die Chinolinwirkung mit der Chininwirkung vergleicht, was ja im Tierversuch nicht so gut geht, so kommt man mit Jacksch[2]) zu dem Resultate, dass Chinolin in bezug auf seine febrifuge Wirkung schwächer und unzuverlässiger wirkt als Chinin. Auf den Krankheitsverlauf hat es gar keinen günstigen Einfluss, bei der Malaria wirkt es überhaupt nicht und die meisten Patienten erbrechen das Mittel. Das Fieber bei Pneumonie wurde vom Chinolin nicht beeinflusst[3]).

Da eine Reihe von Alkaloiden zum Teil Chinolin 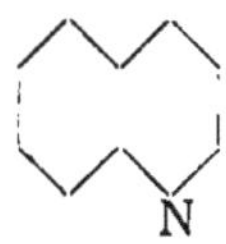

zum Teil Isochinolin 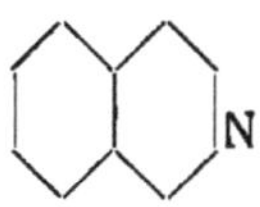 als Kern besitzen, so wirft sich die Frage auf, ob es einen Unterschied macht, ob sich diese Körper vom Chinolin oder vom Isochinolin ableiten. Die Untersuchungen von Stockmann[4]) haben gezeigt, dass Chinolin und Isochinolin beide gleich stark antiseptisch, antipyretisch und auf das Zentralnervensystem depressorisch wirken. Auch die Methyljodidderivate beider Körper haben dieselbe Wirkung, nämlich eine paralysierende Wirkung auf die motorischen Nervenendplatten. Stockmann zog auch die Methylderivate des Chinolins in Betracht. Er untersuchte Chinaldin (α-Methylchinolin)

Chinaldin 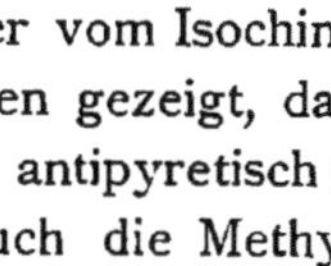

Lepidin 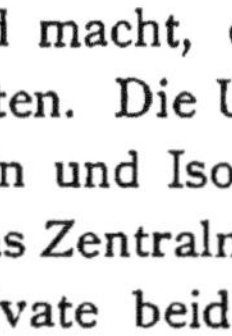

$\alpha\gamma$-Dimethylchinolin 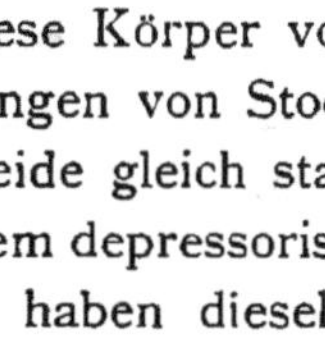

[1]) Festschrift f. Zenker. 1891. p. 206.

[2]) Prager med. W. 1881. Nr. 28.

[3]) Brieger Zeitschr. f. klin. Med. 4. 296.

[4]) Journ. of physiol. XV. 245.

o-Toluchinolin 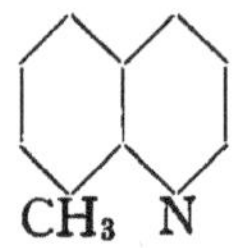 p-Toluchinolin 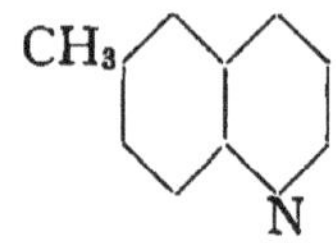

Lepidin (γ-Methylchinolin), dann αγ-Dimethylchinolin, o-Toluchinolin, p-Toluchinolin. Chinaldin als weinsaures Salz zu Versuchen verwendet, hat eine ähnliche Wirkung wie Chinolin oder Isochinolin, aber es ist weniger wirksam. Dimethylchinolin ist noch weniger wirksam. Es lässt sich daher die Regel aufstellen: *Die Substitution von Methylradikalen für Wasserstoffatome in Chinolin wirkt schwächend auf die depressorische Wirkung auf das Nervensystem*, d. h., *je mehr Wasserstoffatome durch Methylgruppen im Chinolin ersetzt werden, desto schwächer wirkt der substituierte Körper auf das Nervensystem.* Es folgt ferner aus den Stockmann'schen Untersuchungen, dass es für die physiologische Wirkung eines Chinolins gleichgiltig ist, wo der Stickstoff steht, oder wo die Methylradikale sitzen, dass ferner die Substitution von Methyl für Wasserstoff die Wirkung nur in bezug auf den Grad ändert, aber nicht in bezug auf die Art und Weise. Es ist daher nicht unwahrscheinlich, dass es für die physiologische Wirkung der komplexeren Alkaloide gleichgiltig ist, ob das Alkaloid vom Chinolin oder Isochinolin deriviert. Dieses ist für die Synthese von grösster Wichtigkeit, da man immer von dem billigen Chinolin ausgehen kann, und da alle Bemühungen, neue Isochinolinsynthesen für praktische Zwecke zu finden, wohl aus diesem Grunde als überflüssig erscheinen müssen.

Die ursprüngliche Annahme, dass wir im Chinin ein Tetrahydroderivat des Chinolins vor uns haben, führte zu den ersten Versuchen, synthetische, vom Chinolin sich ableitende Antipyretika darzustellen. Es war aber dazu notwendig, vorerst ein reines Chinolin in der Hand zu haben. Die Reindarstellung des im Steinkohlenteer vorkommenden Chinolins begegnet grossen Schwierigkeiten; namentlich die Trennung von den Homologen lässt sich sehr schwer bewerkstelligen. Diesem Übelstand wurde durch die synthetische Darstellung des Chinolins abgeholfen.

Zur Gewinnung von chemisch reinem Chinolin erhitzt man nach Skraup[1]) Glyzerin, konzentrierte Schwefelsäure, Nitrobenzol und Anilin, wobei anscheinend Anilin mit dem aus dem Glyzerin gebildeten Oxyaldehyd reagiert. Diese Skraup'sche Synthese des Chinolins lässt sich auch übertragen auf die Darstellung von Oxychinolin sowie von Alkyloxychinolin. Es ist nur notwendig,

[1]) Amerik. P. 241738.

statt des Nitrobenzols bezw. Aminobenzols, Nitrophenol bezw. Aminophenol zu nehmen[1]). Bei der Synthese des Methyläthers des p-Oxychinolins z. B. verwendet man p-Aminoanisol, p-Nitroanisol, Glyzerin und Schwefelsäure[2]). Die Reaktion ist dieselbe wie bei der Synthese des Chinolins. Aber man bekommt, da man von parasubstituierten Körpern ausgegangen ist, parasubstituierte Oxychinoline. Später hat Knueppel[3]) die Skraup'sche Chinolinsynthese dahin modifiziert, dass er Arsensäure, Glyzerin, konzentrierte Schwefelsäure auf Anilin oder dessen Derivate einwirken liess; diese Modifikation soll eine bessere Ausbeute bewirken, da die Harzbildung vermieden wird, ferner die Verarbeitung grosser Substanzmengen auf einmal ermöglichen.

Das so dargestellte p-Chinanisol (p-Methoxychinolin) zeigte nach den Untersuchungen von Jacksch schwach antipyretische Eigenschaften. Es war jedenfalls durch den Eintritt der Paramethoxygruppe die antipyretische Wirkung des Chinolins abgeschwächt worden, eine Erscheinung, der wir später bei der Besprechung des Anilins und des Phenetidins wieder begegnen werden. Es besteht also ein fundamentaler Unterschied zwischen dem Verhältnisse der Wirkungen von Chinin zu Cinchonin und Methoxychinolin zu Chinolin. Beim Chinin verstärkt die Methoxylgruppe die Wirkung gegenüber dem Chinolin, beim Methoxychinolin wird sie dem Chinolin gegenüber abgeschwächt. Der Grund, dass man immer bei Synthesen in der Chinolinreihe vom Methoxychinolin ausgegangen, ist wohl in der Beobachtung von Butlerow zu suchen, welcher ja beim Schmelzen des stark wirkenden Chinins mit Kali Methoxychinolin erhalten, während bei demselben Prozesse das weniger wirksame Cinchonin Chinolin gab. Wie erwähnt, fasste früher Skraup und mit ihm andere Beobachter das Chinin als ein tetrahydriertes Chinolinderivat auf. Da p-Methoxychinolin nur schwach antipyretische Eigenschaften zeigt, so war es wahrscheinlich, dass ein hydriertes p-Methoxychinolin starke Wirkungen hervorrufen wird. Es gilt nämlich der Lehrsatz, über den das Nähere im Kapitel über Alkaloide nachzulesen ist, dass hydrierte Basen viel energischere Wirkungen als die nicht hydrierten haben. Die Anwesenheit von mehr Atomen Wasserstoff macht den Körper für den Organismus wirkungsfähiger, wie einige Beispiele beweisen sollen. So ist Pyridin fast gar nicht wirksam, Piperidin hingegen, das Reduktionsprodukt des Pyridins, ist eine stark wirkende Base. Auch beim Chinolin konnten Bamberger und Längfeld[4]) dieselbe Beobachtung machen. Die hydrierten Chinoline

[1]) DRP. 14976.

[2]) DRP. 28324.

[3]) DRP. 87334. BB. **29**. 703.

[4]) BB. **23**. 1138.

wirken im Gegensatz zum Chinolin dem Piperidin ähnlich. Dekahydrochinolin z. B. erweist sich schon in kleineren Dosen als Blutgift, wie es überhaupt als sekundäres Amin die für solche charakteristischen physiologischen Eigenschaften besitzt. Nach den Untersuchungen von Heintz [1]) steht das hydrierte Dekahydrochinolin in bezug auf physiologische Wirkung in denselben Beziehungen zum Chinolin, wie Piperidin zum Pyridin. Diese vier Körper haben alle gleichartige, wenn auch graduell verschiedene Wirkung. Die nicht hydrierten Basen Pyridin und Chinolin sind in bezug auf allgemeine Nervenwirkung stärker wirksam als die hydrierten. Ferner machen die nicht hydrierten frühzeitige Herzlähmung, während die hydrierten Körper das Herz lange intakt lassen. Alle vier Körper zerstören die roten Blutkörperchen, aber die hydrierten weit rascher und intensiver als die nicht hydrierten. Das schwächer hydrierte Hexahydrochinolin nähert sich in seiner Wirkung mehr dem Chinolin als dem Dekahydrochinolin. Nerven- wie Herzwirkungen sind intensiv, die blutschädigende Wirkung ist schwächer als bei den letzteren, mehr den Wirkungen des Chinolins sich nähernd.

Wenn man nun das schwach wirkende p-Chinanisol durch Reduktion mit Zinn und Salzsäure hydriert, wie es Skraup getan, so kommt man zu einem stärker wirkenden Körper, dem Tetrahydrochinanisol, welches Thallin genannt wurde [2]).

Die Salze des Thallins sind aber kräftige Antipyretika, wenn auch keine spezifisch (gegen Malaria) wirkenden Mittel.

Thallin

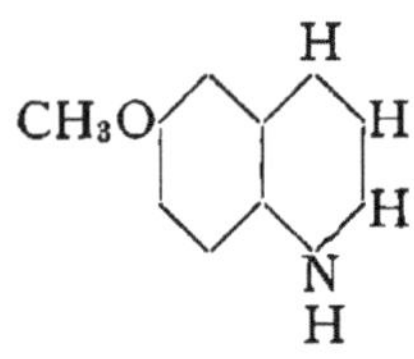

(Das Thallinperjodat, ein Jodadditionsprodukt des Thallins, wurde von Mortimer Granville angeblich mit bestem Resultate bei der Krebsbehandlung verwendet) [3]).

Ausser dem Thallin wurden noch eine Reihe alkylierter bezw. benzoylierter Tetrachinanisole dargestellt, welche sich aber in ihrer Wirkung nicht in der Weise vom Thallin unterschieden, dass sie ihnen vorzuziehen wären. Thallin wirkt 4mal so stark antipyretisch als

[1]) BB. **23**. 1138.

[2]) DRP. 30426 u. 42781.

[3]) Lancet 10. III. 1894.

Antipyrin. Doch ist die Wirkung nicht andauernd. Die Apyrexie (Entfieberung) dauert nur kurz und das Fieber setzt dann mit Schüttelfrösten wieder ein. Es macht eine schwere Blutschädigung. Ehrlich [1]) sah Hämoglobininfarkt der Nierenpapille.

Während Chinolin nicht auf die Niere wirkt, macht Tetrahydrochinolin 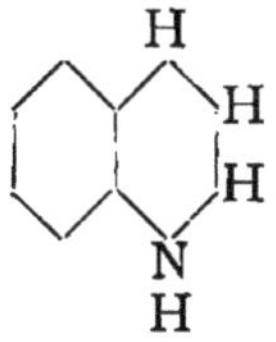 typische Nekrose der Nierenpapille, Thallin, Orthothallin und Anathallin ebenfalls, aber nicht bei allen Tieren.

Ebenso wirken Thallinharnstoff, Thallinthioharnstoff und Azetylthallin. Die Wirkung des Tetrahydrochinolins wird weder durch die Einführung eines Säureradikals noch Alkylradikals in die NH-Gruppe verändert.

Dihydrochinoline zeigen trotz ihrer sonstigen Giftigkeit gar keine Wirkung auf die Niere. Weder Kairin noch das viel giftigere Trihydroäthylparaoxychinolin haben diese Eigenschaft [2]).

Schon früher hatte Filehne eine Reihe von Chinolinderivaten untersucht und gefunden, dass nur die am Stickstoff alkylierten Tetrahydrochinoline einer weiteren Prüfung am Menschen wert wären. *Enthielten diese alkylierten Chinoline Hydroxylgruppen, so trat ihre Wirkung rascher ein, verschwand aber um so plötzlicher.* (Eine Analogie mit der rasch verfliegenden antipyretischen Wirkung der hydroxylierten Benzolderivate Phenol, Brenzkatechin etc. ist hier nicht zu verkennen.) Auf Grund dieser Beobachtungen kam es zur Synthese des Kairolins durch Königs und Hoffmann und des Kairins durch O. Fischer [3]). Kairolin ist Tetrahydrochinolin, welches entweder eine Äthyl- oder eine Methylgruppe am Stickstoff enthält, und zwar das saure schwefelsaure Salz. Das äthylierte Kairolin wird Kairolin A, das methylierte Kairolin M genannt.

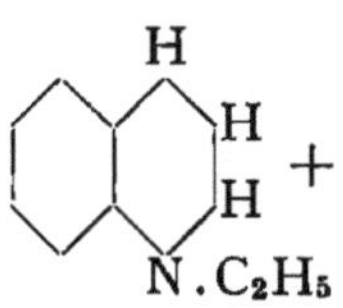 $+ H_2SO_4 = C_9H_{10}(C_2H_5)N . H_2SO_4.$

---

[1]) Ther. Mon. 1887. p. 53.

[2]) Rehns Arch. intern. de. pharmacodyn. VIII. 199.

[3]) DRP. 21150.

Kairin unterscheidet sich vom Kairolin nur durch die Gegenwart eines Hydroxyls, welches den Körper rascher zur Wirkung bringt. Es ist ein Tetrahydroäthyl (oder Methyl)-α-Oxychinolin.

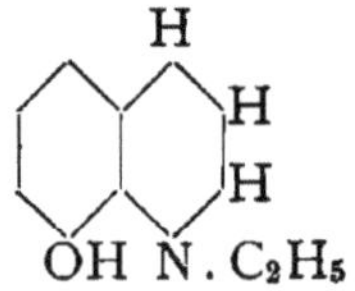

Kairin wird nach O. Fischer dargestellt, indem man α-Oxychinolin das durch Schmelzen von α-Chinolinsulfosäure mit Natron oder aus o-Nitrophenol nach der Skraup'schen Synthese erhalten werden kann, reduziert und das gebildete Tetrahydrür mit Jodmethyl auf dem Wasserbade reagieren lässt. Unter heftiger Reaktion bilden sich die jodwasserstoffsauren Salze der tertiären Oxyhydromethylchinoline.

Kairin zeigt dieselben unangenehmen Erscheinungen[1]) bei der Anwendung am Menschen und hat so gefährliche Nebenwirkungen, wie das später von Skraup dargestellte Thallin. Alle diese Körper sind als die ersten Versuche zur Synthese chininartig wirkender Substanzen zu betrachten, die aber keineswegs die spezifische Wirkung des Chinins haben, wie die Darsteller ursprünglich annahmen, sondern nur aus den Gründen febrifuge Wirkungen zu eigen besitzen, weil ja Chinolin selbst antipyretisch wirkt und ja alle Benzolderivate die gleiche Eigenschaft zeigen. Aber die bei Verabreichung dieser Mittel am Menschen eintretenden schweren Erscheinungen sowie die unangenehmen Nebenwirkungen zeigten, dass der Gebrauch dieser Körper zu verlassen sei. An die am Stickstoff methylierten Körper Kairolin und Kairin schliesst sich das von Demme untersuchte methyltrihydroxychinolinkarbonsaure Natron, welches schon in kleinen Gaben antiseptisch wirkt.

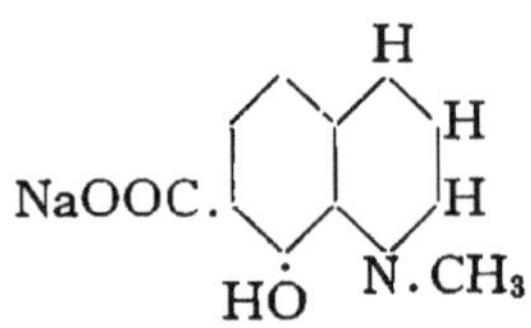

Nach Verfütterung dieser Substanz tritt im Harn Dioxychinolinmethylkarbonsäure $CH_3 . NC_9H_5 . COOH(OH)_2$ auf. Es wird also beim Passieren des Organismus eine zweite Hydroxylgruppe gebildet, ähnlich wie bei der Oxydation des Phenols zu Brenzkatechin. Der Körper wirkt Blutdruck steigernd und Puls verlangsamend, er erzeugt sehr leicht Kollaps.

---

[1]) Berl. klin. W. 1882. Nr. 45 u. 1883. Nr. 6, 1883. Nr. 31, Deutsches Arch. f. klin. Med. **34**. 106.

Wie die Methylierung des Chinolins am Stickstoff mitunter wirken kann, zeigen die Untersuchungen von Georg Hoppe-Seyler am Chinotoxin [1]). Dieses ist Dichinolindimethylsulfat.

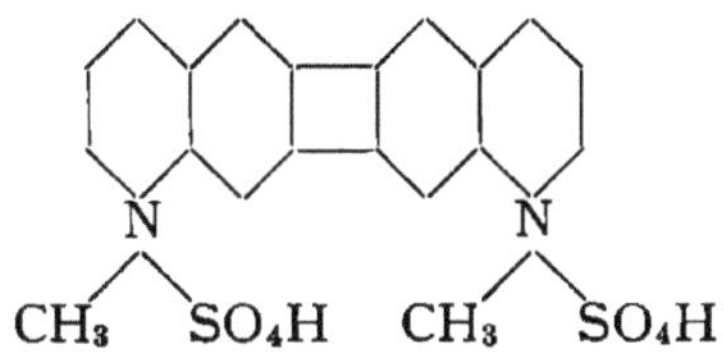

Das Methylieren von Basen am Stickstoff erzeugt, wie Brown und Fraser gezeigt haben, meist kurareähnliche Wirkung. Jollyet und Cahours haben schon früher dieselbe Wirkung bei alkylierten Anilinen gefunden. Methyl-, Äthyl- und Amylanilin [2]) lähmen die peripheren Endigungen der motorischen Nerven, ebenso wie die alkylierten Alkaloide. Dieses ist eine allgemeine Eigenschaft der quaternären Ammoniumbasen, aber die Chinolinderivate wirken nicht so. Methyl-, Äthyl-, und Amylchinolin haben keine kurareartige Wirkung. Nur ein Chinolinderivat zeigte nach den Untersuchungen von Bochefontaine [3]) diese lähmende Wirkung, nämlich das Oxäthylchinoleinammoniumchlorid. Auch Chinolin selbst zeigt keine kurareartige Wirkung, sondern lähmt das Zentralnervensystem. Aber im Chinotoxin muss die kurareähnliche Wirkung auf die Methylgruppen am Stickstoff bezogen werden.

Der letzte bedeutendere Versuch von Chinolin zu einem Chininersatzmittel zu gelangen, ist die Darstellung des Analgens [4]) und ihm analoger Körper. Diese Synthese ist nach Analogie der Phenazetinidee ausgeführt, mit dem hauptsächlichsten Unterschiede, dass statt des einfachen Benzolringes der Chinolindoppelring der Verbindung zugrunde liegt. In diesem Falle wird Chinolin nicht hydriert, sondern o-Oxychinolin äthyliert.

Stellt man nun die Nitroverbindung und durch Reduktion dieser die Aminoverbindung dieses Äthers dar und ersetzt einen Wasserstoff der Aminogruppe durch Benzoyl- oder Azetyl-, so erhält man diesen Körper.

Das im Handel befindliche Analgen (Benzanalgen) ist Orthoäthoxyanamonobenzoylaminochinolin.

---

1) AePP. **24**. 241.

2) C. r. **66**. 1131.

3) C. r. **95**. 1293. S. auch Wurtz, C. r. **95**. 263.

4) DRP. 60308, 65102, 65110, 65111.

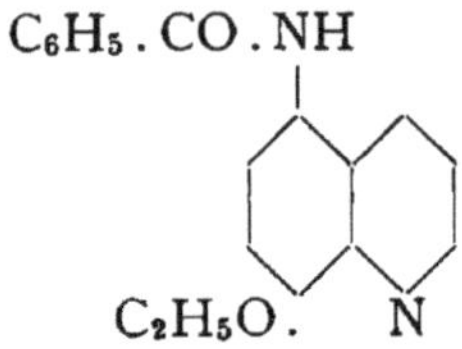

Die Azetylverbindung dieses Körpers steht zum Chinolin in demselben Verhältnis, wie Phenazetin zum Benzol.

Dieser Körper wirkt antipyretisch und auch antineuralgisch, ist aber in Wasser ganz unlöslich, spaltet hingegen seine Benzoylgruppe im Magendarmkanal ab. Seine Unlöslichkeit führte zu vielen Misserfolgen und seine nicht konstante Wirkung verhinderte, trotzdem keine unangenehmen Nebenwirkungen bei der Anwendung desselben zu konstatieren waren, eine Einführung in der Praxis. Analog diesem Körper wurde p-Äthoxyazetylaminochinolin aufgebaut, sowie die entsprechende Benzoylverbindung, welche beide Körper antipyretische und antineuralgische Eigenschaften besitzen [1]. Im Gegensatze zu der Äthoxyverbindung ist das 5-Azetamino-8-Methoxychinolin physiologisch unwirksam [2].

Es wurden noch einige Patente eingereicht, denen die Idee zugrunde liegt, Oxychinolin als Ersatzmittel des Chinins zu verwenden. Einhorn [3] schlug p-Methoxydioxydihydrochinolin als ein solches Ersatzmittel vor, welches auch bei Malaria wirksam sein soll. Von einer Anwendung dieses Körpers am Krankenbette hat man jedoch nie gehört. Dasselbe Schicksal erfuhren die zwei isomeren Methoxyoxymethyldichinoline [4], welche aus m-Aminophenylparamethoxychinolin mit Azetessigester erhalten wurden, mit nachträglicher Überführung in die Tetrahydroverbindung durch Reduktion. Diese Körper besitzen den bitteren Geschmack des Chinins und sollen angeblich auch die spezifische Wirkung desselben gegen Malaria besitzen (?).

Ähnliche Ideen, wie sie bei der Darstellung der Antipyretika der Chinolingruppe auftreten, nämlich durch Einführung einer Hydroxylgruppe in Chinolinverbindungen diese im Organismus rascher zur Wirkung zu bringen und hinwiederum die Hydroxylgruppe durch Alkylreste zu decken, um eine Analogie zwischen diesen Körpern und der p-Methoxygruppe des Chinins, die zur Auslösung der spezifischen Wirkung der Cinchoningruppe notwendig ist, herzustellen, wurden

[1] DRP. 69035.

[2] Freyss. u. Paira Bull. Soc. ind. Mulhouse. **72**. 239.

[3] DRP. 55119. BB. **23**. 1489.

[4] DRP. 55009.

auch, aber gänzlich ohne praktischen Erfolg, auf die verwandten Chinaldine übertragen.

Oxyhydrochinaldin und die Methoxy- und Äthoxyderivate desselben wurden dargestellt, ohne je praktische Verwendung zu finden [1]).

Es ist von vornherein klar, dass diesen Körpern keine Vorzüge vor den hydrierten Chinolinen, die ja so unangenehme Erscheinungen erzeugen, zukommen können.

Da das dem Chinin nahestehende Apochinin ein Derivat des γ-Phenyl-p-Oxychinolins $C_6H_5.C_9H_5(OH)N$ ist, haben Königs und Jaeglé [2]) γ-Phenyl-p-Methoxychinaldin und Königs und Meimberg [3]) Derivate des γ-Phenylchinaldins dargestellt.

Tappeiner und Grethe [4]) untersuchten nun die Einwirkung dieser Substanzen auf niedere Organismen, insbesondere auf Paramaecium caudatum, eine leicht zu züchtende Infusorienart.

Untersucht man die Einwirkung der beiden Spaltlinge des Chininmoleküls, p-Methoxy-γ-methylchinolin und Merochinen in dieser Richtung, so sieht man, dass Merochinen für diese Mikroorganismen unschädlich ist, während p-Methoxylepidin wirksam ist, wenn auch bedeutend schwächer als Chinin. Auch Chinolin ist wirksam, Lepidin (γ-Methylchinolin) steht in der Mitte. So gut wie unwirksam erwies sich Pyridin. Die Wirkung ist also an den Chinolinkern gebunden und wird durch die Methoxy- und Methyl-Seitenketten noch verstärkt:

γ-Phenylchinolin nun 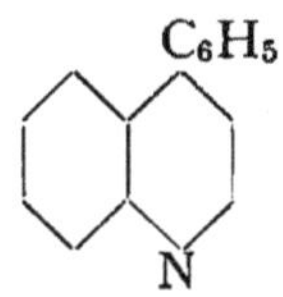 und mehrere seiner nächsten Derivate, welche man als Spaltlinge des Chininmoleküls ansehen kann, zeigen eine sehr starke, vielfach Chinin in seiner Wirkung übertreffende, Reaktion auf kleinste Lebewesen. Durch den Eintritt des Phenylradikals in das Chinolin ist also die Wirkung auf Paramäcien erheblich gesteigert worden. Tappeiner schloss aus diesen Versuchen, dass die Beziehungen zwischen der Konstitution des Chinins und seiner Einwirkung auf Infusorien folgende sind:

Die Wirkung geht zum Teil von der im Moleküle enthaltenen Chinolingruppe aus. Der an ihr in der γ-Stellung hängende Atom-

[1]) DRP. 24317.
[2]) BB. **28**. 1046.
[3]) BB. **28**. 1038.
[4]) Deutsches Arch. f. klin. Med. **56**. 189, 369.

komplex vermag dieselbe unter Umständen wesentlich zu verstärken. Ganz losgelöst und in ein Pyridinderivat übergeführt (als Merochinen) ist er wirkungslos, in der noch unbekannten Form, welche sich im Chinin befindet, verstärkt er die Wirkung erheblich, zur Phenylgruppe zusammengeschlossen (als γ-Phenylchinolin) übertrifft er die Wirkungen des Chinins um das zehnfache.

Die Erfahrung, dass der Eintritt eines Benzolkerns zum Pyridin dem gebildeten Chinolin solche Wirkung verleiht, welche durch Zutritt eines neuen Phenylrestes noch mehr verstärkt wird, veranlassten Tappeiner Phosphine genannte Farbstoffe zu untersuchen, in denen die Kondensation mit Benzolkernen einen noch höheren Grad erreicht hat. Es wurden untersucht Phosphin (die Aminoverbindung des Aminophenylakridins) sowie Methyl- und Dimethylphosphin.

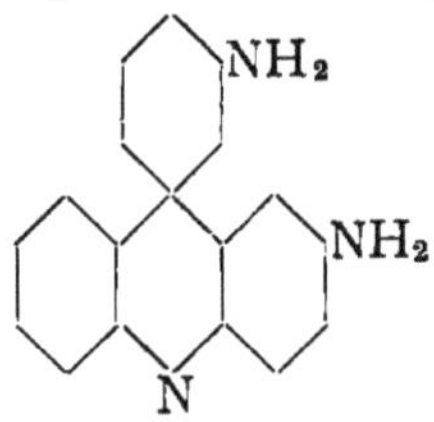

Die Wirkung dieser Phosphine auf Paramäcien ist eine erstaunliche und wird von keiner anderen organischen Substanz übertroffen.

γ-Phenylchinaldin und die Phosphine, welche Substanzen alle antipyretische Eigenschaften zeigen, aber die Atmung schädigen und in starken Dosen Krämpfe [1]) machen, sollten nun bei dieser intensiven Wirkung auf Infusorien gegen Malaria als Spezifikum wirken. Die tödliche Dosis dieser Antipyretika ist die gleiche wie die des Antipyrins, die Phosphine zeigen einen lokal reizenden Einfluss. Mannaberg [2]) prüfte diese Substanzen bei Malaria, kam aber zu dem durchaus negativen Resultate, dass auch diese Körper keine Heilmittel gegen Malaria sind und sich mit Chinin nicht vergleichen lassen. Methylphosphin wirkt, nach ihm, ähnlich wie Methylenblau auf Parasiten der Malaria, indem diese gelähmt werden, während Chininlösung sie sofort zum Platzen bringt oder eine wirbelnde Pigmentbewegung die Degeneration erkennen lässt.

Diese Versuche zeigen wohl deutlich, dass die kondensierten Ringe allein die spezifische Wirkung des Chinins auszulösen nicht vermögen und dass der Chinolinanteil des Chinins auch nicht der Träger der spezifischen Wirkung ist.

---

[1]) Jodlbauer u. Fürbringer, Arch. f. klin. Med. **59**. 158.

[2]) Arch. f. klin. Med. **59**. 185.

Mit der Absicht, ebenfalls zu einem Chinin ähnlichen Körper zu gelangen, ist Knorr [1]) zur Synthese des Antipyrins gekommen. Die Anschauungen über den Aufbau des Chinins waren wohl unrichtig. Ebenso unrichtig waren Knorr's ursprüngliche Anschauungen über den Aufbau des von ihm erhaltenen Antipyrins. Aber trotzdem ist es ihm gelungen, einen der wertvollsten synthetischen Körper zu finden, welcher auch den grössten materiellen Erfolg errungen. Knorr fasste ursprünglich den von ihm gefundenen Körper als ein Dimethyloxychinizin [2]) auf, in welchem zwei im Pyridinkern verkettete Chinolinmoleküle enthalten sein sollen, wie man sie im Chinin vermutete. Der ausgezeichnete physiologische Effekt des Antipyrins sprach jedenfalls für diese Vermutung, dass ein chemisch analoger Körper synthetisch geschaffen wurde. Aber Knorr selbst konnte zeigen, dass seine ursprüngliche Auffassung über die Konstitution des Antipyrins eine unrichtige sei, und dass man vielmehr dasselbe auf einen neuen Ring, den Pyrazolkern, zurückführen müsse.

Pyrazol

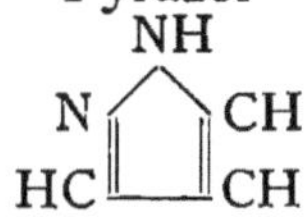

Die Synthese von Knorr [3]) geht nun dahin, dass Azetessigester mit Phenylhydrazin erwärmt, und das erhaltene Produkt methyliert wird. Hierbei reagiert vorerst die Ketongruppe mit dem Hydrazinrest und es kommt zur Bildung des Pyrazolonringes. Der gebildete Körper ist in erster Linie Phenylmethylpyrazolon. Als Nebenprodukt tritt Alkohol auf, so dass die Reaktion in folgende Formeln gekleidet werden kann: $C_6H_5.NH.NH_2 + CH_3.CO.CH_2.COO.C_2H_5$ geben

$$\begin{array}{l} C_6H_5.NH.N{=}C{-}CH_3 \\ \qquad\qquad\quad | \\ C_2H_5O{-}OC{-}CH_2 \end{array}$$

und 1 Molekül Wasser.

Beim Erwärmen, aber auch beim längeren Stehen, tritt die Ringschliessung ein, sowie die Abspaltung von Äthylalkohol. Die Produkte sind Phenylmethylpyrazolon.

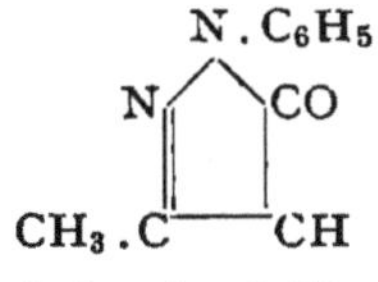

und $C_2H_5.OH$.

Man erhitzt hierbei das durch Vermischen von Azetessigester und Phenylhydrazin im Verhältnis ihres Molekulargewichts erhaltene Kondensationsprodukt längere Zeit bis auf 100° bis eine Probe beim Erkalten oder Übergiessen mit

[1]) Liebig's Ann. **238**. 137.

[2]) BB. **17**. 2037.

[3]) DRP. 26429, 33536, 40337, 42726.

Äther vollständig fest wird. Lässt man nun Methyljodid bei 100° auf diesen Körper einwirken, so erhält man das jodwasserstoffsaure Salz des 1-Phenyl-, 2,3 Dimethyl-5-Pyrazolon.

Antipyrin

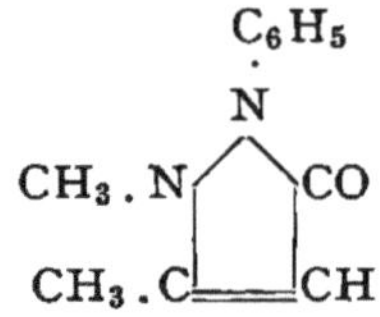

Durch Zusatz von Lauge wird nun die freie Base, Antipyrin, entwickelt. Dieses Verfahren wurde später dahin modifiziert, dass man gleich Methylphenylhydrazin auf Azetessigester einwirken lässt, und so direkt zum Antipyrin gelangt.

Ein anderes Verfahren zur Darstellung desselben Körpers habe Böhringer-Waldhof [1]) eingeschlagen: Man kondensiert β-halogensubstituierte Fettsäuren bezw. deren Ester mit Phenylhydrazin auf dem Dampfbade und gelangt zum Phenylpyrazon.

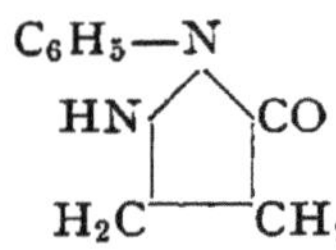

Durch Oxydation in Chloroformlösung mit trockenem Quecksilberoxyd erhält man Dehydrophenylpyrazon

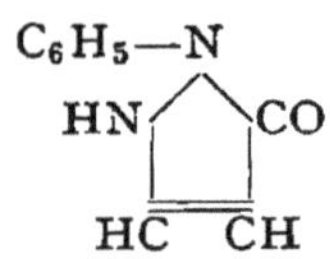

unter Austritt zweier Wasserstoffe. Wenn man diesen Körper nun mit Jodmethyl reagieren lässt, gelangt man zum Antipyrin.

Die Höchster Farbwerke erweiterten die Möglichkeit zu demselben Körper zu gelangen, durch die Beobachtung, dass an Stelle des Azetessigesters in der Knorr'schen Synthese alle ähnlich konstituierten Säureester resp. Säuren verwendet werden können, welche als β-Derivate der Buttersäure, bezw. Krotonsäure zu betrachten sind, und welche danach im Stande sind, eine Kette von drei Kohlenstoffatomen an den Stickstoff des Phenylhydrazins anzulagern. So kann man z. B. die β-halogenisierten Krotonsäuren zur Anwendung bringen [2]), aber der mittelst Halogenkrotonsäure erhaltene Körper ist vom wahren Antipyrin verschieden und ist giftig. Er ist ein Isopyrazolon.

Die Patentierung wurde einem Riedel'schen Verfahren in einer einzigen Operation durch Erhitzen äquivalenter Mengen von Phenylhydrazin, Azetessigester, methylschwefelsauren Natrium und Jodnatrium mit Methylalkohol als

---

[1]) DRP. 53834.

[2]) DRP. 64444.

Verdünnungsmittel und wenig Jodwasserstoff im Autoklaven unter Druck Antipyrin zu gewinnen versagt [1]).

Die Höchster Farbwerke schützten schliesslich ein Verfahren, wobei durch Einwirkung von Chloressigäther auf Phenylhydrazin 1-Phenyl-3-methylpyrazol-5-oxyessigäther entsteht, welcher nach Methylierung mit Alkali in Antipyrin übergeführt wird.

Um Umgehungen des Antipyrinpatentes durch Einführung analoger Pyrazolone zu verhindern, wurde ein Antipyretikum geschützt aber nicht eingeführt, da es ja keine dem Antipyrin überlegene Wirkungen haben konnte, welches durch Krotonsäure auf Phenylhydrazin unter Wasserabspaltung entsteht [2]).

1-Phenyl-2-methyl-5-Pyrazolon entsteht auch durch Reaktion zwischen Oxalessigäther und Phenylhydrazin, wobei sich Phenylpyrazolonkarbonsäureäther bildet [3]). Man methyliert diesen Äther, verseift ihn und spaltet durch Erhitzen Kohlensäure ab. Denselben Körper erhält man, wenn man 1-Phenyl-5-Äthoxypyrazol aus Oxalessigäther und Phenylhydrazin unter nachheriger Verseifung und Abspaltung von Kohlensäure darstellt, dann mit Jodmethyl behandelt und nachfolgend mit Alkali spaltet, oder wenn man zuerst mit Salzsäure spaltet und dann methyliert. Wilhelm Krauth [4]) hat das 1-Phenyl-3-methyl-5-pyrazolon durch Einwirkung der dreifach gebundenen Tetrolsäure ($CH_3-C\equiv C-COOH$) auf Phenylhydrazin dargestellt. Man gelangt so zu wahren Pyrazolonen, die antipyretisch wirken.

Antipyrin wirkt ausgezeichnet antipyretisch. Die Apyrexie setzt ohne Kollapserscheinungen ein, es treten keine Schädigungen des Blutfarbstoffes auf, und es dauert auch die Apyrexie lange, dann setzt das Fieber ohne Schüttelfröste ein. Aber dem Antipyrin kommt, wie allen bis nun dargestellten Fiebermitteln die spezifische Wirkung des Chinins gegen die Malaria n i c h t zu. Hingegen haben zuerst französische Beobachter (Germain Sée) [5]) auf andere Wirkungen des Antipyrins hingewiesen, in denen es das Chinin, das typische F i e b e r m i t t e l, weit übertrifft. Das sind seine grossartigen Wirkungen als Nervinum. Antipyrin kann nicht nur lokale Anästhesie erzeugen, sondern vermag auch neuralgische Schmerzen bei innerer Verabreichung zu coupieren. Nach Hénocque stehen Blutungen schneller, wenn die Wunde mit Antipyrin behandelt wird, als bei Anwendung von Eisenchlorid oder Ergotin. Antipyrin bewirkt nach demselben Untersucher Kontraktion der Gefässe, Retraktion der Gewebe und Koagulation des Blutes. Gerade

---

[1]) DRP. Anm. R. 6000. Kl. 12.

[2]) DRP. 62006.

[3]) DRP. 69883.

[4]) DRP. 77174.

[5]) C. r. **104**. 1085.

die vorzüglichen Nervenwirkungen haben ihm zu seinem grossen Triumphzuge durch die ganze Welt verholfen. Dass dem Antipyrin Nebenwirkungen eigen sind, und dass einzelne Individuen eine Idiosynkrasie gegen dieses Mittel besitzen, darf nicht wundern. Im allgemeinen kann man sagen, dass die therapeutische Anwendung desselben und die damit erzielten Erfolge die anfangs gehegten Erwartungen weit übertroffen haben. Wie durch Chinin und andere Antipyretika, so wird auch unter dem Gebrauch des Antipyrins der Gesamtstickstoff des Harns merklich vermindert, und hieraus hervorgehend der Stoffwechsel nicht bloss der Respirations- sondern auch der plastischen Nährmittel verlangsamt [1]). Nach den Untersuchungen von Giacomo Carrara [2]) wird Antipyrin schnell resorbiert, aber langsam ausgeschieden, im Gegensatze zu Thallin und Kairin, von denen das erstere langsam resorbiert und langsam ausgeschieden, das letztere schwer resorbiert, aber schnell ausgeschieden wird.

Von grossem Interesse für die Beziehungen zwischen der Konstitution und der Wirkung beim Antipyrin ist, dass das Phenyl(mono)-methylpyrazolon, das Zwischenprodukt der Antipyrindarstellung, keine besondere entfiebernde Wirkung hat. Erst durch die Einführung der Methylgruppe am Stickstoff tritt die dem Antipyrin eigentümliche physiologische Wirkung auf. Ebenso ist es sehr merkwürdig, dass nur die Körper, welche sich von Pyrazolon ableiten, antipyretisch wirken, die Isopyrazolone aber giftig sind.

Nach Curtius [3]) wirken Pyrazolonderivate auch dann noch stark fieberwidrig, wenn sie keine aromatischen Substituenten enthalten, so dass scheinbar der Benzolring im Antipyrin ein nutzloser Ballast ist. Filehne meint aber [4]), dass der Pyrazolonkern ohne Benzolkern nicht ausreicht, um die spezifische Wirkung des Antipyrins vollständig zu erzeugen. Der Benzolkern ist daher von Bedeutung für die Wirkungsstärke. Geht man von der Betrachtung des Benzolkerns aus, so ist die Substituierung eines Wasserstoffatoms durch die Pyrazolongruppe von entscheidender Bedeutung.

Der grosse materielle Erfolg dieser Synthese reizte mehr als das theoretische Interesse im Erkennen der Beziehungen zwischen den Wirkungen der neuen Base und ihrer Konstitution, neue Methoden

[1]) AePP. **21**. 161. **22**. 127.

[2]) Ann. di chim. e di farmac. **4**. Ser. **4**. 81.

[3]) BB. **26**. 408.

[4]) Z. f. klin. Med. **32**.

zur Darstellung dieses Körpers zu suchen, sowie eine Reihe ihm verwandter oder analoger Körper zu schaffen, um das Patent zu umgehen. Es ist hier das erste Beispiel für diejenige Art der Tätigkeit der synthetisch arbeitenden Chemiker, dem wir begegnen, die theoretischen Gesetze über die Beziehungen zwischen Konstitution und Wirkung in der Weise in der Praxis zu verwerten, dass man zu einem geschützten Körper analoge Körper aufbaut. Die Versuche in dieser Richtung lassen sich in mehrere Gruppen einteilen:

Phenylhydrazinderivate.

Die missverständliche Auffassung, als ob es sich beim Antipyrin um die Wirkung eines Phenylhydrazins handeln würde, führte zur Darstellung von mehr oder minder einfach gebauten Phenylhydrazinverbindungen. Um so mehr wurde man dazu verlockt, als Antipyrin um diese Zeit noch hoch im Preise war und wenige Konkurrenzmittel auf den Markt kamen. Nun erzeugt aber Phenylhydrazin $C_6H_5.NH.NH_2$ nach den Untersuchungen von Georg Hoppe-Seyler sehr giftige Wirkungen [1]). Ähnlich wie Hydroxylamin $NH_2.OH$, Hydrazin $NH_2.NH_2$ und Anilin zerstört es den roten Blutfarbstoff. Hydrazine, Semikarbazide, z. B. salzsaures Semikarbazid $NH_2.CO.NH.NH_2.HCl$ bewirken Allantoinausscheidung, ebenso Aminoguanidin und Hydroxylamin [2]). Die grosse Reaktionsfähigkeit des Phenylhydrazins mit allen Aldehyden und Ketonen, sowie seine intensiv reduzierende Wirkung macht es ebenso zu einem heftigen Gewebegift wie zu einem Zerstörer des Hämoglobins durch Reduktion. Die meist erfolgreiche Art, durch Anlagerung von sauren Gruppen die Basen zu entgiften, wurde auch zuerst hier angewendet, und es kam zur Darstellung von Azetylphenylhydrazin, Diazetylphenylhydrazin, α-Monobenzoylphenylhydrazin.

Durch Anlagerung eines Azetylrestes wird wohl die ursprüngliche Wirkung des Phenylhydrazins etwas abgeschwächt, aber die Azetylverbindung reduziert Fehling'sche Lösung noch kräftig, wenn auch schwächer als die freie Base. Es ist eine toxisch wirkende Substanz, welche unter dem Namen Hydrazetin $C_6H_5.NH.NH.CO.CH_3$ eine kurze Zeit verwendet wurde. Besonders macht sich eine intensiv braunrote Verfärbung der inneren Organe bemerkbar, wohl eine Folge der im Blute auftretenden vielfachen Zerfallsprodukte von Blutkörper-

[1]) HS. **9**. 34.

[2]) Borissow HS. **19**. 499. Pohl, AePP. **48**. 374.

chen. Die Temperatur wird schon in kleinen Dosen bei Fieber stark herabgesetzt. Starke Schweissausbrüche, Sinken der Puls- und Respirationsfrequenz, Kollaps waren zu beobachten, hierbei trat Hämoglobinurie auf. Die Harnmenge ist bei Hunden trotz starken Durstes und vieler Flüssigkeitszufuhr sehr reduziert. Diese Momente zwangen alsbald die Untersucher, die Experimente mit dieser einfachsten Phenylhydrazinverbindung abzubrechen, obgleich die geringen Dosen, welche zur Entfieberung notwendig waren, das Hydrazetin zu einem der billigsten antipyretischen Mittel machten. Die Maximaldose betrug nämlich pro dosi et die 0,2 g, während die gewöhnliche Einzelgabe des Antipyrins 1 g ist.

Die stark reduzierende Eigenschaft des Hydrazetins veranlasste aber Paul Guttman[1]), dasselbe als ein sehr gutes Mittel bei Psoriasis, bei welcher Hautkrankheit man so intensiv reduzierende Mittel, wie z. B. Pyrogallol, verwendet, anzuempfehlen, aber selbst da traten Intoxikationen auf[2]).

Die Diazetylverbindung $C_6H_5 . NH . N . (CO . CH_3)_2$, welche Kupferlösungen weniger reduziert, ist aber auch weniger giftig als Monoazetylphenylhydrazin. Hingegen hat sie kumulative Giftwirkung auf das Blut. Wegen ihrer Blutgiftigkeit lässt sich auch die Diazetylverbindung trotz ihres hohen antipyretischen Wertes praktisch nicht verwenden.

Heinz[3]) untersuchte noch Monobenzoylphenylhydrazin $C_6H_5 . NH . NH . CO . C_6H_5$, Äthylenphenylhydrazin $[C_6H_5 . N(NH_2)]_2 . C_2H_4$ und Äthylenphenylhydrazinbernsteinsäure $C_2H_4[N(C_6H_5) . NH . CO . C_2H_4 . COOH]_2$. Alle diese Körper sind Blutgifte schon in Dosen, die noch keine Einwirkung auf das Zentralnervensystem erkennen lassen, wenn auch in allen diesen Verbindungen eine relative Entgiftung des Phenylhydrazins durch Ersatz von Wasserstoffatomen der basischen Seitenkette durch Säure- oder Alkylreste zu erkennen ist. Auch wenn Phenylhydrazin teils durch Alkyl, teils durch Acylgruppen entgiftet ist, so erhält man mit diesen Körpern nicht das gewünschte Resultat, immer erweisen sich die erhaltenen Substanzen als Blutgifte. Dies kann man durch die physiologische Wirkung des Azetylmethylphenylhydrazins $C_6H_5 . NH . N \left| \begin{array}{l} CH_3 \\ CO . CH_3 \end{array} \right.$ und des Azetyläthylphenylhydrazins

1) Berl. med. Ges. Sitz. Mai 1889.

2) Berl. klin. W. 1889. Nr. 28.

3) Berl. klin. W. 1890. Nr. 3. Virchow's Arch. **122**. 114.

$$C_6H_5 . NH . N \begin{cases} C_2H_5 \\ CO . CH_3 \end{cases}$$

erweisen [1]).

Aus der absteigenden Giftigkeit vom Phenylhydrazin durch das Monoazetylphenylhydrazin zum Diazetylphenylhydrazin ergibt sich, dass mit dem schrittweisen Ersatz von H-Atomen durch organische Radikale die Giftwirkung abnimmt. Heinz sprach nun die Vermutung aus, dass vielleicht ein Körper, in welchem das letzte H-Atom des basischen Restes des Phenylhydrazins durch ein fettes Radikal ersetzt wäre, ungiftig sein könnte. Ein solcher Körper ist bis jetzt nicht dargestellt worden. Dagegen existieren andere aus dem Phenylhydrazin gewonnene Körper, die kein freies H mehr enthalten.

Azetylphenylkarbizin und Azetylphenylthiokarbizin

$$CO \begin{cases} N . C_6H_5 \\ \quad | \\ N . CO . CH_3 . \end{cases} \qquad CS \begin{cases} N . C_6H_5 \\ \quad | \\ N . CO . CH_3 . \end{cases}$$

Hier sind die beiden N-Atome statt mit je einem Atom H mit ein und demselben C-Atom einer neu hinzutretenden CO- resp. CS-Gruppe verbunden. Es zeigten sich auch bei diesen Körpern wiederum die charakteristischen Blutwirkungen bei Dosen, bei denen eine Wirkung auf das Zentralnervensystem noch nicht erkennbar ist.

Joanin [2]) untersuchte Methylderivate des Phenylhydrazins $C_6H_5N_2H_2(CH_3)_2J$ und $(C_6H_5NHNH_2)_2CH_3J$. Beide wirken in kleinen Dosen erregend und lähmend, machen bei Säugetieren Krämpfe, Kollaps und Tod. Sie sind starke Blutgifte. Die erstgenannte Verbindung affiziert das Nervensystem geringer.

Sämtliche einfachere Phenylhydrazinderivate sind wegen ihrer Blutgiftnatur als Nervina beziehungsweise Antipyretika nicht zu gebrauchen. Antipyrin, obschon zu seiner Herstellung Phenylhydrazin verwendet wird, zeigt jene Blutwirkung nicht und ist daher physiologisch nicht als Phenylhydrazinderivat zu betrachten. Offenbar hängt dies damit zusammen, dass durch den im Antipyrin gegebenen eigenartigen Anschluss des Pyrazolonringes an den Benzolkern die chemische Natur der beiden in die Bildung eingehenden Körper verloren gegangen und ein chemisches Individuum neuer Art entstanden ist.

Von einfacheren Phenylhydrazinderivaten sind noch einige zu erwähnen, welche kurze Zeit in Verwendung standen.

---

[1]) DRP. 51597.

[2]) Bull. gen. de Therap. 1899. Aug. p. 176.

So wurde die von den Höchster Farbwerken[1]) nach einem Verfahren von Emil Fischer dargestellte Phenylhydrazinlävulinsäure von Nicot[2]) unter dem Namen Antithermin empfohlen.

$$C_6H_5.NH.N=C\begin{cases}CH_3\\CH_2.CH_2.COOH.\end{cases}$$

Die Lävulinsäure ist an und für sich schon giftig. Die Verbindung ist ein starkes Antipyretikum, macht aber sehr schwere Nebenerscheinungen. Die Idee, welche die Darstellung veranlasste, war wohl die der Verwandlung des Phenylhydrazins in eine Substanz, welche den Charakter einer Säure hat.

Antithermin entsteht, wenn man eine wässerige Lösung der Lävulinsäure $CH_3.CO.CH_2.CH_2.COOH$ mit der äquivalenten Menge einer wässerigen Lösung von essigsaurem Phenylhydrazin zusammenbringt. Momentan scheidet sich das bald erstarrende Reaktionsprodukt ab.

Kobert[3]) empfahl aus theoretischen Erwägungen die o-Hydrazin-p-oxybenzoesäure unter dem Namen Orthin.

$$C_6H_3\begin{cases}OH & 1.\\NH.NH_2 & 2.\\COOH & 4.\end{cases}$$

Die Entgiftung des Phenylhydrazins wird durch eine Hydroxyl- und eine Karboxylgruppe, welche im Kern substituiert sind, bewirkt. Die chemisch sehr labile Verbindung erwies sich aber in ihrer Anwendung als sehr unzweckmäßig und mit sehr unangenehmen Nebenerscheinungen verbunden.

Die Versuche der Firma Riedel, Phenylhydrazin nach der beim Chinolin besprochenen Methode, durch Einführung einer p-Methoxygruppe oder Äthoxygruppe in seiner Wirkung zu ändern, wie es ja mit Erfolg beim Azetanilid gelingt, welches durch Einführung einer Alkyloxygruppe in der Parastellung wesentlich an Giftigkeit einbüsst, müssen als gänzlich gescheitert hingestellt werden[4]). Man hat von einer praktischen Verwendung dieser Körper nie gehört.

Einen anderen Weg zur Entgiftung des Phenylhydrazins schlug J. Roos[5]) ein.

Er ging vom asymmetrischen Methylphenylhydrazin aus, welches an und für sich schon etwas weniger giftig ist, als Phenylhydrazin selbst, und kondensierte dieses mit Salizylaldehyd oder mit Oxybenzalchlorid und kam so zum

---

[1]) DRP. 37727.

[2]) Nouvelles Remèdes 1887.

[3]) Deutsche med. W. Nr. 2. 1890.

[4]) DRP. 68719 u. 70459.

[5]) DRP. 68176, 74691 u. 76248.

$$C_6H_5N\begin{cases}CH_3\\N{=}CH.C_6H_4.OH\end{cases}$$

welches unter dem Namen **Agathin** in den Handel kam.

Hier ist die Entgiftung sowohl durch die Einführung des Methyls als auch des Salizylrestes durchgeführt. Die Verbindung ist in Wasser unlöslich. Erst Dosen von 4—6 g haben einen antineuralgischen Erfolg, die antipyretische Wirkung ist schwach. Es beruht dies auf einer Erscheinung, welcher wir noch häufig bei den Salizylderivaten der antipyretisch wirkenden Basen begegnen werden, dass die Verbindungen der Basen mit dem Salizylrest im Organismus so schwer oder gar nicht aufgespalten werden, dass sie entweder ganz wirkungslos sind oder nur in relativ grossen Dosen eine schwach antipyretische Wirkung ausüben; da sich hierdurch die Kosten der Behandlung erheblich steigern, sowie auch die Darstellung der Körper gegenüber den mit den anderen Säureresten substituierten erheblich teurer ist, so kann man es als Regel aufstellen, *dass sich bei antipyretischen und antineuralgischen Mitteln die Anlagerung eines Salizylrestes durchaus nicht empfehlen kann, weil dadurch ein wohl teures, aber meist ganz unwirksames oder nur in grossen Dosen wirksames Mittel sich darstellen lässt.*

Die Synthesen, welche einfache Derivate des Phenylhydrazins lieferten, waren also von geringerem praktischen Erfolg gekrönt.

Die aromatischen Semikarbazide R.NH.NH.CO.NH_2 (R bedeutet ein einwertiges aromatisches Radikal) besitzen alle antipyretische Eigenschaften. Lamière und Chevrottier[1]) untersuchten Phenyl-, Bromphenyl-, Methoxyphenyl-, Äthoxyphenyl- und m-Benzaminosemikarbazid und fanden, dass die Giftigkeit der Hydrazine durch die Einführung der —CO.NH_2-Gruppe in die endständige Aminogruppe des Hydrazins beträchtlich verringert wird. Das wertvollste Mittel dieser Gruppe soll Kryogenin sein.

Kryogenin ist m-Benzaminosemikarbazid. Es macht mäßige, langsam eintretende Temperaturherabsetzung[2]).

p-Tolylsemikarbazid und Phenylsemikarbazid machen bei interner Darreichung häufig Brechreiz. o-Tolylsemikarbazid ist schwach wirksam und intensiv bitter. 1-m-Tolyl-4-phenylsemikarbazid ist schwach wirksam und wenig löslich.

---

[1]) C. r. **135**. 187.

[2]) C. r. **135**. 1382.

m-Tolylsemikarbazid 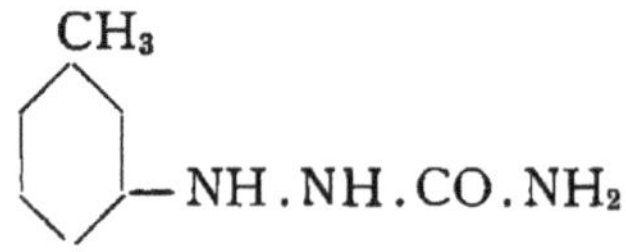

Es wird dargestellt[1]) durch Einwirkung von m-Tolylhydrazin resp. dessen Salzen auf Harnstoff, Urethane oder Cyansäure resp. deren Salze.

Es soll nahezu geschmacklos und kräftig antipyretisch wirksam sein.

Pyrazolonderivate.

Mehr Bedeutung erlangten Verbindungen, welche die Antipyrinsynthese wiederholten, aber statt des Phenylhydrazins homologe Körper verwendeten.

So kam es zur Synthese des Tolypyrins[2]) (p-Tolyl-2.3 dimethyl-5-pyrazolon)

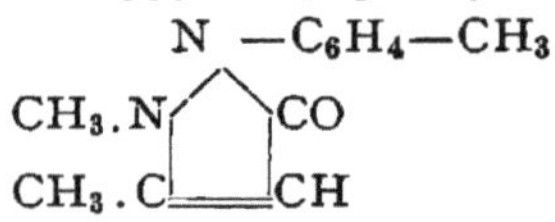

indem man p-Tolylhydrazin 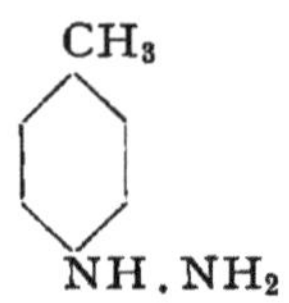

und Azetessigester aufeinander einwirken liess.

Tolypyrin hat, wie Antipyrin, anästhesierende Wirkung, aber andererseits wirkt es stärker reizend. 4 g des Tolypyrins, in dem ein Wasserstoff der Phenylgruppe durch einen Methylrest ersetzt ist, wirken nach Guttmann ebenso stark wie 5—6 g Antipyrin. Liebreich[3]) wendete sich sofort gegen diese Art, neue Körper als Arzneimittel anzubieten, welche weder chemisch noch pharmakologisch etwas Neues bieten und nur zwecklose Wiederholungen sind, die höchstens dazu beitragen können, in die Antipyrintherapie Verwirrung hineinzutragen. Die Zirkulation wird im Gegensatz zum Antipyrin durch das im Kern substituierte Tolypyrin ungünstig beeinflusst[4]).

Vom Antipyrin und vom Tolypyrin ausgehend, wurden verschiedeneDerivate dieser Körper dargestellt. Salipyrin ist salizylsaures

---

[1]) DRP. 157572. Bayer-Elberfeld.

[2]) DRP. 26429.

[3]) Ther. Mon. 1893. p. 180, 186.

[4]) Filehne, Z. f. klin. Med. **32**. 570.

Antipyrin und wird dargestellt, indem man eine wässerige Antipyrinlösung mit einer ätherischen Salizyllösung schüttelt, oder wenn man Antipyrin und Salizylsäure mit wenig Wasser auf dem Dampfbad erhitzt. In der gleichen Weise lässt sich aus Tolypyrin salizylsaures Tolypyrin, welches den Phantasienamen Tolysal trägt, gewinnen. Gegen die Einführung und Verwendung dieser Körper wendete sich ebenfalls Liebreich[1]) in einer sehr bestimmten und klaren Weise, indem er ausführte, dass diese Körper durchaus keine neue Wirkung bieten können, sie können nur die Wirkung des Antipyrins und der Salizylsäure zeigen. Wo man die Wirkung des Antipyrins allein braucht, ist die Beigabe der Salizylsäure nutzlos und sollte man die Wirkung des Antipyrins und der Salizylsäure wünschen, so ist es viel einfacher, diese beiden Körper für sich, ohne eine verteuernde und zwecklose chemische Kombination zu geben. Man muss übrigens bemerken, dass die dem Salipyrin nachgerühmten günstigen Wirkungen bei Gebärmutterblutungen nichts dieser Substanz Eigenes sind, sondern nur von der Antipyrinkomponente ausgelöst werden. Antipyrin allein kann dieselbe Wirkung äussern. Zu gleichem Zwecke wurde auch das salizylessigsaure Antipyrin dargestellt, welches vor dem Salipyrin den Vorzug stärkerer antipyretischer Wirkung besitzen soll. Die Salizylessigsäure wurde durch Einwirkung von monochloressigsaurem Natron auf basisch salizylsaures Natron gewonnen.

Azetopyrin wurde ein azetyliertes Salipyrin genannt, es besteht aus Azetylsalizylsäure (s. d.) und Antipyrin, um die event. Nebenwirkungen der Salizylsäure abzuschwächen[2]).

Wir sehen, dass wir auf diese Weise keineswegs zu Körpern gelangen können, die bessere oder andere Wirkung bieten, wie die Grundsubstanz selbst. Es ist dies jedenfalls kein der Arzneimittelsynthese würdiger Weg. Eine ähnliche Kombination ist das mandelsaure Antipyrin (Tussol)[3]). Die schwach-narkotische Wirkung der Mandelsäure $C_6H_4 . CH(OH) . COOH$ besitzt der Körper ebenso wie die antifebrile des Antipyrins. Dieses Salz ist bitter. Man hat Tussol insbesondere bei Keuchhusten empfohlen[4]). Es muss aber in Zweifel gezogen werden, ob Tussol hier mehr leisten kann als Mandelsäure und Antipyrin. Das gerbsaure Salz des Antipyrins wurde nur aus dem Grunde für den

---

[1]) Ther. Mon. 1893. p. 180, 186.
[2]) Wr. kl. W. **1900**. 373.
[3]) DRP. Anm. 7547.
[4]) Zentralbl. f. med. Wiss. 1895. p. 861; Ther. Mon. 1894. p. 574.

Gebrauch empfohlen, weil es wegen seiner Unlöslichkeit geschmacklos ist. Der Antipyringeschmack aber an und für sich ist ein so geringer, dass gerbsaures Antipyrin in der Therapie nur ein Eintagsleben fristete. Das gleiche lässt sich gegen die Darstellung von Antipyrin-Saccharin einwenden.

Man erhält dieses Salz[1]), wenn man äquivalente Mengen Saccharin und Antipyrin in heissem Wasser löst und zur Kristallisation bringt.

Um dem Antipyrin ausser seinen febrifugen Eigenschaften auch die Fähigkeit zu verleihen, die starke Schweissabsonderung der Fiebernden zu beschränken, wurde es mit Kampfersäure kombiniert, welche tatsächlich in grösseren Dosen die Schweisssekretion vermindert. Aber die Menge Kampfersäure, welche mit Antipyrin in Verbindung tritt, ist zur Auslösung dieser Wirkung viel zu gering, so dass diese neue Substanz für den beabsichtigten Effekt sich als zu schwach erweisen muss.

Man erhält das neutrale kampfersaure Antipyrin durch Mischen und Zusammenschmelzen von 34,72 % der Säure mit 65,27 % Antipyrin. Das leichter lösliche, saure kampfersaure Antipyrin enthält 51,45 % Kampfersäure und 48,55 % Antipyrin und wird durch Zusammenschmelzen der beiden in diesem Verhältnisse gemischten Substanzen erhalten.

Nach Angabe der Patentanmeldung[2]) soll die Verbindung stärkere antihydrotische Eigenschaften haben als die in ihr enthaltene Menge Kampfersäure, was um so unrichtiger, als Antipyrin selbst die Schweisssekretion vermehrt.

Von Halogen-Substitutionsprodukten wurde Bromopyrin, d. i. Monobromantipyrin, dargestellt, über dessen Wirkung nichts bekannt ist. Jodopyrin (Monojodantipyrin) ist ein gutes Antipyretikum. Vorzüge vor der Grundsubstanz besitzt es aber ebenfalls nicht[3]).

Chlorantipyrin wurde durch Einwirkung von Chlorkalk und Salzsäure auf Antipyrin gewonnen, fand jedoch nie eine Verwendung. Thioantipyrin stellte Michaelis in der Weise dar, dass er Metallsulfide oder Metallsulfhydrate auf die Halogenmethylate des 1-Phenyl-3-methyl-5-chlorpyrazol in alkoholischer Lösung einwirken liess[4]).

Man versuchte auch, Antipyrin mit anderen antipyretischen Mitteln zu verbinden. In diese Gruppe gehören zwei Körper, das Chinopyrin und Anilipyrin. Chinopyrin wurde dargestellt, um eine leicht lösliche

---

[1]) DRP. Anm. L. 13848. Kl. 12. q.

[2]) F. 13433. Kl. 12. p.

[3]) Lavéran u. Arnold, Revue méd. 1897. Nr. 2. Santesson, Deutsche med. W. 1897. Nr. 36.

[4]) DRP.Anm. M. 18474. Kl. 12. p.

Chininantipyrinverbindung zu subkutanen Injektionen bei Malaria zu haben. Zur Darstellung verwendet man Chininchlorhydrat. Die Injektion ist zwar schmerzlos, es hinterbleibt aber eine Induration der Einstichstelle. Diese Doppelverbindung, per os gegeben, ist aber nach den Angaben der Untersucher ausserordentlich giftig wegen der raschen Resorption und Aufspaltung im Magen. Weder diese Verbindung, noch Anilipyrin haben je eine Bedeutung erlangt.

Anilipyrin wird durch Zusammenschmelzen eines Äquivalentes Antifebrin (Azetanilid) und zwei Äquivalenten Antipyrin erhalten.

In Wasser ist es leicht löslich und wenig giftig[1]. Vorteile vor einer Mischung des Antifebrins und Antipyrins kann eine solche Substanz nicht haben.

Michaelis und Gunkel haben Aniloantipyrin oder Anilinpyrin durch zweistündiges Erhitzen äquimolekularer Mengen von Anilin und Antipyrinchlorid auf 250° erhalten. Die Formel der Substanz leitet sich von der Betainformel des Antipyrins ab.

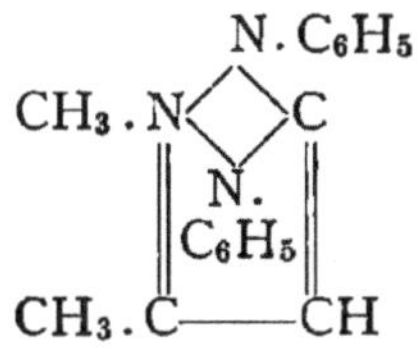

Silberstein[2] kondensierte Antipyrin mit primären aromatischen Basen bei Gegenwart wasserentziehender Mittel wie $POCl_3$ oder PCl_5. Anilin und Antipyrin und $POCl_3$ auf 250° erhitzt gaben

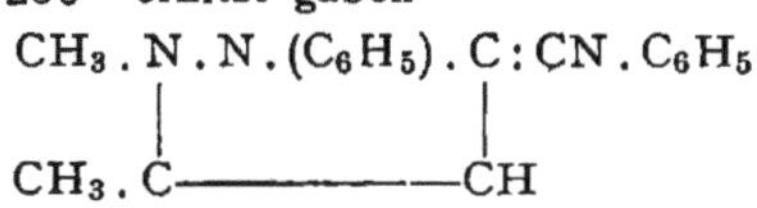

Ebenso entsteht ein Kondensationsprodukt $C_{18}H_{19}N_3$ aus Antipyrin und p-Toluidin.

Ein anderes Anilopyrin erhält man durch Einwirkung von Antipyrinchlorid auf 2 Mol. Anilin bei 125°[3]. Es wirkt, nach Kobert, erheblich giftig und bei Warmblütern primär lähmend auf das Zentralnervensystem. Es ist kein Blutgift.

Vom Antipyrin ausgehend wurde nur ein Körper dargestellt, der mit ihm in erfolgreiche Konkurrenz treten kann, um so mehr, als er dreimal so kräftig wirkt als Antipyrin selbst[4], überdies die

[1]) Gilbert u. Yvon, Presse méd. 1897. Nr. 55.

[2]) DRP. 113384.

[3]) BB. **36**. 3275.

[4]) Filehne, Berl. klin. W. 1896. Nr. 48. Zeitschr. f. klin. Med. Bd. **32**. Heft 5 u. 6.

Wirkungen viel allmählicher sich entwickeln und länger andauern als beim Antipyrin, es ist dies Pyramidon (4-Dimethylaminoantipyrin)[1].

Im Harne tritt nach Gebrauch von Pyramidon nach Jaffé's Beobachtung[2]) Rubazonsäure auf:

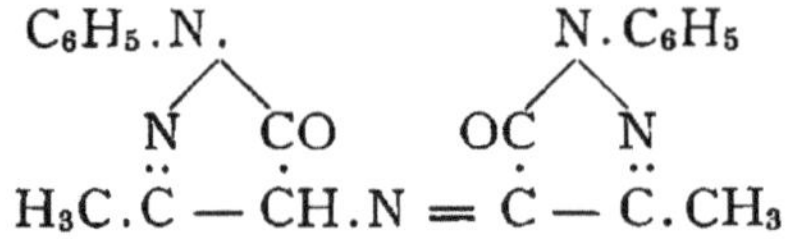

Eigentlich ist im Harne eine Vorstufe dieser Substanz enthalten, welche durch Oxydation an der Luft in diesen Farbstoff übergeht.

Es wird also im Organismus Pyramidon, wenn auch zu einem geringen Bruchteil entmethyliert und zwar derart, dass ihm die drei an den beiden N-Atomen befindlichen Methylgruppen entzogen werden, während die mit Kohlenstoff verbundene intakt bleibt. Bei der Verschmelzung der Pyramidonmoleküle zu Rubazonsäure findet überdies eine Abspaltung von Ammoniak statt.

Auch eine gepaarte Glykuronsäure tritt im Harne auf.

Ferner tritt Antipyrylharnstoff auf (Uraminoantipyrin)

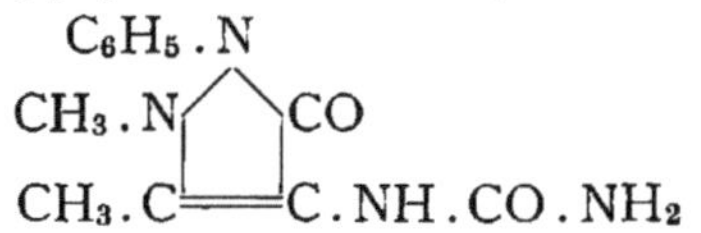

Es muss also zuerst eine Entmethylierung vorausgegangen sein und an die regenerierte Aminogruppe lagert sich dann der Atomkomplex $CONH_2$[3]). Pyramidon als solches ist im Harne nicht nachweisbar.

Dieser Körper (Pyramidon) stellt ein Anilin und Antipyrin zugleich dar.

Pyramidon 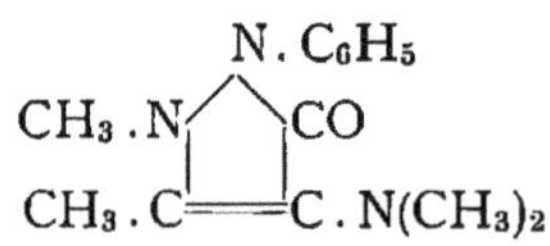

Es wird dargestellt, indem man zuerst Nitrit auf eine saure Lösung des Antipyrin einwirken lässt, und so Nitrosoantipyrin

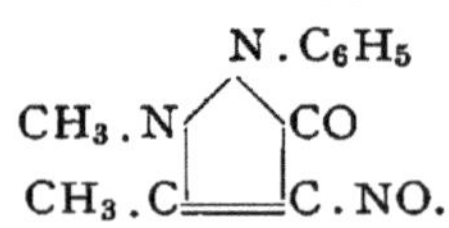

erhält. Reduziert man nun dieses, so gelangt man zum Aminoantipyrin[4]),

---

[1]) DRP. 90959, 97011.

[2]) BB. **34**. 2739.

[3]) Jaffé, BB. **35**. 2891.

[4]) DRP. 97332.

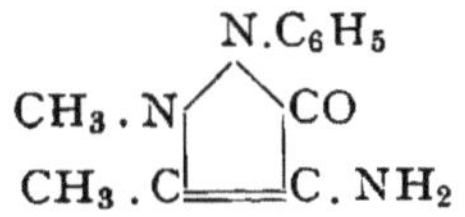

welches sich nur als Benzylidenverbindung in der Weise abscheiden lässt, dass man Benzaldehyd in Essigsäure löst und Alkohol zu der Lösung des Aminoantipyrins hinzufügt. Benzylidenaminoantipyrin zerlegt man nun mit verdünnter Salzsäure, wobei sich Benzaldehyd abspaltet, den man dann mit Äther von der salzsauren Lösung des Aminoantipyrins trennt. Ausser diesem Verfahren kommt man noch auf diese Weise zum Ziele, dass man Azetaminophenylhydrazin mit Azetessigester reagieren lässt und die Azetylgruppe durch starke Salzsäure abspaltet und hierauf alkyliert.

[p-Azetylaminophenylhydrazin wurde ursprünglich dargestellt als selbständig antipyretisch wirkender Körper, welcher die Wirkungen des Anilins mit denen des Hydrazins vereinigen sollte. Jedenfalls eine mehr als sonderbare Idee bei den bekanntlich sehr toxischen Eigenschaften des Anilins und Phenylhydrazins.

Hierbei wurde behufs Darstellung Azetanilid nitriert, das erhaltene p-Nitroazetanilid zu p-Aminoazetanilid reduziert, letzteres diazotiert und mittelst Zinnchlorür in salzsaurer Lösung nach V. Meyer und Lecco [1]) das salzsaure Azetylaminophenylhydrazin hergestellt [2]). Dieser Körper wurde auch noch in das Salizylderivat durch Kondensation mit Salizylaldehyd in alkoholischer Lösung verwandelt [3]). Der erhaltene Körper ist

$$CH_3.CO.NH.C_6H_4.NH.N:HC\left\langle\begin{matrix}OH\\ \end{matrix}\right\rangle H_4C_6.]$$

Bei der Darstellung des Pyramidons werden dann die beiden Wasserstoffe des Aminorestes im Aminoantipyrin durch Methylgruppen ersetzt und es resultiert wie oben erwähnt Dimethylaminodimethylphenylpyrazolon = Pyramidon.

An Stelle der Alkylierungsmittel des DRP. 90959 und 91504 kann man eine α-Halogenessigsäure resp. -Propionsäure anwenden und aus dem vorerst entstehenden Säurederivat Kohlensäure abspalten, und zwar durch Erhitzen über den Schmelzpunkt oder Kochen mit Wasser. Dieses Verfahren gibt quantitative Ausbeute [4]).

Ferner wurde vorgeschlagen, 4-Dimethylaminophenyldimethylpyrazolon [5]) in der Weise darzustellen, dass man die Salze des 4-Dimethylaminophenyldimethylpyrazolonmethylhydroxyds in wässeriger oder alkoholischer Lösung erhitzt.

---

[1]) BB. **16**. 2976.

[2]) DRP. 80843.

[3]) DRP. 81765.

[4]) DRP. 144393 (Höchster Farbwerke).

[5]) DRP. 111724.

Im Pyramidon sind alle Wasserstoffe des Pyrazolonringes substituiert. Die dem Antipyrin gegenüber neusubstituierte Dimethylaminogruppe wurde von Filehne aus dem Grunde eingeführt, weil nach Knorr auch im Morphin ein methyliertes, tertiäres Stickstoffatom anzunehmen ist. Die Substitution erfolgte aus dem Grunde am Pyrazolon und nicht am Benzolring, weil die höheren Homologen des Antipyrin, wie z. B. Tolypyrin keine Vorzüge vor dem Antipyrin besitzen, im Gegenteil die Zirkulation ungünstig beeinflussen [1]).

DRP. 145603 (Höchster Farbwerke) beschreibt ein Verfahren zur Darstellung von alkylierten 4-Amino-1-phenyl-2.3.dimethyl-5-pyrazolonen. Wenn man 4.Halogen-1-phenyl-2.3.dimethyl-5.pyrazolon mit sekundären Aminen erhitzt, so entsteht Phenyldimethylpyrazolon. Lässt man dagegen sekundäre Amine auf das Bromderivat einwirken, so wird das Bromatom durch das basische Radikal ersetzt, entsprechend der Gleichung:

$$C_{11}H_{11}BrN_2O + 2\,NHR_2 = NHR_2 . HBr + C_{11}H_{11}N_2O(NR_2).$$

Man erhält so 4.Dimethylamino-1-phenyl-2.3.dimethyl-5.pyrazolon, 4-Piperidyl-1.phenyl-2.3.dimethyl.5.pyrazolon, 4-Äthylmethylamino-1-phenyl.2.3.dimethyl.5.pyrazolon.

DRP. 153861 (Höchster Farbwerke) beschreibt ein Verfahren zur Darstellung von Phenylmethylaminchlorpyrazol durch Reduktion von 1-Phenyl-3.methyl-4.arylazo-5-chlorpyrazol mit sauren Reduktionsmitteln. Diese Substanz kann durch Methylieren und Alkalieinwirkung in Pyramidon übergeführt werden.

Die ebenfalls von Knorr dargestellten Diäthylderivate des Aminoantipyrin und das Monoäthylmonomethylderivat wirken analog ohne Vorzüge zu zeigen. Ferner wurden die homologen Tolylverbindungen, sowie die alkylierten Aminoderivate der p-Äthoxyantipyrine aus analogen Gründen hergestellt.

Wie vom Antipyrin, so wurde auch vom Pyramidon ein salizylsaures und ein kampfersaures Salz dargestellt. Ersteres erhält man nach DRP. Anm. F. 12982, Kl. 12. p. durch Zusammenschmelzen der Komponenten mit oder ohne Lösungsmittel. Letzteres erhält man angeblich nur durch Konzentration wasserfreier Lösungen der beiden Körper in Äther [2]).

Wenn man nach Knorr [3]) 1-Phenyl-3-methylpyrazolon mit Methylenchlorhydrin bei Gegenwart von Alkali behandelt, so erhält man zwei isomere Oxäthylderivate.

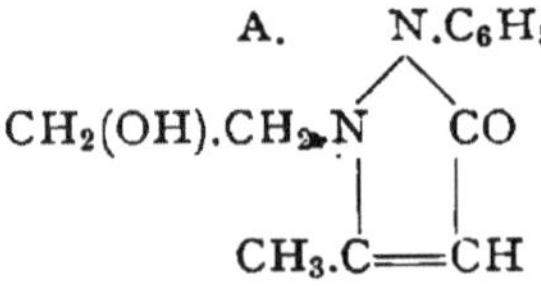

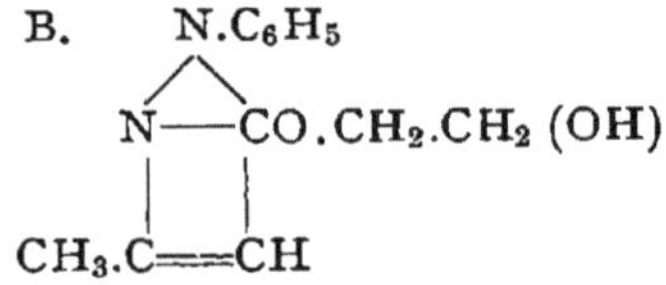

[1]) Filehne, Zeitschrift für klinische Medizin. **32.** 569.

[2]) DRP. Anm. F. 13278. Kl. 12. p.

[3]) DRP. 74912.

Aus diesen Körpern lassen sich leicht Azetyl- oder Benzoylderivate durch Einführung dieser Gruppen in den Hydroxylwasserstoff darstellen.

Knorr und Pschorr stellten ferner Oxyantipyrin (1-Phenyl- 2-3-dimethyl-4-oxy- 5-pyrazolon) dar, welchem ähnliche physiologische Wirkungen zukommen, wie dem Antipyrin, indem sie Nitro- oder Isonitrosophenylmethylpyrazolon zur Aminoverbindung reduzierten, diese durch Oxydation in ein Ketopyrazolon überführten und letzteres durch Reduktion mit Natriumamalgam in saurer Lösung in die Oxyverbindung verwandelten, aus welcher durch Methylierung ein 4-Oxy-antipyrin entsteht[1]).

Kampfokarbonsäureäthylester vereinigt sich mit Phenylhydrazin unter Alkoholaustritt zu einem Körper $C_{17}H_{20}ON_2+H_2O$, der zur Klasse der Pyrazolone gehört und als Kampfopyrazolon zu betrachten ist. Dieser Körper hat ebenfalls nie eine praktische Verwendung gefunden.

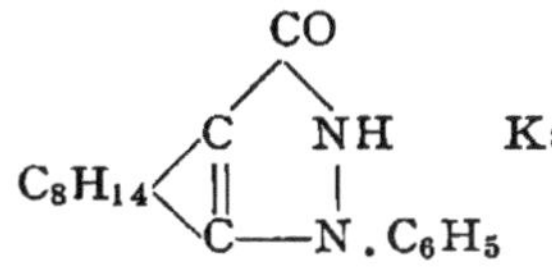

Kampfo-3-pyrazolon[2]). Es ist giftig[3]) analog dem sogenannten Isoantipyrin aus 1-Phenyl-5-methyl-3-pyrazolon, während Kampfo-5-pyrazolon analog wie Antipyrin wirkt.

Dihydriertes Antipyrin und Derivate desselben wurden durch Reaktion zwischen Krotonsäure und Phenylhydrazin[4]) resp. p-Phenäthylhydrazin[5]) und nachherige Methylierung erhalten. Die Körper sollten ähnliche Verwendung finden, wie Antipyrin, wurden aber nicht in die Therapie eingeführt.

Eine Reihe von Patenten zur Darstellung des Antipyrins und ihm analog gebauter Körper, wurde zur Zeit als das Antipyrinpatent der Höchster Farbwerke noch in Geltung war, zu dem Zweck genommen, um das Antipyrin-Patent selbst vor Umgehung zu schützen. Andererseits wurde von Konkurrenzfirmen eine solche Umgehung der Patente wiederholt versucht, doch konnte keiner dieser Körper eine Bedeutung gewinnen.

Wie wechselnd das Verhalten der Pyrazolderivate ist, beweist eine Untersuchung Tappeiner's[6]) über Körper, die Claisen dargestellt.

---

[1]) DRP. 75378, s. auch DRP. 75975 (durch Einwirkung von Alkalien auf Halogenantipyrin).

[2]) DRP. 65259.

[3]) Brühl, BB. **24**. 3395, **26**. 290. Wahl, BB. **33**. 1987.

[4]) DRP. 66612.

[5]) DRP. 68713.

[6]) Tappeiner u. Canné, AePP. **28**. 294.

Das Jodmethylat des Phenyldimethylpyrazols

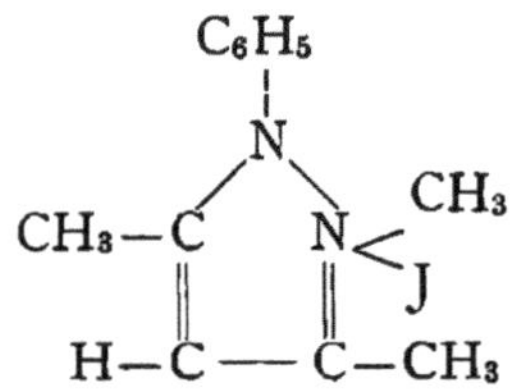

macht starke Krämpfe und Lähmungserscheinungen und führt den Tod durch Atemstillstand herbei. Analog wirkt das Chlormethylat, so dass die Wirkung dieser beiden Substanzen keineswegs durch die Anwesenheit der Halogene bedingt ist.

Das Phenyldimethylpyrazol

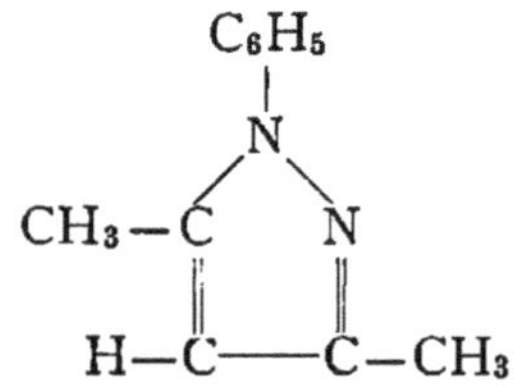

hat qualitativ die gleiche, aber quantitativ etwas schwächere Wirkung. Es ist vom Antipyrin nur durch den Mangel eines Sauerstoffs verschieden. Es wirkt erheblich schwächer als Antipyrin. Noch viel geringere zentrale Wirkungen besitzt die Phenylmethylkarbonsäure

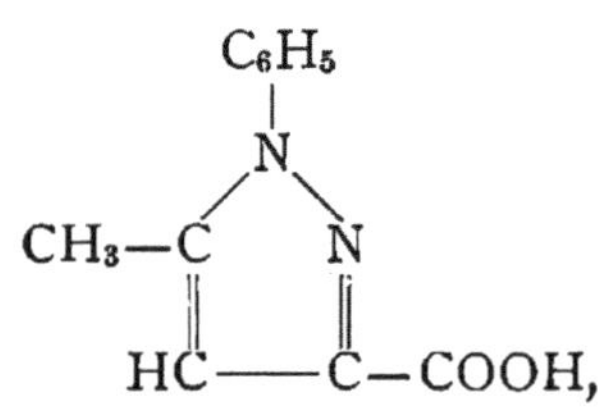

welche erheblich weniger giftig ist als das ihr chemisch nahestehende Antipyrin. Man könnte versucht sein, die Ursache dieser Unterschiede in der wechselnden Anzahl von Methylgruppen (und dem Eintritt von Karboxylgruppen), welche diese Körper enthalten, zu suchen. Die Phenylpyrazoldikarbonsäure in der auch das letzte Methyl durch die Karboxylgruppe ersetzt ist

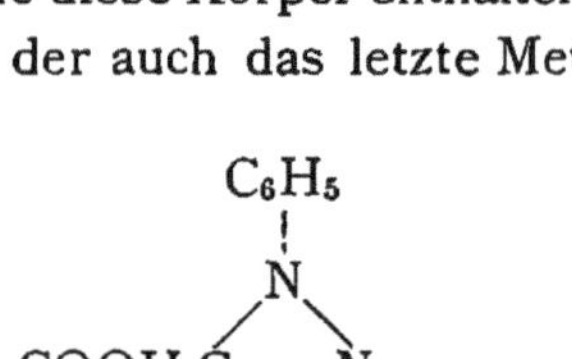

ist etwas weniger giftig, als die Phenylmethylpyrazolkarbonsäure, der

Wirkungscharakter aber hat sich geändert, in dem neben der Respirationslähmung auch Herzlähmung in den Vordergrund tritt.

Die Diphenylpyrazolkarbonsäure

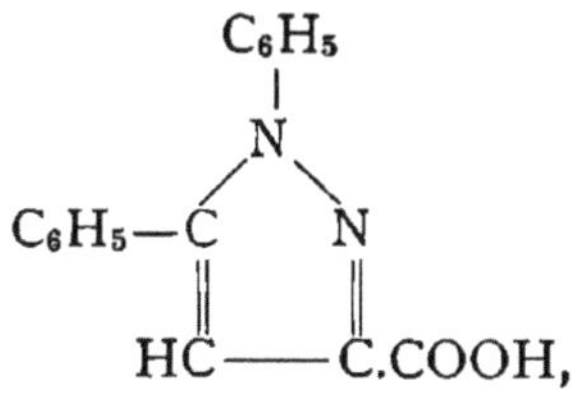

welche sich von der Phenylmethylpyrazolkarbonsäure durch den Ersatz des Methyl durch Phenyl unterscheidet, ist somit wieder erheblich giftiger, sowohl für das Zentralnervensystem, als besonders auch für das Herz.

Phenylmethylpyrazolkarbonsäure hat merkwürdigerweise in Dosen von 1,0 g eine starke diuretische Wirkung, indem sie auf den sekretorischen Apparat der Niere selbst einen direkten erregenden Einfluss ausübt. Die Substanz hat gar keine temperaturherabsetzende Wirkung, obgleich sie eine ähnliche Konstitution wie Antipyrin hat. Die Phenylmethylpyrazolonsulfosäure [1]) ist wirkungslos und zwar in jeder Beziehung.

Chinin.

Alle bis nun unternommenen Versuche zu einem dem Chinin analogen Körper auf synthetischem Wege zu gelangen, bezw. dem Chinin chemisch analoge Körper aufzubauen, denen insbesondere die spezifische Wirkung gegen die Malaria zukommt, müssen als gescheitert betrachtet werden. Zum grossen Teile waren an dem Scheitern dieser Versuche falsche Auffassungen über die an der Wirkung partizipierenden Teile des Chininmoleküls schuld, andererseits war es ja auch schwierig, analoge Körper aufzubauen, solange uns noch der Aufbau des Chininmoleküls so dunkel war. Nach unserer gegenwärtigen Auffassung besteht das Chininmolekül aus drei Teilen: aus dem Chinolinrest, aus der Methoxygruppe, welche zum Chinolinrest in Parastellung steht, und dem Loeponanteil, über dessen Aufbau noch keine völlige Klarheit herrscht. Dass an dem Zustandekommen der spezifischen Wirkung die Methoxygruppe des Chinins hervorragend beteiligt ist, beweist der Umstand, dass Cinchonin, also Chinin ohne Methoxygruppe, viel unsicherer in der Wirkung ist und nur bei weit grösseren Dosen die typische Chinin-

1) Hoberg, Diss. Erlangen 1899.

wirkung auslöst. Alle Versuche Cinchonin in den Arzneischatz als Chininersatzmittel mit Erfolg einzuführen, sind als misslungen zu bezeichnen. Cinchonin und Cinchonidin (das linksdrehende Isomere) haben die dem Chinin in schwacher Weise zukommende krampferregende Wirkung in viel ausgesprochenerer Weise[1]). Auf das Herz wirkt Cinchonin viel schädlicher und ist gegen Fieber viel weniger wirksam. Cinchonin ist giftiger als Cinchonidin und als die beiden Oxycinchonine von Hesse und Langlois. Dass es aber nicht etwa der Methylrest ist, welchem die Auslösung des Chinineffektes zuzuschreiben ist, sondern vielmehr die gedeckte Hydroxylgruppe, beweist der Umstand, dass der Ersatz der Methylgruppe durch andere Alkylgruppen die Chininwirkung nicht etwa abschwächt oder aufhebt, sondern wir vielmehr zu Derivaten gelangen, die noch viel intensiver febrifug und toxisch wirken, als Chinin selbst. Solche Derivate haben Grimaux und Arnaud[2]) dargestellt, indem sie vom Kuprein $C_{19}H_{20}N_2(OH)_2$ ausgingen, welcher Körper als ein natürlich vorkommendes, entmethyliertes, Chinin aufzufassen ist. Bei der künstlichen Entmethylierung des Chinins gelangt man nicht zum Kuprein, da sich unter dem Einflusse der Säure, ein dem Kuprein isomerer Körper durch Umlagerung bildet, das Apochinin. Die beiden französischen Forscher haben folgende Körper dargestellt:

das Chinäthylin $C_{19}H_{22}N_2.OH.(OC_2H_5)$.
das Chinpropylin $C_{19}H_{22}N_2.OH.(OC_3H_7)$.
das Chinamylin $C_{19}H_{22}N_2.OH.(OC_5H_{11})$.

Hesse[3]) hat zuerst versucht, vom Kuprein ausgehend, zum Chinin zu gelangen, indem er Kuprein mit Methyljodid behandelte, aber seine Versuche misslangen. Er erhitzte die Natriumverbindung des Kupreins mit Methyljodid in alkoholischer Lösung, goss die Flüssigkeit dann in Wasser, wobei sich ein braunes Harz ausschied. Hesse übersah aber, dass sich das gebildete Chinin in Wasser gelöst hatte. Man geht bei der Darstellung des Chinins oder seiner Homologen Äthyl-Phenyl- oder Amylchinin so vor[4]), dass man Kuprein mit der berechneten Menge Natrium, welches zur Bildung von Kupreinnatrium benötigt wird, mit Methylbromid (resp. Äthylbromid etc.) und der 10fachen Menge des entsprechenden Alkohols 10 Stunden lang erhitzt, den Alkohol abdestilliert und zur Trockne abdampft; das unveränderte Kuprein ent-

---

[1]) Albertoni, AePP. **15**. 272.

[2]) C. r. **112**. 766, 1364. **114**. 548, 672. **118**. 1803.

[3]) Liebig's Ann. **230**. 69.

[4]) DRP. 64832.

fernt man mit Natronlauge und extrahiert schliesslich das gebildete Chinin (resp. seine Homologen) aus dem Rückstande mit Äther.

Wir sehen hier, dass wenn ein leichter oxydierbares Alkyl als Methyl (welch letzteres sich der Oxydation gegenüber stets sehr resistent verhält) in den Kupreinrest eingeführt wird, wir zu intensiver wirkenden Körpern gelangen. Die intensive Wirkung ist nur dadurch zu erklären, dass der die Hydroxylgruppe schützende Alkylrest rascher der Oxydation anheimfällt, und daher auch rascher die typische Chininwirkung sich entwickelt.

Hierbei ist zu bemerken, dass die alkylierten Kupreine, also die homologen Chinine, weit giftiger sind als Kuprein selbst, denn dieses ist nur halb so giftig als Chinin und auch viel weniger giftig als Cinchonin.

Dass Cinchonin überhaupt im Organismus zur Wirkung gelangt, und nur relativ grosse Dosen davon notwendig sind, um die typische Wirkung zu erzielen, lässt sich ungezwungen auf diese Weise erklären, dass Cinchonin im Organismus zum Teil zu Kuprein oxydiert wird. Dem Kuprein muss aber, wenn auch sein Hydroxyl nicht durch eine Alkylgruppe geschützt ist, die typische Wirkung des Chinins zukommen. Es wird dadurch auch erklärt, warum relativ grosse Dosen von Cinchonin notwendig sind, um Chininwirkungen zu erzielen. Wahrscheinlich wird nur ein Teil des eingeführten Cinchonins im Organismus zu Kuprein oxydiert. Die Einführung eines Hydroxyls in der Parastellung ist aber eine der gewöhnlichsten Oxydationsformen des Organismus, wie wir bereits im allgemeinen Teile auseinandergesetzt haben.

Bisnun sind aber diese Beobachtungen von Grimaux und Arnaud noch nicht praktisch verwertet worden. Es ist dies wohl in erster Linie dem Umstande zuzuschreiben, dass einerseits Kuprein in der Natur nur in geringen Mengen vorkommt, und dass andererseits die Darstellung von Kuprein aus Chinin bisnun wegen der Umlagerung in Apochinin nicht gelungen ist. Auch der Übergang von Cinchonin zu Kuprein, resp. Chinin ist leider noch nicht möglich; jedenfalls ist dies ein Problem, welches um so mehr zu bearbeiten wäre, als das wenig wertvolle Cinchonin so zum Ausgangspunkt für die sehr wirksamen und wertvollen homologen Chinine verwendet werden könnte. Es ist klar, dass wir bei solchen Variationen des Chininmoleküls durch Ersatz der Methylgruppe durch andere Radikale zu nützlichen Körpern gelangen werden, wofür wir eine Analogie in der Darstellung von Methylmorphin, Äthylmorphin und Benzylmorphin besitzen.

Wir haben bei Betrachtung der Chinolinderivate gesehen, dass dem p-Methoxychinolin nur sehr geringe febrifuge Eigenschaften zukommen, und dass dieses keineswegs als ein Mittel gegen Malaria anzusehen ist. Wir sind um so mehr zu der Anschauung berechtigt, dass an der spezifischen Chininwirkung der p-Methoxychinolinanteil des Chinins nicht beteiligt ist, als alle neueren Untersuchungen ergaben, dass derselbe in nicht hydrierter Form im Chinin vorhanden ist. Auch andere Gründe, die wir bei Besprechung des Loeponanteiles auseinandersetzen werden, sprechen klar dafür. Nur der Loepon-Anteil und zwar nur bestimmte Gruppen desselben bedingen die spezifische Wirkung des Chinins. Über den Loepon-Anteil steht nur soviel fest, dass derselbe einen Piperidinkern enthält, der durch eine Seitenkette von 2 bis 3 Kohlenstoffatomen mit dem Chinolinrest verbunden ist. In dieser Kette ist auch das alkoholische Hydroxyl des Cinchonin enthalten. Eine weitere Seitenkette ist nach der Auffassung von Skraup [1]) ein Vinylrest $-C:CH_2$, so dass sich nach Miller und Rohde [2]) die Konstitution des Chinins und Cinchonins durch folgende diskutable Formeln vorläufig darstellen liesse:

Chinin

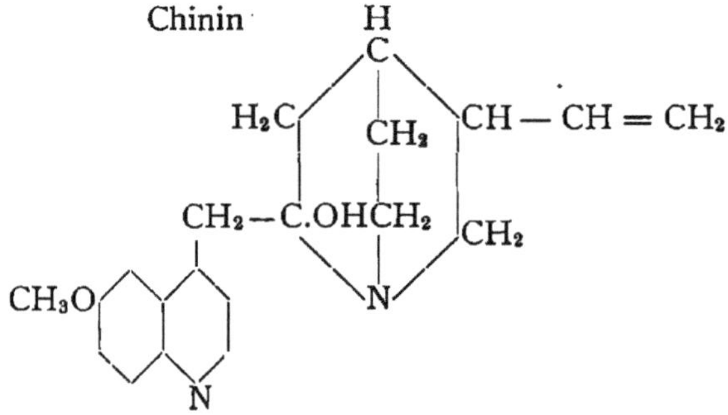

Cinchonin

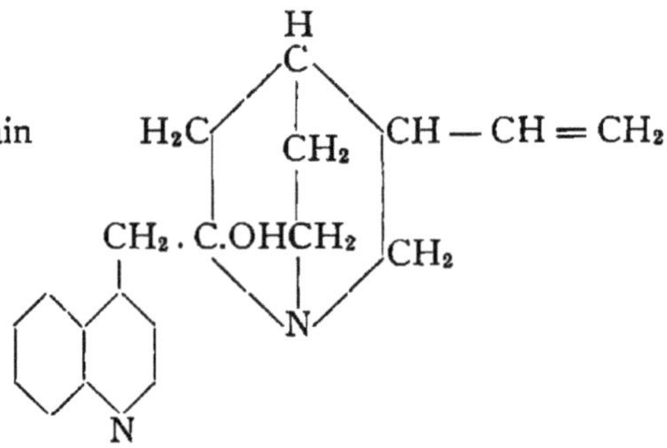

Wenn man Chinin oder Cinchonin mit verdünnter Essigsäure behandelt, so verwandelt sich dieser Körper in einen neuen, das Chino-

---

[1]) Liebig's Ann. **197**. 376. BB. **28**. 12. M. f. C. **16**. 159.

[2]) S. auch Pictet-Wolffenstein, Pflanzenalkaloide, Berlin 1900. p. 315. Miller u. Rohde, BB. **27**. 1187, 1279. **28**. 1056.

toxin[1]), resp. Cinchotoxin[2]), welches kein Hydroxyl mehr enthält, sondern sich als ein Keton charakterisieren lässt. Es ist dann die tertiäre Chininbase mit dem alkoholischen Hydroxyl in eine sekundäre Base mit Ketoncharakter übergegangen, was man nur erklären kann, wenn man annimmt, dass die Bindung zwischen dem Kohlenstoff, an dem das Hydroxyl sitzt, zu bestehen aufgehört und der Wasserstoff des Hydroxyls an den Stickstoff getreten ist.

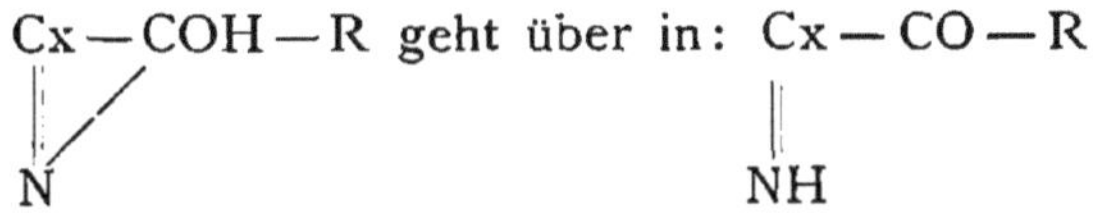

Wenn man nun dieses Chinotoxin physiologisch prüft, an dem sonst gar keine weiteren Veränderungen, als die besprochenen, chemisch vorgenommen worden, so zeigt dieser Körper merkwürdigerweise physiologisch keinen Chinincharakter mehr. Er wirkt gar nicht mehr entfiebernd. Hingegen nähern sich seine physiologischen Eigenschaften sehr dem Digitoxin. Die Giftigkeit der Verbindung hat dem Chinin gegenüber ausserordentlich zugenommen. Es entsteht nun die Frage, ob dieses Aufhören der antipyretischen Eigenschaften des Chinins auf der Lösung der Kohlenstoffstickstoffbindung beruht, oder ob nicht etwa das Auftreten der Ketongruppe statt des alkoholischen Hydroxyls eine solche Veränderung bewirkt hat. Miller und Rohde neigen zur Anschauung, dass jene Stickstoffkohlenstoffbindungen im Chinin geradezu als das eigentliche charakteristische Moment der Chinaalkaloide erscheinen, so dass die typische Wirkung derselben mit der Existenz dieser Bindung steht und fällt. Zu bemerken ist noch, dass die von Hildebrandt[3]) ausgeführten Untersuchungen nicht mit dem Chinotoxin, sondern Cinchotoxin, dem analogen Derivate des Cinchonins ausgeführt wurden[4]).

---

[1]) Identisch mit Pasteur's Chinicin.

[2]) Identisch mit Cinchonicin (Miller u. Rohde, BB. **33.** 3214).

[3]) S. Miller u. Rohde l. c.

[4]) Nach meinen (nicht veröffentlichten) Untersuchungen wirkt Cinchotoxinchlorhydrat auf das blossgelegte Froschherz in der Weise, dass zuerst sehr starke Kontraktionen auftreten, dann bleibt das Herz in der Diastole stehen. Bei Injektion in den Lymphraum verbleibt das Herz lang in der Diastole, die Systole ist dann sehr kräftig. 0,1 g töten ein Kaninchen von 3200 g in 4 Stunden. Nach kurzer Zeit tritt schon sehr beschleunigte Respiration ein. Methylcinchotoxinchlorhydrat macht beschleunigte Respiration, dann leichte Krämpfe. 0,3 g machten nach 10 Min. heftige Kaukrämpfe, dann allgemeine klonische und tonische Krämpfe, Atemnot. Tod nach einer halben Stunde. Bei Injektion in eine Vene erhält man Blutdrucksenkung.

Inwieweit der Vinylrest im Loepon-Anteil für die Wirkung des Chinins von Bedeutung ist, lässt sich gegenwärtig nicht entscheiden [1]). Doch ist es auffällig, dass Chinin das einzige bekannte Antipyretikum ist, welches eine Seitenkette mit doppelter Bindung enthält und es ist auch das einzige Antipyretikum, welches sich durch eine hervorragende Protoplasmawirkung auszeichnet [2]). Wie im allgemeinen Teil ausgeführt wurde, steht aber das Vorhandensein einer doppelten Bindung in einem innigen Zusammenhange mit intensiven Wirkungen, besonders mit einer grossen Reaktionsfähigkeit mit dem Protoplasma. Wir erinnern nur an die Vinylbase Neurin, an das Isoallylamin, das Akrolein, Allylalkohol etc. Oxydiert man Chinin mit Kaliumpermanganat, so erhält man Chitenin $C_{19}H_{22}N_2O_4$, welches durch Überführung des Vinylrestes in eine Karboxylgruppe entstanden, ohne dass sonst das Chininmolekül irgendwie tangiert worden wäre [3]).

Diese Substanz wurde früher schon von Kerner [4]) erhalten und physiologisch geprüft. Es zeigte sich, dass durch die Oxydation der Vinylgruppe zum Karboxyl die physiologische Wirkung des Chinins völlig verloren geht. Auf Spirillen und Paramäcien wirkt es gar nicht ein, während eine gleich starke Chininlösung alle solche Organismen sofort oder in sehr kurzer Zeit tötet. Ebenso vollkommen indifferent erwies sich Chitenin gegen Leukocyten, gegen Pflanzenzellen, sowie gegen höhere und niedere Tiere.

Es ist schwer zu entscheiden, ob Chitenin unwirksam wegen der Gegenwart der freien Karboxylgruppe oder wegen des Verlustes der

---

[1]) Reid Hunt (Arch. intern. de pharmacodyn. XII. 497) untersuchte Hydrochinin, Oxyhydrochinin, Hydrochlorchinin und fand, dass die Vinylgruppe im Chininmolekül ohne besondere Bedeutung ist, soweit es sich um die Toxizität handelt. Die Addition von Chlorwasserstoff verringert die Toxizität gegenüber Säugetieren, erhöht sie aber gewissen Infusorien gegenüber.

[2]) Um die Frage nach der Bedeutung des Eintrittes einer Seitenkette mit doppelter Bindung in ein Antipyretikum zu entscheiden, habe ich (nicht veröffentlicht) die Synthese des Azetylaminosafrols $CH_3.CO.NH.C_6H_2.(O.CH_2.O)CH_2.CH:CH_2$ durchgeführt. Die Substanz ist gleichsam ein Phenazetin mit doppelt gebundener (Allyl-) Seitenkette. Man nitriert zu diesem Zwecke Safrol in der Kälte in Eisessiglösung, reduziert mit Eisenpulver in alkoholischer Lösung und schüttelt mit Essigsäureanhydrid. Die Substanz (F. 152°) in W. unl. grosse Kristalle, wirkte im Tierversuch stark temperaturherabsetzend, bei Malaria jedoch konnte Prof. Concetti in Rom keinerlei chininähnliche Wirkung beobachten.

[3]) Skraup, Mon. f. Chemie. **10**. 39. BB. **12**. 1104, Liebig's Ann. **199**. 348.

[4]) Pflüger's Arch. **3**. 123.

Vinylgruppe, oder ob etwa eine Konkurrenz beider Momente hier Platz greift.

Jedenfalls ist eines klar, dass jeder Versuch, dem Chinin analog gebaute Körper synthetisch darzustellen, sich auf unsere Erfahrungen und Kenntnisse über den Loepon-Anteil stützen muss. Dieser stärker basische Anteil des Chinins muss als Träger der wirksamen Gruppe aufgefasst werden, und es wird voraussichtlich gelingen, Körper mit Chininwirkung zu schaffen, wenn man auch zu Körpern gelangt, die keine Chinolinreste enthalten. Eine Analogie dafür, dass ein natürliches Alkaloid einen wirksamen Anteil und einen an der Wirkung überhaupt nicht beteiligten Anteil enthalten, sehen wir beim Nikotin. Nikotin enthält einen Pyridinring und ein am N methyliertes Pyrrolidin.

Nikotin

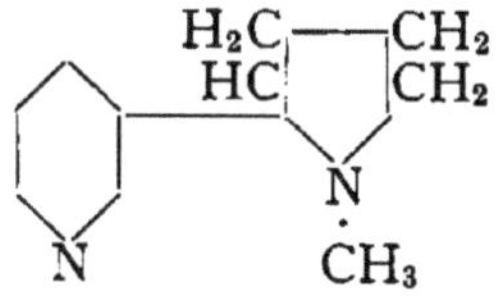

Nun zeigt Nikotin eine eminent kontrahierende Wirkung auf die Blutgefässe. Untersucht man Pyridin für sich, so sieht man, dass demselben auch nicht die Spur einer solchen Wirkung zukommt. Der nicht hydrierte Anteil des Nikotinalkaloids also ist an der Wirkung des Nikotins gar nicht beteiligt. Aber sobald man Pyridin hydriert und zum Piperidin gelangt, so zeigt Piperidin, wenn auch schwächere, so doch dem Nikotin analoge Wirkungen auf den Blutdruck. Ebenso wirkt das um einen Kohlenstoff ärmere Pyrrolidin

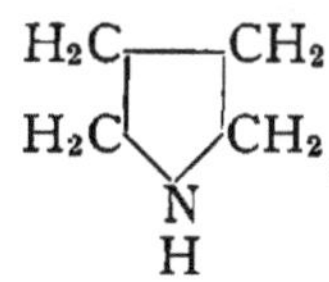

, wenn auch etwas schwächer. n-Methylpyrrolidin

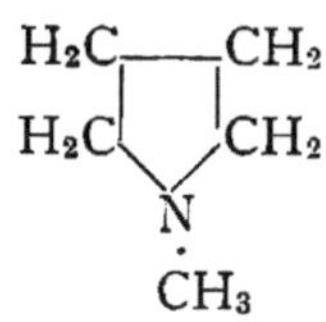

wirkt ebenso[1]) und zwar ganz nikotinähnlich. Wir können daher behaupten, dass nur der reduzierte Anteil des Nikotinmoleküls, nämlich der Pyrrolidinrest, die gefässkontrahierende Wirkung des Nikotins bedingt. Dasselbe gilt auch für Chinin. Nur der hydrierte Anteil, der Loepon-Anteil, ist an der Wirkung beteiligt. Vom Chinolinanteil bedarf es anscheinend

[1]) Tunnicliffe u. Rosenheim, Zentralbl. f. Physiol. **16**. 93.

nur der p-Methoxygruppe, welche aber nicht der wirksame Anteil des Chinins ist, sodern nur diejenige Gruppe ist, wie wir bereits ausgeführt haben, welche zum Zustandekommen der Wirkung beiträgt, d. h. den wirksamen Körper mit demjenigen Gewebe in Kontakt bringt, in welchem dann der reduzierte Teil des Chinins zur Wirkung gelangt.

Der Loeponanteil ist gleichsam der Sprengstoff, welcher schliesslich die Wirkung ausübt, aber zur Auslösung der Wirkung ist die Kapsel notwendig, als welche die Methoxylgruppe in der Parastellung am Chinolinrest aufzufassen ist. Die Kapsel allein (p-Methoxychinolin) übt nun eine äusserst schwache Wirkung aus, aber in Verbindung mit dem Loeponanteil kommt es zur Auslösung der vollen Wirkung des letzteren. Cinchonin enthält die Kapsel noch nicht und erst durch Oxydation zu Kuprein wird jener Angriffspunkt für die Gewebe geschaffen.

Chinidin (Conchinin) ist rechtsdrehendes Chinin. Es wirkt wie Chinin, ohne gleichzeitig wie dieses narkotische Wirkung hervorzurufen[1]).

Die isomeren Cinchonine: Cinchonin, Cinchonibin, Cinchonicin, Cinchonidin, Cinchonifin, Cinchonigin, Cinchonilin, ausserdem α-Oxycinchonin und β-Oxycinchonin, wirken in untereinander variierenden Dosen nach einer Erregung tonisch-klonisch und klonisch[2]).

Chinin wird im Organismus bis auf etwa 40 % zerstört, die letzteren werden in der Form ausgeschieden, dass das Chininmolekül vorerst eine Alkylierung und eine Oxydation ohne Sauerstoffeintritt durchmacht[3]).

Von Interesse ist noch, dass, wenn man den nicht hydrierten Ring des Chinins mit Natrium reduziert und so zu einem Hydrochinin gelangt, man zu einem sehr giftigen Körper kommt, was ja insoweit vorauszusehen war, als alle Basen durch Hydrierung giftiger werden. Hydrochinin von Lippmann und Fleischer[4]) macht Atemstillstand und Lähmung schon in kleinen Dosen. 0,1 g subkutan macht Krämpfe, $^1/_2$ g subkutan tötet das Tier unter allgemeinen Krämpfen.

Reduziert man Chininchlorid $CH_3O.C_9H_5N.C_{10}H_{15}ClN$ mit Eisenfeile und verdünnter Schwefelsäure, so erhält man Desoxychinin $CH_3O.C_9H_5N.C_{10}H_{16}N$. Dieser Base fehlt das Hydroxyl im Loeponanteil. Sie

[1]) Macchiavelli: Jahresb. über die Fortschritte der Chemie **1875**. 772.

[2]) Langlois, Arch. de Physiol. **1893**. 377.

[3]) Merkl. AePP. **47**. 165.

[4]) M. f. C. **16**. 630.

gibt alle Reaktionen des Chinins. In gleicher Weise kann man vom Cinchonin resp. Cinchoninchlorid zur entsprechenden Desoxybase gelangen [1]). Die Desoxybasen wirken etwa zehnmal so stark giftig wie die zugehörigen Muttersubstanzen [2]).

Chinin und seine Derivate.

Während man sich ununterbrochen bemühte, immer neue Körper und Variationen darzustellen, welche Chinin in seinen Wirkungen ersetzen und diesen Körper mit seinen oft unangenehmen Nebenwirkungen verdrängen sollten, was aber bis nun nicht gelungen, war man nach der anderen Seite hin auch bemüht, die dem Chinin anhaftenden unangenehmen Eigenschaften, wie insbesondere seinen bitteren Geschmack, zu coupieren, andererseits Chininverbindungen darzustellen, welche leicht löslich sind und so es ermöglichen, das Chinin zu Injektionen zu verwenden. Unter den in jeder Pharmakopöe aufgenommenen Salzen erfreut sich bekanntlich in der Anwendung das schwefelsaure Chinin der grössten Beliebtheit. An Stelle dieses wurde vorgeschlagen, Chininchlorhydrosulfat zu verwenden, welches in Wasser sehr leicht löslich und daher zu Injektionen geeignet ist [3]).

J. B. F. Rigaud verfährt folgendermassen [4]), um dieses leicht lösliche Doppelsalz zu erhalten. Man mischt 30 kg basisch schwefelsaures Chinin mit 24,9 l Salzsäure von 1,05 sp. G., wobei sofort Lösung des basischen Salzes erfolgt. Diese Lösung wird nun im Vakuum eingeengt und das Salz kristallisiert hernach oder man lässt einen Strom von Salzsäuregas über getrocknetes schwefelsaures Chinin streichen, wobei sich die Vereinigung unter Wärmeentwickelung vollzieht.

In gleicher Absicht hat Kreidmann ein leichtlösliches Koffein-Chininpräparat [5]) dargestellt, indem er 2 Teile salzsaures Chinin und 1 Teil Koffein in Wasser löst und der Kristallisation überlässt; nach mehrmaligem Umkristallisieren erhält man eine Verbindung, welche 38 % Koffein, 56 % Chinin und 6,59 % Salzsäure enthält. Das Produkt löst sich in der Hälfte seines Gewichtes

---

[1]) Königs u. Höppner, BB. **17**. 1988. **29**. 372.

[2]) Königs u. Höppner, BB. **31**. 2358.

[3]) Grimaux und Laborde, Sem. médic. 1893. p. 71.

[4]) DRP. 74821.

[5]) DRP. 106496. Nach einer weiteren Mitteilung DRP. 120925 erhält man es ohne Lösungsmittel durch blosses vorsichtiges Zusammenschmelzen von Koffein und Chininchlorhydrat. S. a. Deutsche med. W. 1900. Nr. 12. u. Allg. med. Zentr.-Z. 1900. Nr. 17.

Wasser. Das Präparat ist als solches daher zu subkutanen Injektionen verwendbar und überdies als Vehikel für andere stark wirkende Alkaloide. Höhere Temperaturen, sowie Säure oder Alkalizusatz, sind bei der Darstellung zu vermeiden.

Andere Absichten verfolgte man mit der Darstellung des ölsauren Chinins. Dieses in Alkohol klar lösliche Salz soll sich besonders zu Einreibungen bei Hautleiden eignen, da es, wie alle ölsauren Salze von der Haut leicht resorbierbar ist.

Von praktisch viel grösserer Wichtigkeit sind die Versuche, Chininpräparate darzustellen, denen der bittere Geschmack des Chinins fehlt. Versuche in dieser Richtung sind in der Weise zuerst aufgenommen worden, dass man Chinin durch das weniger bittere Cinchonin ersetzte. Doch da Cinchonin in seinen Wirkungen weniger zuverlässig ist, ist man, ausser bei Verfälschungen, von dieser Art der Verwendung abgekommen. Hingegen wurde eine andere Art mehr favorisiert, nämlich Chinin in Form unlöslicher Verbindungen zu verabreichen. Das beliebteste Präparat in dieser Richtung ist das gerbsaure Chinin der Pharmakopöe, insbesondere aber jenes gerbsaure Chinin, welches durch Fällung eines Chininsalzes mit Gerbsäure entsteht und der entstandene Niederschlag von gerbsaurem Chinin mit Wasser bis zum Schmelzen erhitzt wird, wobei er zusammenbäckt und ein fast geschmackloses Pulver liefert, das in Wasser unlöslich ist (Pharmacop. Hungar.). Aber das gerbsaure Chinin leidet wieder an dem Übelstande, dass es nur langsam und erst im Darme in seine Komponenten gespalten wird, daher die nötige Promptheit und Sicherheit bei seiner Anwendung fehlt. Andere Versuche, durch Veresterung der Hydroxylgruppe im Loepon-Anteil des Chinins zu geschmacklosen Körpern zu gelangen, haben Präparate gezeitigt, von denen nur wenige eine praktische Verwertung gefunden haben, wie z. B. Chininkarbonsäureester (Euchinin).

Zuerst wurde durch Einwirkung von Phosgengas ($COCl_2$) auf Chinin[1]) resp. Cinchonidin[2]) der Chlorkohlensäureäther der beiden Basen dargestellt. Man kann die Chlorkohlensäureester des Chinins und Cinchonidins leichter erhalten, wenn man Phosgengas mit oder ohne Lösungsmittel auf die Salze dieser Chinaalkaloide einwirken lässt[3]). Hierauf kam es, da diese Verbindungen nicht völlig die gewünschten Eigenschaften zeigen, zur Synthese des Euchinin. Später wurde noch ein Dichininkohlensäureester dargestellt, was leicht gelingt,

---

1) DRP. 90848.

2) DRP. 93698.

3) DRP. 118122.

wenn man statt in Benzol, in Pyridin oder Chloroformlösung das Phosgengas einwirken lässt[1]). Man erhält gemischte Kohlensäureester der Chinalkaloide der Formel $R.O.CO.C_{20}H_{28}N_2O_2$ nach DRP. 117095 bei Einwirkung von überschüssigen Phenolkarbonaten auf Chinin.

Symmetrische Dichinaalkaloidkohlensäureester erhält man, wenn man auf 2 Mol. Alkaloid nur 1 Mol. Phenolkarbonat einwirken lässt und bei 170 bis 180° oder 120—130° erhitzt[2]). Man erhält dann

$$COCl_2+4C_{20}H_{24}N_2O_2=CO\begin{matrix}<C_{20}H_{23}N_2O_2\\ <C_{20}H_{23}N_2O_2\end{matrix}+2(C_{20}H_{24}N_2O_2.HCl)$$

Aristochinin ist der Dichininkohlensäureester $C_{20}H_{23}N_2O.O.CO.O.C_{20}H_{23}N_2O$, sehr wenig löslich und ziemlich geschmacklos, weniger bitter schmeckend als andere Präparate (Dreser).

Denselben Zweck, entbittertes Chinin zu erzeugen und hierbei noch eine zweite wirksame Komponente in die Verbindung einzuführen, verfolgt die Firma Zimmer & Co., indem sie Chinin auf substituierte Isocyanate oder auf substituierte Karbaminsäurechloride einwirken lässt. Man kann auf diese Weise z. B. Chininkarbonsäureanilid $CO\begin{matrix}<O.C_{20}H_{23}N_2O\\ <NH.C_6H_5\end{matrix}$ (Phenylkarbaminsäurechininäther) erhalten, wenn man Chinin mit Phenylisocyanat auf 190° erwärmt und die Schmelze mit verdünnter Säure extrahiert. Chininkohlensäurephenetidid $CO\begin{matrix}<OC_{20}H_{23}N_2O\\ <NH.C_6H_4.OC_2H_5\end{matrix}$ (p-Äthoxyphenylkarbaminsäurechininäther) wird dargestellt, indem man zuerst, um eine Benzollösung des p-Äthoxyphenylkarbaminsäurechlorid zu erhalten, 2 Mol. Phenetidin in Benzol löst und 1 Mol. in Benzol gelöstes Phosgen unter guter Kühlung damit reagieren lässt. Nach der Gleichung

$$2C_6H_4(OC_2H_5)NH_2+COCl_2=C_6H_4(OC_2H_5)NH.COCl+C_6H_4(OC_2H_5)NH_2.HCl$$

bildet sich das Chlorid und salzsaures Phenetidin scheidet sich ab. Dem Filtrate setzt man 2 Mol. Chinin zu, welches sich löst und es entsteht[3])

$$C_6H_4(OC_2H_5)NH.COCl+2C_{20}H_{24}N_2O_2=CO\begin{matrix}<OC_{20}H_{23}N_2O\\ <NH.C_6H_4.OC_2H_5\end{matrix}+C_{20}H_{24}N_2O_2.HCl$$

Das unlösliche Präparat ist fast geschmacklos und soll den Wirkungen des Chinins die Phenetidinwirkung beigesellen. Diese Art, zwei ähnlich wirksame Komponenten in eine chemische Verbindung zu bringen, bietet therapeutisch keinen Vorteil vor einer Mischung der beiden Körper.

Die Phenoläther der Chininkohlensäure resp. der Cinchonidinkohlensäure erhält man durch Einwirkung von Phenolkarbonaten auf die Chinaalkaloide[4]).

---

[1]) DRP. 105666.

[2]) DRP. 134307 u. DRP. 134308.

[3]) DRP. 109259.

[4]) DRP. 117095. S. auch DRP. 128116, 129452, 131723.

Die Reaktion verläuft nach dem Schema:

$$C_{20}H_{24}N_2O_2 + CO<\begin{matrix}O.C_6H_5\\O.C_6H_5\end{matrix} = CO<\begin{matrix}O.C_6H_5\\C_{20}H_{23}N_2O_2\end{matrix} + C_6H_5.OH$$

So wurden der Chininkohlensäurephenoläther, -p-nitrophenoläther

$$CO<\begin{matrix}O.C_6H_4.NO_2\\C_{20}H_{23}N_2O_2\end{matrix}$$

Chininkohlensäure-p-azetylaminophenoläther

$$CO<\begin{matrix}O.C_6H_4.NH.CO.CH_3\\C_{20}H_{23}N_2O_2\end{matrix}$$

Chininkohlensäurethymoläther

$$CO<\begin{matrix}O.C_6H_3.CH_3.C_3H_7\\C_{20}H_{23}N_2O_2\end{matrix}$$

Chininkohlensäurebrenzkatechinäther

$$CO<\begin{matrix}O.C_6H_4.OH\\C_{20}H_{23}N_2O_2\end{matrix}$$

Cinchonidinkohlensäurephenoläther

$$CO<\begin{matrix}O.C_6H_5\\C_{19}H_{21}N_2O\end{matrix}$$

dargestellt.

Euchinin hat die Formel $CO<\begin{matrix}O.C_2H_5\\OC_{20}H_{23}N_2O\end{matrix}$ und wird dargestellt durch Einwirkung von chlorameisensaurem Äthyl $Cl.COO.C_2H_5$ auf Chinin [1]). Es wird Chinin in Weingeist gelöst und bei Gegenwart der berechneten Menge Ätznatron unter Kühlung und Schütteln Chlorameisenäthylester zugesetzt, die alkoholische Lösung wird mit Wasser gefällt.

Ebenso kann man statt der freien Chininbase die wasserfreien Salze des Chinins verwenden, indem man die Chlorkohlensäureester direkt oder in einem passenden Lösungsmittel gelöst auf die wasserfreien Salze einwirken lässt. So wurden Chininkohlensäureäthylester, Chininkohlensäurebenzylester und Cinchonidinkohlensäureäthylester gewonnen [2]).

Es ist auch möglich, die wasserhaltigen Chininsalze zu dieser Synthese zu verwenden, wenn man den Chlorameisensäureester in Gegenwart von Pyridin auf diese Salze einwirken lässt [3]).

Euchinin ist zunächst gänzlich geschmacklos. Bei längerem Verweilen auf der Zunge macht sich eine ganz leicht bittere Geschmacksempfindung geltend. Es erzeugt kein bitteres Aufstossen oder bittere Geschmacksparästhesien, wie das bittere Chinin [4]). Das salzsaure Salz des Euchinin hat im Gegensatz zu der Base selbst gegenüber dem Chinin in bezug auf den Geschmack keine Vorzüge. Das gerbsaure Salz dagegen ist ganz geschmacklos. Dieses Präparat leistet also nicht mehr als Chinin, da man ja auch aus dem Chinin zu einem geschmacklosen, gerbsauren Präparat gelangen kann. Das Verdecken der Hydr-

---

1) DRP. 91370.

2) DRP. 118352.

3) DRP. 123748.

4) v. Norden, Zentralbl. f. inn. Med. 1896. Nr. 48.

oxylgruppe im Loeponanteil bewirkt keineswegs ein Aufhören des bitteren Geschmackes, auch Azetylchinin ist ja bitter.

Nach DRP. 134370 schmeckt Azetylchinin nur bitter, weil es bei der Reinigung teilweise verseift wird. Reines Azetylchinin erhält man durch Umkristallisieren aus ganz wasserfreien Lösungsmitteln. Die Substanz ist geschmacklos, erst nach einigen Minuten, infolge minimaler Spaltung, schwach bitter.

Salochinin ist der geschmacklose Salizylsäureester des Chinins

$$C_6H_4 . OH \atop \diagdown COO . C_{20}H_{23}N_2O ,$$

welcher beide Wirkungen vereinigen soll, jedoch muss die Tagesdose doppelt hoch gegriffen werden.

Man erhält die Salizylsäureester der Chinarindenalkaloide nach DRP. 137207 (Bayer-Elberfeld) durch Einwirkung der Alkaloide auf Salizylid oder die Polysalizylide resp. deren Chloroformadditionsprodukte oder auf Salizylsäurechlorid. Die Ester schmecken nicht bitter.

Diese Verbindungen sind nur geschmacklos, insofern sie u n l ö s l i c h s i n d; ihre löslichen Salze sind auch alle bitter.

Auf ähnlichen Ideen beruht die Darstellung des salizylsauren Isovalerylchinins.

Zuerst wird durch Einwirkung von Isovalerylchlorid auf Chinin Isovalerylchinin gewonnen, welches in ätherischer Lösung mit Salizylsäure ein Additionsprodukt liefert, das in Wasser schwer löslich und geschmacklos ist [1]).

Dieser Körper wurde aber nicht auf den Markt gebracht.

Dieselbe Absicht leitete die Darstellung von Phosphorylchinin (tertiärer Chininphosphorsäureester). Man erhält es durch Einwirkung von Phosphoroxychlorid auf Chinin [2]):

$$6\,C_{20}H_{24}N_2O_2 + POCl_3 = (C_{20}H_{23}N_2O_2)_3 . PO + 3\,C_{20}H_{24}N_2O_2 \cdot HCl.$$

Fahlberg und List haben ein Verfahren ausgearbeitet, um den Geschmack der Alkaloide durch den süssen des Saccharins zu decken, welches aber in der praktischen Verwendung nicht durchgedrungen ist. Es werden die Saccharinsalze der Alkaloide dargestellt, indem man eine wässerige oder alkoholische Lösung von Saccharin mit dem betreffenden Alkaloid z. B. Chinin, Cinchonin, Strychnin, Morphin etc. neutralisiert. Letztere bilden hierbei mit Saccharin neutrale Salze, welche aus der Lösung in amorpher oder kristallinischer Gestalt erhalten werden können und welche sich dadurch auszeichnen, dass sie den eigentümlichen Geschmack der Alkaloide bedeutend weniger hervortreten lassen, als deren Sulfate und Chlorhydrate.

Wird zur Lösung der wie oben gebildeten neutralen Salze noch Saccharin im Überschuss gegeben, so bilden sich „saure" Salze, welche ebenfalls leicht

---

[1]) DRP. 83530.

[2]) DRP. 115920.

kristallinisch zu erhalten sind und den Geschmack der Alkaloide in noch geringerem Maße aufweisen als die neutralen Salze.

Mischt man eine lauwarme Lösung von 2 Mol. Natriumsaccharinat in verd. Alkohol mit 1 Mol. bas. Chininsulfat in 95 % Alkohol und verdunstet das Filtrat vom Glaubersalz und kristallisiert den Rückstand aus Methylalkohol um, so erhält man basisches Chininsaccharinat

$$C_6H_4{<}{}^{CO}_{SO_2}{>}NH.C_{20}H_{24}O_2N_2 + H_2O$$

Anfangs süss später bitter schmeckend [1]).

Die Darstellung eines geschmacklosen, aber löslichen Chininpräparates steht noch immer aus, wäre aber als grosser Erfolg zu bezeichnen. Eines der einfachsten geschmacklosen Chininpräparate ist das Chininum albuminatum, eine Mischung von Chinin und Eiweiss, welches in Wasser unlöslich ist, weil das Eiweiss geronnen. Löslich ist es aber in salzsaurem Wasser. Das Chinaphthol, welches Riegler in Jassy in die Therapie eingeführt hat, ist β-naphthol-α-monosulfosaures Chinin [2]). Es ist die Verbindung eines Antipyretikum, des Chinins mit einem Antiseptikum, der Naphtholsulfosäure. Dieser Körper schmeckt bitter, ist in kaltem Wasser unlöslich und wird im Magensaft nicht zerlegt, erst im Darm. Seine Wirkungen sollen besonders bei septischen Darmprozessen ausgezeichnete sein und Riegler empfahl das Präparat gegen Typhus.

Oxyhydrochinin, über dessen Wirkungen nichts bekannt ist, entsteht bei der Einwirkung von konz. Schwefelsäure auf Chinin [3]) in der Kälte (Isochininsulfosäure) und nachträgliches längeres Erhitzen mit verd. Schwefelsäure.

Anilinderivate.

Während die bis nun betrachteten Antipyretika auf der Grundidee basiert waren, dass man zu chininähnlichen Körpern auf Grund von Spekulationen über die Konstitution dieser Base auf synthetischem Wege gelangen könne, kommen wir nun zu einer Gruppe von antipyretischen Mitteln, welche alle ihre Entstehung der fundamentalen Beobachtung von Cahn und Hepp [4]) verdanken, dass Anilin $C_6H_5.NH_2$ bezw. Azetanilid (Antifebrin) $C_6H_5.NH.CO.CH_3$ ein starkes Entfieberungsmittel

---

[1]) Bull. Soc. Chim. Paris. [3] **25**. 606.

[2]) Wr. Med. Bl. 1896. Nr. 47.

[3]) DRP. 152174. Zimmer-Frankfurt.

[4]) Zentralbl. f. klin. Med. 1886. Nr. 33. Berl. klin. W. 1887. Nr. 1 u. 2.

ist, welchem auch vorzügliche antineuralgische Effekte zukommen. Die ungemeine Billigkeit des Anilins als Ausgangsmaterial forderte geradezu heraus, das Anilin, welchem so vorzügliche Wirkungen zukommen, zur Synthese neuer Arzneimittel zu verwenden, welche dem teuren Chinin und dem damals ebenfalls noch teuren Antipyrin Konkurrenz machen könnten.

Anilin selbst und seine Salze zeigen starke antipyretische Eigenschaften, doch stösst die Verwendung dieser Base dadurch auf grosse Hindernisse, dass sie ungemein leicht resorbiert wird, ebenso wie ihre Salze und einen deletären Effekt auf die roten Blutkörperchen ausübt, indem Hämoglobin zu Zerfall geht. Alsbald stellt sich auch Cyanose ein.

Schwefelsaures Anilin wirkt nach Fay[1]) analgetisch und desodorisierend, aber es ist grosse Vorsicht bei der Dosierung geboten, da nach zwei Stunden sich nach höheren Gaben Lippen und Nägel blau färben, Atemnot und Schwindel auftreten.

Da nun Basen, wie wir im allgemeinen Teile ausgeführt haben, durch Einführung von sauren Resten an Stelle der Wasserstoffe im Aminorest partiell entgiftet werden und zwar aus dem Grunde, weil hierdurch die Base dem Organismus gegenüber resistenter wird, so ist es klar, dass man durch Einführung einer Azetylgruppe in das Anilin zu einem weit weniger giftigen Körper gelangen muss, als es die freie Base oder ihr Salz ist. Wenn man Eisessig auf Anilin einwirken lässt, so gelangt man zum Azetanilid, welches sich durch seine intensiv antipyretischen Eigenschaften schon in kleinen Dosen auszeichnet. Auch antineuralgische Effekte, wie sie insbesondere dem Antipyrin eigentümlich sind, kann man mit dem Azetanilid, welches ja auch als das billigste Antipyretikum angesehen werden muss, bewirken. Azetanilid wirkt im Organismus in der Weise, dass langsam durch die oxydativen Einflüsse der Gewebe Anilin regeneriert wird. Man kann daher die Azetanilidwirkung als eine protrahierte Anilinwirkung ansehen. Und tatsächlich stimmen die Erscheinungen bei der Anilinvergiftung mit den Erscheinungen bei der Azetanilidvergiftung vollkommen überein. Nur ist der Effekt beim Azetanilid kein so prompter wie bei der Base selbst. Auch hier kommt es zu einem Zerfall der roten Blutkörperchen. Im Organismus wird vorerst die Azetylgruppe oxydiert oder abgespalten und hierauf der Benzolring in der Parastellung zum Aminorest oxydiert, so

[1]) Deutsche Med. Ztg. 1894. 744.

dass p-Aminophenol

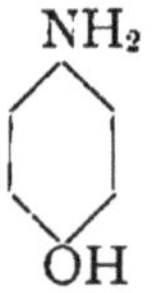

entsteht[1]). Diese Oxydation ist als eine Entgiftung im Organismus anzusehen, welche in der Folge noch weiter ausgeführt wird, da sich das gebildete p-Aminophenol mit Schwefelsäure bezw. Glykuronsäure paart, und so im Harn zur Ausscheidung gelangt. Antifebrin passiert den Körper nicht unzersetzt. Der Harn gibt beim Destillieren mit Lauge kein Anilin ab, dagegen wird reichlich Phenol (etwa 5 1/2 % des eingeführten Antifebrins) aus dem Harn erhalten. Ein Teil des Antifebrins geht, namentlich beim Hunde, in o-Oxykarbanil $C_6H_4{<}^{N}_{O}{>}C.OH$ über, in einen Körper, welchem noch starke toxische Eigenschaften inne wohnen[2]). o-Oxykarbanil entsteht aus Phenolkarbaminsäure $C_6H_4{<}^{NH.COOH}_{OH}$ durch Wasseraustritt. Es wirkt antipyretisch, wie Antifebrin, jedoch erst in doppelt so grosser Dose. Es tritt nicht unverändert im Harne auf[3]). Die Beobachtung dieser entgiftenden Funktionen des Organismus auf das Anilin, hat zur Darstellung der wertvollsten Abkömmlinge des Anilins, der Phenetidinderivate geführt.

Es war gewiss eine missverständliche Auffassung der in vielen Fällen nachteiligen Antifebrinwirkung, wenn man als Ersatzmittel des Anilins, Toluidin $CH_3.C_6H_5.NH_2$ bezw. dessen Derivate verwendete, denn die drei isomeren Toluidine zerstören die roten Blutkörperchen und bilden Methämoglobin hierbei und setzen hauptsächlich dadurch die respiratorische Kapazität herab, und bewirken Ikterus und Hämoglobinurie.

Von Interesse ist hier nur, dass Anilin und m-Toluidinchlorhydrat, die respiratorische Kapazität stärker herabsetzen als die beiden anderen Toluidine. Auch die Temperatur wird durch die beiden ersteren Körper herabgesetzt, während o- und p-Toluidin nur wenig antipyretisch wirken. Antipyretisch wirkt von den substituierten Toluidinen nur die Metaverbindung. Nach Barbarini ist sie weniger giftig, aber stärker antipyretisch als Antifebrin.

---

[1]) Schmiedeberg, AePP. 8. 1.

[2]) Jaffé u. Hilbert, HS. 12. 295. Mörner, HS. 13. 12. Azetanilid erscheint im Harn als p-Aminophenol, p-Azetylaminophenol und als o-Oxykarbanil. Nach Kleine verhält sich Formanilid im Organismus analog (HS. 22. 325).

[3]) Demmé's kl. Mitt. XXVII. 56. Bern.

Statt des Azetylrestes, als entgiftende Gruppe, kann man selbstverständlich auch andere Säureradikale einführen. Beim Anilin hat man es mit aromatischen Resten versucht, und vor allem das Benzanilid dargestellt $C_6H_5.NH(CO.C_6H_5)$. Diese Verbindung ist im Organismus schon schwer spaltbar, und man brauchte erheblich grössere Dosen als vom Azetanilid, ohne besondere Vorteile mit dieser Verbindung zu erhalten [1]. Die ebenfalls dargestellten Verbindungen Salizylanilid $C_6H_5.NH.CO.C_6H_4.OH$ und Anisanilid $C_6H_5.NH.CO.C_6H_4 \cdot OCH_3$ spalten sich, wie überhaupt die Salizylderivate der Antipyretika, so schwer im Organismus auf, dass sie aus dem Grunde nicht zur Wirkung gelangen können. Man sieht hier deutlich, dass eben nur die Abspaltung der Base aus ihrer durch Säureradikale entgifteten Verbindung die antifebrile Wirkung ausübt. Kann die Base aus der Verbindung nicht herausgespalten werden, so kann auch der Körper nicht zur Wirkung gelangen.

Dass es nicht der basische Rest, die NH_2-Gruppe, ist, welchem Anilin seine intensive antipyretische Wirkung verdankt, beweisen mehrere Umstände. Wenn man in den Benzolring, statt der Aminogruppe ein Hydroxyl einführt, so gelangt man zum Phenol, welches ebenfalls entfiebernd wirkt, doch ist die Wirkung schwächer, die notwendige Dosis eine grössere und die Entfieberung rasch vorübergehend; führt man zwei Hydroxyle ein, so gelangt man zu Körpern, welche eine entschiedene Antipyrese machen, deren Wirkung aber rauschartig verfliegt. Wird statt des zweiten Hydroxyls eine Karboxylgruppe in der Orthostellung eingeführt, so gelangt man zu einem weniger giftigen, aber entschieden stark antipyretisch wirkenden Körper, der Salizylsäure 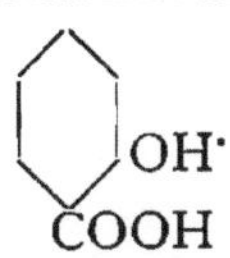

. Auch die Einführung anderer basischer Reste bewirkt, dass der gebildete Körper ein Antipyretikum wird. Wenn man statt der Aminogruppe in den Benzolring den Hydrazinrest einführt, so kommt man zum Phenylhydrazin $C_6H_5.NH.NH_2$, welchem noch weit intensivere antipyretische Fähigkeiten eigen sind, als dem Anilin. Wir glauben daher, behaupten zu können, dass es nicht der basische Rest ist, welchem das Anilin seine antipyretische Wirkung verdankt, sondern dass dies eine Eigenschaft des Benzolringes, wie auch anderer Ringe, z. B. des Chinolinringes ist, welche aber durch Einführung von leicht

[1]) Ther. Mon. **1893**. 577.

reaktionsfähigen Seitengruppen zur stärkeren Geltung gebracht wird. Die aromatischen Semikarbazide $R.NH.NH.CO.NH_2$ besitzen ebenfalls antipyretische Eigenschaften.

Die Hydroxyle lassen diese Wirkung schwächer, die basischen Reste stärker hervortreten, und zwar um so stärker, je reaktionsfähiger sie sind. Daher wirkt Anilin stärker als Phenol, aber schwächer als Phenylhydrazin. Die reagierende Gruppe bringt den Ring nur zur Wirkung, ist aber nicht selbst (in bezug auf die Antipyrese) das Wirksame.

Dieses zeigen auch interessante vergleichende Versuche mit verschiedenen aromatischen Aminen, welche Babel (Genf) unternommen [1]). Die Amine wurden in wässeriger Lösung Meerschweinchen subkutan eingespritzt. Die Giftwirkung des Anilins äussert sich bei Tieren in einer lebhaften, aber vorübergehenden Erregung; an ihre Stelle tritt bald eine Art Schauer, der sich über den ganzen Körper verbreitet und bis zum Tode des Tieres andauert. Die Körpertemperatur erleidet eine Erniedrigung um mehrere Grade. Es folgen dann heftige Zukkungen, welche mit einer Lähmung endigen, und die Tiere sterben schliesslich in einem Zustand von Schlafsucht einige Stunden nach erfolgter Injektion. Die lebhafte Wirkung auf die Organe äussert sich in einem intensiven und allgemeinen Blutandrang in den Geweben. Die Giftwirkung des Anilins ist ziemlich scharf hervortretend; es genügt im Durchschnitt 0,05 g für ein Gewicht von 100 g, um bei einem Meerschweinchen den Tod herbeizuführen. Die energische Wirkung der Aminogruppe erfährt dadurch eine Bestätigung. Es gibt indessen keinen wesentlichen Unterschied zwischen der Giftwirkung des Benzols und der des Anilins. Durch Einführung der Aminogruppe in den Benzolkern werden nur die dem Benzol eigentümlichen physiologischen Eigenschaften verstärkt. Sie waren sozusagen in latentem Zustande vorhanden und verrieten ihre Anwesenheit nur in viel geringerem Maße. Die Erscheinungen, welche bei der Anwendung von Anilin auftreten, wiederholen sich im allgemeinen bei der ganzen Reihe der untersuchten Körper und sind nur mehr oder weniger hervortretend durch jeweiligen Eintritt einer neuen Gruppe. Die folgende Übersicht gibt eine Zusammenstellung der hauptsächlichsten Eigenschaften dieser Körper. Die mittleren kleinsten Dosen sind auf die des Anilins als Einheit bezogen.

---

[1]) Rev. méd. Suisse Romande 1890. p. 329. 389.

Angewendete Substanz	Formel	Wirksame Dosen	Physiologische Wirkungen
Anilin	$C_6H_5 . NH_2$	1,0	Erregung, Zuckungen.
Schwefelsaures Anilin	$(C_6H_5 . NH_2)_2H_2SO_4$	1,1	Erregung, Zuckungen.
o-Toluidin	$C_6H_4\langle^{NH_2}_{CH_3}$	1,8	Es tritt kein merklicher Unterschied zwischen dem Anilin u. d. 3 Isomeren hervor.
m-Toluidin		1,2	
p-Toluidin		1,1	
Methylanilin	$C_6H_5 . NH . CH_3$	0,7	Geringe Verzögerung des Eintrittes der Zuckungen.
Benzylamin	$C_6H_5 . CH_2 . NH_2$	0,5	Die charakteristische Giftwirkung des Anilins tritt in den Hintergrund; es treten vorwiegend Schwindelerscheinungen auf.
o-Phenylendiamin	$C_6H_4\langle^{NH_2}_{NH_2}$	0,2	Keine Zuckungen.
m-Phenylendiamin		0,9	
p-Phenylendiamin		0,4	
Phenylhydrazin	$C_6H_5 . NH . NH_2$	0,1	Die Zuckungen sind wenig. hervortretend.
Natriumsalz der Benzolsulfosäure	$C_6H_5 . SO_2 . O . Na$	11	Erregung und geringe Zuckungen.
Natriumsalz der			
o-Aminobenzoesäure	$C_6H_4\langle^{NH_2}_{COONa}$	4	Keine Zuckungen.
m-Aminobenzoesäure		12	
p-Aminobenzoesäure		11	
Natriumsalz der			
o-Aminobenzolsulfosäure	$C_6H_4\langle^{NH_2}_{SO_2 . O . Na}$	7	Weniger Erregung. Keine Zuckungen.
m-Aminobenzolsulfosäure		12	
p-Aminobenzolsulfosäure		13	
Cosaprin	$C_6H_4\langle^{NH.CO.CH_3\,(1)}_{SO_2 . O . Na\,(4)}$	14	Weniger Erregung. Keine Zuckungen.

Angewendete Substanz	Formel	Wirksame Dosen	Physiologische Wirkungen
o-Aminophenol	$C_6H_4\langle{}^{OH}_{NH_2}$	1,4	Keine Zuckungen.
m-Aminophenol		0,8	
p-Aminophenol		0,9	
Phenylhydroxylamin	$C_6H_5.NH_2.OH$	0,1	Keine Zuckungen.
Diaminophenol	C_6H_3 — NH_2 (1), NH_2 (2), OH (4)	0,1	Keine Zuckungen.

Vergleicht man auf der einen Seite die Ortho-, Meta- und Paraderivate und auf der anderen Seite die Isomeren, welche in der Seitenkette einfach substituiert sind, so kommt man zu dem Schlusse, dass immer die letzteren eine giftige Wirkung ausüben. Es scheint, dass die Länge der Seitenkette durch ihr Gewicht einen gewissen Einfluss auf die Giftigkeit ausübt. Vergleicht man dagegen die Isomeren in Ortho-, Meta- und Parastellung allein, so bemerkt man, dass es in der Tat nicht möglich scheint, sie nach dem Maße ihrer Giftigkeit systematisch zu ordnen. Anilin und Phenol äussern die gleiche Giftwirkung. Stellt man die in den beiden Reihen in der gleichen Art gewonnenen Derivate einander gegenüber, so bemerkt man, dass in keinem der einzelnen Fälle eine vollständige Übereinstimmung zu erreichen ist.

Phenolreihe.			Anilinreihe.		
Körper	Mittlere Giftwirkung	Physiologische Wirkung	Körper	Mittlere Giftwirkung	Physiologische Wirkung
Phenol	0,045—0,055	Erregung u. Zuckungen.	Anilin	0,051—0,052	Erregung u. Zuckungen.
Kresol	0,020—0,035 p > o > m	Erregung u. Zuckungen.	Toluidin	0,052—0,098 p > m > o	Erregung u. Zuckungen.
Anisol	0,35—0,40	wenig Erregung, keine Zuckungen.	Methylanilin	0,037—0,040	wenig Erregung, keine Zuckungen.
Benzylalkohol	0,17	keine Erregung, keine Zuckungen.	Benzylamin	0,025—0,050	die Zuckungen treten in einer besonderen Form auf.
Oxyphenol	0,20—0,05 o > p > m	Erregung u. Zuckungen.	Diamin	0,015—0,050 o > p > m	keine Erregung, keine Zuckungen.
Oxybenzoesäure	0,09—0,10	Erregung.	Aminobenzoesäure	0,20—0,60 o > m > p	keine Erregung.

Die Abweichungen in den beiden Reihen scheinen hauptsächlich ihren Grund in dem verschiedenen Verlauf der Vergiftung zu haben. Die Verschiedenheit wird bedingt: 1. durch die Tatsache, dass bei den Aminen im allgemeinen ein mehr oder weniger hervortretender basischer Charakter des Moleküls vorhanden ist, während die Phenole wie eine schwache Säure wirken und 2. durch den Unterschied der chemischen Funktionen, welche mehr oder weniger tätig sind; so ist z. B. die Funktion des Alkohols viel weniger giftig als die der primären Amine.

Einen weiteren Beweis dafür, dass es der aromatische Kern ist, welcher die antipyretische Wirkung macht, hat Oddo[1]) erbracht, als er das Triazobenzol untersuchte. $C_6H_5.N\langle\begin{smallmatrix}N\\ \|\\ N\end{smallmatrix}$

Auf Säugetiere wirkt es energisch antipyretisch und antalgisch. Beide Wirkungen entwickeln sich erst nach längerer oder weniger langer Zeit nach der Eingabe in den Magen. Es hängt dies ausser mit der Unlöslichkeit der Substanz mit der Umwandlung zusammen, die sie wahrscheinlich in dem Verdauungskanal erfährt. Als Stütze der Annahme kann man die Unterschiede in der wirksamen Dosis annehmen. Bei Hunden bewirken Dosen von 0,17—0,33 g pro kg schon beträchtliche Temperaturerniedrigung, Erscheinungen allgemeiner Lähmung und manchmal den Tod. Bei Kaninchen dagegen, bei denen bekanntlich die Menge der Salzsäure im Magensafte viel kleiner ist, bewirken Dosen von 0,5 g pro kg Tier keine wahrnehmbaren Erscheinungen und erst bei 1 g pro kg zeigen sich schwere Symptome. Bei Fröschen beobachtet man nach Einführung von Triazobenzol konvulsivische Bewegungen, welche bei Säugetieren fehlen und ausserdem Verminderung der Frequenz des Herzschlages, die bei Säugetieren beträchtlich vermehrt ist. Benzamid $C_6H_5.CO.NH_2$ verhält sich bei Säugetieren als schwaches Antipyretikum, seine Wirkung zeigt sich schnell und verschwindet wieder schnell. Aber nicht allen ringförmig gebundenen Körpern kommen antipyretische Eigenschaften zu. So wirkten Naphtalinderivate gar nicht antipyretisch und waren auch sonst physiologisch gänzlich unwirksam. In dieser Richtung untersuchte Oddo den Äthylester der α-Naphtylazoazetessigsäure $C_{10}H_7N:N.CH\langle\begin{smallmatrix}CO.CH_3\\ COO.C_2H_5\end{smallmatrix}$

Derselbe wurde bereitet durch Einwirkung von einem Mol. α-Diazonaphtalinchlorid auf ein Mol. der Kaliumverbindung des Azetessigesters.

[1]) Gazz. chim. Ital. IX. 129.

Ferner war auch das weiter untersuchte α-Azetonaphtalid (aus α-Naphtylamin und Eisessig dargestellt) physiologisch ganz unwirksam. Da beide Verbindungen unwirksam waren, so muss die Inaktivität auf der Anwesenheit des Naphtalinkernes beruhen. Auch Phenanthren

$$\begin{array}{l} C_6H_4 . CH \\ \quad \| \\ C_6H_4 . CH \end{array}$$

war ohne jede Wirkung[1]).

Während also die Benzolderivate, soweit untersucht, antipyretisch wirken, fehlt diese Wirkung bei den Naphtalin- und Phenanthrenderivaten vollständig. Diesen Unterschied erklärt Oddo durch die verschiedene Natur der Kerne, welche den Verbindungen zugrunde liegen, nach den Ideen von Bamberger und Bayer. Obgleich die Naphtalinderivate im allgemeinen chemisch den Charakter der Benzolderivate besitzen, zeigen sie doch verschiedene Abweichungen. Bamberger nimmt an, dass die Benzolringe im Naphtalin anders konstituiert sind als im eigentlichen Benzol und stellt für dasselbe eine der zentrischen Benzolformel von Bayer ähnliche Formel auf, mit eigentümlichen potentiellen oder zentrischen Bindungen der vierten C-Valenzen. Nach dieser Formel sind im Naphtalin die beiden mittleren C-Atome nicht direkt miteinander verbunden, sondern äussern je zwei potentielle oder zentrische Valenzen. Da sich Phenanthren vom Naphtalin oder vom Diphenyl ableiten lässt, so gilt dieses auch für diese Substanz. Es ist tatsächlich von grösstem Interesse, wie sich der chemische Unterschied in den Bindungen zwischen Benzol und Naphtalin, bezw. Phenanthren in der physiologischen Wirkung äussert; wir erinnern bei dieser Gelegenheit daran, dass Diphenyl selbst völlig wirkungslos ist, wohl aus denselben chemischen Gründen.

Die antipyretische Wirkung der Benzolderivate ist also vom Benzolkern abhängig, ihre blutzersetzende ist aber ganz unabhängig vom Benzolkern, sie ist lediglich die Funktion der basischen Gruppe; je stärkere basische Effekte eine solche Substanz auszulösen in der Lage ist, desto intensiver erfolgt die Zersetzung des Blutfarbstoffes. Daher wirkt Phenylhydrazin stärker blutschädigend als Anilin. Diese blutzersetzende Wirkung ist schon eine Eigenschaft der anorganischen Base (z. B. Ammoniak, Diamid, Hydroxylamin); sie wird durch den Eintritt eines aromatischen Restes in die Base nicht tangiert, daher behält z. B. Anilin diese Grundwirkung des Ammoniaks, Phenylhydrazin die des Diamids. Es besteht aber gar kein Zusammenhang zwischen

[1]) Phenanthren ist bei Kaninchen ohne Wirkung. HS. **38**. 16.

der antipyretischen und der blutzersetzenden Eigenschaft der Anilinderivate; Beweis hierfür ist, dass die lediglich hydroxylierten Benzolderivate entfiebern, aber den Blutfarbstoff nicht zerstören. Es ist aber die blutzersetzende Eigenschaft der Anilinantipyretika lediglich Funktion des basischen Restes.

Dimethylanilin wirkt kurareartig, Monoäthylanilin wirkt etwas intensiver als Dimethylanilin. Benzylanilin wirkt nicht entfiebernd, ebensowenig wie Diphenylamin, beide erzeugen keine Krämpfe [1]).

Es erübrigt noch die Besprechung einiger Derivate des Anilins, welchen ein mehr theoretisches Interesse zukommt, da sich an ihnen einige Regeln leicht demonstrieren lassen. Formanilid $C_6H_5.NH.CO.H$, welches man beim raschen Destillieren des Anilins mit Oxalsäure erhält oder beim Behandeln von Anilin mit Ameisensäureester, wirkt sehr kräftig antipyretisch, analgetisch und lokalanästhesierend [2]), ist aber giftiger als Azetanilid, weil es sich schon durch verdünnte Säuren in seine Komponenten zerlegen lässt.

Ersetzt man im Anilin den einen Wasserstoff der Aminogruppe durch ein Essigsäureradikal, den zweiten durch eine Methylgruppe, so erhält man nach A. W. Hoffmann Exalgin

$$C_6H_5.N\begin{cases}CH_3\\CO.CH_3\end{cases}$$

einen Körper, welcher vor dem Azetanilid keine wesentlichen Vorzüge zeigt und sich auch in der Therapie nicht behaupten konnte, da er äusserst giftige Nebenwirkungen hat [3]). Eine ähnliche Erfahrung hat man ja auch beim Phenylhydrazin gemacht, wo der Ersatz der beiden reaktionsfähigen Wasserstoffe des basischen Restes durch fette Reste die unangenehmen Nebenwirkungen der Grundsubstanz, insbesondere die zerstörende Wirkung auf den roten Blutfarbstoff aufzuheben keineswegs in der Lage war.

Ganz anders hingegen ändert der Eintritt eines aromatischen Alkylradikals die Wirkung des Anilins. Benzylanilin $C_6H_5.NH.CH_2.C_6H_5$ ist bei Säugetieren fast wirkungslos, wie alle anderen aromatischen

---

[1]) Vittinghoff, Diss. Marburg 1895.

[2]) Ther. Mon. 1894 p. 284.

[3]) C. r. 18. III. 1889. Bull. gen. Therap. 1889. 58. 346. Dujardin-Beaumetz und Bariet. Schädliche Nebenwirkungen wurden von Hepp. Nouveaux remèdes 1889. 562. konstatiert. Tierversuche Binet Rev. méd. de la Suisse rom. 1899. Nr. 4. p. 187.

Derivate des Anilins und Aminophenols, weil die wirksame Substanz, das Anilin, im Organismus nicht freigemacht werden kann.

Wenn man aus dem Azetanilid und aus dem Formanilid durch Reaktion mit Chloressigsäure die Azetanilidoessigsäure

$$C_6H_5.N\begin{cases}CH_2.COOH\\CO.CH_3\end{cases}$$

und die Formanilidoessigsäure

$$C_6H_5.N\begin{cases}CH_2.COOH\\CO.H\end{cases}$$

erhält, so bekommt man wegen der Gegenwart der Säure resp. weil man die Base eigentlich in eine Säure verwandelt hat, therapeutisch unwirksame Körper. Azetanilidoessigsäure verursacht in Dosen von 4 g beim Menschen keine Störungen. Ebenso unwirksam ist die Azetanilidosalizylsäure[1]). Formanilidoessigsäure bleibt aber wegen der leichten Abspaltbarkeit des Ameisensäurerestes etwa so giftig wie Formanilid, ist aber therapeutisch unwirksam. Die Ursache der therapeutischen Unwirksamkeit der beiden Essigsäuren liegt in der grossen Beständigkeit der beiden Substanzen, welche durch die Verwandlung in saure Körper bedingt ist. Im Harn kann man keine p-Aminophenolreaktion nach Darreichung der Azetanilidoessigsäure beobachten, ein, wie wir später sehen werden, sicherer Beweis für den Umstand, dass diese Substanz im Organismus keine Veränderungen erleidet und ihn daher auch, ohne gewirkt zu haben, passiert.

Aus demselben Grunde muss die von der Firma Hoffmann-Laroche eingeführte Sulfoverbindung des Azetanilids unwirksam sein.

Diese Verbindung $C_6H_4\begin{cases}NH.COCH_3 & (1.)\\SO_3Na & (4.)\end{cases}$ Cosaprin[2]) genannt, wird dargestellt durch Erhitzen von p-sulfanilsaurem Natrium mit Eisessig. Zu dem gleichen Körper kann man gelangen, wenn man Kernhalogensubstitutionsprodukte des Azetanilids, seiner Homologen und Substitutionsprodukte in einem geeigneten Verdünnungsmittel im Autoklaven bei 150°—200° mit saurem oder neutralem schwefligsaurem Natron behandelt. Die Reaktion verläuft nach der Gleichung

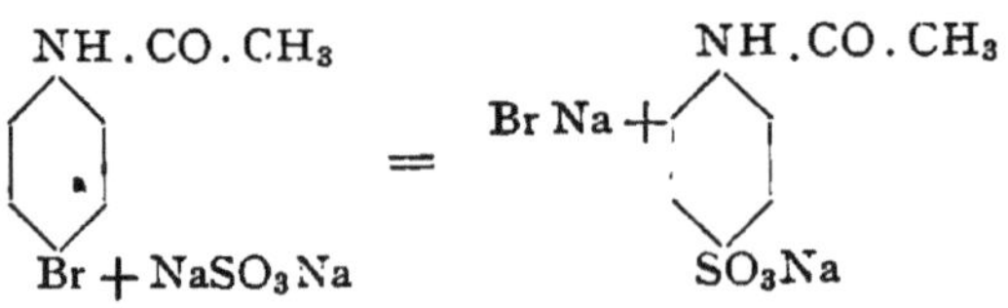

Ebenso kann man die freie Azetanilidsulfosäure und deren Homologe dar-

[1]) Deutsche med. W. 1891. Nr. 47, AePP. **26**. 310.

[2]) DRP. 92796.

stellen und abscheiden, wenn man Azetanilid, Azet-p-Xylid mit rauchender Schwefelsäure behandelt, auf 30—40° erwärmt, bis eine Probe in Alkali klar löslich ist. Beim Eingiessen in wenig Eiswasser fallen die Kristalle des Sulfoproduktes aus, die man nun in wenig warmem Wasser löst und durch Eintragen von rauchender Schwefelsäure und Abkühlen zur Kristallisation bringt. Dieser Körper ist hygroskopisch und in Wasser leicht löslich.

Er ist vollkommen unschädlich und nach den vorliegenden Angaben ist höchstens die kurze Dauer der Wirkungen unvorteilhaft[1]). Aus den angeführten Gründen halten wir diesen Körper, sowie die entsprechende Phenazetinverbindung, für ganz unwirksam; wenn man Wirkungen überhaupt erzielte, so kann es sich nur um Beimengungen eines anderen, aber wirksamen Körpers handeln. Die Wirkung einer solchen Verbindung stünde ohne jede Analogie da. Von einer Abspaltung des wirksamen Anilins aus dieser Substanz innerhalb des Organismus kann ja keine Rede sein.

Schliesslich ist noch ein Versuch zu erwähnen, den die Farbwerke Elberfeld unternommen haben, um leicht lösliche Derivate des Antifebrins, des Phenazetins etc. herzustellen[2]). Durch Einführung der Sulfogruppe in die ω-Stellung des Azetanilids und dessen Substitutionsprodukte gelangt man zu leicht löslichen Derivaten, die gute antipyretische Wirkungen angeblich haben sollen, die aber nie verwendet wurden!

Um diese Körper zu gewinnen, erhitzt man molekulare Mengen von ω-Chlorazetanilid mit Natriumsulfit in wässeriger Lösung zum Kochen, aus dem Filtrat kristallisiert beim Erkalten das Natriumsalz der ω-Azetanilidsulfosäure $C_6H_5.NH.CO.CH_2.SO_3Na$.

Das notwendige ω-Halogenazetanilid erhält man durch Behandeln des monochloressigsauren Anilins mit Phosphorsäureanhydrid.

Wenn man auf Aminokrotonsäureanilid Essigsäureanhydrid einwirken lässt[3]), erhält man einen sehr beständigen, stark basischen, Körper, welcher aber nicht das erwartete Azetylaminokrotonsäureanilid ist. Der Körper wirkt antipyretisch. Nähere Angaben liegen nicht vor.

Lässt man Chlorameisensäureester auf Anilin einwirken, so erhält man nach der Gleichung $C_6H_5.NH_2 + ClCOO.C_2H_5 = C_6H_5.NH.COO.C_2H_5 + HCl$ Phenylurethan, welches den Phantasienamen Euphorin erhielt.

In seiner antipyretischen Wirkung sehr schwankend, macht es keine Methämoglobinbildung, hat aber erhebliche antiseptische Wirkungen. Es hat einen angenehmen zarten aromatischen Geruch. Es

[1]) Ther. Mon. 1897. 428.

[2]) DRP. 79714. 84654.

[3]) DRP. 73155.

besitzt keine Vorzüge vor den antipyretischen Standardpräparaten und konnte sich neben ihnen nicht behaupten. Während der Apyrexie soll, anscheinend durch den Äthylrest, Euphorie auftreten.

Phenylurethan (Euphorin $C_6H_5 . NH . COO . C_2H_5$) erhöht beim Gebrauch die gepaarten Sulfate im Harne und wird zum kleinen Teil als p-Oxyphenylurethan ausgeschieden, welch' letzteres weniger giftig ist als die eingeführte Muttersubstanz. Es erfolgt hier also ein ganz analoger Entgiftungsprozess, wie wir ihn beim Anilin kennen gelernt haben, welches nach Schmiedeberg zu p-Aminophenol im Organismus oxydiert wird und hierbei an Giftigkeit einbüsst. Phenylurethan, 1874 von Weddige dargestellt, wurde von Giacosa [1]) aus dem Grunde physiologisch untersucht, weil er eine Beeinflussung der Phenylgruppe durch die Äthylgruppe zu erzielen hoffte, ähnlich wie im Urethan der Einfluss der Äthylgruppe auf die NH_2-Gruppe sich kund tut. Urethan (der Äthyläther der Karbaminsäure $NH_2 . COO . C_2H_5$) wurde von Schmiedeberg als Schlafmittel empfohlen. Als Urethanabkömmling wirkt Euphorin (Phenylurethan) in grossen Dosen lähmend auf das Nervensystem, in mittleren hemmt es die Stoffwechselvorgänge. Das Herz wird nicht in schädlicher Weise beeinflusst. Die Lähmungserscheinungen, welche sich bei Fröschen nach Injektion kleiner Dosen zeigen, sind zentralen Ursprungs, analog denjenigen bei akutem Alkoholismus. Die antipyretische Wirkung beim Menschen hängt von der Erweiterung der peripheren Gefässe ab.

Während das Methylsubstitutionsprodukt des Azetanilid (Exalgin) ein heftiges Gift darstellt, das epileptische Konvulsionen, maniakalische Anfälle, Zittern der Glieder, Cyanose und Kollaps hervorruft, ist das Methylsubstitutionsprodukt des Phenylurethans, das Methyleuphorin $N(CH_3).(C_6H_5).COO.C_2H_5$, ein fast indifferenter Körper. Nach Einnahme dieser Substanz gibt der Harn nach Kochen mit Schwefelsäure direkt die Indophenolreaktion.

Anthranilsäure (o-Aminobenzoesäure) 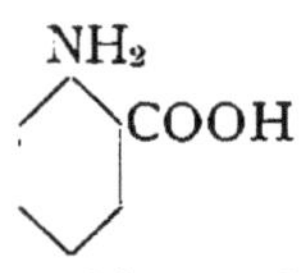 lähmt bei Fröschen das Zentralnervensystem [2]). Bei Warmblütern ist sie unschädlich oder ohne sichtbare Wirkung, tritt im Harn unverändert auf, verursacht aber bei Menschen und Hunden Glykosurie, nicht aber beim Kaninchen.

[1]) Ann. di Chim. e di Farmacol. 1891. Febr. 74.

[2]) H. Kleist, Bericht v. Schimmel u. Co. Miltitz b. Leipzig, 1903.

Azetylanthranilsäuremethylester $C_6H_4\left\langle\begin{array}{ll} NH.CO.CH_3 & (1) \\ COO.CH_3 & (2) \end{array}\right.$ wirkt wie Anthranilsäure, wird im Organismus in Anthranilsäuremethylester verwandelt.

Methylanthranilsäuremethylester $C_6H_4\left\langle\begin{array}{ll} NH.CH_3 & (1) \\ COO.CH_3 & (2) \end{array}\right.$ wirkt ebenfalls so, wird aber im Organismus nicht zerlegt.

Azetylmethylanthranilsäuremethylester

$$C_6H_4\left\langle\begin{array}{ll} N\genfrac{}{}{0pt}{}{\diagup CH_3}{.CO.CH_3} & (1) \\ COO.CH_3 & (2) \end{array}\right.$$

wirkt wie obige Verbindungen, aber rascher, verursacht bei Hunden keine Glykosurie und ist wirkungslos, bei Kaninchen aber erzeugt er Glykosurie, leichte Nekrose, Lähmung des Zentralnervensystems bei grösseren Dosen. Im Organismus wird die Azetylgruppe abgespalten.

p-Aminophenolderivate.

Der nächste grosse Fortschritt auf dem Gebiete der synthetischen Antipyretika wurde durch das Studium der Stoffwechselprodukte des Azetanilids hervorgerufen. Während die Entdeckung der antipyretischen und antineuralgischen Wirkung des Azetanilids eine mehr zufällige war, war das Studium der verschiedenartigen Derivate des Azetanilids etwas Bewusstes und Beabsichtigtes. Die synthetische Chemie suchte nach anderwärts erprobten Analogien oder nach neuen Gesichtspunkten, die sich aus physiologisch-chemischen Kenntnissen ergaben, aus dem als Ausgangssubstanz so billigen Anilin neue Körper zu schaffen, denen wohl die antipyretischen und antineuralgischen Eigenschaften des Azetanilids eigen, die aber frei wären von jener verderblichen Wirkung des Azetanilids auf die roten Blutkörperchen.

Nun war aus den Untersuchungen von Schmiedeberg[1]) bekannt, dass der Organismus Anilin in der Weise verändert und entgiftet, dass er es in der Parastellung oxydiert, aus dem Anilin entsteht

Anilin p-Aminophenol

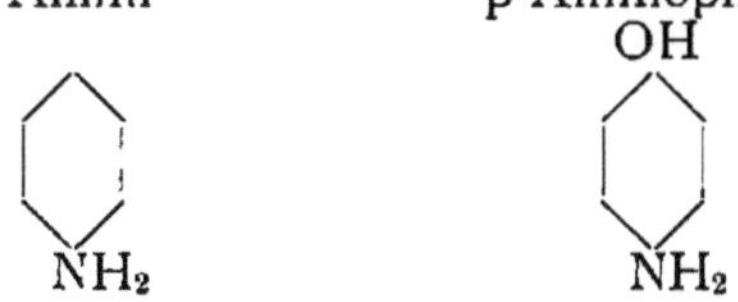

[1]) AePP. 8. 1.

p-Aminophenol. Auf dieser Grundbeobachtung beruht die Synthese verschiedenartiger p-Aminophenolderivate, in welcher Gruppe wohl das Phenazetin[1]) die grösste Bedeutung erlangt hat. p-Aminophenol erweist sich schon als weit ungiftiger als Anilin, aber auch dem p-Aminophenol kommt noch eine, wenn auch weit weniger intensive, Einwirkung auf die roten Blutkörperchen zu, auch die Verfütterung von p-Aminophenol führt zur Methämoglobinbildung. Die Abschwächung des p-Aminophenols durch Einführung einer Azetylgruppe in den basischen Rest hatte noch immer nicht die gewünschte Wirkung[2]). Das freiwerdende p-Aminophenol war auch in der Lage, schädliche Wirkungen auszuüben. Man sah sich daher genötigt, auch das freie Hydroxyl des p-Aminophenols durch Azetyl- oder Alkylreste zu schliessen. So wurden dargestellt das Diazetyl-p-aminophenol $CH_3CO.NH.C_6H_5.O.CO.CH_3$, welches schon viel weniger unangenehme Nebenwirkungen zeigte als p-Aminophenol. Aber einige seiner Nebenwirkungen lassen es in seinen therapeutischen Effekten hinter dem Phenazetin rangieren. Es ist nun, nach dem im allgemeinen Teil Ausgeführten, von vornherein klar, dass die Variationsmöglichkeiten beim p-Aminophenol um so mehr anwachsen, als man einerseits die Aminowasserstoffe durch verschiedene saure und Alkylreste ersetzen kann, andererseits den Hydroxylwasserstoff sowohl durch saure Reste als auch durch Alkylreste. Es hat wahrlich an den verschiedensten Versuchen dieser Art nicht gefehlt. Da schliesslich und endlich nur das im Organismus sich abspaltende p-Aminophenol das wirksame in allen diesen Präparaten ist, so haben, mutatis mutandis, alle sich vom p-Aminophenol ableitenden Verbindungen, welche nach dem eben ausgeführten Schema aufgebaut sind, nach Maßgabe des sich abspaltenden p-Aminophenols identische Wirkungen. Ersetzt man nun, wie es Mering getan, im Azetylaminophenol oder im Diazetylaminophenol die Wasserstoffe durch Propionyl- oder Butyrylreste, so erhält man gleichartig wirkende Substanzen, welche jedoch wegen ihrer ungemein schweren Löslichkeit nur sehr langsam zur Wirkung gelangen und daher vor dem Standardpräparat dieser Reihe, dem Phenazetin, keine Vorzüge besitzen. Wird im Azetylparaminophenol der Hydroxylwasserstoff durch eine Methylgruppe ersetzt, so gelangt man zum Methazetin[3]), wird der Hydroxylwasserstoff durch eine Äthylgruppe

[1]) Hinsberg u. Kast, Zentralbl. f. med. Wiss. **1887**. 145.

[2]) Ther. Mon. 1893. 577.

[3]) Empfohlen von Mahnert, Wr. klin. W. 1889. Nr. 13 u. Wr. Med. Bl. 1889. Nr. 28 u. 29.

ersetzt, so erhält man Phenazetin. Phenetidin ist p-Aminophenoläthyläther, es ist die Ausgangssubstanz für Synthesen einer Reihe von antipyretischen Mitteln, von denen sich einige das Bürgerrecht in der Pharmakotherapie erworben haben.

Anisidin

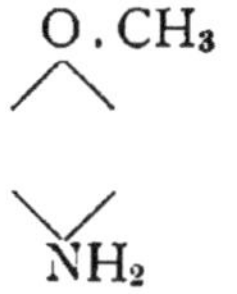

Phenetidin

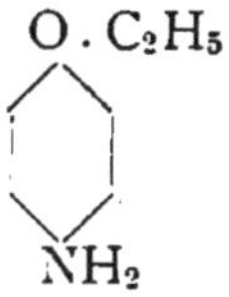

Methazetin

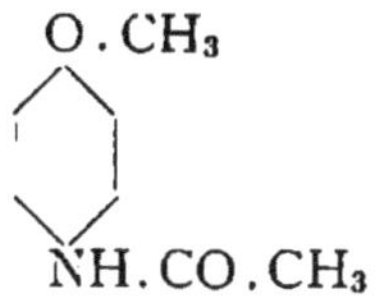

Phenazetin

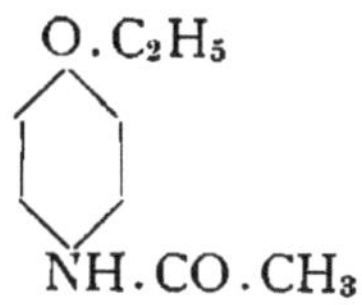

Für diese Phenetidinverbindungen, sowie für alle Derivate des Anilins stimmt die Harnack'sche Theorie, dass, je stärker eine Verbindung substituiert ist, d. h. mit je mehr oder mit je längeren Seitenketten, desto weniger giftig ist sie, während die einfacheren Verbindungen viel zu heftig und viel zu rapid wirken, um gefahrlos als Antipyretika dienen zu können. Aber die Seitenketten müssen gewisse Eigenschaften haben. Sie müssen, wie es scheint, im Körper angreifbar sein, damit die Verbindung keinen zu starren Charakter gewinne und allmählich die einfachere aus der komplizierteren im Organismus hervorgehe. Es wurde von einer Seite zwar behauptet, dass es nicht das p-Aminophenol sei, bezw. das Anilin, welches die antipyretische Wirkung im Antifebrin und im Phenazetin bedinge, sondern dass es die Gruppe $HN.CO.CH_3$ sei, auf welche es bei der Antipyrese ankomme. Aber Liebreich zeigte schon 1888, dass diese Annahme ganz unrichtig ist. So enthält die β-Azetylaminosalizylsäure $OH.C_6H_3(NH.CO.CH_3).COOH$ diese Gruppe und ausserdem noch die Salizylsäure, welche ja an und für sich schon antipyretisch wirkt. Und trotzdem hat dieser Körper eine kaum merkliche Einwirkung auf die Temperaturerniedrigung.

Das freie Phenetidin ist naturgemäss viel giftiger als das azetylierte (Braatz und Henck). Es eignet sich auch weder frei noch als Salz in der Therapie und kann mit dem Phenazetin durchaus nicht konkurrieren. In kleinen Mengen erzeugt es Nephritis [1]).

Phenazetin, der wichtigste Repräsentant dieser Gruppe und der erste Körper, der aus dieser Gruppe auf den Markt kam, wird nach folgenden Methoden dargestellt:

Man ging ursprünglich vom p-Nitrophenol aus, welches man mittelst Halogenäthyl in den p-Nitrophenoläthyläther verwandelte. Durch Reduktion dieses Äthers gelangt man zum Phenetidin, d. i. p-Aminophenoläthyläther. Durch Kochen mit Eisessig erhält man das Azetylderivat, das Phenazetin.

[1]) Ther. Mon. 1888. 358; 1893. 580.

Technisch wird vielfach folgendes Verfahren angewandt. p-Nitrophenol lässt sich nicht in guter Ausbeute erhalten und schwer rein darstellen. Man diazotiert p-Aminophenetol

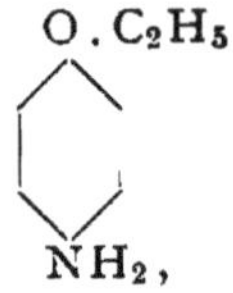

behandelt das Diazoderivat mit Phenol und Soda, wobei sich Äthyldioxyazobenzol

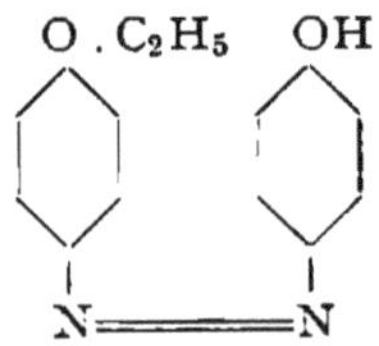

quantitativ abscheidet. Dieses führt man nun durch Äthylieren in das symmetrische Diäthyldioxyazobenzol

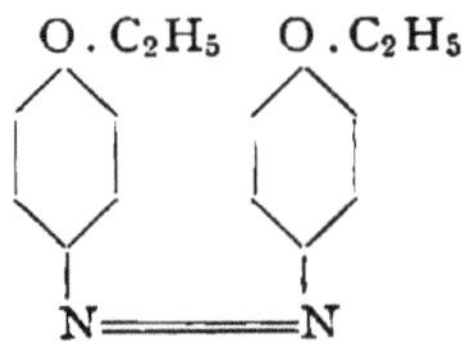

über. Wenn man nun diesen Körper mit Zinn und Salzsäure reduziert, so erhält man zwei Moleküle Phenetidin, von denen das eine azetyliert wird und Phenazetin liefert, während das andere wieder zur Darstellung einer neuen Menge Phenetidin dient.

Täuber empfahl eine Methode, bei welcher zuerst Azet-p-Aminophenol dargestellt wird, welches dann mit äthylschwefelsaurem Kali erhitzt, direkt Phenazetin gibt [1]).

Selbstredend kann man nach den gleichen Methoden zum Methazetin gelangen; es wird bei denselben Prozessen nur methoxyliert statt äthoxyliert.

Es ist ein charakteristisches Zeichen für die ganze Gruppe der sich vom Anilin oder p-Aminophenol ableitenden Körper, dass wenn sie in den Organismus gelangen und wirksam sind, der Harn die Indophenolreaktion gibt. Diese wird in der Weise aufgeführt, dass man zum Harn 2 Tropfen Salzsäure und 2 Tropfen von einer 1%igen Natriumnitritlösung zusetzt, wodurch Phenetidin diazotiert wird. Setzt man nun eine alkalische Naphthollösung zu, so kuppelt sich die Diazoverbindung mit Naphthol und es entsteht eine Rotfärbung, die beim Ansäuern mit Salzsäure einer Violettfärbung Platz macht. Wenn Anilin- und Phenetidinderivate im Tierversuch beim Verfüttern keine

---

[1]) DRP. 85988.

Antipyrese erzeugen, so lässt sich auch immer zeigen, dass der Harn keine Indophenolreaktion gibt. Bei starker Antipyrese bekommt man starke Indophenolreaktion, bei schwacher Antipyrese eine geringe Indophenolreaktion. Treupel und Hinsberg [1]) formulierten daraus das Gesetz: die antipyretische Wirkung der Anilin- und Aminophenolderivate ist, soweit es sich übersehen lässt, innerhalb gewisser Grenzen, der Menge des im Organismus abgespaltenen p-Aminophenol oder p-Azetylaminophenol proportional oder annähernd proportional. (Mörner [2]) hat gezeigt, dass ein kleiner Teil des eingeführten Phenazetins als Azetylparaminophenolschwefelsäure ausgeschieden wird, ein Teil wahrscheinlich als Phenazetin und ein Teil in einer links drehenden Verbindung, wahrscheinlich als gepaarte Glykuronsäure.)

Der Satz, dass bei den Verbindungen der Anilin- und p-Aminophenolgruppe (Anilinderivate und p-Aminophenolderivate, die im Benzolkern nicht weiter substituiert sind), das Zustandekommen der antipyretischen Wirkung mit dem Auftreten von p-Aminophenol oder einem N-Acylaminophenol im Organismus verknüpft ist, hat sich weiterhin bestätigt, als Treupel und Hinsberg ihre Untersuchungen auf andere Körper derselben Gruppe ausdehnten. Alle echten Antipyretika und Antalgika spalten sich im Organismus unter Bildung von p-Aminophenol oder Acylaminophenol. Dagegen zeigt der Harn nach Eingabe antipyretisch unwirksamer Präparate niemals eine Indophenolreaktion. Die Wirkungen eines Präparates variieren hinsichtlich der Intensität bei verschiedenen Individuen stark. Treupel und Hinsberg untersuchten folgende Körper:

1. Dulzin. $C_6H_4\langle{}^{O.C_2H_5}_{HN.CO.NH_2}$ 200 mal süsser als Rohrzucker.

Antipyretisch, sehr süss, keine Nebenwirkungen.

2. Laktylaminophenoläthylkarbonat.

$$C_6H_4\langle{}^{O.CO.O.C_2H_5}_{NH.CO.CH(OH).CH_3}$$

Wirkt antipyretisch, es erzeugt toxische Erscheinungen, die nämlichen wie Phenazetin und Methazetin in gleichen Dosen verabreicht. Die narkotischen Wirkungen aber sind geringer. Die Zerlegung im Organismus erfolgt langsamer.

---

[1]) AePP. **33**. 216.

[2]) HS. **13**. 12.

3. Azetaminophenolbenzoat.

$$C_6H_4 \begin{matrix} \diagup O.CO.C_6H_5 \\ \diagdown NH.CO.CH_3 \end{matrix}$$

Wirkungen schwächer als die des Phenazetins, die Zerlegung erfolgt langsamer. Antipyretisch wirksam.

4. Azetäthylaminophenolazetat.

$$C_6H_4 \begin{matrix} \diagup O.CO.CH_3 \\ \diagdown N \begin{matrix} \diagup C_2H_5 \\ .CO.CH_3 \end{matrix} \end{matrix}$$

Rauschzustand mit Taumeln, Ähnlichkeit in der Wirkung mit dem verwandten Äthylphenazetin, nur ist der Rauschzustand viel rascher verlaufend als bei jener Verbindung und die narkotische Wirkung tritt mehr zurück. Beim Menschen nur schwach antipyretisch wirksam. Dagegen sind antineuralgische und wahrscheinlich auch narkotische Eigenschaften vorhanden.

5. Oxyphenazetinsalizylat [1].

$$C_6H_4 \begin{matrix} \diagup O.C_2H_4.O.CO.C_6H_4.OH \\ \diagdown NH.CO.CH_3 \end{matrix}$$

Wird im Organismus in Salizylsäure und wahrscheinlich Oxyphenazetin gespalten, welches dann ähnlich dem Phenazetin in Azetaminophenol übergeht. Der Harn gibt Indophenol- und Salizylsäurereaktion. Supponierte Spaltungsprodukte und auch sonstige physiologische Eigenschaften, namentlich schwach narkotische Wirkung, stimmen zusammen. Beim Menschen ist es nur unbedeutend antipyretisch wirksam, weil es relativ langsam zerlegt und die Anhäufung der Spaltungsprodukte verhindert wird. Dagegen besitzt es antineuralgische und antirheumatische Eigenschaften [2].

Eine Regelmässigkeit ergibt sich bei den in der OH-Gruppe azylierten Aminophenolen:

$$C_6H_4 \begin{matrix} \diagup O.CO.O.C_2H_5 \\ \diagdown NH\;CO.\overset{OH}{CH}.CH_3 \end{matrix} \quad \text{und} \quad C_6H_4 \begin{matrix} \diagup O.CO.C_6H_5 \\ \diagdown NH.CO.CH_3 \end{matrix}$$

Diese Verbindungen scheinen sich im tierischen Organismus etwas langsamer zu spalten als die Alkyläther der N-Acylaminophenole (Phenazetin, Laktophenin). Ferner ist der physiologische Koeffizient

---

[1] DRP. 88950 durch Erhitzen von Chlor- oder Bromphenazetin mit Natriumsalizylat gewonnen.

[2] Zentralbl. f. inn. Med. 1897. Nr. 11.

der in die Hydroxylgruppe eintretenden Acylgruppen anscheinend weit kleiner, als derjenige, der an gleicher Stelle eintretenden Alkylgruppen.

Die chemisch recht weit auseinander liegenden Verbindungen

$$C_6H_4\left\langle\begin{array}{l} O.CO.O.C_2H_5 \\ NH.CO.CH_3 \end{array}\right. \quad \text{resp.} \quad C_6H_4\left\langle\begin{array}{l} O.CO.O.C_2H_5 \\ \qquad\qquad\quad OH \\ NH.CO.CH.CH_3 \end{array}\right.$$

$$\text{und} \quad C_6H_4\left\langle\begin{array}{l} O.CO.C_6H_5 \\ NH.CO.CH_3 \end{array}\right.$$

stehen einander physiologisch noch recht nahe, namentlich in bezug auf antipyretische und antineuralgische Eigenschaften, während die chemisch nur durch eine CH_2-Gruppe unterschiedenen Verbindungen

$$C_6H_4\left\langle\begin{array}{l} O.C_2H_5 \\ NH.CO.CH_3 \end{array}\right. \quad \text{und} \quad C_6H_4\left\langle\begin{array}{l} O.C_3H_7 \\ NH.CO.CH_3 \end{array}\right.$$

schon beträchtliche physiologische Differenzen aufweisen.

Äthylphenazetin besitzt bemerkenswerte narkotische Eigenschaften. Die Wirkung der Substitution des H von OH und NH_2 im p-Aminophenol ist die folgende: Azetaminophenol hat kräftige antipyretische, antineuralgische und wahrscheinlich schwach narkotische Eigenschaften. Substitution des H der Hydroxylgruppe: 1. Durch Methyl-: Antipyretische und antineuralgische Wirkung etwas verstärkt. Geringere Methämoglobinbildung im Blut. 2. Durch Äthyl-: Antipyretische Wirkung erhalten. Narkotische Wirkung verstärkt. Viel geringere Methämoglobinbildung im Blut. 3. Durch Propyl-: Antipyretische Wirkung erhalten, eher etwas schwächer. Methämoglobinbildung im Blut verringert, aber stärker als bei Methyl- und Äthyl-. 4. Durch Amyl-: Antipyretische Wirkung verringert.

Das Maximum der antipyretischen und antineuralgischen Wirksamkeit liegt bei der Methylgruppe, die geringste Giftigkeit bedingt die Äthylgruppe. Die antipyretischen Eigenschaften nehmen mit steigender Grösse der substituierten Alkylgruppen ab.

Substitution des Wasserstoffs der Imidgruppe: 1. durch Äthyl-: Antipyretische und narkotische Eigenschaften nahezu gleich Null. Methämoglobinbildung im Blut nicht nachweisbar.

Substitution des Wasserstoffs der NH-Gruppe bei gleichzeitiger Besetzung des Wasserstoffs der OH-Gruppe (durch Äthyl).

1. Durch CH_3. Beim Hunde: Die narkotische Wirkung sehr verstärkt, die Methämoglobinbildung im Blut vermindert.

Beim Menschen: Die narkotische Wirkung verstärkt, die antineuralgische Wirkung ebenfalls verstärkt, die antipyretische Wirkung erhalten. Reizwirkung auf Magen und Nieren.

2. Durch C_2H_5. Beim Hunde: Die narkotische Wirkung sehr verstärkt, die Methämoglobinbildung im Blut vermindert.

Beim Menschen: Antipyretische und antineuralgische Wirkung erhalten.

3. Durch C_3H_7. Beim Hunde: Die narkotische Wirkung im ganzen geringer als bei Äthyl und Methyl. Rascher Ablauf.

Beim Menschen im ganzen geringer.

4. Durch C_5H_{11}. Die narkotische Wirkung sehr gering.

Das Maximum der narkotischen und antineuralgischen Wirkung liegt bei Methyl- (beim Hunde ist die Äthylgruppe ebenso wirksam).

Das Maximum der antipyretischen Wirkung liegt bei Methyl- und Äthyl-.

Die geringste Giftigkeit besitzt Äthyl-.

Die narkotischen und wahrscheinlich auch die antineuralgischen Eigenschaften nehmen vom Äthyl- an mit steigender Grösse der Alkylgruppe an Stärke ab [1]).

Der Komplex der physiologischen Wirkung selbst besteht aus der Wirkung der eingegebenen Substanz selbst plus der Wirkung ihrer Zersetzungsprodukte im Organismus. Phenazetin ist wenig giftig, weil es sich langsam in Azetaminophenol plus Äthyl spaltet.

Azetyl-o-phenetidin

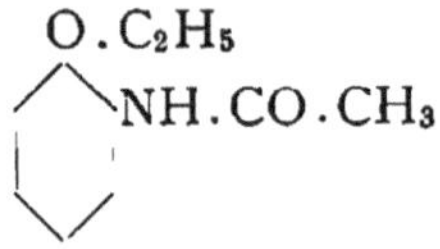

wirkt in mittleren Dosen antipyretisch, wie die entsprechende p-Verbindung; es ist aber bedeutend giftiger, als der letztgenannte Körper.

Also die vom Anilin abstammenden Antipyretika gehen im Organismus in solche Derivate des p-Aminophenols über, welche beim Kochen mit Säuren leicht freies Aminophenol abspalten. Exalgin und Pyrodin tuen es auch. — Das Zustandekommen der antipyretischen Wirkung bei diesen Körpern ist mit der Bildung von p-Aminophenol oder Azetaminophenol im Organismus verknüpft [2]). Es wurde erstens nämlich festgestellt, dass p-Aminophenol (in Form eines organischen Salzes

---

[1]) AePP. **33**. 216.

[2]) Zentralbl. f. inn. Med. 1897. Nr. 11.

versucht) und Azetaminophenol beträchtliche antipyretische und auch antalgische Wirkungen besitzen. Zweitens wurden die beiden H-Atome der Gruppen NH und OH im Azetaminophenol teilweise oder ganz durch Alkylgruppen ersetzt und nachgewiesen, dass alle diejenigen Alkylderivate, die antipyretisch, antalgisch, narkotisch wirken, im Organismus p-Aminophenol resp. leicht spaltbare Derivate desselben liefern. (Nachweis durch die Indophenolreaktion). Ein Alkylderivat hingegen, das im tierischen Körper kein p-Aminophenol abspaltete, zeigte auch keine ausgesprochenen antipyretischen und antalgischen Wirkungen. Es wurden untersucht:

Methazetin $C_6H_4\left<\begin{matrix}O.CH_3\\NH.CO.CH_3\end{matrix}\right.$

Phenazetin $C_9H_4\left<\begin{matrix}O.C_2H_5\\NH.CO.CH_3\end{matrix}\right.$

Azetaminophenolpropyläther $C_6H_4\left<\begin{matrix}O.C_3H_7\\NH.CO.CH_3\end{matrix}\right.$

} liefern p-Aminophenol leicht abspaltbar; wirken antipyretisch, antalgisch.

Ebenso liefern im Organismus p-Aminophenol und wirken:

Methylphenazetin

$$C_6H_4\left<\begin{matrix}O.C_2H_5\\N<\begin{matrix}CH_3\\CO.CH_3\end{matrix}\end{matrix}\right.$$

Propylphenazetin

$$C_6H_4\left<\begin{matrix}O.C_2H_5\\N<\begin{matrix}C_3H_7\\CO.CH_3\end{matrix}\end{matrix}\right.$$

Äthylphenazetin

$$C_6H_4\left<\begin{matrix}O.C_2H_5\\N<\begin{matrix}C_2H_5\\CO.CH_3\end{matrix}\end{matrix}\right.$$

Isopropylphenazetin

$$C_6H_4\left<\begin{matrix}O.C_2H_5\\N<\begin{matrix}C_3H_7\\CO.CH_3\end{matrix}\end{matrix}\right.$$

Hingegen liefert Äthylazetaminophenol $C_6H_4\left<\begin{matrix}OH\\N<\begin{matrix}C_2H_5\\CO.CH_3\end{matrix}\end{matrix}\right.$ kein Aminophenol, wirkt nicht antipyretisch und lauft unzersetzt durch den Organismus [1]).

Die Homologen des Phenetidins mit verschiedenen Alkylradikalen erwiesen sich sämtlich als stark giftig und die Harnstoffderivate zeigten durchgehend nicht den süssen Geschmack, der p-Phenetol- und der p-Anisol-Harnstoff auszeichnet. Spiegel und Sabbath [2]) untersuchten Derivate mit gesättigten, ungesättigten, primären, sekundären und tertiären aliphatischen, sowie gemischten Radikalen.

---

[1]) Treupel, Deutsche med. Wochenschr. 1895. 224. DRP. 79098.

[2]) BB. **34**. 1936.

Die vorzügliche Wirkung des Phenazetins, welches billig, dabei sicher und prompt entfiebernd wirkt, und äusserst geringe giftige Nebenwirkungen zeigt, dabei sich als ein mit dem Antifebrin gut konkurrierendes Antineuralgikum erwies, hat dem Phenazetin zu einer überraschend grossen Verbreitung verholfen.

Phenazetin bewirkt, wie Azetanilid, eine Verminderung der Kohlensäureausscheidung, desgleichen sinkt die Urinmenge bis 600 ccm, während die Harnstoffausscheidung nicht gleich beeinflusst wird. Es ist das unschädlichste aller Fiebermittel. Man war um so mehr bedacht analog gebaute, und daher analog wirkende Körper darzustellen, da der p-Aminophenolkern, welcher das eigentlich Wirksame darstellte nach mehreren Richtungen hin zahlreiche Variationen zuliess. Die Variationen waren vorzüglich nach drei Seiten hin möglich. 1. Es konnte statt des Aminophenols, statt des Kernes, ein homologer Körper eingeführt werden, 2. konnte das saure Radikal in der Aminogruppe, 3. das Alkyl, welches den Hydroxylwasserstoff ersetzt, variiert werden. Für solche Körper bestand nur in einer Richtung ein Bedürfnis. Phenazetin ist nämlich im Wasser sehr schwer löslich und wird daher langsam resorbiert. Es konnte also nur ein solcher Körper gegenüber dem Phenazetin reussieren, welcher im Wasser leichter löslich, und rascher zur Resorption und Wirkung gelangt. Bei diesen Darstellungen muss man vor allem in Betracht ziehen, dass der saure Rest, welcher Aminowasserstoff ersetzt, keineswegs so labil beschaffen sein darf, dass er schon von der Magensalzsäure abgespalten wird. In diesem Falle würde man nämlich salzsaures Phenetidin erhalten, welches wie alle Phenetidinsalze weit giftiger wirkt, als das azetylierte Derivat. Die acylierten Phenetidine (diese Forderung muss man an alle eingeführten stellen), dürfen von 2%iger Salzsäure nicht zerlegt werden.

Von den Variationen des Azetylrestes sind noch einige erwähnenswert.

Wenn man p-Aminophenoläther mit ameisensaurem Natron und etwas freier Ameisensäure erhitzt, so erhält man die Formylverbindung dieses Äthers, welche sich merkwürdigerweise wesentlich vom Phenazetin unterscheidet, dadurch, dass ihr antipyretische Eigenschaften so gut wie gar nicht zukommen; dagegen zeigt sie eine ausserordentlich grosse Einwirkung auf das Rückenmark, hebt die Wirkungen des Strychnins auf und ist somit ein vorzügliches Gegengift gegen dasselbe. Die ursprüngliche Vermutung, dass dieser Körper bei krampfhaften Zuständen von Wichtigkeit sein werde, hat sich anscheinend nicht bestätigt. Die depressive Wirkung auf das Rückenmark dürfte aber die Anwendung dieses Derivates für jeden anderen Zweck völlig ausschliessen[1]).

Ersetzt man den Azetylrest im Phenazetin durch den Propionylrest, so gelangt man zu einem Antipyretikum und Antineuralgikum, welches Mering Triphenin

$$C_6H_4\begin{cases}O.C_2H_5\\NH.CO.CH_2.CH_3\end{cases}$$

genannt hat. Es zeigt eine geringe Löslichkeit und langsame Resorption[2]) und darum eine milde Wirkung. Durch Substitution eines H im basischen Rest des p-Aminophenetols durch Valeriansäure erhielt man Valerydin $C_6H_4(OC_2H_5)NH.OC.C_4H_9$. Wird statt der Propionsäure Milchsäure eingeführt, so wirkt das entstehende Laktophenin weniger energisch entfiebernd, wird statt der Oxypropionsäure Dioxypropionsäure (Glyzerinsäure) eingeführt, so entsteht eine ganz unwirksame Substanz[3]), so dass die Anreicherung des Fettsäureradikals an OH-Gruppen dieses unangreifbar macht und die Wirkung des p-Aminophenols nicht ausgelöst werden kann. Ersetzt man den Azetylrest durch eine Laktylgruppe, so gelangt man zum Laktophenin[4])

$$C_6H_4\begin{cases}O.C_2H_5\\NH.CO.CH(OH).CH_3.\end{cases}$$

Die Laktylderivate des p-Phenetidins[5]), wie des p-Anisidins, des Methylanilins und Äthylanilins werden gewonnen durch Erhitzen der milchsauren Salze dieser Basen auf 130 bis 180° C oder durch Erhitzen der Basen mit Milchsäureanhydrid oder Milchsäureestern auf die gleiche Temperatur. Ebenso kann man sie erhalten durch Erhitzen der Basen mit Laktamid[6]). Eine einfache Modifikation scheint folgendes Verfahren zu bieten. Die Basen werden mit dem Chlorid oder Bromid einer α-Halogenpropionsäure behandelt und die gebildeten α-Halogenpropionylbasen in alkoholischer Lösung mit Natriumazetat gekocht, wobei unter Austritt von Halogen sich das Laktylderivat bildet, welches nach Abdestillieren des Alkohols mit Wasser gefällt wird[7]).

Die Reaktion geschieht nach folgender Gleichung:

$$C_6H_4\begin{cases}O.C_2H_5\\NH.CO.CHBr.CH_3\end{cases} + C_2H_3O_2Na + H_2O =$$

$$C_6H_4\begin{cases}O.C_2H_5\\NH.CO.CH.(OH).CH_3\end{cases} + NaBr + C_2H_4O_2.$$

[1]) DRP. 49075.

[2]) G. Gaude, Diss. Halle 1898.

[3]) Deutsch. Diss. Halle 1898.

[4]) Schmiedeberg, Ther. Mon. 1894. p. 442.

[5]) DRP. 70250, 90595.

[6]) DRP. 81539.

[7]) DRP. 85212.

Laktophenin ist leichter löslich, als Phenazetin. Die Laktylgruppe bewirkt, dass es stärker beruhigend, und nach einigen Beobachtern deutlich hypnotisch wirkt. Laktophenin hat eine, wenn auch nicht so grosse Verbreitung wie das Phenazetin, so doch eine sehr beträchtliche erlangt, wohl hauptsächlich infolge seiner vorzüglichen antineuralgischen Eigenschaften. Doch muss bemerkt werden, dass der Laktylrest im Laktophenin nicht so fest sitzt, wie der Azetylrest im Phenazetin und durch Salzsäure leichter abgespalten werden kann. Laktophenin wurde besonders von Jacksch [1]) bei Typhus empfohlen.

Eine Variation des Azetylrestes, welche sich aber in der Praxis nicht zu halten vermochte, stellt das Amygdophenin dar [2]).

$$\text{Amygdophenin } C_6H_4\begin{matrix} \diagup O.C_2H_5 \\ \diagdown NH.CO.CH(OH).C_6H_5, \end{matrix}$$

Dieser Körper wird dargestellt durch Erhitzen von Mandelsäure mit p-Phenetidin auf 130—170° C.

Es ist einfach im Phenetidin ein Wasserstoff der Aminogruppe durch den Mandelsäurerest ersetzt. Die Mandelsäure soll hier wohl eine ähnliche Funktion ausüben, wie etwa im Tussol (mandelsaures Antipyrin), zugleich aber entgiftend wirken. Es wirkt schwächer antipyretisch, als Phenazetin, hat aber stärkere antiseptische Eigenschaften, auf die es wohl nicht ankommt [3]). Hierbei ist es ein schwer lösliches voluminöses, Pulver. Es lässt sich experimentell nachweisen, dass die mangelhafte Wirkung dieses Phenetidinderivates mit aromatischem Säureradikal, darauf zurückzuführen ist, dass es wegen seiner schweren Löslichkeit vom Magendarmkanal schlecht resorbiert wird und überdies noch wegen der schweren Abspaltbarkeit des entgiftenden Säureradikales nur wenig p-Aminophenol in physiologische Reaktion treten kann, ein Verhalten, dem wir bei allen Substitutionsprodukten des Phenetidins mit aromatischen Radikalen begegnen werden [4]). Auch die Hydroxylgruppe im aromatischen Säurerest trägt zur Schwächung der Gesamtwirkung bei. Der Ersatz eines Aminowasserstoffes durch Methylglykolsäure $CH_3.O.CH_2.COOH$ im Phenetidin hatte gar keine Vorteile. Der Körper ist angeblich geruch- und geschmacklos. Die Lösungen schmecken bitter und beissen im Munde. Aber es ist durchaus nicht einzusehen, welcher theoretische Grund vorhanden sein könnte,

---

[1]) Prager med. W. 1894.

[2]) Versagte DRPAnm. v. 19. XI. 1894. Nr. 9138.

[3]) Zentralbl. f. inn. Med. 1895. Nr. 46.

[4]) Treupel u. Hinsberg. AePP. **33**. 216.

statt der Azetylgruppe einen Methylglykolsäurerest einzuführen. Der einzige Grund mag auch hier gewesen sein, dass man ein neues patentrechtlich geschütztes Phenetidinderivat mit gleicher Wirkung erhalten wollte. Dieses Präparat hat auch keine praktische Bedeutung erlangt. Es wurde Kryofin genannt.

In dieselbe Gruppe gehört noch Pyrantin, welches wir Piutti verdanken[1]). Die einzige Begründung für die Konstruktion dieses Körpers mag wohl die sein, dass hier beide Wasserstoffe der Aminogruppe im Phenetidin durch Säureradikale ersetzt sind.

Man lässt Bernsteinsäureanhydrid auf Phenetidin einwirken und gelangt so zum p-Äthoxyphenylsuccinimid[2]),

p-Äthoxyphenylsuccinimid 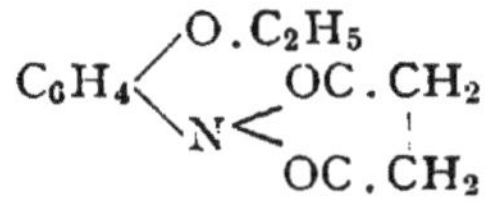

Das Natronsalz ist wasserlöslich. Es ist ein Antipyretikum von nicht sicherer Wirkung. Dieser Körper hat gar keine schädlichen Nebenwirkungen auf den Blutfarbstoff[3]). Aber schon Phenazetin zeichnet sich durch den Mangel dieser schädlichen Nebenwirkung aus, obgleich ein noch ersetzbarer Wasserstoff in der Aminogruppe vorhanden ist und aus dem früher Erwähnten wissen wir, dass auch das Ersetzen des zweiten Wasserstoffes in der Aminogruppe des Phenazetins durch eine Azetylgruppe dem so gebildeten Körper keine Vorzüge vor dem einfach azetylierten verleiht.

Übrigens ist Diazet-p-phenetidid

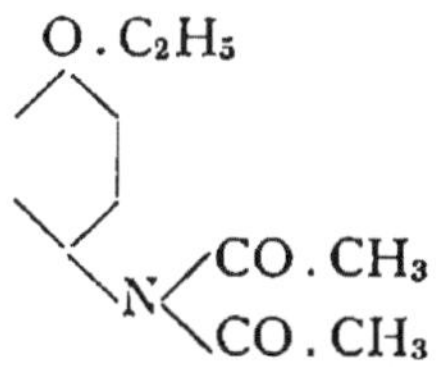

in welchem beide Wasserstoffatome durch Azetylradikale ersetzt sind, ein recht unbeständiger Körper. Eine Azetylgruppe wird schon durch Luftfeuchtigkeit allmählich abgespalten. Bistrzycki und Ulffers[4]) behaupteten, dass Diazet-p-phenetidid gegenüber dem Phenazetin eine wesentliche Steigerung der antipyretischen Wirkung aufweist; es genügen zur Hervorbringung der gleichen Wirkung um ein Viertel

[1]) Chem. Zeit. 1896. Nr. 54.

[2]) DRP. 73804, s. auch DRP. 88919.

[3]) D. Arch. f. klin. Med. **64**. 559.

[4]) DRP. 75611. BB. **31**. 2788.

geringere Dosen als von Monoazet-p-Phenetidid (Phenazetin). Dieses ist aus theoretischen Gründen, insbesondere wenn man die Resultate der Untersuchungen von Treupel und Hinsberg berücksichtigt, einfach unmöglich.

Der Körper selbst wird durch Erhitzen von Phenazetin mit 4 Mol. Essigsäureanhydrid durch 8 bis 10 Stunden in geschlossenem Gefäss auf 200° erhalten.

Man hat auch versucht, aus einem theoretischen Grunde, der mit dem Nencki'schen pharmakodynamischen Gesetze zusammenhängt, Zitronensäurederivate des Phenetidins als Ersatzmittel des Phenazetins zu konstruieren und auf den Markt zu bringen. Nencki hat, wie schon erwähnt, gezeigt, dass die toxischen Eigenschaften einer aromatischen Verbindung durch Einführung einer Karboxylgruppe schwächer werden oder sogar gänzlich schwinden können; wenn man nun in der Zitronensäure, welche ja dreibasisch ist, in einem Karboxyl ein Phenetidin substituiert, so erhält man einen Körper, welcher noch zwei freie Karboxylgruppen enthält.

$$\begin{array}{l} CH_2.COOH \\ | \\ C(OH).COOH \\ | \\ CH_2.CO(NH.C_6H_4.O.C_2H_5) \end{array}$$

Dieser Körper wird dargestellt ebenso wie die Diphenetidinzitronensäure

$$\begin{array}{l} CH_2.CO.NH.C_6H_4.O.C_2H_5 \\ | \\ C(OH).COOH \\ | \\ CH_2.CO.NH.C_6H_4.O.C_2H_5 \end{array}$$

durch Erhitzen von Phenetidin mit Zitronensäure, bezw. Zitronensäurechlorid oder -Ester eventuell unter Zusatz wasserentziehender Mittel auf 100 bis 200° C [1]).

Nach dem gleichen Verfahren kann man auch vom p-Anisidin statt Phenetidin ausgehend zur p-Anisidinzitronensäure gelangen.

Diese Monophenetidinzitronensäure wurde Apolysin genannt. Anfangs von Nencki und Jaworski [2]) als Phenazetinersatzmittel warm empfohlen, welches, selbst in grossen Dosen gegeben werden konnte, erwies es sich aber dem Phenazetin gegenüber als durchaus nicht überlegen. So zeigten die Untersuchungen von Jez [3]), dass es durchaus unschädlich, da selbst 8 g täglich keine unangenehmen Nebenwirkungen

---

[1]) DRP. 87428, 88548.

[2]) Deutsche med. W. 1895, 523. Allg. med. Zentral-Z. 1895. Nr. 60 u. 62, Zentralbl. f. klin. Med. 1895. Nr. 45.

[3]) Wr. klin. W. 1896. Nr. 2.

machten. Es wirkt auf Fieber nur wenig, und entbehrt völlig die Schmerz stillenden Eigenschaften des Phenazetins. Man sieht durchaus klar, wie die Anwesenheit der beiden freien Karboxylgruppen im Zitronensäurerest des Apolysin das Eintreten der eigentümlichen Phenetidinwirkung zu verhindern vermögen.

Das primäre Zitrat des p-Phenetidins und des p-Anisidins wird dargestellt durch einfaches Zusammenbringen von je einem Molekül Zitronensäure und p-Phenetidin in alkoholischer Lösung und die Lösung wird der Kristallisation überlassen[1]).

Gleichzeitig mit dem Apolysin kam ein anderes Zitronensäurederivat des Phenetidins auf den Markt. Die Zitronensäurederivate sollen nach der Anschauung der Darsteller nicht nur die Phenetidinwirkung, sondern auch die Zitronensäurewirkung hervorbringen. Die Zitronensäure hat eine „belebende und anregende" Wirkung auf das Herz und da nun das Phenetidin in grösseren Dosen Herz schwächende Wirkungen hat, so wirkt hier die Zitronensäure angeblich antagonistisch. Benario, welcher dieses von J. Roos dargestellte Derivat einführen wollte, behauptete, dass es das Triphenetidid der Zitronensäure sei, d. h., dass in der Zitronensäure jede Karboxylgruppe mit einem Phenetidin reagiert habe. Als Formel wurde angegeben:

$$\left.\begin{array}{r} CH_2.CO \\ OH.C.CO \\ CH_2.CO \end{array}\right\rangle (NH.C_6H_4.O.C_2H_5)_3$$

Die Untersuchungen von Hildebrandt[2]) zeigten aber, dass dieses angebliche Zitronensäurephenetidid nichts anderes sei, als das zitronensaure Salz des Phenetidins.

Zitrophen gibt nämlich mit Eisenchlorid direkt Rotfärbung, d. h. die Phenetidinreaktion, Apolysin, welches unter Wasseraustritt gebildet wurde, gibt diese Eisenreaktion direkt nicht, sondern erst nach Kochen mit Säure. Die physiologische Wirkung des Zitrophens kann sich daher von der eines anderen Phenetidinsalzes nicht unterscheiden. Es ist ja hier im Phenetidin nicht etwa ein Wasserstoff durch ein Säureradikal ersetzt, sondern es ist einfach ein Salz des Phenetidins vorhanden. Nun sind aber die Salze des Phenetidins als Blutgifte bekannt, wie wir früher ausgeführt haben. Dem Zitrophen muss daher die giftige Wirkung des durch Säureradikale nicht entgifteten Phenetidin zukommen. In der Praxis hat sich weder Apolysin, noch Zitrophen

[1]) DRP. 101951.

[2]) Zentralbl. f. inn. Med. 16. 1089.

bewährt. Apolysin zeigte vorerst die Eigentümlichkeit, dass es sich durch Säure im Magen leicht in Zitronensäure und Phenetidin zerlegt, eine unangenehme Nebenwirkung, wie sie auch manchmal schon bei Laktophenin bemerkt wird. Man beobachtet dann die Wirkung des salzsauren Phenetidins, welche sich zum Teile auch schon im Magen durch unangenehme Nebenwirkung äussert, zum Teile innerhalb des Kreislaufes die giftigen Erscheinungen des Phenetidins bewirkt. Aber innerhalb des Kreislaufes ist Apolysin nur äusserst schwer spaltbar, und daher die negativen Resultate Jez's. Wenn man einem Tiere subkutan Apolysin injiziert, so kann man im Harne weder Phenetidin noch Aminophenol nachweisen. Es gelingt dies erst nach anhaltendem Kochen mit Säuren, was darauf hindeutet, dass Apolysin unverändert in den Harn übergeht, weil der Säurecharakter dieser Substanz sie vor der Wechselwirkung mit dem Organismus bewahrt.

Das Salizylderivat des Phenetidins, welches sowohl schwer resorbierbar, als auch im Organismus schwer spaltbar ist, verhält sich nach dieser Richtung hin ähnlich, wie wir es bei den Salizylderivaten der anderen antipyretisch wirkenden Basen zu bemerken Gelegenheit hatten.

Salizylphenetidid

$$N \begin{cases} C_6H_4 . O . C_2H_5 \\ H \\ OC . C_6H_4 . OH \end{cases}$$

wirkt nicht oder nur sehr wenig.

Schubenko[1]), der diesen Körper zuerst untersuchte, glaubte erwarten zu können, dass infolge Verkettung des Phenetidins und der Salizylsäure eine weit grössere antifebrile und antirheumatische Wirkung entfaltet werden würde, als wie sie die Salizylsäure allein auszuüben vermag. Die weiteren Untersuchungen zeigten aber, dass der Körper gar nicht im Organismus zerlegt wird. Das Verhältnis zwischen präformierter und gepaarter Schwefelsäure im Harne änderte sich nach Einnahme dieser Substanz nicht, andererseits kann man im Menschenharn die Substanz als solche unzerlegt nachweisen. Es ist also ein indifferenter, weil im Organismus nicht angreifbarer, Körper. Dasselbe kann man auch bei Verwendung des Benzoylphenetidin und Anisylphenetidin beobachten, die aus gleichem Grunde wenig oder gar nicht wirksam sind. Insbesondere die Hydroxylgruppen im Säurerest schwächen augenscheinlich die Wirkungen der Gesamtsubstanz. So liefert die hydro-

---

[1]) Dissertation St. Petersburg 1892.

xylreiche Chinasäure ein ganz unwirksames Phenetidinderivat [1]). Auch Amygdophenin ist wenig wirksam.

Wenn man Salizylessigsäure mit Phenetidin auf 120° erhitzt, so entsteht

$$C_6H_4\langle\begin{matrix} COOH \\ O.CH_2.CO.NH.C_6H_4.O.C_2H_5 \end{matrix}$$

so dass nur die Essigsäuregruppe reagiert, bei stärkerem Erhitzen reagieren beide Karboxylgruppen und man erhält das Diphenetidid [2]).

Der erstgenannte Körper soll bei Ischias gute Wirkungen haben. Er wird Phenosal genannt, während die Verbindung des Antipyrins mit Salizylessigsäure den Namen Pyrosal trägt. Diese beiden Körper haben sich als sehr wenig wirksam gezeigt, was aus den angeführten theoretischen Gründen ja leicht erklärlich ist.

Um die schweissvertreibende Wirkung den Phenetidinderivaten zu verleihen, wurde Phenetidin mit Kampfersäure kombiniert, indem Kampfersäure mit Phenetidin bei 230° erhitzt wurde.

$$C_8H_{14}\langle\begin{matrix} CO \\ CO \end{matrix}\rangle N.C_6H_4.OC_2H_5.$$

Kampfersäurephentidid soll zugleich antipyretisch und antihydrotisch wirken [3]).

Koehler [4]) hat auf Veranlassung von Mering Phosphorsäuretriphenetidid, Azetylaminophenolbenzyläther und p-Toluolsulfonsäure-p-phenetidid auf ihre antithermische und antalgische Wirkung mit negativem Erfolg untersucht. Sie sind alle unschädlich und wirkungslos, weil der Organismus aus ihnen kein p-Aminophenol abspalten kann. Es verhalten sich also anorganische Säureradikale und Sulfosäuren wie aromatische resistent, ebenso aromatische Alkyle bei der Einführung in das Phenolhydroxyl, gegenüber der Abspaltung im Organismus.

Agarizinsäure-di-p-phenetidid $C_{32}H_{48}N_2O_5$ soll die schweisstreibende Wirkung der Agarizinsäure mit der antipyretischen des Phenetidins verbinden. Es entsteht beim Erhitzen von 2—2½ Mol.-Gew. Teilen p-Phenetidin mit 1 Mol. Agarizinsäure offen oder unter Druck bei 140—160° [5]). Agarizinsäuremono-p-phenetidid $C_{24}H_{39}NO_5$ entsteht bei der Reaktion zwischen je einem Mol. der beiden Komponenten oder als Nebenprodukt bei Verfahren DRP. 130073 [6]).

---

[1]) Ther. Mon. 1893. p. 582.

[2]) DRP. 98707.

[3]) C. Goldschmidt, Chem. Zeit. **1901**. 445

[4]) Diss. Halle 1899.

[5]) DRP. 130073.

[6]) DRP. 134981.

Interessante Derivate des p-Aminophenols hat noch Mering beschrieben[1]). Wenn man Chlorameisenäthylester auf p-Aminophenol einwirken lässt, so gelangt man zum p-Oxyphenylurethan

$$C_6H_4<^{OH}_{NH.COO.C_2H_5}.$$

Der Körper hat starke Wirkung mit Frosterscheinungen, ist aber dabei ungiftig.

p-Oxyphenylbenzylurethan wirkt erheblich schwächer als p-Oxyphenylurethan.

Das in kaltem Wasser sehr schwer lösliche Azetyl-p-oxyphenylurethan wird Neurodin genannt. Es ist ein Antineuralgikum, dem nebenbei prompte, zuweilen aber etwas schroffe antipyretische Wirkungen zukommen.

Ersetzt man im p-Oxyphenylurethan einen H in der HO-Gruppe durch Äthyl, so bekommt man p-Äthoxyphenylurethan von sicherer temperaturerniedrigender Wirkung, aber nicht frei von Nebenwirkungen. Das Azetylprodukt dieser Substanz ist Thermodin[2])

$$C_6H_4<^{O.C_2H_5}_{N<^{COO.C_2H_5}_{CO.CH_3}},$$

ein gutes Antithermikum, äusserst schwer löslich in Wasser, nach Mering das beste Antithermikum der Aminophenolreihe, auch antineuralgisch wirkend.

Mering[3]) fasst die Beziehungen zwischen den Aminophenolen und den Urethanderivaten in folgender Weise zusammen:

p-Aminophenol ist eine leicht veränderliche, stark reduzierend wirkende Substanz, welche das Blut durch Auflösen der Körperchen und Bildung von Methämoglobin zersetzt. p-Aminophenol wirkt jedoch weniger toxisch, als Anilin und ist ein energisches, aber nicht ungiftiges Antipyretikum.

Durch Eintritt eines Säureradikales (Azetyl-, Propionyl- oder höheren Homologen) in die Aminogruppe, mehr noch durch gleichzeitigen Eintritt eines Säureradikales in die Amino- oder Hydroxylgruppe wird die Giftigkeit des p-Aminophenols verringert. — Durch Eintritt eines Alkoholradikales, z. B. Äthyl- in die Hydroxylgruppe und eines Säureradikals, z. B. Azetyl- in die Aminogruppe (= Phenazetin) wird die

---

1) Ther. Mon. 1893. p 584. DRP. 69328, 73285.

2) Ther. Mon. 1893. p. 582.

3) Ther. Mon. 1893. p. 582.

toxische Wirkung des p-Aminophenols mehr herabgesetzt, als durch gleichzeitige Einführung eines Säurerestes in die Hydroxyl- und Aminogruppe.

Phenylurethan, ein Anilinderivat, ist giftiger als p-Oxyphenylurethan, welches das entsprechende Derivat des p-Aminophenols darstellt. Die an sich schon geringe Giftigkeit des p-Oxyphenylurethans wird durch Eintritt eines Säureradikales, wie dies die Versuche mit Neurodin gezeigt haben, weiter abgeschwächt.

Am unschädlichsten von den Körpern der Oxyphenylurethanreihe wirkt Thermodin.

Die durch Eintritt von Säureradikalen in Aminophenol erhaltenen Verbindungen wirken energischer als die alkylierten Aminophenolderivate, weil die Säuregruppe, z. B. Azetyl-, im Organismus analogerweise wie durch Kochen mit Alkalien oder Säuren leichter als die Alkylgruppen, z. B. Äthyl-, abgespalten wird.

Je weniger veränderlich die Derivate des an und für sich höchst unbeständigen p-Aminophenols sind, um so weniger toxisch wirken sie. p-Oxyphenylurethan ist im Vergleich zu Phenetidin oder Azetylaminophenol ungiftig, weil die letzteren Substanzen weniger beständig und leichter zersetzlich sind.

Die intensive Wirkung des p-Aminophenols erklärt sich durch die gleichzeitige Anwesenheit der Hydroxyl- und Aminogruppe. Durch Einführung von Säureresten, mehr aber noch durch Eintritt von Alkyl- oder Kohlensäureester (Urethan), wird die Reaktionsfähigkeit des p-Aminophenols gemindert und seine Wirkung gemildert.

Körper der Oxyphenylurethanreihe werden nach einem der Firma Merck geschützten Verfahren [1]) zur Darstellung von Kohlensäure- und Alkylkohlensäureäthern, von p-Oxyphenylurethanen bezw. von acylierten p-Aminophenolen gewonnen [2]). Lässt man auf die Lösung eines p-Oxyphenylurethans oder eines p-Acylaminophenols bei Gegenwart von Alkali Phosgengas einwirken, so scheidet sich der Kohlensäureäther der angewendeten Verbindung ab, z. B. Karbonat des p-Oxyphenyläthylurethans.

$$CO<\begin{matrix} O.C_6H_4.NH.CO.O.C_2H_5 \\ O\ C_6H_4.NH.CO.O.C_2H_5 \end{matrix}$$

Verwendet man statt Wasser Alkohol und statt Alkali Alkoholat, so erhält man gemischte Kohlensäureäther, z. B.

$$CO<\begin{matrix} O.C_2H_5 \\ O.C_6H_4.NH.CO.O.C_2H_5 \end{matrix}$$

[1]) DRP. 69328.

[2]) DRP. 85803.

Man kann auf die Weise darstellen: p-Azetanilidkarbonat

$$CO<\begin{matrix}O.C_6H_4.NH.CO.CH_3\\O.C_6H_4.NH.CO.CH_3\end{matrix}$$

p-Propionanilidkarbonat

$$CO<\begin{matrix}O.C_6H_4.NH.CO.C_2H_5\\O.C_6H_4.NH.CO.C_2H_5\end{matrix}$$

p-Benzoylanilidkarbonat

$$CO<\begin{matrix}O.C_6H_4.NH.CO.C_6H_5\\O.C_6H_4.NH.CO.C_6H_5\end{matrix}$$

p-Phenylurethankarbonat

$$CO<\begin{matrix}O.C_6H_4.NH.CO.O.C_2H_5\\O.C_6H_4.NH.CO.O.C_2H_5\end{matrix}$$

p-Phenylpropylurethankarbonat

$$CO<\begin{matrix}O.C_6H_4.NH.CO.O.C_3H_7\\O.C_6H_4.NH.CO.O.C_3H_7\end{matrix}$$

p-Kohlensäureazetanilidäthylester

$$CO<\begin{matrix}O.C_2H_5\\O.C_6H_4.NH.CO.CH_3\end{matrix}$$

p-Kohlensäureazetanilidpropylester

$$CO<\begin{matrix}O.C_3H_7\\O.C_6H_4.NH.CO.CH_3\end{matrix}$$

p-Kohlensäureazetanilidbutylester

$$CO<\begin{matrix}O.C_4H_9\\O.C_6H_4.NH.CO.CH_3\end{matrix}$$

p-Kohlensäurepropionanilidäthylester

$$CO<\begin{matrix}O.C_2H_5\\O.C_6H_4.NH.CO.C_2H_5\end{matrix}$$

p-Kohlensäurebenzanilidäthylester

$$CO<\begin{matrix}O.C_2H_5\\O.C_6H_4.NH.CO.C_6H_5\end{matrix}$$

p-Kohlensäurephenyläthylurethanäthylester

$$CO<\begin{matrix}O.C_2H_5\\O.C_6H_4.NH.COO.C_2H_5\end{matrix}$$

p-Kohlensäurephenylpropylurethanäthylester

$$CO<\begin{matrix}O.C_2H_5\\O.C_6H_4.NH.COO.C_3H_7\end{matrix}$$

p-Kohlensäurephenyläthylurethanpropylester

$$CO<\begin{matrix}O.C_3H_7\\O.C_6H_4\ NH.COO.C_2H_5\end{matrix}$$

Diese alle Körper sind Antipyretika und ausgesprochene Antineuralgika.

Die Farbwerke Höchst stellten p-Azetyläthylaminophenyläthylkarbonat[1]) dar, ein Aminophenol, welches in der Aminogruppe azetyliert und alkyliert, im Hydroxyl durch einen Kohlensäureäther ersetzt ist. Hierbei wird p-Aminophenol mit Alkylbromid in alkyliertes Aminophenol übergeführt und mit Essigsäureanhydrid das letzte Ammoniakwasserstoffatom durch die Azetylgruppe ersetzt, während die Hydroxylgruppe offen bleibt. Durch Einwirkung von Chlorkohlensäureäther auf die Salze dieses substituierten p-Aminophenols werden

[1]) DRP. 79098.

Kohlensäureäther von der allgemeinen Konstitution

$$CO<\begin{matrix} O\ Alk. \\ O - C_6H_4 - N<\begin{matrix} Alk. \\ Azyl. \end{matrix} \end{matrix}$$

gebildet [1]).

Es wurden auch Versuche gemacht, die Aminogruppe des Phenetidins mit aromatischen Aldehyden oder Ketonen reagieren zu lassen. Von diesen Versuchen sind, da sie ja nach demselben Schema gehen, nur wenige erwähnenswert.

Wenn man Salizylaldehyd auf Phenetidin einwirken lässt, so gelangt man ohne äussere Wärmezufuhr direkt oder in alkoholischer Lösung unter stärkerer Wärmeentwickelung und Abspaltung von einem Molekül Wasser zum Malakin [2]).

$$\text{Malakin}\ C_6H_4<\begin{matrix} O.C_2H_5 \\ N = CH.C_6H_4.OH \end{matrix}$$

Dieses Malakin ist unlöslich in Wasser und man konnte schon voraussetzen, dass es, wie die übrigen Salizylderivate, sich den spaltenden Eingriffen des Organismus gegenüber äusserst resistent verhalten werde.

Im Magen wird wohl durch die Salzsäure etwas Phenetidin abgespalten. Der Organismus selbst spaltet nur schwierig aus dieser Verbindung p-Aminophenol ab, daher sind sehr grosse Dosen notwendig. Man erzielt eine sehr langsame Wirkung und nur allmähliches Absinken der Temperatur. Da dieses Präparat teurer, die Dosen 8 mal so hoch genommen werden müssen, da ja nur ein Teil der Substanz überhaupt zur Wirkung gelangt, so konnte es sich in der Praxis nicht halten, um so mehr als es ja gar keine Vorzüge vor dem billigen Azetylderivate des Phenetidins aufweisen konnte.

Wenn man Phenetidin mit Azetophenon allein oder mit wasserentziehenden Mitteln erhitzt [3]), so erhält man den Körper

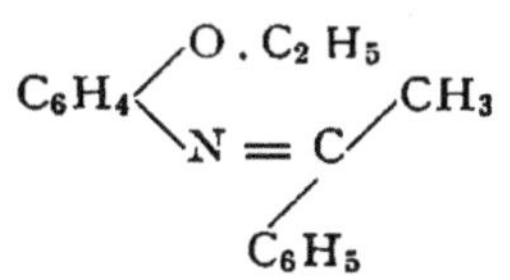

Die Darstellung des Azetophenonphenetidids [4]) geschieht am besten durch Zusammenbringen von Azetophenon und Phenetidin in einem evakuierten Kolben und Erhitzen bis zu starker Wasserausscheidung; hierauf wird der

---

[1]) DRP. 89595.

[2]) DRP. 79814, 79857.

[3]) DRP. 98840.

[4]) DRP. 87897.

ganze Kolbeninhalt fraktioniert destilliert. Das zitronensaure Salz des Azetophenonphenetidids kommt als Malarin in den Handel.

Malarin ist ein starkes Antipyretikum und Antineuralgikum. Hingegen ist die hypnotische und sedative Wirkung dieses Mittels wenig ausgeprägt[1]). Vor der Anwendung wird wegen seiner schroffen Wirkung und giftigen Nebenwirkungen gewarnt[2]).

Wenn man Zimtaldehyd auf Phenetidin einwirken lässt, so gelangt man zum Cinamylphenetol

$$N{<}^{C_6H_4 . O . C_2H_5}_{CH . CH = CH . C_6H_5}.$$

Dieses ist nicht indifferent, sondern es spaltet sich im Organismus in Zimtaldehyd bezw. Zimtsäure und p-Aminophenol. Über den therapeutischen Wert dieser von Schubenko dargestellten Substanz lässt sich nichts Bestimmtes sagen. Es wurden nach dem analogen pharmakologischen und chemischen Prinzipe eine Reihe von Substanzen dargestellt, aber praktisch nie verwendet, da die Körper keine neuen Eigenschaften bieten konnten:

Von Karl Goldschmidt[3]) eine Base aus p-Phenetidin und Formaldehyd, indem in stark saurer Lösung Phenetidin mit überschüssigem Formaldehyd bei Zimmertemperatur reagierte. Aus dem Reaktionsprodukt wurde die neue Base mit Natronlauge ausgefällt.

Von der Chininfabrik Zimmer & Co. in Frankfurt[4]) Vanillin-p-phenetidin durch Erhitzen von Vanillin mit Phenetidin.

Dieser Körper soll ausser seinen antipyretischen auch desinfizierende und styptische Wirkung haben. Schon wegen des teuren Ausgangsmateriales (Vanillin) ist die neue Verbindung als Phenazetinersatzmittel durchaus ungeeignet.

Vanillin-p-Aminophenolderivate kann man ferner erhalten[5]), wenn man, statt des Vanillins, Vanillinäthylkarbonat verwendet. Letzteres stellt man dar durch Einwirkung von Chlorameisensäureäther auf eine alkoholische Vanillinlösung bei Gegenwart von Ätzkali. Vanillinäthylkarbonat ist

$$C_6H_3 \begin{cases} COH \\ OCH_3 \\ O . COOC_2H_5. \end{cases}$$

[1]) Münch. med. W. 1898. 1174.

[2]) Pharm. Ztg. 1898. p. 115 u. 228.

[3]) DRPAnm. 10932.

[4]) DRP. 96342.

[5]) DRP. 101684.

Ferner kann man Vanillin durch Phenazylvanillin

$$C_6H_3\begin{cases} COH \\ OCH_3 \\ O\,.\,CH_2COC_6H_5 \end{cases}$$

und Phenetidin durch Azetophenon-p-aminophenoläther ersetzen.

Auf diese Weise werden dargestellt:

Vanillinäthylkarbonat-p-Phenetidin

$$C_6H_3\begin{cases} CH:N\,.\,C_6H_4\,.\,O\,.\,C_2H_5 \\ OCH_3 \\ O\,.\,COO\,.\,C_2H_5 \end{cases}$$

Phenazylvanillin-p-Phenetidin

$$C_6H_3\begin{cases} CH:N\,.\,C_6H_4\,.\,O\,.\,C_2H_5 \\ OCH_3 \\ O\,.\,CH_2\,.\,CO\,.\,C_6H_5 \end{cases}$$

Vanillin-Phenazyl-p-aminophenol

$$C_6H_3\begin{cases} CH:N\,.\,C_6H_4\,.\,O\,.\,CH_2\,.\,CO\,.\,C_6H_4 \\ OCH_3 \\ OH \end{cases}$$

Vanillinäthylkarbonat-Phenazyl-p-aminophenol

$$C_6H_3\begin{cases} CH:N\,.\,C_6H_4\,.\,O\,.\,CH_2\,.\,CO\,.\,C_6H_5 \\ OCH_3 \\ O\,.\,COO\,.\,C_2H_5 \end{cases}$$

Phenazylvanillin-Phenazyl-p-aminophenol

$$C_6H_3\begin{cases} CH:N\,.\,C_6H_4\,.\,O\,.\,CH_2\,.\,CO\,.\,C_6H_5 \\ OCH_3 \\ O\,.\,CH_2\,.\,CO\,.\,C_6H_5 \end{cases}$$

Vanillinäthylkarbonat-p-phenetidin ist in Dosen von 15 g bei Hunden noch nicht toxisch[1]). Es wirkt sehr sanft, wie nach dem vorhergesagten zu erwarten war. Es wurde Eupyrin genannt.

Anscheinend einen von dem Zimmer'schen Vanillin-p-phenetidid differenten Körper erhielt Karl Goldschmidt[2]) früher durch Erhitzen von Vanillin und Phenetidin auf 140° C und Eingiessen des Reaktionsproduktes in verdünnte Salzsäure.

Dieser Körper ist, im Gegensatze zum Zimmer'schen, in Wasser leicht löslich und in Äther unlöslich. Er soll wenig giftig, stark antineuralgisch, sowie schlafmachend wirken. Ähnlich lässt sich Protokatechualdehyd kondensieren und liefert ein therapeutisch gleichwertiges Produkt[3]). Noch intensivere hypnotische Eigenschaften zeigen angeblich die folgenden Kondensationsprodukte:

---

1) Overlach, Zentralbl. f. inn. Med. 1900. Nr. 45.

2) DRP. 91171.

3) DRP. 92756.

Protokatechualdehyddimethyläther-p-phenetidid und Opiansäure-phenetidid [1])

$$C_6H_3\begin{cases} OCH_3 \\ OCH_3 \\ CH:N.C_6H_4.O.C_2H_5 \end{cases} \qquad C_6H_2\begin{cases} OCH_3 \\ OCH_3 \\ COOH \\ CH:N.C_6H_4.O.C_2H_5 \end{cases}$$

Dieselbe Reaktion einer Aldehydgruppe mit der p-Phenetidinbase liegt der Darstellung eines Kondensationsproduktes von p-Phenetidin mit Furfurol zugrunde [2]). Beim Erhitzen molekularer Mengen der beiden Substanzen bis 110° C entsteht diese Verbindung, welche aber nach Angabe der Erfinder durch die Säurewirkung im Magen langsam in das Chlorhydrat des p-Phenetidins und Furfurol gespalten wird.

Dieses muss aber als nach zwei Richtungen hin schädlich erscheinen, weil innerhalb des Organismus eben nicht entgiftetes Phenetidinsalz zur Wirkung gelangt, andererseits die Abspaltung von Furfurol auf einer Schleimhaut zu heftigen Entzündungen der letzteren führen kann. (S. Allgemeiner Teil.)

Analog ist auch der Gedanke, Glukose und Galaktose mit p-Phenetidin zu kondensieren, was leicht gelingt, wenn man beide Teile in alkoholischer Lösung aufeinander wirken lässt [3]).

Zwecklos muss es erscheinen, wenn man den zweiten Wasserstoff in der Aminogruppe des Phenazetins durch Azetophenon ersetzt, indem man Bromazetophenon mit Phenazetinnatrium reagieren lässt

$$C_6H_4\begin{cases} O.C_2H_5 \\ N-Na \\ \quad\diagdown CH_3.CO \end{cases} + C_6H_5.CO.CH_2Br = BrNa + C_6H_4\begin{cases} O.C_2H_5 \\ N.CH_2.CO.C_6H_5 \\ \quad\diagdown CH_3.CO \end{cases}$$

Städel erhielt aus Bromazetophenon und Phenetidin das

$$\text{Phenazylidin } C_6H_4\begin{cases} O.C_2H_5 \\ NH.CH_2.CO.C_6H_5 \end{cases}$$

dieses erzeugt fast gar keine Temperaturabnahme, dagegen starke Diarrhöen und Blasenkatarrh.

Da das Azetylderivat des Phenetidins, die klassische Substanz dieser Gruppe, das wir unter dem Namen Phenazetin kennen, nur den einen Übelstand aufweist, dass es schwer löslich ist, hat man sich immer bemüht, durch Einführung von Gruppen diesen Körper in einen leicht löslichen zu verwandeln. Die gewöhnlichste Methode, solche

---

[1]) DRP. 92757.
[2]) DRP. 96658.
[3]) DRP. 97736.

leicht lösliche Derivate darzustellen, ist, wie wir im vorhergehenden schon ausgeführt, die, dass man sie in Sulfosäuren oder durch Einführung von Karboxylgruppen in organische Säuren verwandelt. Aber die Einführung dieser sauren Gruppen hebt, wie im allgemeinen Teile auseinandergesetzt wurde, die Wirkung des Grundkörpers ganz oder grösstenteils auf. Die Antipyretika verdanken ja zum grossen Teile ihre fieberherabsetzende Wirkung einer Beeinflussung der nervösen Zentren und Paul Ehrlich hat in schöner Weise gezeigt, wie die Verwandtschaft gewisser Stoffe zum Zentralnervensystem verschwindet, sobald in das Molekül Sulfosäuregruppen eintreten. Daher sind die von der Schering'schen Fabrik eingeführten Präparate: Phenazetinsulfosäure und Phenazetinkarbonsäure, welche beide leicht löslich sind, unwirksam.

Phenazetinsulfosäure $C_6H_3\begin{cases} SO_3H \\ O.C_2H_5 \\ NH.CO.CH_3 \end{cases}$

Phenazetinkarbonsäure $C_6H_3\begin{cases} COOH \\ O.C_2H_5 \\ NH.CO.CH_3 \end{cases}$

Schmidt[1]) versuchte durch Einschieben einer Säuregruppe in den Azetylrest die Löslichkeit zu bewirken. Er machte Äthoxysuccinanilsäure

$$C_6H_4<\begin{matrix} O.C_2H_5 \\ NH.CO-CH_2-CH_2-COOH, \end{matrix}$$

Äthoxytartranilsäure

$$C_6H_4<\begin{matrix} O.C_2H_5 \\ NH.CO-CH(OH)-CH(OH)-COOH. \end{matrix}$$

Diesen Substanzen kommen aber infolge Einführung der Säuregruppen antifebrile Eigenschaften nicht mehr zu.

Das Natriumsalz der p-Äthoxytartranilsäure, welche durch Einwirkung von Weinsäure auf p-Phenetidin entsteht, zeigte sich bei den Versuchen von Hans Aronsohn bei Mäusen weniger giftig als Phenazetin. Es konnte sogar durch lang andauernde Verfütterung eine Art Immunität gegen die Verbindung erzielt werden. Phthisiker, welche ein Gramm erhielten, zeigten keine Temperaturherabsetzung. Dieselben negativen Resultate zeigte die Succinanilsäure $C_6H_5.NH.CO.C_2H_4.COOH$. Daraus geht hervor, dass, wo und auf welche Weise man auch immer die saure Gruppe in das Molekül des Antifebrins und Phenazetins einführen mag, die Wirkung des Fiebermittels aufhört.

[1]) S. auch Bunzel: Fiebermittel, Stuttgart 1898.

Auch die Verbindung

$$C_6H_4 < \begin{matrix} O.C_2H_5 \\ NH.CH_2.COOH \end{matrix}$$

Äthoxyphenylglyzin, aus p-Phenetidin und Chloressigsäure, erwies sich aus gleichen Ursachen als unwirksam.

Der Eintritt anderer sauerstoffhaltiger Gruppen, wenn sie auch keine sauren Eigenschaften haben, kann die antithermische Aktivität aufheben, z. B. wirkt Azetyl-p-Aminoazetophenon

$$C_6H_4 < \begin{matrix} CO.CH_3 \\ NH.CO.CH_3 \end{matrix}$$

d. h. Antifebrin, in welches in Parastellung die Gruppe $CO.CH_3$ eingetreten, nicht mehr fieberwidrig, obwohl seine tödliche Dosis derjenigen des Phenazetins gleichkommt, denn es kann sich aus dem Azetyl-p-Aminoazetophenon kein p-Aminophenol im Organismus bilden.

Eine ganze Reihe ähnlich in bezug auf Antipyrese wirkungsloser Körper wurde dargestellt durch Einwirkung von Chloressigsäure auf Brenzkatechin oder Pyrogallol bei Gegenwart von Phosphoroxychlorid und die gebildeten Chlorazetophenone lässt man mit den entsprechenden Basen reagieren (Nencki) [1]).

Nach diesen Misserfolgen versuchten Schmidt und Majert [2]) die Löslichkeit des Phenazetins durch Einführung einer salzbildenden Aminogruppe in den Azetylrest zu bewirken und erhielten das Phenokoll (Aminophenazetin)-Glykokoll-p-Phenetidid

$$C_6H_4 < \begin{matrix} O.C_2H_5 \\ NH.CO.CH_2.NH_2 \end{matrix}$$

Dieses erhält man wie alle Glykokollderivate der azetylierten antipyretisch wirkenden Basen, wenn man auf die Monobromderivate (in diesem Falle auf Bromazet-p-phenetidin) alkoholisches Ammoniak 12—24 Stunden bei 50—60° einwirken lässt, oder man lässt salzsauren Glykokollmethyl- oder -äthylester oder Glykokollamid auf p-Phenetidin 5—6 Stunden lang bei 130—150° einwirken.

Salizylsaures Phenokoll (Salokoll genannt) ist in Wasser schwer löslich, während die anderen Phenokollsalze leicht löslich sind. Es wirkt wie Phenokoll. Dieses selbst besitzt noch antipyretische und antineuralgische Eigenschaften.

Die Wirksamkeit des Phenazetins geht somit durch Einführung basischer Gruppen nicht verloren.

Nach Mosso [3]) ist Phenokoll nur bei solchen Fiebern antipyretisch

---

[1]) Journ. f. prakt. Ch. **23**. 147. 538. DRP. 71312.

[2]) DRP. 59121, 59874.

[3]) AePP. **32**. 402.

wirksam, welche durch septische Infektionen bedingt sind. Es setzt die Temperatur nur vorübergehend herunter, da es sehr schnell durch die Nieren ausgeschieden wird. Es hat eine antiseptische und antifermentative Wirkung, wenn auch keine so bedeutende wie Chinin. Auf niedere Organismen, insbesondere auf Plasmodien, wirkt es nicht wie Chinin.

Die Möglichkeit, zu leicht löslichen Derivaten des Phenazetins zu gelangen, indem man eine zweite Aminogruppe in den Kern einführt, muss von vorneherein von der Hand gewiesen werden, da durch den Eintritt einer zweiten Aminogruppe die Giftigkeit erheblich gesteigert wird.

Trotz aller Erfahrungen und Erwägungen über die Umwandlung von wirksamen Körpern in Substanzen mit Säurecharakter wurde Phesin, ein Sulfoderivat des Phenazetins, empfohlen. Nach den vorliegenden Angaben ist Phesin kein Blutgift[1]) (auch Phenazetin ist ja keines). Die toxische Natur ist durch die Sulfurierung sehr geschwächt. Bei einem Kaninchenversuch wurde mittelst Phenazetin ein Tier in $^{5}/_{4}$ Stunden durch ein Gramm getötet, während die doppelte Dosis Phesin ein gleiches Kaninchen ohne jedwede Symptome beliess. Nach einer Dosis von 4 g konnte man geringe, der Phenazetinvergiftung ähnliche Erscheinungen bemerken, nach welchen jedoch Heilung auftrat. Nach subkutaner und intravenöser Verabreichung von 2 bis 3 g Phesin konnte keine Veränderung der Atemkurve wahrgenommen werden. Der Blutdruckversuch fiel negativ aus. Bei täglicher Dosis von 2—3 g Phesin, die freilich für Kaninchen enorme Dosen sind, werden die Tiere chronisch vergiftet, sie sind appetitlos, sterben am Erstickungstod infolge Lähmung der Atemmuskulatur. Die Lähmung ist kurareartig, der Tod erfolgt in 5—6 Tagen. Das Phesin soll eine antipyretische Wirkung haben, welche ihr Maximum viel rascher als das Phenazetin erreicht, aber die Wirkung soll von viel kürzerer Dauer sein[2]). Da aus dem Phesin im Organismus sich kein p-Aminophenol zu bilden vermag, muss auch nach der Regel von Treupel und Hinsberg diese Substanz als unwirksam angesehen werden.

Die praktisch wertlosen Methoden der Sulfurierung des Phenazetins, welche ja analog sind denen des Azetanilid, sind oben schon angeführt. Man kann analog vorgehen, indem man Phenetidin mit konzentrierter Schwefelsäure behandelt und dann die gebildete Sulfosäure azetyliert[3]), oder, wie Georg Cohn

---

[1]) Vamossy u. Fenyvessy, Ther. Mon. 1897. p. 428.

[2]) Ebenda.

[3]) DRP. 98839.

vorgeschlagen, indem man Phenazetin mit der dreifachen Menge konzentrierter Schwefelsäure so lange auf dem Wasserbade erhitzt, bis sich eine Probe in Wasser klar löst. Die Sulfosäure wird auf dem üblichen Wege dann isoliert [1]).

Anders scheinen sich die Körper zu verhalten, wie G. Fuchs angibt, wenn man den Ester eines solchen Säurederivates verwendet. p-Azetaminophenoxylessigsäureester soll stark antipyretische Eigenschaften haben, aber in der Medizin nicht anwendbar sein, weil die gewöhnlichen Gaben Übelkeit und Erbrechen bewirken. Dabei führte der Erfinder den Ester in das Amid über, welches prompt antipyretisch wirken soll. Das Präparat wurde nicht eingeführt, was wohl ebenfalls an den mangelhaften Wirkungen liegen wird, so dass auch in diesem Falle die Theorie recht behält.

Zur Darstellung des Amids ging man entweder von p-Nitrophenoxylessigsäure aus, veresterte und reduzierte dann den Ester, azetylierte das entstandene Aminoprodukt und führte durch konzentriertes Ammoniak den Ester in das Amid über [2]).

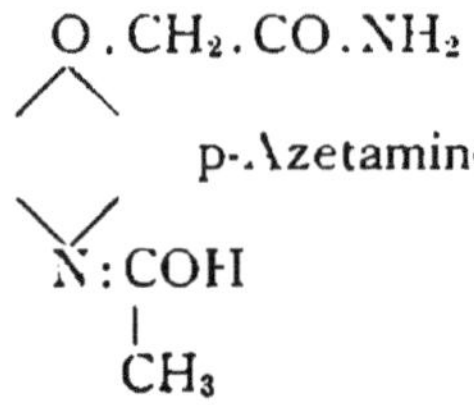

p-Azetaminophenoxylazetamid.

Einfacher ist es, Azet-p-Aminophenol mit Monochlorazetamid $ClCH_2.CO.NH_2$ bei Gegenwart der berechneten Menge alkoholischen Kalis bei Siedehitze reagieren zu lassen, um zu diesem Körper zu gelangen [3]). Das identische Laktylderivat erhält man, wenn man vom Laktyl-p-Aminophenol ausgeht [4]).

Schon früher haben wir jene Variation des Phenazetins kurz gestreift, bei welcher der Imidwasserstoff durch Alkylradikale (Methyl-, Äthyl-) ersetzt wird [5]). Diese Körper, Methylphenazetin und Äthylphenazetin sind ungiftig, haben eine vom Phenazetin differierende Wirkung, da sie nicht oder nur sehr wenig antipyretisch wirken, hingegen aber schwach hypnotische Eigenschaften zeigen.

Man stellt sie dar [6]) durch Behandlung von Phenazetinnatrium mit Alkyljodiden oder durch Behandeln von p-Alkylphenetidin mit Essig-

---

[1]) DRPAnm. 8138. s. auch Liebig's Ann. **309**. 233.

[2]) DRP. 96492.

[3]) DRP. 102315, Münch. med. W. 1898. 1173.

[4]) DRP. 102892.

[5]) DRP. 57337, 57338.

[6]) DRP. 53753, 54990.

säureanhydrid oder schliesslich, indem man zuerst p-Azetylaminophenol in seine Dinatriumverbindung verwandelt und mit Alkylhaloiden in Umsetzung bringt.

Es ist bemerkenswert, dass die narkotische Wirkung des Phenazetins durch den Eintritt des Methyls oder Äthyls in den Ammoniakrest bedeutend erhöht wird. 0,45 g pro kg Tier machen eine viele Stunden andauernde tiefe Narkose ohne Nebenerscheinungen. Beim Menschen machen 1—2 g noch keine nachteilige Wirkung.

Das N-Isopropylphenazetin $C_6H_4 \langle {O.C_2H_5 \atop N \langle {CH \langle {CH_3 \atop CH_3} \atop CO.CH_3}}$ hat erheblich schwächere narkotische Eigenschaften, wie die beiden niedrigeren Homologen. Auch N-Propylphenazetin, N-Butylphenazetin und N-Amylphenazetin zeigen gegenüber den beiden ersten Gliedern der Reihe eine bedeutend abgeschwächte narkotische Wirkung. Das Maximum derselben wird demnach für die homologen N-Alkylphenazetine bei der durch Äthyl- substituierten Verbindung erreicht, hingegen liegt das Maximum der Antipyrese bei den im Hydroxyl substituierten Azetaminophenolen beim Methyl- und wird bei den homologen immer schwächer. Die Äthylverbindung (Phenazetin) wirkt nur am stärksten narkotisch.

Ebenfalls ein Derivat, bei welchem ein Alkylrest in die basische Gruppe eingeführt wurde, ist Benzylphenetidin

$$C_6H_4 \langle {O.C_2H_5 \atop NH.CH_2.C_6H_5}$$

Dieses entsteht durch Einwirkung von Benzylchlorid auf p-Phenetidin [1]).

Es soll ungiftig, antipyretisch etc. wirken, wurde praktisch aber nicht verwendet.

Von grösserem Interesse wären Körper gewesen, bei welchen eine zweite durch Alkyl gedeckte Hydroxylgruppe vorhanden wäre, sie wären ohne Zweifel in der antalgischen etc. Wirkung dem Phenazetin überlegen, wenn auch in der Darstellung teurer.

Es liegt nur ein solcher Versuch vor.

Brenzkatechindiäthyläther wurde nitriert, reduziert und das entstandene Monaminoderivat azetyliert. Man hat nun Azetylaminodiäthylbrenzkatechin, wobei die beiden Äthoxygruppen in der Orthostellung zueinander stehen.

---

[1]) DRP. 81743.

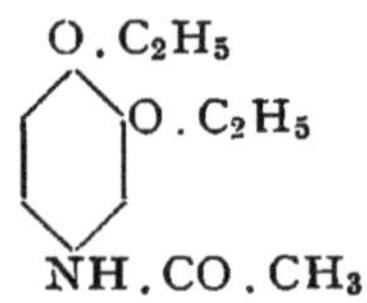

Therapeutische oder physiologische Versuche mit dieser Substanz liegen nicht vor. Versuche, andere Aminoderivate als die der Parastellung in die Therapie einzuführen, scheitern an der höheren Giftigkeit des o- und m-Aminophenols gegenüber dem p-Aminophenol, während die antipyretische Wirkung nicht erhöht ist.

Ganz verunglückt erscheinen aber die Versuche durch Einführung eines zweiten basischen Restes, einen dem Phenazetin überlegenen Körper aufzubauen, sind aber von hohem theoretischen Interesse, da ein zweiter basischer Angriffspunkt für den Benzolring dadurch gegeben ist und tatsächlich zeichnet sich der Körper durch stärkere antipyretische Eigenschaften vor dem Phenazetin aus, welche aber in der Praxis gar nicht erwünscht erscheinen, dabei nimmt die Giftigkeit des Körpers entschieden gegenüber dem Phenazetin zu.

Zur Darstellung des Diazetylderivates des op-Diaminophenetols wird α-Dinitrophenetol reduziert und hierauf nach den üblichen Methoden azetyliert [1]).

Eine weitere Variation war, dass man p-Aminophenol in der Aminogruppe monalkylierte und hierauf in beiden Seitenketten azetylierte. Diese Körper sollen hervorragend antalgisch und namentlich narkotisch wirken und darin dem Phenazetin überlegen sein, wurden aber in die Praxis nicht eingeführt. Sie unterscheiden sich von dem oben besprochenen Methyl- oder Äthylphenazetin dadurch, dass die Hydroxylgruppe, statt durch einen alkoholischen, durch einen sauren Rest gedeckt ist

Zu den Kombinationen von zwei wirksamen Körpern, bei welchen auch die entgiftende Säuregruppe nach der Abspaltung im Organismus für sich therapeutische Wirkungen ausübt, gehören die Phenoxazet-p-aminophenolderivate.

Phenoxazetsäure wird durch Einwirken von Chloressigsäure auf Phenol erhalten [2]), diese Säure wird in molekularen Mengen mit p-Phenetidin, resp. anderen Basen, auf 120—140° erhitzt, bis keine Wasserabspaltung mehr stattfindet.

Nach diesem Verfahren lassen sich darstellen Phenoxazet-p-aminophenol, Phenoxazet-p-anisidid, Phenoxazet-p-phenetidid, o-Kresooxazet-p-phenetidid sowie die entsprechende m- und p-Verbindung und Guajakoxazet-p-phenetidid [3]).

---

[1]) DRP. 77272.

[2]) DRP. 108241.

[3]) DRP. 82105, 83538.

Die Phenoxyessigsäure konnte für sich trotz ihrer antiseptischen Eigenschaften keine Verwendung finden, da sie bitter und zugleich sauer schmeckt und einen eigentümlichen Geruch besitzt. Hingegen ist Phenoxyessigsäureanhydrid $C_6H_5 . O . CH_2 . CO . O . CO . CH_2 . O . C_6H_5$ ungiftig, geschmack- und geruchlos.

Das Anhydrid entsteht bei Behandlung der phenoxyessigsauren Salze mit Phosphoroxychlorid in Toluol[1]).

Ein äusserst merkwürdiges Verhalten zeigen die Karbamide des p-Phenetidins und des p-Anisidins. Diese Körper wirken antipyretisch, schmecken dabei aber auffällig süss, letzterer schwächer als ersterer.

Man stellt p-Phenetolkarbamid[2])

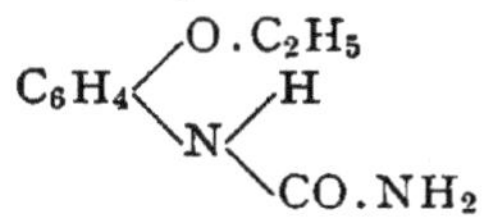

dar durch Einleiten von Phosgengas in die Benzollösung des Phenetidins, es fällt die Hälfte als salzsaures Phenetidin heraus, während die andere Hälfte sich in

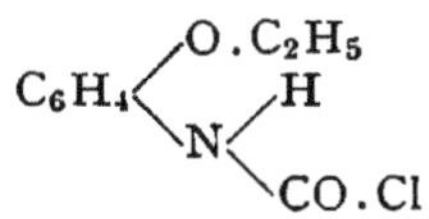

umwandelt, durch Einleiten von Ammoniakgas erhält man Phenetolkarbamid.

Denselben Körper kann man einfacher erhalten[3]), wenn man äquimolekulare Mengen von symmetrischem Di-p-Phenetolharnstoff und gewöhnlichem Harnstoff oder karbaminsaurem Ammonium oder käuflichem Ammoniumkarbonat im Autoklaven auf 150 bis 160° erhitzt.

p-Phenetolkarbamid, Dulzin genannt, wird weder als Süssstoff noch als Antipyretikum benützt, er ist 250mal süsser als Zucker[4]).

Erwähnen wollen wir noch das Derivat, welches man bei der Kondensation der Oxalsäure mit Phenetidin erhält, das Di-p-Phenetidyloxamid

$$\begin{array}{l} CO . NH . C_6H_4 . O . C_2H_5 \\ CO . NH . C_6H_4 . O . C_2H_5 \end{array}$$

Es sollte zur Darstellung anderer Phenetidinderivate dienen, das Patent[5]) wurde aber alsbald aufgelassen.

Aber die Variationen des p-Aminophenols gingen noch weiter, es wurde noch eine neue Seitenkette eingeführt. Dieser Körper war

---

[1]) DRP. 120722.

[2]) DRP. 63485.

[3]) DRP. 73083.

[4]) Ber. d. Deutsch. Pharm. Ges. 15. 1905. Heft 2.

[5]) DRP. 79099.

das Thymazetin $C_6H_2 . CH_3 (1) . O . C_2H_5 (3) . C_3H_7 (4) . NH . CO . CH_3 (6)$ und erwies sich als ein gutes Antineuralgikum[1]), es geriet wohl infolge seines, wegen der teuren Ausgangssubstanz, hohen Preises bald in Vergessenheit.

Man kann Thymazetin darstellen aus den Salzen des p-Mononitrothymols mit Hilfe der Halogenverbindungen des Äthyls oder mit äthylschwefelsaurem Kali oder durch Nitrieren des Thymäthyläthers. Hierauf wird die Nitroverbindung reduziert und azetyliert [2]).

Zu diesem Körper wurde von anderer Seite noch das entsprechende Glykokollderivat dargestellt, um zu leicht löslichen Derivaten dieser Substanz zu gelangen.

Man verfährt wie bei der Darstellung des Thymazetins, aber statt zu azetylieren, behandelt man die Aminobase mit Chlorazetylchlorid und führt die Aminogruppe für das Halogen ein und erhält Äthoxyaminoazetylthymidin resp. dessen leicht lösliche Salze [3])

$$C_6H_2 \left\langle \begin{array}{l} CH_3 . 1 \\ O . C_2H_5 . 3 \\ C_3H_7 . 4 \\ NH . CO . CH_2 . NH_2 . 6 \end{array} \right.$$

Die Variationen des Azetyl-p-Aminophenols, bei welchen das Hydroxyl durch verschiedene Alkylgruppen ersetzt ist, sind eigentlich an Zahl bescheiden. Wir erwähnten Methazetin (Azetylaminophenolmethyläther), Phenazetin, die Äthoxyverbindung.

Bei Einwirkung von Glyzerin-α-monochlorhydrin auf Azetyl-p-aminophenol in alkoholischem Kali bei 110° C erhält man den Glyzerinäther, welcher wohl nur Nachteile, aber keine Vorteile vor dem Phenazetin haben kann.

Zu den erfolglosesten Bemühungen in der Arzneimittelsynthese gehört das bei jungen Synthetikern und bei jungen Fabrikanten so beliebte Einführen von Halogen in bekannte Arzneikörper. Um so erfolgloser muss so ein Bemühen erscheinen, wenn zur Einführung eine Grundsubstanz gewählt wird, die an und für sich sehr teuer ist. Da die mit Brom oder Jod substituierten und addierten Körper meist keine besonders hervorragenden Wirkungen, insbesondere keine neuen verwertbaren Eigenschaften zeigen, so fristen sie meist nur ein Eintagsdasein. In der Thallinperiode wurde ein Jodadditionsprodukt des Thallinsulfates als Thallinperiodat eingeführt, und Grenville behandelte damit Karzinome angeblich mit bestem Resultat. Das Jodopyrin ist Jodantipyrin, in dem ein Wasserstoff der Phenylgruppe durch Jod ersetzt ist.

---

[1]) Ther. Mon. 1892. p. 138.

[2]) DRP. 67568.

[3]) DRP. 71159.

Der Körper wirkt wie Antipyrin und Jod, hat aber vor einer Mischung beider keinen Vorteil, soll aber angeblich wegen Ersatz des Wasserstoffes weniger giftig sein, als Antipyrin [1]. Das Jodantifebrin scheint aber beide Wirkungen (Antifebrin und Jodwirkung) einzubüssen, da es nicht resorbiert wird, wohl wegen seiner äusserst schweren Löslichkeit. Dem Jodophenin, dem Trijodderivat des Phenazetins, wusste man nur nachzusagen, dass es antibakteriell wirke [2]. Dieses Jodsubstitutionsprodukt hat in der medizinischen Welt auch gar keine Beachtung gefunden. Es zersetzt sich in allen Lösungsmitteln unter Abgabe von Jod, wirkt durch Abspaltung von Jod antiseptisch, da aber die Jodmenge sehr gross ist, so wirkt das neue Präparat ebenso reizend, wie eine reine Jodlösung und besitzt demnach vor dieser keine Vorzüge [3]. Ebenso wenig das Chinjodin, ein Jodsubstitutionsprodukt des Chinins, welches leicht spaltbar ist und bei Gesunden und Kranken den Stickstoffwechsel regelmässig steigert.

Jodchinin und Jodcinchonin erhält man durch Behandeln der Base in sehr verdünnter salzsaurer Lösung mit Chlorjod in Salzsäure in molekularen Verhältnissen; macht man alkalisch, so fällt ein rein weisser Niederschlag heraus [4].

Von Bromderivaten der Antipyretika wollen wir nur eines erwähnen, das Monobromphenylazetylamid, also ein Brom substituiertes Säureamid, welches die sedativen Wirkungen der Bromalkalien mit den sedativen Wirkungen der Säureamide verbindet. Therapeutische Erfahrungen über diesen Körper liegen nicht vor.

Es lässt sich also die Regel aufstellen, dass Substitutionen mit Brom oder Jod bei den antipyretisch wirkenden Mitteln nie neue verwertbare Eigenschaften des neuen Körpers zutage fördern und man höchstens zu Körpern gelangt, welche ebenso wirken, wie die Mischung von einem Halogenalkali mit dem reinen Antipyretikum. Es ist auch von vorneherein nicht abzusehen, auf welcher theoretischen Überlegung Synthesen dieser Art beruhen sollen, und welche neue Eigenschaften der Erfinder zu erlangen gedachte. Aber wir glauben nicht irre zu gehen, wenn wir annehmen, dass bei der grossen Reihe der noch zu findenden Körper noch immer eine grosse Reihe von Halogensubstitutionsprodukten, sowie von Sulfosäuren dieser Körper zwecklos dargestellt werden wird.

---

[1] Von Dittmar 1885 dargestellt, von E. Münzer geprüft.

[2] DRP. 58409.

[3] Siebel, Deutsche med. Ztg. 1891. 527.

[4] DRP. 126796. Ostermayer, Erfurt.

Allgemeine Betrachtungen über die Antipyretika.

Wir haben gesehen, wie eine Reihe von Bestrebungen zur Darstellung synthetischer Antipyretika davon ausging, einen dem Chinin, dem souveränen und gegen Malaria spezifischen Antipyretikum, analogen Körper aufzubauen, eine Absicht, welche bis nun als misslungen zu betrachten ist. Eine andere Reihe von Körpern mit antipyretischen Wirkungen beruht auf der Grundbeobachtung, dass die Einführung eines basischen Restes in den Benzolring dem letzteren antipyretische Wirkungen verleiht. (Anilin, Phenylhydrazin.) Die Pyrazolonreihe verdankt ihre Entstehung einer missverständlichen Auffassung der zugrunde liegenden Reaktion, welche eigentlich zur Bildung eines chininähnlichen Körpers dienen sollte.

Wir haben auseinandergesetzt, wie zahlreich die möglichen Variationen der wenigen Ideen in allen Fällen sind und wie nicht etwa der wirksame Anteil, sondern meist eine der entgiftenden Gruppen variiert wird. Da die Variationsmöglichkeit, insbesondere beim p-Aminophenol, eine sehr grosse ist, darf es nicht wundern, wenn so viele Körper dieser Reihe dargestellt wurden. Da aber keiner einfacher und billiger, als das Standardpräparat dieser Gruppe ist, so konnte auch keiner bei sonst gleichen Eigenschaften diesen Körper verdrängen. Doch waren viele Derivate dieser Reihe in ihren Eigenschaften hinter dem Phenazetin zurückgeblieben. Man muss sagen, dass die Darstellung von Derivaten der Antipyrin-, Phenylhydrazin-, Phenazetingruppe gegenwärtig wohl aussichtslos ist, wenn man hofft, auf diese Weise zu einem Körper mit neuen Wirkungen zu gelangen. Gerade diese unnützen Variationen, welche sich in den Wirkungen höchstens darin vom Phenazetin oder Antipyrin unterschieden, dass man schlechter wirkende oder giftigere Körper erhielt, unter Umständen auch wirkungslose, haben das Vertrauen vieler Ärzte zu den neuen synthetischen Mitteln bedenklich erschüttert. Der praktische Arzt sieht sich schliesslich betrogen, wenn man ihm unter den verschiedensten Namen pharmakologisch und chemisch wenig differierende Körper anbietet, denen auf dem Wege der Reklame neue Eigenschaften angedichtet werden. Daher auch der völlige Misserfolg der später kommenden Varianten gegenüber dem meist grossen Erfolg des erst eingeführten Präparates.

Von einem Antipyretikum, welches überhaupt des Versuches wert ist, kann man fordern, dass die Entfieberung nicht zu rasch einträte, lange andauere, und dass beim Aussetzen des Mittels der Fieberanstieg ein nur langsam einsetzender sei.

Das Mittel darf keine Kollapserscheinungen, keine profuse Schweisssekretion hervorrufen. Der Magen darf nicht belästigt werden, und es darf auch keine zerstörende Wirkung auf die Gewebe und die roten Blutkörperchen ausüben. Im allgemeinen also keine schädlichen Nebenwirkungen, hingegen eine schmerzstillende Nebenwirkung auf das Nervensystem. Mittel, welche diesen Anforderungen nicht entsprechen, sind von vorneherein zu ausgedehnteren Versuchen ungeeignet und haben auch gar keine Aussicht auf Erfolg, da die gebräuchlichen Antipyretika Chinin, Antipyrin, Phenazetin diesen Anforderungen entsprechen. Ein Bedürfnis besteht sicherlich nach einem Antipyretikum, welches spezifische Wirkung beim Sumpffieber hat und so mit dem Chinin konkurrieren könnte. Wenn man bedenkt, wie gross der Chininkonsum ist und dass alle synthetischen Antipyretika zusammen nur einen Bruchteil des Chininkonsums ausmachen, so erscheint die Darstellung eines rivalisierenden Körpers, welchem einige unangenehme Eigenschaften des Chinins, der bittere Geschmack, die Geschmacksparästhesien, fehlen und welcher im Preise billiger ist als ein höchst wünschenswertes Ziel der Bestrebungen der Synthetiker. Bis nun steht Chinin noch immer ohne Analogie da.

Die Erreichung dieses Zieles wäre auch viel ehrenvoller als die nutzlose ewige Variation von zwei Grundideen, die nun zum Tode abgehetzt sind.

Es ist noch zu bemerken, dass es wünschenswert wäre, ein geschmackloses lösliches Derivat des Chinins zu haben, da die bisherigen Bestrebungen in dieser Richtung keineswegs als endgiltiger Abschluss dieses Problems zu betrachten sind.

Die Zwecklosigkeit der Bestrebungen, in der Anilinreihe zu leicht wasserlöslichen Derivaten zu gelangen, wobei der Grundkörper ganz oder teilweise seine therapeutische Wirkung verliert, haben wir oben ausgeführt. Die schwere Löslichkeit des Phenazetins beeinträchtigt dessen Wirkung durchaus nicht.

Es fällt bei allen natürlichen und künstlichen antipyretisch wirkenden Mitteln auf, dass sie auf ringförmig geschlossene Körper basiert sind und zwar ohne Ausnahme. Die sicher wirkenden Antipyretika der besprochenen Reihen enthalten überdies alle Stickstoff, entweder in der Form, dass der Stickstoff an der Ringbildung beteiligt, oder dass er in einer basischen Seitenkette enthalten ist. Dass es nicht die N-haltige Seitenkette ist, welcher die betreffenden Körper ihre entfiebernde Wirkung verdanken, sondern es sich vielmehr um eine Eigenschaft des ringförmigen Kernes handelt, beweist insbesondere der Umstand, dass nicht nur der basische Rest, sondern auch Hydroxyle (Phenol, Brenzkatechin) beziehungsweise eine hydroxylierte Karbonsäure (Salizylsäure) dieselbe entfiebernde Wirkung, wenn auch nicht in der gleichen Intensität und Dauer, zu entwickeln in der Lage sind. Es ist aber auch gleichgiltig, was für basischer Rest eintritt; sowohl die Aminogruppe als auch der Hydrazinrest lösen diese Wirkung des Kernes aus, die chemisch leichter reagierende Hydrazingruppe intensiver als die Aminogruppe. Andererseits kann durch Ersatz von Wasserstoff im basischen Rest, indem der Körper durch Einführung von Acyl- oder Alkylgruppen für Wasserstoff den Eingriffen des Organismus gegenüber resistenter gemacht wird, eine Entgiftung bewirkt werden. Die antineuralgische und leicht hypnotische Wirkung des Azetanilids, Phenazetins und analog gebauter Körper lässt sich vielleicht unschwer auf folgende Weise erklären. Die Säureamide haben, wie im allgemeinen Teile ausgeführt wurde, leicht hypnotische Eigenschaften, anscheinend wegen ihres Ketoncharakters. Die Ketone, wie Äthylketon, Azetophenon (Hypnon), haben ja alle solche mehr oder minder stark ausgeprägte hypnotische Eigenschaften. Daher wird man die antineuralgische Wirkung des Azetanilids wohl zum Teil auf die Gruppierung $CH_3 . CO . NH . R$ beziehen. Jedenfalls ist diese Erklärung auf alle Derivate des Anilins ausdehnbar, während eine zweite Erklärung, die sich beim Phenazetin geradezu aufdrängt, dass die Äthoxygruppe den hypnotischen und antineuralgischen Effekt bedingt, nur für einen Teil der p-Aminophenolderivate Geltung hätte, aber man muss wohl annehmen, dass es sich beim Phenazetin, Laktophenin und ähnlich gebauten Körpern im Gegensatz zu den Anilinderivaten im engeren Sinne um eine Konkurrenz zweier Faktoren, welche in ähnlicher Richtung wirken, handelt: der Äthoxygruppe und der Azylaminogruppe.

Beim Chinin steht die antineuralgische Wirkung im Zusammenhange mit den narkotischen Effekten dieser Base. Gerade diese Nebenwirkung auf das Nervensystem ist es ja, welche den modernen Antipyreticis ermöglicht, sich neben Chinin einen hervorragenden Platz in der Therapie zu verschaffen und ihn zu behaupten, obgleich dem Chinin exquisit narkotische Wirkungen zukommen. Wir gehen wohl auch nicht fehl, wenn wir als Erklärung für die antineuralgische Wirkung des Antipyrins die CO-Gruppe im Pyrazolonring heranziehen. Für die antineuralgischen Effekte des Chinins eine chemische Erklärung abzugeben, ist bei dem Dunkel, welches noch über der Konstitution schwebt, nicht möglich. Doch wollen wir auf das Vorhandensein eines freien Hydroxyls im Loiponanteil hinweisen, welches, wie auch bei allen anderen narkotisch wirkenden Alkaloiden, Beziehungen zwischen dem Gehirn und dem Chininmolekül herstellen kann.

Im allgemeinen und in erster Linie scheinen die antineuralgischen Wirkungen der Antipyretika mit ihrem stark basischen Charakter in Zusammenhang zu stehen. Werden die Basen kondensiert, so erhält man sogar lokalanästhesierend wirkende Mittel.

Wenn wir die zahlreichen Körper überblicken, welche in der Absicht, neue Antipyretika zu schaffen, dargestellt wurden, so müssen wir doch zugestehen, dass deren Darstellung für den Pharmakologen und für den Synthetiker durchaus nicht zwecklos war, ja dass der negative Erfolg in mancher Richtung sehr belehrend ist.

Das Scheitern aller Körper, welche vom Chinolin ausgegangen sind, in der Therapie, zeigt uns, wie wenig Erfolg ein weiterer Versuch mit hydrierten Derivaten dieser Reihe haben dürfte, wenn wir nicht neue Methoden zur Entgiftung ersinnen, wie auch solche Körper insolange überflüssig sind, als wir nicht durch Studium des Chinins den wahren Grund für seine spezifische Wirkung erkannt und dann vielleicht wieder auf Chinolinderivate zurückkommen. Vorläufig kann kein Derivat mit den üblichen antipyretischen Mitteln in bezug auf Wirkung, Ungiftigkeit und Preis konkurrieren. Die nicht hydrierten Derivate des Chinolins sind entweder zu schwach in der Wirkung oder wie die Aminoderivate ohne jedwede Vorteile vor den Aminophenolderivaten.

Bei der Antipyringruppe ist es von Interesse, dass Antipyrin erst durch Einführung der Methylgruppe stark wirksam wird. Es ist weiter interessant, dass die Derivate des Isopyrazolons im Gegensatze zu denen des Pyrazolons keine antipyretische, hingegen aber eine giftige Wirkung zeigen. Die Derivate des Pyrazols wirken ebenfalls nicht antipyretisch[1]. Die Einführung eines basischen (entgifteten) Restes (NH_2-Gruppe) in das Antipyrin erhöht die Wirkung des letzteren bedeutend.

Die einfachen Derivate des Phenylhydrazins, sie mögen wie immer entgiftet sein, eignen sich zur Anwendung in der praktischen Medizin nicht, da sie durchwegs Blutgifte sind.

Ebenso sollten die einfachen Anilinderivate aus einem gleichen Grunde verlassen werden. Nur der äusserst billige Preis des Azetanilids verlockt noch Ärzte, sich dieses Mittels zu bedienen. Der Hauptkonsum scheint aber darin seine Ursache zu haben, dass man andere teurere Antipyretika, insbesondere Phenazetin, damit verfälscht.

---

[1]) AePP. 28. 294.

Die Derivate des p-Aminophenols mit den zahlreichen möglichen und auch zum Teil ausgeführten Variationen sind jedenfalls sehr lehrreich.

Schon der Eintritt eines Hydroxyls in das Anilin macht letzteres weniger giftig. Man kann nun entweder diesen labilen Körper, das p-Aminophenol, durch Säureradikale oder durch Alkylradikale oder durch Reaktion mit Aldehyden stabiler machen. Im vorneherein ist zu bemerken, dass man aus dem Grunde immer bei diesen Synthesen von einem Aminophenol der Parastellung ausgeht, weil die Ortho- und Metaderivate weit giftiger sind, ohne sonst irgend einen Vorteil zu bieten. Wenn man das Hydroxyl alkyliert, so kommt man zu Körpern, von denen sich insbesondere die Äthylverbindung, das Phenetidin, als therapeutisch sehr vorteilhaft erwies. Phenetidin als solches ist aber noch giftig. Daher sind alle Derivate desselben für die Praxis zu verwerfen, welche entweder blosse Salze des Phenetidins sind oder die durch Einwirkung der Salzsäure im Magensafte in die Komponenten zerfallen und so zur Bildung von Phenetidinsalzen im Magen führen. Sie sind natürlich alle als Antipyretika wirksam und nur aus dem Grunde zu verwerfen, weil sie schon im Magen das noch giftige Phenetidin abspalten. Dahin gehören alle Salze, wie Zitrophen etc., alle Produkte der Reaktion eines Aldehyds oder Ketons mit der Aminogruppe. Hierbei ist zu bemerken, dass einzelne, z. B. das Reaktionsprodukt des Salizylaldehyds mit Phenetidin, insbesondere die mit aromatischen Radikalen entgifteten, den Eingriffen des Organismus gegenüber zu resistent sind, um überhaupt zur Wirkung zu gelangen, und die geringe Wirkung, welche diese Körper zeigen, auf den angeführten Umstand zurückzuführen ist, dass der Magensaft aus ihnen Phenetidin abspaltet.

Überhaupt erscheint die Einführung aromatischer Radikale zur Entgiftung des basischen Restes als durchaus ungeeignet, da dermassen stabile Derivate entstehen, dass der Organismus dieselben nicht aufspalten, d. h. das wirkende p-Aminophenol daraus nicht entwickeln kann. Es ist dies geradezu ein Beweis für den Zusammenhang zwischen chemischer Veränderung und physiologischer Wirkung. Körper, welche im Organismus nicht verändert werden, gelangen auch nicht zur Wirkung. Daher ist der positive Ausfall der Indopheninreaktion im Harne bei Verfütterung von Derivaten der Anilingruppe ein sicherer Beweis, dass sie wirksam waren, weil sie abgebaut wurden. Ein negativer Ausfall zeigt auch, dass der verfütterte Körper unwirksam war.

Zur Entgiftung des basischen Restes eignen sich vorzüglich die

Radikale der Fettsäuren, insbesondere der Essigsäure, kein anderes Radikal zeichnet sich vor der Essigsäure aus, es ist auch keines bei der technischen Herstellung billiger. Anders verhält es sich bei der Deckung des Hydroxyls durch Fettsäureradikale, z. B. der Essigsäure. Die Verseifung dieses Esters geht so glatt vor sich und weitaus rascher als der Abbau einer Alkylgruppe, so dass sehr rasch sich das giftige p-Aminophenol bildet. Deshalb sind solche Derivate, in welchen der Phenolhydroxylwasserstoff durch Säureradikale ersetzt ist, immer giftiger als die alkylsubstituierten und stehen ihnen daher an Güte bei weitem nach. Der Säurerest an der basischen Gruppe verhält sich chemisch und physiologisch viel resistenter.

Das Ersetzen des zweiten Wasserstoffes in der basischen Gruppe durch ein Säureradikal bietet schon aus dem Grunde keinen Vorteil, weil die zweite Säuregruppe schon durch blosses Wasser leicht abgespalten wird.

Der Ersatz des zweiten Wasserstoffes durch eine Alkylgruppe bewirkt eine rauschartige Narkose. Die Körper dieser Reihe haben keine praktische Verwendung gefunden.

Auch die Entgiftung durch Überführung des Phenetidins in ein Urethan zeigt gar keine der einfachen Azetylierung überlegene Wirkung.

Hingegen müssen alle Versuche der Entgiftung durch Einführung einer Säuregruppe, nicht eines Säureradikals, also die Darstellung von Karbonsäuren, Sulfosäure etc., des Phenetidins als gänzlich gegen die pharmakologischen Grundgesetze verstossend angesehen werden. Die entsprechenden Körper haben sich auch ohne Ausnahme als wirkungslos erwiesen, um so mehr als der Organismus aus ihnen kein p-Aminophenol regenerieren kann.

Die Einführung einer zweiten Aminogruppe hat naturgemäss die Giftigkeit des Phenazetins erhöht. Der Versuch, ein zweites gedecktes Hydroxyl[1]) einzuführen, ist nicht weiter verfolgt worden.

Wir haben ferner gesehen, dass sich nur vom Benzol oder Chinolin Antipyretika ableiten lassen. Vom Pyridin kann man zu keinem gelangen, ebensowenig vermag man aus anderen Ringsystemen: Diphenyl, Naphtalin und Phenanthren zu antipyretischen Körpern zu gelangen. Die Funktion des Benzolkerns und des Benzols in der Chinolinbindung hängt von ganz bestimmten Bindungen ab, welche Pyridin, Naphtalin und Phenanthren entbehren.

So sehen wir, dass der praktische Erfolg der so zahlreichen Ver-

---

[1]) DRP.Anm. 13209. Darstellung von Azetylaminodiäthylbrenzkatechin.

suche, die erst dargestellten Körper, Antipyrin und Phenazetin, zu verbessern, nur sehr spärlich ist, schon aus dem Grunde, weil man nicht zu billigeren Körpern gelangen konnte, diese beiden Standardpräparate selbst sehr rigorosen Anforderungen an ein Antipyretikum entsprechen und nach keiner Richtung von den zahlreichen Varianten irgendwie erheblich übertroffen wurden.

Das Ideal, ein spezifisches Fiebermittel mit starken antineuralgischen Effekten, Wirkung auf Sumpffieber und ohne schädigende Nebenwirkung, ist noch zu erreichen, aber um diesen Erfolg zu erringen, müssen neue Ideen und neue Studien über Chinin kommen oder der Zufall, welcher ja eine so grosse Rolle bei den Entdeckungen und Erfindungen spielt, helfend eingreifen. Die bis nun vorgebrachten Ideen erscheinen in allen Variationen erschöpft und müssen neuen Platz machen.

III. Kapitel.

Alkaloide.

Zum schönsten und interessantesten in der Pharmakologie gehört wohl das planmässige Studium der natürlichen Alkaloide, ihrer Synthesen, die Kenntnis der wirksamen Gruppen und der künstliche Ersatz der Alkaloide. Gerade die kleinen Mengen, in denen ein Alkaloid seine Wirksamkeit schon zeigt, sowie die Raschheit und Promptheit der Wirkung der Alkaloide haben von jeher diese Körper zu den Lieblingsmitteln derjenigen Ärzte erhoben, welche sie zu benützen verstehen. Hierbei gestatten die mannigfaltigen Wirkungen, welche die Alkaloide haben, eine ungemein ausgebreitete Anwendung auf allen Gebieten der praktischen Medizin. Ja, in der Hand des Geübten und des Kundigen können die verschiedensten Effekte und oft entgegengesetzte Erscheinungen durch eine verschiedene Dosierung desselben Mittels erzielt werden. Die Chemie hat mehrere Ziele beim Studium der Alkaloide und ihres Aufbaues von jeher verfolgt. Das erste Bestreben, die Reindarstellung des Körpers, war stets von einem anderen begleitet, nämlich eine Verbilligung des betreffenden Alkaloids dadurch zu erzielen, dass man möglichst das Nebenalkaloid in das wertvolle Hauptalkaloid verwandle, oder dass man die Nebenalkaloide der verschiedenen Drogen ebenfalls in der Medizin zur Verwertung bringe, andererseits war es ein so beachtenswertes Ziel, die Alkaloide entweder synthetisch darzustellen, oder, wenn dieses nicht gelang, durch das Studium der wirksamen Gruppen dahin zu kommen, den Alkaloiden an Wirkungen analoge Körper aufzubauen. Neben diesen Bestrebungen machten sich insbesondere in der letzten Zeit zwei Richtungen bemerkbar, welche mit mehr oder minder grossem Erfolg folgendes anstrebten. Die eine Richtung suchte bestimmte schädliche oder unangenehme Eigenschaften gewisser Alkaloide, wie etwa den bitteren Geschmack des Chinins, die leichte

Zersetzlichkeit des Kokains, durch verschiedene Veränderungen zu coupieren, ohne dass die Grundwirkung des Körpers in irgend einer Weise verändert würde. Eine andere Richtung, und diese ist die weit erfolgreichere, strebte an, an dem Molekül der bekannten Alkaloide durch Sperren oder Öffnen bestimmter Seitenketten, sowie durch bestimmte Veränderungen an den Seitenketten solche Veränderungen in der physiologischen Wirkung hervorzurufen, dass gleichsam eine im Alkaloid schlummernde Eigenschaft zum Leben erweckt werde, während die typischen Eigenschaften des Alkaloids gleichsam in einen Schlummerzustand versinken. Als Beispiel wollen wir nur anführen das Versperren des einen Morphinhydroxyls durch Azyl- oder Arylgruppen, wobei die schlafmachende Eigenschaft fast ganz verschwindet, während eine eigentümliche Wirkung auf die Respiration, welche wohl schon dem Morphin, wenn auch nicht in dem Grade zukommt, als charakteristisches Zeichen der neuen Körper bei der therapeutischen Anwendung auftritt.

Die grosse Reihe der natürlich vorkommenden Alkaloide lässt sich bekanntlich nach Königs auf das Pyridin

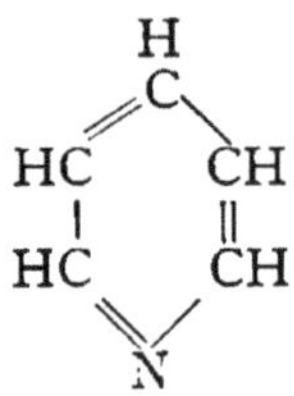

zurückführen. Diese Base ist für sich fast ungiftig zu nennen. Pyridininhalationen bewirken zunächst respiratorische Dyspnoe durch Reizung des Trigeminus, dann Verlangsamung und Verflachung der Atmung, welche periodischen Wechsel zeigt und schliesslich Schlaf. Interne Verabreichung des Pyridins macht keine Erscheinungen toxischer Natur. Die Hauptwirkung besteht nach Brunton und Tunnicliffe[1]) in Lähmung der sensorischen Apparate, totaler Anästhesie und Aufhebung der Reflexe, ferner hemmen relativ geringe Dosen die Atmung; zentrale Vagusreizung bei mit Pyridin vergifteten Kaninchen ergab besonders häufig exspiratorischen Stillstand. Die Herzaktion wird durch kleine Dosen verlangsamt und verstärkt, durch grössere zum Stillstande gebracht. Pyridin ist im Vergleich zu seinen Derivaten kein aktives Glied. Es macht Blutdrucksenkung durch Paralyse des Herzmuskels.

---

[1]) Journ. of physiol. **17**. 292. S. auch Heinz, Virchow's Arch. **122**. 116.

Harnack und Meyer, His, Cohn konnten bei Dosen von ca. 1 g pro die keinerlei toxische Wirkung sehen[1]).

(Thiotetrapyridin und Isodipyridin wirken auf Hunde und Katzen nicht giftig; ersteres verursacht bei Fröschen als Hydrochlorat zu 13 mg erst in $1^1/_2$ St. eine geringe Paralyse, ohne die Respiration aufzuheben und Nikotinkrämpfe zu bewirken)[2]).

Einfluss der Hydrierung der Basen.

Aber die Wirkung ändert sich und wird verstärkt, wenn diese Base hydriert wird, d. h. wenn durch den Eintritt von Wasserstoffatomen in das Pyridinmolekül eine Reihe von neuen Angriffspunkten für diesen Ring dem Organismus gegeben werden. Dann wirkt die neue Base und sie wirkt in dem Sinne, dass sie den Blutdruck steigert, dass sie die Gefässe stark kontrahiert und bestimmte Ähnlichkeiten in ihrer physiologischen Wirkung mit dem Nikotin unverkennbar sind. Piperidin wirkt zentral und auch peripher lähmend[3]). Wenn man die Erfahrung vom Verhältnis zwischen Pyridin und Piperidin, der einfachen und der hydrierten Base weiter verfolgt und eine Reihe anderer Basen auf dieses Verhalten hin untersucht, so kann man zu einer Regel gelangen, die zuerst von Kendrick und Dewar, später in Deutschland von Königs in Worte gekleidet wurde: Hydrierte Basen wirken physiologisch immer stärker als die ihnen entsprechenden nicht hydrierten Basen. Kendrick und Dewar[4]) wiesen zuerst darauf hin, dass, bei Vergleich der Wirkungen

von Chinolin C_9H_7N mit Parvolin $C_9H_{13}N$
von Kollidin $C_8H_{11}N$ mit Koniin $C_8H_{15}N$
von Dipyridin $C_{10}H_{10}N_2$ mit Nikotin $C_{10}H_{14}N_2$

zu beobachten ist, dass die physiologische Wirksamkeit dieser Substanzen, abgesehen von der chemischen Struktur, in denjenigen Substanzen am grössten ist, welche die grösste Menge Wasserstoff enthalten.

Die Hydrierung einer Base kann nicht nur eine erhöhte Giftigkeit und Wirksamkeit verursachen, sondern es kommt dabei in vielen Fällen zu einer völligen Umkehrung der physiologischen Wirkung der Grundsubstanz. So wirkt

---

1) AePP. **12**. 394, **22**. 254. HS. **18**. 116.
2) Vulpian, C. r. **92**. 165.
3) S. auch Thielemann, Dissert. Marburg. 1896.
4) BB. **7**. 1458. **16**. 739.

Pyridin blutdruckerniedrigend,	Piperidin blutdrucksteigernd,
Berberin blutdruckerniedrigend,	Hydroberberin blutdrucksteigernd,
α-Naphthylamin wirkt giftig durch zentrale Lähmung [1])	
β-Naphthylamin pupillenverengernd,	β-Tetrahydronaphthylamin pupillenerweiternd.

Eine Reihe von Beispielen bestätigt die Richtigkeit dieser Regel. Es wäre aber falsch, anzunehmen, dass man jede Base durch Hydrierung in eine stärker wirksame verwandeln kann. Es kann nämlich beim Prozess der Hydrierung auch eine Sprengung des Kernes vor sich gehen und dann bekommt man keinen wirksamen, vielmehr oft einen wenig oder ganz unwirksamen Körper. Andererseits kann durch die Hydrierung auch eine Sprengung zwischen der Verbindung zweier Kerne eintreten.

Hierfür dienen folgende Beispiele:

Pyridin ist von äusserst geringer Wirkung [2]), das hydrierte Pyridin,

Pyridin 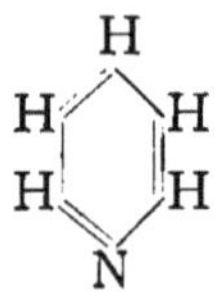 Piperidin 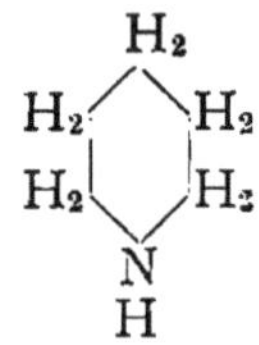

(Piperidin) wirkt aber kräftig blutdrucksteigernd.

Die Giftigkeit des Chinolins steigt bedeutend, wenn man es in Tetrahydrochinolin verwandelt.

Pyridin und Chinolin sind die einfachsten Vertreter der Alkaloidgruppe. Ihre vollständigen Hydride sind Piperidin und Dekahydrochinolin. Alle vier lähmen die Zentren und setzen die Leistungsfähigkeit der motorischen Nerven erheblich herab, lassen aber die sensiblen Nervenendigungen ganz, die Muskelsubstanz fast intakt. Ausserdem bringen sie Veränderungen der roten Blutkörperchen, wie Ammoniak, hervor. Die hydrierten Verbindungen wirken hierbei kräftiger und stärker [3]).

β-Naphthylamin zeigt in erheblichen Dosen von 1 g schwache Wirkungen, während β-Tetrahydronaphthylamin in Dosen von 1 g bei Kaninchen letal wirkt [4]).

---

[1]) Pitini u. Blanda, Arch. di farmacol. 1898. 431.

[2]) S. dagegen Lublinski, Deutsche med. W. 1885. p. 985.

[3]) Heinz, Virchow's Arch. **122**. 116.

[4]) BB. **22**. 777. Virchow's Arch. **115**. 117.

β-Kollidin 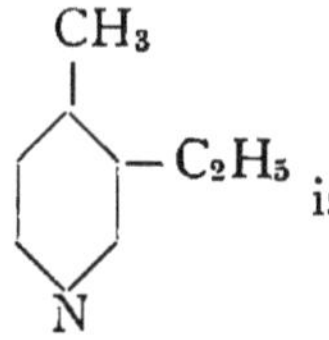 ist relativ wenig giftig, während Hexahydro-β-Kollidin oder Isocikutin eine zentrale und periphere Giftigkeit entfaltet. Es ist weit giftiger als Kurare und wirkt wie Koniin (α-Propylpiperidin).

Die Ursache, weshalb die hydrierten Basen an Stärke der Wirkung die entsprechenden nicht hydrierten übertreffen und in vielen Fällen sogar gerade entgegengesetzte Wirkungen haben (z. B. Pyridin und Piperidin) ist wohl die, dass die Basen einerseits durch Hydrierung einen fetten Charakter erhalten, indem die doppelten Bindungen der Ringe verloren gehen, andererseits geht häufig eine tertiäre Base in eine sekundäre über, welche letztere infolge Vorhandenseins einer Imidgruppe physiologisch ungemein reaktionsfähig ist, während tertiär gebundener Stickstoff im Organismus sowie ausserhalb sehr träge reagiert. Die Zunahme der Verbindung an Wasserstoffatomen erleichtert den oxydativen Eingriff des Organismus, sowie auch der fette Charakter ein Einreissen des Ringes erleichtert.

Physiologische Bedeutung der Umwandlung der Alkaloide in Ammoniumbasen.

Zu dieser allgemeinen Regel über die Wirkung der Basen im Zusammenhang mit ihrem chemischen Aufbau tritt eine zweite hinzu, die wir Crum Brown und Fraser[1]) verdanken; diese beiden schottischen Forscher untersuchten, um die Beziehungen zwischen chemischer Konstitution und physiologischer Wirkung zu finden, die physiologische Wirkung der Substanzen, nämlich der Alkaloide, nach einer ganz bestimmten chemischen Operation, welche gleichmässig an allen Alkaloiden vorgenommen wurde. Wenn die chemische Konstitution C ist, die physiologische Wirkung P, so ist die unbekannte Funktion von C fC. Um nun f zu finden, verändert man C so, dass es $C + \triangle C$ wird, und untersucht die korrespondierende Veränderung der physiologischen Wirkung von fC zu $fC + \triangle fC$. Wir kennen $\triangle C$, fC und $\triangle fC$ und wenn wir deren Verhältnisse für eine grosse Anzahl von C-Werten kennen und indem man $\triangle C$ variiert, so kann man die Funktion f bestimmen. Die Veränderung der Konstitution, die von $\triangle C$ repräsentiert wird, muss eine einfache und klare sein. Es sind zwei Arten, zwischen denen man wählen kann: Replazement und Addition.

[1]) Transact. Roy. Soc. Edinburgh. 1868. XXV. 707 and Proc. Roy. Soc. Edinburgh. 1869. p. 560.

Das Replazement macht keine so grosse Änderung der physiologischen Wirkung, wie die Addition; wenn man die Wirkung von Kohlenoxyd und Kohlensäure, Blausäure und Methylamin, arsenige Säure und Kakodylsäure, Strychnin und Bruzin und die Salze der Ammoniumbasen, die von ihnen abstammen, vergleicht, so kann man sehen, dass die Addition wenigstens in den meisten Fällen die physiologische Aktivität verringert oder vernichtet. Dieser Vergleich führt zu dem Verdachte, dass die physiologische Aktivität mit der chemischen Kondensation zusammenhängt, mit welchem Ausdrucke Brown und Fraser die Fähigkeit, Additionen einzugehen, bezeichnen, wobei die Addition nun durch Anwachsen der Wertigkeit eines Atoms oder einer Gruppe von Atomen Platz greift. Dieser Verdacht erhält eine gewisse Bestätigung durch die Tatsache, dass stabile Verbindungen des fünfwertigen Arsens und Antimons bei der physiologischen Prüfung in bezug auf spezifische Arsen- und Antimonwirkung unwirksam waren, während alle löslichen Verbindungen des dreiwertigen Arsens und Antimons sich wirksam erwiesen. Ähnlich sind die aromatischen Körper in der Regel aktiver als die korrespondierenden fetten Körper; das Vorkommen von solchen Giften, wie Alkohol, Oxalsäure und Sublimat, unter den gesättigten Substanzen und von verhältnismässig unwirksamen ungesättigten Verbindungen, wie Benzoesäure und Salizin, zeigt, dass die Kondensation nicht der einzige Zustand der physiologischen Aktivität ist. Es wurden nun die Methylderivate des Strychnin, Bruzin, Thebain, Kodein, Morphin und Nikotin [1]) untersucht. Das Jodid und Sulfat des Methylstrychnin ist weit weniger giftig als Strychnin selbst, es erzeugt keine Krämpfe, sondern Paralyse und hat Kurare-Wirkung. Äthylstrychnin wirkt ebenso [2]).

Tillie[3]) behauptet, dass die Addition von Methyl zu Strychnin nicht, wie bisher angenommen wurde, eine völlige Umwandlung des Wirkungscharakters, sondern lediglich eine Modifikation der Aufeinanderfolge und der Intensität der Grundwirkungen des Strychnins bedingt.

Bruzin und Thebain wirken so wie Strychnin und ebenso verhalten sich ihre Methylderivate zum Methylstrychnin; beim Kodein haben die

---

[1]) Nach Crum Brown und Fraser ist Methylnikotin für Kaninchen nicht giftig. Es bedingt zu 0,6 und 1,0 g schwache Beeinträchtigung der Motilität ohne Konvulsionen und ohne Lähmung der peripheren Nervenendigungen zu bewirken und tötet als Jodid, sowie auch als Sulfat Kaninchen zu 1,2 g.

[2]) Schroff: Wochenbl. d. Zeits. d. Ges. d. Ärzte. Wien. 1866. **6.** 157, Buchheim u. Loos, Eckhard's Beiträge, **5.** 205,

[3]) AePP. **27.** 1.

Salze der Methylverbindung nicht die krampferregende Wirkung des Kodeins. Da dieses Alkaloid nur eine schwache Schlafwirkung hat, so war es schwer zu erkennen, wie weit diese Wirkung in der Methylverbindung verändert war. Die letztere lähmt die motorischen Nervenendorgane, was Kodein nicht vermag. Morphinmethylhydroxyd hat gar keine schlafmachende Wirkung als Jodidverbindung, welche fast unlöslich ist. Hingegen wirkt Morphinmethylsulfat narkotisch, macht aber keine Krämpfe, sondern Paralyse. Methylnikotin war wenig giftig, machte keine Krämpfe, aber auch keine lähmende Wirkung auf die motorischen Nervenendorgane. Crum Brown und Fraser untersuchten auch die Wirkung des Jodmethyls selbst, welches aber keine solchen Wirkungen zeigte.

Atropin hat eine etwas komplizierte physiologische Wirkung, da es Funktionen des Zentral- und sympathischen Nervensystems beeinflusst. Die Wirkungen der Methyl- und Äthylderivate differieren in bezug auf das Zentralnervensystem vom Atropin, während die Wirkung auf das sympathische Nervensystem wesentlich dieselbe ist. Die das Rückenmark reizende Wirkung des Strychnin, Bruzin, Thebain, Kodein und Morphin kommt den Salzen der Ammoniumbasen, welche von diesen Alkaloiden abstammen, nicht zu, aber diese Derivate besitzen dafür eine paralysierende Wirkung auf die motorischen Nervenendigungen. Eine ähnliche Veränderung ist bei den Alkylderivaten des Atropins zu sehen. Diese Derivate sind kräftiger lähmende Körper als Atropin selbst.

Die Salze des Atropinmethylhydroxyds und -äthylhydroxyds sind für niedere Tiere in viel kleinerer Dosis letal wirkend als die Salze des Atropins selbst. Paralyse des Vagus und Pupillenerweiterung werden auch von den Derivaten des Atropins verursacht.

Koniin [1]) ist eine Imidbase, Methylkoniin eine Nitrilbase. Die Salze von Koniin und Methylkoniin sind einander in Wirkung und Giftigkeit sehr ähnlich. Sie verursachen fortschreitende Lähmung und Tod durch Asphyxie. Koniinäthylhydroxyd macht ebenfalls periphere Lähmung der Nervenendapparate [2]). Dimethylkoniin ist viel weniger giftig und erzeugt vor der Lähmung keine Reizung.

Kokain verliert durch Methylierung völlig seine exzitierende sowie seine anästhesierende physiologische Wirkung. Die Ammoniumbase

---

[1]) Brown u. Fraser, Transact. Roy. Soc. Edinburgh **25**. 719.

[2]) Tiryakian, Thèse Paris 1878.

hat nur die physiologischen Eigenschaften des Kurare, also Lähmung der motorischen Nervenendplatten. (Paul Ehrlich.)

Im Pfeilgift Kurare fand Böhm zwei Basen, eine tertiäre Base Kurin und eine Ammoniumbase, Kurarin. Kurin lässt sich durch Methylierung in Kurarin verwandeln, welches 226 mal so giftig ist als die Muttersubstanz [1]).

Auch Pyridin selbst schliesst sich von dieser allgemeinen Regel nicht aus und die entsprechende Ammoniumbase hat die physiologische Funktion der quaternären Basen überhaupt, nämlich Lähmung der motorischen Nervenendplatten. Es ist aber sehr wenig giftig, ähnlich wirkt die Methylverbindung des Chinolins, des Isochinolins und wenig giftig das Dimethylthallinchlorid [2]).

Es besteht also eine erhebliche Differenz zwischen der Wirkung von Basen, die dreiwertigen Stickstoff, und solchen, die fünfwertigen Stickstoff enthalten. Die Salze des Ammoniaks, Trimethylamins und Tetramethylammoniums wurden von Rabuteau untersucht, um auch die Verhältnisse bei einfachen Basen zu studieren. Trimethylamin steht in derselben Beziehung zum Tetramethylammonium, wie Strychnin zu Methylstrychnin. Alle diese Substanzen machen Paralyse und leichte Muskelkrämpfe — durch eine direkte Wirkung auf das Zentralnervensystem und auf die quergestreifte Muskulatur. Die physiologischen Wirkungen des Chlorammons und salzsauren Trimethylamins sind sehr ähnlich, differieren aber vom Jodid des Tetramethylammoniums [3].) Die beiden ersteren sind schwach in ihrer Wirkung, während das letztere ein verhältnismässig kräftiges Gift ist und sehr rasch lähmend wirkt. Die Paralyse der peripheren Nervenendigungen der motorischen Nerven ist die charakteristische Wirkung der Salze der Ammoniumbasen.

Rosenstein [4]) warf die Frage auf: Bewirkt allein die Bindung einer oder mehrerer Alkylgruppen an den Kernstickstoffatomen der Alkaloide der Pyridingruppe, dass das Alkaloid lähmende Eigenschaften erhält, oder muss hierzu das Alkaloid in eine quaternäre Base übergehen? Es ergab sich, dass Cinchonin weder durch Einführung einer, noch von zwei Methylgruppen zu dem N des zweiten Kernes seine physio-

---

[1]) Arch. Pharm. **235**. 660. Beiträge z. Physiol. Leipzig 1886. p. 173. AePP. **35**. 20.

[2]) Santesson, AePP. **35**. 23.

[3]) C. r. **76**. 887.

[4]) C. r. **130**.

logische Wirkung verändert, während es durch Überführung in eine quaternäre Base lähmende Eigenschaften erhält. Ebenso verhält sich Chinin. Die Alkaloide erhalten also nicht durch Bindung von einer oder mehreren Alkylgruppen an den Kernstickstoff lähmende Wirkungen, sondern nur durch die Überführung in quaternäre Basen durch Alkylierung.

Die ursprüngliche Absicht von Crum Brown und Fraser, die Wirkung der Alkaloide nach der Addition von Jodmethyl zu studieren, hat also ein ganz anderes Resultat gezeitigt, als beabsichtigt war. Nicht die Addition von Jodmethyl und deren Wirkung wurde hier studiert, sondern der Übergang in quaternäre Basen durch die Einwirkung von Jodmethyl. Wo Jodmethyl diesen Übergang nicht zu bewerkstelligen vermag, kommt es auch nicht zur Bildung von kurareartig wirkenden Körpern.

Bei folgenden Substanzen wurde gefunden, dass sie die motorischen Nervenendplatten lähmen:

Anorganische:	Jodammonium
Aliphatische:	Cyanammonium, Äthylammoniumchlorid, Amylammoniumchlorid, Amylammoniumjodid, Amylammoniumsulfat, Dimethylammoniumchlorid, Dimethylammoniumjodid, Diäthylammoniumchlorid, Diäthylammoniumjodid, Diäthylammoniumsulfat, Trimethylammoniumjodid, Triäthylammoniumchlorid, Triäthylammoniumjodid, Triäthylammoniumsulfat, Tetramethylammoniumjodid [1]), Tetraäthylammoniumjodid [2]), Tetraamylammoniumjodid [1])
Arsonium-, Stibonium- und Phosphoniumbasen	Tetraäthyl-Arsonium und Kadmiumjodid Methyl-Triäthylstiboniumjodid Methyl-Triäthylstiboniumhydrat Tetraäthylphosphoniumjodid [3]) Tetraäthyl-Arsonium und doppelt Zinkjodid.

[1]) Rabuteau, Traité de Thérapeutique u. Mémoires de la Société de Biol. 1884. 29. Früher schon **76**. 887.

[2]) Jordan, AePP. **8**. 15.

[3]) Vulpian, Arch. d. phys. norm. et pathol. I. 472. Tetraäthylphosphoniumjodid wirkt bei Fröschen kurareartig, bei Säugetieren macht es namentlich zentrale Wirkung, sowie Herzwirkung ausser der kurareartigen. Es wirkt durchaus verschieden vom Phosphor. Lindemann, AePP. **41**. 191.

Auch die Sulfinbasen wirken kurareartig, erwiesen ist es von Trimethylsulfinhydrür[1]) sowie von Curci[2]).

Aromatische Basen: Phenyl-dimethyl-äthyl-ammoniumjodid
Phenyl-dimethyl-amyl-ammoniumjodid
Phenyl-dimethyl-amyl-ammoniumhydrat.
Phenyltriäthylammoniumjodid[3])
Toluyltriäthylammoniumjodid
Ditoluyldiäthylammoniumjodid[3])
Toluyldiäthylamylammoniumjodid[3])
Toluyltriäthylammoniumhydrat[3])
Trimethylmenthylammonium.

Phenyläthylpyrazolammonium[4]) wirkt kurareartig, zuerst nur peripher, dann auch zentral lähmend.

Die Indoliumbase Pr-1 n-Methyl-3.3-Dimethylindoliumoxydhydrat[5]) macht motorische Parese, Respirationsstillstand, pikrotoxinartige Krämpfe, später zerebrale Lähmung. Bei Kaninchen wirkt es als Hirnkrampfgift.

Methylierte Alkaloide: Methylpiperidin
Methylatropin[6]).

Nach Vaubel[7]) und Darier[8]) ist Atropinmethylbromid weniger giftig als Atropin. Es soll als Morphinersatzmittel dienen[9]).

---

[1]) Kunkel, Toxikologie. Jena. 1901. p. 601.

[2]) Arch. d. Pharm. et thérap. IV. 1896.

[3]) Rabuteau: Traité de Thérapeutique u. Memoires de la Société de Biol. 1884. 29.

[4]) Curci, Atti dell' Acad. di Catania. X. 1897.

[5]) Brunner, M. f. Ch. 1896. **17**. 219.

[6]) Atropiniumalkylnitrat (Methyl- oder Äthyl-) übt keine Wirkung auf die Grosshirnrinde, hingegen ist die Pupillenwirkung erhalten.

Nach DRP. 137622 (Bayer-Elberfeld) erhält man es durch Umsetzung der Atropiniumalkylhaloide mit Nitraten der Schwermetalle oder durch Behandlung der freien Atropiniumbasen mit Salpetersäure.

Nach DRP. 138443 (Bayer-Elberfeld) erhält man diese Verbindungen durch Einwirkung von Alkylnitraten auf Atropin oder durch Umsetzung des Atropiniummethylsulfats mit Nitraten des Bariums oder Bleies. Durch Einwirkung von Alkylbromid auf Atropin, Hyoscyamin, Homatropin, Skopolamin erhält man die entsprechenden bromwasserstoffsauren Salze der quaternären Basen, denen die Gehirnwirkungen fehlen. DRP. 145996. Merck-Darmstadt.

[7]) Wochens. f. Th. u. Hyg. des Auges. **6**. Nr. 2.

[8]) Clinique Ophtalmologique 1902. Ann. p. 318.

[9]) Aronheim, Berl. kl. W. 1904. p. 756.

Methylstrychnin[1])
Äthylstrychnin
Methylbruzin
Äthylbruzin
Methylcinchonin
Amylcinchonin
Methylchinin
Methylchinidin
Methylkodein
Methylmorphin
Dimethylkoniin
Methyldelphinin
Kurarin
Kurare
Äthylnikotin
Methylthebain
Methylveratrin
Amylveratrin.

Ferner Imidobasen: Methylanilin[2])
Äthylanilin[2])
Amylanilin[2])
Kollidin
Koniin.

Dann die Ammoniumhydratbase Echitamin (Ditain)[3])

$$C_{22}H_{28}N_2O_4 + 4\,H_2O.$$

Ferner Spartein.

Wir wollen noch hier kurz erwähnen, dass nach den Untersuchungen von Ihmsen die vom Methyl-Äthylkoniin derivierende Ammoniumhydroxydbase $C_8H_{16}(C_2H_5)(CH_3)N.OH$ selbst zu 30 g keine Wirkung ausübt, die Jodverbindung blieb zu 2—6 g wirkungslos, tötete aber zu 10 g ein Kaninchen in vier Minuten. Es hat also als Ammoniumhydroxydbase erheblich an Giftigkeit eingebüsst.

Man sieht daraus, dass vorzüglich den quaternären Basen die Eigenschaft zukommt, auf die motorischen Nervenendigungen lähmend zu wirken, dass aber diese Eigenschaft unabhängig ist vom Baue des

---

[1]) Schroff, Wochenbl. d. Ges. d. Ärzte. Wien 1866. Nr. 17.

[2]) Jolyet u. Cahours. C. r. **66**. 1181.

[3]) Harnack, AePP. **7**. 126. Es ist ein Glukoalkaloid, das bei der Spaltung Zucker und Dimethylanilin (?) gibt.

übrigen Moleküls der Substanz, und dass auch andere quaternäre Basen, in denen statt Stickstoff Arsen, Antimon oder Phosphor enthalten ist, also Arsonium-, Stibonium, oder Phosphoniumbasen dieselben Eigenschaften besitzen. Es kommt also der Hauptsache nach für das Zustandekommen der Nervenendwirkung auf die bestimmte stereochemische Konfiguration der Verbindung an.[1])

In schwächerer Weise zeigen ähnliche Nervenendwirkungen, wenn auch nicht so typisch, die Basen, welche eine Imidogruppe enthalten (Piperidin, Koniin, Methylanilin), so dass auch dieser Konfiguration eine solche lähmende Eigenschaft zukommt.

Zum Zustandekommen der Nervenendwirkung ist also nur die quaternäre Bindung des Stickstoffes notwendig. Denn es ist gleichgiltig, ob die Ammoniumbase der Fettreihe oder der aromatischen Reihe angehört. Aber es wäre falsch, anzunehmen, dass die Nervenendwirkung nur den quaternären Basen zukommt. Auch stickstofffreie Körper, wie Kampfer, Andromedotoxin, gehören zu den Nervenendgiften; es ist also nicht unwahrscheinlich, dass die Nervenendwirkung unter dem Einflusse verschiedener Atomgruppierungen entsteht, unter denen die quaternäre Bindung des Stickstoffs die am besten gekannte ist. Auch die Lupetidine mit der NH-Gruppe zeigen eine ähnliche Wirkung.

Bedeutung der zyklischen Struktur der Alkaloide. Bedeutung der Stellungen der Seitenketten.

Von grosser Wichtigkeit für die physiologische Wirkung der Alkaloide ist ihre zyklische Struktur, wie folgendes Beispiel es klar veranschaulicht:

Die δ-Aminovaleriansäure und γ-Aminobuttersäure, welche leicht durch Anhydridbildung und Ringschliessung in Piperidon resp. Pyrrolidon übergehen können,

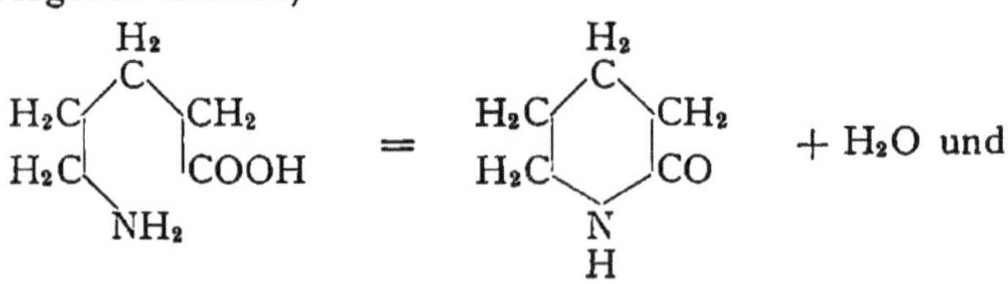

δ-Aminovaleriansäure Piperidon

[1]) S. Kapitel: Stereochemisch bedingte Wirkungsdifferenzen, ferner Ergebnisse der Physiologie (Asher-Spiro) III. Biochemie, p. 290. Sigmund Fränkel: Stereochemische Konfiguration und physiologische Wirkung.

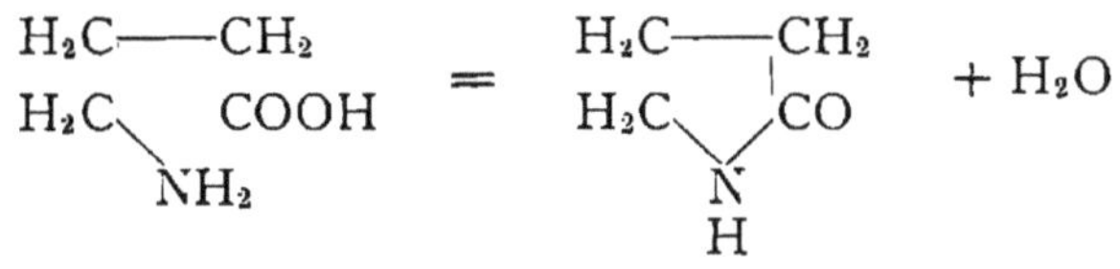

γ-Aminobuttersäure[1] α-Pyrrolidon[2]

sind ohne eine besondere physiologische Wirkung, während die erwähnten Basen, ihre Anhydride, schon in schwachen Dosen auffallende toxische Effekte hervorrufen. Diese Tatsache zeigt die Beziehungen, welche zwischen der zyklischen Struktur, welche fast allen Alkaloiden zukommt, und ihrer Wirksamkeit im Tierkörper bestehen.

Pyrrolidon wirkt wie Strychnin[3]), Piperidon wirkt nach Schotten ebenfalls strychninähnlich[4]). Nach Jakobj aber wirken beide Substanzen pikrotoxinähnlich.

(α'-Dimethyl-β-isopropyliden-α-pyrrolidon gehört wie Piperidon selbst zu den Medullarkrampfgiften. 0,01 g töten eine Maus unter heftigen Konvulsionen sehr rasch[5]).)

Dass die Ringschliessung bei Alkaloiden mit der physiologischen Wirkung in Beziehung steht, resp. die Giftigkeit derselben bedingt, beweisen auch die Beziehungen zwischen Pentamethylendiamin und Piperidin. Ersteres ist ungiftig wegen der offenen Kette, während Piperidin giftig und wirksam ist. Beim raschen Erhitzen des Kadaverin-(Pentamethylendiamin)-chlorhydrates tritt Ringschluss ein, es bildet sich Piperidinchlorhydrat und Salmiak

$$CH_2<\begin{matrix}CH_2-CH_2-NH_2.HCl\\CH_2-CH_2-NH_2.HCl\end{matrix} = CH_2<\begin{matrix}CH_2-CH_2\\CH_2-CH_2\end{matrix}>NH.HCl + NH_4Cl.$$

Pyrrolidin 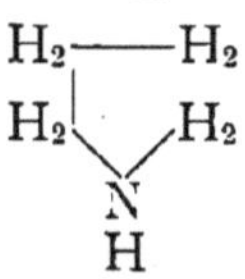 ist giftig, Diäthylamin 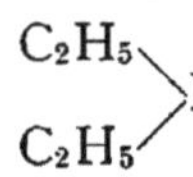 ist in Dosen von 4 g ohne akute Wirkung. Es ist also weniger die Imidogruppe, als die ringförmige Struktur, welche die Giftwirkung der ringförmigen Basen bedingt, im Vergleiche zu den kettenförmigen.

---

[1]) α- und γ-Aminobuttersäure sind in bezug auf Narkose unwirksam, hingegen hat β-Aminobuttersäure eine stark narkotisierende und atmungsexzitierende Wirkung aufzuweisen. W. Sternberg, Zt. f. klin. Med. **38**. 65.

[2]) Gabriel, BB. **22**. 3335. **23**. 1772.

[3]) Gabriel, BB. **23**. 1773.

[4]) BB. **21**. 2243.

[5]) Pauly u. Hüttenschmidt, BB. **36**. 3351.

Die physiologische Wirksamkeit der Alkaloide ist zwar in den meisten Fällen an das Vorhandensein eines ringförmigen, heterozyklischen Kernes, nicht aber an die Zahl der Ringglieder gebunden. α-Piperidon und α-Pyrrolidon zeigen eine durchaus ähnliche Wirkung auf den Organismus [1]). Doch steht die Zahl der Ringglieder in Beziehung zur Wirkungsstärke, Piperidin und Pyrrolidin wirken qualitativ gleich, Piperidin aber stärker giftig [2]).

Es ist für die physiologische Wirkung der Alkaloide gleichgiltig, ob sie sich vom Chinolin oder Isochinolin ableiten lassen. Die Stellung des N im Chinolinmolekül ist also ohne Relevanz für die physiologische Wirkung [3]).

Kendrick und Dewar [4]) haben ferner auf Grund ihrer Untersuchungen gezeigt, dass, wenn man die Basen der Pyridinreihe durch Kondensation verdoppelt und so Dipyridin, Parapikolin etc. erhält, die Basen nicht nur stärker physiologisch wirksam werden, sondern die Wirkung in ihrer Art von der der einfachen Base differiert und an die Wirkung der natürlichen Alkaloide, die eine ähnliche Konstitution haben, erinnert. Pyrrol 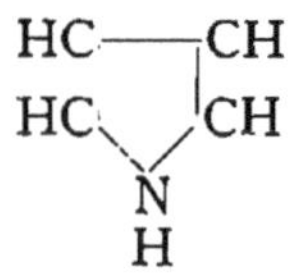 ist ein schwer lähmendes Gift. Die Lähmung ist zentraler Natur [5]). Pyrrolinchlorhydrat 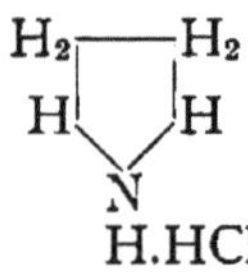 macht bei Fröschen allgemeine Lähmung. 0.33 g pro kg ist die letale Dosis. Es macht starke Blutdrucksteigerung. Pyrrolidin 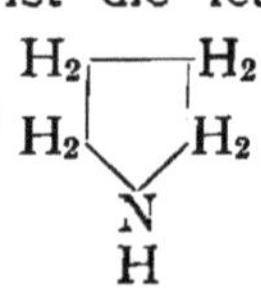 erzeugt bei Fröschen Nikotinstellung. 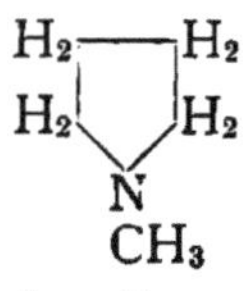 N-Methylpyrrolidinsalze machen Nikotinstellung und hierauf vollständige Lähmung. 0.05 g pro kg letale Dosis. Es macht Blutdrucksteigerung. Die Pyrrolderivate scheinen besonders

---

[1]) BB. **21**. 2241. Schotten u. Gabriel.

[2]) Hildebrandt, Liebig's Ann. **322**. 128. (Pauly.)

[3]) Ralph Stockmann, Journ. of physiol. XV. 245.

[4]) London R. Soc. Proc. **22**. 432.

[5]) Ginzberg, Dissert. Königsberg. 1890 b. Jaffé.

durch die lähmende Wirkung auf den peripheren herzhemmenden Mechanismus charakterisiert zu sein[1]).

Pyrrolidin, Piperidin und Zyklohexamethylenimin 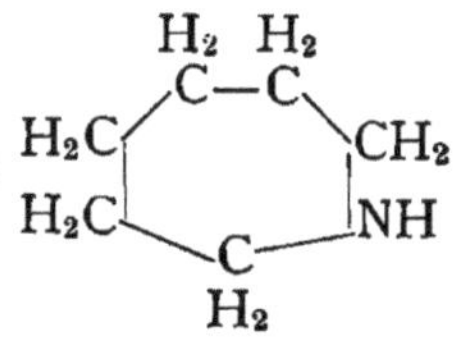 wirken sehr ähnlich. Die periphere Wirkung ist beim Hexamethylenimin am stärksten ausgebildet, also ein Verhalten, wie wir es bei den Ringketonen sehen. Die zyklischen Imine sind im allgemeinen giftiger als die entsprechenden Ringketone mit gleich grossem Ring. Bei den Ringketonen überwiegt die zentrallähmende Wirkung, bei den zyklischen Iminen die periphere Lähmung.

Zyklische Isoxime verhalten sich folgendermaßen: Pyrrolidon 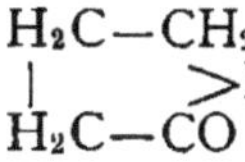 wirkt nicht, wie Schotten[2]) angibt, strychninartig, sondern pikrotoxinartig. Dem Piperidon 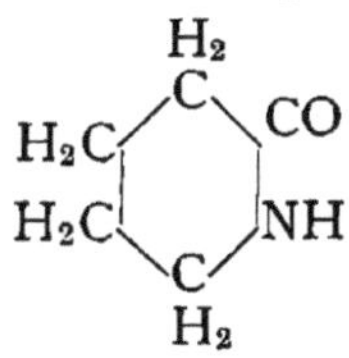 und dem wahrscheinlich damit identischen Pentanonisoxim kommt eine typische Krampfwirkung zu, aber nicht die Steigerung der Reflexerregbarkeit wie beim Strychnin, es treten nur Krämpfe auf, welche auf direkter Erregung des Medullarkrampfzentrums beruhen.

Hexanonisoxim 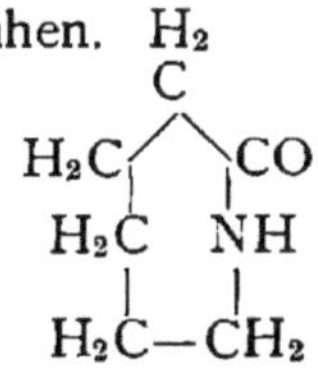 macht klonische, später tonische Krämpfe und wirkt etwas narkotisch.

Aminohexylalkohol 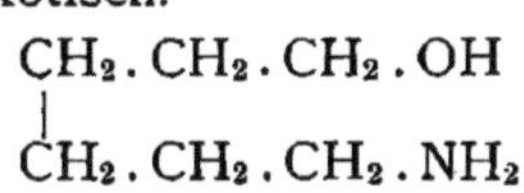 durch Ringsprengung und Wassereintritt aus dem Zyklohexanonisoxim dargestellt, ist bedeutend weniger giftig als das zyklische Hexanonisoxim und wirkt nach Neutralisation nur im Sinne eines Alkohols lähmend.

Suberonisoxim macht klonische und tonische Krämpfe, die Krämpfe sind meist partiell beschränkt. Auch bei den zyklischen Isoximen steigt

[1]) Tunnicliffe und Rosenheim, Zentralbl. f. Phys. **16.** 93.

[2]) BB. **21.** 2243.

die Giftigkeit mit der Grösse des Ringes. Ebenso sind die peripheren Wirkungen ausgesprochener ausgebildet bei den Verbindungen mit grösserem Ring. Die kurereartige Wirkung ist bei den niederen Gliedern dieser Reihe kaum angedeutet, beim Suberonisoxim aber schon sehr deutlich hervortretend.

Fenchonisoxim 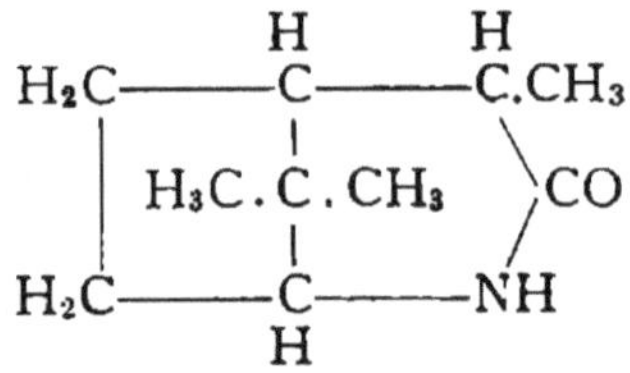 macht klonische und tonische Krämpfe, Blutdrucksteigerung und nachfolgende Lähmung des Gefässnervenzentrums.

Die pikrotoxinartige Krampfwirkung, welche den Isoximen zukommt, fehlt sowohl bei den Zykloketonen, als auch bei den Zykloiminen. Die eigentümlichen Funktionsveränderungen der Skelettmuskulatur sind ebenfalls nur bei den Isoximen zu konstatieren. Es erscheinen also auch diese beiden Wirkungen charakteristisch für die Zykloisoxime, die eine CO- und NH-Gruppe nebeneinander im Ring enthaltende hydroaromatische Verbindungen sind. Die allgemeine zentrale Lähmung, die Hauptwirkung der Ketone, tritt bei den Isoximen zurück. Die Steigerung der Erschöpfbarkeit der motorischen Endapparate haben alle drei Gruppen, die Zykloketone, Zykloisoxime und Zykloimine, gemeinschaftlich, aber diese ist am stärksten bei den Iminen und am schwächsten bei den Isoximen ausgebildet. Die Imine sind im allgemeinen die giftigsten, die Ketone weniger, die Isoxime am wenigsten giftig, wenn man Verbindungen mit gleicher Gliederanzahl mit einander vergleicht.

Die Alkylsubstitutionsprodukte der einfachen zyklischen Isoxime zeigen folgendes Verhalten:

Methylpentanonisoxim 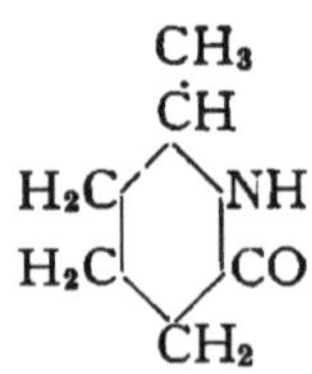 ist wirksamer als Piperidon, qualitativ aber wirkt es gleichartig. Vom α- und β-Methylhexanonisoxim ist die β-Base an der Maus fünfmal so giftig als die α-Base; auch die Wirksamkeit auf die Skelettmuskulatur ist bedeutend stärker. Dieselbe Gruppe kann also die Wirkungen der Gesamtverbindungen je nach ihrer Anlagerung mehr oder weniger erheblich steigern.

Trimethylhexanonisoxim 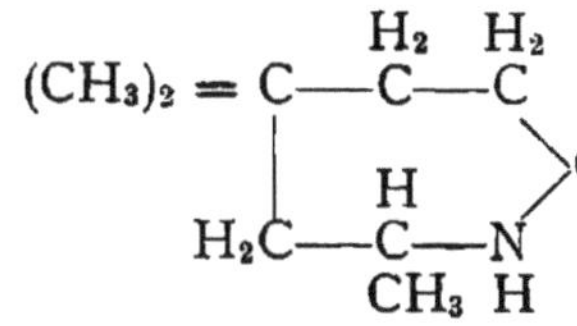 ist bedeutend giftiger als Hexanonisoxim. Die Nervenendwirkung tritt viel stärker hervor.

Methylisopropylhexanonisoxim und zwar Linksmenthonisoxim 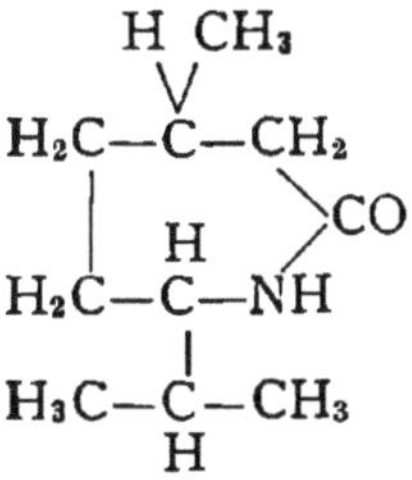 und Tetrahydrokarvonisoxim 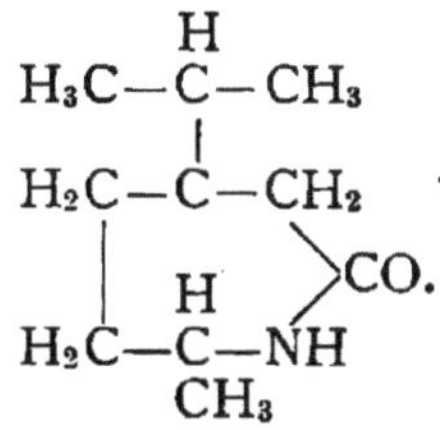. Diese beiden isomeren Verbindungen wirken qualitativ und quantitativ sehr ähnlich. Die Lähmung tritt stärker hervor, die Krampfwirkung des Hexanonisoximkernes ist entschieden zurückgedrängt, die narkotische Wirkung hat man wohl auf die Alkylseitenketten, namentlich die Isopropylkette zurückzuführen. Auch die Kurarewirkung ist viel stärker als beim Hexanonisoxim.

Thujamenthonisoxim ist Dimethylisopropylpiperidon.

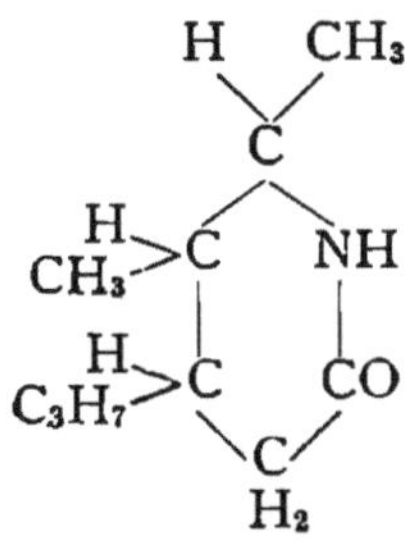

oder

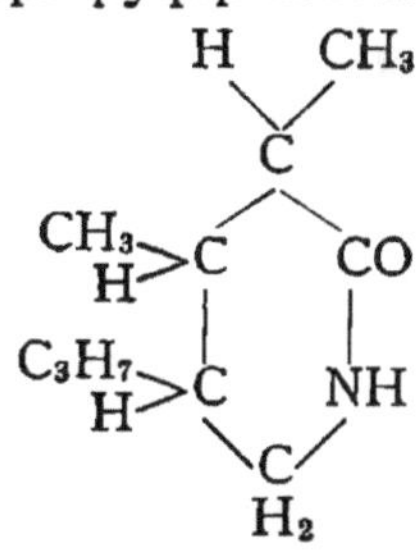

Es ist zehnmal so giftig als Piperidon. Die krampferregende Wirkung des Piperidonkerns ist grösstenteils infolge der Wirkung der Alkylseitenketten, wahrscheinlich infolge der der Isopropylgruppe, verdeckt; die Nervenendwirkung, welche bei Piperidon sogar bei tödlichen Gaben nicht nachweisbar ist, kommt dagegen bei Thujamenthonisoxim sehr deutlich zum Vorschein.

* * *

Andererseits lässt sich zeigen, dass die Aufsprengung eines Ringes im Alkaloide die Wirkung vernichtet oder abschwächt. So ist das dem Nikotin isomere Metanikotin ein methyliertes Pyridyl-Butylenamin,

20*

in dem nach Pinner's Auffassung der Pyrrolidinring aufgespalten ist[1]). Nach Ringhardtz[2]) hat Metanikotin qualitativ die Nikotinwirkung, aber man benötigt zur Vergiftung die zehnfache Dosis.

Nur wenige giftige natürliche Basen, der Cholingruppe angehörig, entbehren der zyklischen Struktur. Die meisten künstlichen und natürlichen Basen, welche physiologische Effekte auslösen, lassen sich vom Benzol oder Pyridin ableiten. Die reinen Benzolabkömmlinge, welche durch Einführung einer oder mehrerer Amino- oder Hydrazingruppen basische Eigenschaften bekommen, zeichnen sich durch ihre temperaturherabsetzenden Wirkungen aus, ebenso durch ihre Fähigkeit, rote Blutkörperchen zu zerstören und Oxyhämoglobin in Methämoglobin überzuführen.

Die Wirkung der Kondensation (Verdoppelung der Ringsysteme) zeigt sich nicht nur bei den aromatischen Basen. So erlangt Pyridin bezw. Benzol durch die Bildung von Chinolin stark giftige und antiseptische Eigenschaften. Es ist zu vermuten, dass der Pyridinring, ähnlich wie ein Hydroxyl, aber in kräftigerer Weise, die im Benzol immanenten antiseptischen Eigenschaften zur Auslösung bringt. Dem Pyridin kommen weder antiseptische, noch antithermische, noch giftige Eigenschaften zu.

So ist es auch möglich, dass durch die Gegenwart von Pyridin im Nikotin resp. Chinolin im Chinin die Grundwirkung des hydrierten Anteils gesteigert wird.

Vom Diphenyl, Phenanthren und Naphtalin ausgehend, lassen sich keine antipyretisch wirkenden Basen darstellen. Hingegen kommen einzelnen Basen dieser Art Wirkungen zu, für welche wir die vom Naphtylamin abgeleiteten, von Bamberger[3]) dargestellten und von Filehne und Stern[4]) experimentell geprüften, als sehr lehrreiches Beispiel anführen, welches den Einfluss der Stellung, den Einfluss der Hydrierung etc. in klassischer Weise zeigt, ein Beispiel, welches in hervorragender Weise auch lehrt, wie man durch Studium der physiologischen Eigenschaften einen Analogieschluss auf die Konstitution einer zweiten Substanz zu machen berechtigt ist.

β-Naphtylamin hat keine von den Wirkungen der tetrahydrierten Base[5]). Dosen von 0,1 g, die für Kaninchen von dem letzteren Körper

---

[1]) BB. **27**. 1056, 2862.

[2]) Diss. Kiel 1895 bei Falck.

[3]) BB. **22**. 777.

[4]) Virchow's Arch. **115**. u. **117**. 418.

[5]) α-Naphtylamin wirkt giftiger als β-Naphtylamin. Petini, Arch. di farmacol. V. 574. (1897.)

bereits letal sind, zeigen bei dem ersteren gar keine Wirkung. 1,0 g β-Naphtylamin auf einmal einem Kaninchen injiziert, erzeugt Schwäche und Betäubung; die Pupillen werden etwas enger — im Gegensatze zu der starken Pupillenerweiterung durch die hydrierte Base. Das Tier erholt sich auch nach dieser Dosis wieder vollständig.

β-Tetrahydronaphtylamin macht hingegen nach subkutaner Injektion von Dosen von 0,075 g bei Kaninchen deutliche Pupillenerweiterung; die Ohrgefässe kontrahieren sich, die Temperatur steigt um 3 bis 4½°, also stärker als bei Nikotin und Koffein, welche nur um 1 bis 1,5° die Temperatur erhöhen[1]). Bei Hunden genügen etwas kleinere Dosen. Die Erhöhung der Eigenwärme ist bedingt durch verminderte Wärmeabgabe bei gleichzeitig gesteigerter Wärmeproduktion.

Fügt man eine Äthylgruppe zu dem Körper, so erhält man Monoäthyl-β-Naphtylaminhydrür=β-$C_{10}H_{11}NH \cdot C_2H_5$). Dieser Körper hat qualitativ dieselben Wirkungen wie β-Tetrahydronaphtylamin selbst, wirkt aber bedeutend intensiver. Die Dosen, welche von beiden Körpern nötig sind, um den gleichen Effekt zu erzielen, verhalten sich etwa wie 2 : 3.

Dihydrodimethyl-β-Naphtylamin β-$C_{10}H_9N(CH_3)_2$ ist wirkungslos.

Im α-Tetrahydronaphtylamin, bei welchem die vier H-Atome in den stickstofffreien Benzolring des α-Naphthylamins eintreten, ist hierdurch der chemische Charakter der Base wenig oder gar nicht geändert. In Übereinstimmung damit zeigt dieser Körper auch toxikologisch keine der merkwürdigen Eigenschaften des β-Tetrahydronaphtylamin. 0,5 g machten keine Erscheinungen; 1 g verursacht beim Kaninchen, ohne weitere Erscheinung, Tod.

α-Tetrahydronaphtylendiamin. In jedem der beiden Benzolringe des Naphtalins ist eine Aminogruppe und zwar beide Male in α-Stellung, die vier Wasserstoffatome sind wiederum sämtlich an ein und denselben Benzolring angefügt.

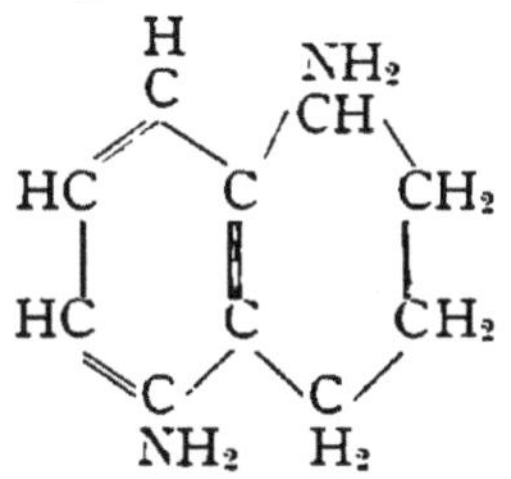

[1]) Im allgemeinen erniedrigen die Temperatur: Chloroform. Morphin. Chinin, Akonitin u. a. Es steigern die Temperatur: Strychnin, Nikotin, Pikrotoxin, Koffein, Kokain, alle Krampfgifte (Harnack).

Diese Substanz zeigt keine von den Wirkungen des β-Tetrahydronaphtylamin, macht auch keine Beeinflussung des Allgemeinbefindens.

Diejenigen β-Derivate, welche an dem N-führenden Ringe hydriert sind, zeigen mehr oder minder ausgeprägt jene Wirkungen. α-Derivate zeigen sie nicht. Zum Zustandekommen der physiologischen Wirkung sind β-Stellung der Aminogruppe und Hydrierung an dem N-führenden Ringe notwendig. Diejenigen β-Derivate, welche nur an dem stickstofffreien Ringe hydriert sind, wie auch sämtliche α-Derivate (gleichviel, an welchem Ringe sie hydriert sind), zeigten jene Wirkungen nicht.

Hierfür folgende Beweise:

α-Hydronaphtylamine.

An dem N-führenden Ringe hydrierte Verbindungen wie Isotetrahydro-α-naphtylamin und α-Aminotetrahydro-α-naphtol

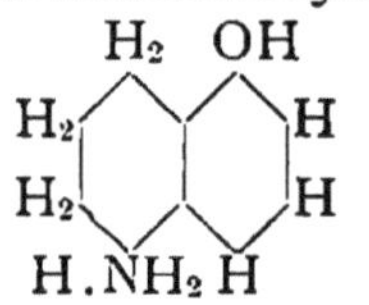

sind unwirksam.

Das am N-freien Ringe hydrierte p-Tetrahydronaphtylendiamin

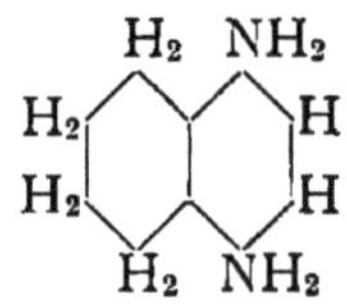

macht keine Erweiterung der Pupille, ist aber sehr giftig. 0,08 g töten ein kleines Kaninchen.

β-Hydronaphtylamine.

Das an dem N-führenden Ringe hydrierte β-Tetrahydrodimethylnaphtylamin

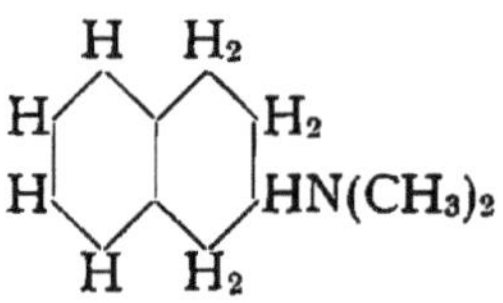

wirkt ganz analog wie β-Tetrahydronaphtylamin.

Das an dem N-freien Ringe hydrierte Monoäthyl-β-naphtylaminhydrür

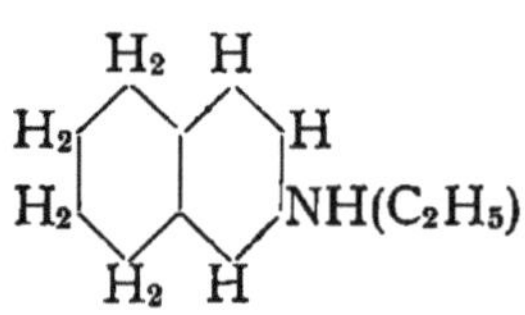

erwies sich wirkungslos, während der isomere Körper, welcher an dem N-führenden Ringe hydriert ist, sehr energisch wirkt.

o-Tetrahydronaphtylendiamin

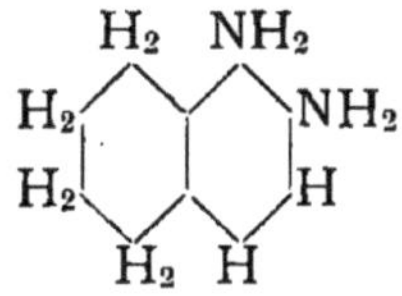

ist wirkungslos.

Bei Untersuchung von hydrierten Naphtochinolinen zeigten sich analoge Verhältnisse.

α-Oktohydronaphtochinolin ist unwirksam; von zwei isomeren β-Oktohydronaphtochinolinen zeigte sich nur dasjenige im obigen Sinne wirksam, bei welchem die Hydrierung des Naphtalins an dem N-führenden Ringe (d. h. in diesem Falle an demjenigen, welcher dem Chinolinkern gehört) erfolgt war, während der isomere Körper, welcher an dem N-freien Ringe hydriert war, keine spezifischen Wirkungen zeigte.

Wirksames β-Oktohydronaphtochinolin

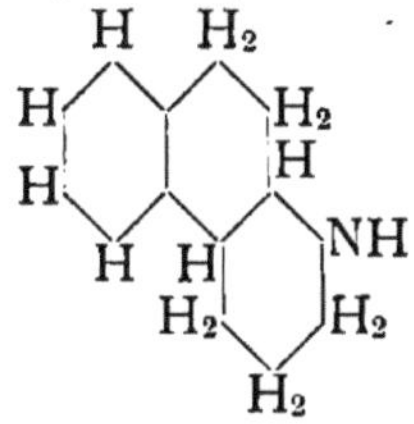

Unwirksames β-Oktohydronaphtochinolin

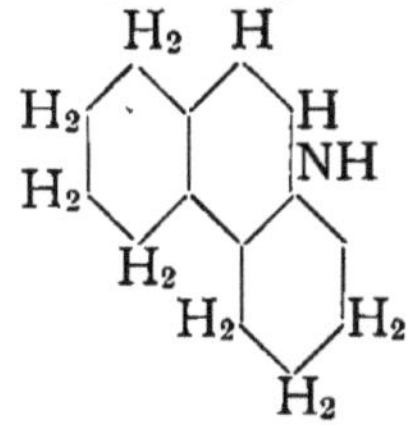

Das Vergiftungsbild, welches gewisse Hydronaphthylamine zeigen, kommt nicht ausschliesslich dieser Gruppe zu. Das Amidin des Phenazetins zeigt analoge, wenngleich schwächere Wirkung.

Aus diesen Untersuchungen ergeben sich Schlussfolgerungen, welche sogar zur Aufklärung der Konstitution analog wirkender Substanzen führen können.

Pseudoephedrin macht Mydriasis durch Erregung des Sympathikus[1]) wie das β-Tetrahydronaphtylamin, aber nur geringe Temperatursteigerung. Bei letzterem nun ist die Trägerin der eigentümlichen physiologischen Wirkung die in β-Stellung befindliche Atomgruppe $C{<}^{H}_{NH_2}$ Es lag nun nahe, daraus Schlüsse auf die Konstitution des Pseudoephedrins zu ziehen. Nach Bamberger ist die Wirkung der stets nur auf einer Seite erfolgenden Hydrierung in der Naphtalingruppe darin

[1]) Günzburg, Virchow's Arch. **124**. 75. Filehne, ebenda p. 93.

zu suchen, dass das Reaktionsprodukt sich wie ein Benzolderivat mit offenen aliphatischen Seitenketten verhält. β-Tetrahydronaphtylamin gibt keine Naphtalinreaktion mehr, sondern verhält sich wie ein Benzolderivat.

Aus β-Naphtylamin

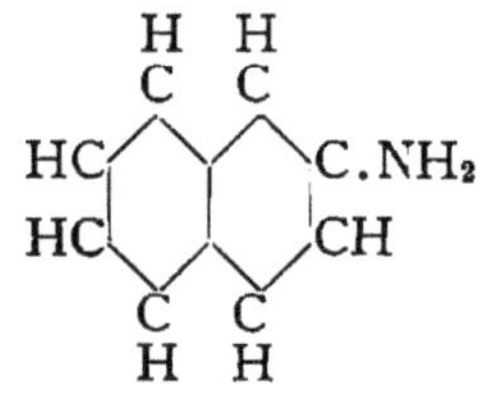

entsteht durch Addition von vier Wasserstoffen β-Tetrahydronaphtylamin, ein Benzolkörper

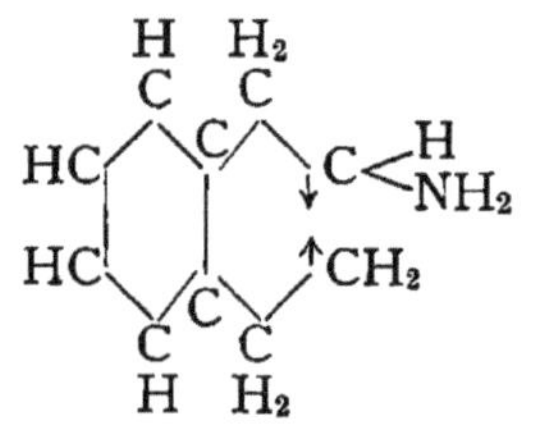

mit gleichsam zwei offenen Seitenketten, was Bamberger durch Aufstellung einer neuen Konstitutionsformel für Naphtalin erklärte, die als Übertragung der Bayer'schen zentrischen Benzolformel auf das Naphtalin erscheint.

Bayer's Benzolformel — Bamberger's Naphtalinformel

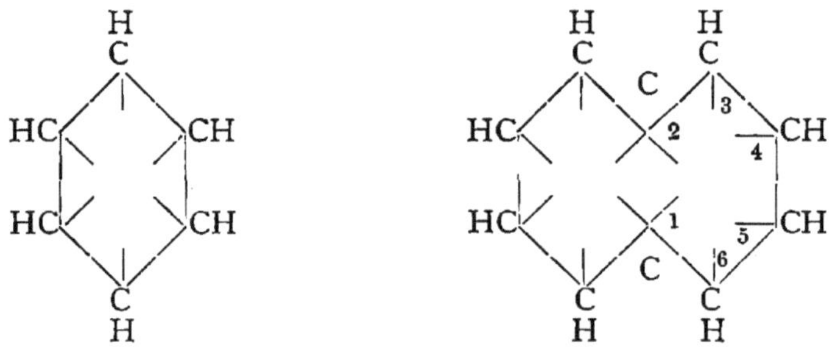

In diesem zentrischen Systeme befinden sich die freien Valenzen in einem eigentümlichen Zustande „potentieller" Bindung. Addieren sich nun im Naphtalin auf der einen Seite (z. B. der rechten 4 H-Atome) zu, so werden die freien Valenzen 3, 4, 5 und 6 von den H-Atomen in Anspruch genommen, die freien Valenzen 1 und 2 sättigen sich gegenseitig und es resultiert

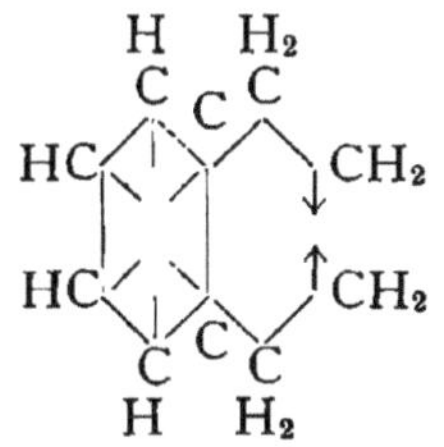

also ein Benzolkörper mit aliphatischen Seitenketten.

Bamberger konnte zeigen, dass β-Tetrahydronaphtylamin die vollständigste chemische Übereinstimmung mit einem wahren Benzolabkömmling, der ebenfalls die NH_2-Gruppe gleichsam in β-Stellung trägt, dem Phenyläthylamin: $C_6H_5 . CH_2 . CH_2 . NH_2$, einem Körper, der in der Tat eine offene Seitenkette führt, aufweist. Aber diese vollständige chemische Übereinstimmung des β-Tetrahydronaphtylamins mit dem Phenyläthylamin macht auch, dass, wie Filehne gezeigt hat, beide Körper in ihren physiologischen Eigenschaften völlig übereinstimmen, weshalb dieser Forscher folgenden Satz aufstellte: „Trägerin der eigentümlichen pupillenerweiternden Wirkung ist die in β-Stellung zu einem monozentrischen System befindliche Gruppe $C<^{H}_{NH_2}$, gleichgiltig, ob dieselbe einem geschlossenen Ringsystem oder einer offenen Seitenkette angehört."

Für das Pseudoephedrin hat Ladenburg drei mögliche Konstitutionsformeln aufgestellt:

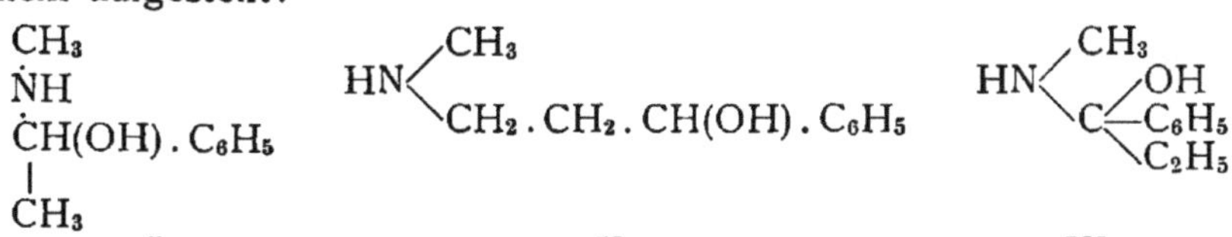

I. II. III.

Die I. Formel hielt Ladenburg für die wahrscheinlichere, bei welcher die Aminogruppe in β-Stellung steht. Bei II. steht sie in γ-Stellung, bei III. in α-Stellung zu einem Benzolring. Nur die I. Formel ist dem β-Tetrahydronaphtylamin und Phenyläthylamin analog konstituiert und Filehne [1]) schliesst demnach, dass sie als die richtige zu bezeichnen ist.

Auf eine Differenz der Wirkung, die zum Teil auf einer Stellungsverschiedenheit beruhen soll, verweisen Falck und Plenk [2]). Arekolin,

---

[1]) Virchow's Arch. **124**. 193.

[2]) Diss. Kiel. 1895.

Pilokarpin, Metanikotin gehören alle drei der β-Reihe an. Sie erzeugen Vermehrung der Speichelsekretion, Atmungsbeschleunigung, Gleichgewichtsstörung und in grösseren Dosen Krampferscheinungen. Die α-Reihe (Koniin, Stilbazolin) erzeugt keine Krämpfe. Arekolin macht kein Erbrechen, Nikotin und Metanikotin konstant, bei Pilokarpin tritt Erbrechen erst einige Stunden nach der Vergiftung auf.

Bedeutung der Seitenketten.

Die meisten künstlichen und natürlichen Alkaloide lassen sich vom Pyridin ableiten, beziehungsweise vom Chinolin oder Isochinolin, welche sich ja auch auf Pyridin zurückführen lassen. Pyridin selbst hat nur eine sehr schwache physiologische Wirkung, wie bereits mehrfach erwähnt wurde. Es wird aber in ungemein wirksame Körper verwandelt, einerseits durch Eintritt von Wasserstoff, andererseits durch Eintritt von aliphatischen Seitenketten.

Treten an das Pyridin aliphatische Seitenketten, insbesonders Alkylreste, heran, so steigt damit die Wirksamkeit der Verbindung. Doch tritt der Charakter der Pyridinwirkung mit dem Ansteigen der Länge und der Anzahl der Alkylseitenketten in den Hintergrund und die rauscherzeugende Wirkung der Alkylkomponente kommt immer mehr zur Geltung[1]).

Die am Kohlenstoff wie am Stickstoff alkylierten Piperidinderivate verhalten sich qualitativ ganz gleich, nur in quantitativer Hinsicht zeigen sich Wirkungsunterschiede. Sie erzeugen zentrale Lähmung, später Lähmung der motorischen Nervenendigungen. Die Azylderivate machen Krämpfe, die sich z. B. beim Formylderivate bis zum vollständigen Tetanus steigern[2]).

Die rauschartige Wirkung auf das Gehirn und die beschleunigende Wirkung auf den Atem und den Puls wächst bei den Pyridinbasen mit dem Anwachsen des Moleküls mit der Alkylkomponente.

Die Wirkung ist am schwächsten beim Pyridin C_5H_5N selbst, schon stärker beim Methylpyridin C_6H_7N und noch stärker beim Lutidin C_7H_9N (Äthylpyridin), Kollidin (Propylpyridin) $C_8H_{11}N$ und Parvolin $C_9H_{13}N$.

---

[1]) Kendrick und Dewar, London Roy. Soc. Proc. **22**. 432.

[2]) R. und E. Wolffenstein BB. **34**. 2408.

Piperidin 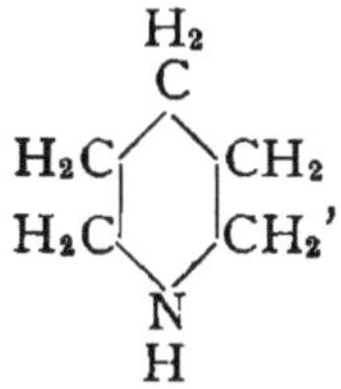 , das hydrierte Pyridin, hat nur schwache giftige Eigenschaften, zeichnet sich aber besonders durch die intensive Blutdrucksteigerung nach Injektion von kleineren Mengen dieser Base in die Blutbahn aus, eine Blutdrucksteigerung, welche in mancherlei Hinsicht an die Wirkung des Nebennierenextraktes und auch des Nikotins erinnert. Es macht die motorischen Endplatten der Nerven im Muskel der Ermüdung leichter zugänglich, eine Wirkung, wie man sie durch eine Kuraredosis erhalten kann, welche zu klein ist, eine komplette Paralyse zu bewirken. Auf das Zentralnervensystem übt Piperidin keine Wirkung aus, hingegen auf das Herz, auf welches grosse Dosen einen schwächenden Einfluss haben. Die typische Kurarewirkung bleibt aus dem Grunde aus, weil bei Anwendung grosser Dosen zuerst das Herz still stehen bleibt.

Treten aber in das Piperidin aliphatische Seitenketten, insbesonders Alkylreste, ein, so wird die physiologische Wirkung gesteigert.

Pipekolin (α-Methylpiperidin) macht komplette Kurarewirkung

Pipekolin

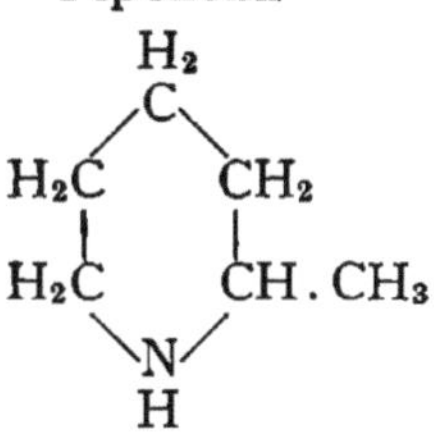

α-Äthylpiperidin

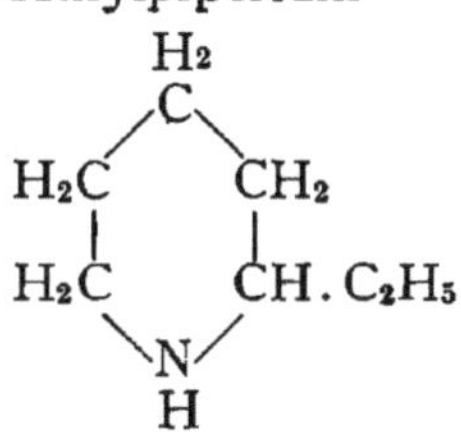

Koniin (α-Propylpiperidin)

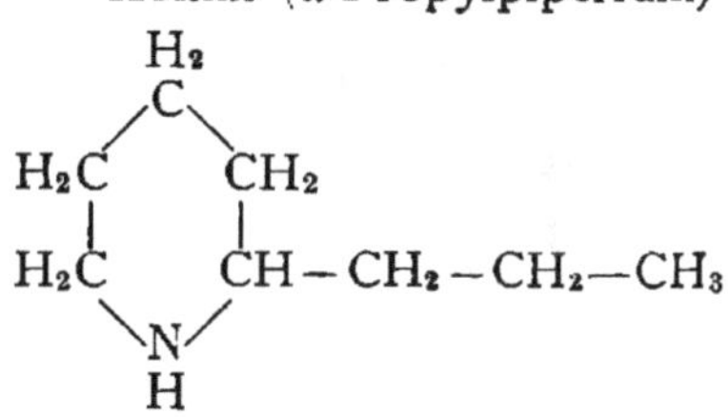

ohne Herzstillstand. Dieselben Symptome erzeugt Äthylpiperidin in viel kleinerer Dosis und Koniin in noch kleinerer Dosis. Koniin differiert vom Piperidin nur in der sehr kräftigen Wirkung auf die motorischen Nervenendplatten und hat keine zentrale Wirkung [1]). Die Giftigkeit dieser Substanzen verhält sich folgendermassen:

Piperidin : Pipekolin : Äthylpiperidin : Koniin [2])

1 : 2 : 4 : 8

Während also die Methylgruppen in arithmetischer Progression ansteigen, steigt die Giftigkeit in geometrischer. Wie wir gleich sehen

---

[1]) Bestritten, AePP. **48**. 356.

[2]) Ehrlich, BB. **31**. 214.

werden, konnte Gürber zeigen, dass dieses Gesetz für die Lupetidinreihe, welche ebenfalls vom Piperidin deriviert, nur für die niederen Glieder gilt, während die höheren Ausnahmen bilden, da sie eine sekundäre Wirkung auf das Zentralnervensystem haben. Die Ursache dieser Unregelmässigkeit kann aber nach Cushny's Erklärung darin liegen, dass während bei den niederen Gliedern der Serie die Wirkung des Piperidinradikals der bestimmende Faktor der Giftigkeit ist, die Zahl der Methylgruppen, wenn sie grösser wird, ebenfalls einen Ausschlag gibt, da diese als aliphatische Narkotika wirken.

Die Bedeutung des Eintrittes von Methylgruppen in Alkaloide lässt sich auch gut an den von Guareschi synthetisch dargestellten Cyanoxypyridinderivaten beobachten. A. Deriu [1]) untersuchte diese und fand:

β-Cyan-α'-γ'-Dimethyl-α-Oxypyridin ist wirkungslos bei Hunden und Kaninchen, bei Katzen endovenös gegeben, tritt Myosis, Reflexsteigerung und konvulsisches Zucken auf.

β-Cyan-α'-β'-γ'-Trimethyl-α-Oxypyridin ist viel aktiver, ruft epileptische Konvulsionen bei Katzen hervor. Bei Kaninchen ist es unwirksam.

N-Methyl-β-Cyan-α'-γ-Dimethyl-α-Oxypyridin ist ein starkes Myotikum und Purgans, wirkt stark nervenerregend. Es ist das am stärkesten wirksame in dieser Gruppe.

N-Äthyl-β-Cyan-α'-γ-Dimethyl-α-Oxypyridin hat die gleiche physiologische Wirkung.

Je grösser das Molekulargewicht, desto wirksamer ist die Verbindung, die Wirkungsstärke hängt von der Zahl und Natur der anhaftenden Radikale ab und wächst mit deren Anzahl, ist ferner abhängig von der Art der Anreihung der Methylradikale an den N des Kerns.

Zuerst zeigten Kendrick und Dewar [2]), dass in der Pyridinreihe ein beträchtlicher Unterschied in der Stärke der Wirkungen der einzelnen Glieder vorhanden ist, aber die Art und Weise der Wirkung ist immer die gleiche. Die letale Dosis wird kleiner, je höher das homologe Pyridin in der Reihe steht.

Die höheren Glieder der Pyridinreihe erinnern in ihrer physiologischen Wirkung an die niederen Glieder der Chinolinreihe, ausgenommen, dass die Pyridine mehr befähigt sind Tod durch Asphyxie hervorzurufen und dass die letale Dosis der Pyridine weniger wie die Hälfte von der der Chinoline ist.

---

[1]) Giorn. della R. Acad. med. di Torino. **53**. 839.

[2]) London Roy. Soc. Proc. **22**. 242.

Wenn man von den niederen zu den höheren Gliedern der Chinolinserie ansteigt, so findet man, dass die physiologische Wirkung ihren Charakter ändert, insofern als die niederen Glieder hauptsächlich auf die sensorischen Zentren des Gehirns zu wirken scheinen und auf die Reflexzentren der Korda, indem sie die Fähigkeit zu willkürlicher oder Reflexbewegung zerstören; die höheren Glieder wirken weniger auf diese Zentren und hauptsächlich auf die motorischen zuerst als Irritantien, indem sie heftige Krämpfe verursachen, späterhin eine komplette Paralyse hervorrufen. Während die Reflexerregbarkeit der Zentren im Rückenmark verschwunden zu sein scheint, können diese Zentren leicht durch Strychnin zur Tätigkeit gebracht werden.

Wir kommen nun auf die interessanten Untersuchungen von Gürber[1] und die Schlüsse, welche Gaule aus ihnen zog, zu sprechen.

Gürber untersuchte die Serie der Lupetidine.

Lupetidine sind Homologe des Dimethylpiperidins. Wird im Lupetidin ein Wasserstoffatom und zwar das dem Stickstoff gegenüberstehende durch Radikale ersetzt, so bilden sich die weiteren Glieder der Reihe

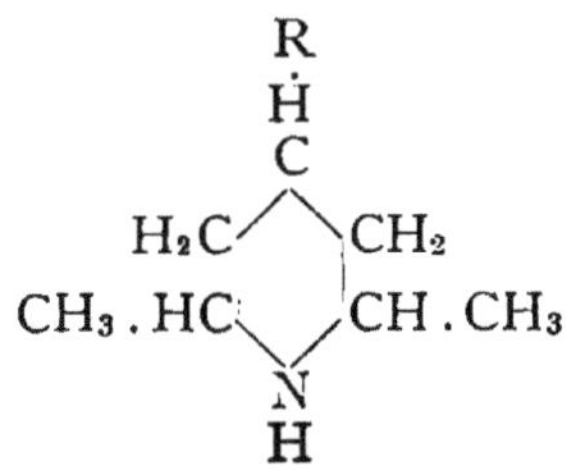

Es ist bekannt, dass die Alkylradikale und auch andere Radikale ihre eigene chemische Natur, selbst in höchst komplizierte Verbindungen substituiert, teilweise bewahren können. Diese spiegelt sich dann auch öfters in der physiologischen Wirkungsweise solcher substituierter Verbindungen wieder, ja selbst der ganze Charakter der physiologischen Wirkungsweise derselben kann durch die substituierenden Radikale bedingt sein.

Bei den Lupetidinen zeigte es sich, dass im allgemeinen die Grösse der wirksamen Dosis abnahm, wenn die Grösse des substituierten Alkylradikales zunahm. Es zeigte sich, dass die Wirkungsintensität gleichsam in geometrischer Progression zunimmt, wenn das Molekulargewicht in arithmetischer Progression steigt; dieses Gesetz spielt jedoch in dieser Reihe nur bis zum Isobutyllupetidin, denn dieses und noch mehr das

[1]) Dubois Arch. **1890**. 401.

Hexyllupetidin weichen erheblich davon ab. Die auffallende Tatsache, dass ein Butyl- und ein Hexylradikal so ganz anders wirken sollen als ein Methyl-, Äthyl- oder gar Propyl-Radikal, wird durch einige chemische Analogien bestätigt.

Piperidin und Propylpiperidin (Koniin) unterscheiden sich ähnlich wie die entsprechende Lupetidine.

Das allen Lupetidinen gemeinsame Hauptvergiftungssymptom ist die Lähmung der willkürlichen Bewegungen.

Von besonderem Interesse ist nun die Regelmässigkeit, nach welcher die Zunahme oder Abnahme der Grösse der Dosis in der Lupetidinreihe erfolgt, zuerst eine sukzessive Abnahme bis zu einem Minimum beim Propyllupetidin und dann für Isobutyl- und Hexyllupetidin wieder eine ebensolche Zunahme, ein Verhältnis, das aus der Zusammenstellung in der obigen Tabelle eine ganz spezielle Bedeutung gewinnt. Es verhalten sich demnach die Intensitäten wie 1 : 2 : 4 : 8, d. h. sie steigen in geometrischer Progression, jedoch nur für die vier ersten Glieder der Reihe, während sie für die beiden letzten Glieder im Verhältnis von 5 : 4 wieder abfallen.

Lupetidin ($\alpha\alpha'$Dimethylpiperidin) [1])

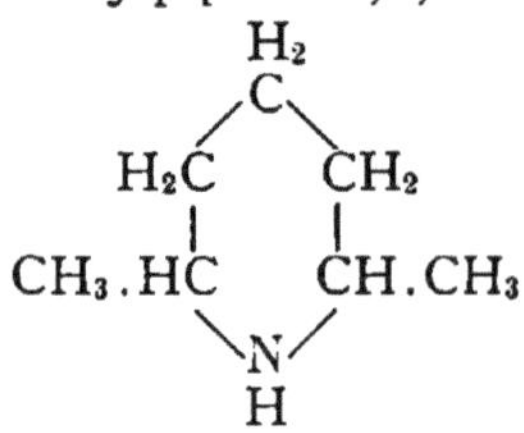

wirkt analog dem Kurare, erzeugt Lähmung ohne besondere Wirkung auf das Herz. Es sistiert die Atmung beim Maximum der Lähmung. Von allen Lupetidinen am stärksten macht Lupetidin Erzeugung von Vakuolen in den Blutkörperchen und verändert den Kern nach Form und Grösse, die Zentralnervensystemorgane werden schwach affiziert und die Haut lokal anästhesiert.

β-Lupetidin = β-Äthylpiperidin [2]) wirkt sehr spät, macht tetanische Muskelkrämpfe und Speichelfluss, wirkt identisch wie β-Propylpiperidin, doch ist die Giftigkeit auf mehr als die Hälfte reduziert. Es scheint aber, dass die Propylgruppe sowohl in α-, als auch in β-Stellung eine grössere Giftigkeit bedingt, als die Äthylgruppe.

β-Propylpiperidin ist nicht so toxisch, wie Koniin.

---

[1]) Die letale Dosis pro kg Kaninchen ist 0.4 g.

[2]) Ehrlich, BB. **31**. 2141.

β-Propylpiperidin letale Dos. per kg Kaninchen 0.15 (Ehrlich), α-Propylpiperidin letale Dos. per kg Kaninchen 0.09.

Kopellidin 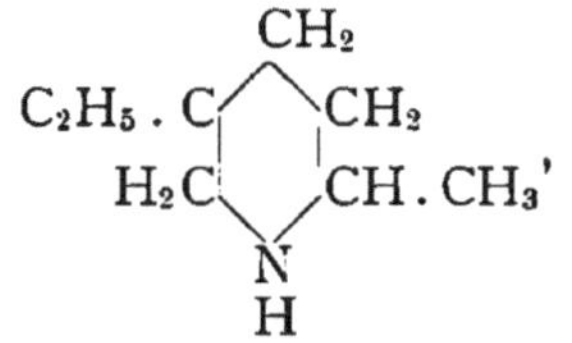, dessen letale Dosis pro kg Kaninchen 0.1 g beträgt, ist ein Gift, welches hauptsächlich die intramuskulären Nervenendigungen lähmt. Es wirkt doppelt so intensiv, wie Lupetidin.

Parpevolin ist ebenfalls ein Gift von gemischtem Charakter mit einer den Gesamtwirkungseffekt hauptsächlich bestimmenden, peripher motorischen, einer weniger deutlichen peripher sensiblen und einer noch stärker als beim Koppellidin integrierenden zentralen Komponente. In bezug auf die Lähmung wirkt Parpevolin doppelt so intensiv, wie Koppelidin.

Propyllupetidin ist ein Gift, welches vorwiegend die intramuskulären Nervenendigungen lähmt, die Zentralorgane des Nervensystems stark mitaffiziert; durch direkte Lähmung der Atmungsmuskulatur hebt es, wie die anderen Lupetidine, die Atmung auf. Propyllupetidin wirkt am intensivsten von allen Lupetidinen, achtfach so intensiv als Lupetidin: in seiner Fähigkeit Vakuolen zu erzeugen, tritt es gegenüber den bis jetzt besprochenen Gliedern der Reihe bedeutend zurück.

Isobutyllupetidin ist ein Gift, welches vorzugsweise ähnlich den echten Narkoticis das Zentralnervensystem und das Herz lähmt, dann aber auch wie die vorhergehenden Glieder der Reihe die intramuskulären Nervenendigungen in Mitleidenschaft zieht.

Hexyllupetidin ist ein nach Art der echten Narkotika auf die Zentralorgane und direkt auf das Herz wirkendes sehr energisches Gift. Nebenbei lähmt es schwach die intramuskulären Nervenendigungen.

Koniin ist nach Ladenburg α-Propylpiperidin und steht am nächsten dem Propyllupetidin. Verschiedene Autoren schreiben ihnen verschiedene Wirkungen zu, was wohl auf verschiedener Stellung der Propylgruppe beruhen kann; zweifellos vereinigt Koniin, wie die Lupetidine, periphere und zentrale Wirkung in sich. Die physiologische Wirkung ist beim Koniin 7—8 mal grösser als beim Piperidin.

Konhydrin 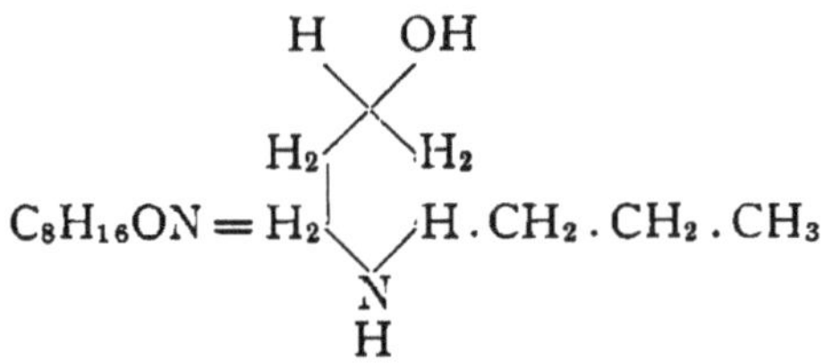 wirkt wie Koniin, aber schwächer, Parakoniin wie Koniin[1]).

Vor allen Dingen sieht man sofort aus dem Vergleich der beiden Reihen, dass es einen Unterschied macht, ob die CH_3-Gruppen symmetrisch an verschiedene Kohlenstoffatome herangetreten sind oder asymmetrisch an eines allein. Es ist also auch die Stellung der Seitenkette, welche in Betracht kommt, von Einfluss auf die Wirkung dieser beiden Gifte. Von diesem Gesichtspunkt aus wird man auch einen Unterschied zwischen der Wirkungsweise des Koniins, bei dem das Propylradikal in α-Stellung sich befinden soll, und derjenigen des Propyllupetidins bei dem das Radikal in γ-Stellung steht, machen müssen. Doch tritt dieser Unterschied nicht mehr deutlich hervor, vielleicht ist auch die α-Stellung für das von Gürber verwendete Präparat nicht so sicher. Bei den Lupetidinen handele es sich um Produkte der Wirkung, welche den Kern und die Seitenketten bei verschiedener Zahl und verschiedener Stellung produzieren, nicht einfach um die Grösse des Gesamtmoleküls. Der Piperidinkern bedingt die Veränderungen (Vakuolenbildung) der roten Blutkörperchen, die Seitenketten schwächen diese Wirkung eher ab, dagegen hängt die Wirkung auf das Nervensystem ganz wesentlich von diesen Seitenketten ab. Auch hier zeigt sich wieder eine Differenz zwischen ein- bis dreigliedrigen und vier- und mehrgliedrigen Seitenketten, die ersteren bewirken eine periphere, die letzteren eine zentrale Lähmung.

Ausser den Lupetidinen ist noch kein Körper bekannt, welcher ähnliche helle Stellen in den roten Blutkörperchen des Frosches hervorzubringen vermag.

Sämtliche Körper der Lupetidinreihe sind giftig und alle verursachen den Tod unter Herzlähmungserscheinungen. Es ist aber nicht dasselbe Gift, welches am raschesten Lähmungen herbeiführt und dessen kleinste Dosis den Tod bringt. Dieses deutet auf verschiedene Angriffspunkte der verschiedenen Körper. Die direkte Erregbarkeit des Muskels bleibt bei allen erhalten, die indirekte Erregbarkeit des Muskels vom Nerven aus schwindet zuerst bei dem Lupetidin, bei dem Kopellidin

---

[1]) Wertheim u. Schlossberger, Liebig's Ann **100**. 239, Schiff, **157**. 166.

teilweise, bei den höheren Gliedern der Reihe ist sie noch ganz erhalten, während schon eine vollständige Lähmung aller willkürlichen Bewegungen eintritt. Bei den höheren Gliedern ist also die Lähmung eine zentrale und sie wird erst bei längerer Dauer und steigender Dosis eine periphere, bei den niederen Gliedern ist sie zuerst eine periphere und wird später eine zentrale. Lupetidin gleicht also in seinem Angriffspunkte dem Kurare, Hexyllupetidin den Narkoticis, indem es die Zentralorgane lähmt: es erstreckt auch, wie diese, seine Wirksamkeit auf das Herz, das es rasch in Mitleidenschaft zieht.

In den roten Blutkörperchen treten runde helle Stellen auf, an welchen der Blutfarbstoff verschwunden ist; in den ersten Stadien der Vergiftung treten aus den Blutkörperchen stark lichtbrechende Körnchen heraus.

Man kann konstatieren, dass die Zahl und Grösse der Stellen bei Lupetidinvergiftung am grössten und mit wachsendem Alkylradikal abnimmt, so dass Hexyllupetidin nur noch ganz kleine und schwer zu entdeckende Stellen hervorbringt.

Dass die gemeinsame Ursache dieser Veränderungen in dem allen diesen Giften gemeinsamen Piperidinkern zu suchen sei, schien wahrscheinlich. Gürber hat auch in der Tat gefunden, dass zwei Körper, welche denselben Kern enthalten, nämlich Piperidin selbst und Koniin, dieselben Wirkungen auf die Blutkörperchen, wie die Lupetidine haben. Die farblosen Stellen in den Erythrocythen sind also eine Wirkung des Piperidinkernes, sie können in ihrer Grösse, Zahl und Gruppierung durch die Alkylradikale modifiziert werden, die in diesen Kern eintreten und zwar in der Art, dass sie bei dem höchsten Radikal, dem Hexyl, fast verschwinden. Diese Wirkung ist aber wahrscheinlich keine direkte.

Paderi[1]) untersuchte Ladenburgs Piperylalkin

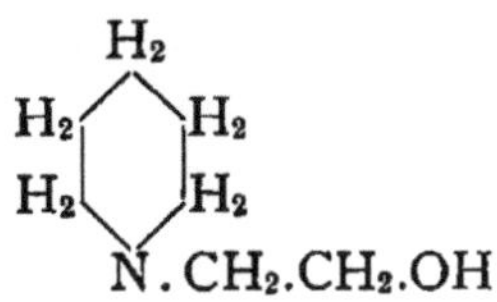

und Pipekolylalkin

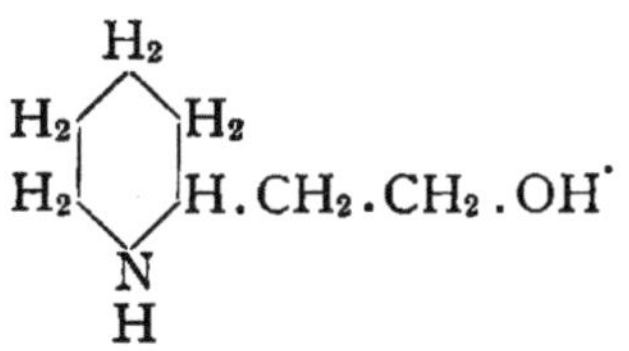

. Sie wirken auf das Zentral-Nervensystem paralysierend, wie Piperidin. Dagegen übt Methylpipe-

[1]) Liebig's Ann. **295**. 370, **301**. 117.

kolylalkin 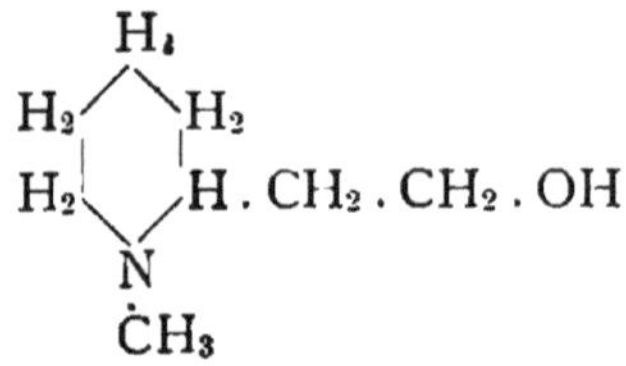 eine „heilkräftige“ Wirkung aus.

Die Einführung von Glykol in Piperidin ist ohne Einfluss, gleichgiltig ob Imidwasserstoff oder Kernwasserstoff des Piperidins durch Glykol substituiert wird. Wenn aber gleichzeitig Kernwasserstoff durch Glykol und Imidwasserstoff durch Methyl ersetzt wird, so entsteht eine „heilkräftige“ Wirkung (es wird nicht angegeben, was für eine).

Wir haben durch die Untersuchungen von Gürber, Gaule und Cushny an relativ einfachen Beispielen die Bedeutung der aliphatischen Alkylseitenketten kennen gelernt, welche nicht am Stickstoff sitzen. Wir haben die Verstärkung, unter Umständen die Veränderung der Wirkung des Kernes studieren können und konnten den Einfluss sehen, welchen längere oder zahlreichere Seitenketten ausüben, so dass ihre Gegenwart in der Verbindung oft der letzteren die Wirkungen der aliphatischen Reste, narkotische Effekte auf das Zentralnervensystem verleiht.

Sehr interessant ist es, dass man vom Pyridin zu viel giftigeren Substanzen gelangt als vom Chinolin, so dass die Gegenwart des Benzolkernes in der Verbindung abschwächend wirkt. Denn das dem Koniin homologe α-Tetrahydropropylchinolin ist für niedere Tiere sehr stark, für Säugetiere aber viel weniger giftig als Koniin [1].

Die Kondensationsprodukte von Piperidin, Formaldehyd und einem Phenol, z. B. Thymotin-, Karvakryl-, p-Kresyl-Piperidid wirken im grossen und ganzen wie Piperidin [2].

Monobromthymotinpiperidid und Dibromkresylpiperidid zeigen nicht die krampferregende Wirkung des Piperidins. Die Kondensationsprodukte aus Piperidin und Phenolen mittelst Formaldehyd (bezw. aus Oxyalkoholen) zeigen nur dann Piperidinwirkung, wenn die p-Stellung oder eine der beiden o-Stellungen zum Hydroxyl im Benzolkern frei ist. Die m-Stellung zum Hydroxyl hat nur dann Einfluss auf die physiologische Wirkung, wenn beide m-Stellungen unbesetzt und dem Methylenpiperidinreste benachbart sind [3].

[1]) Tonella Arch. intern. Pharmacodyn. III. 324.

[2]) AePP. **44**. 278.

[3]) Hildebrandt, HS. **43**. 248.

Iso-α-α'-Diphenylpiperidin wirkt nicht giftig, Thymotin-α-Methylpiperidid ist viel weniger giftig als Thymotinpiperidid. Erst in Dosen von 1.5 g erzeugte es bei einem Kaninchen von 2 kg Krämpfe und Tod. Karvakryl-α-Methylpiperidid macht schon zu 0.4 g pro kg Krämpfe und Tod. Thymotinkoppelidid ist noch weniger giftig als die entsprechende Pipekolinverbindung.

Das Thymolderivat des Piperidins (Hildebrandt) ist giftiger als Piperidin selbst.

Von grosser Bedeutung ist die Gegenwart von Alkylresten am Stickstoff. Im allgemeinen lässt sich die Regel aufstellen, dass am Stickstoff methylierte Alkaloide wirksamer sind als die entsprechenden Norverbindungen.

Die Ersetzung des Imidwasserstoffes durch Alkylradikale mindert die Reizwirkung herab (Filehne).

Methylkoniin (am N methyliert) wirkt krampferregend und lähmend, die letale Dosis ist um ein Drittel geringer als die des Koniins.

Dimethylkonylammoniumchlorid ist nicht ganz ohne krampferregende Wirkung. Homokoniin (durch Reduktion von α-Isobutylpyridin mit Natrium erhalten) wirkt stärker lähmend und weniger krampferregend als Koniin. Die letale Dosis beträgt nur neun Zehntel der des Koniins.

Isopropylpiperidin wirkt qualitativ wie das isomere Koniin, aber die Wirkung ist dreimal geringer.

	Letale Dosen pro kg Kaninchen
$\alpha\alpha'$-Dimethylpiperidin	0.4
N-Methyl- „	0.4
N-Äthyl- „	0.1
N-Propyl- „	0.01
N-Amyl- „	0.04
N-Formyl- „	0.3
N-Azetyl- „	0.3
N-Propionyl- „	0.4
N-Benzoyl- „	0.57

N-Valeryl (ohne Wirkung, da es mangelhaft resorbiert wird).

Stilbazolin 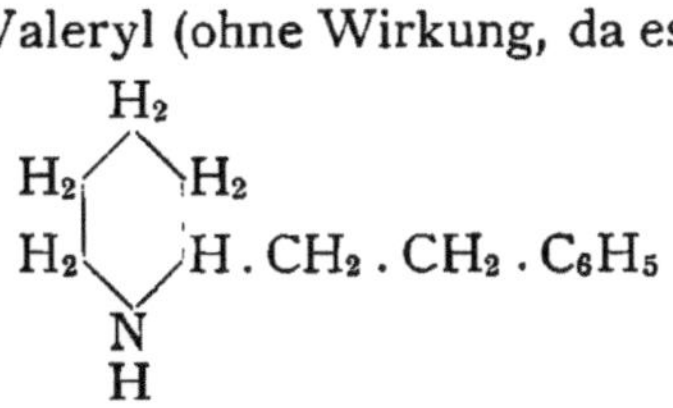 zeigt die lähmende Wirkung des Koniins in erheblicher Weise verstärkt, die krampferregende bis auf ein Minimum herabgesetzt. Die letale Dosis ist um ein Drittel höher als beim Koniin. Furfuräthanpiperidin, in welchem ein Wasserstoff der Seitenkette durch einen sauerstoffhaltigen Furfurankern ersetzt ist, ist dreimal so giftig als Koniin und beschleunigt die Atmung [1])*).

Nur das Norkokain wirkt nach Poulsson[3]) in unverändertem oder sogar verstärktem Maße lokal anästhesierend.

Bedeutung der Hydroxyle.

Die Gegenwart von Hydroxylen steht anscheinend in enger Beziehung zu der Gehirnwirkung. Es ist auffällig, dass gerade und nur diejenigen natürlichen Alkaloide, welche Hydroxylgruppen enthalten, Gehirnwirkungen auslösen, während meist der Verschluss derselben durch Säure- oder Alkylradikale die Gehirnwirkung erschwert oder ganz aufhebt.

Als Beispiele dienen:

Morphin wirkt schlafmachend, eine Eigenschaft, welche durch Verdecken des Hydroxyls durch Aryl- oder Azylgruppen grösstenteils unterdrückt wird.

Das Verdecken der Hydroxyle bedingt aus Gründen, die im allgemeinen Teile ausgeführt wurden, ein Auftreten von strychninartigen Eigenschaften.

Beispiele: Morphin, Kodein (Methylmorphin).

Thebain ist ein heftig tetanisch wirkendes Gift (strychninartige Wirkung). Seine Konstitution zeigt, dass in diesem Körper zwei Methoxylgruppen vorhanden sind und die nahe Verwandtschaft zum Morphin, mit dem es wegen Verdecktseins der Hydroxyle nur die krampferregende, aber nicht die narkotische Wirkung gemein hat.

Chinin enthält ein Hydroxyl in der Loipongruppe, es zeigt Eigenschaften, welche an eine schwache Morphinwirkung erinnern. An Fröschen ruft Chinin eine ähnliche Narkose hervor, wie Morphin [4]). Auch bei höheren Tieren wird die Sensibilität merklich herabgesetzt.

Pellotin $C_{13}H_{19}NO_3$ mit einem Hydroxyl hat stark ausgeprägte narkotische Eigenschaften [5]).

---

[1]) Falck, Diss. Kiel. 1893.

[2]) Krafft, Org. Chemie p. 691.

[3]) AePP. **27**. 301.

[4]) Schmiedeberg, Pharmakologie p. 183.

[5]) AePP. **34**. 65 u. 374, **40**. 385, Ther. Mon. 1896 p. 328 (Heffter).

*) Die Diazinverbindung: Diäthylmethylpyrimidin

$C_2H_5 . \underline{C . N . CH . C(CH_3) . C . (C_2H_5) . N}$ wirkt ähnlich wie Koniin [2]).

Eserin (Physostigmin) $C_{15}H_{21}N_3O_2$ besitzt ein Hydroxyl, ist ungemein giftig und macht allgemeine Lähmung des Zentralnervensystems.

Zu der Reihe von Ladenburg's Alkaminen gehört eine Base, welche synthetisch durch Einwirkung von Propylenchlorhydrin auf Diisoamylamin dargestellt wurde, das Oxypropylendiisoamylamin. Diese Base ist hydroxylhaltig, wirkt stark toxisch (0,2 g pro kg wirken in einer Stunde tödlich). Sie verursacht heftige psychische Erregung, wütendes Herumlaufen und Bellen der Hunde, keuchende Atmung und epileptiforme Konvulsionen, überhaupt Symptome der menschlichen Epilepsie. Hier scheint also die Hydroxylgruppe wieder die Substanz in intime Beziehungen zur Gehirnrinde zu bringen. Auch das hydroxylhaltige Atropin erzeugt jene eigentümlichen Exaltationszustände der Psyche.

Bedeutung der Karboxalkylgruppe.

Eigentümlich ist auch die Verstärkung der Wirkung, beziehungsweise das Auftreten der Wirkung durch Esterbildung bei Alkaloiden, welche freie Karboxylgruppen tragen, also gleichsam auch Säuren sind.

Benzoylekgonin

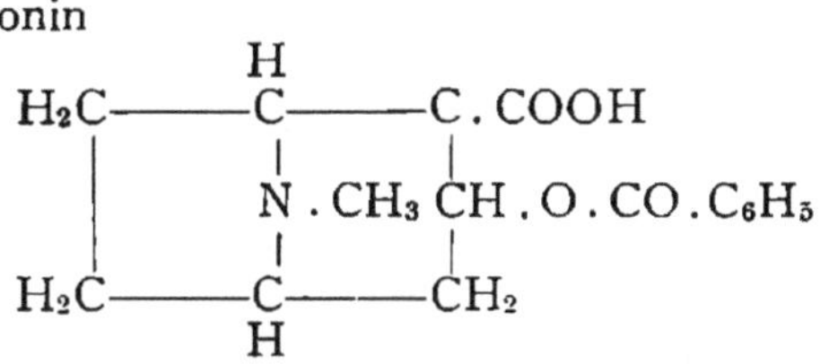

wird erst durch Veresterung wirksam; wenn man für den Wasserstoff der Karboxylgruppe ein beliebiges aliphatisches Alkylradikal substituiert, so entstehen die wirksamen Kokaine, wobei es für die Wirkung ziemlich gleichgiltig ist, welche Alkylreste eintreten.

Das unwirksame Arekaidin wird zum physiologisch wirksamen Arekolin, wenn man die Karboxylgruppe verestert, hierbei ist es ebenfalls gleichgiltig, was für ein aliphatischer Alkylrest eintritt. Das unwirksame Kolchicein wird durch Veresterung der Karboxylgruppe zum giftigen Kolchicin. Die Gründe hierfür haben wir im allgemeinen Teile auseinandergesetzt.

Die Wirkungsstärke der Alkaloide wird bedeutend gesteigert, wenn ein Wasserstoff durch eine Karboxylgruppe ersetzt wird.

* * *

Interessant ist der Einfluss der doppelten Bindung (s. allg. Teil) auf die Giftigkeit der Alkaloide. So ist nach Wolffenstein[1]) γ-Konicein ein sehr heftiges Gift und zwar 17,5 mal,

[1]) BB. **27**. 1778, **28**. 302.

Koniin

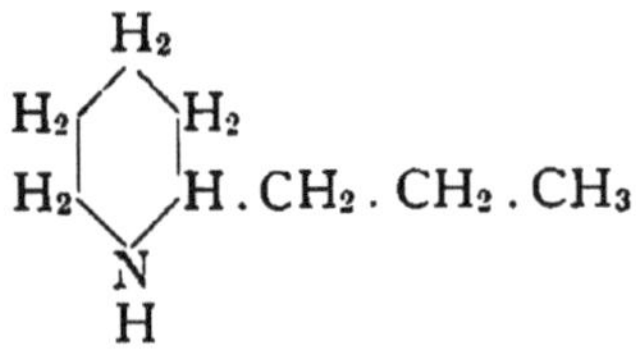

γ-Konicein

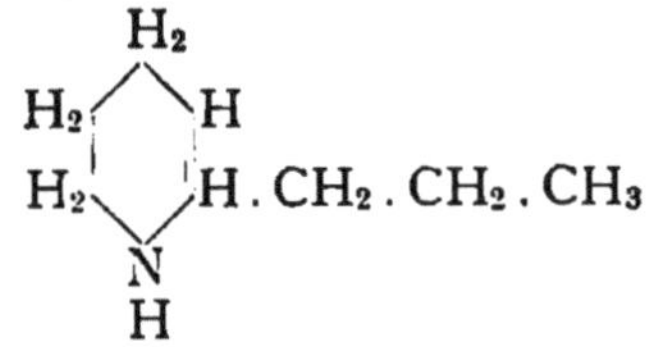

so giftig, als das an und für sich schon sehr giftige Koniin. Konicein hat eine doppelte Bindung.

Ebenso wirkt Nikotein

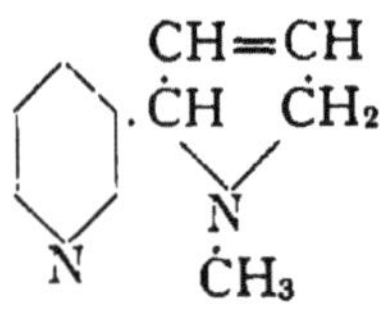

analog wie Nikotin

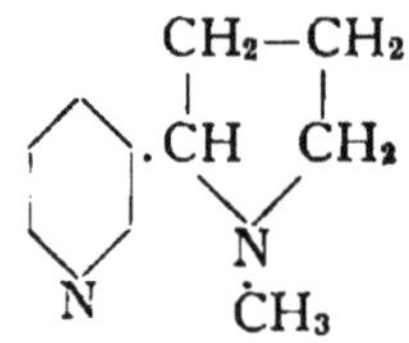

aber seine toxische Kraft ist anscheinend wegen der doppelten Bindung eine grössere [1]).

α-Konicein (Konstitution nicht genau bekannt) ist giftiger als Koniin. Hingegen ist β-Konicein

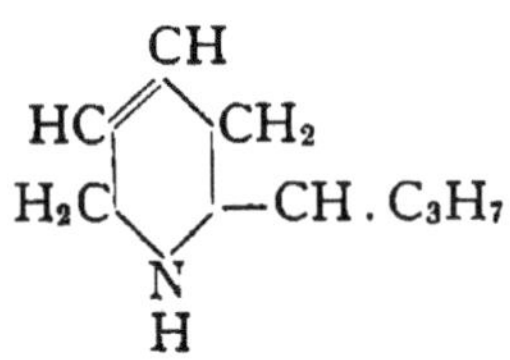

oder

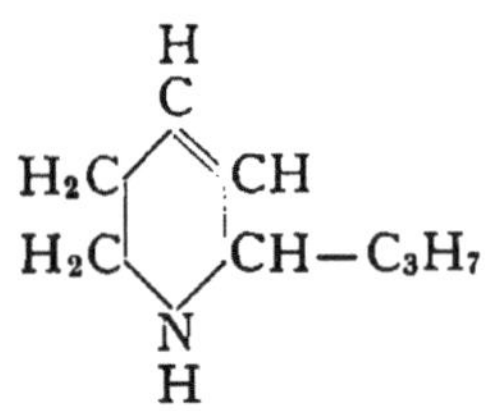

weniger giftig als Koniin.

α-Konicein ist vielleicht ein stereoisomeres der δ- und ε-Koniceine

δ-Konicein

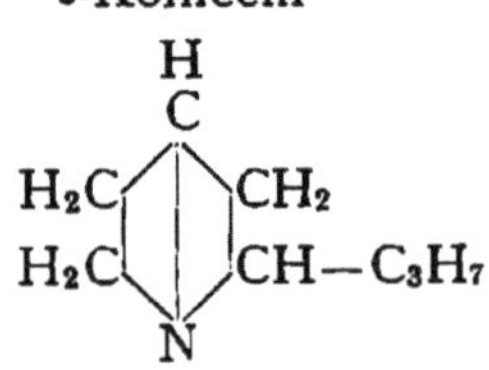

was die geringere Giftigkeit durch den tertiären N-Charakter erklären würde.

---

[1]) BB. 25. 1901.

Konhydrin

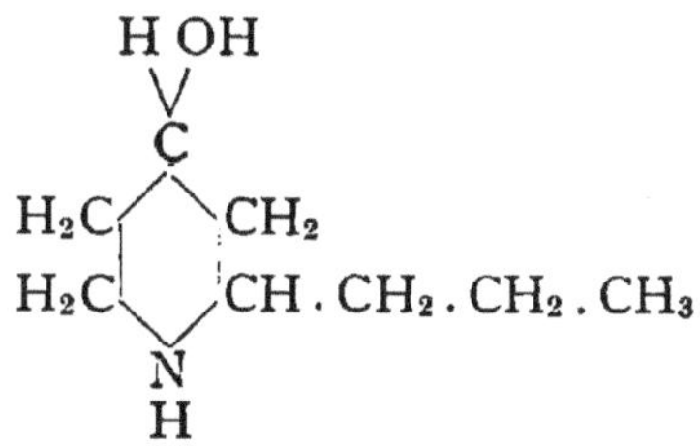

ist sehr giftig, doch nicht so stark wie Koniin.

Bedeutung der Substitution von Säureradikalen in Hydroxylwasserstoff.

Von eigentümlicher Bedeutung für die Wirkung der Alkaloide insbesondere für die der natürlichen, ist die Gegenwart von Säureresten, welche Hydroxylwasserstoff substituieren. Die Benzoylgruppe im Kokain ist ausschlaggebend für die anästhesierende Wirkung. Ekgoninmethylester hat diese Wirkung nicht.

Die Tropine gehen erst durch Eintritt von aromatischen Säureresten in die intensiv giftigen Solanaceenalkaloide über, während die aliphatischen Säurereste nur wenig wirksame Verbindungen schaffen.

Hierbei zeigt sich auch bei Eintritt eines aromatischen Radikales manchmal ein höchst merkwürdiges Verhalten, wie folgendes Beispiel erweist.

Atropamin, welches in der Belladonnawurzel vorkommt, ist im Gegensatz zum Atropin unwirksam, indem es keine Mydriasis (Pupillenerweiterung) erzeugt. Bei der Spaltung des Atropamins erhält man Tropin und Atropasäure, bei der Spaltung des Atropins Tropin und Tropasäure.

Atropasäure (α-Phenylakrylsäure) ist $C_6H_5\langle{}^{CH_2}_{COOH}$

Tropasäure ist $C_6H_5.CH\langle{}^{CH_2.OH}_{COOH}$

Also trotz der nahen Verwandtschaft dieser beiden Tropeine ist das physiologische Verhalten gänzlich verändert. Die Ursache wird später erklärt werden.

Aus dem Morphin entsteht durch Einführung von zwei Azetylgruppen Diazetylmorphin, welches in mancher Beziehung dem Kodein analoge Wirkungen hat, aber auch Nebenwirkungen, die es selbst in kleinen Dosen nicht unbedenklich machen.

Die Einführung von zwei neuen Azetylgruppen in das Akonitinmolekül macht nach Cash und Dunstan keine Veränderung der pharmakologischen Wirkung, sondern hat nur eine allgemeine Abschwächung der charakteristischen Wirkung des Stammalkaloides zur Folge.

Alle Akonitinalkaloide sind Ester, die sich durch Alkali oder Säure in eine hydroxylhaltige Base und in eine oder mehrere Säuren verseifen lassen.

Das noch dem Akonitin an Giftigkeit überlegene Pseudakonitin $C_{36}H_{49}NO_{12}$ ist Azetylveratrylpseudakonin

$$C_{25}H_{37}NO_5\begin{matrix}\diagup CO.CH_3 \\ \diagdown CO.C_6H_3(OCH_3)_2\end{matrix} =$$

$$\begin{matrix}CH_3O\diagup \\ \\ CH_3O\diagdown\end{matrix}\quad .CO.O.C_{21}H_{23}N(OH)_2(OCH_3)_4.(O.CO.CH_3).$$

(Pseudakonin scheint die Anhydridverbindung des Akonin zu sein.)

Pyrakonitin und Methylbenzakonin besitzen nicht mehr die charakteristischen toxischen Eigenschaften des Akonitins, immerhin wirkt aber Methylbenzakonin stärker als Benzakonin, was der Anwesenheit der Methylgruppe zuzuschreiben ist[1]).

Wird aber aus Akonitin

$$C_{34}H_{47}NO_{11} = C_{21}H_{27}(OCH_3)_4NO_5-\begin{matrix}\diagup CO.CH_3 \\ \diagdown CO.C_6H_5\end{matrix}\ ^{2)}$$

die in diesem enthaltene Azetylgruppe abgespalten und entsteht so Benzakonin = Pikroakonitin[3]) $C_{21}H_{27}(OCH_3)_4(OH)NO_4.CO.C_6H_5$ so sind die Hauptcharakteristika der Akonitinwirkung fast ganz verschwunden. Die grosse Giftigkeit des Akonitins hört auf, die letale Dosis des Benzakonins ist so beträchtlich, dass man es nicht mehr zu den Giften zählen kann.

Auf das Herz wirkt Benzakonin als Antagonist des Akonitins, indem es den Herzschlag verlangsamt im Gegensatze zum Akonitin, welches eine grosse Beschleunigung hervorruft. Benzakonin ist aber in gewissem Grade ein Antidot bei Akonitinvergiftung, wenn auch kein so wirkungsvolles, wie Atropin. Die Entfernung der Azetylgruppe vernichtet auch die stimulierende Wirkung des Akonitins auf die Respirationszentren und den Lungenvagus.

---

[1]) Cash u. Dunstan, Proc. roy. soc. London 68. 378, 384.

[2]) BB. 27. 433, 720.

[3]) Pikroakonitin ist das natürlich im blauen Eisenbart vorkommende Alkaloid.

Wird aus dem Benzakonin die Benzoylgruppe abgespalten, so verschwindet jede giftige Wirkung auf das Herz, da das so entstandene Akonin $C_{21}H_{27}(OCH_3)_4(OH)_2NO_3$ als Kardiotonikum anzusehen ist. Akonin ist also ein Antagonist des Akonitins. Dem Akonin kommt eine kurareähnliche Wirkung zu, welche das Stammalkaloid, Akonitin, nicht hat. Akonin ist ebenfalls kein Gift mehr.

Die grosse Giftigkeit des Akonitins hängt ab von dem Vorhandensein des Azetylradikals, während die Wirkung des Benzakonins in geringerem Grade von der Existenz des Benzoylradikals abhängt. Merkwürdig ist die Wirkungslosigkeit des Akonins.

Veratrin (Cevadin) macht starkes Erbrechen und in stärkeren Dosen ist es eines der stärksten Starrkrampfgifte und zugleich paralysierend wirkend. Zugleich wirkt es lokal reizend. Beim Behandeln mit Ätzkali erhält man daraus die Base Cevin und Tiglinsäure d. i. Methylkrotonsäure (Wright und Luff)[1])

$$\underset{\text{Veratrin}}{C_{32}H_{49}NO_9} + H_2O = \underset{\text{Tiglinsäure}}{C_5H_8O_2} + \underset{\text{Cevin.}}{C_{27}H_{43}NO_8}$$

Cevin erzeugt dieselben Vergiftungssymptome, doch ist die toxische Dosis 5 mal so gross[2]). Es bewirkt schwache lokale Anästhesie. Die letale Dosis pro kg Kaninchen beträgt 0.1 g. Also auch hier eine intensive Verstärkung der Wirkung durch Eintritt einer Säuregruppe in eine Base.

Die Veratrumalkaloide mit C_{32} sind bedeutend giftiger als die mit C_{26} z. B. Rubijervin $C_{26}H_{43}NO_2$ ist ungiftig, ebenso Pseudojervin $C_{29}H_{43}NO_7$ und wird von alkoholischem Kali nicht zerlegt, ebenso ist Protoveratridin $C_{26}H_{45}NO_8$ nicht giftig. Hingegen ist Protoveratrin $C_{32}H_{45}NO_8$ sehr giftig. Anscheinend sind diese Alkaloide mit niedrigerem C-gehalt Spaltbasen der höheren, welche Ester sind.

Cevadin wirkt[3]) ohne zu ätzen auf das Auge sensibel reizend und nachher unter deutlicher Myose langanhaltend anästhesierend. Hingegen wirkt Azetylcevadinchlorhydrat weniger sensibel reizend, erzeugt keine Myose, ätzt in Substanz angewendet die Kornea und macht komplette Anästhesie. Ähnlich verhält sich Benzoylcevadinchlorhydrat, während Dibenzoylcevinazetat stark entzündlich reizend und anästhesierend wirkt, ohne die Pupille zu verengern. Die Muskelwirkung des Veratrins (rasche und kräftige Verkürzung, länger andauernde Kontraktion

---

[1]) Journ. Chem. Soc. **33**. 338. BB. **11**. 1267.

[2]) S. auch BB. **32**. 800. Freund u. Schwarz.

[3]) Heintz bei Freund. BB. **37**. 1946.

und ganz allmähliche Erschlaffung erzeugen ähnlich Azetyl- und Benzoylcevadin, nicht aber Dibenzoylcevin. Cevadin und dessen Azylderivate, nicht aber Dibenzoylcevin machen kurareartige Lähmungen. Die letale Dosis für den Frosch ist für Cevadin $^1/_{20}$ mg, Azetylcevadin 1 mg, Benzoylcevadin mehr als 10 mg, Dibenzoylcevin 20 mg. Dasselbe Verhalten in der Giftigkeit zeigen die Verbindungen Säugetieren gegenüber. Dibenzoylcevinazetat macht keine derartigen Wirkungen, nur gelinde Betäubung und wirkt sonst nicht toxisch

$$C_{27}H_{41}NO_6\left\langle\begin{array}{l}O.C_5H_7O\\OH\end{array}\right. \longrightarrow C_{27}H_{41}NO_6\left\langle\begin{array}{l}OH\\OH\end{array}\right.$$

Cevadin ↓ Cevin ↓

$$C_{27}H_{41}NO_6\left\langle\begin{array}{l}O.C_5H_7O\\O.\text{Azyl}\end{array}\right. \qquad C_{27}H_{41}NO_6\left\langle\begin{array}{l}O.\text{Azyl}\\O.\text{Azyl}\end{array}\right.$$

Azylcevadin Diazylcevin

Benzoyllupinin $C_{10}H_{18}N.O.CO.C_6H_5$ ist weit giftiger als Lupinin $C_{10}H_{19}ON$ [1]).

Die eintretenden Säureradikale sind nicht als solche wirksam, nicht sie machen die eigentümliche neue Wirkung der Verbindung, aber ihre Funktion besteht darin, dass sie bestimmte in der Base vorhandene Angriffs- und Verankerungspunkte verdecken, so die Substanz gegen bestimmte Einflüsse resistenter machen und zu einer spezifischen Wirkung befähigen; andererseits kann in dem eintretenden Säureradikal erst die verankernde Gruppe für eine spezifische Funktion der ganzen Verbindung vorhanden sein. Zu bemerken ist, dass bei allen Alkaloiden das die Wirkung verstärkende Säureradikal Hydroxylwasserstoff ersetzt.

So wirkt Tropin fast gar nicht, der Eintritt von aliphatischen Säureradikalen erhöht die Wirkung, ohne sie spezifisch zu machen, der Eintritt von resistenten aromatischen löst die giftige Wirkung der Base aus und erst das Vorhandensein eines alkoholischen Hydroxyls im aromatischen Säureradikal löst die mydriatische Eigenschaft der Verbindung aus. In diesem Falle genügt nicht das Vorhandensein eines Hydroxyls in der Verbindung und auch nicht das Vorhandensein des Hydroxyls in einem aromatischen Säureradikal, sondern es muss ein alkoholisches Hydroxyl in einem aromatischen Säureradikal, welches in die Tropeinbildung eingegangen ist, vorhanden sein. Die Gegenwart eines Phenolhydroxyls vermag diese Eigenschaft nicht zur Auslösung zu bringen.

Wird aber Imidwasserstoff durch ein Säureradikal ersetzt, so tritt eine abschwächende Wirkung ein.

---

[1]) (v. Bayer) s. Willstätter u. Fourneau, Arch. d. Pharm. **240**, 335.

So ist Piperin viel schwächer wirksam als Piperidin. Piperin ist aber ein im Imidwasserstoff durch ein Piperinsäureradikal abgeschwächtes Piperidin.

Piperinsäure

Piperin

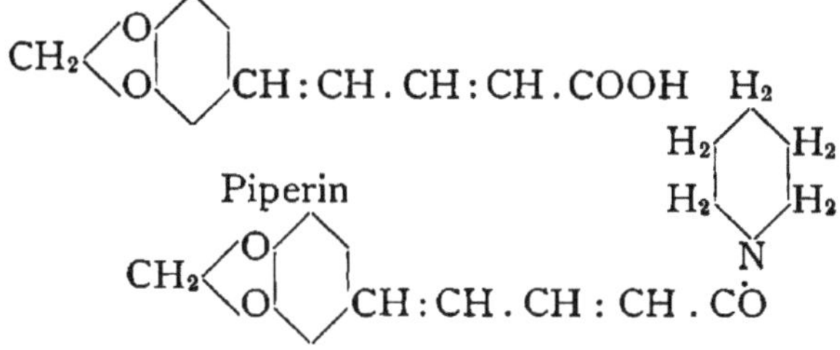

Die optischen Eigenschaften der Alkaloide scheinen eine gewisse Bedeutung für die Wirkung zu besitzen, z. B. Hyoscyamin ist linksdrehend, das isomere Atropin racemisch, aber ihre physiologische Wirkung ist nicht gleich. Cushny [1]) hat d- und l-Hyoscyamin sowie das razemische Atropin untersucht und gefunden, dass sich diese stereoisomeren in Bezug auf die Nervenendigungen im Froschmuskel gleich verhalten. Aber auf das Froschrückenmark wirkt Atropin viel stärker erregend als l-Hyoscyamin und d-Hyoscyamin noch stärker als Atropin. Auf die Nervenenden in den Drüsen, im Herzen und in der Iris wirkten diese drei Verbindungen aber ganz anders different. Hier wirkte l-Hyoscyamin zweimal so stark wie Atropin und etwa 12—18 mal so stark wie d-Hyoscyamin. (Cushny erklärt diese Wirkungsdifferenzen und ihre quantitativen Unterschiede in der Weise, dass Atropin in der Lösung in seine beiden aktiven Komponenten zerfällt und dass es fast nur durch seinen Gehalt an l-Hyoscyamin auf Drüsen, Herzhemmungsnerven und Iris wirkt, während seine reflexerregende Wirkung am Frosche hauptsächlich auf den Gehalt an d-Hyoscyamin zurückzuführen ist.)

Cholin-Muskaringruppe.

Die aliphatischen Basen wurden schon mehrfach erwähnt. Das krampferzeugende Ammoniak wird in unwirksame Basen durch Ersatz der Wasserstoffe durch Alkylradikale verwandelt. Die aliphatischen Ammoniumbasen hingegen haben ebenso eine kuraréartige Wirkung, wie die aus den natürlichen aromatischen Alkaloiden durch Addition von Jodmethyl entstehenden.

Cholin, Trimethyläthylammoniumhydroxyd, ist nicht ganz ungiftig,

[1]) Journ. of physiol. 1903. Oktoberh.

man braucht nur relativ grosse Dosen, um die giftigen Wirkungen zu erzielen [1]). Die dem Cholin entstammende Vinylbase Neurin ist zwanzigmal so giftig als Cholin [2]),

$$\text{Cholin } (CH_3)_3 \equiv N\begin{cases} CH_2 . CH_2 . OH \\ OH \end{cases} \qquad \text{Neurin } (CH_3)_3 \equiv N\begin{cases} CH = CH_2 \\ OH \end{cases}$$

was auf die doppelte Bindung in der Vinylgruppe zurückzuführen ist.

Die Azetenylgruppe $-C \equiv CH$ in Verbindung mit Trimethylamin übt eine noch stärkere Giftwirkung aus, als dies bei Gegenwart der Vinylgruppe $-CH=CH_2$ unter den gleichen Bedingungen der Fall ist. Das Homologe des Neurins, Allyltrimethylammoniumhydroxyd

$$\underset{\displaystyle OH}{(CH_3)_3 N} . CH_2 . CH : CH_2$$

ist ein relativ ungiftiger Körper [3]). Die Wirkungen des Dimethylneurins (Isokrotyltrimethylammoniumchlorids) $\underset{\displaystyle OH}{(CH_3)_3 N} . CH = C\begin{cases} CH_3 \\ CH_3 \end{cases}$ als auch die des Trimethylneurins (Valeryltrimethylammoniumchlorid)

$$\underset{\displaystyle OH}{(CH_3)_3 N} . C(CH_3) = C\begin{cases} CH_3 \\ CH_3 \end{cases}$$

sind denen des Allyltrimethylammoniumchlorids gleichartig. Alle drei Verbindungen verursachen eine starke Erregung der Drüsensekretion und gleichzeitig eine mehr oder minder starke Lähmung der Nervenverbindungen in den quergestreiften Muskeln. Am heftigsten wirkt die Valerylbase. Nicht viel schwächer wirkt die Allylbase, während die Isokrotylbase auffallenderweise erheblich mildere Wirkung zeigt.

Durch den Eintritt von Methylgruppen in die Seitenkette des Neurins hat eine Abschwächung und zugleich eine Verschiebung der Giftwirkung desselben stattgefunden. Auffallend ist es jedoch, dass das dreifach methylierte Neurin heftiger wirkt, als die zweifach methylierte Base. Für die Abschwächung der Giftwirkung kommt nicht allein die Länge der Seitenkette in Betracht [4]).

---

[1]) Es macht intravenös Blutdrucksenkung (Swale Vincent, Halliburton), Journ. of physiol. **26**.

[2]) O. Loew: Natürl. System d. Giftwirkungen.

[3]) Liebig's Ann. **268**. 150.

[4]) Liebig's Ann. **337**. 37.

Diesen Verbindungen steht das sehr heftige Gift Muskarin [1]) sehr nahe. Dieses verursacht an denselben peripheren Organteilen, welche Atropin lähmt, eine hochgradige von keiner Lähmung unterbrochene Erregung. Es entsteht daher Herzstillstand in der Diastole durch Reizung des Nervus vagus.

$$\text{Muskarin } (CH_3)_3N\begin{matrix}\diagup CH_2 . CH(OH)_2 \\ \diagdown OH\end{matrix}$$

Die Isoamyltrimethylbase (Amylarin) $(CH_3)_3N\begin{matrix}\diagup CH_2 . CH_2 . CH(CH_3)_2 \\ \diagdown OH\end{matrix}$

und die Valeryltrimethylbase (Valearin) $(CH_3)_3 . N\begin{matrix}\diagup C_5H_9 \\ \diagdown OH\end{matrix}$ wirken wie Muskarin auf das Herz, aber nicht auf die Pupille. Die Trimethylhexyl- und die Tetraäthylbase geben keine Muskarinwirkung, nur allgemeine Lähmung [2]).

Doch scheint die enorme Giftigkeit des natürlichen Muskarins ihre Ursachen in bestimmten stereochemischen Beziehungen zu haben. Oxydiert man nämlich Cholin mit starker Salpetersäure, so erhält man einen dem Muskarin isomeren Körper, das Cholin-Muskarin [3]). Dieses ist aber vom Fliegenpilzmuskarin physiologisch different [4]). Chemisch ähnliche Körper haben Berlinerblau und Emil Fischer dargestellt, welche sich aber physiologisch vom Muskarin ebenfalls unterscheiden.

Berlinerblau [5]) stellte aus Monochlorazetal und Trimethylamin den neutralen Äthyläther des Muskarins [6]) dar. Nach dem Verseifen erhielt man die freie Base (von Schmidt Pseudomuskarin benannt). Nach Luchsinger ist die Wirkung des Äthers sowie der Aldehydbase fast vollständig mit der Wirkung des natürlichen Muskarins übereinstimmend, nur wirkt der Äther bedeutend schwächer.

Emil Fischer [7]) hat durch Methylierung des Azetalamins, Azetaltrimethylammoniumchlorid und ein Spaltungsprodukt desselben

$$(CH_3)_3NCl . CH_2 . COH$$

erhalten, welches mit Berlinerblau's Base identisch ist.

---

[1]) Schmiedeberg und Koppe, Muskarin. Leipzig. 1869.

[2]) Schmiedeberg, Harnack, Jordan, AePP. **6**. 110, **8**. 15.

[3]) AePP. **6**. 107.

[4]) AePP. **19**. 87.

[5]) BB. **17**. 1139.

[6]) S. bei Kobert AePP. **20**. 92.

[7]) BB. **26**. 464, 470.

Böhm[1]) hat gefunden, dass synthetisches Muskarin schon in ausserordentlich geringen Mengen beim Frosch die intramuskulären Nervenendigungen lähmt, was natürliches nicht macht.

Synthetisches Muskarin bewirkt maximale Myose, natürliches ist ohne Einfluss auf die Pupille.

Anhydromuskarin, Berlinerblau's Base, hat keinen Einfluss auf das Froschherz, ist ohne Wirkung auf die Pupille, ohne Wirkung auf die herzhemmenden Vagusapparate des Säugetierherzens. Wie alle Ammoniumbasen macht es starke Speichel- und Schweissabsonderung. Der Tod der Säugetiere erfolgt durch Lähmung der Respiration[2]).

$$\text{Isomuskarinchlorid } (CH_3)_3\underset{\displaystyle Cl}{N} . CH(OH).CH_2(OH)$$

$$\text{Homoisomuskarin } (CH_3)_3 . \underset{\displaystyle Cl}{\underset{|}{N}} . CH_2 . CH(OH) . CH_2 . OH$$

Beim Vergleiche der Wirkungen des Isomuskarins und des Homoisomuskarins hat sich die wiederholt beobachtete Gesetzmässigkeit feststellen lassen, dass mit der Länge der Seitenkette die Giftigkeit abnimmt; während Isomuskarin eine mässig starke, dem künstlichen Muskarin (Cholin-Muskarin) ähnliche Wirkung besitzt, kann Homoisomuskarin geradezu als ungiftig bezeichnet werden[3]).

Der Einfluss der Verkürzung der Seitenkette wurde am Formocholin $\underset{\displaystyle OH}{\underset{|}{(CH_3)_3N}} . CH_2 . OH$ u. z. am Äthyläther geprüft; hierbei zeigte es sich, dass durch den Eintritt der Äthylgruppe in das Cholinmolekül sich die toxische Wirkung desselben in einer ganz bedeutenden Weise gesteigert hat. Die indirekte Verlängerung der Seitenkette durch die Bildung einer Äthoxylgruppe hat das Gegenteil von dem bewirkt, was bei direkter unmittelbar am Kohlenstoffkern erfolgter Veränderung wiederholt beobachtet wurde.

Die Wirkungen des Cholinäthyläthers gleichen ganz denen des künstlichen Muskarins (Oxycholins) mit Ausnahme der Wirkung auf die Vogeliris. Das Formocholinäthersalz zeigt nun im allgemeinen den gleichen Wirkungstypus; die Wirkung scheint ein wenig zwar, aber jedenfalls nicht sehr merklich stärker zu sein, als die des Cholinäthers.

---

[1]) AePP. **19**. 76.

[2]) Notnagel, BB. **26**. 801. Arch. d. Pharm. 1894. 261. Hans Meyer, Liebig's Ann. **267**. 252 über Isomuskarin.

[3]) Hans Meyer b. Schmidt, Liebig's Ann. **337**. 48.

In diese Gruppe von Körpern gehören auch die von Niemilowicz[1]) dargestellten synthetischen Ptomaine. Sie entbehren aber der Hydroxylgruppe. Die meisten Leichenalkaloide sind Trimethylammoniumderivate, da sie sich vom Cholin ableiten und wohl auch aus diesem entstehen. Durch Einwirkung von Trimethylamin auf Monochlorazeton erhält man Koprinchlorid.

$$\begin{matrix} CH_3.C.CH_2 \\ Cl \end{matrix} N \begin{matrix} -CH_3 \\ -CH_3 \\ -CH_3 \end{matrix}$$

Nach S. Exner[2]) wirkt dieses kurareähnlich, differiert aber von Kurare, da die Erregbarkeit der Muskelsubstanz, wenn auch wenig, herabgesetzt ist und die vergifteten Tiere in ihren Muskeln einen gewissen Tonus bewahren.

Durch Einwirkung von Trimethylamin auf Dichlorhydrin entstehen Sepinchlorid und Aposepinchlorid, welche bei weitem weniger wirksam sind, als Koprinchlorid.

Sepinchlorid $(CH_2.Cl - CH.OH - CH_2Cl) + N(CH_3)_3 =$

$$\begin{matrix} CH_2.Cl - CH.OH - CH_2 - \\ Cl - \end{matrix} N \begin{matrix} -CH_3 \\ -CH_3 \\ -CH_3 \end{matrix}$$

Aposepinchlorid

$$CH_2Cl - CH.OH - CH_2Cl + 2[N(CH_3)_3] = \begin{matrix} Cl.N(CH_3)_3 \\ CH_2 \\ | \\ CH.OH \\ | \\ CH_2 - ClN(CH_3)_3 \end{matrix}$$

Coppola[3]) stellte sich die Aufgabe zu untersuchen, ob die physiologische Wirkung des Cholins, Neurins und Muskarins an die Gegenwart der drei besonderen Alkylradikale gebunden sei oder ob sie vielmehr von der allen gemeinsamen Trimethylgruppe abhänge. Um dies zu unterscheiden, stellt er drei neue Ammoniumbasen dar, welche an Stelle der drei Methylgruppen Pyridin enthalten, nämlich Pyridincholin $C_5H_5N\begin{matrix} \diagup OH \\ \diagdown CH_2.CH_2.OH \end{matrix}$, Pyridinneurin $C_5H_5N\begin{matrix} \diagup OH \\ \diagdown CH:CH_2 \end{matrix}$ und Pyridinmuskarin $C_5H_5N(OH).CH(OH).CH_2.OH$. Ihrem physiologischen Charakter nach gehören die Basen zu denjenigen Alkaloiden, welche die typische Wirkung des Kurare besitzen. Was ihre Giftigkeit an-

[1]) M. f. C. **7.** 241.

[2]) Ebenda.

[3]) Gazz. chim. **15.** 330.

belangt, so nimmt dieselbe vom Oxäthylen- zu dem Vinyl- und von diesem zum Dioxyäthylen-Derivat merklich zu. Wenngleich man die Giftigkeit des Pyridins nicht direkt mit der des Pyridincholins vergleichen kann, da ihre Wirkungen verschiedener Natur sind, so kann man doch die Giftigkeit des letzteren als ungefähr viermal so stark annehmen, als die des Pyridins. Während Pyridin auf die zerebrospinalen Zentren wirkt, wirken seine Derivate auf die Endigungen der motorischen Nerven. Die kurareartige Wirkung einer Base ist nicht an die Gegenwart der Methylgruppe oder irgend eines anderen Radikals gebunden, sondern sie ist eine Funktion der quaternären Basen überhaupt. Auch Pyridin schliesst sich diesem allgemeinen Gesetze an, in eine Ammoniumbase verwandelt, zeigt es deutlich die Wirkung des Kurare. Die Energie der Wirkung der drei neuen Basen ist vollkommen analog der der entsprechenden Trimethylaminbasen und wie Pyridin wirksamer ist, als Trimethylamin, so sind auch die Pyridinderivate giftiger als die entsprechenden Trimethylverbindungen. Endlich muss man der Hydroxylgruppe, wie es auch bei den Phenolen der Fall ist, die Fähigkeit zuerteilen, die Giftigkeit dieser Verbindungen zu erhöhen. Der Umstand, dass das Vinylradikal eine stärkere Wirkung auf den tierischen Organismus zeigt, hängt mit der doppelten Bindung zusammen. Was endlich den Umstand anbelangt, dass Cholin, Neurin und Muskarin sich in ihrem physiologischen Verhalten von den anderen quaternären Basen entfernen, so hängt dies nach Coppola von sekundären Eigenschaften ab, welche der Kurarewirkung entgegengesetzt sind und so dieselbe verdecken.

Die auffällige Differenz in den Wirkungen der reinen Ammoniumbasen und den Körpern der Cholin-Neurin-Muskaringruppe wird man wohl am besten auf das Eintreten des Hydroxyls oder der Hydroxyle in die Ammoniumbasen beziehen, welche es zu Wege bringen, dass keine reine Nervenendwirkung mehr auftritt, sondern Reizung der peripheren Enden der Nerven in den Sekretionsorganen und unwillkürlichen Muskeln; dass aber ihre giftige Wirkung nicht auf der Hydroxylgruppe beruht, wird durch die Tatsache erwiesen, dass Isoamyltrimethylammoniumchlorid und Valeryltrimethylammoniumchlorid, welche ähnlich in der Konstitution sind, aber kein Hydroxyl besitzen, physiologisch sehr ähnliche Effekte auslösen [1]).

---

[1]) Schmiedeberg u. Harnack, AePP. 6. 101. Diese beiden töten unter Erscheinungen der Muskarinwirkung in minimalen Dosen. Doch fehlt die Pupillenverengerung und lässt sich auch nicht durch Einträufeln in das Auge erzielen.

Von einigem Interesse ist eine aliphatische Base, das von Wallach dargestellte Chloroxaläthylin $C_6H_9ClN_2$, und das Oxaläthylin $\begin{matrix} CN.C_2H_5 \\ \vdots \\ CN.C_2H_5 \end{matrix}$.

Die beiden Basen, die chlorhaltige und chlorfreie schliessen sich in bezug auf die Wirkung auf den kardialen Hemmungsapparat der Atropingruppe an. Oxaläthylin [1]) wirkt auf das Gehirn wie Atropin, Chloroxaläthylin ähnlich wie Chloralhydrat und Morphin. Oxaläthylin erweitert die Pupille, die gechlorte Verbindung aber nicht. Die Anwesenheit des Chlors in dieser organischen Verbindung nimmt ihr, dem Gehirn gegenüber, den Charakter der erregenden Wirkung und gibt ihr den der narkotisierenden. Beide Basen rufen nach Injektion wohl erhöhte Reflexerregbarkeit hervor, aber die Cl-haltige wirkt dann stark narkotisch, so dass das Chlor von Bedeutung ist für das Nichtzustandekommen der Erregungszustände.

Die Synthesen in der Alkaloidreihe sind wohl noch spärlich zu nennen, um so mehr, als es eigentlich wenige Alkaloide von den zahlreichen natürlich vorkommenden sind, welche eine therapeutische Bedeutung haben und gerade diese wurden bis nun auf künstlichem Wege nicht dargestellt.

Wir wollen im folgenden einerseits die Synthesen der Alkaloide, welche sich an das Studium ihrer Konstitutionen schliessen, andererseits die synthetischen Versuche, Ersatzmittel dieser Alkaloide darzustellen, einer Betrachtung unterziehen.

Kokain und die Lokalanästhetika.

Dieses wertvolle und neben Morphin und Chinin wohl am meisten in der Medizin angewendete Alkaloid war zuerst nur als mächtiges Exzitans bekannt. Man wusste, dass die Indianer beim Lastentragen in den Bergen Südamerikas fortwährend Kokablätter kauten, um so die grössten Strapazen und Arbeitsleistungen zu bewältigen, ohne ein Ermüdungsgefühl zu empfinden. Aber erst durch die bahnbrechende Entdeckung Kollers [2]) wurde das eigentliche Gebiet für die grosse Anwendung des Kokains in der Medizin eröffnet, die Lokalanästhesie. Kokain bringt in kürzester Zeit mit wenig Nebenerscheinungen und ohne auf Schleimhäuten Brennen zu erzeugen, eine völlige und anhaltende lokale Anästhesie hervor.

---

[1]) H. Schultz, AePP. **13**. 304 u. **16**. 256.

[2]) Moréno y Matz, Thèse, Paris 1868, gebührt das Verdienst zuerst Kokain als Lokalanästhetikum auf Grund seiner Tierversuche empfohlen zu haben.

Die Chemie des Kokains ward alsbald von vielen Seiten zum Gegenstande eifrigen Studiums gemacht, aber erst in jüngster Zeit ist es gelungen, die Konstitution des Alkaloidanteils des Kokains, des Ekgonin, aufzuklären.

Wenn man Kokain mit Alkalien behandelt, so erhält man als Spaltungsprodukte Ekgonin, Methylalkohol und Benzoesäure. Die Chemie des Ekgonins hat die nahen Beziehungen dieses Körpers mit dem Tropin, dem Spaltungsprodukte der Tropaalkaloide, welche sowohl in physiologischer als auch in chemischer Richtung bestehen, aufgeklärt.

Nach den Untersuchungen Willstätters erweist sich Tropin als ein Körper, welcher einen N-Methylpyrrolidinkern kombiniert mit einem N-Methylpiperidinkern enthält, die äussere Peripherie dieses Körpers besteht aus einem Ring von sieben Kohlenstoffatomen.

Der letztere Nachweis wurde durch die Überführung des Tropins und des Ekgonins in das Suberon $C_7H_{12}O$, 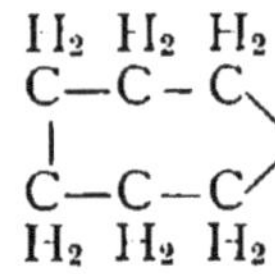 einen stickstofffreien Siebenerring erbracht [1]).

Pentanon 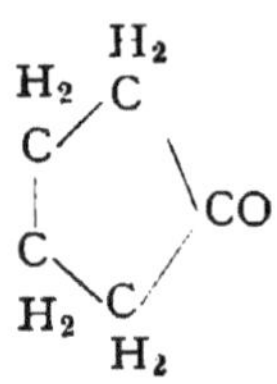 macht Schlaf, beginnend mit einer Parese der hinteren Extremitäten, die allmälig aufsteigt. Bei letaler Dose geht der Schlaf in Koma über, aber die Reflexbewegungen bleiben immer erhalten.

Hexanon 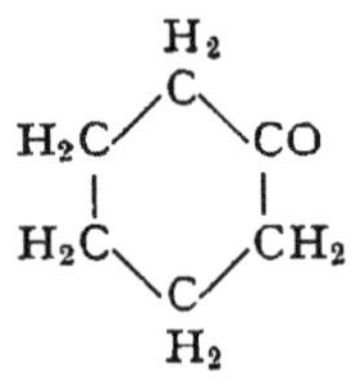 erzeugt ebenso Schlaf und sonst genau dieselben Erscheinungen, ist zweimal so giftig als Pentanon.

Suberon (Cykloheptanon) 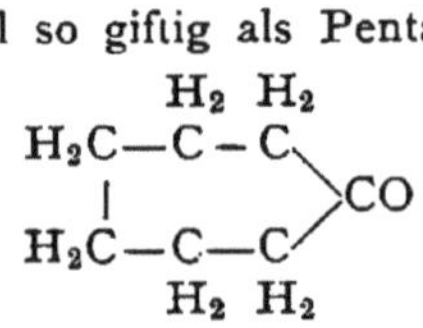 ist giftiger als Hexanon,

---

[1]) BB. **31.** 1534, 2498, 2655, **32.** 1635.

macht aber sonst genau dieselben Erscheinungen. Es nimmt also mit der Grösse des Ringes die Wirkung zu, aber es ist auch gleichzeitig eine qualitative Veränderung der Wirkung nachzuweisen, denn im Verhältnis zu der zentralen lähmenden ist die erschöpfende Wirkung auf die motorischen Nervenendigungen bei Suberon am stärksten und bei Pentanon am schwächsten ausgebildet[1]).

Es kommt nach den Untersuchungen Willstätters dem Tropin folgende Konfiguration zu:

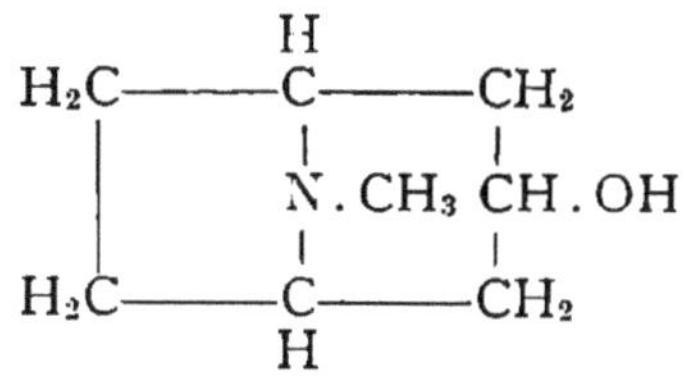

Für das Ekgonin wurde durch die eingehenden Untersuchungen desselben Autors die folgende Konfiguration festgestellt, aus der sich alle chemischen Beziehungen und Eigenschaften dieses Körpers leicht erklären lassen.

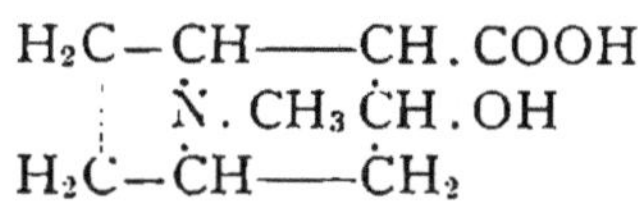

Tritt nun in das Ekgonin ein Benzoylrest in die Hydroxylgruppe ein und wird die Karboxylgruppe mit Methylalkohol verestert, so resultiert Kokain.

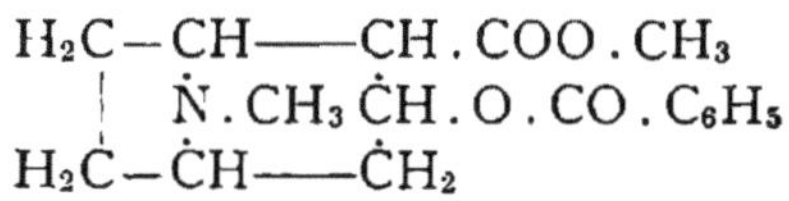

Zahlreiche experimentelle Studien über Kokain und seine Spaltungsprodukte haben uns wertvolle Kenntnisse dieses interessanten Körpers gebracht und die Möglichkeit geschaffen, auf Grund der gewonnenen Erkenntnisse neue Körper mit Wirkungen, die dem Kokain analog sind, synthetisch darzustellen.

Von grösstem Interesse ist jedenfalls und in erster Linie, welche Rolle bei der physiologischen Wirkung den einzelnen Gruppen, dem Ekgonin, dem Benzoylrest und der Methylgruppe in der Esterbindung zukommen. Diese Frage ist aber nicht so einfach, weil sich die Wirkungen des Kokains auf mehrere anscheinend differente Gebiete erstrekken. Die therapeutisch wichtigste Eigenschaft des Kokains ist wohl das Hervorrufen einer lokalen Anästhesie, die durch eine eigenartige lähmende

[1]) Jakobj, Hayashi, Szubinski, AePP. **50.** 199.

Wirkung auf die Endigungen der sensiblen Nerven bedingt ist. Ausserdem kommt dem Kokain nach seiner Resorption eine Wirkung auf das Zentralnervensystem zu, welche in Erregungszuständen und Lähmungszuständen der verschiedenen Funktionsgebiete des Mittelhirns und der Medulla oblongata besteht. Eine Abstumpfung der Empfindlichkeit der peripheren Nerven lässt sich bei innerer Applikationsweise nicht nachweisen. Der Tod bei Kokainvergiftung erfolgt durch Kollaps und durch direkte Respirationslähmung.

Ausser dem schon erwähnten β-Tetrahydronaphtylamin ist Kokain unter allen jetzt bekannten Körpern derjenige, welcher am raschesten und in grösstem Maße die Körpertemperatur erhöht [1]). Es ist zugleich das stärkste Exzitans, wirkt vermehrend auf die Arbeitsleistung des Muskels und steht in vollem Antagonismus zum Chloral, wie Mosso gezeigt hat [2]).

Auf Schleimhäuten erzeugt Kokain, ausser völliger Anästhesie, Blutleere und Blässe, zugleich nimmt die Sekretion ab, was man alles durch die eintretende Gefässkontraktion erklärt.

Bei Einträufelung von Kokain in das Auge tritt ganz konstant eine Pupillenerweiterung (Mydriasis) ein, die lange andauert, aber nicht so stark ist, wie nach Atropineinträufelung.

Bei Kaninchen macht Kokain vakuoläre Leberdegenerationen (Ehrlich) [3]).

Diese physiologischen Eigenschaften verändern sich sehr erheblich, wenn das Kokainmolekül chemisch verändert wird.

Wird aus dem Kokain entweder die Benzoylgruppe oder die Methylgruppe, welche in Esterbindung vorhanden ist, abgespalten, so resultieren Benzoylekgonin resp. Ekgoninmethylester. Diese beiden Körper sind um das zwanzigfache weniger toxisch und erst in unvergleichlich grösserer Dosis letal wirkend [4]). Die Unwirksamkeit des Benzoylekgonins haben wir an einer früheren Stelle mit dem Vorhandensein einer freien Karboxylgruppe erklärt, wofür wir ein wertvolles Analogon im Verhalten der Arekaalkaloide haben.

Dass die Abspaltung von aliphatischen oder aromatischen Säureradikalen die Wirkung bedeutend abschwächt, wenn diese Säure-

[1]) AePP. **37**. 397 und **40**. 151. Reichert, Zentralbl. f. med. W. **1889**, 444.
[2]) AePP. **23**. 153. Pflüger's Arch. **47**. 553.
[3]) Deutsche med. W. 1891 Nr. 32. p. 717.
[4]) Stockmann, Pharmac. Journ. and Transact. XVI. p. 897.

radikale Hydroxylwasserstoff in Basen ersetzen, sehen wir bei Akonitin, bei den Tropaalkaloiden und auch beim Kokain; das Freiwerden der veresterten Hydroxylgruppe bedingt hier das Aufhören der Wirksamkeit und zeigt deutlich die Bedeutung des eintretenden Säureradikals, da verschiedene Säureradikale bei ihrem Eintritt in die Hydroxylgruppen der Alkaloide Körper mit verschieden starken und physiologisch differenten Wirkungen bilden.

Werden aus dem Kokain diese beiden Seitengruppen abgespalten und resultiert so Ekgonin, so verschwinden die meisten Wirkungen des Kokains, nur die vakuoläre Leberdegeneration und die atrophischen Zustände dieses Organs werden durch Ekgonin, wie durch Kokain selbst, hervorgebracht.

Ekgonin hat keine anästhesierende Wirkung. Erst in Dosen von 1.25 g bewirkt es bei Kaninchen letalen Ausgang. Es macht Muskellähmung [1]).

Es ist gleichgiltig, durch welches Alkylradikal die Karboxylgruppe besetzt wird; ist sie verestert, so hat das homologe Kokain die typischen Eigenschaften des eigentlichen, des Benzoylekgoninmethylesters. Es wurden Kokäthylin [2]), Kokapropylin, Kokaisopropylin, Kokaisobutylin dargestellt [3]), alle diese Körper haben die typische anästhesierende Wirkung des Kokains, ohne aber vor demselben Vorzüge zu bieten, weshalb sie keine praktische Anwendung finden. Zu bemerken ist, dass die Variationen des Kokains dieser Art sich bis nun nur auf die aliphatischen Alkohole beziehen, aromatische Verbindungen wurden noch nicht dargestellt.

Von weitaus grösserer Bedeutung für die Wirkung ist der Ersatz der Benzoylgruppe im Kokain durch andere Säureradikale.

Ersetzt man die Benzoylgruppe durch aromatische Säureradikale oder durch aliphatische, so findet man die sehr merkwürdige Tatsache, dass die anästhesierende Eigenschaft des Kokains ganz verschwindet oder wenigstens stark leidet.

Liebreich [4]) fand, dass Isatropylkokain, Truxillin, gar nicht anästhesierend wirkt, hingegen ein starkes Herzgift ist. (Die Isatropasäure ist eine polymere Zimtsäure $(C_9H_8O_2)_2$).

---

[1]) Pharmazeut. Jahresb. f. 1890 p. 671.

[2]) Merck, BB. **18.** 2951. BB. **21.** 48.

[3]) Novy, Amer. chem. Journ. **10. 147.**

[4]) BB. **21.** 1888. S. auch Falkson Diss. Berlin 1889. Es reizt, später lähmt es die Acceleratoren und macht allgemeine Lähmung mit Konvulsionen.

Ehrlich [1]) untersuchte Isatropylkokain, Phenylazetylekgoninjodhydrat, Valerylkokainjodhydrat, Phtalyldiekgoninbromhydrat. Der erste Körper wirkt am stärksten, der letzte am schwächsten giftig. Nur das Phenylessigsäurederivat wirkt anästhesierend, aber auch diese Wirkung ist eine erheblich geringere als beim Kokain. Alle diese Körper gaben aber die charakteristischen Leberveränderungen.

Nach der älteren Anschauung Einhorn's wurde das Ekgoninmolekül in der Weise erklärt, dass es aus einem methylierten und hydrierten Pyridinring bestehe, der als Seitenkette eine Oxypropionsäure trage. Durch Oxydation des Ekgonins mit Kaliumpermanganat erhielt Einhorn Homekgonin [2]), welches eine Methylgruppe weniger enthält, als die Ausgangssubstanz; es ist dies das Nor-l-ekgonin oder die Kokayloxyessigsäure.

Ekgonin	Nor-l-ekgonin
$C_7H_{10}(OH)(COOH):N.CH_3$	$C_7H_{10}(OH)(COOH)NH$

Im Kokain ist ein Methyl an das N-Atom gebunden. Durch Entfernung dieser Methylgruppe aus dem Kokain, dem Kokaäthylin und Kokapropylin entstehen die entmethylierten Kokaine oder Norkokaine, die in unverändertem oder sogar verstärktem Maße lokal anästhesierend wirken.

Wird nun in diesem Homoekgonin die Hydroxylgruppe durch ein Benzoylradikal, die Karboxylgruppe durch Methyl-, Äthyl- und Propylradikale verestert, so entsteht eine Reihe von Homologen des Kokains, von denen der mit dem Kokain metamere Äthylester von Einhorn Isokokain genannt wurde [3]). Der Körper war in bezug auf Anästhesie höchst wirksam, stärker als Kokain selbst, aber weitaus giftiger [4]).

Poulsson hat den Methylester dieser Verbindung Homomethinkokain, den Äthylester Homoäthinkokain und den Propylester Homopropinkokain genannt [5]).

Diese Körper zeigten folgendes physiologisches Verhalten bei der Prüfung, die Poulsson vornahm. Die lokale Anästhesie und die allgemeinen Wirkungen, die dem Kokain zukommen, bleiben im wesentlichen unverändert, wenn auch im Ekgoninmolekül eine solche Ver-

---

[1]) Deutsche med. W. 1891. Nr. 32, p. 717.

[2]) BB. **21**. 3029 u. 3411.

[3]) DRP. 55338; BB. **33**. 468. 979.

[4]) Haas, Süddeutsche Apothekerz. 1890. p. 202.

[5]) AePP. **27**. 301.

änderung durch Oxydation vorgenommen wird. Von praktischer Bedeutung sind aber diese Körper nicht, weil sie viel stärker als Kokain bei ihrer Verwendung für die lokale Anästhesie die Applikationsstelle reizen.

Benzoylhomekgonin

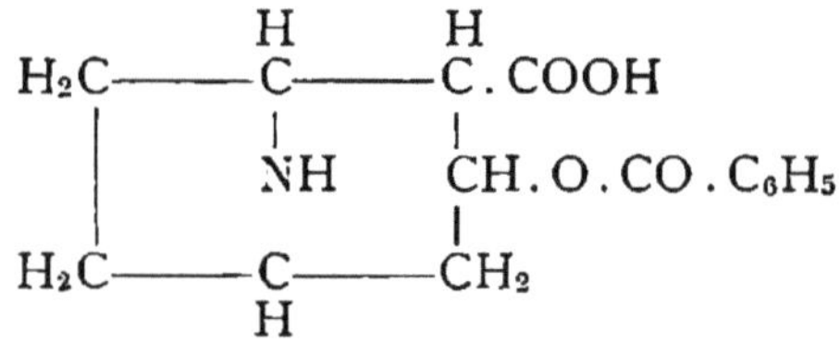

macht wie Benzoylekgonin selbst keine dem Kokain analogen physiologischen Effekte.

Die Derivate des Ekgoninmethylesters mit Bernsteinsäure, Phenylessigsäure, Zimtsäure wirken nicht anästhesierend.

Filehne [1]) hat auf die schwach lokal-anästhesierende Wirkung des Atropins hingewiesen, welches als Ester der Tropasäure mit Tropin

aufzufassen ist 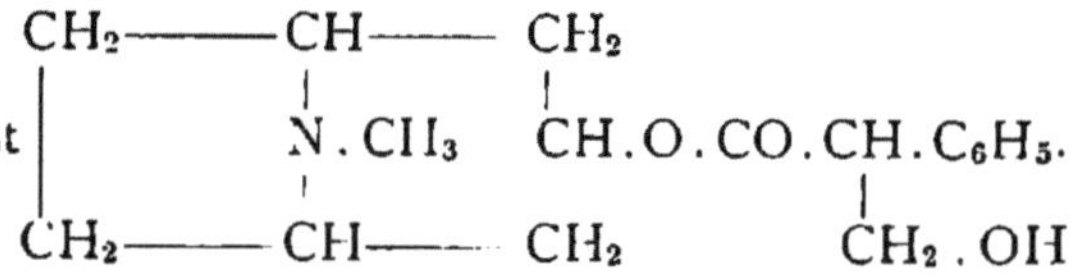 Während Homatropin, welches die in der Mitte zwischen Tropasäure $C_6H_5.CH<\begin{smallmatrix}CH_2.OH\\ COOH\end{smallmatrix}$ und Benzoesäure stehende Mandelsäure $C_6H_5.CH<\begin{smallmatrix}OH\\ COOH\end{smallmatrix}$ enthält, schon eine stärkere Wirkung besitzt, zeigt nach Filehne Benzoyltropein eine exquisit lokalanästhesierende Wirkung. In weiteren Versuchen mit Benzoylderivaten anderer Alkaloide und zwar des Morphins, Hydrokotarnins, Chinins, Cinchonins usw. zeigte es sich, dass fast alle diese Derivate mehr oder weniger starke lokalanästhesierende Wirkung haben. Dieses war der Grund für die nicht ohne weiteres richtige Filehne'sche Annahme, dass die Verkuppelung mit der Benzoesäure beim Kokain das wesentliche und wirksame für die anästhesierende Wirkung sei, um so mehr als Ekgonin nicht anästhesierend wirkt.

Es bleibt noch zu erwähnen, dass nach Einhorn und Klein [2]) der o-Phtalyldiekgonin-Dimethylester ähnliche Wirkung zeigt, wie Kokain.

---

[1]) Berl. klin. W. **1887**. 107.

[2]) BB. **21**. 3366.

Nach den Untersuchungen von Stockmann[1]) hat aber Benzoylekgonin auch keine anästhesierende Wirkung und diese fehlt auch, wie Poulsson gezeigt hat, dem Benzoylhomekgonin, so dass nach Poulsson der Veresterung der Karboxylgruppe des Ekgonins eine grosse Rolle bei dem Zustandekommen der lokalanästhesierenden Wirkung zukommt. Beim Entfernen des ätherifizierenden Alkylradikals aus dem Kokain- oder Homokokainmolekül verschwand auch die lokalanästhesierende Wirkung, die allgemeinen Vergiftungserscheinungen änderten sich und die Giftigkeit, besonders bei Säugetieren, wurde bedeutend abgeschwächt.

Aber wir werden sehen, dass die anästhesierende Funktion keineswegs allein auf diesen beiden Gruppen oder einer von ihnen beruht, sondern als Wirkung des Gesamtmoleküls aufzufassen ist. Der Benzoylgruppe kommt anscheinend die Funktion einer verankernden Gruppe zu.

Von grossem Interesse ist das Verhalten der beiden optischen Isomeren des Kokains. Das gewöhnliche Kokain ist ein linksdrehender Körper. Durch Erhitzen mit Alkalien gehen Ekgonin und seine Derivate in ein rechtsdrehendes Ekgonin über[2]), von welchem aus man zu einem Rechtskokain kommen kann. Diese optische Inversion ist nicht ohne Einfluss auf die physiologische Wirkung.

Die Abstumpfung der Sensibilität tritt beim Rechtskokain regelmässig schneller ein und ist intensiver als beim Kokain, verschwindet aber wieder in kürzerer Zeit[3]).

Einhorn und Konek[4]) zeigten, dass ausser den schon erwähnten Spaltungsprodukten des Kokains auch Anhydroekgoninester und Anhydroekgonin $C_9H_{13}NO_2$ =

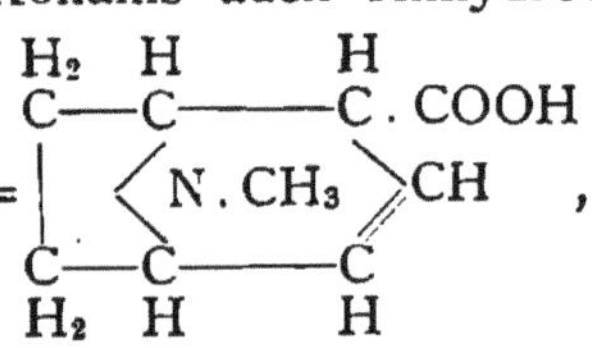

, die aus dem Ekgonin $C_9H_{15}NO_3$ durch Abspaltung von einem Molekül Wasser resultieren

[1]) Pharmac. Journ. and Transact. XVI. p. 897.

[2]) Einhorn u. Marquardt, BB. **23**. 468.

[3]) Poulsson, AePP. **27**. 309.

[4]) BB. **20**. 1221, **21**. 47, 3029; **22**. 399, **23**. 1338, 2870. **25**. 1394, **26**. 324, 451, 2009, **27**. 2439, 2823. Liebig's Ann. **280**. 96.

(hierbei geht die Kette $-CH_2-CHOH-$ in $CH=CH$ über), nicht imstande sind, Anästhesie zu erzeugen. Hingegen erzeugt Linksbenzoylekgoninnitril Anästhesie mit Mydriasis, ganz ähnlich wie Kokain, jedoch weit schwächer. Es entspricht also das Nitril dem Kokaintypus in seiner Wirkung vollständig, wenn es auch an und für sich viel schwächer wirkt.

Linksekgoninamid

$$\begin{array}{l} H_2C-CH \text{——} CH.CO.NH_2 \\ \qquad\quad \dot{N}.CH_3\ \dot{C}H.OH \\ H_2C-\dot{C}H \text{——} \dot{C}H_2 \end{array}$$

ist ziemlich indifferent. Injektionen und Fütterungen werden von Säugetieren anstandslos vertragen. Anästhesierende Wirkungen fehlen vollständig.

Die am N des Piperidinkerns beim Kokain haftende Methylgruppe verleiht dem Kokain die Eigenschaften einer tertiären Base. Kokain kann an dieser Stelle Jodmethyl addieren und in die entsprechende Ammoniumverbindung übergehen. Kokainjodmethylat ist ausgesprochen bitter und ohne anästhesierende Wirkung; seine Giftigkeit ist bedeutend herabgesetzt und sogar die Leberwirkung, welche für die verschiedensten Ekgoninderivate charakteristisch, ist verloren gegangen (Ehrlich).

Wie man sieht, verliert Kokain seine Wirksamkeit sowohl durch den Verlust einer Methylgruppe am Karboxyl, als auch durch den Eintritt einer zweiten Methylgruppe am N. Der Verlust der Methylgruppe am N macht jedoch keine qualitative, bloss eine quantitative Veränderung der Wirkung.

Es spricht dies nach Ehrlich gegen die Anschauung von Filehne, nach der die Anwesenheit eines Benzoylrestes an und für sich ausreiche, um anästhesierende Wirkungen hervorzurufen.

Es ist wichtig, dass der Eintritt des Jodmethyls die Eigenschaften und Wirkungen des Kokains völlig vernichtet. Besonders beachtenswert ist, dass die so gebildete Ammoniumbase weit weniger toxisch wirkt als die zugrunde liegende tertiäre Base. Ein derartiges Verhalten differiert wesentlich von dem Verhalten einzelner Alkaloide, da man unter solchen Verhältnissen in manchen Fällen eine Erhöhung der Toxizität sieht. Ehrlich nimmt nun an, dass auch die tertiäre Bindungsart des Stickstoffs im Kokain für die Wirkungsweise dieses Alkaloids von ausschlaggebender Bedeutung ist und dass somit die Einflüsse, welche diese Bindung modifizieren, zugleich eine Vernichtung der spezifischen Kokainwirkung nach sich ziehen. So erklärt sich am ungezwungensten, dass die Bildung der Ammoniumgruppe nicht zu einer Erhöhung, sondern zu einer Verminderung der Toxizität Anlass gibt.

Man muss nach dem Ausgeführten als wesentlich für das Zustandekommen der Kokainwirkung ansehen: 1. Das Ekgoninmolekül oder einen ihm chemisch sehr nahestehenden Körper, 2. den Eintritt eines aromatischen Restes, besonders der Benzoylgruppe in das Hydroxyl und 3. die Veresterung einer etwa vorhandenen Karboxylgruppe.

Ehrlich schliesst aus dem Umstande, dass alle Ekgoninderivate die eigentümliche Leberveränderung, die durch eine ausserordentliche Volumzunahme derselben charakterisiert und durch eine spezifische Leberdegeneration bedingt ist, hervorrufen, aber nur einige anästhesierend wirken und zwar nur diejenigen, welche in den Ekgoninäther bestimmte Säureradikale aufnehmen, dass diese eintretende Säuregruppe die anästhesiophore ist.

Die Untersuchungen von Paul Ehrlich und Alfred Einhorn [1]) ergaben, dass o-Chlor- und m-Nitro-Links- und Rechts-Kokain nur geringe anästhesierende Wirkung zeigen, wohl aber die typische Leberveränderung erzeugen, dass ferner die m-Amino-l- und d-Kokaine in physiologischer Beziehung überhaupt keine Kokaine mehr darstellen, da sie sowohl der anästhesierenden Wirkung als des typischen Einflusses auf die Leber ermangeln.

Die m-Oxy-l- und d-Kokaine stehen in ihrer Wirkung zwischen den Nitro- und Aminokokainen, sie wirken nämlich kaum noch anästhesierend, ihre toxischen Wirkungen sind sehr schwach und sie vermögen erst in grossen Gaben die charakteristische Leberveränderung hervorzubringen. Interessant ist, dass durch die Einführung der Azetyl- oder Benzoylgruppe in das d-m-Aminokokain Alkaloide entstehen, die zwar nicht anästhesierend wirken, in welchen aber die Wirkungsfähigkeit auf die Leber restituiert wird.

Die Einwirkungsprodukte von Chlorkohlensäureester auf das d- und l-Aminokokain, die d- und l-Kokainurethane, wirken auffallenderweise viel stärker anästhesierend als die Kokaine, sie erzeugen wieder die charakteristische Leberveränderung und sind auch stark giftig. Die naheliegende Vermutung, dass die unwirksamen Aminokokaine gewissermassen durch Neutralisierung oder Festlegung der basischen Aminogruppe wieder zu einem wirksamen Alkaloid werden, ist deshalb nicht zutreffend, weil das m-Benzolsulfamino-d-Kokain ebensowenig

---

[1]) BB. **27**. 1870.

wie der d-Kokain-Harnstoff eine Spur von anästhesierender Wirkung erzeugen.

Ehrlich hat gezeigt, dass gewisse basische Farbstoffe, wie Methylenblau, die Nervensubstanz im lebenden Zustande zu färben vermögen [1]). Der Versuch, aus dem Kokain basische Farbstoffe zu gewinnen, welche in einer und derselben Substanz die Eigenschaften eines Farbstoffes mit denen eines Anästhetikums vereinigen, scheiterten. Von solchen Verbindungen durfte man erwarten, dass sie dazu dienen könnten, die anästhesierende Wirkung genauer zu verfolgen und zu lokalisieren. Oxazin- und Thiazinfarbstoffe darzustellen, misslang. Es wurden die Chlorhydrate des d-Kokaindiazodimethylanilins und d-Kokain-azo-α-Naphtylamins dargestellt und untersucht, von welchen der erstere Körper höchstens eine Andeutung des charakteristischen Betäubungsgefühls hervorbringt, während der andere eine zwar deutliche, nicht allzu starke Anästhesie erzeugt, aber keine Leberveränderung verursacht.

Die von Poulsson untersuchten Norkokaine, welche statt der NCH_3-Gruppe eine Iminogruppe enthalten, untersuchte auch Ehrlich und fand, dass sie viel stärker anästhesierend wirken als die gewöhnlichen, aber in bezug auf die Toxizität alle anderen Glieder der Kokainreihe übertreffen, was auf dem Vorhandensein einer freien Iminogruppe beruht.

Die Darstellung des Kokains geschieht aus den Kokablättern. Bei dem verhältnismässig hohen Preise dieses Alkaloids wurde nach Methoden gesucht, die Ausbeute an dieser Substanz zu verbessern. Im Kokablatte finden sich nun neben dem Kokain mehrere andere Alkaloide, welche die Techniker als „Nebenalkaloide“ bezeichnen. Von den Kokaalkaloiden hat nur das einzige kristallisierte, das Kokain, eine physiologische Wirkung. Die amorphen Nebenalkaloide entbehren ihrer oder sind Herzgifte. Da es sich erwies, dass man durch Spaltung dieser Nebenalkaloide zum Ekgonin gelangen kann, so war ein Weg gegeben, aus Ekgonin durch Synthese wieder zu Kokain zu kommen.

Nach Karl Liebermann und Fritz Giesel [2]) geht man folgendermaßen vor: Die Kokablätter werden mit Sodalösung durchfeuchtet und mit Äther die Basen aufgenommen, dem Äther wieder durch verdünnte Salzsäure entzogen, das gewonnene Produkt ist Rohkokain. Löst man dieses in Alkohol, so kristallisiert

[1]) Deutsche med. W. 1886. Nr. 4.

[2]) DRP. 47602.

salzsaures Kokain heraus, während die amorphen Basen in Lösung bleiben. Der Rückstand der alkoholischen Mutterlauge wird mit Salzsäure zerkocht, wobei sich die Nebenalkaloide in ihre Komponenten spalten. Man filtriert von den ausgeschiedenen organischen Säuren ab und erhält durch Abdampfen der Lösung fast reines salzsaures Ekgonin. Dieses kann nun durch Benzoesäureanhydrid oder durch Benzoylchlorid in Benzoylekgonin übergeführt werden.

Die Überführung des Benzoylekgonins in Kokain kann man nach bekannten Methoden durch Verestern der Karboxylgruppe mit Methylalkohol durchführen und so auf synthetischem Wege vom Ekgonin zum Kokain gelangen.

Das umgekehrte Verfahren, welches aber nicht die gleichen befriedigenden Resultate lieferte, haben Einhorn und Klein [1]) vorgeschlagen. Salzsaures Ekgonin wurde mit Methylalkohol und Salzsäure erhitzt, wobei sich Ekgoninmethylester bildet. Dieser Methylester wird nun durch Behandeln mit Benzoylchlorid in Kokain übergeführt. In gleicher Weise lassen sich auch andere Säureradikale in den Ekgoninmethylester einführen.

Die Farbwerke Höchst liessen sich folgendes Verfahren schützen, welches ebenfalls die Darstellung von Kokain aus den Nebenalkaloiden in der Weise durchführt, dass man zuerst den Ekgoninalkyläther macht und diesen dann benzoyliert [2]).

Hierbei werden die harzigen Nebenalkaloide in alkoholischer Lösung am Rückflusskühler einmal mit Säuren gekocht. Es entsteht dabei unter Abscheidung von Benzoesäure und anderen Säuren resp. deren Estern der Ekgoninester, der durch Behandlung mit Benzoylchlorid oder Benzoesäureanhydrid in Kokain oder Kokäthylin leicht überführbar ist.

Eichengrün schlug zur Darstellung von Ekgonin aus den Nebenalkaloiden vor, die Lösung der Doppelsalze mit schweren Metallen zu erhitzen. Das Verfahren basiert auf der Beobachtung, dass sich die leicht löslichen Kupfer- und Eisenchloriddoppelsalze der Nebenalkaloide bei mehrstündigem Kochen in Säureester und reines Ekgonin spalten.

Zu einer Zeit, als noch die Herstellung des Rohkokains vorzugsweise in Europa betrieben wurde, war es von Interesse eine Methode ausfindig zu machen, am Produktionsorte der Kokablätter direkt ohne Extraktionsapparate Rohkokain darzustellen. Hierfür empfahl Henriquez [3]) Auszüge der Kokablätter mit Zinkvitriol und Rhodankalium zu fällen, wo dann ein voluminöses weisses Salz fällt, welches eine Rhodanzinkdoppelverbindung des Kokains und seiner Nebenalkaloide vorstellt. Dieses Gemenge behandelt man nun mit Natriumkarbonat in der Kälte und erhält ein festes Gemisch der Alkaloide und Zinkkarbonat, aus welchem mit einem Lösungsmittel dann die Alkaloide extrahiert werden.

---

[1]) BB. 21. 3335. DRP. 47713.

[2]) DRP. 76433.

[3]) DRP. 77437.

Die Darstellung der nicht benützten Derivate des Kokains, Isokokains etc. wurde bereits oben besprochen.

Dihydroanhydroekgonin, von dem Willstätter wohl wegen des Eintrittes von neuen Wasserstoffatomen verstärkte physiologische Effekte erwartete, wird dargestellt, indem man Anhydroekgonin in amylalkoholischer Lösung mit Natriummetall reduziert, wodann man zu dem Dihydroanhydroekgonin gelangt. Die Derivate dieser Substanz haben keine praktische Bedeutung erlangt [1]).

Der genau ersichtliche und genau studierte Zusammenhang zwischen der Konstitution und der Wirkung des Kokains forderte geradezu auf, analog wirkende Körper auf Grund der gewonnenen Resultate darzustellen. In erster Linie war es die nahe Verwandtschaft zwischen dem Ekgonin und dem Tropin, die zu Versuchen aufforderte, aus dem Tropin zu kokainähnlichen Körpern zu gelangen. Mehrere Umstände mussten zu solchen Versuchen ermuntern: der manchmal sehr hohe Preis des Kokains, eine bestimmte Giftigkeit desselben und die rauschartigen Wirkungen, die sich oft an den Gebrauch desselben schlossen, schliesslich ein Umstand, welcher für seine Anwendung bei Injektionen und bei Instillationen oft hinderlich war: Kokainlösungen leiden nämlich beim Sterilisieren sehr, da sie sich beim Kochen zersetzen, andererseits sind sie aber schlecht haltbar, da sie leicht schimmeln.

Ein Versuch derart ein Kokain zu erhalten, welches man nicht zu sterilisieren braucht und dessen Lösungen doch nicht schimmeln, wurde durch Darstellung des Cocainum phenolicum, eines Gemenges von Phenol und Kokain gemacht. Dieser Körper hat jedoch keine grosse Verbreitung gewonnen [2]).

Auch die Anwendung eines adstringierenden Doppelsalzes des Kokains mit Aluminiumzitrat hat gar keine Verbreitung gefunden [3]).

Die Idee vom naheverwandten Tropin zu kokainähnlichen Körpern zu gelangen, hat folgende Versuche gezeitigt. Wie schon besprochen, kommen dem Atropin, dem Ester der Tropasäure und des Tropins, schwach anästhesierende Eigenschaften zu.

Tropin wirkt bei Katzen in Dosen von 0.8 g intern nicht. Lokal appliziert erzeugt es keine Mydriasis, während bei Allgemeinvergiftung starke Pupillenerweiterung und Aufhebung der Lichtempfindlichkeit sich einstellt. Der durch Muskarin verursachte Herzstillstand wird durch Tropin erst durch hohe Gaben beseitigt. Es wirkt auf das Muskarinherz ähnlich, wie Kampfer, nicht wie Atropin.

---

[1]) DRP. 94175. BB. 20. 702.

[2]) Viau, Nouveaux remèdes 1887. 192.

[3]) DRP. 88436.

Ersetzt man den Hydroxylwasserstoff des Tropins durch Radikale aliphatischer Säuren, so erhält man Tropeine, welche nach den Untersuchungen von Gottlieb[1]) nicht bloss quantitativ vom Atropin verschieden wirken, sondern dessen periphere Wirkungen gänzlich vermissen lassen. Dieses ist der Fall bei Azetyltropein und Succinyltropein. Bei einzelnen Estern, z. B. beim Laktyltropein

$$(C_8H_{14}N) . O . CO . CH(OH) . CH_3,$$

sowie auch bei aromatischen Estern können Pupillen- und Herzwirkungen fehlen. Tropin selbst und die wenig giftigen Tropeine sind Reizmittel für das Herz, während eine solche Wirkung sich bekanntlich beim Atropin nicht nachweisen lässt.

Laktyltropein, welches als Herzmittel hätte in Anwendung gebracht werden sollen, wurde durch Kondensation von Milchsäure mit Tropin bei Gegenwart von Salzsäure als Kondensationsmittel dargestellt. Es entsteht auch durch Einwirkung von Milchsäureanhydrid oder Milchsäureester auf Tropin[2]).

Es ist merkwürdig, dass erst durch den Eintritt einer aromatischen Säuregruppe die Tropeine jene Eigenschaften periphere Wirkung (Dilatation der Pupille, Anästhesie etc.) auszulösen, erhalten.

Das erste, künstlich dargestellte aromatische Derivat des Tropins war Benzoyltropein. Buchheim[3]) konnte den Satz, dass erst der Eintritt von aromatischen Säureradikalen die Tropeine wirksam macht, durch die Darstellung dieses Körpers erweisen.

Die pupillenerweiternde Wirkung, welche dem Atropin und dem Kokain eigen ist, kommt auch einem häufig verwendeten künstlichen Tropeine zu, dem Mandelsäurederivat $(C_8H_{14}N)O . CO . CH(OH) . C_6H_5$, welches unter dem Namen Homatropin, neben dem Atropin selbst, eine gewisse Anwendung in der Augenheilkunde gefunden hat[4]).

Atropamin

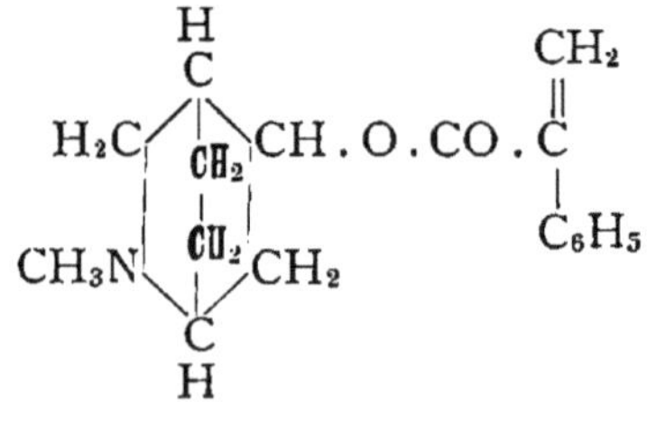

[1]) AePP. **37**. 128. S. auch Merck's Ber. f. 1899. p. 7 u. 15.

[2]) DRP. 79870.

[3]) AePP. **5**. 463.

[4]) DRP. 95853.

das Tropein des Tropins mit der Atropasäure, $C_6H_5 . C\begin{matrix} \diagup\!\!\diagup CH_2 \\ \diagdown COOH \end{matrix}$ (α-Phenylakrylsäure) zeigt aber keine mydriatische Wirkung trotz der nahen Verwandtschaft dieser Säure mit der Tropasäure aus dem Atropin[1]).

Es ist daraus ersichtlich, dass es nicht genügt, wenn eine aromatische Säure in das Hydroxyl des Tropins eintritt, sondern es müssen dieser Säure noch andere Eigenschaften zukommen.

Betrachtet man nun einige Derivate des Tropins mit aromatischen Säureradikalen, so wird die Ursache der mydriatischen Wirkung klar.

Der Benzoylester des Tropins $(C_8H_{14}N)-O-CO-C_6H_5$ ist zwar giftig, wirkt aber nicht mydriatisch, erzeugt jedoch deutliche Anästhesie.

Die entsprechende Salizylverbindung: Salizyltropein $(C_8H_{14}N) - O-CO-C_6H_4-OH$ ist ohne mydriatische Wirkung.

Die Phenylglykolsäure-(Mandelsäure)-verbindung

$$(C_8H_{14}N)-O-CO-CH(OH)-C_6H_5$$

ist weniger giftig als Atropin, hat aber die gleiche mydriatische Wirkung.

Die Zimtsäureverbindung $(C_8H_{14}N)-O-CO-CH = CH-C_6H_5$ ist sehr giftig, aber ohne mydriatische Wirkung.

Atropamin $(C_8H_{14}N)-O-CO-C(C_6H_5)=CH_2$ ist ohne mydriatische Wirkung.

Pseudoatropin $(C_8H_{14}N)-O-CO-C(OH)(C_6H_5)(CH_3)$, Atrolaktyltropein wirkt mydriatisch.

Milchsäuretropein $(C_8H_{14}N)-O-CO-CH(OH)-CH_3$ erregt die Herzbewegungen und die Respiration.

Es existieren also verschiedene Bedingungen, einerseits für das Giftigwerden des Tropins und anderseits für seine Eigenschaft Mydriasis hervorzurufen. Die Giftigkeit und die mydriatische Eigenschaft beruhen also nicht auf derselben Atomgruppierung, respektive es muss zu einem giftigen Tropein noch eine Gruppe treten, um ihm die mydriatische Eigenschaft zu verleihen.

Die Tropeine, welche mydriatische Eigenschaften zeigen, haben alle, ausser dem aromatischen Säureradikal, welches die Giftigkeit der Tropeine bedingt, ein alkoholisches Hydroxyl in dem aromatischen Säureradikal, diejenigen, welche nur ein Phenolhydroxyl haben, sind ohne Einwirkung auf die Pupille.

---

[1]) Marcacci u. Albertoni, Giorn. della Acad. di Medic. di Torino. **1884**.

Die Tropasäure kann auch aus anderen Basen vermöge ihres alkoholischen Hydroxyls mydriatische Effekte auslösen.

So ist Pseudohyoscyamin wenig giftig, wirkt aber mydriatisch. Bei der alkalischen Spaltung zerfällt es in Tropasäure und die Base $C_8H_{15}NO$ (Ladenburg's Pseudotropin), die mit Tropin nicht identisch ist. Doch muss das alkoholische Hydroxyl nicht frei sein, auch die Azylderivate solcher Verbindungen wirken mydriatisch [1]).

Nach DRP. 151189 (Braunschweiger Chininfabrik) lässt man auf Alkamine die Haloide von Oxykarbonsäuren einwirken, bei denen entweder der Wasserstoff der Hydroxylgruppe durch ein organisches Radikal oder die ganze Hydroxylgruppe durch Halogen ersetzt ist. Die so erhaltenen Alkaminester stehen den nicht substituierten Alkaminestern physiologisch sehr nahe, so z. B. zeigen Azetyltropein, Azetyltropyllupinein, Chlorhydratropyltropein mydriatische Wirkungen. Azetyltropyltropein, aus Azetyltropasäurechlorid und salzsaurem Tropin, geht durch Abspaltung der Azylgruppe glatt in Atropin über.

Besonders leicht geht die Abspaltung der Azylgruppe bei den Fettazidylgruppen, und zwar durch Behandlung der Azidylderivate mit Säuren oder ähnlich wirkenden Agentien. Man kann so fast quantitativ Atropin aus Azetyltropyltropein mittelst konzentrierter Salzsäure erhalten, ebenso Tropyllupinein aus Azetyltropyllupinein, Salizyltropein aus Azetylsalizyltropein [2]).

Die Hoffnung, von dem dem Ekgonin nahe verwandten Tropin

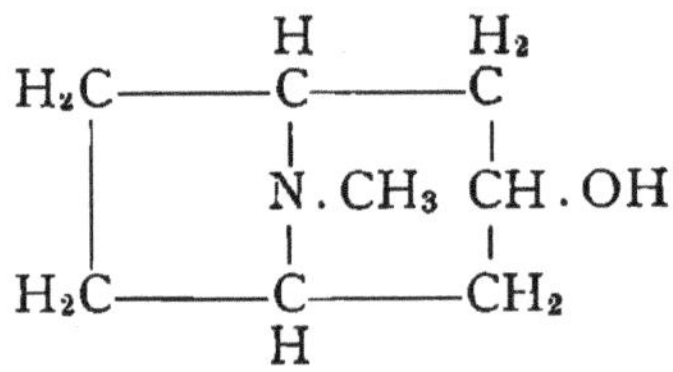

zu einem kokainartigen Körper zu gelangen, wurde nicht auf dem Wege der Spekulation erfüllt, sondern durch die Entdeckung eines Alkaloides in den javanischen Kokablättern, welches man Tropakokain genannt hat und welches stärker anästhesierend wirkt und weniger giftig ist als Kokain [3]). Dabei hat dieses Mittel eine grosse Beständigkeit der Einwirkung von Mikroorganismen gegenüber, so dass sich Lösungen monatelang halten können, was bekanntlich beim Kokain nicht der Fall ist.

Ein weiterer Vorteil ergibt sich beim Gebrauch des Tropakokain dadurch, dass es im Gegensatze zum Kokain und Atropin keine Mydriasis erzeugt.

---

1) DRP. 151189.

2) DRP. 157693 (Braunschweiger Chininfabrik).

3) Chadbourne: Brit. med. Journ. 1892. 402.

Dieser Umstand ist um so merkwürdiger, wenn man die Konstitution dieses Körpers in Betracht zieht. Tropakokain

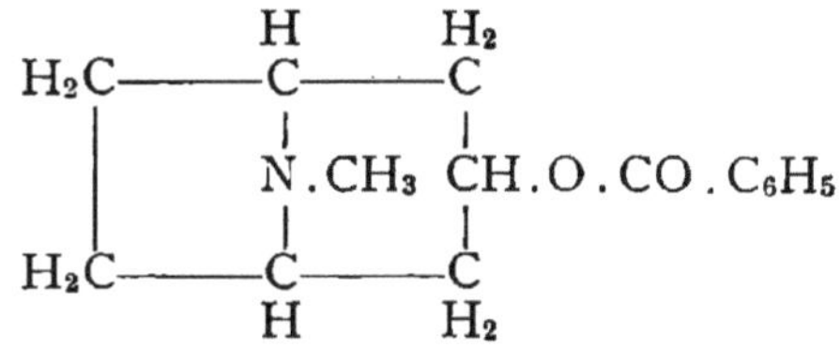

ist der Benzoylester des Pseudotropins. Pseudotropin ist eine dem Tropin isomere Base, für welche Willstätter eine geometrische Isomerie annimmt.

Die Umlagerung von Tropin in Pseudotropin gelingt nun durch Erhitzen von Tropin mit Natriumamylat [1]). Durch Benzoylieren des so gewonnenen Pseudotropins gelangt man auf synthetischem Wege zum Tropakokain.

Auf diese Weise bedingt hier die geometrische Isomerie zweier Basen, des Tropins und des Pseudotropins, eine völlige Verschiedenheit der physiologischen Wirkung ihrer Benzoylverbindungen.

Aus Tropinon erhält man ψ-Tropin durch elektrolytische Reduktion in saurer Lösung [2]).

Benzoyltropein macht Pupillenerweiterung und nur schwache Anästhesie, Benzoylpseudotropein (Tropakokain) macht intensivere Anästhesie als Kokain, hingegen ist es ohne Einwirkung auf die Pupille, welche Einwirkung ja typisch ist für die aromatischen Tropeine mit alkoholischem Hydroxyl im aromatischen Säureradikal.

Die Pseudotropeine der Mandelsäure $C_6H_5.CH(OH).COOH$ und Tropasäure $C_6H_5.CH\langle{}^{CH_2.OH}_{COOH}$ (Ester mit Pseudotropin) haben im Gegensatze zu den entsprechenden Tropeinen ebenfalls keine mydriatischen Eigenschaften. Ebenso zeigen die vom Vinyldiazetonalkamin sich ableitenden künstlichen Atropaalkaloide auch nur in der einen stereoisomeren Form physiologische Wirksamkeit [3]).

Der Umstand, dass Hyoscin nur atropinartig, aber nicht anästhesierend wirkt, lässt sich daraus erklären, dass das durch Spaltung von Hyoscin erhaltene sogenannte Pseudotropin ganz verschieden ist von dem soeben besprochenen. Dieses wird nun Oscin genannt.

---

[1]) DRP. 88270.

[2]) DRP. 115517 E. Merck.

[3]) BB. **29**. 2730.

Ein dem Kokain isomerer Körper wird nach Willstätter [1]) auf folgende Weise aus dem Tropin erhalten.

Aus dem Tropinon,

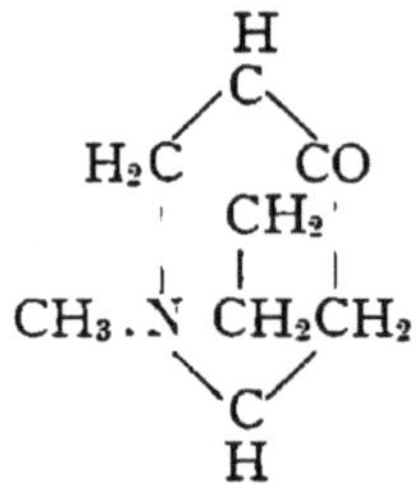

dem bei gemässigter Oxydation von Tropin mit Chromsäure in Eisessiglösung entstehenden Keton [2]) lässt sich auf dem Wege der Blausäureanlagerung und Verseifung des Tropinoncyanhydrins

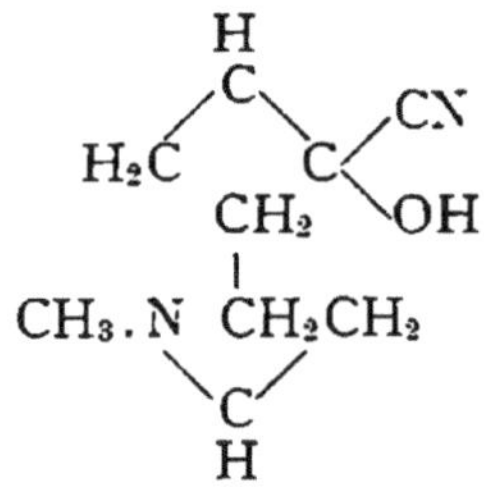

eine Substanz gewinnen, welche die Zusammensetzung des Ekgonins besitzt, aber, im Gegensatz zu diesem, Karboxyl und Hydroxyl an das nämliche Kohlenstoffatom gebunden enthält. Dieses Ekgonin wird nach Willstätter als α-Ekgonin

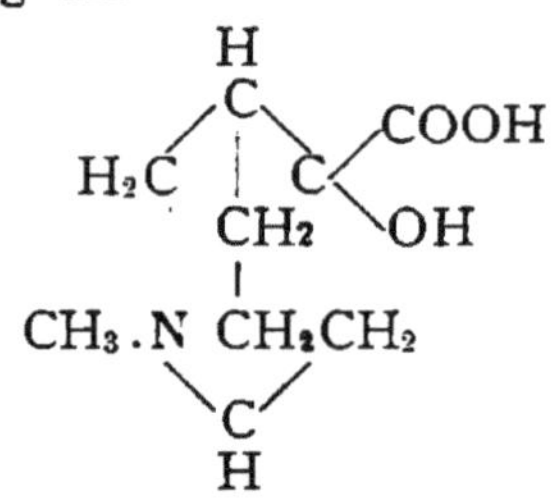

bezeichnet. Wird aus diesem nach bekannten Methoden ein α-Kokain aufgebaut, so erhält man einen Körper, welcher bei ausgezeichneter Kristallisierfähigkeit in vieler Hinsicht mit dem Kokain Ähnlichkeit hat. Die anästhesierende Wirkung fehlt aber diesem Kokain.

---

[1]) DRP. 89597. BB. **29**. 396.

[2]) Diese Oxydation zum Tropinon aus Tropin oder Pseudotropin kann auch durch Kaliumpermanganat in stark saurer Lösung bei nicht mehr als 10 ° C ausgeführt werden. DRP. 117628. Auch mit Bleisuperoxyd in saurer Lösung

Es ist daher für das Zustandekommen der Wirkung des Kokains auch die Stellung und Bindung der Hydroxyl- und Karboxylgruppe von entscheidender Bedeutung. Die Anwesenheit der Benzoylgruppe für sich ist nicht das Moment, welchem die anästhetisierende Funktion zukommt.

Die Wirksamkeit des Kokains hängt ab von dem Vorhandensein aller drei Komponenten, des Ekgonins, der Benzoylgruppe, welche den Hydroxylwasserstoff des Ekgonins ersetzt und des Methylrestes, welcher den Karboxylwasserstoff des Ekgonins substituiert. Die Wirksamkeit beruht auf dem eigentümlichen Aufbaue sowie der stereochemischen Konfiguration des Ekgoninkernes, ist aber unabhängig von dessen optischem Verhalten. Die Benzoylgruppe löst die Wirkung des Ekgoninmethylesters aus, sie ist die eigentliche verankernde Gruppe für das Ekgoninmolekül; die Methylgruppe im Ekgoninmethylester verdeckt nur die sauren Eigenschaften des Ekgonin, welche für die Wirksamkeit überhaupt hinderlich sind. Beweis hierfür ist auch, dass die Derivate des Tropins und Pseudotropins, welche kein Karboxyl enthalten, des Eintretens von Methyl für die Wirksamkeit nicht bedürfen. Hingegen hat die Anwesenheit des veresterten Karboxyls im Molekül eine Verstärkung der Wirkung zur Folge. Wie es sich beim Vergleich der Wirkungsintensität der Alkamine und Alkaminkarbonsäureester einerseits, des Kokains und Tropakokains andererseits ergibt, steigt die Intensität der Wirkung und die Giftigkeit mit der Gegenwart der veresterten Karboxylgruppe. Die Methylgruppe am Stickstoff steht aber in keiner Beziehung zur anästhesierenden Wirkung. Der tertiäre Charakter der Base steht in Beziehung zu ihrer physiologischen Aktivität in bezug auf Anästhesie, da der Übergang in eine quaternäre Base

---

bei 60—70° C kann man zur gleichen Substanz gelangen. DRP. 117629. Auch mit alkalischer Ferricyankaliumlösung bei mäßiger Wärme. DRP. 117630. Auch durch anodische Oxydation unter Anwendung von Bleielektroden. DRP. 118607.

Vom Tropinon kann man aber durch Reduktion zum ψ-Tropin gelangen mit Natriumamalgam, Aluminiumamalgam oder metallischem Natrium. Am vorteilhaftesten bedient man sich der elektrolytischen Reduktion in saurer Lösung und Ausäthern aus der alkalisch gemachten Lösung. Das schwerer lösliche ψ-Tropin kristallisiert aus dem eingeengten ätherischen Extrakte heraus, während Tropin in Äther gelöst bleibt[1]). (In saurer Lösung elektrolysiert, entsteht mehr ψ-Tropin).

[1]) DRP. 115517

diesem Alkaloid jede Wirkung, die es früher hatte, trotz des Vorhandenseins von Benzoyl und Methyl nimmt und es in einen kurareartig wirkenden Körper verwandelt. Die Auslösung mydriatischer Effekte steht ebenfalls im Zusammenhang mit dem Aufbaue der dem Alkaloide zugrunde liegenden Base, aber die Verankerung mit dem Gewebe geschieht nur durch aromatische Säureradikale, beim Tropin vorzüglich durch solche, welche ein alkoholisches Hydroxyl enthalten. Die eintretenden Säureradikale sind nicht der wirksame Anteil, sondern die die Wirkung auslösenden, welche die chemischen Beziehungen zwischen Substanz und Gewebe herstellen, so dass die wirkende Base nach ihrer Verankerung im Gewebe zur Reaktion gelangen kann.

Eine andere Reihe kokainartig wirkender Körper wurde völlig synthetisch auf Grund von Überlegungen über die Konstitution des Ekgonins aufgebaut.

Aus dem Methylderivat des Triazetonalkamins

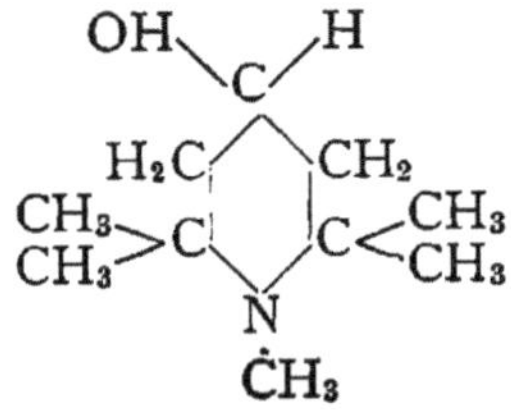

entsteht, wie Emil Fischer zeigte, durch Austausch des Hydroxylwasserstoffes gegen das Radikal der Mandelsäure ein Körper,

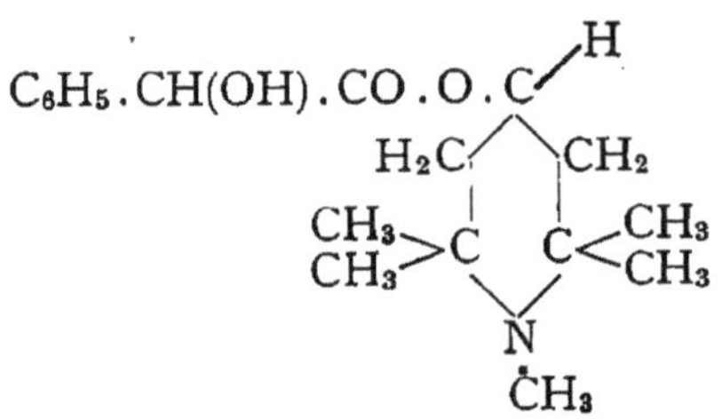

der wie Atropin und Homatropin ausgesprochene Mydriasis erzeugt. Diese Beobachtung gewann erheblich an Interesse, nachdem erkannt war, dass wie im Triazetonalkamin so auch im Tropin ein in Para-Stellung zum Stickstoff hydroxyliertes Derivat des Piperidins vorliegt. Die grosse Ähnlichkeit im Aufbaue zwischen Tropin und N-Methyltriazetonalkamin lässt sich beim Vergleiche ihrer Strukturformeln leicht erkennen.

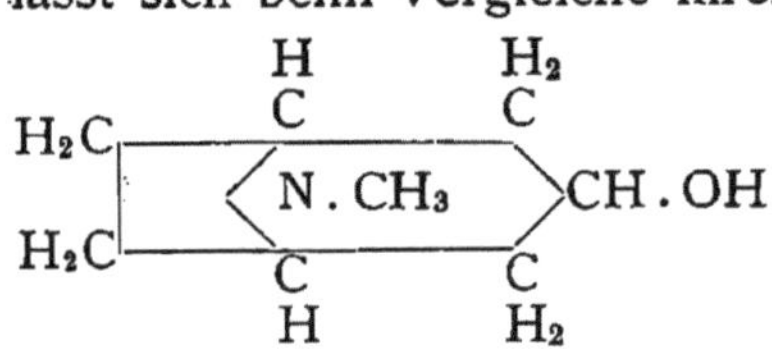

Tropin.

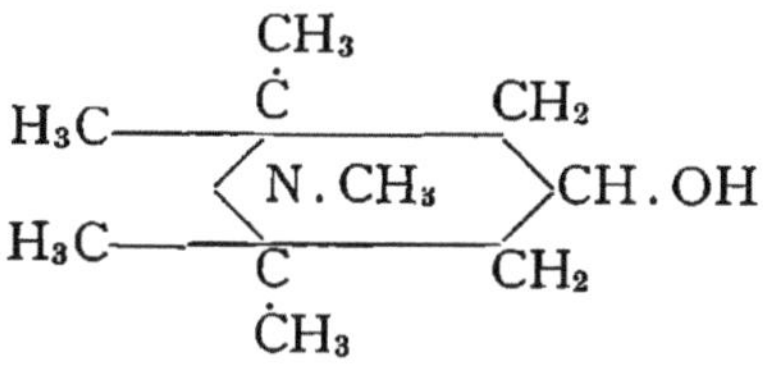

Triazetonmethylalkamin.

Angesichts dieser Verhältnisse lag es nahe, synthetisch darzustellende γ-Oxypiperidinkarbonsäuren zu esterifizieren und zu benzoylieren, denn es liess sich so erwarten, dass Verbindungen entstehen, die dem Kokain physiologisch ähnlich sind. Diese Piperidinkarbonsäuren haben alle mit dem Ekgonin die γ-Stellung des Hydroxyls zum N und das Karboxyl gemein, aber unterscheiden sich dadurch, dass die Brücke CH_2-CH_2 fehlt und die Stellung des Stickstoffes zum Karboxyl eine andere ist.

Durch Einwirkung von 1 Mol. Ammoniak auf 3 Mol. Azeton bildet sich Triazetonamin, welches durch Blausäure in Triazetonamincyanhydrin übergeführt wird. Beim Verseifen bildet sich Triazetonalkaminkarbonsäure, welche durch Benzoylieren und Methylieren in N-Methylbenzoyltetramethyl-γ-oxypiperidinkarbonsäuremethylester übergeführt wird.

Dieser Körper

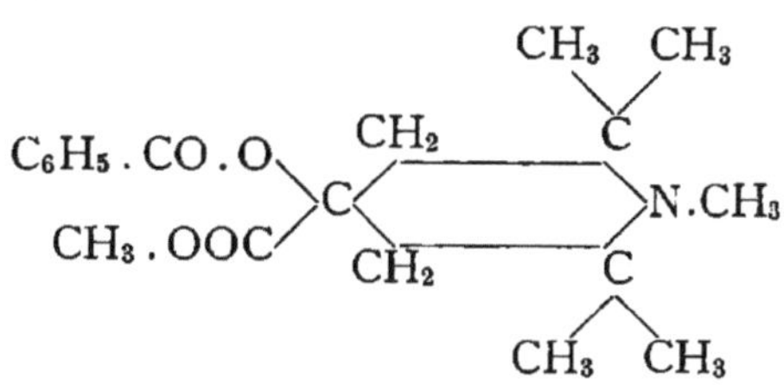

Eukain genannt, ist ein billiges Ersatzmittel des Kokains. Doch sind erhebliche Unterschiede in der physiologischen Wirkung beider Substanzen zu verzeichnen. Eukain steht in seinen Wirkungen dem Tropakokain näher als dem Kokain. Die Anästhesie tritt etwas langsamer ein als beim Kokain. Eukain beeinflusst die Pupille nicht und macht auch keine Ischämie, ferner hat es den Vorzug weniger giftig zu sein. Seine Lösungen lassen sich ohne Zersetzung in der Hitze sterilisieren.

Nachteile des Eukains gegenüber dem Kokain sind, dass es bei der Applikation auf Schleimhäute ein nicht unbeträchtliches Brennen macht. Auch eine destruierende Wirkung auf die Epithelien der Hornhaut und Bindehaut ist nicht zu verkennen. Von Nachteil ist auch die Nachblutung bei den Operationen, während Kokain im Gegensatze hierzu sogar ischämisierende Eigenschaften zeigt.

Aus diesem Grunde wurde für die Zwecke der Augenheilkunde

das sogenannte Eukain B. eingeführt, welches dieselben lokal-anästhesierenden Eigenschaften ohne irgendwelche Nebenwirkungen zeigte. Es ist auch viel weniger giftig als Eukain.

Eukain B.[1]) ist das salzsaure Salz des Benzoyl-Vinyl-Diazetonalkamins

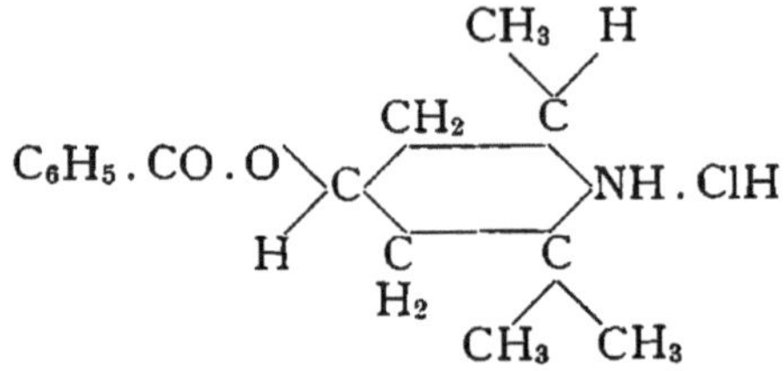

Trotz mancher Vorzüge hat man auch gegen dieses Eukain B. den Vorwurf erhoben, dass es bei seiner geringen Giftigkeit doch den Nachteil zeige, bei seiner Anwendung in der Augenheilkunde infolge seiner gefässerweiternden Eigenschaften bei den Operationen Nachblutungen, sowie eine gewisse Schmerzhaftigkeit bei Injektionen dieses Mittels zu erzeugen.

Das niedere Homologe des Triazetonamins, das Vinyldiazetonamin wurde ebenfalls zu künstlichen Tropeinen aufgebaut:

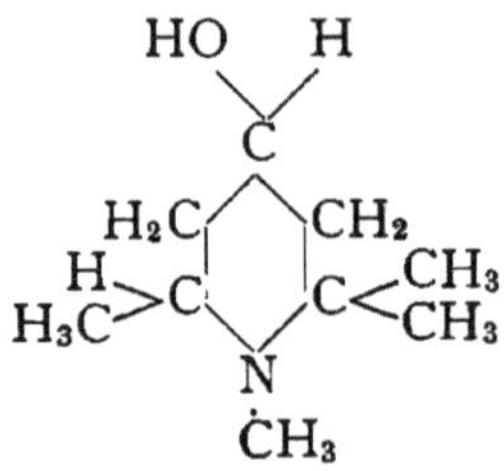

Das entstandene N-Methylvinyldiazetonalkamin wurde in die Amygdalylverbindung übergeführt, analog dem Amygdalyl-Triazetonmethylalkamin, welches dem Homatropin analog wirkt. Bei der Darstellung des N-Methylvinyldiazetonalkamins bilden sich zwei stereoisomere Alkamine α und β. Die Entstehung beruht auf dem Vorhandensein zweier asymmetrischer C-Atome im Ring. Bei Überführung dieser stereoisomeren Alkamine in das Amygdalylderivat gab nur das eine und zwar das β-Alkamin eine mydriatisch wirksame Verbindung, während das aus α-Alkamin gewonnene unwirksam war. (Beweis für die verschiedene Wirksamkeit stereoisomerer Substanzen).

Ebenso ist das Amygdalylderivat des Tropins, das Homatropin, ein starkes Mydriatikum, während das stereoisomere Amygdalyl-ψ-Tropin unwirksam ist.

---

[1]) DRP. 90069.

C. Harries[1]) zeigte, dass Vinyldiazetonamin (I), je nachdem man es mit Zinkstaub und alkoholischer Salzsäure oder mit Natrium und Amylalkohol reduziert, zwei verschiedene p-Aminomethylpiperidine (II) gibt, aus denen mittelst salpetriger Säure zwei isomere Alkamine (III) entstehen.

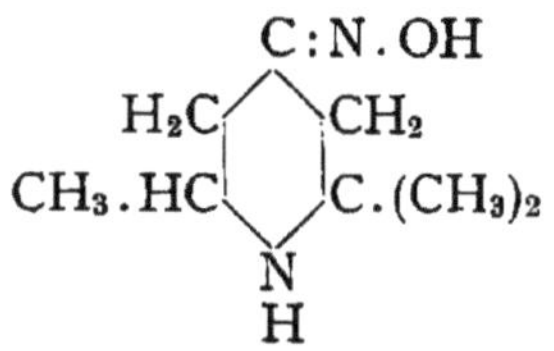
I

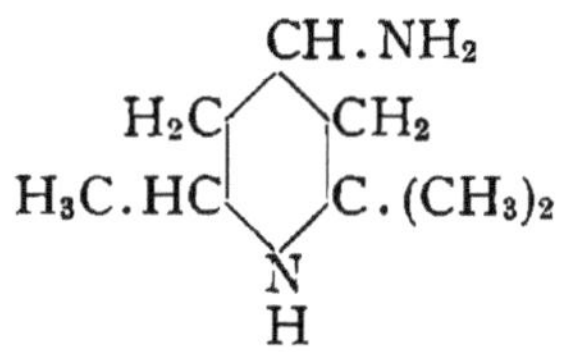
II

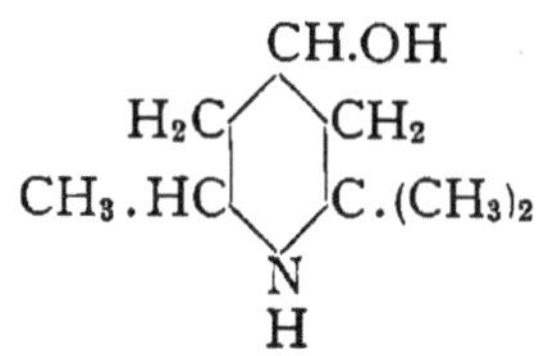
III

Durch Natriumamylat lässt sich das höher schmelzende, sowie das Gemenge, welches E. Fischer in der Hand gehabt, in das niedriger schmelzende umlagern. Es scheint sich, nach Harries, um raumisomere Verbindungen zu handeln und Harries weist darauf hin, dass die Vinyldiazetonalkamine, als niedere Homologe des Tropins und ψ-Tropins aufzufassen seien. Dies zeigt sich auch darin, dass das methylierte Mandelsäurealkaloid der labilen Base dem Homatropin, dasjenige der stabilen (niedriger schmelzende) den ψ-Tropeinen in der physiologischen Wirkung gleicht.

Gaetano Vinci[2]) hat die Fragen, welche sich an den Zusammenhang zwischen Konstitution und Wirkung in der Eukainreihe knüpfen, untersucht. Es haben sich hierbei zahlreiche interessante Beziehungen ergeben. Die für die ganze Gruppe der kokainartig wirkenden Körper grundlegende Frage nach der Rolle des Benzoylradikals erfährt hier eine Beleuchtung, die sehr für die Ansicht von Filehne und Ehrlich spricht.

Wie Kokain, so verliert auch Eukain seine lokal-anästhesierende Wirkung, wenn die Benzoyl- durch eine Azetylgruppe ersetzt wird. Ersetzt man im Eukain die Benzoylgruppe durch aromatische Radikale, wie Phenylazetyl-, Phenylurethan-, Cinnamyl-, Amygdalyl-, so zeigen die erhaltenen Körper mit Ausnahme des Amygdalylderivates ausgesprochen lokalanästhesierende Wirkung. Ebenso wie die Triazetonalkaminkarbonsäurederivate verhalten sich die Derivate des Triazetonalkamins und der unsymmetrischen Homologen desselben. Sowohl Triazetonalkamin als auch Vinyldiazetonalkamin sind lokal ganz wirkungslos. Ersetzt man aber das Wasserstoffatom des Hydroxyls durch

[1]) BB. **29**. 2730.

[2]) Virch. Arch. **145**. 78, **149**. 217. **154**. 519.

den Rest einer aromatischen Säure, so bekommt man eine ausgesprochen lokalanästhesierende Wirkung.

Nur die Mandelsäure macht eine Ausnahme. Euphthalmin, das salzsaure Salz des Mandelsäureesters des labilen n-Methyl-Vinyl-Diazetonalkamins unterscheidet sich vom Eukain B. dadurch, dass der Wasserstoff der Aminogruppe durch Methyl ersetzt ist und an Stelle der Benzoylgruppe der Mandelsäurerest $C_6H_5 . CH(OH) . CO$- getreten ist. Dieser leicht wasserlösliche Körper macht Pupillenerweiterung, aber keine Anästhesie. Er ist ohne unangenehme Nebenwirkungen und wurde aus diesem Grunde als Ersatzmittel des Atropins empfohlen[1]).

Es verliert auch das von Filehne untersuchte Benzoyl-N-methyltriazetonalkamin seine lokal-anästhesierendenn Eigenschaften, wenn die Benzoylgruppe durch die Methylgruppe ersetzt wird.

Die Ätherifizierung, welche in der Kokaingruppe eine so grosse Rolle bei dem Zustandekommen der lokal-anästhesierenden Eigenschaften spielt, scheint nach Vinci in dem Eukainmolekül ohne Bedeutung zu sein. So wirkt die Benzoyltriazetonalkaminkarbonsäure exquisit lokalanästhesierend, obwohl die Karboxylgruppe nicht verestert ist, während andererseits die Äthyl- und Methyltriazetonalkaminkarbonsäuremethylester keine lokal-anästhesierenden Eigenschaften besitzen, obwohl das ätherifizierende Alkylradikal nicht fehlt.

Es war ferner von Interesse in dieser Gruppe zu suchen, auf welcher Gruppe im Molekül die Reizerscheinung beruht. Es zeigte sich da, dass Triazetonamin und Triazetonalkamin lokal nur eine leichte Hyperämie hervorrufen, die Triazetonalkaminkarbonsäure aber als solche stark lokal-reizend wirkt. Andererseits reizen alle Alkaminderivate viel weniger als die entsprechenden Alkaminkarbonsäurederivate. Es scheint deswegen, dass das Auftreten der Karboxylgruppe eine grosse Rolle bei dem Auftreten der Reizerscheinungen spielt.

Die Ätherifizierung vermindert etwas das Auftreten der lokalen Reizerscheinungen.

Auch der Benzoylrest löst neben der anästhesierenden Wirkung lokale Reizerscheinungen aus. Benzoyltriazetonalkamin ruft im Gegensatze zum Triazetonalkamin lokale Reizung hervor.

Die Körper der Eukaingruppe wirken alle anfangs auf das Nervensystem mehr oder weniger erregend, später lähmend. Diejenigen, welche die Karboxylgruppe ätherifiziert oder nicht ätherifiziert ent-

---

[1]) Treuther, Klin. Monatsh. f. Augenheilk. 1897. Sept. Vossius, Deutsche med. W. 1897. Nr. 38.

halten, d. h. die Alkaminkarbonsäurederivate rufen starke Erhöhung der Reflexe, Erregung, allgemeine tonische und klonische Krämpfe hervor, die sich nach kurzer Zeit wiederholen, bis schliesslich das Lähmungsstadium auftritt. Das periphere Nervensystem wird jedoch von diesen Körpern nicht affiziert. Im allgemeinen ist das Intoxikationsbild mit Varianten das des Eukains. Bei den Alkaminderivaten dagegen, welchen die Karboxylgruppe fehlt, ist die reizende Wirkung nur von kurzer Dauer, die allgemeinen Lähmungserscheinungen treten früh ein und beherrschen das Vergiftungsbild. Die motorischen peripheren Nervenendigungen werden wie durch Kurare affiziert und auch der Vagus wird durch grosse Dosen gelähmt. Das Intoxikationsbild entspricht bei allen Körpern dem Typus des Eukains B.

Triazetonamincyanhydrin (Zwischenprodukt bei der Darstellung des Eukains) wirkt bei Tieren stärker brechenerregend als Cyankalium, dagegen schwächer krampferregend. Die Cyangruppe ist schwer abspaltbar [1]).

Triazetonamin

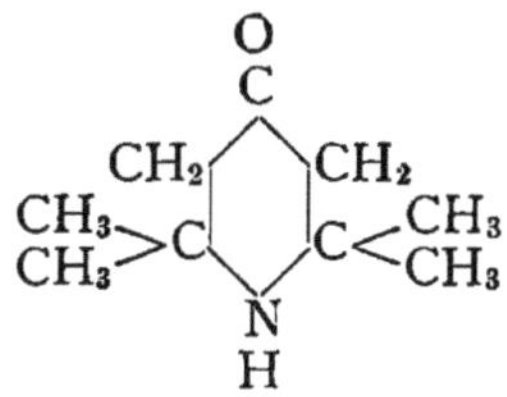

besitzt die stärkste Kurarewirkung, diese Wirkung bleibt auch noch bei dem Triazetonalkamin und dessen Derivaten erhalten,

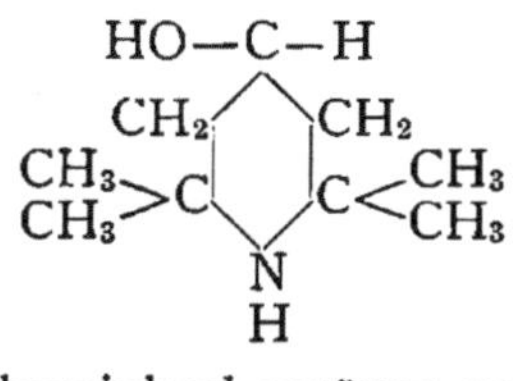

während die Triazetonalkaminkarbonsäure und die von derselben sich

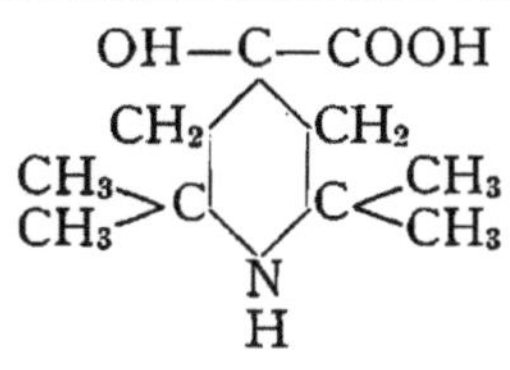

ableitenden Körper eine solche Wirkung nicht zeigen. So scheint das Auftreten der COOH-Gruppe die charakteristische Kurarewirkung des Triazetonamins aufzuheben.

---

[1]) Sievers, Diss. Kiel 1897.

Triazetonalkaminkarbonsäure ist aber giftiger als Triazetonamin und Triazetonalkamin

In der Eukaingruppe ist die Veresterung der Karboxylgruppe von grosser Bedeutung für die Giftigkeit. So sind die Alkaminkarbonsäurederivate, welche verestert sind, doppelt und auch dreifach toxischer als die entsprechenden Alkaminderivate, bei welchen die ätherifizierte Karboxylgruppe fehlt.

Ersetzt man im Eukain die Benzoylgruppe durch die Cinnamylgruppe, so erhält man Cinnamyl-n-Methyltriazetonalkaminkarbonsäuremethylester. Dieser ist dreimal so giftig als Cinnamyl-n-Methyltriazetonalkamin. Beim Eintreten des ätherifizierenden Alkylradikals in das Molekül des Eukain und diesem nahestehender Körper ändern sich also die allgemeinen Vergiftungserscheinungen und die Giftigkeit wird in besonderem Maße vermehrt.

Der Eintritt von aromatischen Radikalen in den Wasserstoff der Hydroxylgruppe dieser Verbindungen erhöht die Giftigkeit dieser Körper ungemein. Am schwächsten toxisch wirken noch das Phenylurethan- und das Cinnamylderivat, am stärksten toxisch das Phenylazetyl- und das Amygdalylderivat. Viel weniger toxisch, aber immer noch giftiger als die Grundsubstanzen sind die Methyl- und Äthylderivate.

Auch das niedere homologe des Benzoyltriazetonamin, das Benzoyl-β-hydroxytetramethylpyrrolidin, das sich vom 5-gliedrigen Pyrrolidin ableitet, während das erstere vom 6-gliedrigen Piperidin

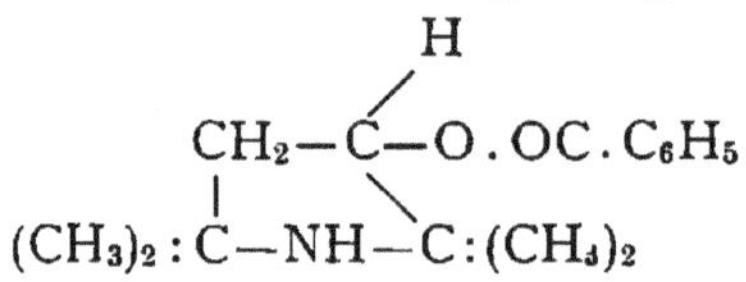

wirkt, wie Hildebrandt gezeigt hat, kräftig anästhesierend[1]), wie das Eukain B.

Die dem Euphtalmin eigene mydriatische Wirkung kommt dem entsprechenden Mandelsäureester des Pyrrolidinderivates nur insofern zu, als die Erregbarkeit des Sphinkter iridis durch Lichtreiz herabgesetzt ist. Die allgemeine Giftwirkung des Benzoylderivates ist kräftig, aber viel geringer als die des Eukain B.

Der Mandelsäureester des β-Hydroxytetramethylpyrrolidins zeigte eine erheblich geringere Giftwirkung und entspricht darin dem Euphtalmin.

Pyrrolidin selbst steht in seiner Toxizität dem Piperidin nicht nach. Qualitativ kommen bei Kaninchen durch Pyrrolidin nicht Krämpfe

---

[1]) Liebigs Ann. **322**. 92.

zustande, die ja für Piperidin charakteristisch sind. Bei Kaltblütern macht Pyrrolidin, wie Piperidin, zentrale Lähmung — bei kräftig schlagendem Herzen und periphere kurareartige Wirkung.

Vom Tetramethypyrrolinkarbonamid, welches leichte Kurarewirkung hat[1]), gelangt man über β-Ketotetramethylpyrrolidin zum β-Oxytetramethylpyrrolidin.

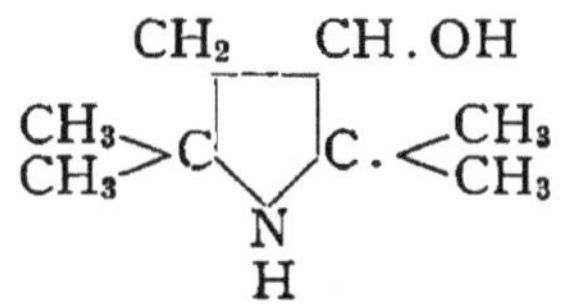

Die Benzoyl- und Mandelsäureester dieser Base stehen chemisch in naher Beziehung zu Eukain B und Euphtalmin. Der Benzoylester wirkt stark lokal anästhesierend, steht aber hinter dem Eukain B zurück. Eukain B ist giftiger als das entsprechende Pyrrolidinderivat.

Der Mandelsäureester wirkt wie Euphtalmin auf die Iris aber erheblich schwächer. Für die physiologische Wirkung wenigstens in qualitativer Hinsicht macht es keinen wesentlichen Unterschied, ob im Falle der Anästhetika der Benzoylester und im Falle der Mydriatika der Mandelsäureester von Alkoholen der Piperidin- oder der Pyrrolidinreihe vorliegen. Ferner kann die dem Piperidin nahekommende Allgemeinwirkung des Pyrrolidin durch Einführung entsprechender Atomkomplexe, d. h. ätherifizierender Alkylradikale in analoger Weise modifiziert werden und somit steht Pyrrolidin in seinen Derivaten dem Piperidin ausserordentlich nahe[2]).

Die Darstellung der Eukaine und analog gebauter Körper geschieht nach folgenden geschützten Verfahren.

Durch Einwirkung von Benzoylchlorid auf Triazetonalkamin und Benzaldiazetonalkamin wird das Hydroxylwasserstoffatom durch die Benzoylgruppe ersetzt. Auf diese Weise gelangt man zu dem oben besprochenen Eukain B[3]).

Um zu den Karbonsäuren der Triazetonaminverbindungen zu gelangen, wurde die Darstellung der Cyanhydrine von γ-Piperidonen und n-Alkyl-γ-Piperidonen geschützt[4]). Diese Körper gehen durch Blausäureanlagerung in die entsprechenden Cyanhydrine über. Man versetzt die konz. kalte wässerige Lösung des Triazetonamins mit roher Salzsäure und fügt eine konz. Cyankaliumlösung hinzu, es fällt dann das Cyanhydrin aus.

---

[1]) AePP. **40**. 315.

[2]) Hildebrandt, Arch. intern. de Pharmacodynam. VIII. 499.

[3]) DRP. 90069, 95620, 97009, 97672, 101332, 102235.

[4]) DRP. 91122.

Triazetonamin Triazetonamincyanhydrin

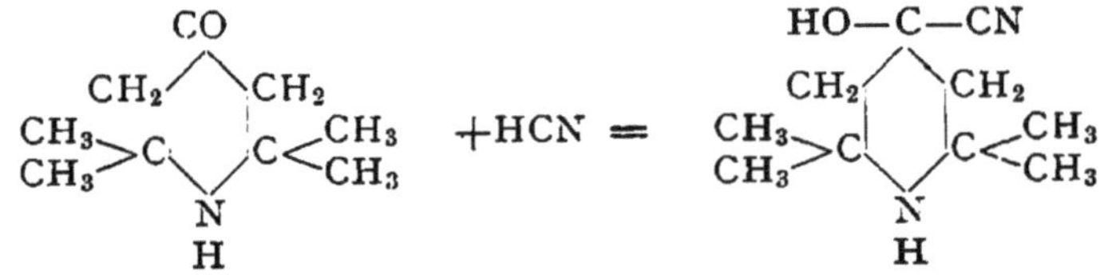

Diese Cyanhydrine lassen sich auch in die entsprechenden Imidoäther verwandeln. Zu diesem Zwecke wird das Cyanhydrin in absolutem Alkohol fein suspendiert und unter guter Kühlung Salzsäuregas durchgeleitet, worauf der salzsaure Imidoäther auskristallisiert [1]).

Die γ-Oxypiperidinkarbonsäuren, welche man zur Darstellung des Eukains benötigt, stellt man dar durch Kochen der Cyanhydrine mit konz. Salzsäure [2]).

Man gelangt zur Tetramethyl-γ-oxypiperidinkarbonsäure aus dem Triazetonamincyanhydrin, zur n-Methyltetramethyl-γ-oxypiperidinkarbonsäure aus dem n-alkylierten Triazetonamincyanhydrin, zur Dimethylphenyl-γ-Oxypiperidinkarbonsäure aus Benzaldiazetonamincyanhydrin. Aus Vinyldiazetonamincyanhydrin erhält man Trimethyl-γ-oxypiperidinkarbonsäure. Auf die gleiche Weise gelangt man auch zu den n-alkylierten Derivaten dieses Körpers.

Von diesen Säuren aus gelangt man nun leicht zum Eukain, wenn man den Karboxylwasserstoff und den Imidwasserstoff durch Alkylradikale, den Hydroxylwasserstoff durch Säureradikale ersetzt.

Man kommt so zu alkaloidartigen Körpern von der allgemeinen Konstitution

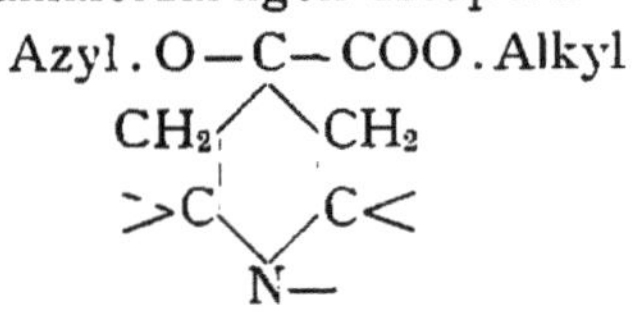

Die Säuren werden zu diesem Zwecke in Methylalkohol gelöst, in die siedende Lösung trockenes Chlorwasserstoffgas eingeleitet. Der gebildete Methylester wird nun mit Benzoylchlorid erhitzt [3]).

Folgende Körper wurden nach diesem Verfahren aus dieser Gruppe dargestellt

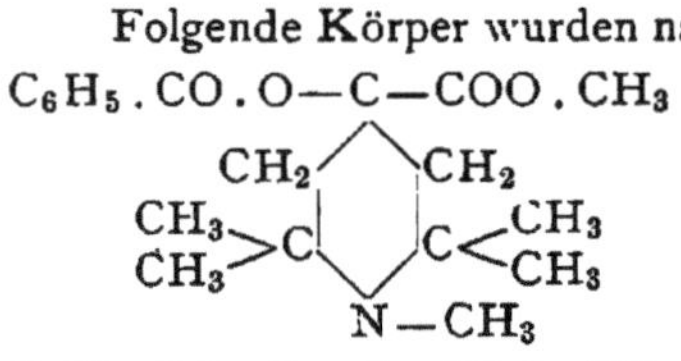

n-Methyl-Benzoyltetramethyl-γ-Oxypiperidinkarbonsäuremethylester.

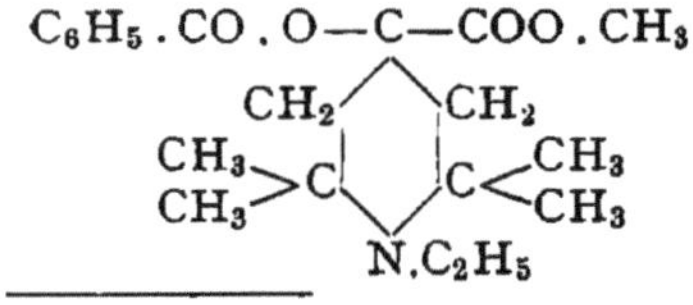

n-Äthyl-Benzoyltetramethyl-γ-Oxypiperidinkarbonsäuremethylester.

---

[1]) DRP. 91081.

[2]) DRP. 91121.

[3]) DRP. 90245.

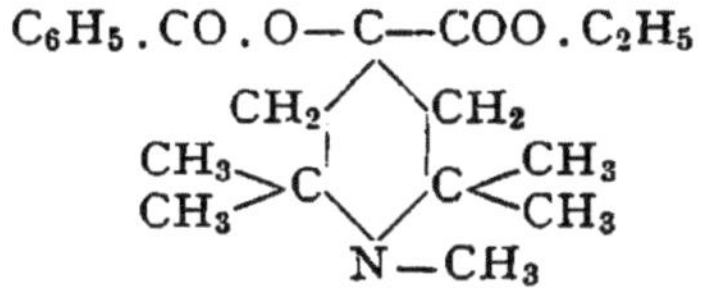

n-Methyl-Benzoyltetramethyl-γ-Oxypiperidinkarbonsäureäthylester.

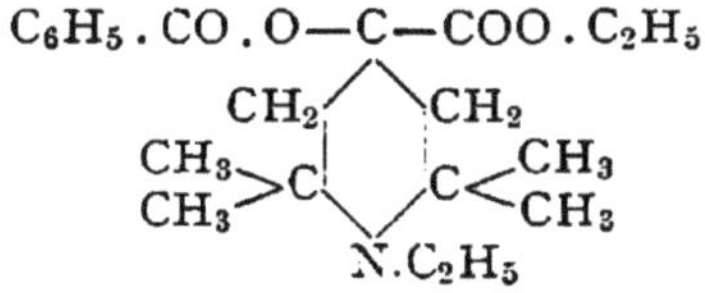

n-Äthyl-Benzoyltetramethyl-γ-Oxypiperidinkarbonsäureäthylester.

ferner n-Propyl-Benzoyltetramethyl-γ-Oxypiperidinkarbonsäuremethylester.
n-Allyl-Benzoyltetramethyl-γ-Oxypiperidinkarbonsäuremethylester.

dann

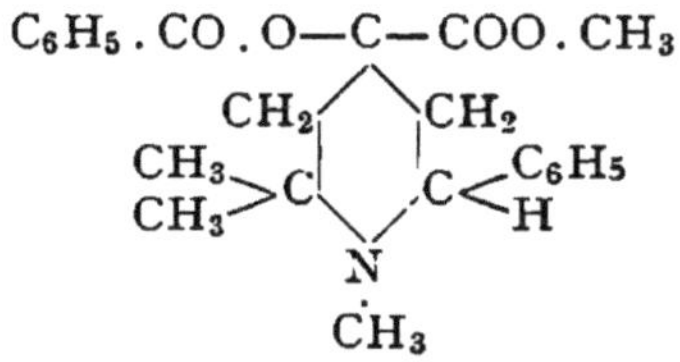

n-Methyl-Benzoyldimethylphenyl-γ-Oxypiperidinkarbonsäuremethylester.

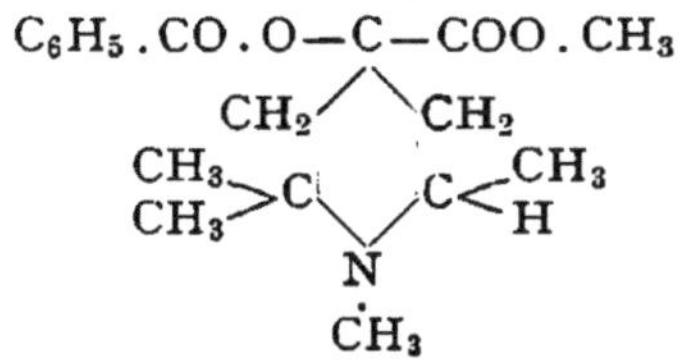

n-Methyl-Benzoyltrimethyl-γ-Oxypiperidinkarbonsäuremethylester.

Statt der Benzoylgruppe kann man andere aromatische und aliphatische Säuren eintreten lassen. Ferner wurden in dieser Gruppe, ohne praktische Verwendung gefunden zu haben, dargestellt:

o-,m-,p-Toluyltetramethyl-γ-oxypiperidinkarbonsäureester
o-,m-,p-Toluyl-n-alkyltetramethyl-γ-oxypiperidinkarbonsäureester
Toluyl-n-alkyltrimethyl-γ-oxypiperidinkarbonsäureester
Phenylazet-n-alkyltetramethyl-γ-oxypiperidinkarbonsäureester
Phenylazet-n-alkyltrimethyl-γ-oxypiperidinkarbonsäureester
Phenylchlorazet-n-alkyltetramethyl-γ-oxypiperidinkarbonsäureester
Phenylbromazet-n-alkyltetramethyl-γ-oxypiperidinkarbonsäureester
Cinnamyl-n-alkyltetramethyl-γ-oxypiperidinkarbonsäureester
Phenylglykolyl-n-alkyltetramethyl-γ-oxypiperidinkarbonsäureester
Phenylglykolyl-n-alkyltrimethyl-γ-oxypiperidinkarbonsäureester
Propyl-n-alkyltetramethyl-γ-oxypiperidinkarbonsäureester
Azetyl-n-alkyltetramethyl-γ-oxypiperidinkarbonsäureester.

Für die Darstellung der Körper der Eukainreihe sind noch folgende Verfahren von Wichtigkeit. Die unsymmetrischen zyklischen Basen der Azetonalkaminreihe[1]), wie z. B. das Vinyldiazetonalkamin, existieren in zwei isomeren Formen, ähnlich wie Tropin und Pseudotropin.

[1]) DRP. 95622, 96539.

Man stellt sie dar durch Reduktion von Vinyldiazetonamin mit Natrium oder Aluminiumamalgam [1]).

Die labilen Modifikationen lassen sich in die stabilen nach dem von Willstätter bei der Umlagerung des Tropins in Pseudotropin angewandten Verfahren umlagern. Hierbei wird mit Natriumamylat gekocht. Aus den labilen Formen der Alkamine kann man zu wertvollen alkaloidartigen Körpern durch Azylierung gelangen.

Die erwähnte Reduktion kann auch statt mit Natriumamalgam auch mit elektrolytischem Wasserstoff vorgenommen werden [2]).

Wenn man Natrium auf die freien Basen dieser Reihe und Tropin einwirken lässt und zwar in einem indifferenten Lösungsmittel, so erhält man Natriumalkaminate. Diese sind ausserordentlich reaktionsfähig und man kann durch Einwirkung von Halogenalkylen oder Säurechloriden, Halogenfettsäureestern, Harnstoffchloriden etc. die entsprechenden Hydroxylwasserstoffsubstitutionsprodukte der Alkamine bezw. Alkaminkarbonsäureester erhalten [3]).

* *
*

Die Eigenschaft, Anästhesie zu erzeugen, kommt keineswegs nur den Alkaloiden der Kokainreihe zu, auch andere Körper vermögen Ähnliches zu leisten, so Äthoxykoffein, Eugenolazetamid, o-Nitrophenylazetyl-β-Oxypropionsäureester, Benzoylchinolyl-β-Milchsäureester.

Bei der praktischen Verwendung der Anilinantipyretika wurde eine schwache lokalanästhesierende Wirkung derselben bemerkt. Stärker tritt sie bei Verwendung von Formanilid hervor. Die an und für sich geringe lokalanästhesierende Wirkung der Phenetidinderivate erfährt durch die Verbindung mit einer zweiten Base eine intensive Verstärkung.

Wir verdanken diesem Umstande zwei neue, lokalanästhesierend wirkende Mittel, welche aber trotz mancher Vorzüge dem Kokain gegenüber nicht durchschlagen konnten.

Das salzsaure Holokain ist p-Diäthoxyäthenyldiphenylaminhydrochlorat [4]).

$$CH_3.C\begin{cases} \!\!\!\nearrow N-C_6H_4.O.C_2H_5 \\ \!\!\!\searrow NH-C_6H_4.O.C_2H_5.HCl \end{cases}$$

Es ist schwer löslich, was seine Anwendung sehr erschwert. Die wässerige Lösung ist aber gut haltbar und macht eine rasch anästhesierende Wirkung [5]). Es ist giftiger als Kokain, daher lässt es sich

---

1) DRP. 95621.

2) DRP. 95623, 96362.

3) DRP. 106492, 108223.

4) DRP. 79868, 80568.

5) Zentralbl. f. praktische Augenheilkunde **1897**. p. **30**.

nur in der Augenheilkunde verwenden. Es wirkt auf den Gesamtorganismus krampferregend.

Holokain entsteht, wenn p-Phenetidin mit Phenazetin unter Wasser austritt reagiert. Man lässt auf ein Gemenge dieser beiden Substanzen eine Phosphorhalogenverbindung einwirken, oder erhitzt Phenazetin mit salzsaurem Phenetidin. Man kann auch Phenazetin allein mit Salzsäuregas erhitzen, ferner entsteht es durch Einwirkung von Azetonitril auf die Salze des p-Phenetidins bei höheren Temperaturen. Auch Phenazetin mit Phosphorpentasulfid erhitzt oder Thiophenazetin, für sich erhitzt oder p-Phenetolglyzin-p-phenetidid, in Phosgengas erhitzt, liefern diesen Körper.

Ähnliche Amidine mit ähnlichen physiologischen Eigenschaften wurden von Täuber noch dargestellt, indem man analog gebaute Basen zweckmässig kondensierte:

Äthenyl-p-methoxydiphenylamidin
Äthenyl-p-äthoxydiphenylamidin
Äthenyl-p-äthoxy-p-oxydiphenylamidin
Äthenyl-o-methoxy-o-methoxydiphenylamidin
Äthenyl-o-methoxy-p-methoxydiphenylamidin
Äthenyl-p-methoxy-p-methoxydiphenylamidin
Äthenyl-o-äthoxy-p-methoxydiphenylamidin
Äthenyl-o-methoxy-p-äthoxydiphenylamidin
Äthenyl-o-äthoxy-o-äthoxydiphenylamidin
Äthenyl-o-methoxy-p-äthoxydiphenylamidin
Äthenyl-p-methoxy-p-äthoxydiphenylamidin
Äthenyl-o-äthoxy-p-äthoxydiphenylamidin.

Carl Goldschmidt erhitzt p-Phenetidin in alkoholischer Lösung mit o-Ameisensäureester und scheidet mit verdünnter Lauge ein alsbald erstarrendes Öl ab. Die Reaktion verlauft nach folgender Gleichung:

$$2C_6H_4\left\langle\begin{matrix}NH_2\\O.C_2H_5\end{matrix}\right. + CH\left\langle\begin{matrix}OC_2H_5\\OC_2H_5\\OC_2H_5\end{matrix}\right. = C_6H_4\left\langle\begin{matrix}OC_2H_5\\N=\underset{\substack{|\\NH\\|\\C_6H_4\\|\\OC_2H_5}}{CH}\end{matrix}\right. + 3C_2H_5.OH$$

Eine ähnliche Verbindung aus o-Ameisensäureester und p-Aminophenolchlorhydrat zu erhalten gelang merkwürdigerweise nicht. Die analoge Verbindung erhält man aus p-Anisidin und o-Ameisensäureester [1]). Beide Substanzen, Methenyl-di-p-Phenetidin [2]) und Methenyl-di-p-Anisidin machen Lokalanästhesie.

Lässt man p-Formylphenetidin in Formaldehyd in ganz wenig verdünnter Salzsäure in der Kälte stehen, so erhält man [3]) Anhydro-p-oxäthylaminobenzyl-

[1]) DRP. 103982.

[2]) DRP. 97103.

[3]) C. Goldschmidt, Chem. Ztg. **25**. 178.

alkohol. Valerylanilid und Valeryl-p-phenetidid liefern p-Anhydrovalerylaminobenzylalkohol resp. Anhydrovaleryloxyäthylaminobenzylalkohol in analoger Weise.

Die Substanzen haben sowohl antiseptische als auch anästhesierende Eigenschaften.

An die Stelle der p-Verbindungen können auch die o-Verbindungen treten, nur muss man bei der Darstellung etwas länger erhitzen. Die physiologische Wirkung der Lokalanästhesie kommt auch den o-Verbindungen wie den p-Verbindungen zu.

In gleicher Weise erhält C. Goldschmidt [1]) aus p-Aminobenzoesäure durch Kochen mit o-Ameisensäureester eine analoge Verbindung $COOH.C_6H_4.NH.CH:N.C_6H_4.COOH$. Diese Verbindung wirkt noch anästhesierend und antiseptisch.

p-Aminobenzoesäuremethylester gibt in alkoholischer Lösung mit o-Ameisensäureester zwei Substanzen, der wahrscheinlichen Konstitution

$$CH_3.COO.C_6H_4.N:CH.NH.C_6H_4.COO.CH_3 \text{ und}$$
$$CH_3.COO.C_6H_4.NH.CHO.C_2H_5.$$

Beide wirken nicht mehr schmerzstillend als Anästhesin (p-Aminobenzoesäureäthylester) für sich.

Nie zur Anwendung gekommen sind folgende Körper, welche der Firma Riedel anscheinend als Ersatzmittel des Kokains patentiert wurden (über physiologische Versuche mit diesen Körpern ist nichts veröffentlicht worden).

Di-p-phenetylguanidin und sein Benzoylderivat und weiters Di-p-anisylguanidin und sein Benzoylderivat.

Die Darstellung dieser Körper geschieht durch Einwirkung von Bleihydroxyd oder Quecksilberoxyd auf eine alkoholische Lösung molekularer Mengen Di-p-phenetylthioharnstoff und Ammoniak [2]).

Hesse und Trolldiener [3]) haben eine Reihe von Alkyloxyphenylguanidinen physiologisch geprüft. Diese Körper sind weit weniger giftig als Kokain, sie wirken länger und schneller als Kokain, waren in der Lösung haltbarer, ätzten aber. Der wichtigste Körper dieser Gruppe, welcher in die Praxis eingeführt wird, ist Di-p-anisylmonophenetylguanidinchlorhydrat unter dem Namen Akoin. Es hat den Nachteil, in stärkerer Konzentration zu ätzen und dass seine Lösung sich im Lichte zersetzt.

Die Anwendung der Körper dieser Gruppen dürfte an der schweren Löslichkeit scheitern.

---

[1]) Chem. Ztg. **26**. 743.

[2]) DRP. 66550, 68706.

[3]) Ther. Mon. 1899. p. 36.

Äthenylamidin und Benzamidin wirken nicht anästhesierend, sondern wie Guanidin, während Holokain anästhesierend wirkt [1]).

Stovain, von Fourneau dargestellt durch Einwirkung von Äthylmagnesiumbromid auf Dimethylaminoazeton und Benzoylierung des Reaktionsproduktes, ist das Chlorhydrat des Benzoyläthyldimethylaminopropanols (Chlorhydrat des α-Dimethylamino-β-benzoylpentanols)

$$CH_3 . C(C_2H_5)(O . CO . C_6H_5) . CH_2 . N(CH_3)_2 . HCl$$

ist ebenfalls ein Kokainersatzmittel [2]).

Die Darstellung der Akoine (Oxyphenylguanidine) geschieht in folgender Weise [3]):

Die thiokarbaminsauren Salze oder Thioharnstoffe aromatischer Basen werden bei Gegenwart derselben oder einer anderen Base entschwefelt, wobei mindestens eine der Basen ein Aminophenolkörper sein muss, oder man gibt ein Karbodiimid zu einem Aminophenol, oder man lässt das Karbodiimid aus dem entsprechenden Harnstoff entstehen und auf ein Aminophenol einwirken. Nach diesen Verfahren wurden folgende anästhesierend wirkende Oxyphenylguanidine dargestellt:

Trianisylguanidin

$$CH_3 . O . C_6H_4 . N : C(NH . C_6H_4 . O . CH_3)_2.$$

Triphenetylguanidin

$$C_2H_5 . O . C_6H_4 . N : C(NH . C_6H_4 . O . C_2H_5)_2.$$

Trihomophenetylguanidin

$$C_2H_5 . O . C_7H_6 . N : C(NH . C_7H_6 . O . C_2H_5)_2$$

die Guanidine der Tripropyl-, Amyl- und Äthylenaminophenyläther

$$R . O . C_6H_4 . N : C(NH . C_6H_4 . O . R)_2$$

worin R = propyl-, butyl-, äthylen-, isopropyl-, isobutyl-, isoamyl-,

Triphenolguanidin

$$HO . C_6H_4 . N : C(NH . C_6H_4 . OH)_2$$

Diphenetylmonophenolguanidin

$$HO . C_6H_4 . N : C(NH . C_6H_4 . O . C_2H_5)_2$$

Diphenetylmonoanisylguanidin

$$CH_3 . O . C_6H_4 . N : C(NH . C_6H_4 . O . C_2H_5)_2$$

Dianisylmonophenylguanidin

$$HO . C_6H_4 . N : C(NH . C_6H_4 . O . CH_3)_2,$$

Dianisyl- (resp. phenetyl-) monophenyl (resp. tolyl-, xylyl)-guanidin

$$(CH_3 . O . C_6H_4 . NH)_2C : N . C_6H_5,$$

worin CH_3 durch C_2H_5, C_6H_5 durch C_7H_7 und C_8H_9 ersetzt sein kann,

Dianisylmonophenetylguanidin

$$C_2H_5 . O . C_6H_4N : C(NH . C_6H_4 . O . CH_3)_2,$$

Diphenylmonoanisyl- und -phenetylguanidin

$$R . O . C_6H_4 . N : C(NH . C_6H_5)_2$$

worin R = CH_3 und C_2H_5,

und die Homologen Ditolyl- und Dixylylmonoanisyl- und phenetylguanidin

$$R . O . C_6H_4 . N : C(NH . C_7H_7)_2,$$

worin C_7H_7 durch C_8H_9, R durch CH_3 und C_2H_5 ersetzt sein kann.

---

1) Klin. Monatsbl. f. Augenheilkunde, Apr. **1897. 114.**

2) Apoth. Ztg. **20.** 174.

3) DRP. 104361.

Eine weitere Gruppe von lokal-anästhesierenden Mitteln, welche zugleich kräftige Antiseptika sind, verdanken wir den Untersuchungen von Einhorn und Heinz [1]).

Diese Forscher fanden, dass benzoylierte Oxaminobenzoesäureester die Empfindlichkeit deutlich herabsetzen. Es war naheliegend zu vermuten, dass ebenso wie Kokain auch diese Körper nach Abspaltung der Benzoylgruppe eine unwirksame Substanz liefern würden. Diese Vermutung hat sich aber nicht bewahrheitet, denn die aromatischen Aminooxybenzoesäureester zeigen alle anästhesierende Wirkungen und zwar stärkere, als die entsprechenden Benzoylderivate.

Die Wirkungen einer Reihe von Körpern dieser Gruppe bestätigten die Giltigkeit dieses Satzes.

Sehr viele Ester der aromatischen Säuren, auch solche der zugehörigen ungesättigten und Alkoholsäuren und deren Substitutionsprodukte, ferner die Ester der Chinolinkarbonsäuren usw. aber nicht die aliphatischen Ester, besitzen die Fähigkeit schmerzstillend zu wirken. Doch ist der Grad der hervorgerufenen Anästhesie sehr verschieden, bei manchen kaum bemerkbar und viele haben die Eigenschaften doloros zu anästhesieren, zu reizen oder zu ätzen, manche, wie die aromatischen Aminoester, wirken als starke Blutgifte. o-Amino-m-oxybenzoesäuremethylester z. B. setzt die Empfindlichkeit nur eben wahrnehmbar herab.

Es wurden folgende Substanzen von diesen Forschern zu diesem Zwecke dargestellt [2]):

p-Aminosalizylsäuremethylester, p-Aminosalizylsäureäthylester, p-Aminobenzoylsalizylsäuremethylester, o-Aminosalizylsäuremethylester, o-Aminosalizylsäureäthylester, p-Amino-m-oxybenzoesäuremethylester, p-Amino-m-oxybenzoesäureäthylester, o-Amino-m-oxybenzoesäuremethylester, m-Amino-p-oxybenzoesäuremethylester, m-Amino-p-oxybenzoesäureäthylester, m-Benzoylamino-p-oxybenzoesäuremethylester, m-Amino-p-benzoyloxybenzoesäuremethylester, m-Aminoanissäuremethylester, Amino-o-kresotinsäuremethylester, Amino-o-kresotinsäureäthylester, Amino-p-kresotinsäuremethylester, Amino-p-kresotinsäureäthylester, Amino-m-kresotinsäuremethylester, Amino-m-oxy-p-toluylsäuremethylester-chlorhydrat, Amino-m-oxy-o-toluylsäuremethylester-chlorhydrat I, Amino-m-oxy-o-toluylsäureäthylester I, Amino-m-oxy-o-toluylsäureäthylester II, Amino-protokatechusäureäthylesterchlorhydrat, Amino-guajakolkarbonsäuremethylester, Aminovanillinsäuremethylester I, Aminovanillinsäuremethylester II, Amino-m-dioxybenzoesäuremethylester, Amino-m-dioxybenzoesäureäthylester, Amino-monomethyl-m-dioxybenzoesäuremethylester, Aminodimethyl-m-dioxybenzoesäuremethylesterchlorhydrat, Aminonaphtolkarbonsäuremethylester, o-Oxychinolinkarbonsäureäthylester, p-Benzoyloxy-m-nitrobenzoesäuremethylester, Phenylaminoessigsäuremethylester, p-Chinolinkarbonsäureäthylester.

---

[1]) Münchner med. W. 1897. Nr. 34 p. 931.

[2]) DRP. 97334, 97335.

Aminooxybenzoesäureester kann man nach DRPAnm. K. 19197 u. z. o-Amino-p-oxybenzoesäureester ($NH_2 . OH . COOH = 1 . 2 . 5$) und o-Amino-m-oxybenzoesäureester ($NH_2 . OH . COOH = 1 . 2 . 4$) darstellen, indem man die Harnstoffderivate der betreffenden Aminooxybenzoesäure in alkoholischer Suspension mit konz. Schwefelsäure im Wasserbade erhitzt. Die Harnstoffderivate erhält man durch Umsetzen der Säuresalze mit cyansauren Salzen.

Die o-Uramino-p-oxybenzoesäure $NH_2 . CO . NH : OH : COOH$ 1.2.5.[1]) z. B. erhält man durch Einwirkung von cyansauren Salzen auf Säuresalze der Amino-p-oxybenzoesäure ($NH_2 . OH . COOH = 1 . 2 . 5$).

Aminobenzoesäureester erhält man nach DRPAnm. K. 19416 durch Reduktion von Mononitrobenzoesäure in alkoholischer Lösung mit Zinn und Salzsäure in der Wärme oder Zink oder Eisen und Salzsäure in der Wärme [2]).

Ferner schützten die Höchster Farbwerke die Darstellung der Ester der m-Aminozimtsäure, welche die therapeutischen Eigenschaften der Zimtsäurederivate mit anästhesierenden Wirkungen verbanden. Dargestellt wurde m-Aminozimtsäureäthylester und -methylester entweder durch Verestern der m-Aminozimtsäure durch Salzsäure und Alkohol oder durch Reduktion der m-Nitrozimtsäureester mit Zinn und Salzsäure[3]).

Aus dieser Gruppe wurde für die Praxis der p-Amino-m-oxybenzoesäuremethylester

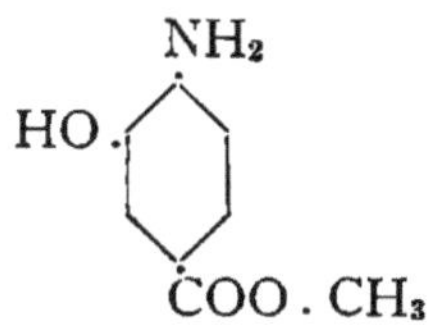

ausgewählt und unter dem Namen Orthoform eingeführt. Es ist ein voluminöses, in Wasser sehr wenig lösliches, ungiftiges lokales Anästhetikum, aber im Gegensatze zu allen bis nun besprochenen lokalanästhesierend wirkenden Mitteln entfaltet es seine Wirkung nur dann, wenn blossliegende Nervenendigungen davon direkt beeinflusst werden können, also nur auf Substanzverlusten schmerzstillend wirkend. Bei intakter Schleimhaut oder Haut hingegen ist es wirkungslos. Das leicht lösliche Chlorhydrat des Orthoforms ist aber trotz ähnlicher Wirkungen für Injektionen nicht verwendbar, da die Injektion für kurze Zeit ein starkes Schmerzgefühl verursacht.

Dem Orthoform sagen aber einzelne Autoren als schädliche Nebenwirkung bei Verwendung auf offenen Wunden nach, dass es eine

---

[1]) DRPAnm. K. 18945.

[2]) DRPAnm. K. 19495.

[3]) DRP. 101685.

quellende Wirkung auf Gewebe ausübt und nicht unbeträchtliche Vergiftungserscheinungen hervorruft [1]).

Der hohe Preis des Orthoforms veranlasste die Erfinder, einen zweiten Körper dieser Gruppe, welcher bei gleicher Wirkung weit billiger ist, unter dem Namen „Orthoform neu" in die Praxis einzuführen. Es ist dies der m-Amino-p-oxybenzoesäuremethylester

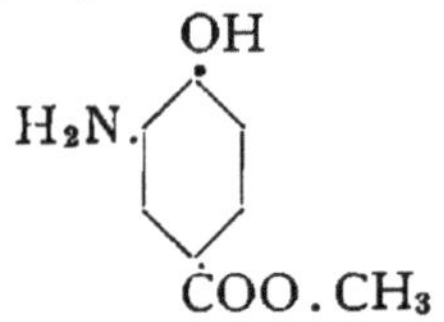

Die Darstellung der beiden wichtigsten Substanzen der Orthoformgruppe, des Orthoform und Orthoform neu, geschieht durch Verestern des Sulfates und der freien Säure mit Salzsäure in alkoholischer Lösung [2]) oder es wird der betreffende Nitrooxybenzoesäureester durch Zinn und Salzsäure reduziert [3]) und das auskristallisierende Chlorhydrat der Aminoverbindung mit Soda zerlegt [4]).

Die Versuche von Einhorn zu hexahydrierten Aminooxybenzoesäureestern durch Reduktion mit Natrium und Amylalkohol zu gelangen, führten nicht zu dem gewünschten Resultate, sondern es entstanden bei diesem Prozesse aus den beiden Orthoformen die am Stickstoff substituierten N-Amylaminooxybenzoesäuren, z. B. p-N-Amylamino-m-oxybenzoesäureäthylester

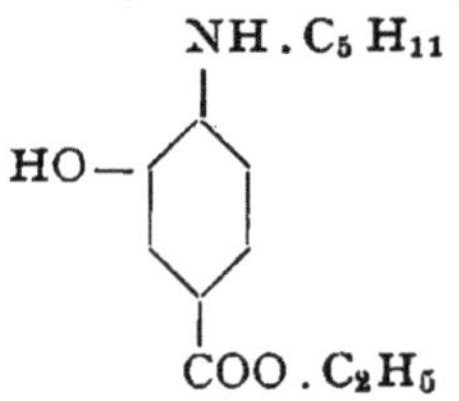

und m-N-Amylamino-p-oxybenzoesäureäthylester

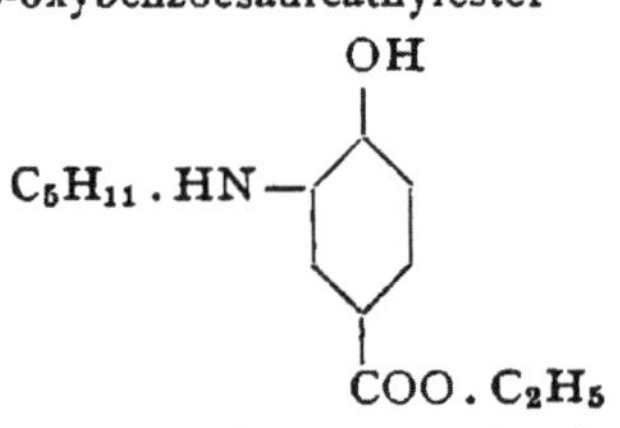

deren Anästhesierungsvermögen aber nur gering ist.

---

1) Rep. de Pharm. **1898**. 420, Liebig's Ann. **311**. 33.

2) DRP. 97333.

3) DRP. 97334.

4) Nach DRP. 111932 stellt man m-Amino-p-oxybenzoesäureester in der Weise dar, dass man die Alkylester der p-Oxybenzoesäure mit Diazoverbindungen kuppelt und die so erhältlichen Azofarbstoffe durch Einwirkung von Reduktionsmitteln spaltet.

Pototzky[1]) untersuchte:

m-Oxyphenylharnstoff-p-karbonsäuremethylester

$$C_6H_3\left\langle\begin{array}{l} NH.OC.NH_2 \\ OH \\ COO.CH_3 \end{array}\right.$$ hat geringe oder gar keine anästhesierende Wirkung,

o-Oxyphenylharnstoff-m-karbonsäuremethylester

$$C_6H_3\left\langle\begin{array}{l} OH \\ NH.CO.NH_2 \\ COO.CH_3 \end{array}\right.$$ ist fast unwirksam.

Die alkylierten Orthoformpräparate haben starke Reizwirkungen, so ist

p-Oxy-m-methylamino-benzoesäuremethylester

$$C_6H_3\left\langle\begin{array}{l} COO.CH_3 \\ NH.CH_3 \\ OH \end{array}\right.$$ mässig anästhesierend wirksam,

p-Oxy-m-dimethylaminobenzoesäuremethylester

$$C_6H_3\left\langle\begin{array}{l} COO.CH_3 \\ N(CH_3)_2 \\ OH \end{array}\right.$$ gut wirksam,

p-Oxy-m-diäthylaminobenzoesäuremethylester

$$C_6H_3\left\langle\begin{array}{l} COO.CH_3 \\ N(C_2H_5)_2 \\ OH \end{array}\right.$$ gut wirksam, verfärbt aber die Muskulatur.

Methenyl-p-Oxy-m-aminobenzoesäuremethylester

$$C_6H_3\left\langle\begin{array}{l} COO.CH_3 \\ N \\ O \end{array}\right\rangle CH$$ ist mässig wirksam.

o-o-Dioxymethenyldiphenylamino-m-m-dikarbonsäuremethylester

$$\begin{array}{l} CH_3.COO \\ OH \end{array}\Big\rangle C_6H_3.NH.CH.N.\underset{\displaystyle OH}{\overset{\displaystyle COO.CH_3}{C_6H_3}}$$ ist völlig unwirksam.

Salzsaurer o-o-Dioxymethenyldiphenylamino-m-m-dikarbonsäuremethylester ist wirksam, jedoch stark ätzend.

Die folgenden zwei Substanzen sind Orthoform neu mit Formylresp. Azetylresten in der Aminogruppe substituiert. Sie sind unwirksam.

p-Oxy-formyl-m-aminobenzoesäuremethylester

$$C_6H_3\left\langle\begin{array}{l} COO.CH_3 \\ NH.CO.H \\ OH \end{array}\right.$$

und p-Oxy-m-azetylaminobenzoesäuremethylester

$$C_6H_3\left\langle\begin{array}{l} COO.CH_3 \\ NH.CO.CH_3 \\ OH \end{array}\right.$$

---

[1]) Arch. de pharmacodyn. XII. 132.

Karbonyl-p-oxy-m-methylaminobenzoesäuremethylester wirkt

$$C_6H_3\begin{cases} COO.CH_3 \\ N\begin{cases} CH_3 \\ \end{cases} \\ O > C = O \end{cases}$$

nur wenig anästhesierend.

p-Oxy-m-benzolsulfaminobenzoesäuremethylester

$$C_6H_3\begin{cases} COO.CH_3 \\ NH.SO_2.C_6H_5 \\ OH \end{cases}$$ ist unwirksam,

o-Amino-phenoxylessigsäureamid-p-karbonsäuremethylester

$$C_6H_3\begin{cases} O.CH_2.CO.NH_2 \\ NH_2 \\ COO.CH_3 \end{cases}$$ ist ebenfalls unwirksam.

o-Oxy-p-karbonsäuremethylesteranilido-essigsäureanilid-o-oxy-m-karbonsäuremethylester

$$\left.\begin{matrix} OH \\ CH_3.COO \end{matrix}\right\rangle C_6H_3.NH.CH_2.CO.HN.C_6H_3\left\langle\begin{matrix} OH \\ COO.CH_3 \end{matrix}\right.$$ ist unwirksam.

Folgende Derivate der Amino-o-oxybenzoesäure sind unwirksam:

N-Benzoyl-p-Aminosalizylsäuremethylester $C_6H_3\begin{cases} OH \\ COO.CH_3 \\ NH.CO.C_6H_5 \end{cases}$

Dibenzoyl-p-Aminosalizylsäuremethylester,

Diazetyl-p-Aminosalizylsäuremethylester.

Äthylendisalizylsäuremethylester.

Azetylsalizylsäuremethylester macht Anästhesie, aber auch Korneatrübung und Konjunktivitis.

Azetyl-p-oxybenzoesäureäthylester macht inkonstante anästhesierende Wirkung und Reizung.

Benzoyl-p-oxybenzoesäureäthylester ist unwirksam aber reizend.

Azetyldijodsalizylsäureäthylester ist völlig unwirksam, ätzt die Muskulatur und färbt sie schwarz.

Dijodsalizylsäuremethylesterjodid ist völlig unwirksam.

p-Toluolsulfurylgaulteriaöl

$$1.CH_3.C_6H_4.SO_2(4).O(1)C_6H_4(2)CO_2.CH_3$$

ist völlig unwirksam.

Dimethylaminoanissäuremethylester ist gut wirksam, aber stark reizend.

Trimethylaminoanissäurebetain $C_6H_4\begin{cases} CO-O \\ OCH_3 \quad | \\ \quad N(CH_3)_3 \end{cases}$ ist unwirksam.

Azetyl-m-oxybenzoesäureäthylester ist wirksam, ätzt aber die Muskulatur.

Die Derivate der Gallussäure sind in bezug auf Anästhesie unwirksam u. z.

Trikohlensäureäthylester-Gallussäuremethylester, Triazetylgallussäuremethylester, Gallamid.

Aminobenzoesäureäthylester (als Anästhesin in die Praxis eingeführt) $C_6H_4\langle{}^{COO.C_2H_5}_{NH_2}$ ist gut anästhesierend wirksam und reizlos.

Aminophtalsäurediäthylester ist stark reizend und gut wirksam.

Die Zimtsäurederivate, m-Aminozimtsäuremethylester, Cinamenylakrylsäuremethylester $C_6H_5.CH=CH-CH=CH-COO.CH_3$, wirken anästhesierend, aber recht langsam.

Unwirksam sind: Benzoyl-Menthol, Dibenzoylweinsäureanhydrid, Benzoylharnstoff, Benzoyl-p-toluolsulfamid, Diäthylglykokoll-p-toluolsulfamid.

Äthenylamidin und Benzamidin wirken nicht anästhesierend.

Salzsaures Amidin $C_6H_5\ N=C\langle{}^{CH_2}_{CH_2}\rangle C-N.C_6H_5$ macht Krämpfe, erweitert die Pupillen, wirkt anästhesierend, ätzt und reizt die Kornea.

Salzsaures Amidin aus Diäthylglykokoll-m-amino-zimtsäuremethylester $\left((C_2H_5)_2N.CH_2.C\langle{}^{N.C_6H_4-CH=CH-COO.CH_3}_{NH.C_6H_4-CH=CH-COO.CH_3}\right)$ HCl wirkt gut anästhesierend, ist aber stark giftig.

Salzsaures Benzamidin $\left(C_6H_5.C\langle{}^{NH}_{NH_2}\right)$HCl, ist sehr giftig aber schwach wirksam in bezug auf Anästhesie.

Holokainsulfosäure wirkt gut anästhesierend, muss aber mit freiem Alkali in Lösung gehalten werden.

Alle Körper, die reizend wirken, haben eine Hydroxylgruppe am Benzolkern frei oder substituiert. Die nicht reizenden haben sie **nicht**. Die Gewebsveränderung sieht wie durch Säureeinwirkung verursacht aus.

Die anästhesierenden Eigenschaften der Orthoforme liessen es wünschenswert erscheinen, diese schwer löslichen oder in ihren Chlorhydraten stark sauren Körper in eine leicht lösliche und reizlose Form überzuführen, welche eine subkutane Anwendung gestattet, die bei den Orthoformen ausgeschlossen ist.

In dieser Absicht wurde eine Reihe von Glykokollderivaten der aromatischen Amino- und Aminooxykarbonsäuren von Einhorn dargestellt. Diese Darstellung der Glykokollderivate erinnert, in ihrem Zwecke zu löslichen Derivaten zu gelangen, lebhaft an analoge Bemühungen in der Phenetidinreihe, an die Phenokollsynthese von Majert.

Lässt man auf Amino- oder Aminooxykarbonsäureester nach einander Chlorazetylchlorid und dann Amine einwirken, so erhält man neue Verbindungen, denen die allgemeine Formel

$$\text{(aromat. Radikal)} \,.\, \left\langle \begin{array}{l} NH{-}CO\,.\,CH_2{-}NX_2 \\ COO\,.\,\text{Alkyl} \end{array} \right.$$

zukommt [1]).

Diese neuen Verbindungen sind Glykokollaminokarbonsäureester, die Anästhesie erzeugen. Sie unterscheiden sich aber von den Aminokarbonsäureestern, deren Derivate sie sind, durch ihre stark basische Natur, welche sie befähigt, in Wasser mit neutraler Reaktion lösliche Salze zu bilden.

Bemerkenswert ist, dass der Grad des Anästhesierungsvermögens der Glykokollderivate der Aminokarbonsäureester keineswegs dem ihrer Muttersubstanzen entspricht, so z. B. anästhesiert das salzsaure Salz des Diäthylglykokoll-p-amino-m-oxybenzoesäuremethylesters weit schwächer als der ihr zu grunde liegende Aminooxyester.

Man lässt bei der Darstellung dieser Körper [2]) vorerst Chlorazetylchlorid auf den Ester der Aminosäure in einem indifferenten Lösungsmittel, etwa Benzol, einwirken, destilliert das Lösungsmittel ab, worauf sich der Chlorazetylaminoester abscheidet. Dieser wird in Alkohol gelöst und mit einer Lösung der Alkylaminbase unter Druck erhitzt oder man erhitzt aromatische Aminokarbonsäureester mit Glykokollester oder Amiden. Man kann auch die Prozesse in umgekehrter Reihenfolge durchführen, indem man die Aminokarbonsäuren mit Halogenazylchloriden umsetzt, in den erhaltenen Aminoderivaten sodann das Halogen durch Einwirkung von Aminen gegen basische Reste austauscht und schliesslich esterifiziert [3]).

Einhorn stellte folgende Körper dieser Gruppe dar:

Methylglykokollanthranilsäuremethylester, Äthylglykokoll-p-aminobenzoesäuremethylester, Diäthylglykokoll-m-amino-p-oxybenzoesäuremethylester, Diäthylglykokoll-p-aminosalizylsäuremethylester, Glykokoll-p-aminobenzoesäuremethylester, Äthylglykokollanthranilsäuremethylester, Dimethylglykokollanthranilsäuremethyl-

---

1) DRP. 106502.

2) DRP. 108027, 108871.

3) Durch Einführung einer zweiten Aminogruppe in die Ester der Aminobenzoesäure wird nach Ritsert sowohl die Löslichkeit der Ester als auch ihre Basizität gesteigert, während die anästhesierende Wirkung erhalten bleibt. Man erhält die 3.4. Diaminobenzoesäureester durch Nitrierung und Reduktion der p-Aminobenzoesäureester oder durch Esterifikation und Reduktion der 3. Nitro-4. aminobenzoesäure: DRP. 151725 Ritsert und Epstein.

ester, Diäthylglykokollanthranilsäuremethylester, Äthylglykokoll-m-aminobenzoesäuremethylester, Diäthylglykokoll-m-aminobenzoesäuremethylester, Dimethylglykokoll-p-aminobenzoesäureäthylester, Diäthylglykokoll-o-aminosalizylsäuremethylester, Äthylglykokoll-p-aminosalizylsäuremethylester, Dimethylglykokoll-p-aminosalizylsäuremethylester, Diäthylglykokoll-p-aminosalizylsäureäthylester, Diäthylglykokoll-p-amino-m-oxybenzoesäuremethylester, Diäthylglykokoll-p-aminozimtsäuremethylester, Diäthylglykokoll-m-aminozimtsäuremethylester.

Aus dieser Gruppe wurde der salzsaure Diäthylglykokoll-m-amino-o-oxybenzoesäuremethylester

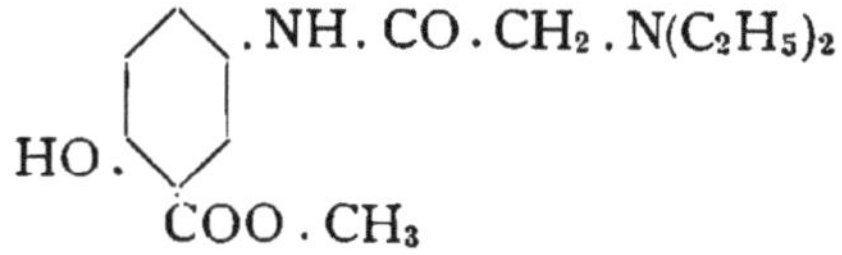

für die praktische Verwendung ausgewählt (Nirvanin[1]). Er ist leicht löslich, wirkt anästhesierend, ist weniger giftig als Orthoform und wirkt auch antiseptisch. Eine tiefgehende Anästhesie der Schleimhäute erzeugt dieser Körper nicht. In der Augenheilkunde ist er nicht verwendbar, da das Auge zu stark gereizt wird. Er wirkt weit schwächer als Kokain, die Injektionen machen Schmerzen und ödematöse Schwellungen, welche oft lange anhalten. Durch intakte Schleimhäute vermag Nirvanin im Gegensatze zu Kokain nicht zu wirken.

Um die Giftigkeit der Orthoforme zu vermindern, wurde auch bei diesen der vergebliche Versuch gemacht, noch wirksame Derivate durch Sulfurieren darzustellen. Orthoform wurde in rauchender Schwefelsäure gelöst und das lösliche Bariumsalz der Sulfosäure dargestellt.

Die freie Sulfosäure ist $C_6H_2 \begin{cases} COO.CH_3 \\ OH \\ NH_2 \\ SO_3H \end{cases} + 3H_2O$.

Das Natriumsalz ist leicht löslich, sehr beständig und ungiftig. Von einer Anwendung wird nichts berichtet.

Von Ritsert wurde der p-Aminobenzoesäureäthylester als lokales Anästhetikum empfohlen. (Anästhesin).

Anästhesin 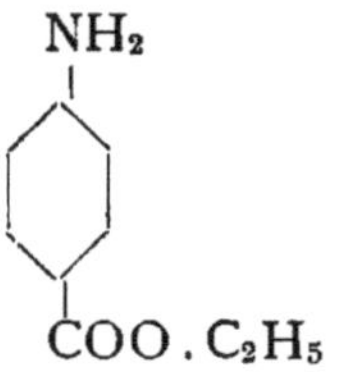 wurde von Binz und Kobert[2]) untersucht.

Es wirkt lokal wie Orthoform. Es hat keine Tiefenwirkung.

---

[1]) Münchener med. W. 1898. Nr. 49.

[2]) Berl. klin. Ws. 1902, Nr. 17, Noorden ebenda.

Ritsert[1]) empfiehlt die aromatischen Aminokarbonsäureester unter Anwendung von Phenolsulfosäuren in Lösung zu bringen; diese Salze wirken reizlos.

In gleicher Weise kann man auch die Sulfosäuren der Phenoläther zur Darstellung wasserlöslicher Verbindungen aromatischer p-Aminokarbonsäureester verwenden z. B. Anisolsulfosäure oder Guajakolsulfosäure[2]).

In gleicher Weise kann man auch die Benzolsulfosäuren benützen, die charakteristische Salze liefern, z. B. p-Toluolsulfosaurer p-Aminobenzoesäureäthylester, m-Benzoldisulfosaurer p-Aminobenzoesäureäthylester, m-Benzoldisulfosaurer m-Amino-p-oxybenzoesäuremethylester[3]).

Man verwendet für konstante sterilisierbare Verbindungen am besten Benzylsulfosäure, die mit den freien Aminobenzoesäureestern zusammengebracht wird, oder indem man die Chlorhydrate der Aminobenzoesäureester mit den Salzen der Benzylsulfosäure zusammenbringt[4]).

Der einzige Repräsentant der chlorhaltigen Körper, welche als Schlafmittel und Inhalationsanästhetika ja eine grosse Verwendung finden, ist unter den Lokalanästhesie bewirkenden Körpern Aneson, Trichlorpseudobutylalkohol $CCl_3.CH_2.CO.CH_3$ oder Azetonchloroform[5]), in Amerika Chloreton genannt und innerlich als Hypnotikum empfohlen[6]). Der Körper wirkt, wie alle analog gebauten, schlafmachend. Vamossy[7]) ist es gelungen, diese Substanz wasserlöslich zu machen, wodurch die Verwendung als Anästhetikum ermöglicht wird. Der Körper macht Analgesie und ist ungiftig, hat aber in seiner Anwendung keine Vorteile vor den anderen Körpern. Wir erinnern an dieser Stelle daran dass die Gynäkologen schon lange Chloralhydrat gegen lokale Schmerzen anwenden.

Die Gruppe der Lokalanästhetika umfasst noch eine Reihe anderer Substanzen, welche wohl ihrer Wirkung nach dem Hauptrepräsentanten dieser Gruppe, welcher auch als Maßstab für die synthetischen Ersatzmittel gilt, nachstehen.

Formanilid, sowie die dem Phenazetin sehr nahestehende Gruppe des Holokains, Antipyrin, sie alle besitzen mehr oder minder brauchbare lokalanästhesierende Eigenschaften.

---

[1]) DRP. 147790.

[2]) DRP. 149345.

[3]) DRP. 150070.

[4]) DRP. 147580 (Höchster Farbwerke).

[5]) Willgerodt, BB. **1881**. 2455. Journ. f. prakt. Ch. [2] Bd. **37**. 362.

[6]) Journ. of Amer. Med. Ass. 1899, 77.

[7]) Deutsche med. W. 1897, Nr. 36.

Auch den Phenolen kommt diese Fähigkeit in hohem Maße zu, aber nur in konzentriertem Zustande.

Man denke an den momentan schmerzstillenden Effekt der konzentrierten Karbolsäure, des Kreosots und des Guajakols $C_6H_3\langle{}^{OCH_3}_{OH}$ bei Zahnschmerzen. Auch dem als Volksmittel sehr beliebten Nelkenöl und seinem wirksamen Prinzip, dem Eugenol ${}^{HO}_{CH_3.O}\rangle C_6H_3.CH_2.CH:CH_2$ sowie dem Menthol $(CH_3)_2.CH.CH\langle{}^{CH(OH).CH_2}_{CH_2\,.\,CH_2}\rangle CH.CH_2$ kommen solche Eigenschaften in beschränktem Maße zu. Die Anwendung ist aber nur auf einzelne Gebiete und Fälle beschränkt. Da die starke Ätzwirkung dieser Substanzen ihren Gebrauch verhindert, so ist auch die subkutane Anwendung dieser Substanzen nicht möglich. Es zeigt sich aber, dass den meisten Phenolen mit wenigstens einem freien Hydroxyl diese Eigenschaft, Anästhesie zu erzeugen, zukommt.

Auch die Derivate dieser Substanzen, von denen man Eugenolazetamid und Eugenolkarbinol einzuführen suchte, haben die gleichen Eigenschaften der Muttersubstanz, bieten aber keine Vorteile gegenüber den Standardpräparaten dieser Reihe. Als typische Lokalanästhetika lassen sie sich nicht gut verwenden und als schmerzstillende Mittel bieten sie vor den entsprechenden ätzenden Phenolen keinen Vorteil.

Wenn man aus Eugenolnatrium und Monochloressigsäure Eugenolessigsäure darstellt, diese in den Äthylester überführt und letztere in alkoholischer Lösung mit alkoholischem Ammoniak in das Amid überführt[1]), so erhält man eine anästhesierend und antiseptisch wirkende Substanz, das Eugenolazetamid.

Auch dem Saponin[2]) kommen lokalanästhesierende Eigenschaften zu.

Vanillin $CH_3O.C_6H_3(OH).CHO$ wirkt lokalanästhesierend, auch Vanillinnatrium und Heliotropin (Piperonal) $C_6H_3(O.CH_2.O).CHO$, diese beiden aber schwächer[3]).

$$\text{o-Phenylbenzylamin}\ C_6H_4\langle{}^{\overset{NH_2}{CH}.C_6H_5}_{OH}$$

wirkt anästhesierend. Es schmeckt sehr bitter. (Die Substanz ist sehr giftig, 0.2 g erzeugen bei Kaninchen heftige Krämpfe[4]).

---

[1]) DRP. 65393.

[2]) S. Pharm. Zentralbl. 1902/54. Chem. Ztg. 1902/790.

[3]) Privatmittlg. Welmans.

[4]) P. Cohn, M. f. Ch. **16**. 267.

Trimethyläthylen 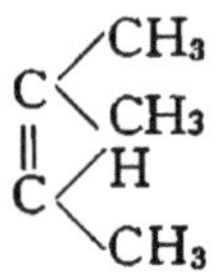 ist ein starkes Anästhetikum[1]).

α-Aminopyridin wirkt kokainähnlich[2]), schmeckt schwach bitter und hinterlässt auf der Zunge langdauernde Anästhesie.

Von Morphinderivaten zeigt Benzylmorphin = Peronin lokalanästhesierende Eigenschaften, welches wir bei den Morphinderivaten besprechen wollen.

Wir sehen also, dass die Eigenschaft die Gewebe gegen Schmerzen unempfindlich zu machen, in verschiedenen Klassen von Körpern sehr verbreitet ist, dass sie aber in allen Fällen mit der Konstitution in innigem, in den allermeisten Fällen klar fasslichem Zusammenhange, steht.

Körper mit ähnlichem chemischen Bau haben auch in diesem Falle ähnliche physiologische Funktion und es liessen sich auch auf Grund dieser Voraussetzungen eine Reihe wirksamer Körper schaffen, von denen einige auch in die Praxis erfolgreich eingedrungen und neben dem Kokain eine grosse Rolle spielen.

Wir haben gesehen, dass dem Kokain und dem Atropin die analoge physiologische Eigenschaft zukommt, die Pupille zu erweitern, also mydriatisch zu wirken.

Dass diese Eigenschaft bei beiden Substanzen mit dem Vorhandensein der aromatischen Gruppe in esterförmiger Bindung im Zusammenhange steht, wurde schon mehrfach erwähnt.

Das alkoholische Hydroxyl im aromatischen Säureradikal kann auch bei Verbindung mit anderen Basen als Tropin mydriatische Effekte hervorbringen, so als N-Methyl-Vinyl-Diazetonalkaminmandelsäureester und als N-Methyl-Triazetonalkaminmandelsäureester.

Dass die Erzeugung der Mydriasis mit einer bestimmten Konfiguration der wirkenden Substanz im Zusammenhange steht, wurde schon früher an dem Beispiele des β-Tetrahydronaphtylamins erörtert. Doch scheinen mehrere ganz bestimmte Konfigurationen die gleichen physiologischen Effekte auslösen zu können, wie man am Kokain, Atropin und Pseudo-Ephedrin sieht.

Statt des Atropins wurde auch das Methylatropinium (die Ammoniumbase) empfohlen. Die Atropinwirkung ist abgeschwächt und abgekürzt[3]).

[1]) Ther. Mon. 1891.

[2]) Arch. d. Pharm. 1903. 240.

[3]) Vaubel, Wochenschrift f. Therapie und Hygiene des Auges 1902, Jahrg. 6. Nr. 2.

Auch dem Phenylpyrazoljodmethylat, welches kurareartige Wirkung hat, kommt bei Tieren mit runder Pupille eine intensive mydriatische Wirkung zu, welche aber bei Tieren mit oblonger Pupille fehlt. Es wirkt auch schmerzstillend, doch ist der Eintritt der mydriatischen und anästhesierenden Wirkung ein ungemein langsamer, was die Verwendung dieser Substanz ausschliesst.

Die Myotika, zu welcher Gruppe das Physostigmin als das souveräne Mittel, Morphin, Thebain und Muskarin gehören, um nur die zu erwähnen, deren Bau ganz oder teilweise bekannt, lassen nicht erkennen, auf welche Gruppierung diese physiologische Wirkung zurückzuführen ist.

Morphin.

Die Konstitution des Morphins und die Versuche zu seiner Synthese beschäftigen gegenwärtig mehr als je eine Reihe von Chemikern. Die Arbeiten der letzten Jahre haben es sehr wahrscheinlich gemacht, dass Morphin und Thebain, die beiden stärkst wirksamen Alkaloide des Opiums sehr nahe verwandt sind.

Die ältere Knorr'sche Morphinformel

Morphin

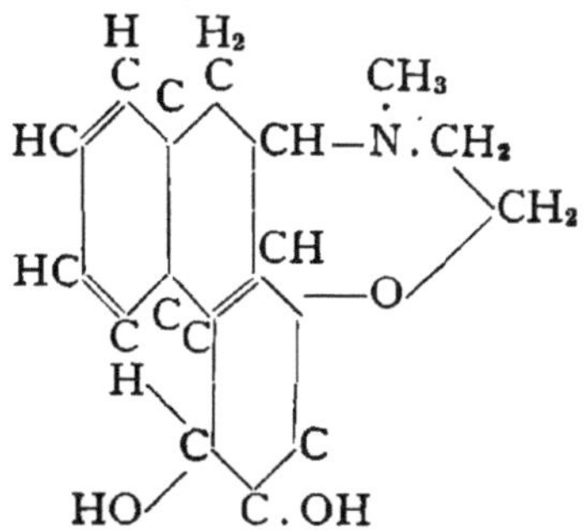

Kodein

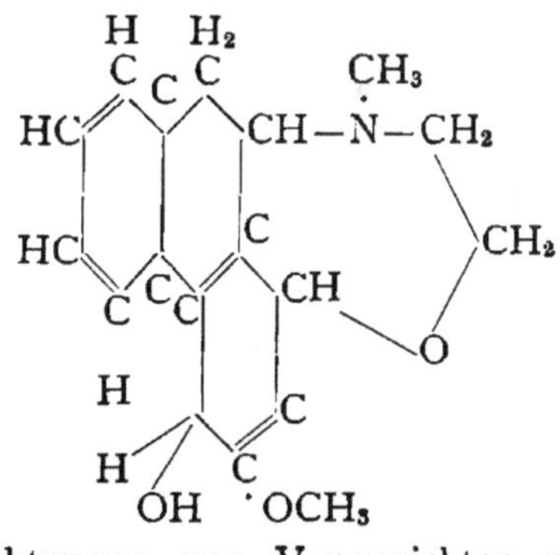

beruht auf den grundlegenden Beobachtungen von Vongerichten und Schrötter[1]), welche bei der Destillation von Morphin mit Zinkstaub Phenanthren erhielten. Andererseits stellte Knorr die Tatsache fest, dass man aus dem Methylkodein durch Einwirkung von Essigsäureanhydrid eine sauerstoffhaltige Base $C_4H_{11}NO$ darstellen kann[2]), welche identisch ist mit β-Oxyäthyldimethylamin = $(CH_3)_2.N—CH_2—CH_2—OH$.

[1]) Liebig's Ann. **210**. 396.

[2]) BB. **22**. 1113.

Wie ersichtlich, enthält das Morphin zwei Hydroxyle, ein alkoholisches und ein Phenolhydroxyl. Der Ersatz des Phenolhydroxylwasserstoffs durch eine Alkylgruppe führt von der Morphinreihe zu der Kodeinreihe hinüber.

Die Knorr'sche Auffassung der Morphinkonstitution ist aber durch mehrere Arbeiten in der Morphingruppe in Frage gestellt. Die Untersuchungen von Pschorr, Jaeckel und Fecht[1]) über Apomorphin und Thebain (Pschorr, Seydel und Stöhrer) sprechen mehr für die Pyridinformel des Morphins

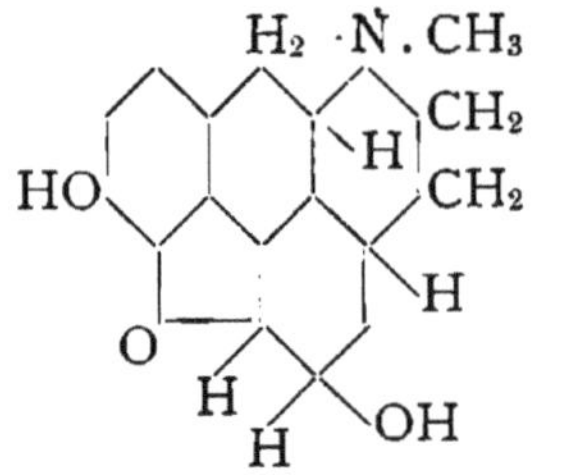

gegen welche aber die Ergebnisse der Morphol- und Morphenol-Spaltung sprechen. Die ältere Auffassung von Vongerichten[2]), dass das Morphin ein mit dem Phenanthrenring in Verbindung stehendes Chinolinresp. Isochinolinderivat sei, gewinnt nun mehr an Boden.

Die Synthesen von Pschorr ergaben für Methylmorphol und Thebaol folgende Strukturformeln:

Methylmorphol

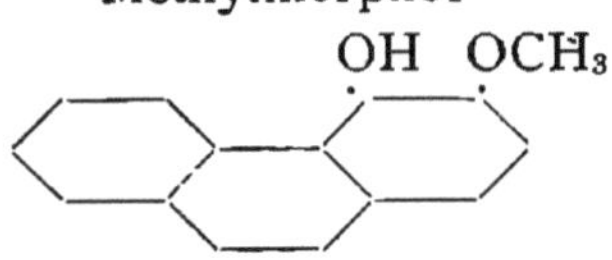

Thebaol

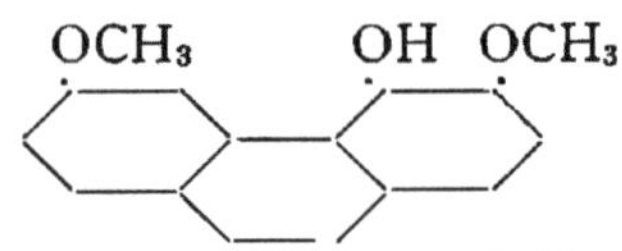

Knorr[3]) ist es dann gelungen, Kodeinon $C_{17}H_{16}NO\left\{\begin{matrix}:O\\ .OCH_3\end{matrix}\right.$ in Äthanolmethylamin und Methoxydioxyphenanthren

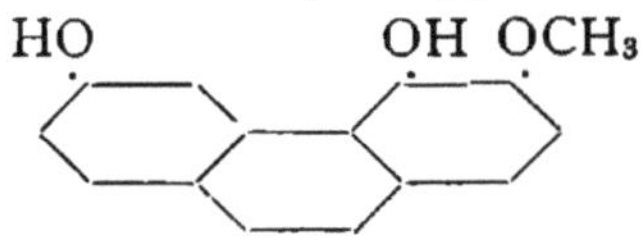

zu spalten, welches sich in das von Pschorr synthetisch gewonnene Methylthebaol

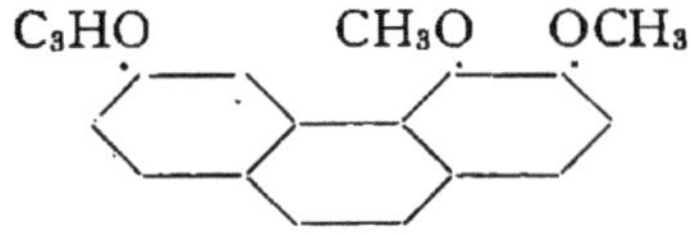

[1]) BB. **35**. 4377.

[2]) Liebig's Ann. **210**. 397, BB. **33**. 356, **34**. 1164.

[3]) BB. **36**. 3074.

verwandeln lässt, während Thebain unter den gleichen Verhältnissen Äthanolmethylamin und Dimethoxy-oxyphenanthren

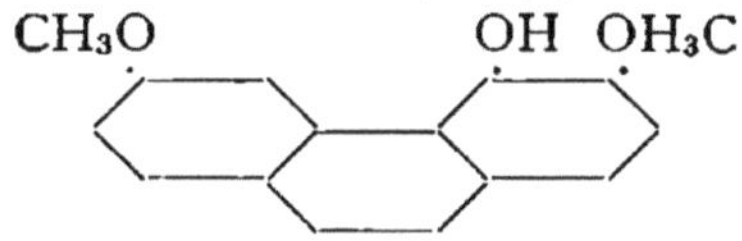

liefert. Thebain ist demnach der Methyläther des Kodeinons in der Enolform. Morphin ist also ein Abkömmling des 3.4.6. Trioxyphenanthrens. In Stellung 3. ist das Phenolhydroxyl, in Stellung 6. das alkoholische Hydroxyl des Morphins. Knorr selbst[1]) neigt gegenwärtig zu der Annahme hin, dass der indifferente Sauerstoff im Morphin und Thebain bereits die eigentümliche Mesosauerstoffbrücke bilde

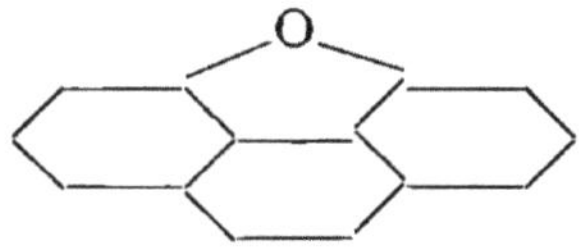

die in den Morphenolverbindungen durch Vongerichten nachgewiesen worden ist, woraus sich folgern liesse, dass der leicht abspaltbare dreigliedrige Komplex im Morphin und Thebain in Form eines (Pyrrolidin- oder) reduzierten Pyridinringes, etwa wie in der Apomorphinformel Pschorr's anzunehmen ist.

Phenanthren ist bei Kaninchen ohne Wirkung, macht bei Kaulquappen Narkose (Overton). 2-Phenanthrol, 3-Phenanthrol, 9-Phenanthrol

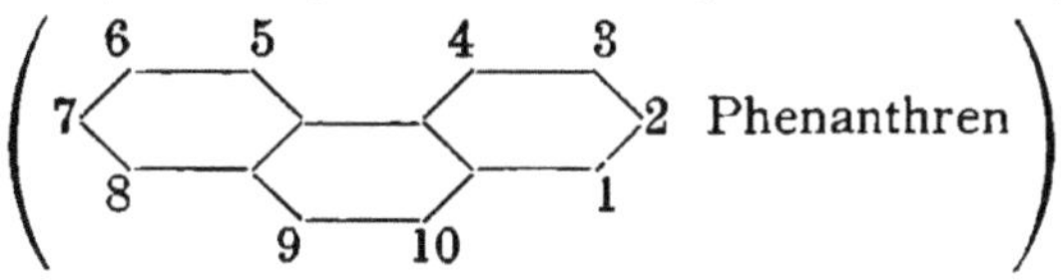

machen beim Warmblüter schwere tetanische Anfälle. Ähnlich wirkt die Phenanthrenkarbonsäure und auch die Sulfosäure erzeugt noch Krämpfe. 4-Methoxyphenanthren-9-karbonsäure wirkt wie Phenanthrenkarbonsäure, während eine weitergehende Anhäufung alkylierter und azylierter Hydroxyle (3-Azetoxy-4.8. Dimethoxy-Phenanthren-9-karbonsäure) die Krampf- und Giftwirkung wesentlich herabsetzt. Kein Derivat zeigt narkotische Wirkung[2]).

Phenanthrenchinon-3-sulfosäure ist ein Methämoglobinbildner, macht kein tetanisches Stadium.

2-Bromphenanthrenchinon-monosulfosäure zeigt morphinähnliche Wirkungen (untersucht in den Höchster Farbwerken) woraus J. Schmidt

---

[1]) BB. **37**, 3494. 3499.

[2]) Bergell und Pschorr, HS. **38**. 17.

den Schluss zieht, dass für die Morphinwirkung nicht nur die N-haltige Komponente, sondern auch der Phenanthrenrest maßgebend ist[1]. Sie besitzt gar keine narkotische Wirkung, macht aber schwere Organdegenerationen. Die morphinähnliche Wirkung beruht auf einer Verlangsamung und Verminderung der Atmungstätigkeit[2].

Die 3-Phenanthrolkarbonsäure (2-Oxyphenanthren-3-karbonsäure) wirkt antiseptisch. 0.1 g töten Mäuse in einer Stunde. Die Tiere werden ruhig und bewegungslos. Der Tod erfolgt ohne Krämpfe[3].

Aminoxyphenanthren[4] erhält man durch Reduktion von Phenanthrenmonoxim, welches bei der Reaktion von Phenanthrenchinon mit Hydroxylamin entsteht. Man reduziert mit einem Überschusse von Zinnchlorür und kristallisiert aus rauchender Salzsäure um.

9-Azetamino-10. Oxyphenanthren

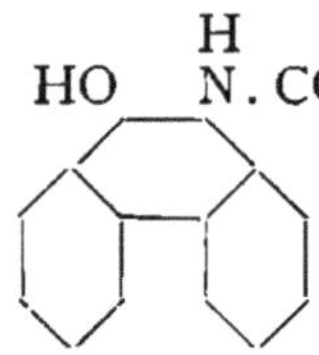

zeigt nur Azetanilidwirkungen.

Die Opiumalkaloide der Morphingruppe wirken narkotisch, die der Kodeingruppe mit geschlossenem Phenolhydroxyl wirken schwächer narkotisch und stärker tetanisch[5]. Durch den Eintritt eines Alkylradikals in das Phenolhydroxyl des Morphins entstehen die Kodeine, bei welchen die narkotische Wirkung des Morphins abnimmt, während die krampferregende zunimmt.

Mit der Phenolhydroxylgruppe[6] im Morphin ist jene wesentliche Eigenschaft desselben verknüpft, welche es von allen anderen Alkaloiden der Opiumgruppe unterscheidet, nämlich seine narkotisierende Fähigkeit, seine Fähigkeit vorzüglich und hauptsächlich auf Nervenzentren des Gehirnes zu reagieren. Mit ihr ist die Giftigkeit des Morphins verbunden, denn die Morphinschwefelsäure verhält sich gar nicht narkotisch, ist sehr wenig giftig, wirkt aber tetanisch wie ein Körper der Kodeingruppe. Die Morphinäther Kodein, Kodäthylin und das verwandte Thebain charakterisieren sich dadurch, dass sie alle das Rückenmark beeinflussen und krampferregende Wirkungen haben, bei

[1] BB. **37**. 3555.

[2] BB. **37**. 3565.

[3] Werner, BB. **35**. 4427.

[4] DRP. 141422 (Schmidt-Stuttgart).

[5] Schröder, AePP. **17**. 96.

[6] Stolnikow, HS. **8**. 235.

unbedeutender Narkose oder selbst bei vollständigem Fehlen einer solchen. Hierbei wächst die Fähigkeit Krämpfe zu erregen mit der Anzahl der eintretenden Alkylgruppen an, ferner wächst sie mit der Grösse des eintretenden Alkylradikals. Daher wirkt Kodäthylin stärker als Kodein. Die Alkylradikale, welche in die Kodeine eintreten, bedingen eine grössere oder kleinere Giftigkeit derselben, welche mit der Anzahl der C-Atome des eintretenden Alkylradikals zusammenhängt.

In der Morphinschwefelsäure ist das Phenolhydroxyl durch die indifferente Schwefelsäure ersetzt, daher ist diese Verbindung viel weniger giftig, als Kodein. Sie wirkt auf Katzen qualitativ wie Morphin, quantitativ aber schwächer [1]), bei Hunden zeigt sie sehr schwache Kodeinwirkung [2]).

Nach Stockmann und Dott [2]) hat Morphin eine besondere spezifische und selektive Wirkung auf das Nervensystem. Kodein hat zwar eine ähnliche, jedoch erheblich schwächere Wirkung. Wie Morphin macht es einen narkotischen Zustand, nach welchem eine erhöhte Reflexerregbarkeit einsetzt, welche sich, wenn die Dosis gross genug ist, bis zum Tetanus steigert. Der narkotische Zustand ist viel kürzer und viel weniger tief als beim Morphin, und wenn grosse Dosen gegeben werden, so ist der narkotische Effekt sehr schwach, ja kaum wahrzunehmen oder fehlt ganz. Beim Menschen ist der narkotische Effekt sehr schwach. Es tritt keine sehr bemerkenswerte Analgesie auf und eine Erhöhung der Dosis macht die Analgesie nicht tiefer, sondern erhöht die Reflexerregbarkeit. Die letale Dosis ist 0.1 g, also ungefähr ein Drittel von der letalen Dose des Morphins beim Kaninchen. Wie wir sehen werden, steigt durch Verschluss des Phenol-Hydroxyls oder der beiden Hydroxyle die Giftigkeit des Morphins bei einzelnen Tieren bei allen Derivaten mit Ausnahme der Morphinschwefelsäure, welche aus den im allgemeinen Teil angeführten Gründen unwirksam sein muss.

Ersetzt man im Morphin Phenol-Hydroxylwasserstoff durch die Äthylgruppe oder vertauscht man im Kodein den Methylrest durch einen Äthylrest, so gelangt man zum Äthylmorphin, einem schon von Bochefontaine [3]), später von Stockmann und Dott studierten Körper.

---

[1]) Becker, Arch. intern. d. pharmacodyn. XII. 68.

[2]) Stockmann und Dott, Brit. med. Journal **1891**. **24**. Jan. und **1890**. II. 189, Proc. R. Soc. Edinburgh **17**. 1890. p. 321.

[3]) Journ. Anat. et. Physiol. V. 239, zuerst dargestellt von Grimaux, C. r. **92**. 1140 und 1228 und **93**. 67, 217, 591.

Bochefontaine bezeichnete die Wirkung dieser Substanz als strychninähnlich, aber er gebrauchte so grosse Dosen, dass er den vorhergehenden narkotischen Effekt nicht erzielte. Äthylmorphin hat nach Stockmann und Dott eine ganz ähnliche Wirkung, wie Kodein und auch dieselbe letale Dosis.

Amylmorphin erzeugt dieselbe physiologische Wirkung.

Dieser Gruppe reiht sich seiner Konstitution und seinen Wirkungen nach Benzylmorphin an, in welchem das eine Hydroxyl durch die Benzylgruppe geschlossen ist, also ein Kodein der aromatischen Reihe, welches sich in seinen später zu besprechenden Eigenschaften an die Kodeingruppe völlig anreiht.

In allen diesen Körpern ist der Wasserstoff im Phenol-Hydroxyl des Morphins durch eine aliphatische oder aromatische Alkylgruppe ersetzt. Diese Substitution erzielt eine ganz ähnliche Wirkung und es macht keine Differenz, welche Radikale eingeführt werden, solange sie dasselbe Wasserstoffatom ersetzen; die Differenz, die man in den Wirkungen sieht, ist mehr quantitativ als qualitativ. Bei allen ist die narkotische Wirkung des Morphins sehr verringert. Die tetanische Wirkung und die Wirkung auf die motorischen Nerven ist erhöht, ferner ist die Giftigkeit erheblich dem Morphin gegenüber angestiegen.

Die Einwirkung auf das Gehirn (Narkose) fehlt diesen Körpern nicht vollständig, sondern sie ist nur wesentlich unterdrückt und kommt den anderen Wirkungen gegenüber nicht recht zur Geltung. Es bedingt also nicht der Eintritt einer neuen wirksamen Gruppe die veränderte Wirkung, sondern vielmehr wird durch Verdecken des Verankerungspunktes für das Gehirn eine andere, dem Morphin eigentümliche, aber wegen der Gehirneinwirkung nicht oder wenig zur Geltung kommende Wirkung entwickelt. Ein Beweis hierfür ist, dass es ziemlich gleichgiltig ist, welcher Alkylrest eintritt, ferner, dass auch Morphinderivate, in denen der Hydroxylwasserstoff durch Säureradikale ersetzt ist, Wirkungen zeigen, welche sich denen der Kodeingruppe nähern.

Stockmann und Dott[1]) haben folgende Körper dieser Gruppe untersucht und dargestellt:

Monoazetylmorphin zeigt beim Frosch ähnliche Wirkungen wie Kodein. Beim Kaninchen machen sehr kleine Dosen schon Narkose, grössere Dosen Tetanus (Wirkung der Kodeingruppe).

---

[1]) a. a O.

Diazetylmorphin, in welchem beide Hydroxyle durch Azetylgruppen geschlossen sind, zeigt eine ganz ähnliche Wirkung wie das Monoazetylmorphin.

Benzoylmorphin wirkt ganz identisch wie Monoazetylmorphin. Dibenzoylmorphin ist eine sehr unbeständige Substanz, welche aber in ihrer Wirkung vom Monobenzoylmorphin nicht zu differieren scheint.

Diese vier durch Eintritt von aliphatischen oder aromatischen Säureradikalen veränderten Morphine haben, ähnlich wie die eigentlichen Kodeine (Morphine mit Alkylgruppen im Hydroxyl), eine bedeutende tetanisierende Wirkung, während ihre narkotischen Eigenschaften, obgleich nach kleinen Dosen bemerkbar, niemals so tiefe Wirkungen ausüben wie beim Morphin. Eine Erhöhung der Dosis führt, anstatt die Narkose zu vertiefen, zu tetanischen Symptomen. Die deprimierende Wirkung von kleinen Dosen auf das Rückenmark und besonders auf das Respirationszentrum ist viel grösser als die des Morphin. Mit dem Kodein verglichen, bringen sie einen gleichen narkotischen Effekt mit ein Zehntel der Dosis zusammen, während eine dreimal so grosse Dosis notwendig ist, um Tetanus hervorzurufen. Ihre deprimierende Wirkung auf die motorischen Nerven ist ungefähr die gleiche.

Diese Substitutionsprodukte mit sauren Radikalen gehören sicher ihrer Wirkung nach zur Kodeingruppe. Es scheint im wesentlichen ganz indifferent zu sein, was in die Hydroxyle eingeführt wurde, ob saure oder alkoholische, aliphatische oder aromatische Reste und ob einer oder beide Hydroxylwasserstoffe ersetzt werden.

Das wesentliche der Änderung ist eben nur die Verdeckung eines Verankerungspunktes für ein bestimmtes Organ, da ja am Morphinmolekül selbst gar nichts geändert wurde und gleichsam eine aussen liegende Gruppe verdeckt wird. Hierbei muss aber in Betracht gezogen werden, dass der Organismus leichter saure Reste als Alkylgruppen abzusprengen vermag, so dass es bei ersteren leichter zur Restitution der Wirkung des Grundalkaloids kommen kann.

Auch wenn man in das eine Morphinhydroxyl anorganische Säurereste einführt, erhält man Substanzen, welche im Sinne der Kodeingruppe wirken.

Morphinätherschwefelsäure und Nitrosomorphin zeigen ebenfalls, wenn auch erst in grossen Dosen, Kodeinwirkung, so dass auch die Einführung der Radikale NO und HSO_3 die Wirkung des Morphins in derselben Weise ändert, wie die Einführung eines organischen Säure- oder Alkylradikals.

Diese seit längerer Zeit bekannten Substanzen haben mit Ausnahme des Kodeins keine besondere Beachtung gefunden, in letzter Zeit wurden sie gleichsam neu entdeckt und einige von ihnen mit relativ grossem Erfolge in den Arzneischatz eingeführt. Die physiologische Wirkung, welcher sie diesen Erfolg dem Morphin gegenüber verdanken, ist die sedative Wirkung, die Herabsetzung der Reizbarkeit der Luftwege und ihr günstiger Einfluss auf die Respiration.

Dem bis vor kurzer Zeit souveränen Hustenmittel Morphin treten nun eine Reihe von Derivaten desselben als Konkurrenten gegenüber, denen die stark narkotischen Eigenschaften der Muttersubstanz fehlen, welche keine Euphorie hervorrufen und daher keine Angewöhnung an das Mittel im Gefolge haben. Die Vermeidung von einigen nachteiligen Wirkungen des Morphins bei Anwendung in der Therapie der Respirationsorgane wird sich aus dem folgenden ergeben.

Morphin setzt die Erregbarkeit des Atmungszentrums herab, verlangsamt die Atmung und vermindert die Atemgrösse, d. i. die in der Zeiteinheit ausgeatmete Luftmenge.

Die Wirkungen der einzelnen Morphinderivate werden wir im folgenden besprechen.

Kodein, der Methyläther des Morphins, kommt in kleinen Mengen im Opium vor, wird aber der Hauptmenge nach synthetisch aus Morphin dargestellt[1]), ebenso wie die anderen Alkyläther des Morphins. Mit dem steigenden Bedürfnisse nach diesen Morphinäthern hat sich das Interesse der Synthetiker den Darstellungen dieser Körper zugewendet und uns mit einer Reihe von Methoden und neuen Derivaten bereichert.

Das Bestreben neue Methoden zur Darstellung der Alkyläther des Morphins zu finden, war um so grösser, als Kodein aus dem Opium keineswegs den Bedarf deckte und andererseits die üblichen Alkylierungsmethoden eine schlechte Ausbeute gaben und so das Kodein verteuerten.

Knoll[2]) stellte im grossen Kodein und Äthylmorphin (Kodäthylin) durch Kochen von Morphin, beziehungsweise Morphinalkali mit methyl- oder äthylschwefelsaurem Salz in alkoholischer Lösung dar.

---

[1]) Es wurde zuerst von Grimaux synthetisch dargestellt, ebenso Kodäthylin C. r. **92**. 1140, 1228, **93**. 67, 217, 591. Bochefontaine, Journ. of anat. and physiol. **5**. 329, untersuchte beide Substanzen zuerst und erkannte sie als Krampfgifte.

[2]) DRP. 39887.

Weiter wurde Kodein dargestellt durch Einwirkung von Jodmethyl und Natriumalkoholat auf Morphin.

Mering wurde in Amerika ein Verfahren zur Darstellung von Äthylmorphin durch Einwirkung von Äthylbromid auf eine alkalische Morphinlösung geschützt.

Es wurden auch Versuche gemacht das Pechmann'sche Methylierungsverfahren [1]) für die Gewinnung des Kodeins zu verwerten [2]).

Man lässt zu diesem Zwecke zu einer kalt gehaltenen ätherischen Diazomethanlösung eine alkoholische Morphinlösung zufliessen. Man kann auch in der Weise vorgehen, dass man Diazomethan in statu nascendi auf Morphin einwirken lässt, indem man z. B. alkoholisches Kali zu einem Gemisch von Morphin und Nitrosomethylurethan zugibt [3]). Mit grösserem Vorteil arbeitet man in wässeriger Lösung und mit Morphinkali, welches ja wasserlöslich ist [4]). Man setzt zu einer Morphinlösung in Lauge in kleinen Portionen eine ätherische Diazomethanlösung unter fortwährendem Schütteln. Das Reaktionsprodukt wird mit Benzol extrahiert, in welches Kodein übergeht. Auch bei dieser Modifikation kann man statt Diazomethan Nitrosomethylurethan verwenden. Diese Verfahren scheinen aber in der Praxis nicht angewendet zu werden, insbesondere die auf dem Pechmann'schen Methylierungsverfahren beruhenden. Alle angeführten Verfahren haben die Schattenseite der schlechten Ausbeute.

Mering hat Peronin (salzsaurer Benzyläther des Morphins)

$$C_{17}H_{18}(C_6H_5 . CH_2)NO_3 . HCl + H_2O$$

durch Einwirkung von Natriumäthylat und Benzylchlorid in alkoholischer Lösung auf Morphin erhalten [5]).

In letzter Zeit wurden der Firma Merck (Darmstadt) Verfahren geschützt, welche die Darstellung der Alkyläther des Morphins mit guten Ausbeuten gestatten.

Diese Verfahren beruhen darauf, dass die neutralen Alkyläther der anorganischen Säuren leicht eine Alkylgruppe abgeben.

Es wird Morphin in alkoholischer Lösung mit Natrium und Dimethylsulfat $SO_2<\begin{smallmatrix}OCH_3\\OCH_3\end{smallmatrix}$ (resp. Diäthylsulfat) versetzt und geschüttelt [6]). Man kann ausser den neutralen Schwefelsäureestern auch die neutralen Phosphorsäureester [7]) verwenden, ebenso die Ester der Salpetersäure, Methyl- und Äthylnitrat [8]).

---

1) BB. **27**. 1888 u. **28**. 855. 1624.
2) DRP. 92789.
3) DRP. 95644.
4) DRP. 96145.
5) DRP. 91813.
6) DRP. 102634.
7) DRP. 107225.
8) DRP. 108075.

Hingegen gelangt man bei Anwendung der sauren Ester der Schwefel- und Phosphorsäure nicht zum Ziele.

Die Karbonsäureester des Morphins sind sehr schlecht haltbar. Hingegen sind ihre Azylverbindungen sehr stabil.

Man stellt die letzteren nach dem Merck'schen Patente durch Einwirkung von Chlorkohlensäureester und Alkali auf die Azylverbindungen des Morphins (Azetyl- oder Propionylmorphin) dar. Man suspendiert hierbei Azylmorphin in Benzol und schüttelt in kleinen Portionen Alkali zusetzend mit Chlorkohlensäureäther [1]).

Die sehr labilen Morphinkarbonsäureäther wurden durch Einwirkung von Chlorkohlensäuremethyläther auf eine absolut alkoholische Morphinlösung bei Gegenwart von Alkali erhalten; man neutralisiert mit Schwefelsäure, befreit vom Alkohol, löst in Wasser, übersättigt mit Alkali und schüttelt mit Benzol aus [2]).

Über die verschiedenen Azyl- und Alkylderivate des Morphins, welche theoretisch alle auf demselben Grundprinzipe (Ersatz der Hydroxylwasserstoffe durch Säure- oder Alkylreste) beruhen, liegt nunmehr eine Reihe experimenteller Arbeiten, sowie therapeutischer Versuche vor, welche zeigen, dass hier trotz der grossen Verwandtschaft in den Wirkungen doch gewisse, wenn auch nicht grundlegende Verschiedenheiten zwischen den einzelnen Gliedern bestehen.

Die Resultate dieser Versuche belehren auch, wie die Ergebnisse der experimentellen Prüfung am Tiere nicht direkt auf den Menschen übertragbar sind. Während Kodein für Kaninchen viel giftiger ist als Morphin, kann der Mensch eine zehn- bis zwanzigfach so grosse Dosis Kodein wie Morphin vertragen.

Mering [3]) hat eine grosse Reihe von Morphinderivaten auf ihre physiologische Wirkung geprüft.

Kohlensäuremorphinester, dargestellt durch Einwirkung von Phosgengas auf Morphin, unterscheidet sich in seinen Wirkungen am Menschen vom Morphin nicht.

Die Morphinkohlensäurealkylester haben im frischen Zustande geprüft stärkere narkotische Effekte, als Morphin. Aber sie zeigen sonst keine Vorzüge. Es wurden untersucht: Morphinkohlensäuremethylester, Morphinkohlensäureäthylester, Morphinkohlensäurepropylester, Morphinkohlensäureamylester.

Doch ist der Unterschied in der Wirkung nicht so erheblich, dass

---

1) DRP. 106718.

2) DRP. 38729.

3) Merck's Jahresber. **1898**. 5.

einer dieser Körper, insbesondere die Äthylverbindung, von praktischer Bedeutung wäre.

Hingegen sind diese Verbindungen ausnahmslos sehr labil, so dass sie schon beim blossen Stehen sich in Morphin, Kohlensäure und Alkohol zerlegen, daher ist ihre Wirkung doch eigentlich als reine Morphinwirkung mit konkurrierender Wirkung des Alkohols anzusehen. Die Beziehungen zur Kodeingruppe dürften wohl äusserst locker sein. Der stabilere Azetylmorphinkohlensäureäthylester scheint weniger Nebenwirkungen zu zeigen als Morphin.

Anilidokohlensäuremorphinester (dargestellt durch Einwirkung von Karbanil [Phenylcyanat] auf Morphin) ist stark narkotisch, aber für die Therapie nicht besonders geeignet.

Auch Mering[1]) untersuchte die von Stockmann und Dott zuerst geprüfte Morphingruppe, bei welcher beide Hydroxylgruppen durch Säureradikale ersetzt sind. Dargestellt wurden: Diazetylmorphin, Dipropionylmorphin, Diisobutyrylmorphin, Divalerylmorphin.

Die narkotische Wirkung dieser Verbindungen ist bei Hunden stärker ausgeprägt als die des Kodein, die tetanische stärker als die des Morphin, was mit den Resultaten von Stockmann und Dott übereinstimmt.

Bei klinischen Versuchen zeigte es sich, dass diese Körper eine dem Morphin ähnliche, aber schwächere Wirkung zeigen; sie setzen die Reflexerregbarkeit herab und beseitigen Hustenreiz, gegen Schmerzen sind sie aber weit weniger wirksam als Morphin.

Diejenigen Morphinderivate, in denen nur der Wasserstoff des Phenolhydroxyls durch Säure ersetzt ist, wie Monoazetylmorphin, Monopropionylmorphin und Monobenzoylmorphin, nähern sich nach Mering bei Säugetieren in ihrer Wirkung sehr dem Morphin. Die tetanische Wirkung ist geringer als bei den diazylierten Derivaten, hingegen ist die hypnotische und schmerzstillende Wirkung entschieden mehr entwickelt. Die diazylierten Derivate sind ferner viel giftiger als die monoazylierten.

Nach den Mering'schen Versuchen verdienen von allen Morphinderivaten, die er geprüft hat, die grösste Bedeutung die Körper der eigentlichen Kodeingruppe, die Morphinäther, in denen der Wasserstoff des Phenolhydroxyls durch ein Arylradikal ersetzt ist. Er untersuchte die höheren Homologen des Kodeins und zwar: Äthylmorphin, Propylmorphin, Isobutylmorphin und Amylmorphin.

---

[1]) Merck's Jahresb. 1898. 5.

Äthylmorphinchlorhydrat allein bietet eine geringe Abweichung von den übrigen Äthern des Morphins, welche sich vom Kodein in ihrer Wirkung nicht unterscheiden. Seine Wirkung ist etwas länger und etwas stärker als die des Kodein. Es ist nach Mering ein vortreffliches Mittel zur Bekämpfung des Hustenreizes. Erfahrungsgemäss wirken Substanzen, in denen Äthylgruppen statt der Methylgruppen eingeführt sind, in mancher Richtung besser und stärker als die Methylderivate.

Die höheren Homologen des Kodein (mit Ausnahme der Äthylverbindung) wirken nennenswert schwächer, wenn auch physiologisch in ganz gleicher Weise, als Kodein.

Äthylendimorphin $\begin{matrix} C_{17}H_{18}NO_3 \\ C_{17}H_{18}NO_3 \end{matrix} > C_2H_4$, durch Einwirkung von Äthylenbromid auf Morphinnatrium gewonnen, ist für Frösche ungemein giftig, für Säugetiere von sehr geringer Wirkung, das Allgemeinbefinden ändert sich selbst bei grossen Dosen nicht. Es macht weder eine narkotische Wirkung, noch steigert es die Reflexerregbarkeit. Auf den Hustenreiz wirkt es gar nicht ein.

Die Wirkungslosigkeit des Äthylendimorphins hat eine Analogie und findet ihre Erklärung in der Existenz des Pseudomorphins.

Dieses entsteht durch schwache Oxydation von Morphin nach der Gleichung: $2\,C_{17}H_{19}NO_3 + O = (C_{17}H_{18}NO_3)_2 + H_2O$ Pseudomorphin. Pseudomorphin ist ungiftig und unwirksam.

Hier ist nach der Annahme von Polstorff[1]) die Bildung des Pseudomorphins durch das freie Phenolhydroxyl bedingt, so dass Pseudomorphin als der Morphinäther des Morphins aufzufassen wäre. Dafür spricht auch der Umstand, dass man vom Kodein durch schwache Oxydation keine dem Pseudomorphin analoge Verbindung erhält, weil im Kodein das Phenolhydroxyl alkyliert ist. Im Äthylendimorphin ist zwischen beide Morphinmoleküle noch die Äthylengruppe eingeschaltet unter Verschluss beider Phenolhydroxyle. So werden beide Morphinmoleküle (in beiden Beispielen: Pseudomorphin und Äthylendimorphin) unangreifbar für den Organismus und daher unwirksam.

Eine andere Erklärung glauben wir nicht mit dem vorliegenden Tatsachenmaterial in Übereinstimmung bringen zu können.

Hingegen ist das dem Morphin nahe verwandte Thebain, welches nur Methoxylgruppen trägt und keine freien Hydroxyle besitzt, von starker tetanisierender Giftwirkung.

---

[1]) BB. **13**. 86, **19**. 1760.

Die Arylmorphine, Benzylmorphin $C_6H_5 . CH_2 . O . C_{17}H_{18}NO_2$ und Tolylmorphin wirken ganz ähnlich wie Kodein, sind aber wegen ihrer schweren Löslichkeit und des brennenden Geschmackes nicht gut zu verwenden.

Aus der ganzen untersuchten Gruppe empfahl Mering besonders Dionin, das chlorwasserstoffsaure Äthylmorphin, vor allem als Hustenmittel und Ersatz des Kodeins. Dionin hat den Vorzug, dass es ausser dem phosphorsauren Kodein, das löslichste unter allen Morphinderivaten und auch weit löslicher als irgend ein Morphinsalz ist, so dass es sich aus diesem Grunde für Injektionen besonders eignet.

Während nun Mering nur in der eigentlichen Kodeingruppe (in den Alkyläthern des Morphins) Morphinersatzmittel von grossem therapeutischen Werte finden konnte, kam ziemlich gleichzeitig von anderer Seite (Dreser)[1]) die Empfehlung des Diazetylmorphins, welches ja ebenfalls den Chemikern und Pharmakologen längst bekannt war, als Hustenmittel. Über den Wert dieses Körpers hat sich, wenngleich sowohl Diazetylmorphin (Heroin) als auch Dionin von den Praktikern warm empfohlen wurden, unter den Pharmakologen eine heftige Fehde entsponnen.

Nach Dreser hat der Diessigsäureester des Morphins eine sedierende Wirkung auf die Atmung, welche intensiver ist, als die des Morphin selbst. Heroin wirkt nach ihm auch stärker als Kodein. Es übt eine deutlich nachweisbare beruhigende Wirkung auf die Atmung aus, die Atemfrequenz wird gemindert, der Hustenreiz beseitigt, zugleich macht sich eine allgemein narkotische Wirkung geltend. Eine erheblich schmerzlindernde Wirkung kommt diesem Mittel nicht zu.

Harnack[2]) warf jedoch gegen die Anwendung dieses Körpers in der Therapie ein, dass er stark giftig sei, die Atmung in hohem und bedenklichem Grade schwäche und auch beim Menschen ungleich giftiger und gefährlicher wirke, als Morphin.

Von prinzipieller Bedeutung ist der Vorwurf, den Harnack gegen Dreser richtet, dass letzterer bei Empfehlung dieses Körpers die fundamentale Tatsache zu wenig beachtet habe, dass gewisse Körper (organische Basen) durch Substituierung mit Säureresten, speziell auch durch Azetylierung, zu viel giftigeren Produkten werden können, als es die ursprünglichen Basen selbst sind. Es sei jetzt in der chemischen Technik eine gewisse Neigung alles zu azetylieren. Beim Anilin und Aminophenol

---

[1]) Ther. Mon. **1897**. 509. **1899**. 469.

[2]) Münchener Med. W. **1899**. Nr. 27 u. 31.

gelangt man wohl durch Azetylierung zu weniger giftigen Produkten. Nach Harnack scheint dieses für die Basen aus isozyklischen Verbindungen im allgemeinen zu gelten, aber die Basen, denen heterozyklische Verbindungen zugrunde liegen und deren Derivate einen grossen Teil der natürlichen Alkaloide ausmachen, verhalten sich anders. Sind doch viele Alkaloide selbst Säuresubstitutionsprodukte einfacherer Basen, welche letzteren an Giftigkeit hinter jenen weit zurückstehen. Atropin, Skopolamin und Homatropin sind ungleich giftiger als Tropin, Kokain giftiger als Ekgonin und bei der künstlichen Substituierung der einfacheren Basen mit Säureresten scheint gerade die Azetylierung besonders stark wirksame Produkte zu geben: so übertrifft nach Gottlieb Azetyltropein verschiedene andere homologe Tropinderivate an Giftigkeit erheblich.

Wenn wir auch in dem speziellen Falle die Anschauungen Harnack's völlig teilen, glauben wir nicht, dass es für den Azetylierungseffekt von Relevanz sei, ob die Base isozyklischer oder heterozyklischer Natur ist, sondern: die Azetylierung ist nur dann eine Entgiftung, wenn sie Wasserstoffe einer Aminogruppe ersetzt, wenn die Azetylgruppen aber Hydroxylwasserstoffe von Basen ersetzen, so entstehen weit giftigere Körper. Wenn man auch alle angeführten Beispiele betrachtet, so wird man sehen, wie diese Anschauung mit den vorliegenden Tatsachen übereinstimmt. Besonders klar wird die ungeheure Zunahme der Giftigkeit durch Einführung eines Azetylrestes in ein Hydroxyl einer Base beim schon obenerwähnten Akonitin, wo ein fast ganz ungiftiger Körper durch Ersatz eines Hydroxyls durch den Essigsäurerest sich in ein äusserst heftiges Gift verwandelt, während die weitere Azetylierung der Hydroxyle höchstens den Effekt hat, die Monoazetylverbindung in ihrer Wirkung abzuschwächen.

Winternitz[1]) resümiert nach vergleichenden Versuchen an Menschen den Unterschied zwischen der eigentlichen Kodeinreihe (Morphinäther) und den azetylierten Morphinderivaten dahin, dass Kodein und Dionin die Atmung des Menschen so gut wie unbeeinflusst lassen, Heroin (Diazetylmorphin) und Monoazetylmorphin eine erhebliche Beschränkung der Atmung und der Erregbarkeit des Atemzentrums herbeiführen. Die Einführung von Alkylgruppen schwächt also die physiologische Wirkung des Morphins auch in bezug auf die Atmung ab, während

---

[1]) Ther. Mon. **1899**. Sept.

die Substituierung mit Säureresten eine wesentliche Verstärkung der Atemwirkung des Morphins zur Folge hat.

Morphoxylessigsäure wirkt wie Morphin, aber 50fach schwächer). Der Methyl- und Äthylester dieser Säure sind heftige Krampfgifte, welche pikrotoxinähnliche Konvulsionen machen [2]. Die Ester sind weitaus giftiger als das Natriumsalz.

Azetylkodein ist nach Dresers Angabe [3]) nicht brauchbar, da es die Atmung nicht affiziert, dagegen die Reflexerregbarkeit noch in höherem Maße als Kodein steigert.

Von anderen Morphinderivaten, welche wohl nicht von praktischem Interesse sind, aber doch einiges Licht auf den Zusammenhang zwischen Konstitution und Wirkung bei diesem praktisch wichtigen, ja in seinen Wirkungen wohl einzig dastehenden Mittel wirft, wollen wir noch folgende erwähnen.

Morphinchinolinäther [4]) $\begin{matrix} O.C_9H_6N \\ OH \end{matrix} \rangle C_{14}H_{10} \langle \begin{matrix} O - CH_2 \\ N(CH_3) - CH_2 \end{matrix}$,

dargestellt von P. Cohn, wurde von Kreidl untersucht, welcher zeigte, dass er krampferregend wirkt, insbesonders auf die Respirationsmuskulatur. Angriffspunkt des Giftes ist wahrscheinlich das verlängerte Mark. Er setzt den Blutdruck herab. Also das Bild der Wirkungen aller Morphinäther (Kodeingruppe).

Dass durch Verschluss der Hydroxylgruppe im Morphin die narkotische Wirkung dieser Substanz unmöglich gemacht wird, lässt sich auch aus den Beobachtungen von Schryver und Lees [5]) deduzieren. Die alkoholische Hydroxylgruppe im Morphin ist leicht substituierbar, so dass diese Forscher Derivate des Morphins durch Einwirkung von Phosphortrichlorid etc. erhalten haben. So wurden gewonnen Chloromorphid $C_{17}H_{18}O_2NCl$, Bromomorphid $C_{17}H_{18}O_2NBr$. Aus Chloromorphid entsteht mittelst Zinn und Salzsäure Desoxymorphinhydrochlorid

$$2\,(C_{17}H_{19}O_2NCl) + 3\,H_2O.$$

Durch Erhitzen des Bromomorphids mit Wasser erhält man das bromwasserstoffsaure Salz einer dem Morphin isomeren Base, Isomorphin

---

[1]) Chem. Ztg. **1900**. p. 1141.

[2]) Barnes, AePP. **46**. 68. Becker, Arch. de pharmacodyn. XII. 73.

[3]) Ther. Mon. **1898**. 509.

[4]) M. f. C. **19**. 112.

[5]) Proceed. Chem. Soc. London **16**. **143**. Journ. Chem. Soc. London **77**. 1024.

benannt. Chloromorphid, Bromomorphid, Desoxymorphin und Isomorphin sind sämtlich frei von narkotischer Wirkung.

Methylmorphiniumchlorid (die Ammoniumbase) wird durch Anlagerung von Methylchlorid dargestellt. Crum Brown und Fraser behaupten, dass diese Substanz keine krampferregenden Wirkungen habe, aber hypnotische; sie glauben, dass die wichtigste Wirkung dieses Körpers in der Paralyse der motorischen Nervenendigungen besteht und dass diese die Ursache der allgemeinen Paralyse ist. Stockmann und Dott stimmen mit ihnen darin überein, dass die Morphiumammoniumbase die narkotische Wirkung des Morphins hat, aber sie finden auch, dass ihm die tetanisierende Eigenschaft in sehr bemerkenswertem Grade zukommt. Crum Brown und Fraser führten aus, dass die Wirkung auf die motorischen Nerven eine stark lähmende ist, aber Stockmann und Dott zeigten, dass die Paralyse der motorischen Nerven den Tetanus verschleiert. Die letale Dosis für Kaninchen ist ungefähr dieselbe wie für Morphin, aber der Tod ist durch Asphyxie infolge von Paralyse der motorischen Nervenendigungen und nicht des respiratorischen Zentrums, wie beim Morphin, verursacht.

Bei Versuchen mit Methylkodeiniumsulfat (Ammoniumbase des Kodeins) konnten Brown und Fraser keinen hypnotischen Effekt sehen und statt Krämpfen erhielten sie Paralyse, aber ihre Dosierung war eine zu hohe. Kodein wirkt auf Gehirn und Rückenmark und äussert eine deprimierende Wirkung auf die motorischen Nerven. Beim Methylkodeinium ist die letztere Wirkung sehr erhöht, während die Wirkung auf das Rückenmark ebenfalls erhöht ist, auf das Gehirn aber stark herabgemindert. Reflexsteigerung kommt bei kleinen Dosen auch vor. Man kann im Experimente Tetanus erzeugen, Narkose kann man mit grossen Dosen zuwege bringen.

Bei diesen beiden Additionsprodukten sind durch die chemische Veränderung die Wirkungen des Morphins oder Kodeins nicht tief alteriert. Die paralysierende Wirkung auf die motorischen Nerven ist beträchtlich erhöht und die narkotische Wirkung gemindert, aber qualitativ bleiben die Effekte auf den tierischen Organismus ähnlich denen des Morphins und Kodeins; auch hier ist nur ein Radikal addiert und obgleich die Addition die quantitative Wirkung auf die verschiedenen Teile des Nervensystems geändert hat, so bleibt die qualitative Wirkung unberührt.

Alkylapomorphiniumsalze erhält man in leicht löslicher Form durch Umsetzen der Apomorphinjodalkylate mit Schwermetallsalzen der betr. Säuren oder durch Umsetzen der freien quaternären Base mit Säuren oder durch Einwirkung von Alkyläthern der Sauerstoffsäuren oder Alkylhalogenen auf Apomorphin selbst[1]). Diese Alkylapomorphiniumsalze sind leichter löslich und nicht so leicht veränderlich, wie Apomorphinchlorhydrat.

Im Trichloromorphid $C_{17}H_{16}Cl_3NO$ sind beide Hydroxyle und noch ein Wasserstoff durch drei Chloratome ersetzt. Dieses Alkaloid wirkt auf das Zentralnervensystem in erster Linie und verursacht Depression, auf welche Tetanus folgt. In kleinen Dosen hat es eine paralysierende Wirkung auf die motorischen Nerven, welche den Tetanus verschleiert, es hat auch eine leichte Muskelgiftwirkung. Auch andere von Stockmann und Dott untersuchten Chlorderivate zeigten alle die charakteristische Morphinwirkung.

Im Chlorokodit $C_{18}H_{20}ClNO_2$ ist die alkoholische Hydroxylgruppe des Kodein durch Chlor ersetzt. Es hat Kodeinwirkung, wirkt aber stärker auf die motorischen Nerven und ist überdies ein Muskelgift, die Muskelschwäche ist bemerkenswert und die Narkose fast Null. Diese Chlorderivate behalten die charakteristischen Wirkungen der Morphingruppen auf das Zentralnervensystem, sie wirken mehr oder weniger energisch als Muskelgifte, indem sie bald die kontraktive Kraft der willkürlichen Muskel zerstören. Chlor ist, wie bekannt, ein starkes Muskelgift und seine Einführung in andere Gruppen, z. B. in Chloroform, macht diese Körper zu so bemerkenswerten Lähmungsmitteln für Muskelgewebe. Vielleicht geschieht dasselbe im Morphinmolekül.

Im Methokodein $(OH)(CH_3O).C_{17}H_{16}O=N.CH_3$ sind zwei Methylmoleküle, eines ersetzt Hydroxylwasserstoff, während eines an den N tritt. Es entsteht eine offene N-haltige Seitenkette statt des früheren Ringschlusses. Diese chemische Veränderung verändert die Wirkung völlig, so dass man gar keine Ähnlichkeit finden kann, weder Narkose, noch Tetanus, die Symptome resultieren von der Vergiftung der willkürlichen Muskeln und in geringerer Ausdehnung von einer Rückenmarksdepression. Der Harn war immer tiefgrün, da die Substanz im Blute eine Veränderung erleidet. Apomorphin ändert sich ja auch in eine grüne Substanz und ist auch ein Muskelgift, aber Methokodein hat keine Brechwirkung. Harnack hat ausgeführt, dass Apomorphin wesentlich ein Muskelgift ist und dass das Erbrechen accidentell sei. Stockmann und Dott vermuten, dass beide Körper eine ähnliche Konstitution haben.

Man sieht, dass die Resultate der älteren Untersuchungen von

[1]) DRP. 158620 Pschorr-Berlin.

Stockmann und Dott[1]) mit den neueren von Schryver und Lees nicht übereinstimmen. Wahrscheinlich wurde mit chemisch verschiedenen Substanzen gearbeitet.

Bei Desoxymorphin ($C_{17}H_{19}NO_2$), Desoxykodein ($C_{18}H_{21}NO_2$), Bromotetramorphin ($C_{68}H_{75}BrN_4O_{12}$), Bromotetrakodein und Chlorotetrakodein fand Forster, dass sie dieselbe Wirkung haben wie Morphin und Kodein. Stocker fand dasselbe für Di-, Tri- und Tetrakodein. Es scheint nach Stockmann und Dott sicher zu sein, dass, solange die chemischen Veränderungen auf das, was man die aussenliegenden Gruppen des Moleküls nennen kann, restringiert sind, nur sehr geringe Veränderung in der physiologischen Wirkung auftreten. Die Veränderung, welche Platz greift, hängt nicht so sehr von der Natur des substituierten Körpers ab, als von dem Teile des Moleküls, welches substituiert ist. Wenn aber im Kern des Moleküls eine Veränderung gesetzt wird, dann ist die Wirkung stark verändert.

Ein noch klareres Bild über die Beziehungen zwischen Konstitution und Wirkung des Morphins erhalten wir, wenn wir die anderen im Opium enthaltenen Alkaloide, soweit deren Konstitution und deren physiologische Wirkung bekannt ist, besprechen.

Papaverin ist nur noch schwach narkotisch wirkend und steht in der Mitte zwischen Morphin und Kodein[2]). Nach Leubuscher[3]) hat es in kleinen Dosen eine beruhigende Wirkung auf die Darmbewegungen.

Die Konstitution dieses Opiumalkaloids hat Goldschmied[4]) völlig aufgeklärt und sie lässt sich in folgender Formel darstellen.

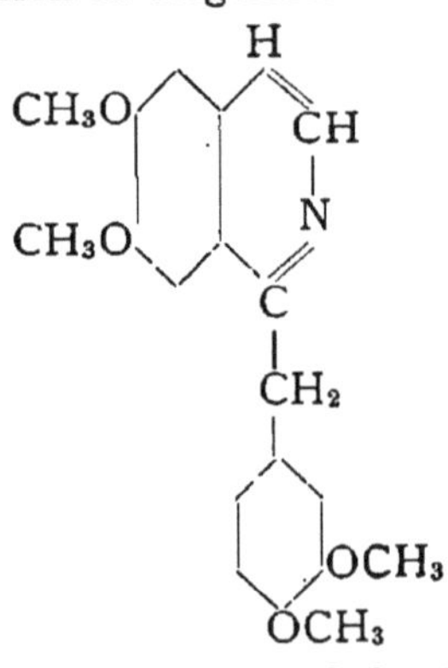

[1]) Proceed. R. Soc. Edinburgh **17**. 1890. Brit. med. Journ. **1890**. II. 189. Brit. med. Journ. **1891**. 24. Jan.

[2]) Schröder, AePP. **17**. 96.

[3]) Deutsche med. W. **1892**. p. 179.

[4]) M. f. C. **4**. 704, **6**. 372, 667, 954, **7**. 485, S. 510, **9**. 42, 327, 349, 762, 778, **10**. 156, 673, 692, **13**. 697. **17**. 491.

Verwandelt man nun Papaverin in das entsprechende Chlormethylat und reduziert dieses mittelst Zinn und Salzsäure, so erhält man n-Methyltetrahydropapaverin

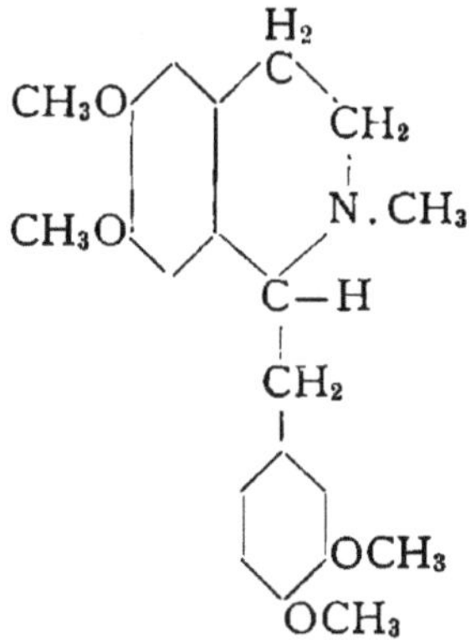

welches razemisch ist und sich durch Chinasäure in zwei aktive Komponenten zerlegen lässt. Die rechtsdrehende ist mit dem Laudanosin aus dem Opium identisch[1]).

Die Base ist also am Stickstoff methyliert und hydriert. Dadurch ist sie ausserordentlich giftig geworden und nähert sich durch ihre konvulsivische Wirkung dem Thebain und Strychnin, sie besitzt keine wahrnehmbare narkotische Wirkung. Nach Babel kann es in bezug auf Giftigkeit nur dem Thebain an die Seite gestellt werden. Die Verstärkung der Toxizität ist auf die Wasserstoffzunahme, die stärkere Krampfwirkung auf die Methylgruppe zurückzuführen.

Dagegen sind die narkotischen Eigenschaften, welche Papaverin, wenngleich in wenig hohem Grade besitzt, beim Laudanosin völlig verschwunden. Die anderen Erscheinungen der physiologischen Wirkung sind bei den beiden Alkaloiden sehr ähnlich[2]).

Nach den Untersuchungen von Claude Bernard[3]) rangieren die Opiumbasen in folgender Weise in bezug auf ihre Konvulsionen erregende Wirkung. 1) Thebain. 2) Papaverin. 3) Narkotin. 4) Kodein. 5) Morphin. Laudanosin steht also in dieser Hinsicht zwischen Thebain und Papaverin. Es ist also durch die Hydrierung und die Methylierung am Stickstoff die Wirkungsweise nicht verändert, sondern nur erheblich verstärkt, daher erscheint die schwach narkotische Wirkung des Papaverins in dieser als krampferregendes Mittel stärker wirkenden Ver-

---

[1]) Pictet u. Athanasescu, BB. **33**. 2346.

[2]) Babel. Rev. de la Suisse Romande 1899. Nr. 11. p. 657.

[3]) C. r. **59**.

bindung nunmehr völlig verdeckt. Man ersieht beim Papaverin und beim Laudanosin leicht aus der Formel, dass alle Hydroxyle durch Alkylgruppen geschlossen erscheinen, so dass der krampferregende Komplex, dessen angreifende Gruppe für das Rückenmark uns leider unbekannt, zur vollen Geltung kommen kann, da kein freies Hydroxyl in dieser Substanz vorhanden, welches chemische Beziehungen zum Gehirn herstellen würde.

Durch Oxydation von Papaverin mit Permanganat erhielt Goldschmiedt ein Keton, das Papaveraldin

$$\begin{array}{l} C_6H_3(OCH_3)_2 \\ | \\ CO \\ | \\ C_9H_4N(OCH_3)_2 \end{array}$$

Durch Reduktion mit Essigsäure und Zink kann man aus diesem einen sekundären Alkohol (Papaverinol) erhalten[1].

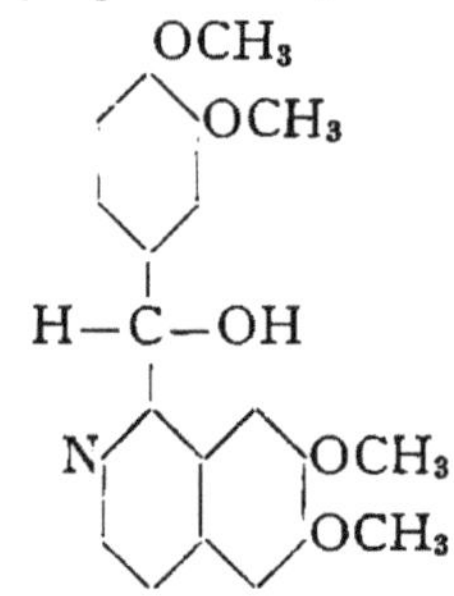

Die Wirkung ähnelt in allen Hauptsymptomen der Papaverinwirkung, nur sind die Krämpfe kräftiger und andauernder.

Von besonderem Interesse erscheinen für die Frage, die wir besprechen, die neuesten Untersuchungen über die Konstitution des Thebains.

Von allen Opiumalkaloiden ist Thebain, wie schon Claude Bernard gezeigt hat, das am stärksten krampferregende, dagegen steigert Thebain nicht die Empfindlichkeit in gleichem Maße, wie Morphin und Kodein, weshalb auch die Erschöpfung nicht so rasch eintritt und die Vergiftung mit Thebain langsamer verläuft. Nach Stockmann und Dott macht Thebain in kleinen Dosen narkotische Wirkung, sonst ist es mit dem Strychnin fast ganz identisch. Es ist nach Bernard als das giftigste Opiumalkaloid zu betrachten.

Morphin, Kodein und Thebain sind alle drei Phenanthrenderivate. Thebain ist von einem dihydrierten, die beiden andern Alkaloide von einem tetrahydrierten Kohlenwasserstoff abzuleiten. Beim Er-

---

[1]) Stuchlik, M. f. C. **21**. 813.

wärmen von Thebain mit wässeriger Salzsäure erhält man unter Abspaltung Thebenin $\begin{matrix} CH_3O \\ O \end{matrix}\!\!>C_{17}H_{15}ON$, welches allgemeine Lähmung macht[1]).

Thebain zerfällt nach Freund[2]) beim Erhitzen mit Essigsäureanhydrid in Äthanoldimethylamin $HO.CH_2.CH_2.N(CH_3)_2$ und das N-freie Thebaol, welches 3.6.Methoxy.4.Oxyphenanthren ist.

Wenn man Thebain mit starker Salzsäure behandelt, so erhält man einen Körper, welcher nach Ansicht von Howard[3]) und Roser als Morphothebain aufzufassen ist, d. h. es verhält sich zum Thebain wie zu seinem Dimethyläther. Dieses Morphothebain ist nicht giftig, eine Lösung in Mengen von 0.2 g einem Meerschweinchen injiziert, blieb ganz ohne Wirkung.

Thebain	Morphothebain
$\begin{matrix} CH_3.O \\ CH_3.O \end{matrix}\!\!>C_{17}H_{15}NO$	$\begin{matrix} HO \\ HO \end{matrix}\!\!>C_{14}H_{15}NO$

Aber diese Auffassung des Morphothebains erwies sich durch die Untersuchungen von Freund[4]) als unrichtig; bei der Behandlung mit starker Salzsäure wird nur eine Methoxylgruppe abgespalten, andererseits erleidet tatsächlich der stickstoffhaltige Ring des Thebains eine Umwandlung, welche nun die völlige Wirkungslosigkeit des Morphothebains zu bedingen scheint, von dem wir ja, beim Festhalten an der Roser-Howard'schen Auffassung, morphinähnliche Effekte erwartet hätten. Ferner hätte Morphothebain, wenn nur eine Methoxylgruppe abgespalten, wie Freund gezeigt, und nicht zugleich eine Umwandlung des Morpholinringes vor sich gegangen wäre, physiologische Eigenschaften, ähnlich wie Kodein zeigen müssen.

Es lässt sich also aus der vergleichenden Betrachtung dieser Substanzen sagen, dass die typische Wirkung des Morphins mit dem Vorhandensein der beiden freien Hydroxyle in benachbarter Stellung an einem Benzolring sowie mit dem Intaktsein des stickstoffhaltigen Ringes in innigem Zusammenhange steht. Ähnlich konstruierte Körper können die krampferregende Wirkung besitzen, wie es nach den Erfahrungen mit Laudanosin und Papaverin sicher anzunehmen ist. Hingegen geht

---

[1]) Eckhardt, Beiträge zur Anat. u. Physiol. **8**.

[2]) BB. **30**. 1357.

[3]) BB. **17**. 527 u. **19**. 1596.

[4]) BB. **32**. 168.

sie bei Veränderung des N-haltigen Ringes in dem Falle des Morphothebains verloren.

Brommorphin [1]) wird durch Wasser nach der Gleichung zersetzt:

$$C_{17}H_{18}O_2NBr + H_2O = C_{17}H_{19}O_3N . HBr.$$

Es entsteht eine neue dem Morphin isomere Base, das Isomorphin, ausserdem eine neue Base in kleinen Mengen, das β-Isomorphin. Chlormorphin liefert mit Wasser ebenfalls β-Isomorphin. Isomorphin wirkt nicht betäubend.

Nach den Erforschungen der Konstitution wird der Aufbau des Isomorphins wahrscheinlich durch folgende Formel dargestellt:

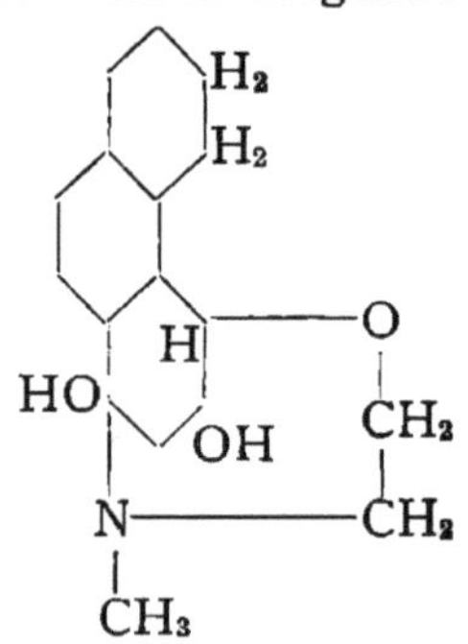

Isomorphin

Es scheint, als ob durch den Umstand, dass im Isomorphin nur ein Benzolkern an der Bildung des Morpholinringes partizipiert, die Wirkung nicht zustande käme, so dass auch dieses Moment für die Beziehung zwischen Aufbau und Wirkung beim Morphin zu berücksichtigen ist.

Methylthebajumsulfat (durch Addition von Methyljodid dargestellt) besitzt nach Brown und Fraser lähmende Wirkung auf motorische Nerven und seine letale Wirkung ist dem Thebain gegenüber sehr verringert. Thebain ist vielleicht 20 mal so giftig als Morphin. Aber auch die krampferregende Wirkung des Thebains ist in der Thebajumammoniumbase erhalten, wenn auch die prädominierende lähmende Wirkung sie verdeckt. Die Methylthebajumbase soll man nach Stockmann und Dott zur Morphingruppe rechnen, da sie ein narkotisches und tetanisches Stadium erzeugt, wenn auch ersteres sehr schlecht entwickelt. Thebain wirkt anders auf Menschen als auf Tiere. Ebenso ist Kodein für Tiere giftiger als für Menschen.

Die Abspaltung von Wasser aus dem Morphin oder Kodein durch

---

[1]) Schryver und Lees, Proc. Chem. Soc. **17**. 54—56.

Salzsäure oder Chlorzink in der Siedehitze führt zu Körpern, welche insofern von den Muttersubstanzen differieren, als ihnen die brechenerregende Wirkung des Morphins in erheblich erhöhter Weise zukommt. Es sind dies Apomorphin und Apokodein. Apomorphin hat eine geringe narkotische Wirkung, verursacht aber eine hochgradige Erregung, hierauf Lähmung des Gehirns und der Medulla oblongata[1]). Apomorphin $C_{17}H_{17}NO_2$ ist ein energisches Expektorans und ein Emetikum. Nach den Untersuchungen von Pschorr, Jaeckel und Fecht[2]) kommt dem Apomorphin höchstwahrscheinlich die Konstitution

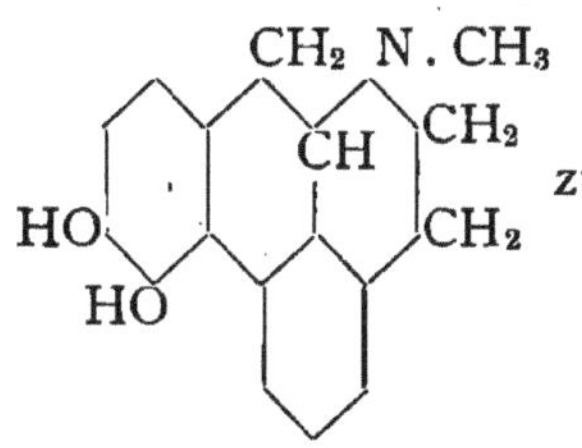

zu.

Euporphin ist Apomorphinmethylbromid; es soll weniger Brechreiz erzeugen als Apomorphin und nicht so stark auf das Herz wirken [3]). Ähnlich wie Apomorphin verhält sich Apokodein $C_{18}H_{19}NO_2$. Nach Murrell ist es ein Expektorans und Emetikum, wie das ihm nahestehende Apomorphin. Nach Guinard ist es für Hunde ein ausgezeichnetes Schlafmittel, wie Kodein. Bei grösserer Dosis bekommt das Tier nach dem Einschlafen Zuckungen und Krämpfe, durch welche der Schlaf alsbald verschwindet. Apokodein[4]) ist kein Brechmittel, sondern erzeugt nur übermässige Speichelsekretion und beschleunigt die Darmperistaltik, wirkt als Sedativum, das ohne vorhergehendes Exzitationsstadium und ohne Übelkeit und Erbrechen hervorzurufen, leichten vorübergehenden Schlaf erzeugt. Toy und Combemale[5]) wiesen darauf hin, dass Apokodeinchlorhydrat ein subkutan applizierbares, sicher wirkendes Abführmittel ist. Nach Dixon[6]) erniedrigt es den Blutdruck und wirkt gefässerweiternd. Die laxierende Wirkung ist durch Peristaltiksteigerung, durch den sedativen Einfluss auf die Hemmungsganglien des Sympathikus zu erklären. In richtiger Dosis subkutan verabreicht, erzeugt es keine Nebenwirkungen,

[1]) Hypnotische Wirkung des Apomorphin Merck's Ber. **1900** p. 69, Rabow in v. Leyden, Festschrift II. Bd. **1902**. 79.

[2]) BB. **35**. 4377.

[3]) M. Michaelis, Klin. therap. Wochenschr. **1904**. Nr. 24 p. 660.

[4]) L. Guinard, Contributions à l'étude physiologique de l'apocodeine. Lyon 1893 und Lyon médical. Nr. 21 u. 23 ex 1891.

[5]) Merck's Ber. **1900** p. 62.

[6]) Brit. med. Journ. **1902**. p. 1297. 2181.

kein Erbrechen. Die Wirkung des Apokodeins und des Kodeins weisen gewisse Analogien auf, doch wirkt letzteres in stärkerem Maße hypersekretorisch und weniger beruhigend, ist ferner stärker krampferregend und im allgemeinen gefahrbringender.

Zu erwähnen ist noch das physiologische Verhalten des Methokodeins oder Methylmorphimethins.

$$CH_3O\,.\,C_{10}H_5{<}\begin{matrix}CH(OH)\\CH\,.\,CH\end{matrix}{>}CH\,.\,O\,.\,CH_2\,.\,CH_2\,.\,N(CH_3)_2$$

Dieses entsteht beim Kochen von Kodeinmethyljodid mit Alkalien [1]). Es wird anscheinend die zyklische Stickstoffverkettung des Kodeins aufgespalten [2]).

α-Methylmorphimethin besitzt lokal geringe Reizwirkungen, resorbiert führt es zu Krämpfen, Herzverlangsamung, später Herzschwäche, Atemstillstand und Tod. Es besitzt weder die schmerzstillende und schlafmachende, noch die pupillenverengernde Wirkung des Morphins, beziehungsweise Kodeins, dagegen lähmt es, wie Morphin, das Atemzentrum, während aber Morphin Blutdruck und Herztätigkeit nicht herabsetzt, tut dies α-Methylmorphimethin. β-Methylmorphimethin wirkt ähnlich, nur schwächer als die α-Base [3]).

β-Methylmorphimethin entsteht beim Erhitzen von α-Methylmorphimethin mit Essigsäureanhydrid. Es bildet sich aus der Hälfte der Substanz Morphenol $C_{14}H_8O_2$ = 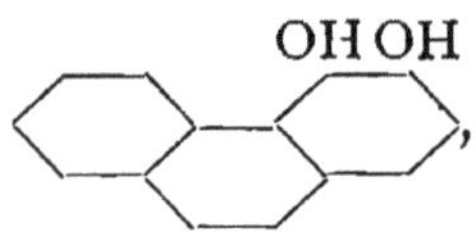

, welches um 2 H ärmer ist als Morphol, die andere Hälfte erfährt eine Umlagerung in eine stereoisomere Verbindung, das β-Methylmorphimethin.

Die Versuche zur Synthese des Morphins lassen sich in zwei Gruppen teilen: In Versuche, welche dem Morphin analog wirkende Körper erzielen wollten und Versuche zur Synthese des Alkaloides selbst.

Als der roheste Versuch muss jedenfalls die Synthese des Piperidinbrenzkatechin angesehen werden, welche Sokolowski und Szmurlo ausgeführt haben, um ein Alkaloid der Morphiumgruppe zu erhalten. Die Überlegung, welche dieser Synthese zugrunde zu liegen scheint, ist, wenn überhaupt eine vorhanden war, die, dass die benachbarte Stellung der Hydroxyle im Morphin nachzuahmen sei. Dann liegt aber

---

[1]) Hesse, BB. **14**, 2693, Grimaux. C. r. **93**. 591.

[2]) BB. **22**. 1118.

[3]) Knorr (Heintz), BB. **27**. 1144.

eine grobe Verwechslung zwischen der verankernden und der wirklich wirkenden Gruppe vor.

Die Konstitution ist angeblich

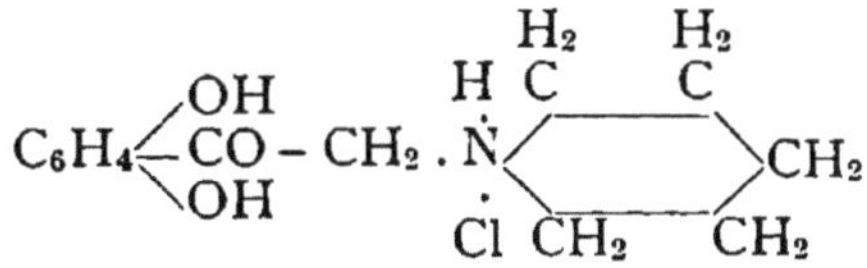

Die toxische Gabe dieser Substanz betrug 1 g. In mittleren Gaben einverleibt hat die Verbindung keinen Einfluss auf den Zirkulationsapparat und zeigte gar keinen narkotischen Effekt.

Versuche zur Synthese morphinähnlicher Körper liegen von Knorr vor, welche sich auf seine Untersuchungen über die Konstitution des Morphins stützen. Leider ist das experimentelle Material über die Wirkung dieser Substanzen nicht veröffentlicht.

Von den synthetischen Morpholinen stehen die Naphtalanmorpholine ihrer Konstitution zufolge, nach der Ansicht von Knorr, dem Morphin am nächsten. Nach der Knorr'schen Angabe sollen die physiologisch sehr wirksamen N-Alkylderivate des Naphtalanmorpholins in der Wirkung auf den menschlichen Organismus dem Morphin schon sehr ähnlich sein, was aber anscheinend ganz unrichtig ist.

Direkt werden die Morpholine aus Dioxäthylaminen dargestellt[1]). Sie entstehen durch direkte Wasserentziehung aus denselben, indem sich ihre Anhydride, die Morpholine bilden. Als Kondensationsmittel werden Phosphorsäure, Essigsäureanhydrid, am besten aber 70 % Schwefelsäure bei 100—200° angewendet. Auch die Stammsubstanz der Morpholine, das Morpholin (p-Oxazin) selbst

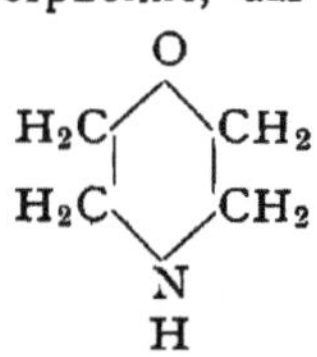

kann nach dieser Methode aus Dioxäthylamin erhalten werden.

Nach Marckwald und Chaïn[2]) gelangt man auf folgende Weise zum Morpholin: Durch die Einwirkung von Äthylenbromid auf Natriumphenolate erhält man Bromäthylalphyläther, aus welchen durch Ammoniak oder primäre Amine Basen der allgemeinen Form

$$RN\begin{cases} CH_2\ CH_2 . O . \text{Alphyl} \\ CH_2 . CH_2 . O . \text{Alphyl} \end{cases}$$

[1]) DRP. 95854.

[2]) DRP. 120047.

entstehen. Wenn man Sulfamide bei Gegenwart von Alkali mit Bromäthylalphyläther reagieren lässt, so entstehen substituierte Sulfamide

$$R.SO_2.N\begin{cases}CH_2.CH_2.O.\text{Alphyl}\\CH_2.CH_2.O.\text{Alphyl}\end{cases}.$$

Ferner lassen sich Monoalphyläther des Diäthanolamins und seiner Derivate von der Form

$$R.N\begin{cases}CH_2.CH_2.O.\text{Alphyl}\\CH_2.CH_2.OH\end{cases}$$

durch Einwirkung von Äthylenchlorhydrin auf die entsprechenden Derivate der Aminoäthylalphyläther erhalten.

Diese alle Verbindungen liefern beim Erhitzen mit verdünnter Mineralsäure, unter Abspaltung der Phenole, Derivate des Morpholins oder dieses selbst. Wenn man Iminoäthylphenyläther $NH.(CH_2.CH_2.O.C_6H_5)_2$ mit Salzsäure auf 160^0 erhitzt, so erhält man fast reines Morpholinchlorhydrat.

Besser ist es von einem Sulfamid, z. B. p-Toluolsulfamid auszugehen und es mit Bromäthyl-β-naphtyläther und Alkali zur Reaktion zu bringen.

$$C_7H_7.SO_2.NH_2 + 2\,CH_2Br.CH_2.O.C_{10}H_7 + 2\,NaOH =$$

$$C_7H_7.SO_2.N\begin{cases}CH_2.CH_2.O.C_{10}H_7\\CH_2.CH_2.O.C_{10}H_7\end{cases} + 2\,NaBr + 2\,H_2O.$$

Es entsteht glatt der Dinaphtyläther des p-Toluolsulfodiäthanolamids, welcher sich bei 170^0 mit $25\,^0/_0$ Salzsäure spalten lässt.

$$C_7H_7.SO_2N:(CH_2.CH_2.O.C_{10}H_7)_2 + 3\,H_2O =$$

$$C_7H_8 + H_2SO_4 + 2\,C_{10}H_8O + HN\begin{cases}CH_2.CH_2\\CH_2.CH_2\end{cases}O.\ \text{Morpholin.}$$

Ferner kann man Aminoäthylphenyläther mit p-Toluolsulfochlorid bei Gegenwart von Alkali in Wechselwirkung bringen und erhält p-Toluolsulfoaminoäthylphenyläther $C_7H_7.SO_2.NH.CH_2.CH_2.O.C_6H_5$. Mit Kali und Äthylenchlorhydrin in alkoholischer Lösung erhält man daraus den Monophenyläther des p-Toluolsulfodiäthanolamids

$$C_7H_7.SO_2.N\begin{cases}CH_2.CH_2.OH\\CH_2.CH_2.O.C_6H_5\end{cases}$$

welch letzterer mit Salzsäure wie der Dinaphtyläther reagiert.

Zur Darstellung des Methylmorpholins kann man vom Methyliminoäthylphenyläther $CH_3.N(CH_2.CH.O.C_6H_5)_2$ ausgehen, welcher durch Einwirkung von Bromäthylphenyläther auf eine verdünnte alkoholische Methylaminlösung bei 100^0 entsteht. Es bilden sich Methylaminoäthylphenyläther und Methyliminoäthylphenyläther. Man stellt die Nitrosoverbindung der sekundären Base dar und scheidet die tertiäre mit Lauge ab. Letztere wird mit Salzsäure erhitzt und zerfällt in Phenol und Methylmorpholin.

Morpholin lässt sich ferner leicht aus Nitroso- und Nitroderivaten des Phenylmorpholins darstellen durch Spaltung mit Alkalien, während Phenylmorpholin selbst sehr resistent ist[1]).

---

[1]) DRP. 119785.

Vorher hat Knorr[1]) Morpholin 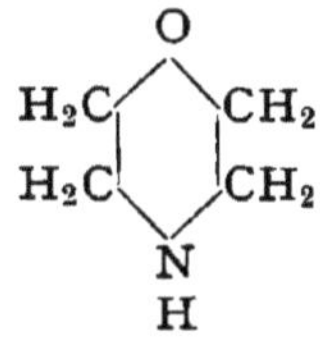 aus dem Dioxyäthylamin $HN{<}{CH_2.CH_2.OH \atop CH_2.CH_2.OH}$ von Würtz, dessen inneres Anhydrid es ist, durch Erhitzen mit Salzsäure auf 160° C erhalten.

Dieses Morpholin verhält sich zum einfachen Oxazin 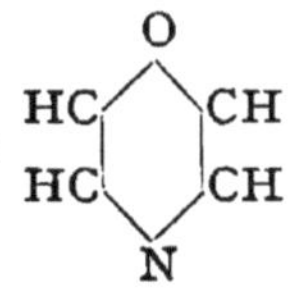 wie Piperidin zu Pyridin.

Methylphenmorpholin[2]) erhält man auf folgende Weise: Wenn man o-Nitrophenolsalze mit Monohalogenketon umsetzt, erhält man o-Nitrophenolazetol, durch Reduktion dieser Verbindung kann man Methylphenmorpholin herstellen, eine Verbindung, die, wie Knorr angibt, wegen ihrer narkotischen Wirkung wertvoll ist, und der nach ihrer Entstehung die nachstehende Konstitutionsformel zuzuschreiben ist:

Nitrophenazetol

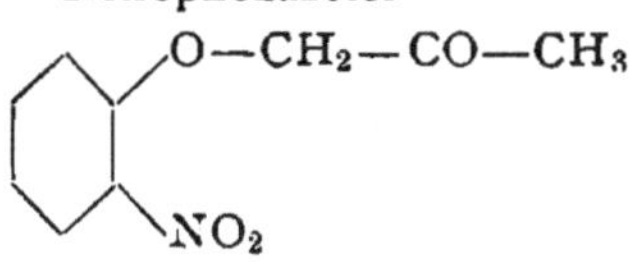

Methylphenmorpholin

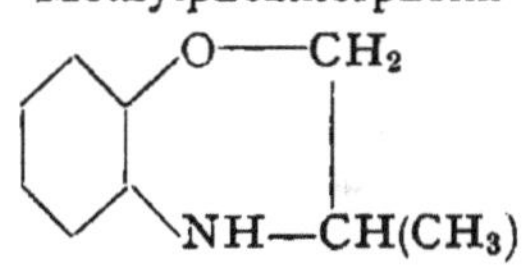

Methylphenmorpholin bildet Methämoglobin, löst rote Blutkörperchen; es besitzt keine narkotische Wirkung, wirkt auf Katzen nicht wie Morphin exzitierend [3]).

Naphtalanmorpholin, also den Körper, welcher nach Knorr von den synthetisch dargestellten Morpholinbasen dem Morphin chemisch und physiologisch am nächsten ist[4]), konnte er aus dem von Bamberger und Lodter beschriebenen Tetrahydronaphtylenoxyd durch Anlagerung von Aminoalkohol und Behandlung des resultierenden Oxäthylaminotetrahydro-β-naphtols mit kondensierenden Mitteln darstellen[5]).

---

[1]) BB. **22**. 2081.

[2]) DRP. 97242.

[3]) Becher, Arch. de pharmacodyn. XII. 91.

[4]) Liebig's Annalen **301**. 1, **307**. 171, 187, BB. **32**. 732 u. ff.

[5]) Knorr gibt an, „dass ein von Leubuscher geprüftes Naphtalanmorpholin (welches wird nicht mitgeteilt) bei Menschen subkutan angewendet, hypnotisch wirkt."

Tetrahydronaphtylenoxyd Oxäthylaminotetrahydro-β-naphtol

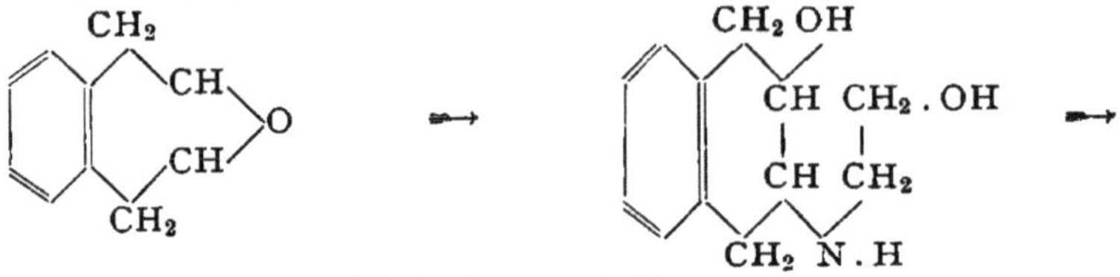

Naphtalanmorpholin

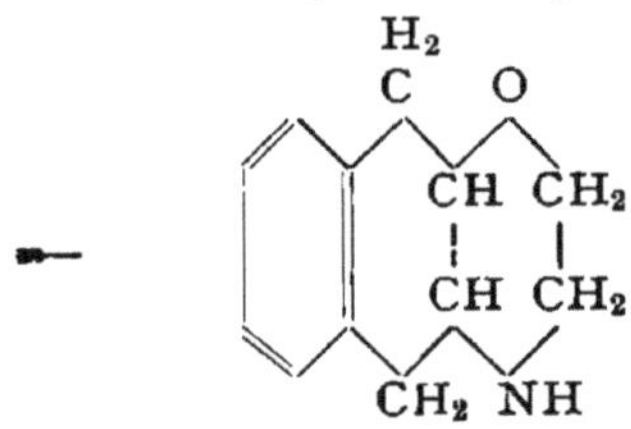

Zur Darstellung der Naphtalanmorpholine kann man nach Knorr[1]) auch folgenden Weg einschlagen:

Hydramine der Naphtalinreihe gehen unter dem Einflusse von verdünnter Schwefelsäure bei Temperaturen von 100—200° glatt unter Wasserverlust in die inneren Äther(Morpholine) über:

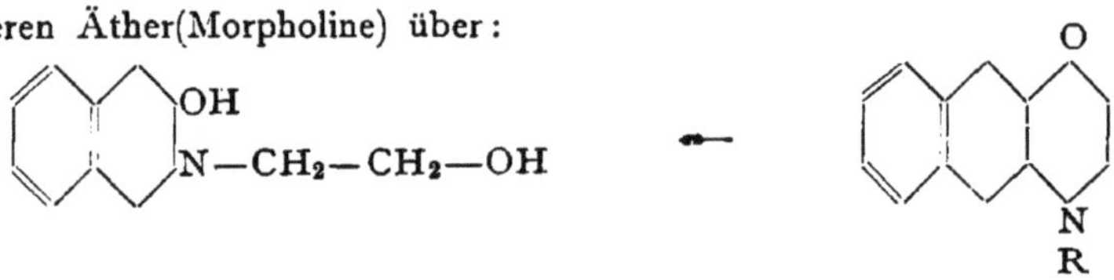

Jene Hydramine der Naphtalinreihe werden leicht durch Einwirkung von Äthanolaminbasen

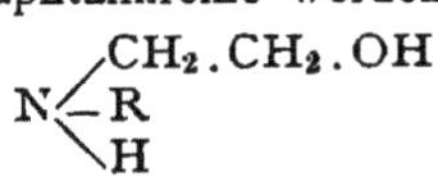

auf das Dihydronaphtalinchlorhydrin

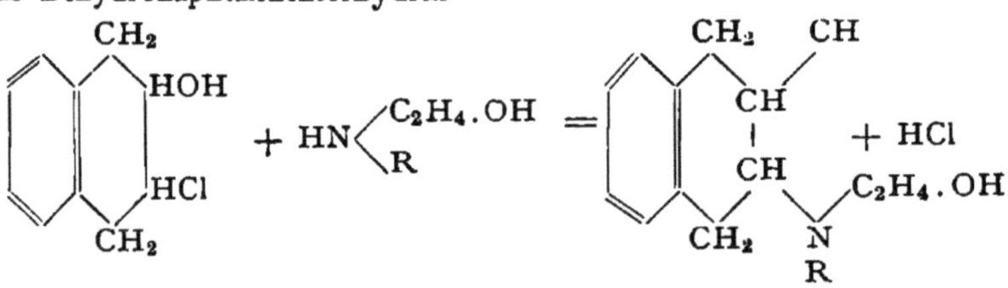

oder durch Addition von Äthanolaminbasen an Dihydronaphtalinoxyd

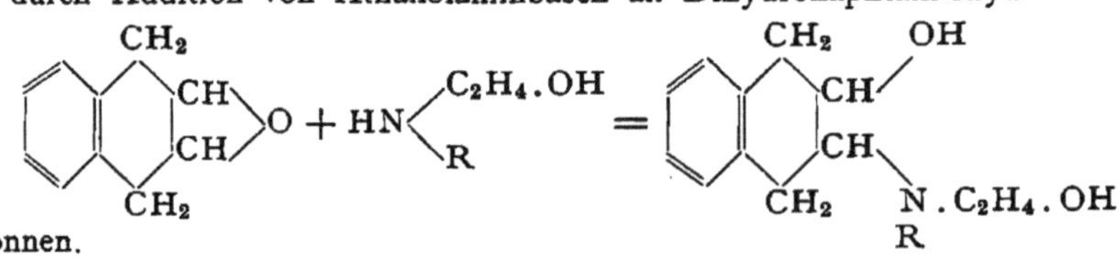

gewonnen.

---

[1]) DRP. 105498.

Zur Darstellung der Kampfenmorpholine, die sich vom Kampfer ableiten, dienen die Hydramine der Kampferreihe von der Formel

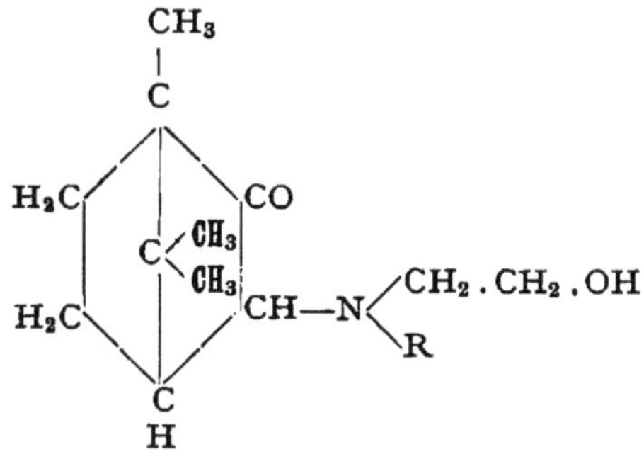

(oder die tautomere Nebenform

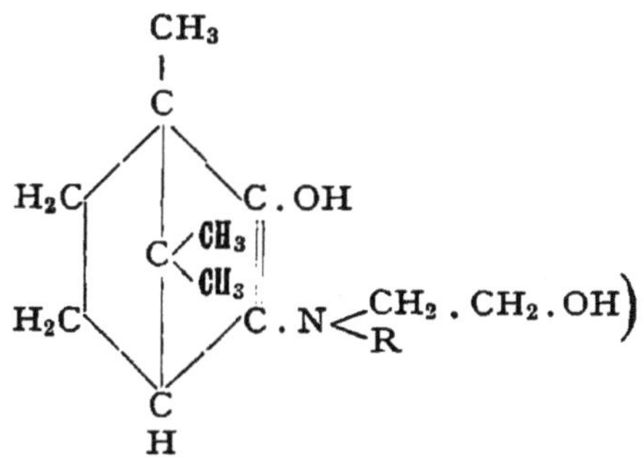

Diese Hydramine des Kampfers werden leicht durch Einführung der Äthanolgruppe in Aminokampfer gewonnen, z. B.

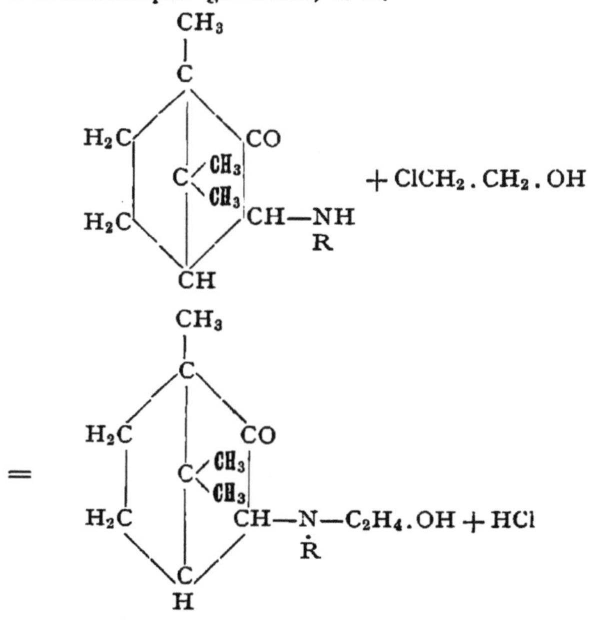

Die Hydramine des Kampfers gehen ausserordentlich leicht unter dem Einfluss kondensierender Mittel in die Kampfermorpholine über:

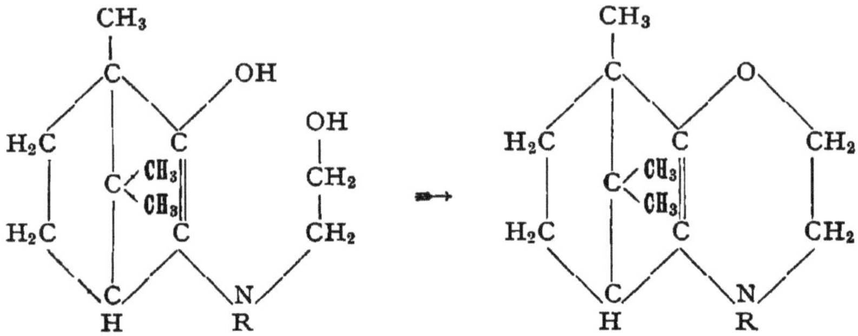

Vahlen[1]) ging von der Vermutung aus, dass, im Gegensatze zur Knorr'schen Ansicht, nicht der Morpholinkomplex, sondern der Phenanthrenkern der Wirkungsträger sei[2]). Er stellte das Chlorhydrat des 9.Amino-10.Oxyphenanthren dar, Morphigenin genannt.

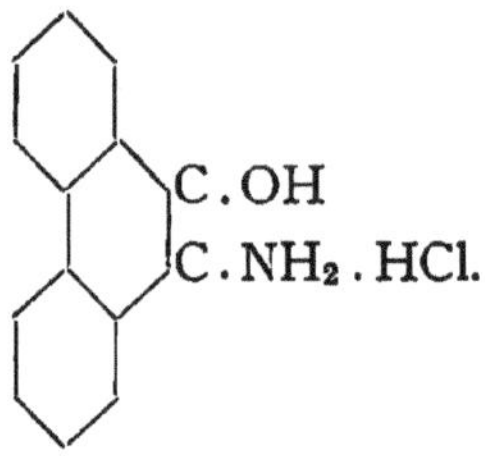

und davon ausgehend das Epiosin

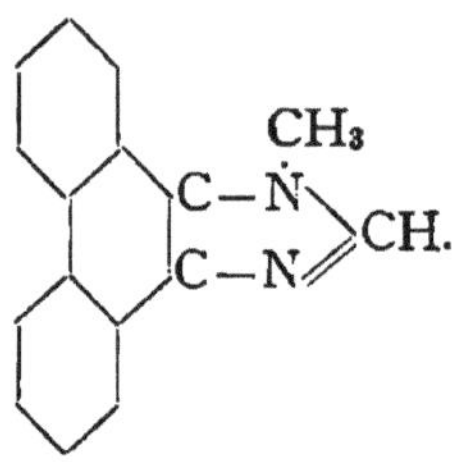

Er hält die Gruppe

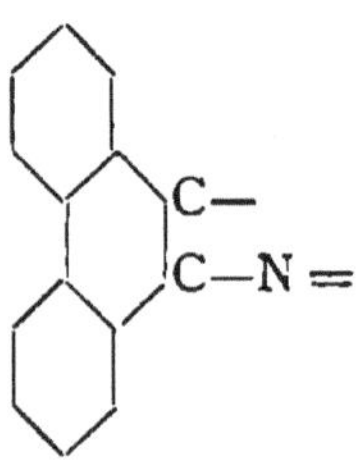

für den Träger der Wirkung, wohl im Gegensatze zu den meisten Morphinforschern, aber in Übereinstimmung mit der älteren Knorr'schen Formel

[1]) Ae.PP. 47. 368.

[2]) S. Overton: Narkose. O. zeigte, dass Phenanthren selbst bei Kaulquappen hypnotisch wirkt.

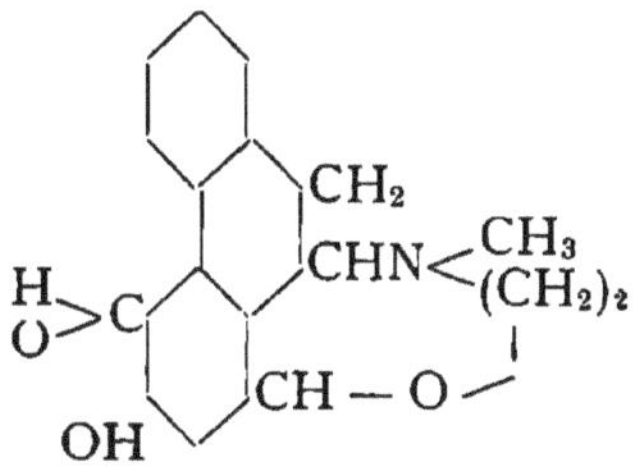

Morphigeninchlorid wird folgendermassen dargestellt: Phenanthrenchinon und salzsaures Phenylhydrazin geben Phenanthrenchinonphenylhydrazon [1]). Dieses wird mit Zinnchlorür in Eisessig reduziert.

Verschiedene Derivate des Morphigenins, welche aber chemisch rein nicht fassbar waren, gaben morphinähnliche Wirkungen. Obenerwähntes Epiosin wird durch Erhitzen von Morphigeninchlorid mit Natriumazetat, Alkohol und Methylamin unter Druck erhalten. Es ist identisch mit dem Methyldiphenylenimidazol [2]). Epiosin ist nach Pschorr kein Derivat des Aminophenanthrols (Morphigenin), sondern des Phenanthrenchinons, resp. Phenanthrenhydrochinons. Es erzeugt Abstumpfung der Schmerzempfindlichkeit, geringe schlafmachende Wirkung und rasches Eintreten von Krämpfen (Kodeincharakter). Es erhöht im Gegensatze zu Morphin den Blutdruck. Morphin verlangsamt die Pulsfrequenz, Epiosin nicht. Schliesslich ist in quantitativer Hinsicht eine sehr grosse Differenz. Es schmeckt stark kratzend. 0.12 g Epiosin entsprechen etwa 0.03 g Dionin.

Vahlen hatte kein Morphigenin, sondern ein N-freies Umwandlungsprodukt in der Hand, mit dem er seine Versuche anstellte. Phenanthrenchinon gab nach dem Behandeln mit Schwefelsäure ein Präparat ähnlicher physiologischer Wirkung. Es bildet sich bei Behandlung von Morphigeninchlorid mit Schwefelsäure unter N-Abspaltung intermediär Phenanthrenchinon. Auch andere N-freie Derivate des Phenanthrens (Karbonsäuren und Phenanthrole) zeigten starke physiologische Wirkung [3]).

9-Aminophenanthren ist unwirksam. 3-Aminophenanthren hat ebenfalls keine Morphinwirkung. Die in Wasser leicht löslichen Chlorhydrate des 2.7- und 4.5-Diaminohydrophenanthrenchinon zeigten keine morphinähnliche Wirkung [4]).

[1]) Zincke, BB. **12.** 1641.

[2]) Japp u. Davidson, Journ. chem. Soc. **1895.** 1., Zincke u. Hof, BB. **12.** 1644.

[3]) S. Kritik dieser Versuche: Pschorr BB. **35.** 2729.

[4]) Jul. Schmidt, BB. **36.** 3726.

Morphinglykosid (sehr leicht zersetzlich) wirkt sehr stark tetanisch, macht bei Katzen aber keine Gehirnreizung wie Morphin[1]).

Zwei nie in Gebrauch gekommene Derivate des Morphins resp. des Kodeins wurden für die Höchster Farbwerke geschützt. Diese Substanzen dürften nach der Analogie mit dem Äthylendimorphin wirkungslos sein.

Wenn man auf Kodein in salzsaurer Lösung Formaldehyd in der Wärme einwirken lässt, so erhält man ein neues Produkt, welches durch Vereinigung zweier Moleküle Kodein mit einem Molekül Formaldehyd unter Wasseraustritt hervorgeht. Der entstehende Körper ist als Dikodeylmethan anzusehen[2]).

Im gleichen Sinne reagiert Morphin mit Formaldehyd[3]).

Ferner wurde noch die Morphoxylessigsäure[4]) durch Einwirkung von chloressigsauren Alkalien auf Morphinalkali in alkoholischer Lösung in der Siedehitze dargestellt, sie ist in Wasser leicht löslich und reagiert neutral. Sie soll ähnlich narkotisch wirken, wie Morphin, ist aber etwa um das fünfzigfache weniger giftig.

In der Morphingruppe wären noch folgende Versuche zu neuen Verbindungen zu gelangen erwähnenswert, wenngleich sie keine praktische Bedeutung erlangt haben.

Roser[5]) hat Narzein und Homonarzein in der Weise darstellen wollen, dass er aus dem Methyl- und Äthylhalogenadditionsprodukte des Narzetins durch Versetzung der Lösung mit verdünnter Alkalilauge die entsprechenden Ammoniumhydroxyde erzeugt und diese durch Stehenlassen oder Erwärmen des Produktes in Narzein oder Homonarzein überführt.

Zur Darstellung von Narzein aus Handelsnarzein gehen Freund und Frankfurter[6]) so vor, dass sie Handelsnarzein in Lauge lösen und gelinde erwärmen, es erstarrt dann die Masse kristallinisch. Diese kristallinische Masse besteht aus Aponarzeinnatrium, welches man umkristallisieren kann. Löst man die gereinigten Salze in Wasser und leitet Kohlensäure ein, so fällt chemisch reines Narzein heraus.

Der Prozess lässt sich durch folgende Gleichungen verständlich machen:

Entwässertes Narzein

$$C_{23}H_{29}NO_9 + NaOH = \underset{\text{Aponarzeinnatrium}}{C_{23}H_{26}NO_8Na} + 2\,H_2O$$

Aponarzeinnatrium

$$C_{23}H_{26}NO_8Na + HCl + H_2O = ClNa + \underset{\text{Narzein}}{C_{23}H_{29}NO_9}$$

---

[1]) Becker, Arch. de pharmacod. **12**. 96.

[2]) DRP. 89963.

[3]) DRP. 90207.

[4]) DRP. 116806.

[5]) DRPAnm. 4485.

[6]) DRP. 68419, Liebig's Ann. **277**. 20.

Ester des Narzeins kann man nach Martin Freund darstellen [1]), da in demselben eine Karboxylgruppe vorhanden ist, durch Behandeln mit Alkohol und Salzsäure.

Die so dargestellten salzsauren Methyl- und Äthylester haben keine praktische Verwendung gefunden.

Hingegen war kurze Zeit unter dem Namen Antispasmin eine Doppelverbindung des Narzeins, das Narzeinnatrium-Natriumsalizylikum in Verwendung. Es hat eine morphinähnliche Wirkung, ist jedoch 40—50mal schwächer als Morphin. Die ungemein schwache Wirkung des Narzeins selbst schliesst es aus, dass man von diesem Körper aus zu neuen wertvollen Körpern gelangen soll.

Narzein ist nach Versuchen von Mohr (Privatm.) in Gaben von 1 g und mehr noch ganz unwirksam (per os). Narzein ist wasserunlöslich, seine Salze äusserst schwer löslich. Aponarzein ist gleichfalls unwirksam.

Narzeinphenylhydrazon $C_{22}H_{31}N_3O_6$ von M. Freund wirkt in Dosen von 0.1 g p. kg letal durch Atmungslähmung. Vorher treten Konvulsionen auf [2]).

Die Verfahren, um den Geschmack der Alkaloide bei ihrer internen Verwendung zu verbessern, haben wir schon zum Teil beim Chinin kennen gelernt.

Es bleiben noch folgende zu erwähnen.

Die Fabrik Rhenania in Aachen stellt wasserlösliche Verbindungen des Kaseins mit Alkaloiden in der Weise her, dass sie die alkoholische oder andere Lösung der Alkaloide auf Kasein zur Einwirkung bringt, event. unter Zusatz von Alkali oder Alkalisalzen [3]).

Als Beispiele dienen: 100 T. Kasein werden mit 24 T. Morphin in warmem Alkohol gelöst, gut verrieben und im Vakuum zur Trockne gebracht, die Verbindung ist in warmem Wasser vollständig löslich.

100 T. Kasein werden in frisch abgepresstem Zustande mit 30 T. Chininhydrat in alkoholischer Lösung erwärmt, die fast klare Lösung gibt nach dem Trocknen eine durchsichtige glasartige Masse, welche durch Zusatz von Alkali, bezw. von Alkalisalzen löslich gemacht wird.

---

[1]) DRP. 71797.

[2]) Wendel, Diss. Berlin 1894.

[3]) DRP. 119060.

Hydrastis.

Das Studium der Opiumalkaloide führt uns zu einer Gruppe von Körpern, welche chemisch und physiologisch bestimmte Beziehungen zu einzelnen Opiumalkaloiden besitzen.

Trotz vielfacher Untersuchungen ist es bis nun nicht gelungen, Aufklärung zu schaffen, welche Substanzen im Mutterkorn jene eigentümlichen Wirkungen auf die Gebärmutter und auf die Gefässe ausüben; es kann daher auch davon keine Rede sein, auf synthetischem Wege Körper aus dieser Gruppe darzustellen. Künstliche Hämostatika haben wir aber doch den schönen Arbeiten von Martin Freund über Hydrastinin zu verdanken.

Während lange Zeit die Mutterkornpräparate die Alleinherrschaft bei Behandlungen von Gebärmutterleiden und insbesonders von Blutungen aus diesem Organe behaupteten, trotzdem diesen Präparaten wegen ihrer sehr verschiedenen Wirkung, ihren unangenehmen Nebenwirkungen und dem leichten Verderben grosse Nachteile innewohnten, brachte die Einführung der Droge Hydrastis canadensis einen Konkurrenten, welcher sich einen grossen Teil des therapeutischen Gebietes, auf welchem Ergotin dominierte, eroberte, obgleich keineswegs zu verkennen ist, dass zwischen der Wirkung beider Substanzen ganz wesentliche Unterschiede bestehen.

Der Fluidextrakt der Hydrastis canadensis hat einen dem rein dargestellten wirksamen Prinzipe nicht zukommenden widerlichen Geschmack, an welchem die Verwendung dieses Mittels oft gescheitert ist (er wird auch als Expektorans benützt).

Bei der Untersuchung dieser Droge wurde als wirksamer Bestandteil das Alkaloid Hydrastin isoliert, neben dem schon früher bekannten Alkaloide Berberin.

Hydrastin lässt sich in Opiansäure und in Hydrastinin spalten.

Hydrastin Opiansäure Hydrastinin

$$C_{21}H_{21}NO_6 + H_2O = C_{10}H_{10}O_5 + C_{11}H_{13}NO_3$$

Dem Hydrastinin kommt folgende Strukturformel zu:

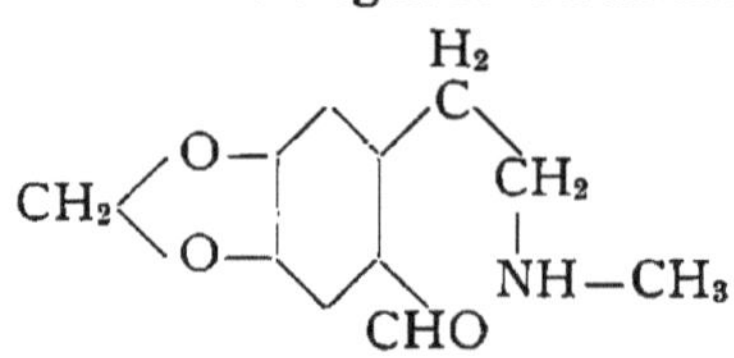

Die Konstitution des Hydrastin lässt sich folgendermassen darstellen:

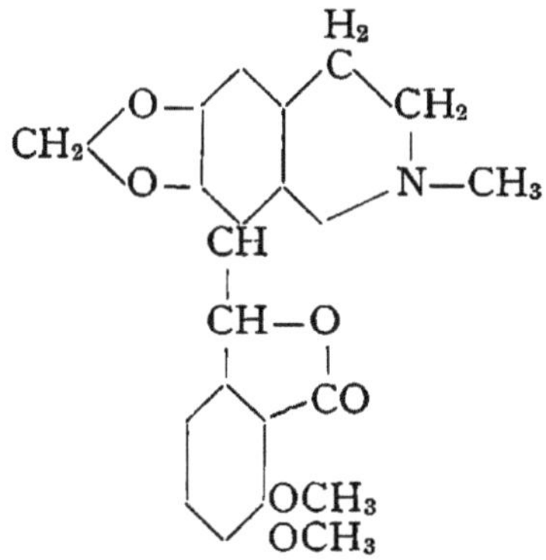

(Hydrastininformel nach Dobbie und Finkler[1])

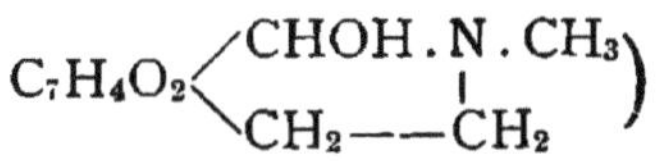

Es fällt gleich eine bestimmte Verwandtschaft dieses Alkaloids mit dem Opiumalkaloid Narkotin auf, wenn man sich der Betrachtung der Konstitution des letzteren zuwendet.

Narkotin lässt sich durch Oxydation und Wasseraufnahme in Opiansäure und Kotarnin spalten.

$$\underset{\text{Narkotin}}{C_{22}H_{23}NO_7} + H_2O + O = \underset{\text{Opiansäure}}{C_{10}H_{10}O_5} + \underset{\text{Kotarnin}}{C_{12}H_{15}NO_4}$$

Dem Kotarnin kommt nun folgende Konstitution zu[2]:

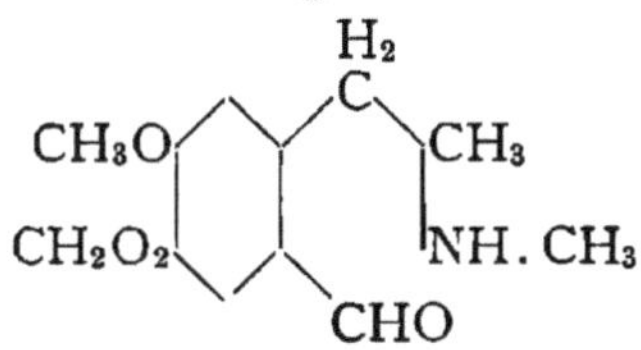

dem salzsauren Kotarnin, bei dessen Bildung unter Wasserabspaltung Ringschluss eintritt, die folgende

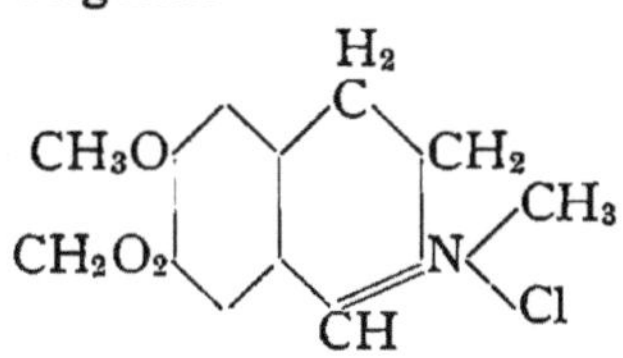

Die Salze des Kotarnins sind daher quaternäre Verbindungen eines Dihydroisochinolins.

---

[1]) Proceed. Chem. Soc. **20**. 162.

[2]) Die meisten Gefässmittel aus der Alkaloidreihe besitzen Aldehydcharakter, auch das Yohimbin.

Narkotin lässt sich daher durch folgende Formel darstellen,

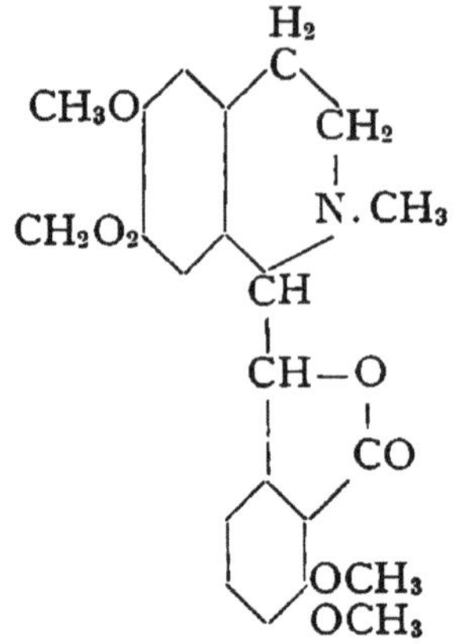

Betrachtet man nun die Formeln der Alkaloide: Hydrastin, Papaverin und Narkotin und auch die des Berberin nebeneinander, so lässt sich die grosse Analogie in der Konstitution nicht verkennen.

Narkotin erweist sich als ein Methoxylhydrastin.

Hydrastin

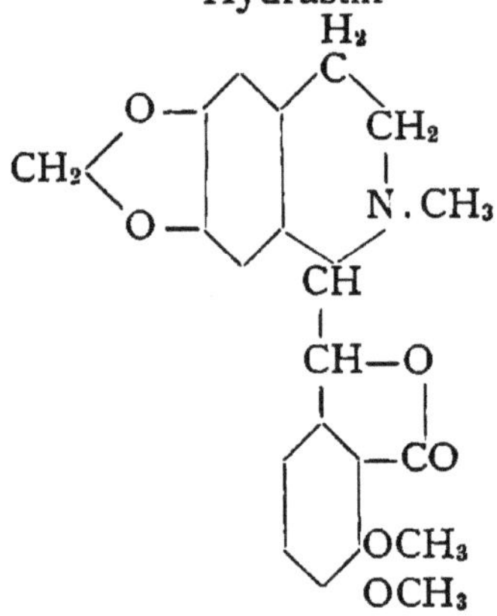

Papaverin

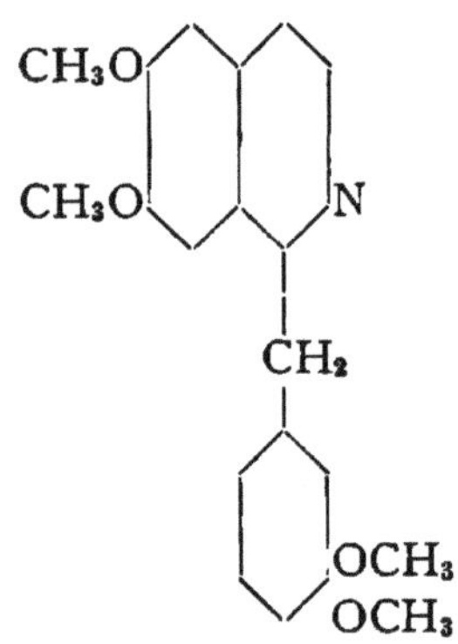

Narkotin

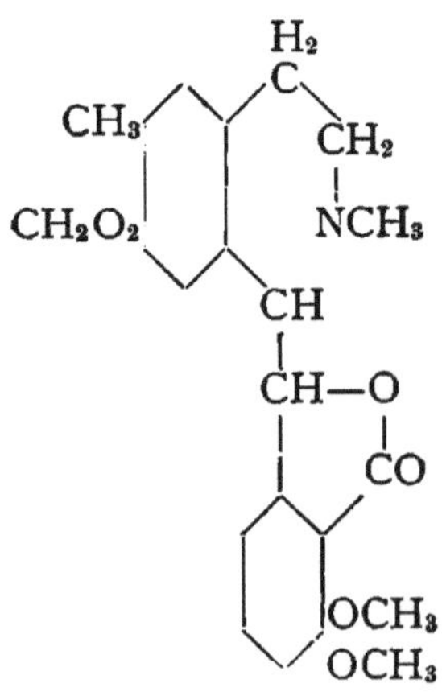

Berberin

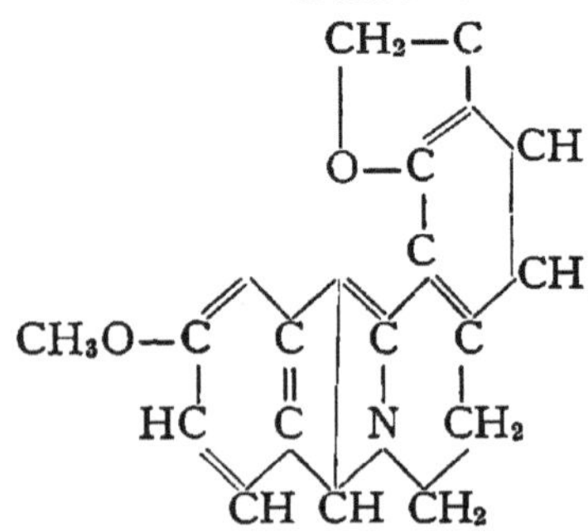

Betrachtet man nun die physiologische Wirksamkeit dieser Substanzen und ihrer Spaltungsprodukte, so ergeben sich interessante Beziehungen zwischen diesen Körpern und man sieht leicht den Gedankengang, welcher dazu geführt hat, auf rein chemischen Beobachtungen über die konstitutionelle Verwandtschaft dieser Körper äusserst wirksame Ersatzmittel der natürlichen Droge und ihres wirksamen, rein dargestellten, Prinzipes zu basieren.

Das zweite Alkaloid der Hydrastis, Berberin, wirkt hauptsächlich auf das Zentralnervensystem. Kleine Dosen wirken auf den Blutdruck und die Gefässe gar nicht. Grosse Dosen erniedrigen den Blutdruck merklich (Marfori). Es setzt die Körpertemperatur herab, vermehrt die Peristaltik und tötet schliesslich durch zentrale Lähmung [1]). Nach Berg wird es im Organismus verbrannt. Im Harn liess es sich gar nicht, in den Exkrementen nur in Spuren nachweisen. Hingegen berichtete Fellner [2]), dass schon kleine Berberindosen mächtige Uteruskontraktionen und dieselben Blutdruckänderungen verursachen, wie Extractum Hydrast. fluid.

Hydroberberin, welches Hlasiwetz und Gilm [3]) und Schmidt dargestellt, unterscheidet sich vom Berberin dadurch, dass es um 4 Atome H mehr enthält. Es erhöht den Blutdruck durch Gefässverengerung, die abhängt von der Erregung der vasomotorischen Zentren der Medulla oblongata. Die physiologische Wirkung des Hydroberberins ist ganz verschieden von der des Berberins. Ersteres macht zuerst eine Erregung des Rückenmarkes und dann allgemeine Lähmung, letzteres sofort Lähmung. Hydroberberin macht Blutdrucksteigerung, Berberin eine starke Druckerniedrigung. Die Hydrierung macht also hier eine völlige Änderung der physiologischen Wirkung [4]).

Die Hydrastininsäure 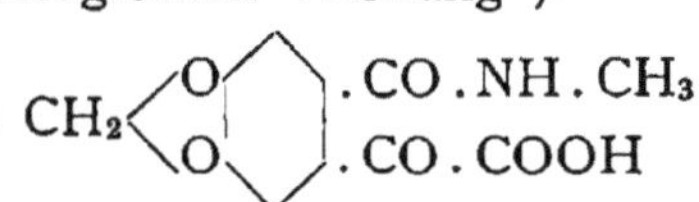 und Berilsäure

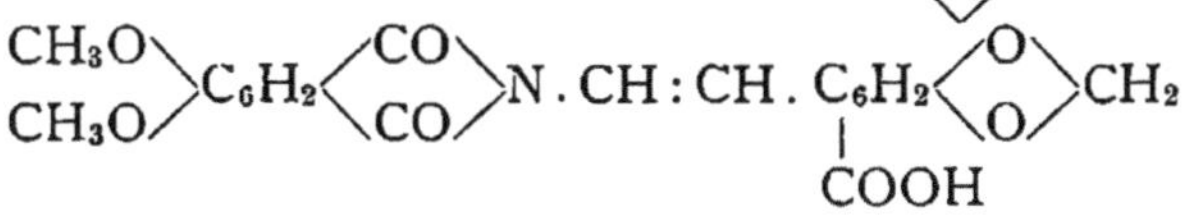 sind Oxydationsprodukte des Hydrastins und Berberins. Sie sind gänzlich unwirksam [5]).

---

[1]) Curci, BB. **25**. R. 290.

[2]) Österr. med. Jahrb. **1885**. p. 349.

[3]) Liebig's Ann. Suppl. **2**. 191 (1862).

[4]) S. Allgemeines über Alkaloide.

[5]) Marfori AePP. **27**. 161.

Die Droge Hydrastis canadensis wirkt nach Fellner in erster Linie auf das Gefässsystem und zwar vom Zentrum aus und bewirkt Gefässverengerung, beziehungsweise in grossen Gaben Erweiterung.

Hydrastin macht keine lokale Anästhesie, hingegen aber eine Steigerung des Blutdruckes. Bei Warmblütern macht Hydrastin Tetanus und dann Lähmung. Durch Reizung der Medulla kommt es zu einer Gefässkontraktion und Blutdrucksteigerung, dieselbe ist aber nach Falk [1]) gering und besonders während der tetanischen Anfälle tritt tiefes Sinken des Blutdruckes und Gefässerschlaffung ein. Die Blutdrucksteigerung ist nicht andauernd. Der Tod tritt bei der Hydrastinvergiftung durch Herzlähmung ein [2]). Eine direkte Wirkung auf den Uterus ist nicht zu konstatieren.

Hydrastinin, das Spaltungsprodukt des Hydrastins, wirkt ebenfalls nicht lokal anästhesierend, ist aber kein Herzgift, wie seine Muttersubstanz, und erzeugt eine Zunahme der Gefässkontraktion. Die Gefässkontraktion wird zum Teil durch Erregung des vasomotorischen Zentrums bewirkt, vor allem aber durch Einwirkung auf die Gefässe selbst, infolgedessen dann Blutdrucksteigerung. Die Blutdrucksteigerung ist anfangs periodisch, lang andauernd und durch keine Erschlaffungszustände unterbrochen. Der Tod erfolgt durch Lähmung des Respirationszentrums. An der isolierten Gebärmutter sieht man, dass Hydrastinin auf die Gefässe direkt nicht wirkt, dass die Gefässwirkung eine zentrale ist. Die Uteruskontraktionen hängen nicht mit einer Verengung der Gefässe zusammen. Auf den Nervenmuskelapparat wirkt es so, dass die Zusammenziehungen einen tetanischen Charakter annehmen [3]).

Der Unterschied zwischen der Muttersubstanz und dem Spaltungsprodukte lässt sich daher folgendermassen feststellen.

Beim Hydrastin ist die Wirkung auf den Blutdruck als Teilerscheinung der strychninartigen Wirkung auf das Zentralnervensystem anzusehen. Die Gefässspannung ist eine Teilerscheinung des tetanischen Stadiums.

Hydrastinin hingegen macht kein tetanisches Stadium, es steigert die Kontraktilität des Herzmuskels, ist kein Herzgift, hat keine lokale Einwirkung auf die Muskulatur und bewirkt Gefässkontraktion durch Einwirkung auf die Gefässe selbst und dadurch Blutdruck-

---

[1]) Ther. Mon. **1890**. 319., Virch. Arch. **190**. 399, Arch. f. Gynäk. XXXVI. Heft 7.

[2]) AePP. **27**. 166 (Marfori), Journ. of Physiol. Proc. physiol. Soc. **1897**. 16. Jan. (Philipps und Pembrey).

[3]) Kurdinowski, Engelmann's Arch. **1904**. Suppl. II. 323.

steigerung und Pulsverlangsamung. Der Tod erfolgt durch Lähmung des Atemzentrums. Hydrastinin wirkt also in ganz anderer Weise, wenn auch mit demselben physiologischen Endeffekte und viel intensiver und andauernder als die Muttersubstanz, das Hydrastin. Nach den Durchströmungsversuchen von Pellaconi, Marfori etc. besitzt Hydrastin ebenso wie Hydrastinin auch eine lokale Wirkung auf die peripheren Gefässe. Hydrastinin wirkt nur im Sinne eines abgeschwächten Hydrastins.

Wenn man Hydrastinin als Aldehyd auffasst, so erscheint es zugleich als ein sekundäres Amin und es vermag so zwei Methylgruppen aufzunehmen. Es entsteht auf diese Weise das Hydrastininmethylmethinchlorid. Dieses macht fast vollständige Lähmung, anfangs eine Blutdrucksteigerung, dann Senkung. Vor allem unterscheidet sich die Wirkung dieses Körpers von der des Hydrastinin dadurch, dass es periphere Lähmung der Atemmuskulatur erzeugt und so kurareartig den Tod herbeiführt. Hierbei büsst es die gefässkontrahierenden Eigenschaften des Hydrastinin zum grössten Teile ein.

Das zweite Spaltungsprodukt des Hydrastins, die Opiansäure, macht bei Kaltblütern Narkose und zwar zentrale Lähmung, dann sehr geringe Krämpfe (Marfori), bei Warmblütern ist sie wirkungslos, es kommen ihr höchstens antiseptische Eigenschaften zu.

Durch den Eintritt der Opiansäure in die Verbindung ist also eine Abschwächung und Veränderung der Wirkung erfolgt, andererseits tritt eine tetanische Wirkung hinzu, die dem Hydrastinin fehlt. Daher ist Hydrastinin für die Therapie wertvoller, wegen der Stärke seiner gefässkontrahierenden Wirkungen, andererseits wegen des Fehlens von Reizerscheinungen des Rückenmarkes und wegen der günstigen Beeinflussung der Herzaktion.

Narkotin ist in seinen Wirkungen dem Morphin sehr ähnlich, aber erheblich schwächer. In seiner Wirkung stellt es gewissermassen ein umgekehrtes Thebain vor. Sehr rasch erfolgt eine nur kurze Zeit währende geringe Erhöhung der Sensibilität und einiges Zucken, dann Empfindungslosigkeit, Betäubung und Lähmung. Die Empfindlichkeit des Auges scheint vermindert, ebenso die Empfänglichkeit des Auges, der Nerven für den elektrischen Reiz. Ein schlafsüchtiger Zustand herrscht vor.

Nach Mohr (Privatmitteilung) macht Narkotin bei Katzen intern zu 1 g gegeben, fürchterliche tetanische Krämpfe und danach Somnolenz und Lähmung. Bei Menschen wirkt es in therapeutischen Dosen nur als

Antipyretikum (z. B. bei Malaria). Als Nebenwirkung kleiner Gaben sieht man Steigerung des Sexualtriebes.

Sein Spaltungsprodukt Kotarnin hat nach Buchheim und Loos eine schwache Kurarewirkung, Stockmann und Dott[1]) fanden, dass es in gewissem Grade paralysierend auf motorische Nerven wirkt, nicht mehr als andere Glieder der Morphingruppe. Es erinnert in seiner Wirkung sehr an Hydrokotarnin, von dem es nur um zwei Wasserstoffe differiert.

Hydrokotarnin macht tetanische und narkotische Symptome ähnlich wie Kodein, es ist aber weniger giftig als Thebain und Kodein, aber giftiger als Morphin, es hat die typische Wirkung der Morphingruppe.

Kotarnin unterscheidet sich vom Hydrastinin nur dadurch, dass es an Stelle eines Wasserstoffatoms die Gruppe OCH_3 enthält. Es wirkt blutstillend und kommt daher unter dem Namen Styptizin in den Handel. Styptizin[2]) macht bei Tieren zuerst eine Erregung des Zentralnervensystems und dann eine allgemeine Paralyse. Der Tod erfolgt durch Atmungslähmung. Es zeigt also Kotarnin im allgemeinen dieselbe Wirkung wie seine Müttersubstanz Narkotin, auch schwache hypnotische Eigenschaften kommen beiden zu. Pio Marfori[3]) zeigte, dass dem Kotarnin keine gefässverengernden Eigenschaften zukommen wie dem Hydrastinin, welche seine blutstillenden Eigenschaften erklären würden. Auch die Gerinnung des Blutes wird durch dieses Mittel nicht begünstigt.

Als die wahrscheinlichste Ursache dieser blutstillenden Wirkung des Styptizins kann angenommen werden, dass ihm die Fähigkeit eigen ist, die Atmung zu verlangsamen, den arteriellen Blutdruck zu verringern und hierdurch eine Verlangsamung des gesamten Blutstromes hervorzurufen, wodurch die Thrombenbildung begünstigt und dem Blutaustritt ein Ziel gesetzt wird.

Das Eintreten der einen Methoxylgruppe macht also eine so grosse Differenz in der Wirkungsart beider Substanzen, des Hydrastinins und des Styptizins; obgleich der blutstillende Effekt derselbe, so ist die Ursache der blutstillenden Eigenschaft eine durchaus verschiedene in physiologischer Beziehung.

---

[1]) Brit. med. Journ. 24. Jan. 1891.

[2]) Ther. Mon. **1895**. p. 646. Ther. Mon. **1896**. p. 28.

[3]) Arch. ital. de Biolog. **1897** fasc. 2.

Styptol ist phtalsaures Kotarnin. Phtalsäure soll nämlich ebenfalls blutstillend wirken [1]).

Narkotin und Hydrastin rufen beide ein tetanisches Statium hervor, das bei Kaltblütern in eine vollständige zentrale Lähmung übergeht, beide verlangsamen die Schlagfolge des Herzens, beide lähmen die Herzganglien. Beide regen die Peristaltik an [2]).

Die Oxydationsprodukte, die nach Abspaltung der indifferenten Opiansäure entstehen, Kotarnin und Hydrastinin, zeigen beide keine krampferregenden Eigenschaften, sie erzeugen bei Warm- und Kaltblütern eine rein zentrale Lähmung (durch Einwirkung auf die motorische Sphäre des Rückenmarkes). Sie sind keine Herzgifte, der Exitus letalis erfolgt bei ihnen durch Lähmung des Atmungszentrums und ist durch künstliche Respiration aufzuhalten.

Die aus dem Narkotin und dem Hydrastin durch Einführung der Gruppe CH_3NH_2 entstehenden analogen Verbindungen (Methylaminoverbindungen) erzeugen bei Warm- und Kaltblütern Lähmungen rein peripherer Natur. Sie sind in kleinen Dosen ohne jede Einwirkung auf das Herz und wirken erst in grösseren Dosen und nach längerer Zeit lähmend ein. Beide bewirken — die Hydrastinverbindung jedoch ein wesentlich stärkeres — Sinken des Blutdruckes; der Tod erfolgt durch Atmungsstillstand.

Die aus diesen Verbindungen endlich durch Einwirkung von Säuren unter Abspaltung eines H-Atomes entstehenden Imidverbindungen von der Zusammensetzung xCH_3NH erzeugen bei Warm- und Kaltblütern zuerst ein Stadium einer unvollkommenen Lähmung, auf das alsdann ein mit der Steigerung der Reflexe beginnendes Krampfstadium folgt. Beide üben einen lähmenden Einfluss auf das Herz aus, sie bewirken Blutdrucksenkung, die Hydrastinverbindung jedoch eine wesentlich stärkere infolge starker Gefässerschlaffung. Der Tod erfolgt durch Atmungsstillstand.

Die von Falck ausgeführten Untersuchungen haben also gezeigt, dass die gleich konstituierten Derivate des Narkotin und Hydrastin eine nahe pharmakologische Verwandtschaft besitzen, andererseits finden sich aber auch Verschiedenheiten in ihren Wirkungen. Wenn wir von unwesentlichen Wirkungen absehen, z. B. dass Methylnarkotimid lokal anästhesierend wirkt, so fällt vor allem der wesentliche Unterschied auf, dass alle Narkotinderivate, wenn auch eine verschieden starke,

---

[1]) Katz, Ther. Mon. **1903**. Juni.

[2]) Ronsse, Arch. intern. de Pharmacodyn. **4**. 207. **5**. 21.

Einwirkung auf das Grosshirn zeigen; sie erzeugen ein narkotisches Stadium, während die aus der Hydrastis canadensis stammenden Hydrastinderivate alle eine Einwirkung auf das Gefässsystem und den Blutdruck ausüben[1]). Während wir aber bei Hydrastin eine durch tiefes Sinken des Blutdruckes unterbrochene Steigerung des Druckes finden[2]), besitzen die Additionsprodukte des Hydrastin, z. B. das Methylamid, nur gefässerschlaffende Eigenschaften, sie erzeugen Blutdrucksenkung, hingegen ruft das durch Oxydation entstehende Spaltungsprodukt, das Hydrastinin, anhaltende Gefässkontraktion und Blutdrucksteigerung hervor.

Beim Menschen übt Methylnarkotamid keine sichere und gleichmässige Wirkung aus, es besitzt weder vor dem Morphium, noch vor dem Kodein Vorzüge. Methylhydrastamid ist weniger toxisch als das Imid und wurde wegen seiner gefässerschlaffenden Wirkung als Emmenagogum mit grösstem Misserfolg versucht, auch Kotarnin steht weit hinter Hydrastinin zurück.

Beim Kochen mit Kalilauge zerfällt Hydrastinin in Hydrohydrastinin und Oxyhydrastinin.

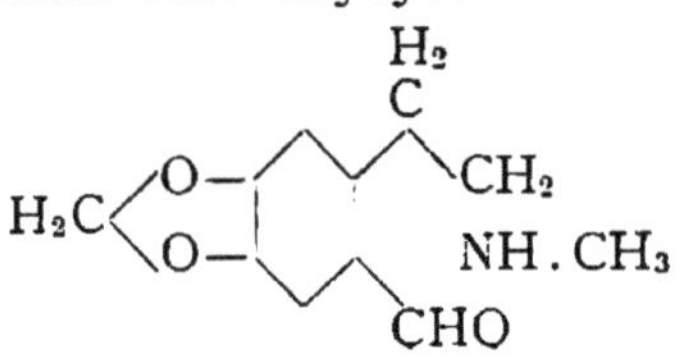

Hydrastinin.

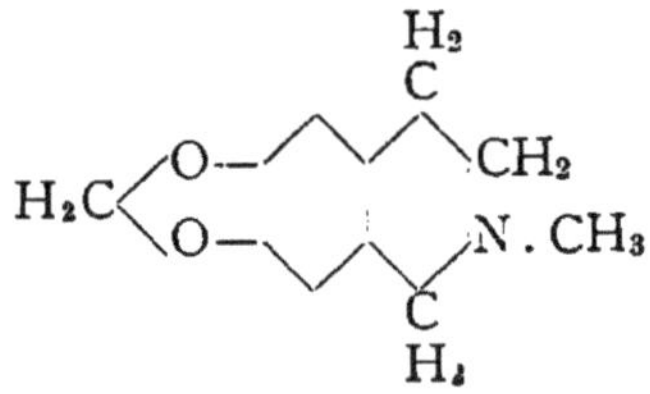

Hydrohydrastinin.

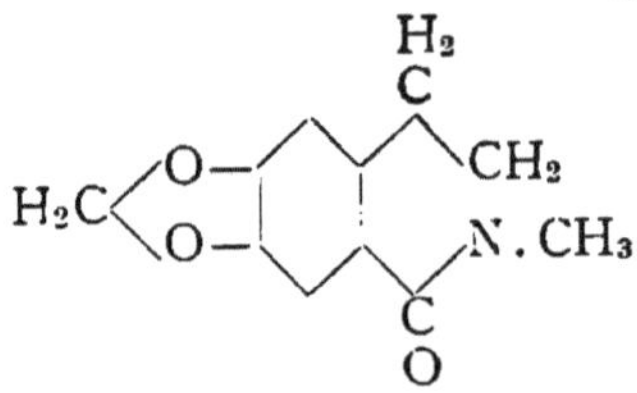

Oxyhydrastinin.

Hydrohydrastinin hat krampferregende Wirkung und Warmblüter sterben auf der Höhe eines Krampfanfalles oder nach diesem an Atmungslähmung[3]).

Kotarnin wirkt schwächer als das nahe verwandte Hydrastinin in bezug auf die Blutstillung, es löst aber Wehentätigkeit aus, was

[1]) Hydrastin macht bei Katzen Somnolenz, ebenso Hydroberberin.

[2]) Mohr (Privatmitteilung) konnte dies nicht beobachten.

[3]) Kramm, Dissert. Berlin 1893.

Hydrastinin nicht tut und wirkt auch nicht narkotisch [1]), besitzt aber nach Mohr (Privatmitteilung) sedative Wirkung.

Die grosse Billigkeit des Kotarnins sichert ihm neben dem teureren Hydrastinin einen Platz in der Therapie.

Die Synthese des Hydrohydrastinins, (Hydrastinin wird aus Hydrastin durch Einwirkung von verdünnter Salpetersäure gewonnen), lässt sich nach Fritsch in folgender Weise bewerkstelligen.

Man kann nach Fritsch [2]) Alkyloxybenzylidenaminoazetal (aus Aminoazetal und Alkyloxybenzaldehyd) mit konz. Schwefelsäure kondensieren, welche Kondensation schon beim blossen Stehenlassen eintritt und erhält so Methylen-2.3.dioxyisochinolin, welches in nahen Beziehungen zum Hydrastinin steht und in dieses übergeführt werden kann.

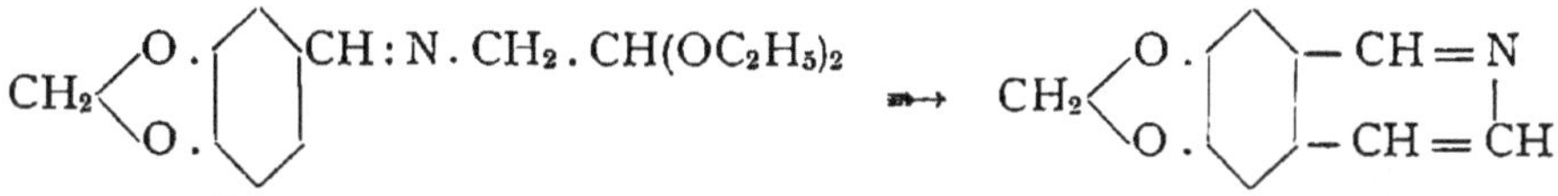

Piperonalazetalamin. Methylendioxyisochinolin.

Das Jodmethylat der letztgenannten Verbindung liefert bei der Reduktion mit Natrium und Alkohol Hydrohydrastinin [3]).

Die oben besprochenen von Falck physiologisch geprüften Derivate des Hydrastins und Narkotins werden nach Freund und Helm [4]) in der Weise erhalten, dass die Alkylhalogenadditionsprodukte des Hydrastins und Narkotins durch Ammoniak in eigentümlicher Weise zersetzt werden, wobei Derivate mit zwei Stickstoffatomen entstehen. Dieselben Verbindungen entstehen auch durch Einwirkung von Ammoniak auf Methylhydrastin und Methylnarkotin.

Auch die Alkylhydrastine und die analogen Narkotinverbindungen geben, mit Ammoniak behandelt, dieselben Körper. Schliesslich gehen die Alkylhydrastinalkoholate in die Alkylhydrastamide über, wenn sie mit Ammoniak längere Zeit digeriert werden. Dieselben spalten beim Erhitzen mit starker Lauge oder unter dem Einflusse von Säuren leicht Wasser ab und gehen in Alkylhydrastamide resp. Alkylnarkotimide über.

Die so dargestellten Verbindungen haben keine praktische Bedeutung erlangt.

Wolffenstein und Bandow empfehlen zur Darstellung des Hydrokotarnins, welches bis jetzt ohne praktische Verwendung, statt Kotarnin mit Zinn und Salzsäure zu reduzieren, die elektrolytische Reduktion [5]).

Chinin besitzt wie Hydrastin blutstillende Wirkung.

---

1) Virchow's Arch. **142**. 360.

2) DRP. 85566.

3) Liebig's Ann. **284**. 18.

4) DRP. 58394. Liebig's Ann. **271**. 311.

5) DRP. 94949.

Blutdrucksteigernde und gefässverengernde Mittel.

Durch die neueren Forschungen der physiologischen Chemie hat es sich ergeben, dass in der Nebenniere eine Substanz vorhanden ist, welcher im hohen Maße die Befähigung zukommt, den Blutdruck bei intravenöser Injektion zu steigern, welche Blutdrucksteigerung in erster Linie auf Gefässverengerung zurückzuführen ist.

Über die Natur dieser Substanz, welche zwei benachbarte Hydroxyle trägt und stickstoffhaltig ist (S. Fränkel)[1], gehen die Ansichten noch auseinander.

Diese Substanz kommt unter den Namen Adrenalin, Suprarenin etc. in den Handel.

Für das Adrenalin hat sich nach den Untersuchungen von Abel, Takamine, Fürth, Jowett und Pauly ergeben, dass es einer der beiden Formeln entspricht.

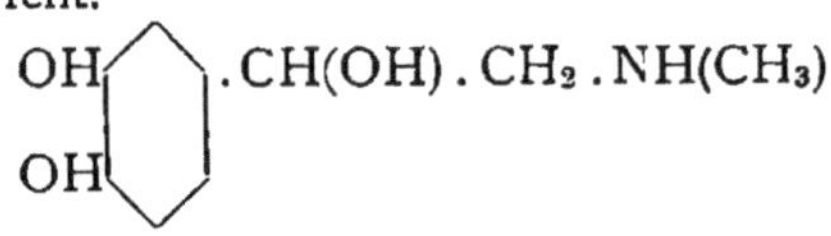

oder

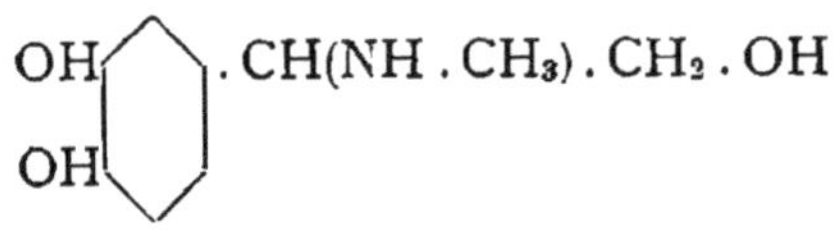

Durch Oxydation des Adrenalins erhält man einen Ketonkörper, das Adrenalon[2])

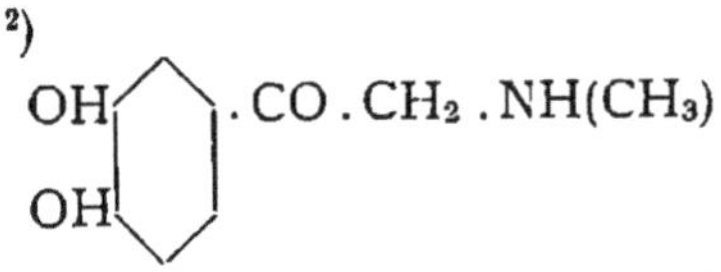

Dieselbe Substanz erhielt Friedmann durch Einwirkung von Methylamin auf Chlorazetylbrenzkatechin. Zu derselben Substanz gelangten schon früher auf gleichem Wege die Höchster Farbwerke[3]) durch Einwirkung von Methylamin auf Chlorazetobrenzkatechin, durch Stehenlassen mit einem Überschusse der Base oder durch gelindes Erwärmen und Ausfällen der Base mit Ammoniak. In analoger Weise erhält man Äthylaminoazetobrenzkatechin und aus Äthanolamin Äthanolamino-o-Dioxyazetophenon. Diese Verbindungen gehen durch Reduktion in Alkoholbasen über und wirken alle blutdrucksteigernd.

Statt der primären aliphatischen Amine kann man auch Ammoniak benützen und gelangt so zum Aminoazetobrenzkatechin[4]).

Aus diesen Aminoketonen erhält man durch Reduktionsmittel Methyl-

---

[1]) W. Med. Bl. 1895. (Unter dem Namen Sphygmogenin beschrieben).

[2]) E. Friedmann, HB. **6**, 92.

[3]) DRP. 152814.

[4]) DRP. 155652.

aminoalkohole. (Die Reduktion wird durchgeführt mittelst Aluminium und Merkurisulfat oder Elektrolyse in schwefelsaurer Lösung)[1]).

Diese Aminoalkohole waren mit dem Adrenalin nach der Beschreibung der Patentschrift nicht identisch. Doch war die Wirkung identisch mit der des Adrenalins, wie H. Meyer gezeigt hat.

Der Nebennierenextrakt selbst (sowie Adrenalin) hat eine ziemliche Verwendung in der Heilkunde als gefässkontrahierendes, ischämisierendes Mittel gefunden; es kann kein Zweifel obwalten, dass die blutdrucksteigernde und gefässverengernde Wirkung dieser Substanz, trotz ihrer relativen Giftigkeit, Anwendungen im Sinne der Hydrastis etc. gestatten wird.

* * *

Moore und Row[2]) untersuchten vergleichend die drei Alkaloide Piperidin

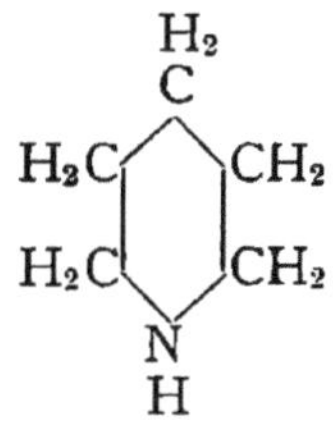

Koniin

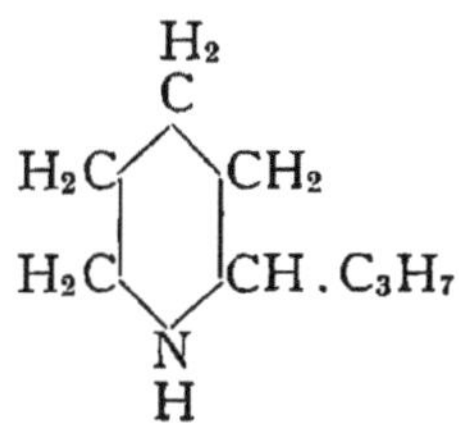

und Nikotin

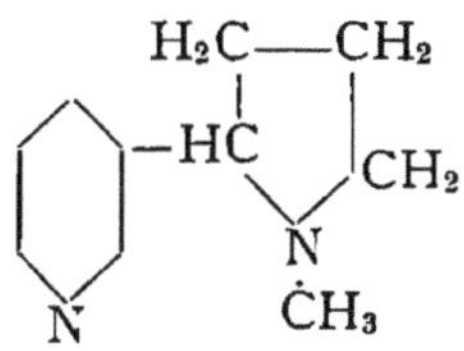

und fanden, dass sie in ihrer physiologischen Wirkung sehr ähnlich sind, obgleich die Intensität derselben variiert. Die Ähnlichkeit ist nach Ansicht dieser Forscher durch die Gegenwart eines reduzierten N-haltigen Ringes in jedem Molekül bedingt und die Verstärkung der

---

[1]) DRP. 157300.

[2]) Journ. of physiol. **22**. 273.

Wirkung wird durch die Einführung eines organischen Radikales als Seitenkette in den Ring verursacht.

Neben anderen, hier nicht in Betracht kommenden, ähnlichen physiologischen Wirkungen ist der arterielle Blutdruck enorm erhöht und die Erhöhung ist bedingt durch die Verengerung der kleinsten Arterien und nicht durch eine erhöhte Herzaktion. Die Konstriktion der kleinsten Arterien verlauft unabhängig vom Zentralnervensystem.

Nikotin macht die stärkste Wirkung, welche auf den Methylpyrrolidinring zurückzuführen ist. Pinner's Metanikotin welches keinen Pyrrolidinring enthält, erzeugt[1]) Vergiftungssymptome wie Nikotin, ist aber erst in zirka neunfacher Dosis und erst nach doppelt so langer Zeit letal wirksam. Koniin wirkt stärker als Piperidin, was durch die Gegenwart der Propylseitenkette verursacht wird.

Piperidin und seine Derivate wirken ebenfalls blutdrucksteigernd, aber in dieser Reihe am schwächsten.

So wirkt zum Beispiel Piperin, das Alkaloid des Pfeffers, welches ein Piperidin ist, in dem ein Wasserstoff durch die Piperinsäure $CH_2O_2 = C_6H_3-CH=CH-CH=CH-COOH$ ersetzt ist schwächer, als Piperidin. Es scheint also, dass nur der Eintritt von Alkylresten an Kohlenstoff die blutdrucksteigernde Wirkung des Piperidins erhöht, während der Eintritt von Säureradikalen in den Imidwasserstoff die blutdrucksteigernde Wirkung des Piperidins abschwächt.

Für die Darstellung von Piperidin und Dihydrochinolin schlägt F. Ahrens[2]) die elektrolytische Reduktion des Pyridin und Chinolin vor. Die Basen werden in verdünnter Schwefelsäure gelöst und elektrolysiert. Aus den resultierenden schwefelsauren Lösungen der hydrierten Basen werden diese durch Alkalien abgeschieden und dann gereinigt[3]). Diese elektrolytische Reduktion hängt aber von der Menge der Säure, den Elektroden und der Reinheit der Materialien ungemein ab[4]). Man muss zirka die vierfache Menge Säure nehmen, welche dem Pyridin entspricht, als Elektrode Blei oder Kohle, und eine von Metallsalzen freie Säure und metallfreie Diaphragmen. Man erhält so Piperidin und Dihydrochinolin besser und billiger als mittelst Reduktion mit Natrium in alkoholischer Lösung.

Pyridin wirkt im Gegensatze zu seinem hydrierten Derivat, dem Piperidin, den Blutdruck herabsetzend. Es ist also hier durch Hydrierung eine ungemeine Verstärkung, aber auch eine völlige Umkehrung der physiologischen Wirksamkeit eingetreten.

---

[1]) Falck und Ringhardtz, Diss. Kiel 1895.

[2]) Zeitschr. f. Elektrochemie 2. 577.

[3]) DRP. 90308.

[4]) DRP. 104664.

Ein ganz analoges Verhalten, Umkehrung der physiologischen Wirkung durch Hydrierung, zeigt die Betrachtung der Wirkungen von Berberin und Hydroberberin. Berberin wirkt in grösseren Dosen den Blutdruck herabsetzend, Hydroberberin schon in kleineren Dosen blutdrucksteigernd und gefässverengernd.

Das dem Hydroberberin isomere Kanadin, das nur an anderer Stelle hydriert ist, wirkt aber nicht[1]) blutdrucksteigernd.

Die blutdrucksteigernde Wirkung des Nikotins unterscheidet sich jedoch dadurch von der Wirkung des Adrenalins, dass die Wirkung nicht so lange anhält und ferner bei Verwendung von Nikotin nach der eingetretenen maximalen Steigerung ein Absinken des Druckes unter die Norm erfolgt.

Die Behandlung des Nikotins mit Wasserstoffsuperoxyd[2]) führt zum Oxynikotin $C_{10}H_{14}N_2O$, welches ähnlich, aber viel schwächer wirkt, als Nikotin selbst. Pinner fasst Oxynikotin als einen Aldehyd auf, der durch Aufspaltung des Pyrrolidinringes entstanden ist, ähnlich wie aus Piperidin durch Wasserstoffsuperoxyd δ-Aminovaleraldehyd entsteht.

Die Körper dieser Reihe Nikotin, Pyrrolidin, Methylpyrrolidin, Piperidin etc. werden wohl bei eingehendem Studium ihrer Derivate und Abschwächung ihrer Giftigkeit, wertvolle Arzneimittel im Sinne blutdrucksteigernder, also tonisierender Substanzen einerseits, andererseits gefässkontrahierender, also blutstillender Substanzen, im Sinne der Hydrastis und des Mutterkorns ergeben.

Nikotin hat, eine so grosse Bedeutung es auch als Genussmittel besitzt, in der neueren Medizin nur eine sehr beschränkte Anwendung und zwar ausschliesslich als äusserlich angewendetes Mittel erlangt. In jüngster Zeit wurde das salizylsaure Salz des Nikotins unter dem Namen Eudermol als Skabiesmittel empfohlen.

Pilokarpin.

Dieses Alkaloid ist in seinen Wirkungen dem Nikotin sehr verwandt. Ausserdem kommen ihm ungemein sekretionsbefördernde Eigenschaften zu und seine therapeutische Bedeutung liegt darin, es einer-

[1]) Mohr, Privatm. Bei Säugetieren macht Kanadin in mittleren Gaben schwere Somnolenz, grosse Gaben erzeugen tonischklonische Krämpfe mit nachfolgender schwerer Lähmung. Auf Uterus und das Gefässsystem ist es ohne Einfluss [3]).

[2]) Pinner u. Wolffenstein, BB. **24**. 61.

[3]) v. Bunge, Arb. d. pharmakol. Inst. Dorpat (Kobert) XI—XII. p. 131 u. p. 206.

seits als schweiss- und überhaupt sekretionsbeförderndes Mittel zu verwenden, andererseits aber in den Folgen dieser sekretionsbefördernden Wirkung, nämlich der erhöhten Aufnahme von Flüssigkeiten, namentlich aus Exsudaten, so dass es als Resorbens von Bedeutung ist. Ferner bewirkt Pilokarpin starke Myosis.

Die Konstitution des Pilokarpins wurde insbesonders von Hardy und Calmels [1]) studiert, doch sind diese Untersuchungen, sowie die daranschliessenden physiologischen Prüfungen und Konklusionen unrichtig, da die Ergebnisse der Forschungen über die Konstitution dieses Alkaloids bestimmte bekannte Tatsachen, so insbesonders den Befund von Herzig und Mayer [2]), dass nur eine CH_3gruppe am N gebunden ist, nicht zu erklären vermögen.

Pilokarpin ist nach den neuen Untersuchungen von Pinner und Schwarz [3]) ein Glyoxalinderivat:

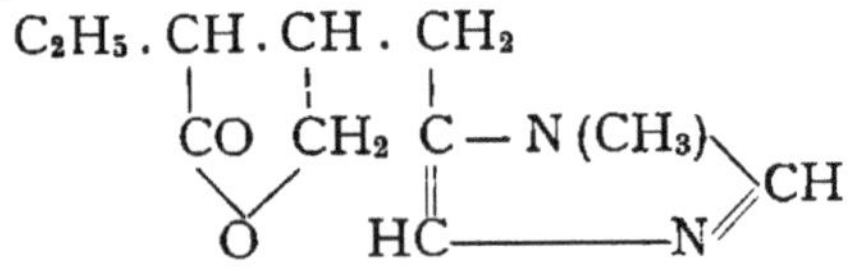

Jowett lässt die Frage offen, ob die Pinner'sche Formel oder die

Formel 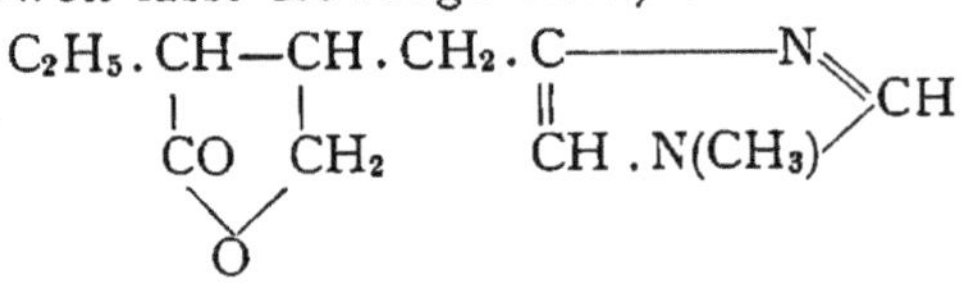 die richtige ist.

Pilokarpin wirkt auf das Herz wie die elektrische Vagusreizung. Isopilokarpin, welches dem Pilokarpin isomer, wirkt wie Pilokarpin, aber schwächer, noch weniger wirksam aber qualitativ gleichartig wirksam ist Pilokarpidin [4]).

Der Homopilopsäurekern der Pilokarpinmoleküle wirkt wie eine haptophore Gruppe.

Es ist nach den unrichtigen älteren Auffassungen von Hardy und Calmels seiner Konstitution nach mit dem Muskarin durch eine Betaingruppe und mit dem Nikotin durch eine Pyridingruppe verwandt. Seiner physiologischen Wirkung nach wird es von den einen zum

---

[1]) Bull. de la Soc. chim. de Paris [2] **46**. 479, **48**. 220; C. r. **102**. 1116, 1251, 1562, C. r. **103**. 277, **105**. 68.

[2]) M. f. C. **15**. 613, **16**. 599.

[3]) Pinner u. Kohlhammer, BB. **33**. 2357. Pinner u. Schwarz, BB. **35**. 192, **35**. 2441. Jowett, Proc. Chem. Soc. **19**. 54.

[4]) Marshall, Journ. of phys. **31**. 120.

Muskarin, von den andern zum Nikotin gestellt. Um zwischen diesen beiden Meinungen entscheiden zu können, hat Coppola die Wirkung von drei Derivaten des Pilokarpins, welche keinen fünfwertigen Stickstoff mehr enthalten und dadurch die Verwandtschaft mit dem Muskarin eingebüsst haben, untersucht.

Diese Derivate sind: 1. Pyridinmilchsäure, welche entsteht durch Aufnahme eines Moleküls Wasser und Abgabe eines Moleküls Trimethylamin aus dem Pilokarpin.

Pilokarpin $C_{11}H_{16}N_2O_2 + H_2O =$

Pyridinmilchsäure 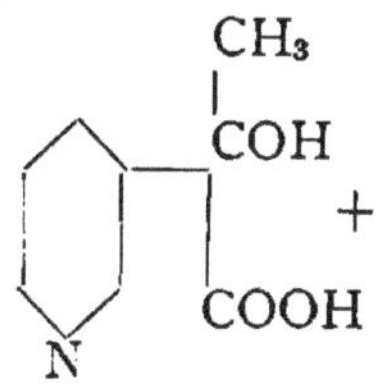 $+ N(CH_3)_3$ Trimethylamin

2. Pilokarpidin, welches statt des fünfwertigen N dreiwertigen N enthält und so nur zwei CH_3gruppen am N besitzt.

3. Jaborin [1]), welches durch Kondensation von zwei Molekülen Pilokarpin entsteht.

Diese Derivate haben eine ähnliche doch schwächere Wirkung als Pilokarpin, so dass also die physiologische Wirkung des Pilokarpins wesentlich von der Pyridingruppe (?) abhängt. Die Trimethylamingruppe besitzt nicht die Muskarinwirkung, sondern sie verstärkt nur den nichtpyridinischen Teil des Moleküls.

Die Laktopyridinsäure und Pilokarpin haben ganz gleiche physiologische Wirkungen. Der Unterschied besteht nur darin, dass Pilokarpin an Fröschen eine Verlangsamung der Herzschläge bewirkt, die Laktopyridinsäure aber auch in sehr kleinen Mengen die bewegungshemmenden Apparate des Herzens lähmt. Pilokarpin besitzt Kurarewirkung, welche der Säure völlig fehlt.

Pilokarpidin hat nicht so intensive Kurarewirkung, wie Pilokarpin.

Das durch Polymerisation aus dem Pilokarpin hervorgehende Jaborin besitzt für Herz, Iris usw. mehr eine paralysierende, als eine erregende Wirkung, wodurch letztere Substanz sich mehr dem Atropin nähert, während in Beziehung auf andere Organe die Wirkung zwar schwächer ist, aber ihre Natur nicht verändert. Es ist beinahe ein Gegengift des Pilokarpins zu nennen.

---

[1]) Jaborin scheint nach Jowett und Marshall hauptsächlich aus Pilokarpin und Isopilokarpin zu bestehen.

Bei Erhaltung des Grundkernes einer Substanz bewirken nach Coppola sekundäre Veränderungen in der Struktur der letzteren, auch wenn sie scheinbar die physiologische Wirkung umändern, doch nur Gradveränderungen in der physiologischen Wirkung. Man sieht dies deutlich an der Wirkung der obenerwähnten Spaltungsprodukte des Pilokarpins, insbesonders am Pilokarpidin, welches dieselbe, aber schwächere Wirkung hat. Es sind also immer quantitative, aber nicht qualitative Differenzen.

Curci fand, dass der grösste Teil des Pilokarpins in einer Verbindung durch den Urin ausgeschieden wird, aus der es dargestellt werden kann durch Behandlung mit Säure und Neutralisation mit Ammoniak. Es würde demnach als Pilokarpinat ausgeschieden. Curci hat eine kristallinische Substanz aus dem Harn dargestellt, die ausser der Pilokarpinreaktion besondere charakteristische Phenolreaktionen gibt, was die Aufnahme eines Hydroxyls in den Pyridinkern bedeuten würde, d. h. das Pilokarpin hätte sich umgewandelt zu

$$HO.C_5H_3N-C\begin{array}{l} COONa. \\ H(CH_3)_3OH \\ CH_3 \end{array}$$

So würde Pilokarpin ein Oxim- und ein Phenolhydroxyl aufnehmen und dies erklärt zur Genüge den Mechanismus seiner Wirkung. Curci hatten aber schon Untersuchungen anderer Substanzen zur Annahme geführt, dass das Phenol- und das Oxim-hydroxyl starke Hypersekretion, Krämpfe und Steigerung anderer Funktionen hervorruft.

Die partielle Synthese des Pilokarpins haben Hardy und Calmels in der Weise angestrebt, dass sie die β-Pyridino-α-milchsäure mit Phosphorbrom behandelten unter Zusatz von Barythydrat, dessen Überschuss durch Kohlensäure beseitigt wurde. Dann wurde Bromwasserstoff und Goldchlorid zugesetzt, der entstandene Niederschlag mit Schwefelwasserstoff zerlegt und man erhielt Pyridinobromopropionsäure. Diese mit Trimethylamin erhitzt, gab Pilokarpidin. Die methylalkoholische Lösung des Pilokarpidins wurde mit Jodmethyl und Kali versetzt und das gebildete Jodmethylat liefert bei Behandlung mit übermangansaurem Silber Pilokarpin und Ameisensäure. Das synthetisch dargestellte Pilokarpin zeigte dieselben physiologischen Eigenschaften, wie das native. Es hat lähmende Wirkung auf das Froschherz, die von Atropin beseitigt wird. Ferner zeigt es die speichelerregende Wirkung beim Hund.

Doch haben alle früheren physiologischen Untersuchungen über die Abbauprodukte des Pilokarpins, sowie die daran geknüpften Spekulationen den Boden verloren, seitdem durch die Untersuchungen von Jowett, Pinner und Kohlhammer, sowie Pinner und Schwarz die bisherige Auffassung der Konstitution des Pilokarpins zu Fall gebracht wurde. Die Oxydation des Pilokarpins liefert eine N-freie Säure, aber keine Nikotinsäure, so dass die Annahme, Pilokarpin sei ein Pyridinderivat, nicht mehr zutreffend ist. Ferner wurde die Existenz einer NH- und einer NCH_3-Gruppe nachgewiesen und eine N-freie Laktonsäure

$$\begin{matrix} CH_3 \searrow & & \\ & CH.CH.COOH & \\ CH_3 \nearrow & | \quad\;\; | & \\ & O-CO & \end{matrix}$$

aus dem Pilokarpin dargestellt.

Strychnin.

Über die Beziehungen zwischen Aufbau und Wirkung beim Strychnin verdanken wir den Untersuchungen von Tafel [1]) einige sehr wertvolle Aufschlüsse.

Bei der Einwirkung von Jodwasserstoff und Phosphor auf Strychnin entsteht unter Eliminierung des einen der beiden Sauerstoffatome und Addition von vier Wasserstoffatomen Desoxystrychnin.

$$\underset{\text{Strychnin}}{C_{21}H_{22}N_2O_2} + 6\,H \quad = \quad \underset{\text{Desoxystrychnin}}{C_{21}H_{26}N_2O} + H_2O$$

Letzteres ist in seinen Giftwirkungen qualitativ dem Strychnin ähnlich, aber quantitativ bedeutend abgeschwächt. Es ist bitterer als Strychnin. Das ausgetretene Sauerstoffatom muss aus der Gruppe $N\,C_{20}H_{22}O$ stammen. Die Strychninformel ist vorläufig nämlich in $N \equiv C_{20}H_{22}O \Big\langle {CO \atop {| \atop N}}$ aufzulösen. Sicherlich stammt der Sauerstoff nicht aus dem Karbonyl, denn Desoxystrychnin geht beim Erhitzen mit Natriumalkoholat in die Desoxystrychninsäure über.

$$\underset{\text{Desoxystrychnin}}{N \equiv C_{20}H_{26} \Big\langle {CO \atop {| \atop N}}} + H_2O \quad = \quad \underset{\text{Desoxystrychninsäure}}{N \equiv C_{20}H_{26} \Big\langle {COOH \atop NH}}$$

Aus dem Desoxystrychnin lässt sich auch das zweite Sauerstoffatom durch weitere Reduktion entfernen und zwar entsteht durch elektrolytische Reduktion in schwefelsaurer Lösung Dihydrostrychnolin $C_{21}H_{28}N_2$

---

[1]) Liebig's Ann. **264**. 44, **268**. 229, **301**. 289.

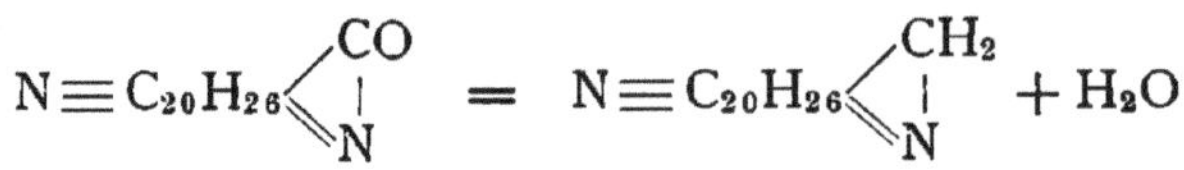

Desoxystrychnin Dihydrostrychnolin

Dieses Dihydrostrychnolin ist aber kein Krampfgift mehr. Dieses zweite Sauerstoffatom scheint also für die Wirkung des Strychnins notwendig zu sein, denn wenn man Strychnin mit Jodwasserstoff und Phosphor und später mit Natrium und Amylalkohol behandelt, so entsteht Strychnolin $C_{21}H_{26}N_2$.

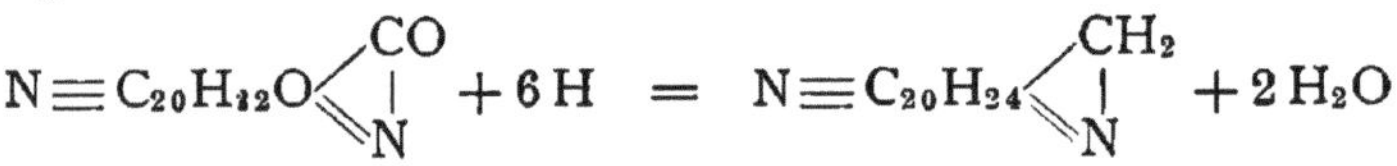

Strychnin Strychnolin

Dieses Strychnolin ist ebenfalls kein Krampfgift mehr.

Es geht also mit dem Übergang der Atomgruppierung

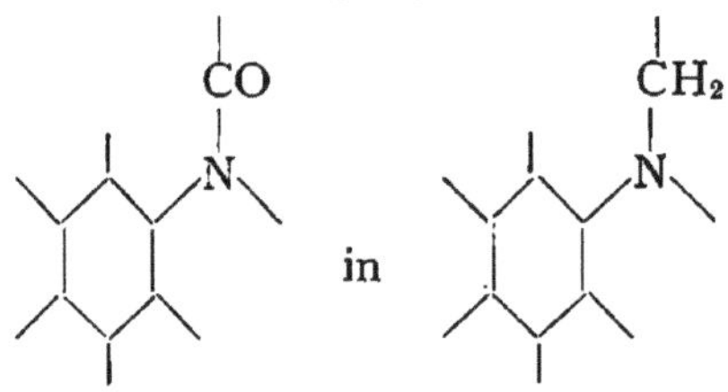

die spezifische krampferregende Strychninwirkung verloren.

Hingegen hat Strychnidin $C_{21}H_{24}N_2O$, durch elektrolytische Reduktion von Strychnin gewonnen, Strychninwirkung. Es steht in der Wirkung zwischen Desoxystrychnin und Strychnin und ist wie Strychnin bitter. Chemisch aber nicht physiologisch hat es eine grosse Ähnlichkeit mit Dihydrostrychnolin, daher ist vielleicht die Formel

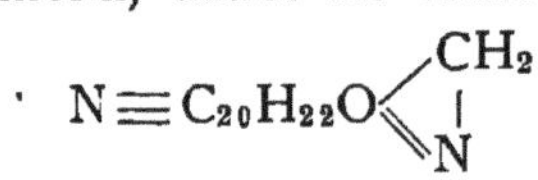

anzunehmen.

Das zweite Sauerstoffatom im Strychnin scheint ätherartig gebunden zu sein[1]).

Sowohl dem Strychnolin als auch dem Dihydrostrychnolin fehlt jede krampferregende Wirkung.

Tafel untersuchte, ob nicht wie beim Piperidon so auch im Strychnin eine piperidonartige Atomgruppierung die Rückenmarkwirkung verursacht. Zur Entscheidung dieser Frage eignet sich am besten die elektrolytische Reduktion des Strychnins, dieselbe führte zu zwei Basen dem Tetrahydrostrychnin und dem Strychnidin

---

[1]) Tafel, Liebig's Ann. **301**. 285—348.

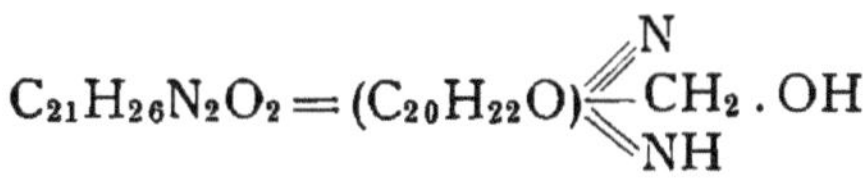

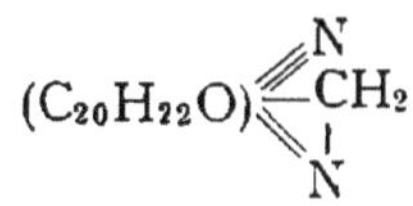

Tetrahydrostrychnin Strychnidin

Aus dem Vergleiche der physiologischen Wirkungen dieser Körper folgert Tafel, dass die eminente Wirkung des Strychnins als Rückenmarks- und Krampfgift gerade dem Zusammentreffen zweier in demselben Sinne wirksamer sauerstoffhaltiger Gruppen in seinem Moleküle zuzuschreiben ist. Wird eine Gruppe durch Reduktion verändert, so tritt nur eine Schwächung der Krampfwirkung ein, erst wenn beide reduziert sind, hört die Krampfwirkung überhaupt auf. Dihydrostrychnolin macht in 2 mg Dosen keine andere Erscheinung als Gelbfärbung der Frösche. 5—10 mg machen starke Lähmungserscheinungen, aber keine Krämpfe. Im Strychnin sind jedenfalls eine grosse Zahl ringförmiger zum grössten Teile hydrierter Gruppen aneinander gegliedert.

Tetrahydrostrychnin $C_{21}H_{26}N_2O_2$ macht in 0.5 mg Dosen Krampferscheinungen.

Strychnidin erzeugt in 2 mg Dosen typische Strychninkrämpfe.

Methylstrychnin, aus Methylstrychninium erhalten, ist nicht bitter und wirkt, nach Dietrich Gerhardt, wie Strychnin, es ist eine sekundäre Base [1])

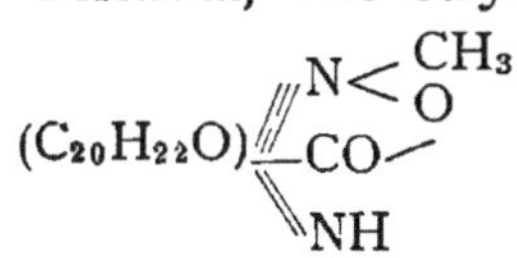

Die Isostrychninsäure

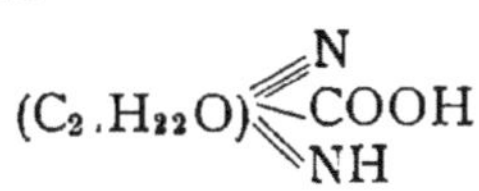

besitzt noch vollkommen die giftigen Eigenschaften des Strychnins. 0.0005 g töten Frösche.

Oxäthylstrychnin führt nach Vaillant und Vierordt zu 4—5 mg bei Fröschen und zu 25 mg bei Kaninchen den Tod herbei. Die Vergiftungserscheinungen halten die Mitte zwischen Strychnin und Kurare.

Trägt man Natrium in eine siedende alkoholische Lösung von Strychnin, so entsteht eine kleine Menge eines neuen Alkaloids, des Strychninhydrürs, welches ausgesprochen lähmend wirkt und durch Atmungsstillstand bald zum Tode führt [2]).

Wenn man Strychnin auf 140° oder Strychnol auf 200° mit Wasser

[1]) Tafel, Liebig's Ann. **264**. 33.

[2]) Dreser im Tagblatt der Braunschweiger Naturforscher-Versammlung 1897.

erwärmt, so erhält man eine Base von der Formel $C_{21}H_{22}N_2O_2$, welche Amé Pictet und Bacovescu[1]) Isostrychnin nennen. Es ist optisch inaktiv und nach Untersuchungen von Wiky ungefähr 30 mal weniger giftig als Strychnin, die physiologische Wirkung ähnelt dem Kurare.

Tetrachlorstrychnin und Hexachlorbruzin sind ungiftige und für Hunde ganz unschädliche Substanzen[2]).

Von Strychninbrombenzylat $C_{21}H_{22}N_2O_2 . C_6H_5 . CH_2Br$ bewirken 0.0006 g bei Fröschen anhaltende völlige Lähmung. Wenn Erholung eintritt, so folgt ein Stadium der Übererregbarkeit, häufig in der Art der Strychninwirkung. Nicht zur Lähmung führende Dosen hatten ausschliesslich diese Wirkung. Die Intensität der Wirkung ist stärker als die des Strychnin.

Strychninjodessigsäuremethylester $C_{21}H_{22}N_2O_2 . JCH_2 . COO . CH_3$ und Bruzinbrombenzylat $C_{23}H_{26}N_2O_4 . C_6H_5 . CH_2Br$ erzeugen in Dosen von 1.5 mg völlige Lähmung. 0.1 g des Strychninjodessigsäuremethylesters wirken intern auf Kaninchen gar nicht[3]).

[1]) Soc. de Chim. de Genève 13. IV. 1905.

[2]) Coronedi bei Minunpi und Cuisa. Gaz. chim. ital. 34. II. 361.

[3]) Hildebrandt, AePP. **53**. 76.

IV. Kapitel.

Schlafmittel und Inhalationsanästhetika.

Allgemeines.

Über die chemischen Ursachen des natürlichen Schlafes existiert keine Theorie, welche halbwegs auf Tatsachen basiert wäre.

Dass bestimmte Produkte des Stoffwechsels sich während des wachen Zustandes anhäufen und diese dann Schlaf verursachen, ist vielleicht zu konzedieren, es wird auf diese Weise erklärlicher, warum man nach körperlichen Strapazen rascher und in einen tieferen Schlaf verfällt. Von grösstem Interesse für die Pharmakologie wäre gewiss die chemische Erkenntnis dieser Ermüdungsstoffe, welche den Schlaf normalerweise erzeugen, da ihre Darstellung und Verwendung sicherlich die unschädlichsten Schlafmittel bieten würde.

Unser nervöses Zeitalter, dem kaum die grosse Menge synthetischer Nervina genügt, hat auch unter der Schlaflosigkeit so zu leiden, dass es für den Arzt ein Bedürfnis ist, eine erhebliche Anzahl von Schlafmitteln zu besitzen, um abwechseln zu können und um die Angewöhnung an eine bestimmte Substanz zu vermeiden, um so mehr als einzelne bei der Angewöhnung in ihrer Wirkung versagen. Während früher nur Opium und Alkohol als Schlafmittel bekannt waren, verfügen wir dank der Erweiterung unserer Kenntnisse über eine sehr stattliche Reihe.

Diese grosse Reihe lässt sich aber auf einige Grundprinzipe reduzieren. Naturgemäss treten die verschiedensten Varianten als neue Arzneimittel auf.

Wir wissen, dass die Kohlenwasserstoffe der aliphatischen Reihe narkotische Eigenschaften zeigen, die durch Eintritt einer Hydroxylgruppe, die Bildung von Alkoholen, noch deutlicher zur Erscheinung kommen.

Die Hydroxylgruppe ist also nicht das wirksame für die Hypnose, sondern der Alkylrest. Die Hydroxylgruppe stellt nur den Verankerungspunkt vor.

Diese narkotische Eigenschaft der Kohlenwasserstoffe ist also die Grundursache der narkotischen Effekte der Alkohole einerseits, andererseits aller Körper, deren schlafmachende Wirkung auf der Gegenwart von Alkylgruppen beruht. Dabei ist zu bemerken, dass die hypnotischen Effekte besonders der Äthylgruppe unter allen Alkylresten zukommt.

Die Anzahl der in den Kohlenwasserstoff eintretenden Hydroxylgruppen ist für die hypnotische Wirkung entscheidend, je mehr Hydroxyle, desto geringer die hypnotischen Effekte, daher entbehrt Glyzerin mit drei Hydroxylen der hypnotischen Wirkung.

Die Gegenwart einer Aldehyd- oder Ketongruppe befähigt ungemein die Substanz, hypnotische Effekte auszulösen; diese Eigenschaft wird einerseits durch den Eintritt von Hydroxylen geschwächt oder gänzlich aufgehoben, andererseits durch die Gegenwart von Alkylresten, insbesonders von Äthylgruppen, in der Verbindung gesteigert.

Neben diesen hypnotischen Mitteln spielen eine sehr grosse Rolle Substanzen, welche aliphatische Verbindungen darstellen, in denen Wasserstoffe durch Halogen ersetzt sind. Den aromatischen Halogensubstitutionsprodukten geht die Eigenschaft, schlafmachend zu wirken, ab.

Die hypnotischen Effekte des Morphins, des souveränen Schlafmittels, hängen mit dem Erhaltensein der beiden Hydroxyle zusammen.

Wir sehen also, dass nur einigen Gruppen die Fähigkeit, hypnotische Effekte auszulösen, eigen ist. Den Alkylresten, insbesonders der Äthylgruppe, der Aldehyd- und der Ketongruppe, sowie aliphatischen Halogensubstitutionsprodukten, insbesonders denen des Chlors, endlich der eigentümlichen Konfiguration des Morphins.

Von grösstem theoretischem Interesse, welchem wohl noch praktische Konsequenzen folgen werden, ist die Eigentümlichkeit, dass die exzitierenden Mittel alle den Blutdruck steigern, die schlafmachenden den Blutdruck herabsetzen.

So steigert Kokain, Nikotin den Blutdruck, Stoffe, die wir benützen, um die Ermüdungsgefühle zu bannen, Morphin, Sulfonal, Trional, Pental[1]) etc. erniedrigen den Blutdruck. Beim normalen Schlaf sinkt ebenfalls der Blutdruck. Die meisten dieser Blutdruck erniedrigenden Mittel erweitern die Gefässe.

---

[1]) Ther. Mon. **1893**. 42.

Während beim Schlaf eine Erweiterung der Gefässe in den meisten Organen eintritt, sind die Gehirngefässe im Gegensatze hierzu kontrahiert, das Gehirn wird anämisch. Nach Lauder Brunton[1]) sind demnach zwei Dinge notwendig, damit Schlaf eintrete: 1. Dass der Blutzufluss zum Gehirn soviel als möglich verhindert werde, indem man ihn ableitet oder die Herztätigkeit beruhigt. 2. Dass man die funktionelle Tätigkeit des Gehirns selbst herabsetzt. Nun kann man das Blut vom Gehirne ableiten, wenn man an einer anderen Körperstelle Gefässerweiterung hervorruft.

Die schlafmachenden Substanzen, welche wir zum internen Gebrauch anwenden wollen, müssen den Einflüssen des Organismus gegenüber eine gewisse Resistenz zeigen, um die spezifische Wirkung auf die Grosshirnrinde ausüben zu können, bevor sie noch den oxydativen Einwirkungen der Gewebe unterliegen. Wir werden sehen, wie wir Schlafmittel, insbesonders diejenigen, deren Wirkung auf dem Vorhandensein von Äthylradikalen beruht, in der Weise resistent machen, dass sie eine anhaltende Wirkung haben.

Hypnotische Mittel werden in der Medizin in zweierlei Absicht verwendet, entweder um nur Schlaf zu erzeugen, oder um Schlaf und Schmerzlosigkeit durch eine nicht allzulange Zeit zu bewirken. Im ersteren Falle bedient man sich der Schlafmittel κατ' ἐξοχήν, welche intern oder subkutan verabreicht werden, im letzteren Falle der sogenannten Inhalationanästhetika, mittelst welcher Schlaf und Unempfindlichkeit durch eine beliebige, genau regulierbare Zeit hervorgerufen wird. Die Substanzen der letzteren Gruppe werden ausschliesslich durch Inhalation beigebracht.

Die eigentlichen Schlafmittel sind meist in Wasser schlecht lösliche, in Ölen gut lösliche Substanzen, oder es haben die wässerigen Lösungen Eigenschaften, die der subkutanen Injektion im Wege stehen. Nur das einzige Morphin ist ein subkutan injizierbares Hypnotikum. Man bemüht sich daher, Mittel synthetisch darzustellen, welche neben starker hypnotischer Wirkung wasserlöslich und ohne lokale Nebenerscheinungen subkutan injizierbar sind.

Die Inhalationsanästhetika entstammen zwei Gruppen, die eine basiert ihre Wirkungen auf dem Gehalt an Halogen in einer aliphatischen Substanz, die andere auf der Gegenwart von Äthylresten.

---

[1]) Pharmakologie p. 219.

Die Schlafmittel lassen sich in drei Gruppen scheiden:

1. Substanzen, deren Wirkung auf dem Gehalt an Halogen beruht.
2. Substanzen, deren Wirkung auf dem Gehalt an Alkylradikalen beruht.
3. Substanzen, deren Wirkung auf der Gegenwart einer Aldehyd- oder Ketongruppe beruht.

I. Gruppe.

Halogenhaltige Schlafmittel.

Das wichtigste Inhalationsanästhetikum Chloroform hat neben dem Äther unbestritten die grösste Verbreitung auf diesem Gebiete. Die Nachteile, die ihm zukommen, können meist durch die ungemein ausgebildete Technik der Narkose paralysiert werden.

Die vielfachen Todesfälle während der Chloroformnarkose, für die eine anatomische Begründung fehlte, wurden teilweise durch die leichte Zersetzbarkeit des Chloroforms und Bildung von toxischen Substanzen, wie Phosgen $COCl_2$ etc. erklärt, von denen man vermutete, dass sie infolge der Darstellung im Chloroform enthalten, diesem toxische Eigenschaften verleihen, eine Annahme, die nicht ganz zutrifft, da auch bei Narkose mit allerreinstem Chloroform Todesfälle beobachtet wurden. Die Darstellung des Chloroforms aus Chloral hat auch keinen Wandel geschaffen, denn auch das chemisch reinst dargestellte Chloroform verändert sich durch Oxydation mit Luft alsbald. Als bestes Schutzmittel gegen die Oxydation des Chloroforms durch den Sauerstoff der Luft erwies sich noch der von englischen Fabrikanten von jeher angewendete Zusatz von 2 % absoluten Alkohols. Die Franzosen empfahlen zur Haltbarmachung einen Zusatz von Schwefel.

Von der unrichtigen Annahme, dass die Reindarstellung des Chloroforms genüge, um dieses ungefährlicher und haltbarer zu machen, gingen die Verfahren von Pictet und Anschütz aus. Pictet reinigte Chloroform, indem er es durch Kälte fest machte und den flüssigen Anteil durch Zentrifugieren entfernte, Anschütz [1]) benützte die an und für sich interessante Tatsache, dass Salizylid mit Chloroform eine kristallisierende Doppelverbindung $\left(C_6H_4{}^{1}_{2}{}^{CO}_{O}\right)_4 + 2CHCl_3$ gibt, aus der Chloroform abdestilliert werden kann.

Diese Verbindung, welche auch bei gewöhnlicher Temperatur unter Abgabe von Chloroform verwittert, sollte auch als solche therapeutische Anwendung finden.

---

[1]) BB. **25**. 3512, Liebig's Ann. **273**. 97, DRP. 69708, 70158, 70614.

Salizylid [1]) erhält man durch Behandeln von Salizylsäure mit Phosphoroxychlorid in einem indifferenten Lösungsmittel. Man trennt von dem bei der gleichen Reaktion gebildeten Polysalizylid $\left(C_6H_4{}^{1CO}_{2O}\right)x$ durch Auflösen des Salizylids in heissem Chloroform [2]).

Dass die hypnotische Wirkung des Chloroforms in innigem Zusammenhange mit dem Chlorgehalte steht, geht aus der Tatsache hervor, dass bei einer grossen Reihe aliphatischer Verbindungen der Eintritt von Chlor den neu entstandenen Substanzen hypnotische Eigenschaften verleiht.

Die rasch vorbeigehende Wirkung dieses Inhalationsanästhetikums verhindert jedoch, es als Hypnotikum, welches stundenlang wirken soll, zu benützen.

Die narkotische Wirkung des Chloroforms ist chemisch lediglich auf den Chlorgehalt zu beziehen, auch eine vergleichende Betrachtung der folgenden Reihe beweist dies:

Methan CH_4 ist wirkungslos
Methylchlorid CH_3Cl schwach narkotisch
Methylenbichlorid CH_2Cl_2 stärker narkotisch
Chloroform $CHCl_3$ narkotisch
Tetrachlorkohlenstoff CCl_4 narkotisch.

In dieser Reihe steigt die Intensität der narkotischen Wirkungen und ebenso die Nachhaltigkeit derselben mit der Zunahme der Chloratome.

Ferner wirkt Aldehyd $CH_3.COH$ leicht narkotisch [3]), Trichloraldehyd (Chloral) $CCl_3.COH$ sehr stark narkotisch. Äthylen $CH_2:CH_2$ ist fast wirkungslos. Chloräthylen $CH_2Cl.CH_2Cl$ macht zwar auch keine Narkose, jedoch Klopfen der Karotiden und Wärmegefühl über den ganzen Körper.

Dass Chloroform dem Tetrachlorkohlenstoff für die Narkose vorgezogen wird, macht der Umstand, dass Tetrachlorkohlenstoff ähnliche Konvulsionen zur Folge hat, wie Methylenchlorid und deshalb ein

---

[1]) DRP. 68960.

[2]) Ferner erhält man es durch Erhitzen von Azetsalizylsäure 5—6 Stunden lang auf 200—210° C, Auskochen des Reaktionsproduktes mit Wasser, Lösen des Rückstandes in Azeton und Fällen mit Wasser (DRP. 134234).

[3]) Aldehydammoniak $CH_3.CH.O.H.NH_2$ macht Reizsymptome und Tod durch Atmungsstillstand. Die Herzaktion wird schwer ergriffen. Letale Dosis 0.15—0.2 bei subkutaner Applikation an Säugetiere (Giacosa 1886, Archiv per le sc. med. Vol. X. Nr. 14, p. 293).

gefährliches Gift ist, welches schleunigen Tod durch Herzstillstand hervorruft [1]).

Als Chloroformersatzmittel wurden von den Halogensubstitutionsprodukten wohl mehrere empfohlen, ohne dass sie je mit dem Chloroform in eine ernstere Konkurrenz treten konnten. Methylenbichlorid CH_2Cl_2 wurde von England aus warm empfohlen, weil es kein Erbrechen verursacht.

Von Frankreich kam die Empfehlung des Methylchloroforms $CH_3 . CCl_3$ wegen seines höheren Siedepunktes und der gefahrlosen Narkose. Dieses Mittel setzt die Temperatur um 3—4 Grad herab.

Die chlorhaltigen Derivate des Äthylens, Äthylenchlorid $C_2H_4Cl_2$, z. B., wirken nach einzelnen Beobachtern ebenso krampferregend wie Methylenchlorid, haben aber eine eigentümliche Nebenwirkung auf die Kornea, welche getrübt wird [2]).

Äthylidenchlorid $CH_3 . CHCl_2$ macht eine langsam eintretende und schnell vorübergehende Wirkung [3]). Perchloräthan C_2Cl_6 (Hexachlorkohlenstoff) wirkt narkotisch wie Chloralhydrat, in kleinen Mengen exzitierend.

Auch die Bromsubstitutionsprodukte der niederen Kohlenwasserstoffe haben narkotische Wirkungen und lassen sich als Inhalationsanästhetika für kurze, leichte Narkosen mit Vorteil benützen. So Bromäthyl C_2H_5Br, welches wenig giftig ist, während Äthylenbromid $C_2H_4Br_2$ schon starke Giftwirkungen zeigt.

Auch Bromoform $CHBr_3$ wirkt anästhesierend [4]) und wird gegenwärtig viel zum Kupieren von Keuchhustenanfällen benützt [5]).

(Die lokale Anästhesie, welche durch Chlormethyl CH_3Cl und ähnliche Halogensubstitutionsprodukte eintritt, steht in keiner Beziehung zum Chlorgehalte, sie ist lediglich bedingt durch den sehr niedrigen Siedepunkt der angewendeten Substanzen, welche beim Bespritzen der zu anästhesierenden Partie derselben rasch und viel Wärme entziehen und durch die Kältewirkung anästhesieren. Wie das gegenwärtig sehr viel angewendete Chlormethyl (Kelene genannt) wird mit etwas geringerem Erfolg auch Äthyläther und Methyläthyläther $\begin{matrix} CH_3 \\ C_2H_5 \end{matrix}\!\!>\!O$, von

[1]) Smith, Lancet **1867**, 792. Sansom u. Nunnely, Brit. med. Journ. **1867**.

[2]) Pannas und Dubois, Semaine med. **1888** u. **1889**.

[3]) Liebreich, Berl. klin. Wochens. **1860**, Nr. 31.

[4]) v. Horroch, Österr. med. Jahrb. **1883**. 497.

[5]) Stepp, Deutsche med. W. **1889**, Nr. 31.

manchen angewendet. Auch niedrig siedende Petroleumäther wurden für lokale Anästhesie durch Kälte in Anwendung gezogen. Es ist, wie wir wiederholen, für diese Wirkung nicht die Konstitution, sondern der Siedepunkt und die Flüchtigkeit der angewendeten Substanz allein von Bedeutung.)

Liebreich[1]) hat angenommen, dass Chloralhydrat $CCl_3.CH(OH)_2$, welches sich bekanntlich unter der Einwirkung von Alkalien in Chloroform und Ameisensäure spaltet, im Organismus eine ähnliche Zersetzung erfährt und dass dann das gebildete Chloroform die hypnotische Wirkung auslöst und hat auf Grund dieser Annahme Chloralhydrat als Hypnotikum empfohlen. Wenngleich die Theorie der Wirkung des Chloralhydrat als unrichtig zu bezeichnen ist, da es ene Umsetzung zu Chloroform nicht erfährt, so gebührt Liebreich das grosse Verdienst, neben dem Morphin ein sicheres Hypnotikum in die Therapie eingeführt zu haben.

Mering[2]) zeigte, dass Chloralhydrat im Organismus in Trichloräthylalkohol $CCl_3.CH_2.OH$ übergeht und nicht in Chloroform. Dieser Trichloräthylalkohol paart sich nun im Organismus mit Glykuronsäure und es entsteht die Urochloralsäure. Mering zeigte ferner, dass die Liebreich'sche Vorstellung[3]), dass aus Chloralhydrat im Blute Chloroform, aus Krotonchloralhydrat $CCl_3.CH:CH.COH+H_2O$ im Blute Dichlorallylen, Salzsäure und Ameisensäure wird und dass Dichlorallylen das wirksame, unrichtig sei. Trichlorkrotonsaures Natrium

$$CCl_3.CH:CH.COONa,$$

welches schon in verdünnter alkalischer Lösung in der Kälte in Dichlorallylen $CCl_2.CH:CH$ übergeht, wirkt gar nicht schlafmachend. Ebenso auch die Trichloressigsäure $CCl_3.COOH$ nicht[4]).

Binz[5]) hat die Schlaferzeugung insbesonders für die halogenhaltigen Substanzen in der Weise erklärt, dass sich freies Halogen abspaltet, welches auf das Protoplasma lähmend einwirkt. Jede arbeitende Zelle, welche wir unter den Einfluss von Chlor-, Brom- oder Joddämpfen setzen oder auf die wir aktiven Sauerstoff einwirken lassen, vermindert nach Binz ihre Arbeit oder stellt sie ganz ein. Je nach der Menge und Dauer dieses Einflusses nimmt sie dieselbe entweder wieder auf oder

---

[1]) Berl. klin. W. **1869**, p. 325 u. Monographie: Chloralhydrat, Berlin 1869.

[2]) HS. **6**. 480.

[3]) Liebreich, Brit. med. Journ. 1873 p. 20.

[4]) Mering, AePP. **3**. 185.

[5]) AePP. **6**. 310.

sie hat sie für immer eingestellt, d. h. entweder schläft die Zelle unter der lähmenden Last der fremden Gase, ihr innerer Aufbau bleibt ungestört oder sie ist tot, ihr innerer Aufbau war und bleibt zerrüttet.

Gegen diese Theorie des Schlaferzeugens lassen sich zahlreiche Einwendungen erheben. Man muss bedenken, dass so aktive Körper, wie freies Chlor oder Brom, doch in erster Linie substituierend einwirken und stabilere Verbindungen entstehen würden.

Andererseits spalten nicht alle chlorhaltigen Schlafmittel Halogen ab oder besser ausgedrückt, nach dem Einnehmen einiger halogenhaltiger Schlafmittel ist der Gehalt an anorganischen Chloriden im Harne nicht erhöht. So ist wohl nach Einatmung von Chloroform der Gehalt des Harnes an Chloriden erhöht, nicht aber nach Einnahme von Chloralhydrat.

Ferner kann man gegen diese Theorie einwenden, dass Tomascewicz keine narkotischen Effekte mit Trichloressigsäure, welche ja dem Chloral sehr nahesteht, erzielen konnte [1]). Wohl hat dagegen Bodländer bei Wiederholung dieser Versuche an Hunden und Katzen statt an Kaninchen deutliche hypnotische Effekte erzielt, welche mit gleichen Dosen von Natriumazetat nicht hervorzubringen waren. Dieser Forscher konnte weiter als beweisend für die Binz'sche Anschauung zeigen, dass Hexachloräthan C_2Cl_6 bei interner Verabreichung Schlaf macht und dass aktiven Sauerstoff abspaltende Körper, wie jodsaures Natron, salpetrigsaures Natron und Ozon, wie Binz schon gezeigt, und auch Wasserstoffsuperoxyd, wie Bodländer nachwies, narkotische Wirkungen haben. Aber L. Hermann fand entgegen den Angaben Bodländers, dass die Trichloressigsäure keine Spur einer schlafmachenden Wirkung habe, sondern die Wirkung besteht in einer Lähmung. Bei weniger empfindlichen Tieren bringen mässige Dosen deutliche Reizerscheinungen hervor, die Grosshirnfunktionen werden durch das Gift gar nicht oder erst unmittelbar vor dem Tode affiziert, von Schlaf, Hypnose oder dergleichen konnte Hermann absolut nichts konstatieren. Auch sterben die Tiere, wenn sie lähmende Dosen erhalten haben, fast regelmässig, was auch gegen eine hypnotische Wirkung spricht.

Auch Mering behauptet, mit trichlorkrotonsaurem Natrium keine hypnotischen Effekte erzielt zu haben.

Kast[2]) zeigte, dass die Theorie von Binz, nach welcher bei den gechlorten Schlafmitteln eine starke Chlorabspaltung auftritt, nicht nur für

---

[1]) S. bei Mering, AePP. **3**. 185.

[2]) HS. **11**. 280.

Chloralhydrat, sondern auch für Tetrachlorkohlenstoff CCl_4 und Dichloressigsäureäthylester $CCl_2H.COO.C_2H_5$ unrichtig ist, da diese Körper beim Einführen in den Organismus kein Chlor abspalten, aber hypnotisch wirken. Hingegen spaltet aber die Trichloressigsäure im Organismus Chlor ab, ohne Schlaf zu machen.

Wie die Wirkung des Chloralhydrates im Organismus zustande kommt, wissen wir wohl nicht, wir können sie aber sicher als Kombination der Wirkung des Chlorgehaltes mit einer konkurrierenden Wirkung der Aldehydgruppe auffassen. Für letzteren Umstand spricht das Verschwinden der schlafmachenden Eigenschaften mit der Oxydation der Aldehydgruppe zur Karboxylgruppe, deren Existenz den hypnotischen Effekt vernichtet, während der Übergang der Aldehydgruppe in eine alkoholische durch Reduktion zum Trichloräthylalkohol $CCl_3.CH_2.OH$ eine solche Vernichtung der hypnotischen Wirkung nicht mit sich bringt, da dem Trichloräthylalkohol, ebenso wie dem Chloral, die Eigenschaft zukommt, Schlaf zu erzeugen.

Bei der Anwendung des Chloralhydrat stellen sich aber gewisse Übelstände ein. Vor allem hat Chloralhydrat den Nachteil, dass es sich nicht wie Morphin subkutan injizieren lässt. Ferner hat es wie alle chlorhaltigen Schlafmittel, schädliche Nebenwirkungen auf das Herz, die den Schlafmitteln, deren Wirkung auf Äthylgruppen beruht, nicht zukommen. Diese Eigenschaften des Chlorals lassen sich wohl nicht vermeiden. Aber es sind Versuche zahlreicher Art gemacht worden, um das unangenehme Brennen im Magen nach Einnahme von Chloralhydrat zu beseitigen, ebenso wie den keineswegs angenehmen Geschmack dieses Mittels.

Festes polymeres Chloral[1]), geschmacklos und stark narkotisch, erhält man durch Eintragen von wasserfreiem Aluminiumchlorid in der Kälte in Chloral und Auswaschen des Reaktionsproduktes mit Wasser, oder man verwendet als Ausgangsmaterial das durch Eintragen von wasserfreiem Eisenchlorid in Chloral entstehende Produkt.

Ein in Wasser lösliches Polychloral erhält man nach Gärtner (Halle)[2]) durch Einwirkung von Pyridin oder Aminen auf Chloral in der Kälte und Behandeln des Produktes mit Mineralsäuren. Dieses Polychloral, Viferral genannt, verwandelt sich langsam in Wasser in Chloralhydrat.

Für Synthesen dieser Art bot die sehr reaktionsfähige Aldehydgruppe einen willkommenen Anhaltspunkt.

Die Aldehydgruppe des Chlorals ruft den Erregungszustand,

---

[1]) DRP. 139392 (Erdmann-Halle).

[2]) DRPAnm. G. 18706 Kl. 12. o. Witthomer u. Gärtner, Ther. Mon. 19. H. 3.

welcher sich vor dem Eintritte des hypnotischen Effektes zeigt, hervor. Die Festlegung der Aldehydgruppe würde daher anscheinend diese erregende Wirkung vermeiden lassen; aber dieses ist keineswegs der Fall, weil alle diese Verbindungen mit festgelegter Aldehydgruppe in der Weise zur Wirkung gelangen, dass die Aldehydgruppe regeneriert wird, d. h. dass Chloral aus der Verbindung wieder frei wird.

Es zeigte sich nämlich die sehr merkwürdige Erscheinung, dass nur jene Verbindungen, aus denen sich leicht Chloral regeneriert, den gewünschten hypnotischen Effekt noch hervorrufen, während stabilere Verbindungen oft starke toxische Effekte äussern, ohne hypnotische Eigenschaften in gleichem Maße, wie Chloral, zu besitzen.

Von allen diesen Derivaten des Chlorals, welches ja nur wegen seiner grossen Billigkeit und weil es als erstes künstliches Hypnotikum in Verwendung kam, noch benützt wird, ohne vor den Schlafmitteln der anderen Gruppen besondere Vorteile zu besitzen, konnte keines recht zur Geltung kommen, da ihnen allen mehr oder weniger, wenn sie schon hypnotisch wirken, die Nachteile der Grundverbindung, insbesonders die schädliche Einwirkung auf Herz und Respiration, zukommt.

Eine Gruppe dieser Körper besteht aus Verbindungen, in denen versucht wurde, die Aldehydgruppe durch einen basischen Rest festzulegen.

Nesbitt[1]) stellte zu diesem Zwecke Chloralammonium, d. i. Trichloraminoäthylalkohol $CCl_3 . CH(NH_2) . OH$ dar, in der Absicht, die Wirkung des Chlorals auf Respiration und Herz aufzuheben.

Ferner wurde dargestellt Chloralimid $CCl_3.CH = NH$, welches sehr beständig ist und den Vorteil der Wasserunlöslichkeit hat.

Mering[2]) stellte Chloralamid $CCl_3 . CH(OH) . NH . CHO$ (Name für Chloralformamid) dar durch Kondensation von Chloral und Formamid, welches schwach bitter ist und hypnotisch wirkt. Es wird langsam daraus im Organismus Chloral abgespalten. Unangenehme Nebenerscheinungen, wie rauschähnliche Zustände und Temperaturherabsetzung zeigen sich als Nachteile bei Verwendung dieses Körpers, der ferner schwächer als Chloralhydrat wirkt.

Chloralcyanhydrat $CCl_3.CH(OH).CN$ hat reine Blausäurewirkung, gegen die der hypnotische Effekt völlig zurücktritt. Die Substanz ist schwer zersetzlich.

Zu gleichem Zwecke wurde Chloral mit Aldoximen, Ketoximen

---

[1]) Therepeutic. Gazette. **1888**, p. 88.

[2]) Ther. Mon. **1889**. 565. DRP. 50586.

und Chinonoximen kondensiert[1]), doch haben diese Produkte keine Verwendung gefunden. Sie sind alle in Wasser schwer löslich. Ihre Bildung geschieht nach der allgemeinen Gleichung

$$X = NOH + CCl_3 . COH = CCl_3 \text{—} C \begin{cases} O . N . X \\ OH \\ H \end{cases}$$

Man lässt in Petroläther gelöstes Azetoxim mit Chloral reagieren und erhält

Chloralazetoxim $(CH_3)_2C = N . O . C \begin{cases} H \\ OH \\ CCl_3 \end{cases}$.

Analog erhält man Chloral-Kampferoxim $C_{10}H_{16} = N . O . C \begin{cases} H \\ OH \\ CCl_3 \end{cases}$

ferner Chloral-Nitroso-β-Naphtol $C_{10}H_6 - N . O . C \begin{cases} H \\ OH \\ CCl_3 \end{cases}$ (mit $C_{10}H_6$ und C über O verbunden)

Chloral-Azetaldoxim $CH_3 . CH = N . O . C \begin{cases} H \\ OH \\ CCl_3 \end{cases}$

Chloral-Benzaldoxim $C_6H_5 . CH = N . O . C \begin{cases} H \\ OH \\ CCl_3 \end{cases}$.

Ebenfalls ein Präparat, welches in der Absicht, die Aldehydgruppe festzulegen, dargestellt wurde, ist eine Verbindung von Chloral mit Hexamethylentetramin $(CH_2)_6N_4$.

Sie wird gewonnen durch Vermischen konzentrierter Lösungen beider Substanzen, wobei die neue Substanz auskristallisiert[2]).

Später wurde noch die Herstellung des Hexamethylentetramintrichloral empfohlen.

Sie geschieht durch Mischen von 7 Teilen der in Chloroform gelösten Base mit 25 Teilen einer chloroformigen Chloralhydratlösung[3]).

Es wurde weiterhin die Festlegung der Aldehydgruppe durch verschiedene Kondensationen mit Zucker versucht.

Henriot und Richet[4]) suchten Verbindungen in die Therapie einzuführen, welche erst durch eine Spaltung im Organismus die wirksame Komponente, das Chloral, zu bilden vermögen. Sie experimentierten zuerst mit Chloraliden, besonders mit dem Milchsäurechloralid. Letzteres besitzt aber keine hypnotische Wirkung, ruft hingegen schwere Störungen, epileptiforme Anfälle mit intensiver Bronchialsekretion und Asphyxie hervor.

Heffter[5]) kondensierte Glukose mit wasserfreiem Chloral und er-

---

1) DRP. 66877.

2) DRP. 87933.

3) DRPAnm. 10631.

4) C. r. **116**. 63.

5) BB. **22**. 1050. Berl. klin. W. **1893**. Nr. 20. 475.

hielt so unter Wasserabspaltung die Chloralose = Anhydroglykochloral $C_8H_{11}Cl_3O_6$, welche tiefen Schlaf erzeugen konnte.

Viele französische und italienische Autoren berichteten aber über vorübergehende Vergiftungserscheinungen, motorische Störungen sowie Störungen der Psyche und Respiration [1]) und starke Schweissausbrüche bei Anwendung der Chloralose, während andere Autoren sie sehr rühmten.

Die Ursache dieser differenten Anschauungen liegt darin, dass bei der Reaktion zwischen dem wasserfreien Chloral und dem Traubenzucker sich neben der Chloralose eine zweite Substanz, die Parachloralose [2]), bildet, welche unlöslich ist und der keine hypnotischen Effekte zukommen. Hingegen kommen dieser Substanz nach Mosso toxische Wirkungen zu, die sich in Erbrechen, Temperaturerhöhung, welche von Temperaturabfall gefolgt ist, äussern. Denn nur diejenigen Chloralverbindungen wirken hypnotisch, aus denen der Organismus das wirksame Chloral abzuspalten vermag, die anderen wirken infolge des Chlorgehaltes giftig, aber nicht hypnotisch.

Statt des Traubenzuckers verwendeten Henriot und Richet [3]) Pentosen. Die Arabinose geht, wie der Traubenzucker, zwei Verbindungen mit dem Chloral ein, eine leicht lösliche, die Arabinochloralose und eine schwer lösliche, die Pararabinochloralose. Die Wirkung der Arabinochloralose ist schwächer als die der Glykochloralose. Bei der Arabinochloralose tritt nicht wie bei der Glykochloralose ein Stadium gesteigerter Erregbarkeit auf, welches dagegen die Xyloseverbindung hervorzurufen scheint.

Die letale Dosis der Arabinochloralose ist doppelt so gross, wie die der Glykochloralose, aber auch die hypnotische Dosis ist viel höher. Arabinochloralose soll Schlaf ohne Reizungsperiode machen.

Der Unterschied in der Wirkung zwischen der Pentose- und Hexosechloralose wird sich jedenfalls am einfachsten durch die grössere oder geringere Stabilität und Spaltbarkeit der Verbindungen im Organismus erklären lassen.

Eine weitere Gruppe von Schlafmitteln, die Chloralderivate sind, wurde durch Kombination des Chlorals mit hypnotisch oder analgetisch

---

[1]) Hedon und Flig. C. r. Soc. biol. **55**. 41. 9. I. 03.

[2]) C. r. **1893**. 4. I., Mosso: Acad. med. di Genua 20. III. 1893 und Mosso: Cloralosio e Paracloralosio Genua 1894.

[3]) Sem. med. **1894**. Nr. 70.

[4]) S. Revue internat. de therap. et pharmacol. **1893**. Nr. 2. Ther. Mon. **1892**. 171.

wirkenden Körpern geschaffen. Auch aus dieser Gruppe konnte kein Körper mit wertvollen neuen Eigenschaften oder Effekten gefunden werden. Alle führten nur ein ephemeres Dasein. Die Betrachtung der Verbindungen dieser Gruppe zeigt nur wiederholt, wie aussichtslos es ist, durch Kombination von zwei Körpern ähnlicher Wirkung wesentlich bessere Effekte zu erzielen. Gewöhnlich leisten solche Substanzen kaum mehr als eine Mischung der beiden Ausgangsprodukte.

Königs[1]) kondensierte Chloral mit dem ebenfalls hypnotisch wirkenden Azeton zu Chloralazeton $CCl_3 . CH(OH) . CH_2 . CO . CH_3$. Dieses geht im Organismus in Trichloräthylidenazeton $CCl_3 . CH : CH . CO . CH_3$ über[2]).

Der Körper wirkt nur schwach narkotisch.

Ein Kondensationsprodukt des Chlorals mit dem an und für sich schon hypnotisch wirkenden Amylenhydrat ist das Dimethyläthylkarbinolchloral (Dormiol). Es ist flüssig und von brennendem Geschmack, in Wasser unlöslich. Es ist keineswegs weniger giftig als Chloralhydrat und steht diesem in der Art und Weise der Wirkung sehr nahe[3]).

Die Darstellung erfolgt durch Versetzen von Amylenhydrat mit etwas mehr als der berechneten Menge Chloral. Die Temperatur soll 70° nicht übersteigen. Das Produkt wird mit Wasser gewaschen und getrocknet.

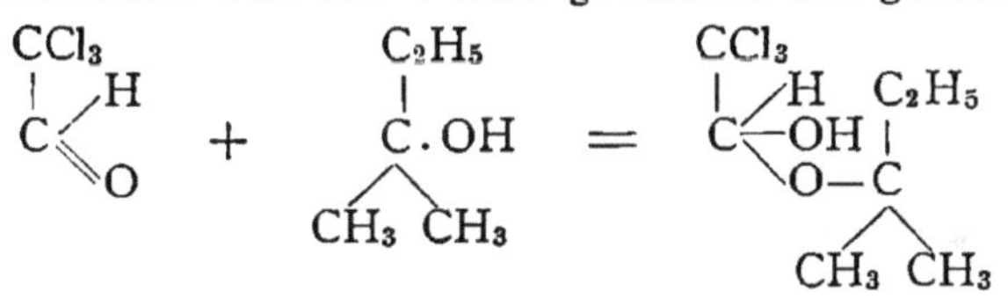
[4])

Man kann auch Amylen und Chloral mit Chlor- oder Bromwasserstoff kondensieren[5]).

Chloralazetonchloroform $(CH_3)_2C{<}{{CCl_3}\atop{O . CH(OH) . CCl_3}}$ erhält man durch Erwärmen von Chloral oder Chloralhydrat mit Azetonchloroform in molekularen Mengen. Es wirkt hypnotisch und lokalanästhesierend[6]).

Monochloralharnstoff und Dichloralharnstoff sind keine Schlafmittel.

Chloralurethan sollte die hypnotischen Effekte des Äthylurethans mit denen des Chlorals verbinden.

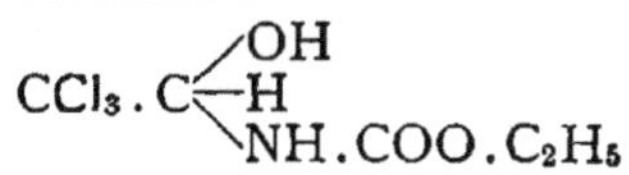

---

[1]) BB. **25**. 794.

[2]) AePP. **33**. 370.

[3]) Fuchs und Koch, M. W. **1898**. Nr. 37.

[4]) DRP. 99469.

[5]) DRP. 115252.

[6]) DRP. 151188. (Hoffmann — La Roche, Basel).

Es besitzt dem Äthylurethan ähnliche, wenn auch weniger verlässliche hypnotische Wirkungen[1]). In Tierversuchen konnten französische Autoren zeigen, dass bei Verwendung von Chloralurethan der hypnotische Effekt vor dem toxischen zurücktritt, auch ist der durch das Präparat hervorgerufene Schlaf konstant mit einer Lähmung des Hinterteiles verbunden. Grössere Dosen erzeugen statt des Schlafes Respirationsstörung, Diarrhöe, reichliche Diurese, Salivation und Hautjucken. Die Substanz scheint mit dem Schlafmittel Uralium von Popi[2]) identisch zu sein.

Wenn man Chloral $CCl_3 . COH$ und Urethan $NH_2 . COO . C_2H_5$ kondensiert, kann man zu zwei verschiedenen Verbindungen gelangen, je nachdem, ob man Alkohol mitreagieren lässt oder nicht. Das sogenannte Chloralurethan

$$CCl_3 . CH(OH) . NH . COO . C_2H_5$$

entsteht bei der Einwirkung von starker Salzsäure auf Chloral und Urethan bei gewöhnlicher Temperatur.

Unter dem Namen Somnal[3]) wurde ein äthyliertes Chloralurethan empfohlen, welches entsteht, wenn man gleiche Teile Urethan, Chloralhydrat und Alkohol bei 100^0 im Vakuum aufeinander einwirken lässt. Die empirische Formel $C_7H_{12}Cl_3O_3$ dieser Substanz unterscheidet sich daher von dem Chloralurethan durch den Mehrgehalt von C_2H_4. Das Produkt ist wasserlöslich.

Interessant sind die Tappeiner'schen[4]) Untersuchungen über die Kondensationen des Chlorals mit Schlafmitteln der aromatischen Reihe. So hat Chloralazetophenon, eine Kombination des Chlorals mit Azetophenon (Hypnon) $CCl_3 . CH(OH) . CH_2 . CO . C_6H_5$ nicht die geringste narkotische Wirkung. Es entsteht daraus im Organismus Trichloräthyliden-Azetophenon $CCl_3 . CH : CH . CO . C_6H_5$ unter Wasseraustritt. Einen solchen Vorgang hat nur noch Jaffé beobachtet, welcher nach Verfütterung von Furfurol Furfurakrylsäure $C_4H_3O . CH : CH . COOH$ im Harne auftreten sah. Furfurol tritt hierbei mit Essigsäure unter Bildung einer ungesättigten Bindung zusammen.

Trichloräthyliden-Azetophenon sowie seine Muttersubstanz, das Chloralazetophenon, machen heftige Entzündungen und starke Blutungen. Hingegen ist bei Hunden die Schlafwirkung des Kondensationsproduktes im Vergleiche zum Chloral äusserst schwach.

---

1) Deutsche med. W. **1886** p. 236 u. Montpellier méd. **1886**. 149.

2) Riforma medica **1888**. Nr. 81. Ann. di chim. **1889** Sett. p. 145.

3) DRPAnm. 5305.

4) AePP. **33**. 364.

Im Gegensatze hierzu wirkt nach der Angabe von Jensen [1]) ein Chloralazetophenonoxim der folgenden Konstitution

$$\begin{array}{l} C_6H_5 \\ | \\ C{=}NO.CH(OH).CCl_3 \\ | \\ CH_3 \end{array}$$

als Schlafmittel schon in kleineren Dosen als Chloral, zugleich hat es noch eine kurareähnliche Einwirkung auf die motorischen Nervenendigungen.

Die Darstellung dieser Substanz geschieht auf die Weise, dass man wasserfreies Chloral und Azetophenonoxim in molekularen Mengen in Benzol oder Petroläther zusammenbringt, es kristallisiert dann bei gewöhnlicher Temperatur der gewünschte Körper.

Hingegen scheint Chloralazetophenonoxim der Konstitution

$$\begin{array}{l} C_6H_5 \\ | \\ C{=}NOH \\ | \\ CH_2.CH(OH).CCl_3 \end{array}$$

sich ähnlich wie Chloralazetophenon selbst zu verhalten, nämlich giftig, aber nicht hypnotisch wirkend.

Es lassen sich folgende allgemeine Regeln für die Kondensationsprodukte des Chlorals aufstellen.

Die Kondensationsprodukte der aromatischen Reihe haben keine oder nur sehr schwache hypnotische Wirkungen. Die Kondensationsprodukte der aliphatischen Reihe haben erheblich stärkere Wirkungen, welche sich aber sofort über das ganze Zentralnervensystem ausbreiten und schon bei unvollständiger Lähmung des Grosshirns das Atmungs- und Gefässzentrum stark beeinflussen.

Kondensiert man Chloral mit Antipyrin, so entstehen verschiedene Körper. Dehydromonochloralantipyrin ist ganz unwirksam. Hingegen ist Monochloralantipyrin [2]) wirksam und der Schlaf, den dieser Körper erzeugt, hängt nicht allein von dem Chloralgehalt ab, da gleiche Dosen von Hypnal [3]), wie diese Substanz benannt wird, und Chloralhydrat fast gleich starke hypnotische Wirkungen zeigen [4]). Der Körper entsteht durch Mischen starker Lösungen von Antipyrin und Chloral. Er ist geruchlos, nicht reizend und geschmacklos, in kleinen

[1]) DRP. 87932.

[2]) Herz, Diss. Berlin 1893.

[3]) Ther. Mon. **1890**. 243. 296. **1893**. 131.

[4]) Bardet, Nouv. reméd. **1890**. 135.

Dosen analgetisch wirkend[1]). Gley konnte zeigen, dass Mono- und Bichloralantipyrin genau dieselbe physiologische und toxische Wirkung zeigen wie Chloral, und doch steht die toxische Dosis dieser beiden Substanzen nicht im Verhältnis zu der Menge Chloral, das sie enthalten. Die tödliche Dosis für beide beträgt ungefähr 1 g pro kg Tier, was für ersteres 0.47 g und für letzteres 0.66 g Chloral entspricht. Die toxische Dosis des Chlorals an sich muss mindestens zu 0.70 bis 0.75 g pro kg geschätzt werden. Die Giftigkeit des Chlorals wird also durch die Gegenwart von Antipyrin bedeutend erhöht.

In ähnlicher Absicht, die unangenehmen Nebenwirkungen des Chloralhydrats auf das Nervensystem durch Einführung einer das Nervensystem beruhigenden und antipyretischen Substanz in die Verbindung zu paralysieren, wurde p-Azetaminophenoxyazetamidchloral dargestellt und zwar durch Mischen von p-Azetaminophenoxylazetamid mit Chloral[2]).

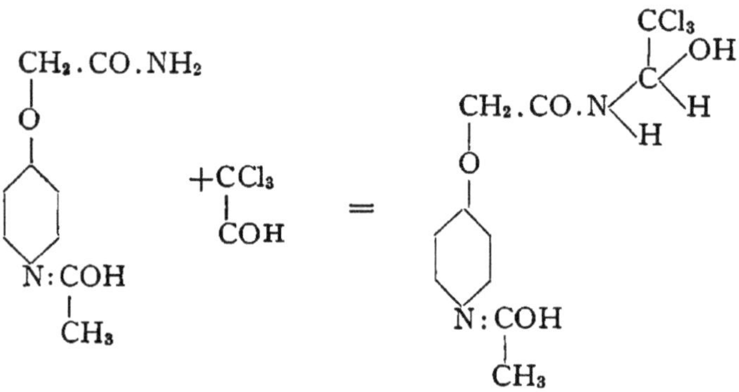

Im Koffeinchloral, einem Additionsprodukte des Chlorals und Koffeins, tritt die Koffeinwirkung anscheinend ganz zurück gegenüber der des Chlorals, wie überhaupt mit Ausnahme der Blausäureverbindung bei allen ähnlich zusammengesetzten Chloralverbindungen fast ausschliesslich die Chloralwirkung zur Geltung gelangt.

Man erhält Koffeinchloral, welches leicht in Wasser löslich ist, wenn man in eine warme Lösung von 300 T. Chloralhydrat in 300 T. Wasser 380 T. Koffein einträgt. Es kristallisiert beim Erkalten die Verbindung

$$C_8H_{10}N_4O_2 + H_2O + CCl_3.CH(OH)_2 \text{ aus.}$$

Die Absicht, welche den Darsteller geleitet hat, mag gewesen sein, durch Einführung des Herztonikums Koffein in das Chloral, die herzschwächende Wirkung des letzteren zu unterdrücken.

---

[1]) Berl. klin. W. **1898**. 104.

[2]) DRP. 96493. Münch. med. W. **1898**. 1173. Die Substanz wirkt aber nicht nennenswert entfiebernd.

Nach einem der Firma Kalle & Co. erteilten Patente[1]), gehen p-Amino-m-oxybenzoesäureester und m-Amino-p-Oxybenzoesäureester, welche, wie erwähnt, unter dem Namen „Orthoform" und „Orthoform neu" als lokal-anästhesierend wirkende Antiseptika empfohlen werden, mit Chloral Verbindungen erhöhter hypnotischer Wirkung ein, die den Vorzug haben, geschmacklos zu sein.

Die Darstellung dieser beiden isomeren Chloralverbindungen geschieht entweder durch Zusammenreiben molekularer Mengen Ester mit Chloral oder durch Eintragen der Ester in geschmolzenes Chloralhydrat. Hierbei werden 1 bezw. 2 Mol. Wasser abgespalten.

Beide Verbindungen sind in Wasser sehr schwer löslich und lassen sich aus Lösungsmitteln nicht umkristallisieren. Beim Erwärmen mit verdünnten Mineralsäuren entwickelt sich Chloral.

Wenig verwendet wurde statt des Chloralhydrats das Butylchloral $CCl_3 . CH_2 . CH_2 . COH$. Es übt eine starke, aber vorübergehende hypnotische Wirkung aus und hat dem Chloralhydrat gegenüber den Nachteil, dass es stärker als jenes den Magen reizt. Als Sedativum wurde es von Liebreich[2]) empfohlen.

Trigemin wird ein Antineuralgikum genannt, das durch Einwirkung von Butylchloralhydrat auf Pyramidon entsteht.

Man erhält es durch Addition beider Grundsubstanzen. Während Chloralhydrat mit 4-Dimethylamino-1-phenyl-2.3-dimethyl-5-pyrazolon keine kristallisierende Verbindung gibt, vereinigt sich Butylchloralhydrat damit zu einer kristallisierenden Verbindung $C_{17}H_{24}N_3O_3Cl_3$ entweder beim Zusammenschmelzen oder beim Zusammenbringen in Lösungsmitteln, wie z. B. Wasser, Benzol unter Erwärmung[3]).

Dieses Butylchloralhydratpyramidon soll vorzüglich schmerzstillende, weniger hypnotische Eigenschaften zeigen.

Isopral nennt Impens[4]) den Trichlorisopropylalkohol

$$CCl_3 . CH(CH_3) . OH,$$

der als Hypnotikum zweimal so stark wirksam sein soll, wie Chloralhydrat.

Man erhält es durch Einwirkung von Chloral auf die Halogenmethyl-Magnesiumdoppelverbindungen und zerlegt diese[5]).

Es erscheint als Trichlorisopropylglykuronsäure im Harne.

---

[1]) DRP. 112216.

[2]) Ther. Mon. **1888**. 528.

[3]) DRP. 150799 (Höchster Farbwerke).

[4]) Therap. Monatsh. **17**. 469.

[5]) DRP. 151545 (Bayer-Elberfeld).

Wie den gechlorten, so kommt auch den gebromten aliphatischen Verbindungen und auch den jodierten, wenn auch in viel schwächerem Grade, eine hypnotische Wirkung zu.

Nach Steinauer erzeugt das dem Chloralhydrat entsprechende Bromalhydrat $CBr_3 . COH + H_2O$ zuerst Aufregung, dann tritt ein hypnotischer Zustand ein, dem schliesslich ein allmähliches Erlöschen der Respirations- und Herztätigkeit folgt. Doch bietet Bromalhydrat dem Chloralhydrat gegenüber in der therapeutischen Anwendung nur Nachteile.

Monobromtrimethylkarbinol äussert keine hypnotischen Wirkungen, wohl aber eine vollständige kaum zwei Stunden dauernde Lähmung der Hinterläufe.

Während die aromatischen Halogensubstitutionsprodukte im allgemeinen keine hypnotische Wirkung zeigen, wird merkwürdigerweise vom Tribromsalol (Kordol) von Rosenberg und Dassonville behauptet, dass es neben seiner hämostatischen Wirkung auch ein gutes Hypnotikum sei. Wenn sich diese Angabe bewahrheiten würde, so wäre dieser Körper eine unerklärte Ausnahme von der angeführten Regel.

Vom Jodoform CHJ_3 behauptet Binz [1]), dass es intern verabreicht narkotisch und hypnotisch wirkt.

Jodal, den Monojodaldehyd $CH_2J . COH$ haben Harnack und Witkowski [2]) untersucht und gefunden, dass es in seiner schlafmachenden Wirkung dem Chloralhydrat in keiner Weise gleicht, vielmehr werden die höheren psychischen Zentren durch Jodal nur wenig und spät affiziert. Auch ist die Gefahr der Herzlähmung grösser als beim Chloralhydrat.

Bromalhydrat übt von allen diesen analogen Verbindungen die stärkste Lokalwirkung aus, an der Applikationsstelle werden die Muskeln in kürzester Zeit totenstarr.

Neuronal ist Bromdiäthylazetamid [3]). Es wurde als Hypnotikum empfohlen. (S. II. Gruppe).

II. Gruppe.

Schlafmittel, deren Wirkung auf der Gegenwart von Alkyl beruht.

Im allgemeinen Teile wurde schon auseinandergesetzt, wie die Alkylreste und die Alkohole den Eigenschaften der fetten Kohlenwasserstoffe entsprechend, starke schlafmachende Eigenschaften be-

---

[1]) Berl. klin. W. **1885**, Nr. 7.

[2]) AePP. **11**. **1**.

[3]) Schultze und Fuchs, M. m. W. **1903**.

sitzen. Vorzüglich kommt diese narkotische Wirkung dem Äthylreste in einer grossen Reihe von Verbindungen zu, einem Reste, der leicht innige Beziehungen der eingeführten Substanz zum Zentralnervensystem herstellen kann.

Während aber vom Äthylalkohol selbst erhebliche Dosen verbraucht werden, um Schlaf hervorzurufen, werden wir eine Reihe von Verbindungen kennen lernen, von denen schon relativ kleine Dosen Schlaf erzeugen, obgleich auch bei diesen Körpern die physiologische Wirkung sich nur auf den Äthylrest beziehen lässt.

Dieser grosse Unterschied in der Dosierung und der Wirkung lässt sich keineswegs durch die Angewöhnung aller Individuen an den Äthylalkohol erklären, vielmehr müssen wir annehmen, dass deshalb so grosse Dosen von Alkohol benötigt werden, weil der Alkohol allenthalben in den Geweben des Organismus der Oxydation anheimfällt und zum Zustandekommen des Schlafes eine spezifische Einwirkung auf das Grosshirn notwendig ist; die anderen zu erwähnenden Substanzen hingegen zeichnen sich durch einen mehr oder weniger resistenten chemischen Aufbau aus, so dass es durch diese Resistenz ermöglicht wird, dass die ganze Dosis in dem zur Selektion am meisten disponierten Organ zur Geltung und Wirkung kommt.

Von den fetten Kohlenwasserstoffen, deren Wirkung schon mehrfach besprochen wurde, wirkt nach Lüssem[1]) Methan CH_4 als leichtes Hypnotikum. In höheren Konzentrationen ruft es ausgesprochenen, aber flüchtigen Schlaf hervor. Äthylen C_2H_4 hingegen wirkt stärker betäubend, 70—80 Vol. % zu 20 % Sauerstoff erzeugen einen sehr anästhetischen Schlaf. Keiner von diesen Kohlenwasserstoffen eignet sich jedoch als Inhalationsanästhetikum für die Zwecke der Narkose.

Für die Alkohole sind verschiedene Umstände entscheidend. Vor allem die Wertigkeit. Nur die einwertigen Alkohole sind stark hypnotisch wirkend. Je mehr der Reichtum an Sauerstoff anwächst (durch Eintritt von Hydroxylen), desto geringer ist der hypnotische Effekt. Dem Glyzerin kommen überhaupt keine hypnotischen Eigenschaften mehr zu.

Bei der Untersuchung der primären, sekundären und tertiären Alkohole konnten Schneegans und Mering[2]) folgende Verhältnisse feststellen:

---

[1]) Dissert. Bonn. 1885.

[2]) Ther. Mon. 1892. p. 331.

Primäre Alkohole.

Methylalkohol (azetonfrei) 6—12 g beim Kaninchen wirkungslos,

Äthylalkohol 7 g Trunkenheit, 12 g Schlaf,

Propylalkohol $CH_3.CH_2.CH_2.OH$ Schlaf, 12 g Tod nach 5 Stunden, Schlaf nach 5 Minuten,

norm. Butylalkohol $CH_3.CH_2.CH_2.CH_2.OH$ 3 g Trunkenheit, 7 g Schlaf und Tod,

Isoamylalkohol $\frac{CH_3}{CH_3}>CH.CH_2.CH_2.OH$ 2 g Halbschlaf.

Sekundäre Alkohole.

$\frac{CH_3}{CH_3}>CH.OH$ Dimethylkarbinol (sek. Propylalk.) 2 g Halbschlaf,

$\frac{CH_3}{C_2H_5}>CH.OH$ Äthylmethylkarbinol (sek. Butylalk.) 2 g Halbschlaf,

$\frac{C_2H_5}{C_2H_5}>CH.OH$ Diäthylkarbinol (sek. Amylalk.) 2 g Schlaf.

Tertiäre Alkohole.

$(CH_3)(CH_3)(CH_3)\rangle C.OH$ Trimethylkarbinol (tert. Butylalk.) 4 g Schlaf,

$(CH_3)(CH_3)(C_2H_5)\rangle C.OH$ Dimethyläthylkarbinol (tert. Amylalk. [Amylenhydrat])[1] 2 g Schlaf von 8—9 Stunden

$(C_2H_5)(C_2H_5)(C_2H_5)\rangle C.OH$ Triäthylkarbinol (tert. Heptylalk.) 1 g 10—12 Std. Schlaf, Atmung mühsam, kleinere Dosen stark erregend.

Die primären Alkohole wirken weniger narkotisch als die sekundären, die sekundären Alkohole weniger als die tertiären. — Die Alkohole wirken im allgemeinen um so stärker, je länger die unverzweigte Kette von Kohlenstoffatomen ist, die sie enthalten.

Bei den tertiären Alkoholen ist die Wirkung abhängig von der Art der Alkylradikale, welche mit dem tertiären Kohlenstoffatom verbunden sind. Ist nur das Radikal Methyl vertreten wie beim Trimethylkarbinol, so ist die Wirkung eine relativ schwache, grösser ist sie, wenn ein Äthyl eintritt und nimmt zu mit der Anzahl der mit dem tertiären Kohlenstoffatom verbundenen Äthylgruppen.

Die mit Äthylradikalen substituierten Harnstoffe zeigten folgende Verhältnisse:

---

[1]) Amylenhydrat hat nach H. Brackmann, Ther. Mon. **1896** u. **1900**. 423. 641 ausser der hypnotischen eine eigentümlich durstlöschende und harnsekretionsvermindernde Wirkung.

Substituierte Harnstoffe.

a) Derivate mit primären Alkylen.

Äthylharnstoff $CO\begin{matrix}NH(C_2H_5)\\NH_2\end{matrix}$ 3–4 g ohne jede Wirkung.

Triäthylharnstoff $CO\begin{matrix}NH.C_2H_5\\N(C_2H_5)_2\end{matrix}$ 3 g Ermattung aber kein Schlaf. Tod unter Krämpfen. Er wird anscheinend im Organismus in unwirksame Äthylaminbasen zersetzt.

b) Derivate mit tertiären Alkylen.

Amylharnstoff mit tertiärem Amyl

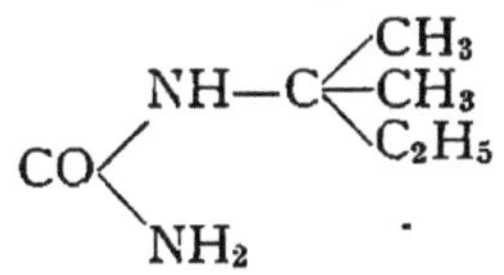

ist ein recht wirksames Hypnotikum, wirkt stärker als Amylenhydrat und ist angenehmer zu nehmen; wird im Organismus fast vollständig verbrannt. Schlaf tritt später ein als bei Amylenhydrat, da der Harnstoff wegen seiner schweren Löslichkeit im Organismus nur langsam zersetzt wird.

Diamylharnstoff

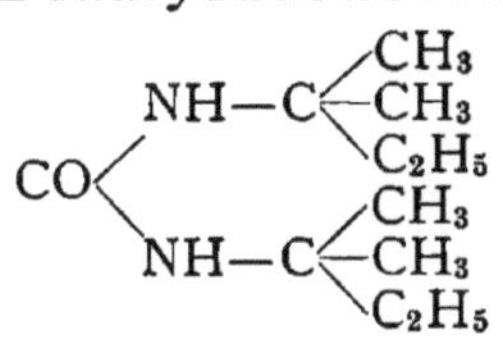

ohne jegliche Wirkung. Der Körper ist sehr beständig und gelangt unzersetzt in den Harn.

Butylharnstoff mit tertiärem Butyl

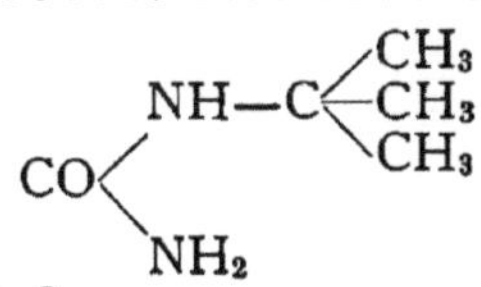

macht in 4 g Dosen Schlaf.

Heptylharnstoff mit tertiärem Heptyl

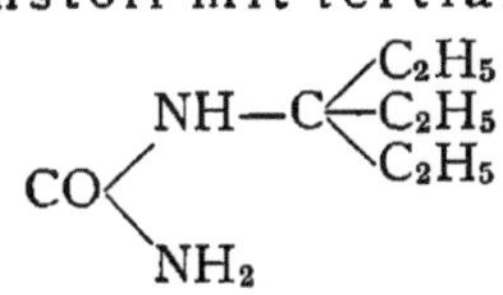

sehr schwer löslich.

1 g macht nach 2 Stunden Schlaf und vorher Trunkenheit.

Die durch primäre Alkyle einfach und mehrfach substituierten Harnstoffe wirken nicht narkotisch, wohl aber die mit tertiären Alkylen versehenen Harnstoffe; hier gilt wiederum das Gesetz, dass ein mit dem tertiären Kohlenstoffatom verbundenes Äthyl stärker wirkt als Methyl. Daher besitzen die mit tertiärem Butyl $-C{\lt}\begin{matrix}CH_3\\CH_3\\CH_3\end{matrix}$ versehenen Harnstoffe eine geringere hypnotische Wirkung als diejenigen, welche tertiäres Amyl $-C{\lt}\begin{matrix}C_2H_5\\CH_3\\CH_3\end{matrix}$ oder gar tertiäres Heptyl $-C{\lt}\begin{matrix}C_2H_5\\C_2H_5\\C_2H_5\end{matrix}$ enthalten.

Pinakone.

Methylpinakon

$$\begin{matrix}CH_3\\CH_3\end{matrix}{>}C(OH)-C(OH){<}\begin{matrix}CH_3\\CH_3\end{matrix}$$

10 g Pinakon machen Schlaf.

Methyläthylpinakon

$$\begin{matrix}CH_3\\C_2H_5\end{matrix}{>}C(OH)-C(OH){<}\begin{matrix}CH_3\\C_2H_5\end{matrix}$$

2 g Schlaf. Leichte Krämpfe.

Propiopinakon (Äthylpinakon)

$$\begin{matrix}C_2H_5\\C_2H_5\end{matrix}{>}C(OH)-C(OH){<}\begin{matrix}C_2H_5\\C_2H_5\end{matrix}$$

fast unlöslich.

1.5 g starker, sehr lang andauernder Schlaf.

3 g nach 2 Stunden Schlaf.

Dimethyläthylessigsäure

$$\begin{matrix}CH_3\\CH_3\\C_2H_5\end{matrix}{>}C.COOH$$

ist wirkungslos.

Die Pinakone wirken narkotisch, Methylpinakon in geringerem Grade, nicht mehr als Äthylalkohol, Methyläthylpinakon stärker und Diäthylpinakon (Propiopinakon) am stärksten.

Die hypnotischen Eigenschaften des Dimethyläthylkarbinols suchte Karl Goldschmidt mit denen der schwach schlafmachend wirkenden Opiansäure[1]) durch Synthese des Esters zu verbinden. Es gelingt Opiansäureester der tertiären Alkohole darzustellen und zwar solche der γ-Oxylakton-

[1]) AePP. 27. 190.

formel durch Kochen der Säure mit Alkohol und Eingiessen der Flüssigkeit in verdünnte Sodalösung [1]). Die Reaktion verlauft nach folgender Gleichung:

$$C_6H_2\begin{cases}OCH_3\\OCH_3\\COOH\\CHO\end{cases} + \left.\begin{matrix}CH_3\\CH_3\\CH_3\end{matrix}\right\} C.OH = H_2O + C_6H_2\begin{cases}OCH_3\\OCH_3\\CO>O\\CH-O.C\begin{cases}CH_3\\CH_3\\C_2H_5\end{cases}\end{cases}$$

Diäthylessigsäure $\begin{matrix}C_2H_5\\C_2H_5\end{matrix}\Big> CH.COOH$

Diäthylmalonsäure $\begin{matrix}C_2H_5\\C_2H_5\end{matrix}\Big> C \Big< \begin{matrix}COOH\\COOH\end{matrix}$

Diäthyloxalsäure $\begin{matrix}C_2H_5\\C_2H_5\\HO\end{matrix}\Big> COOH$

Dimethyläthylessigsäure $\begin{matrix}CH_3\\CH_3\\C_2H_5\end{matrix}\Big> C.COOH$

sind selbst in Dosen von 5 g bei Hunden wirkungslos.

Ebenso wirkungslos sind die folgenden Amide:

Diäthylazetamid $\begin{matrix}C_2H_5\\C_2H_5\end{matrix}\Big> CH.CO.NH_2$

Diäthylmalonamid $\begin{matrix}C_2H_5\\C_2H_5\end{matrix}\Big> C \Big< \begin{matrix}CO.NH_2\\CO.NH_2\end{matrix}$

Dipropylmalonamid $\begin{matrix}C_3H_7\\C_3H_7\end{matrix}\Big> C \Big< \begin{matrix}CO.NH_2\\CO.NH_2\end{matrix}$

Trimethylazetamid $\begin{matrix}CH_3\\CH_3\\CH_3\end{matrix}\Big> C.CO.NH_2$

Die Harnstoffderivate:

Diäthylazetylharnstoff $\begin{matrix}C_2H_5\\C_2H_5\end{matrix}\Big> CH.CO.NH.CO.NH_2$

wirkt hypnotisch aber unsicher.

Dipropylazetylharnstoff

$\begin{matrix}C_3H_7\\C_3H_7\end{matrix}\Big> CH.CO.NH.CO.NH_2$ macht Schläfrigkeit.

Diäthylhydantoin $\begin{matrix}C_2H_5\\C_2H_5\end{matrix}\Big> C \begin{matrix}.CO.NH\\ \diagdown \quad\; \mid \\ NH-CO\end{matrix}$ übt eine sehr geringe Wirkung.

---

[1]) DRP. 97560.

Weder Monäthylmalonylharnstoff

$$\begin{matrix} C_2H_5 \\ H \end{matrix} \!>\! C \!<\! \begin{matrix} CO-NH \\ CO-NH \end{matrix} \!>\! CO$$

noch Monopropylmalonharnstoff zeigen eine besondere Wirkung.

Dimethylmalonylharnstoff $\begin{matrix} CH_3 \\ CH_3 \end{matrix} \!>\! C \!<\! \begin{matrix} CO-NH \\ CO-NH \end{matrix} \!>\! CO$ ist wirkungslos.

Methyläthylmalonylharnstoff $\begin{matrix} CH_3 \\ C_2H_5 \end{matrix} \!>\! C \!<\! \begin{matrix} CO-NH \\ CO-NH \end{matrix} \!>\! CO$

wirkt hypnotisch aber erst in grösseren Dosen.

Methylpropylmalonylharnstoff

$$\begin{matrix} CH_3 \\ C_3H_7 \end{matrix} \!>\! C \!<\! \begin{matrix} CO-NH \\ CO-NH \end{matrix} \!>\! CO$$

macht nur Gangunsicherheit.

Diäthylmalonylharnstoff $\begin{matrix} C_2H_5 \\ C_2H_5 \end{matrix} \!>\! C \!<\! \begin{matrix} CO-NH \\ CO-NH \end{matrix} \!>\! CO$

wirkt stark hypnotisch.

Äthylpropylmalonylharnstoff $\begin{matrix} C_2H_5 \\ C_3H_7 \end{matrix} \!>\! C \!<\! \begin{matrix} CO-NH \\ CO-NH \end{matrix} \!>\! CO$

stark hypnotisch.

Dipropylmalonylharnstoff $\begin{matrix} C_3H_7 \\ C_3H_7 \end{matrix} \!>\! C \!<\! \begin{matrix} CO-NH \\ CO-NH \end{matrix} \!>\! CO$ wirkt sehr intensiv hypnotisch (letaler Ausgang).

Diisobutylmalonylharnstoff

$\begin{matrix} C_4H_9 \\ C_4H_9 \end{matrix} \!>\! C \!<\! \begin{matrix} CO-NH \\ CO-NH \end{matrix} \!>\! CO$. erzeugt schwere Trunkenheit und Schlaf.

Diisoamylmalonylharnstoff

$\begin{matrix} C_5H_{11} \\ C_5H_{11} \end{matrix} \!>\! C \!<\! \begin{matrix} CO-NH \\ CO-NH \end{matrix} \!>\! CO$ macht Gangunsicherheit, aber keinen Schlaf.

Dibenzylmalonylharnstoff

$\begin{matrix} C_6H_5 . CH_2 \\ C_6H_5 . CH_2 \end{matrix} \!>\! C \!<\! \begin{matrix} CO . NH \\ CO . NH \end{matrix} \!>\! CO$ ist wirkungslos.

C . C . Diäthyl . N . Methylmalonylharnstoff

$$\begin{matrix} C_2H_5 \\ C_2H_5 \end{matrix} \!>\! C \!<\! \begin{matrix} CO-N . CH_3 \\ CO-NH \end{matrix} \!>\! CO$$

macht schwere Trunkenheit, sehr langen Schlaf mit letalem Ausgang.

Diäthylmalonsäureureid

$$\begin{matrix} C_2H_5 & & COOH \\ & \rangle C \langle & \\ C_2H_5 & & CO.NH.CO.NH_2 \end{matrix}$$ ist unwirksam.

Dipropylmalonylguanidin

$$\begin{matrix} C_3H_7 & & CO.NH & \\ & \rangle C \langle & & \rangle C{=}NH \\ C_3H_7 & & CO.NH & \end{matrix}$$ ist wirkungslos.

Diäthylmalonylthioharnstoff

$$\begin{matrix} C_2H_5 & & CO-NH & \\ & \rangle C \langle & & \rangle CS \\ C_2H_5 & & CO-NH & \end{matrix}$$ erregt tiefen Schlaf mit letalem Ausgang.

Säuren und Amide waren wirkungslos. Zur Schlaferzeugung war die Harnstoffgruppe erforderlich, die aber allein nicht wirksam war, sondern erst in Kombination mit einem Reste, der mehrere kohlenstoffreiche Alkyle enthält. Der einfachste Fall sind die Harnstoffderivate der Diäthyl- und Dipropylessigsäure. Viel kräftiger ist die Wirkung bei der zyklischen Anordnung der Harnstoffgruppe in den Derivaten der Dialkylmalonsäure. Die Natur des Alkyls ist von wesentlicher Bedeutung. Beim Dimethyl- fehlt die Wirkung gänzlich, ist gering beim Methyläthyl-, steigt beim Methylpropyl-, wird recht stark beim Diäthyl- und erreicht ihren Höhepunkt beim Dipropyl-. Beim Diisobutyl- steht sie ungefähr auf gleicher Stufe wie beim Diäthyl- und beim Diisoamyl- ist sie wieder sehr schwach. Das Dibenzylderivat scheint ganz inaktiv zu sein (anscheinend auch durch die Schwerlöslichkeit bedingt).

Auffallend ist die Giftigkeit von C.C. Diäthyl-N-Methylmalonylharnstoff, welche nur durch die Methylierung am N zu erklären ist. Analog ist die Giftigkeitssteigerung von Azetanilid zum Exalgin und vom Phenazetin zum Methylphenazetin.

Die ringförmige Anordnung der Harnstoffgruppe in dem Diäthylhydantoin ruft dem Diäthylazetylharnstoff gegenüber keine Verstärkung, sondern eine Abschwächung der Wirkung hervor.

Beim Diäthylmalonsäureureid ist der N-haltige Ring des Diäthylmalonylharnstoffes durch eine einfache Wasseranlagerung aufgespalten, dadurch wird diese Substanz wirkungslos. Das gleiche gilt für das Dipropylmalonylguanidin, wo der Sauerstoff des Harnstoffrestes durch die NH-Gruppe ersetzt ist.

Dem Diäthylmalonylthioharnstoff gibt die Anwesenheit des Schwefels einen ausgesprochen giftigen Charakter.

Diäthylmalonylharnstoff wurde aus dieser Gruppe als intensiv wirkend und zugleich unschädlich unter dem Namen Veronal in die Therapie eingeführt [1]).

Diese Zusammenstellung weist schon den hypnotischen Charakter der Alkylgruppen, insbesondere der Äthylgruppe, deutlich nach. Als Inhalationsanästhetika lassen sich jedoch die Alkohole selbst nicht benützen, da ihr Siedepunkt zu hoch und ihre Flüchtigkeit zu gering ist.

Hingegen hat der Äthyläther

$$\begin{matrix} C_2H_5 \\ C_2H_5 \end{matrix} > O$$

mit seiner festen Bindung zweier Äthylgruppen durch Sauerstoff eine intensive narkotische Wirkung.

Eine feste Bindung der Äthylgruppe als Äthoxygruppe verleiht einer grossen Menge von Substanzen narkotische Wirkungen, wir wollen hier nur an die narkotische Wirkung des Äthoxykoffeins und an die analgetische Wirkung des Phenazetins erinnern.

Wenn man den Äthylgruppen eine gewisse Resistenz gegen die oxydativen Einflüsse des Organismus in der Weise verleiht, dass man sie in nicht leicht abzusprengende Verbindungen bringt, so erhält man meist schon in kleinen Dosen wirksame Schlafmittel, deren Wirkung nur auf den darin enthaltenen Äthylrest sich beziehen lässt.

Wir werden im folgenden eine grosse Reihe solcher Verbindungen kennen lernen.

Die Säuren der Fettreihe besitzen wahrscheinlich infolge des Vorhandenseins der Karboxylgruppe keine narkotischen Effekte.

Hingegen macht die Alkylgruppe in Esterbindung Schlaf. Urethan ist der Karbaminsäureäthylester $NH_2 . COO . C_2H_5$. Es wirkt stark narkotisch, ohne auf den Blutdruck einen im Vergleich zu Chloralhydrat nennenswerten Einfluss auszuüben. Während Chloralhydrat die Ursprünge der Gefässnerven sehr energisch lähmt, affiziert nach Schmiedeberg [2]) Urethan sie nicht in demselben Sinne. Urethan, dessen Wirkung nur auf dem Vorhandensein der einen Äthylgruppe in Esterbindung beruht, gehört zu den schwächeren Schlafmitteln. Binet [3]) hat vergleichende Untersuchungen über verchiedene Glieder der Urethanreihe angestellt und gefunden, dass die ersten Glieder der Urethanreihe Methylurethan $CO<\begin{matrix} NH_2 \\ OCH_3 \end{matrix}$ und Äthylurethan oder Urethan schlechtweg

[1]) E. Fischer und Mering (Therapie der Gegenwart **1903.** März 97.)

[2]) AePP. **20.** 206.

[3]) Rev. med. Suisse Rom. **1893.** Sept. Okt.

genannt $CO<^{NH_2}_{OC_2H_5}$ um so wirksamer sind, je höher das Molekulargewicht ihres Alkoholradikals ist. Führt man in die NH_2-Gruppe der Urethane das Essigsäureradikal ein, so wird die physiologische Eigenschaft nicht modifiziert, aber die Giftigkeit wird um das betreffende Substanzgewicht herabgesetzt.

Bei Warmblütern sind die relativen Giftigkeiten: Azetylmethylurethan 1, Azetyläthylurethan $1^1/_2$, Methylurethan 2, Äthylurethan 4. Die molekulare Giftigkeit (als solche bezeichnet Binet die toxische Dosis dividiert durch das Molekulargewicht) sinkt in gleicher Weise durch Einführung des Essigsäureradikals in die Amidgruppe der Urethane [1]). Methylpropylkarbinolurethan soll doppelt so stark wirken wie Chloral [2]).

Die hypnotische Wirkung gewisser Urethane sekundärer Alkohole soll wesentlich intensiver sein.

Solche Urethane [3]) des Methyläthylkarbinol, Äthylpropylkarbinol, Äthylisopropylkarbinol, Methylbutylkarbinol und Dipropylkarbinol werden in der Weise dargestellt, dass man Harnstoff oder besser dessen Salze in der Wärme auf die genannten Alkohole einwirken liess, wobei gemäss der Gleichung:

$$CO\begin{matrix}\diagup NH_2\\ \diagdown NH_2.HNO_3\end{matrix} + HO.CH\begin{matrix}\diagup R\\ \diagdown R_1\end{matrix} = CO\begin{matrix}\diagup NH_2\\ \diagdown O.CH\begin{matrix}\diagup R\\ \diagdown R_1\end{matrix}\end{matrix} + NH_4NO_3$$

die Urethanbildung stattfindet.

Diese Urethane erhält man auch durch Behandlung der Chlorkohlensäureester der betreffenden sekundären Alkohole mit Ammoniak oder indem man Harnstoffchlorid auf die betreffenden Alkohole einwirken lässt [4]).

Ferner kann man sie erhalten durch Einwirkung von Chlorcyan oder Cyansäure auf diese Alkohole oder durch Behandlung der neutralen Kohlensäureester der Alkohole, mit Ammoniak. So erhält man Methylpropylkarbinolurethan, Methyläthylkarbinolurethan [5]).

Nach den oben beschriebenen Verfahren lassen sich nun auch Methyl-α-methylpropylkarbinolurethan und Methyl-α-äthylpropylkarbinolurethan und Äthylisobutylkarbinolurethan darstellen [6]).

Das Darstellungsverfahren wurde auch dahin abgeändert, dass man statt auf die einfachen Kohlensäureester der betreffenden sekundären Alkohole, auf

---

[1]) Rev. med. Suisse Rom. **1893**. 540. 628.

[2]) Dreser, Wr. klin. W. **1899**. p. 1007.

[3]) DRP. 114396.

[4]) DRP. 120863.

[5]) DRP. 120864.

[6]) DRP. 120865.

die gemischten Ester der allgemeinen Formel $CO<^{OR}_{OR_1}$ (worin R Radikal eines sekundären Alkohols, R_1 ein beliebiges Alkylradikal von geringerem Molekulargewicht als R bedeutet) Ammoniak einwirken lässt [1]).

Hedonal ist Methylpropylkarbinol-Urethan, die Dosis ist doppelt so gross wie die des Chlorals. Es tritt rasch Angewöhnung ein. Überdies wirkt es stark diuretisch, wie alle Urethane.

Alle Körper der Urethanreihe wirken durch eine Narkotisierung des Zentralnervensystems mit Erhaltung aller lebenswichtigen Funktionen. Bei toxischen Dosen erliegen die Tiere im Kollaps unter Abkühlung und Herzschwäche.

Baldi konnte narkotische Effekte durch Einführung von fetten Kohlenwasserstoffresten in unwirksame aromatische Verbindungen erhalten. Hierbei zeigten sich interessante Verhältnisse, welche die Abhängigkeit der hypnotischen Wirkung nicht nur von dem Vorhandensein, sondern auch von der Stellung und Bindungsweise der Alkylgruppe beweisen.

o-Aminophenol ist zum Unterschiede von den Phenolen und dem Anilin im Organismus nicht wirksam. Es wird aber wirksam, wenn man für den Aminowasserstoff und den Hydroxylwasserstoff die Alkoholradikale der Fettreihe substituiert. Dasselbe erhält narkotische Eigenschaften, wenn der Hydroxylwasserstoff durch ein Alkoholradikal der Fettreihe substituiert wird und die Aminogruppe intakt bleibt, oder wenn man den Wasserstoff der Aminogruppe derart substituiert, dass das Alkoholradikal der Fettreihe nicht direkt mit dem N, wohl aber durch Vermittelung anderer Atomgruppen verbunden ist; das Molekül des o-Aminophenols spaltet sich im Organismus nicht, es verbindet sich aber mit Schwefel, wie dieses auch mit dem Anilin geschieht und geht in dieser Verbindung in den Harn über, welcher eine rotbraune Farbe zeigt.

Cyanursäure ist im Organismus nicht wirksam und wandelt sich wahrscheinlich in Harnstoff um, indem sie sich entweder mit 3 Molekülen Ammoniak verbindet oder indem eine Hydratation stattfindet. Von den beiden Äthyläthern der genannten Säure besitzt nur der normale $(CN)_3(OC_2H_5)_3$ narkotische Eigenschaften.

Urethan geht auch in grossen Dosen verabreicht nicht in den Harn über, sondern wandelt sich wahrscheinlich in derselben Weise wie Cyanursäure in Harnstoff um. —

---

[1]) DRP. 122096.

Dass die Äthylgruppe eine grosse Rolle bei der narkotischen Wirkung der Körper der Fettreihe spielt, zeigt nach Versuchen von Albanese[1]) die Überlegenheit des Trioxyäthylmethans $CH(OC_2H_5)_3$ über das Bioxymethylmethan $CH_2(OCH_3)_2$. Die letztere Verbindung ist nur halb so giftig wie die erstere.

Sehr wirksam anästhesierend erwies sich Propyläthyläther

$$CH_3 . CH_2 . CH_2 . O . C_2H_5.$$

Diurethan $NH(COO . C_2H_5)_2$ ist weit stärker narkotisch als Urethan.

Alles weist darauf hin, dass die Schlafmittel, welche den Äthylrest in einer festen Bindung enthalten, Hypnotika von sicherer Wirkung sind, Hypnotika, welche durch den Mangel schädlicher Nebenwirkungen auf das Herz und die Respiration dem Chloralhydrat und seinen Derivaten vorzuziehen sind.

Trotzdem war die Auffindung der wichtigsten Gruppe der hypnotischen Mittel, deren Wirkung auf Alkylresten beruht, nicht etwa Sache der Überlegung, sondern vielmehr einem Zufalle[2]) zu verdanken und die Theorie war hier die Tochter und nicht die Mutter der Erfindung.

Bei Verfütterung von Sulfonal an Tiere machten Baumann und Kast die grundlegende Beobachtung, dass dieser Substanz hypnotische Eigenschaften zukommen.

Hierauf untersuchten Baumann und Kast[3]) eine grosse Reihe von Sulfonen, von denen Sulfonal und Trional gegenwärtig in der Therapie eine grosse Rolle spielen.

Es zeigten sich hierbei folgende interessante Umstände:

Disulfone, in welchen die Sulfongruppen an verschiedenen Kohlenstoffatomen gebunden sind, sind unwirksam:

1. Diäthylsulfon $(C_2H_5)_2SO_2$ ist unwirksam und wird grösstenteils unverändert ausgeschieden.

2. Äthylendiäthylsulfon $\begin{array}{l} CH_2.SO_2.C_2H_5 \\ | \\ CH_2.SO_2.C_2H_5 \end{array}$ ist wirkungslos und wird unverändert im Harn ausgeschieden.

3. Methylendimethylsulfon $CH_2<\begin{matrix} SO_2.CH_3 \\ SO_2.CH_3 \end{matrix}$ ist unwirksam, tritt unverändert im Harn auf.

4. Methylendiäthylsulfon $CH_2<\begin{matrix} SO_2.C_2H_5 \\ SO_2.C_2H_5 \end{matrix}$ ebenso.

---

[1]) Arch. di farmacol. V. 9. 417.

[2]) Berl. klin. W. 1888. Nr. 16.

[3]) HS. 14. 52.

5. Äthylidendimethylsulfon $CH_3.CH<\begin{smallmatrix}SO_2.CH_3\\SO_2.CH_3\end{smallmatrix}$ ebenso.

6. Äthylidendiäthylsulfon $CH_3.CH(SO_2.C_2H_5)_2$ zeigt ähnliche Wirkung wie Sulfonal, manchmal Zirkulationsstörungen.

7. Propylidendimethylsulfon $\begin{smallmatrix}C_2H_5\\H\end{smallmatrix}>C<\begin{smallmatrix}SO_2.CH_3\\SO_2.CH_3\end{smallmatrix}$ hat geringe Wirkung, es wird zum Teil ausgeschieden.

8. Propylidendiäthylsulfon $\begin{smallmatrix}C_2H_5\\H\end{smallmatrix}>C<\begin{smallmatrix}SO_2.C_2H_5\\SO_2.C_2H_5\end{smallmatrix}$ macht Schlaf, hat toxische Wirkung, es bewirkt regelmässige Atmung.

9. Dimethylsulfondimethylmethan $\begin{smallmatrix}CH_3\\CH_3\end{smallmatrix}>C<\begin{smallmatrix}SO_2.CH_3\\SO_2.CH_3\end{smallmatrix}$ ist ohne jede Wirkung, im Harne tritt aber kein unverändertes Disulfon auf.

10. Dimethylsulfonäthylmethylmethan $\begin{smallmatrix}C_2H_5\\CH_3\end{smallmatrix}>C<\begin{smallmatrix}SO_2.CH_3\\SO_2.CH_3\end{smallmatrix}$ macht wenig Schlaf, geringe Spuren unveränderten Disulfons erscheinen im Harne.

11. Dimethylsulfondiäthylmethan $\begin{smallmatrix}C_2H_5\\C_2H_5\end{smallmatrix}>C<\begin{smallmatrix}SO_2.CH_3\\SO_2.CH_3\end{smallmatrix}$ ist von dem isomeren Sulfonal nur dadurch verschieden, dass die Äthyl- und Methylgruppen in dem letzteren ihre Stellung gewechselt haben; das umgekehrte Sulfonal hat die gleichen Wirkungen, wie das wirkliche. Im Harne kann man nur Spuren unveränderter Substanz nachweisen.

12. Sulfonal (Diäthylsulfondimethylmethan) $\begin{smallmatrix}CH_3\\CH_3\end{smallmatrix}>C<\begin{smallmatrix}SO_2.C_2H_5\\SO_2.C_2H_5\end{smallmatrix}$ erzeugt Schlaf nach grösseren Dosen, stärkere Bewegungsstörungen und Rauschzustand nach grösseren Dosen, geringe Mengen treten unverändert im Harn auf.

13. Trional (Diäthylsulfonmethyläthylmethan) $\begin{smallmatrix}C_2H_5\\CH_3\end{smallmatrix}>C<\begin{smallmatrix}SO_2.C_2H_5\\SO_2.C_2H_5\end{smallmatrix}$ Die Wirkung ist stärker wie bei Sulfonal und länger andauernd.

In Substanz gegeben ist die Wirkung schwächer, dafür tritt ein langandauernder Rauschzustand ein.

14. Tetronal (Diäthylsulfondiäthylmethan) $\begin{smallmatrix}C_2H_5\\C_2H_5\end{smallmatrix}>C<\begin{smallmatrix}SO_2.C_2H_5\\SO_2.C_2H_5\end{smallmatrix}$ ist schwer löslich; es hat die stärkste hypnotische Wirkung unter allen Disulfonen. Methylen- und Äthylendiäthylsulfone passieren den Organismus unzersetzt und sind daher unwirksam.

Methenyldisulfone werden zersetzt, Ketondisulfone werden am vollständigsten umgewandelt.

Es besteht ein Unterschied zwischen dem Verhalten dieser Verbindungen gegen chemische Agentien und im Organismus: die chemisch labilsten Sulfone sind im Organismus unzersetzbar, während die chemisch resistentesten (z. B. Sulfonal) im Organismus oxydiert werden.

Es besteht hier eine Analogie mit der Bernsteinsäure, welche der Einwirkung warmer konzentrierter Salpetersäure widersteht, aber im Organismus verbrannt wird; andererseits werden leicht oxydable Substanzen wie Kreatinin, Harnsäure, Kohlehydrate u. a. der Oxydationswirkung im Organismus entzogen. Unter den Disulfonen, welche durch den Stoffwechsel zerlegt werden, sind nur diejenigen wirksam, welche Äthylgruppen enthalten.

Die Intensität der Wirkung der einzelnen Disulfone ist durch die Zahl der in ihnen enthaltenen Äthylgruppen bedingt.

Bei der Wirkung ist die Gruppe SO_2 als solche unwesentlich, ferner sind die tertiär oder quaternär an Kohlenstoff gebundenen Äthylsulfongruppen $(SO_2 . C_2H_5)$ je einer in gleicher Kohlenstoffbindung befindlichen Äthylgruppe äquivalent; in einer gewissen Bindung besitzt die Äthylgruppe eine bestimmte pharmakologische Bedeutung, welche unter gleichen Bedingungen die Methylgruppe nicht zeigt.

Nicht immer zeigen Methyl- und Äthylgruppen solche Differenzen, Methyl- und Äthylanilin und Methyl- und Äthylstrychnin zeigen gar keine Differenz in der Wirkung.

Die wirksamen Körper dürfen zum Zustandekommen der hypnotischen Wirkung nicht zu leicht zerfallen, sonst sind solche Körper trotz der Äthylgruppe und der Zersetzung wieder unwirksam, z. B. Diäthylsulfonazetessigester $(C_2H_5.SO_2)_2C{<}{CH_3 \atop CH_2.COO.C_2H_5}$ macht gar keine hypnotischen Erscheinungen. Im Harne ist keine Spur der Substanz zu finden.

Diäthylsulfonäthylazetessigester $(C_2H_5.SO_2)_2C{<}{CH_3 \atop CH{<}{C_2H_5 \atop COO.C_2H_5}}$

ist trotz des Gehaltes von vier Äthylgruppen unwirksam.

Die Sulfonbindung ist indirekt an der Wirkung des Sulfonals beteiligt, da eine sehr feste Bindung der zwei Äthylreste zu stande kommt.

Azetophenondisulfon[1]) (Phenyl-Methyldiäthylsulfonmethan)

$$CH_3 . C(SO_2 . C_2H_5)_2 . C_6H_5$$

hat keine narkotischen Eigenschaften. Es unterscheidet sich vom Sulfonal durch Ersatz einer Methylgruppe durch C_6H_5. Werden beide Methylgruppen im Sulfonal durch Phenylradikale ersetzt, so entsteht Benzophenondisulfon (Diphenyldiäthylsulfomethan)

$$C_6H_5 . C(SO_2 . C_2H_5)_2 . C_6H_5.$$

0.5 g töten ein Kaninchen in 24 Stunden.

---

[1]) Th. Posner, BB. **33**. 3166.

Das Disulfon aus Methyl-n-Butylketon

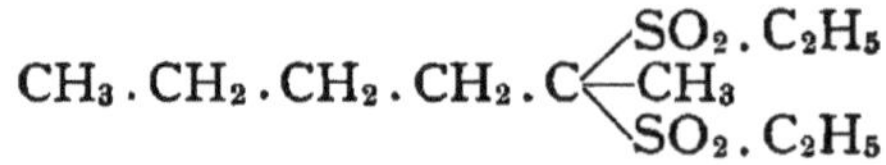

erzeugt zu 0.5 g bei Kaninchen einen deutlichen Betäubungszustand, zu 1 g eine anhaltende tiefe Betäubung. Auch beim Hunde macht es hypnotische Wirkung.

Das isomere Isopropylderivat

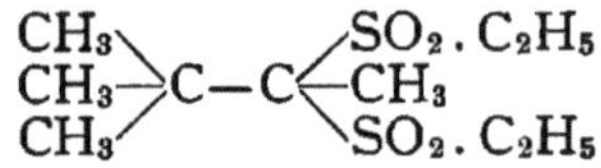

wirkt schwächer.

Ein Pulegonderivat und ein Menthonderivat der Sulfonreihe zeigten keine narkotische Wirkung

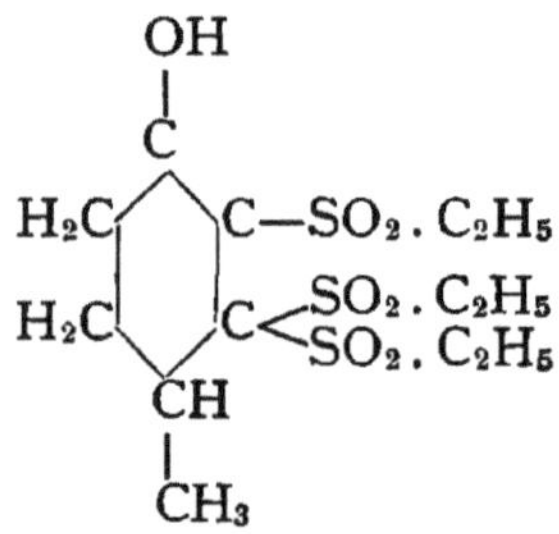

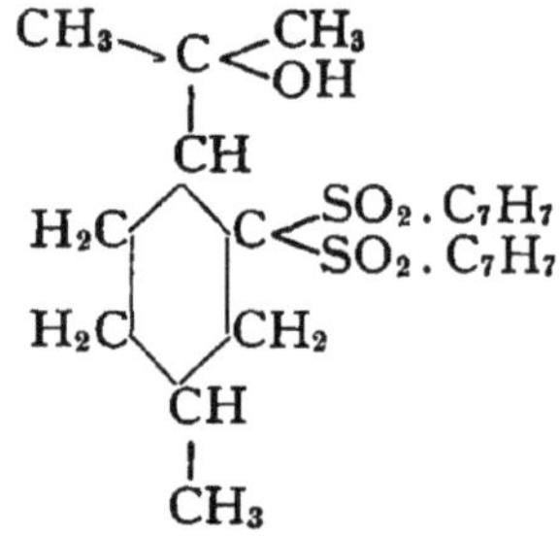

Äthylidenazetontrisulfon

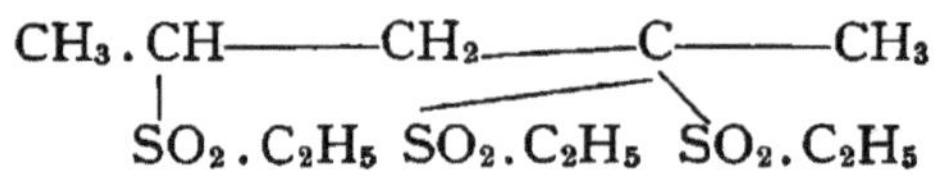

ist weder besonders giftig, noch zeigt es irgend welche hypnotische Eigenschaft.

Triäthylsulfon 1.3.diphenylbutan

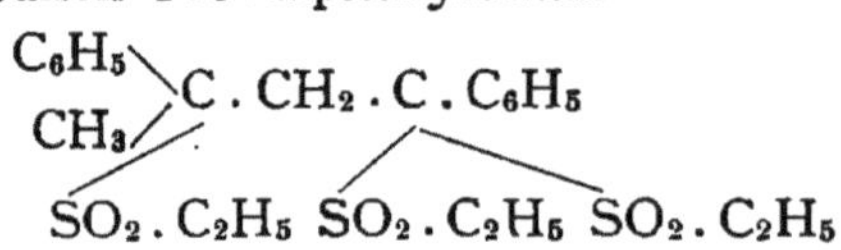

ist aber giftig.

Ein einzelner Phenylrest, wie im 2.2.3.Triäthylsulfon.4.phenylbutan

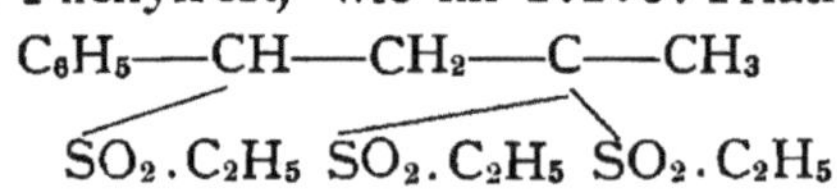

oder im Allylazetophenonsulfon

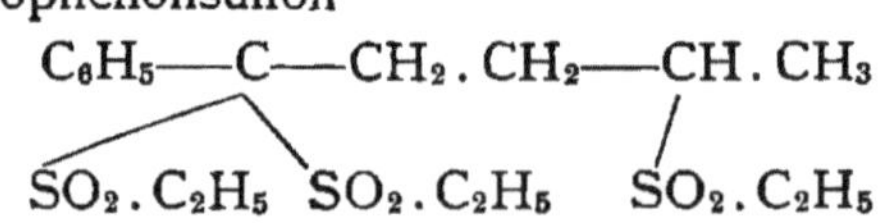

war ohne hypnotische und ohne toxische Wirkung.

Der Eintritt einer weiteren Sulfongruppe, an ein anderes C-atom gebunden, beeinträchtigt die Wirkung.

Ohne jeden Einfluss in toxischer Hinsicht war die Phenylgruppe bei einer Reihe von Sulfonen, die nur ein Alkylsulfon an einem C-atome tragen, sich aber ausserdem von den zuletzt besprochenen Körpern unterscheiden, dass eine CO-Gruppe im Molekül enthalten ist, so z. B. Benzalpropiophenon

$$C_6H_5-\underset{\substack{|\\ SO_2\,.\,C_2H_5}}{CH}=\overset{CH_3}{\dot{C}H}\,.\,CO\,.\,C_6H_5,$$

ferner 2. Äthylsulfon 1.3. diphenylpropan $C_6H_5\,.\,\underset{\substack{|\\ SO_2\,.\,C_2H_5}}{CH}\,.\,CH_2\,.\,CO\,.\,C_6H_5$

und 3. Diäthylsulfon 1.5. diphenylpenta 1.4. dien[1])

$$C_6H_5\,.\,\underset{\substack{|\\ SO_2\,.\,C_2H_5}}{CH}\,.\,CH_2\,.\,CO\,.\,CH_2\,.\,\underset{\substack{|\\ SO_2\,.\,C_2H_5}}{CH}\,.\,C_6H_5$$

endlich Benzaldesoxybenzoin

$$C_6H_5\,.\,\underset{\substack{|\\ SO_2\,.\,C_2H_5}}{CH}\,.\,\overset{C_6H_5}{\dot{C}H}\,.\,CO\,.\,C_6H_5$$

Ohne hypnotische, aber auch ohne toxische Wirkung sind solche ketonhaltige Sulfone, in denen am selben C-Atome zwei Äthylgruppen stehen[2]), z. B.

2.2. Diäthylsulfonpentan.3.on $CH_3\,.\,\underset{SO_2\,.\,C_2H_5\ \ SO_2\,.\,C_2H_5}{C}\,.\,CO\,.\,CH_2\,.\,CH_3,$

1. Phenyl. 3. Diäthylsulfonbutan $CH_3-\underset{SO_2\,.\,C_2H_5\ \ SO_2\,.\,C_2H_5}{C}-CH_2\,.\,CO\,.\,C_6H_5,$

2. Diäthylsulfon. 3. Methylpentan. 4. on

$$CH_3-\underset{SO_2.C_2H_5\ SO_2.C_2H_5}{C}-\overset{CH_3}{CH}-CO\,.\,CH_3$$

Die zwischengelagerte CO-Gruppe hebt demnach nicht bloss die hypnotische, sondern auch die toxische Wirkung der Substanzen auf. Einige dieser Ketone sind in Öl löslich ohne eine hypnotische Wirkung zu äussern.

Ein Körper, den man sich durch Zusammentreten zweier Moleküle Sulfonal entstanden denken kann, ist ohne Wirkung. Es ist dies 2.2.5.5. Tetraäthylsulfonhexan

$$CH_3\,.\,\underset{SO_2.C_2H_5\ SO_2\,.\,C_2H_5}{C}\,.\,CH_2\ \ .\ \ CH_2\ \ .\ \ \underset{SO_2\,.\,C_2H_5\ SO_2\,.\,C_2H_5}{C}\,.\,CH_3$$

[1]) BB. **34.** 1401.

[2]) BB. **33.** 2988.

Ebenfalls ohne narkotische Wirkung sind

Äthylisonitrosoazetontrisulfon

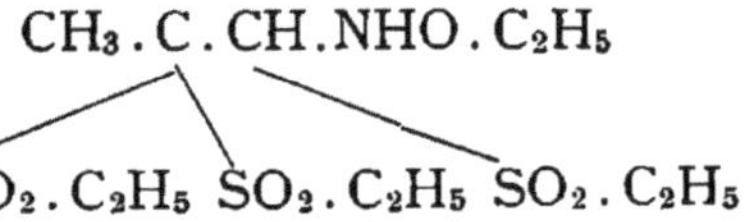

Phtalimidoazetondiamyl-(resp. diphenyl)-sulfon

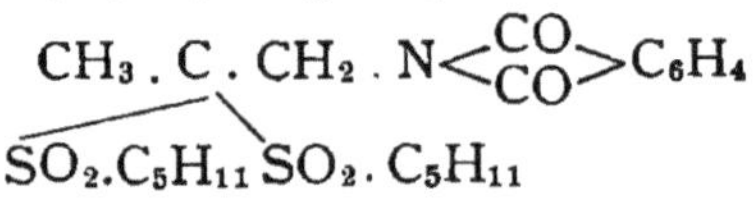

Di-β-diamylsulfonpropylthioharnstoff

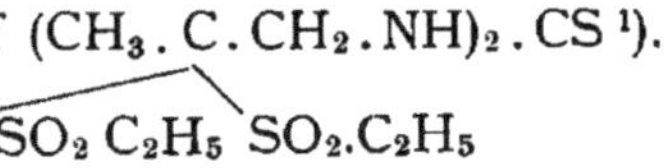

Trotz des stringenten Nachweises, dass es sich bei der Wirkung des Sulfonals und des Trionals um Wirkungen der Äthylgruppe handelt, wurde das Zustandekommen dieser Wirkungen von Vanderlinden und Buck auf die Alkaleszenzverminderung des Blutes bezogen; den experimentellen Nachweis der Unrichtigkeit dieser Behauptungen hat Mayser erbracht.

Schulz wollte hinwiederum die Wirkung der Disulfone auf die einschläfernde Wirkung des Schwefelwasserstoffes beziehen. Leberprotoplasma kann angeblich mit Schwefel in Berührung gebracht Schwefelwasserstoff erzeugen. Goldmann zeigte jedoch, dass diese Angabe von Schultz unrichtig, Leberbrei kann weder aus Schwefel, noch aus Sulfonen Schwefelwasserstoff erzeugen. Schwefelwasserstoff tritt erst beim Beginne der Fäulnis der Lebersubstanz auf und dessen Menge wird durch die Gegenwart von Sulfonen nicht vermehrt.

Von der Baumannschen Regel schien nur das Dimethylsulfondimethylmethan eine Ausnahme zu machen, von der Regel nämlich, dass nur diejenigen Sulfone im Organismus zur hypnotischen Wirkung gelangen, welche eine Zersetzung in demselben erleiden. Moro zeigte aber, dass auch diese Substanz mit Hilfe feinerer Methoden unzersetzt aus dem Harne wiedergewonnen werden kann.

Dass es bei der Wirkung der Disulfone wesentlich auf ihre Resistenz im Organismus ankommt, erweisen folgende Beobachtungen.

Aus dem Äthylmerkaptol des Azetons

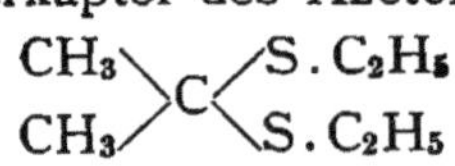

wird durch Oxydation Sulfonal dargestellt. Wird erstere Substanz verfüttert, so oxydiert der Organismus nur einen sehr geringen Teil

---

[1]) Hildebrandt, AePP. **53**. 90.

derselben zu Sulfonal. Dagegen ist die Wirkung des Merkaptols von der des Sulfonals gänzlich verschieden. Merkaptol ist selbst in der mehr als doppelten Dosis des Sulfonals unwirksam. Sicher wirkt es nicht schlafmachend und auch der rauschartige Zustand fehlt.

Dass es keineswegs eine Eigenschaft der Sulfone überhaupt ist, Schlaf zu erzeugen, beweist der schon erwähnte Umstand, dass eine grosse Reihe dieser Verbindungen unwirksam ist.

Der Schwefelgehalt steht in keiner Beziehung zu der Wirkung dieser Verbindungen. Dem oxydierten Schwefel kommen keinerlei narkotische Eigenschaften zu.

Sulfonal wird technisch durch Kondensation von Äthylmerkaptan und Azeton mit Chlorzink unter Wasserkühlung und Oxydation des Merkaptols mit überschüssigem Kaliumpermanganat gewonnen. Es entsteht auch durch Methylieren von Diäthylsulfomethan.

Die Krüger'schen Substanzen

$$C_6H_5 . CH(SO_2 . C_2H_5)_2 \text{ und } (CH_3)_2 = C = (SO_2 . CH_3)_2$$

sind wertlos.

Trional[1]) kann man nach drei Methoden erhalten.

Man kondensiert entweder Methyläthylketon mit Äthylsulfhydrat und oxydiert das neue Merkaptol zu dem neuen Sulfon oder stellt zunächst Diäthylsulfonmethylmethan, resp. Diäthylsulfonäthylmethan durch Kondensation von Äthylsulfhydrat mit Propionaldehyd oder Äthylsulfhydrat mit Azetaldehyd und Oxydation der so erhaltenen Merkaptole dar. Durch Äthylierung oder Methylierung dieser Sulfone gelangt man schliesslich zum Diäthylsulfonmethyläthylmethan, dem Trional. Die Kondensation wird bei diesen Verfahren durch trockenes Salzsäuregas, die Oxydation mit Permanganat vorgenommen.

Tetronal[1]) gewinnt man durch Kondensation von Äthylsulfhydrat und Diäthylketon in der Kälte mit Salzsäuregas, das so hergestellte Merkaptol wird mit Permanganat zum Sulfon oxydiert. So erhält man Diäthylsulfodiäthylmethan.

Die Firma Riedel[2]) hat vorgeschlagen, zu den Kondensationen von Azeton und Äthylmerkaptan statt der von Baumann angewendeten Salzsäure konzentrierte Schwefelsäure zu verwenden, welche auch weiters zur Oxydation dienen kann, doch ist diese Methode technisch aus dem Grunde nicht ausführbar, da konzentrierte Schwefelsäure auf Merkaptane zersetzend einwirkt und Azeton kondensiert.

Folgendes Verfahren sollte bezwecken, den mit der Darstellung von Merkaptanen verbundenen unangenehmen Geruch zu vermeiden, welcher Zweck aber nicht erreicht wurde. Man wollte Methyl- und Äthylmerkaptol des Azetons

---

[1]) DRP. 49073, 49366.

[2]) DRPAnm. 5086.

durch Einwirkung von Salzsäure auf methyl- und äthylunterschwefligsaures Salz und Azeton darstellen [1]).

Die Darstellung von alkylsulfonsauren Salzen, welche ebenfalls als Schlafmittel Verwendung hätten finden sollen, gelingt, wenn man die alkylschwefelsauren Salze auf die Sulfite der Alkalien und Erdalkalien oder Schwermetalle einwirken lässt [2]).

$$\begin{matrix}C_2H_5\\Na\end{matrix}\!\!>SO_4 + Na_2SO_3 = \begin{matrix}C_2H_5\\Na\end{matrix}\!\!>SO_3 + Na_2SO_4$$

Dass diese Verbindung physiologisch wirksam sein soll, während es ja bekannt ist, dass die Äthylschwefelsäure unwirksam ist, ist einfach nicht einzusehen und sicher unrichtig.

Die schwierige Löslichkeit des Sulfonals etc. in Wasser hat einen Versuch veranlasst, durch Einführung einer Aminogruppe in die Verbindung diese löslich zu machen. Da Aminosulfonal $\begin{matrix}NH_2.CH_2\\CH_3\end{matrix}\!\!>C=(SO_2.C_2H_5)_2$ nicht in Verwendung kam und die Patentanmeldung zurückgezogen wurde, scheint es sich um einen unwirksamen Körper zu handeln [3]).

Das Verfahren beruht darauf, dass man Phtaliminoazetoäthylmerkaptol oxydiert und das so erhaltene Phtaliminosulfonal durch Säuren in Phtalsäure und Aminosulfonal spaltet oder dass man auf Phtaliminosulfonal zunächst Alkalien einwirken lässt und das hierdurch erhaltene Alkalisalz der Sulfonalphtaliminosäure in Phtalsäure und Aminosulfonal spaltet.

Die von E. Fischer und Mering eingeführte Dialkylbarbitursäuren (Veronal) werden nach folgenden Verfahren dargestellt.

Man erhält C.C. Dialkylbarbitursäuren [4]) durch Einwirkung von Dialkylmalonsäureester auf Harnstoff oder Alkylharnstoffe bei Gegenwart von Metallalkoholaten:

$$(Alkyl)_2.C\!\!<\begin{matrix}CO.OC_2H_5\\CO.OC_2H_5\end{matrix} + \begin{matrix}NH_2\\NH_2\end{matrix}\!\!>CO = (Alkyl)_2.C\!\!<\begin{matrix}CO.NH\\CO.NH\end{matrix}\!\!>CO + 2C_2H_5.OH.$$

So erhält man Diäthylbarbitursäure aus Diäthylmalonsäureäthylester und Harnstoff in Gegenwart von Natriumäthylat. Dipropylbarbitursäure aus Dipropylmalonester, Harnstoff und Natriumäthylat. Methyläthylbarbitursäure, Methylpropylbarbitursäure, Äthylpropylbarbitursäure, Diisobutylbarbitursäure, Diisoamylbarbitursäure, Dibenzylbarbitursäure, C.C. Diäthyl-N-methylbarbitursäure, C.C. Diäthyl-N-phenylbarbitursäure.

---

[1]) DRP. 46333.

[2]) DRP. 55007.

[3]) BB. **32**. 1239, 2749, DRPAnm. 7937, 9668.

[4]) DRP. 146496 (Merck-Darmstadt) [5]).

[5]) S. E. Fischer, Liebig's Ann. **335**. 334.

Die Darstellung der Monoalkylbarbitursäuren [1]) geschieht durch Kondensation der Monoalkylmalonsäureester mit Harnstoff durch Metallalkoholate.

Die Synthese der Dialkylbarbitursäuren [2]) gelingt leicht, wenn man erst die Dialkylmalonsäuren mit Chlorphosphor in die Chloride verwandelt und diese dann mit Harnstoff erhitzt.

$$(\mathrm{Alk.})_2 . \mathrm{C}\left\langle\begin{matrix}\mathrm{COCl}\\ \mathrm{COCl}\end{matrix}\right. + \left.\begin{matrix}\mathrm{H_2N}\\ \mathrm{H_2N}\end{matrix}\right\rangle\mathrm{CO} = (\mathrm{Alk.})_2\mathrm{C}\left\langle\begin{matrix}\mathrm{CO.NH}\\ \mathrm{CO.NH}\end{matrix}\right\rangle\mathrm{CO} + 2\,\mathrm{HCl}$$

Statt des Harnstoffes können bei diesen Synthesen dessen Azylderivate verwendet werden, denn sie verbinden sich bei Gegenwart von Metallalkoholaten mit den Dialkylmalonestern unter gleichzeitiger Abspaltung der Azylgruppe und geben die gleichen Dialkylbarbitursäuren wie Harnstoff [3]). Statt der Metallalkoholate kann man zur Kondensation der Dialkylbarbitursäuren auch die Alkalimetalle selbst und ferner die Amide der Alkalimetalle benützen [4]). Statt der alkoholischen Lösung des Metallalkoholats kann man dieses gepulvert als Kondensationsmittel benützen [5]).

Die Ureide der Dialkylessigsäure [6]) wie Diäthylazetylharnstoff, Dipropylazetylharnstoff, Methyläthylazetylharnstoff erhält man, wenn man ein Gemenge von Dialkylmalonsäure (mit Ausnahme der Dimethylmalonsäure) und Harnstoff mit Phosphoroxychlorid oder ähnlich wirkenden Säurechloriden behandelt oder ein Gemisch von Dialkylmalonsäure (mit Ausnahme der Dimethylmalonsäure) und Harnstoff durch Behandlung mit rauchender Schwefelsäure zu Ureidodialkylmalonsäure kondensiert und diese dann durch Erhitzen in Kohlensäure und Dialkylazetylharnstoffe spaltet. C.C.Dialkylbarbitursäuren [7]) erhält man durch Alkylierung von C-Monoalkylbarbitursäuren (aus Monoäthylmalonester und Harnstoff mit Natriumäthylat) mit Jodäthyl und Lauge in geschlossenen Gefässen. C.C.Dialkyliminobarbitursäuren [8]) erhält man aus Dialkylcyanessigestern und Harnstoff durch Einwirkung von Metallalkoholaten.

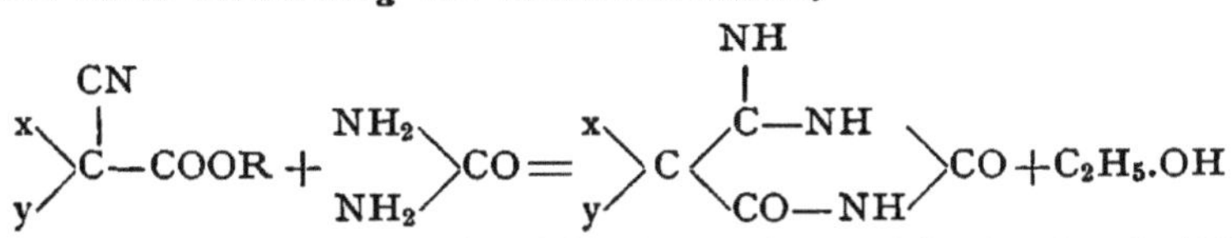

Diese Verbindungen lassen sich leicht durch Ammoniak abspaltende Mittel in entsprechende Barbitursäuren verwandeln. Man erhält die Barbitursäure [9]) und

1) DRP. 146948.

2) DRP. 146949.

3) DRP. 147278.

4) DRP. 147279.

5) DRP. 147280.

6) DRP. 144431.

7) DRP. 144432.

8) DRP. 156384.

9) DRP. 156385.

ihre Homologen durch Einwirkung von wässerigen Säuren auf Iminobarbitursäure (2.6.Dioxy-4.aminopyrimidin) oder deren Derivate. Arbeitet man nicht nach DRP. 156384 mittelst Erwärmen, sondern bei gewöhnlicher Temperatur, so entstehen Cyandialkylazetylharnstoffe der Formel

$$\begin{array}{l} x \diagdown \\ \qquad > C.CN \\ y \diagup \quad | \\ \qquad CO.NH.CO.NHR \end{array}$$

Diese Cyandialkylazetylharnstoffe sollen durch Kondensation in Iminodialkylbarbitursäuren übergeführt werden, aus denen durch Ammoniak abspaltende Mittel leicht die Dialkylbarbitursäuren erhältlich sind[1]. Man erhält C.C.Dialkylbarbitursäuren[2] aus den entsprechenden Dialkylmalonylguanidinen (Dialkyl-2-imino-4.6.dioxypyrimidinen) durch Abspaltung der Iminogruppe mit Oxydationsmitteln in sauerer Lösung, z. B. Natriumnitrit, Chromsäure. Die Darstellung der C.C.Dialkyliminobarbitursäuren[3] gelingt auch durch Behandlung von Guanidin mit C.C.Dialkylmalonylchloriden. Die dialkylierten Diiminoxypyrimidine[4]

$$\begin{array}{l} NH —— CO.CR_2 \\ | \qquad\qquad\quad \diagdown \\ C(:NH).NH.C:NH \end{array}$$

erhält man durch Einwirkung von dialkylierten Cyanessigestern auf Guanidin in Gegenwart von Alkalialkoholaten. Beim Behandeln mit verseifenden Mitteln tauschen sie glatt beide Iminogruppen gegen Sauerstoff aus, wobei die dialkylierten Barbitursäuren entstehen.

Bromdialkylazetamide[5] der Formel

$$\begin{array}{l} R \diagdown \\ \quad > CBr.CO.NH_2 \\ R \diagup \end{array} \text{ resp. } \begin{array}{l} R \diagdown \qquad\qquad\quad \diagup\!\!\diagup NH \\ \quad > C.Br.C \\ R_1 \diagup \qquad\qquad\quad \diagdown OH \end{array}$$

erhält man durch Überführung der entsprechenden Dialkylessigsäuren durch Einwirkung von Phosphorhalogen in die Alkylsäurehalogenide, Substitution des Wasserstoffes durch Brom und Austauschen des Halogens im Säurerest durch Ammoniak gegen Amid. Die Verbindungen sind in Wasser schwer löslich.

Bromdimethylessigsäureamid besitzt keinerlei hypnotische Wirkung.

Die Äther der zweiwertigen Alkohole scheinen im allgemeinen weniger zu anästhesieren und gefährlicher zu sein, als die der einwertigen.

---

1) DRP. 156383.

2) Nach DRPAnm. 12127 (Schering-Berlin).

3) DRPAnm. M. 24346 (Merck-Darmstadt).

4) DRP. 158592 (Bayer-Elberfeld).

5) DRP. 158220 (Kalle-Biebrich).

III. Gruppe.

Schlafmittel, deren Wirkung auf der Gegenwart von Aldehyd oder Keton beruht.

Schon der gewöhnliche Azetaldehyd $CH_3.COH$ hat hypnotische Wirkung. Es kommen ihm aber nach Albertoni und Lussana[1]) drei Stadien der Wirkung zu. 1. Stadium der Aufregung. 2. Stadium des Rausches. 3. Stadium der Asphyxie.

Die polymere Form, der Paraldehyd $(C_2H_4O)_3$ ist aber ein stärkeres Hypnotikum, welchem auch die aufregenden Wirkungen des Azetaldehyds in viel geringerem Maße zukommen.

Dem Chloral gegenüber, welches als Standardpräparat für die Schlafmittel angesehen wird, hat Paraldehyd den Vorzug, dass die Frequenz der Atemzüge viel weniger absinkt, auch die Frequenz der Herzschläge nimmt selbst bei sehr grossen Dosen nicht merklich ab. Es hat keine schädliche Wirkung auf die Tätigkeit des Herzens.

Die Nachteile dieses Schlafmittels liegen in der Unannehmlichkeit der Einnahme dieser nicht angenehm schmeckenden, flüssigen und flüchtigen Substanz, ferner darin, dass man Paraldehyd durch die Lungen zum Teil exhaliert, wodurch die Luft des Schlafraumes mit Paraldehyd geschwängert wird.

Es gehört aus diesen Gründen und wegen der relativ hohen Dosierung zu den seltener angewendeten Schlafmitteln.

Tritt Schwefel in den Aldehyd ein, so bekommt man nach Lusini[2]) in dem so entstehenden Thioaldehyd ein flüssiges, lähmendes Mittel, das in Dosen von 1.5 – 2.0 g pro kg Schlaf hervorruft, wobei es Atmung und Herz ungünstig beeinflusst. Trithioaldehyd

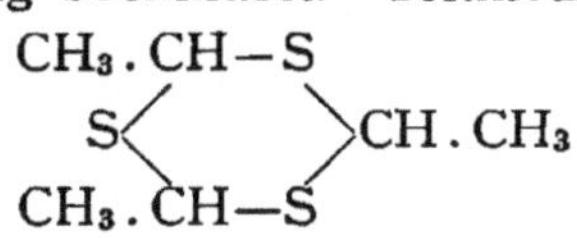

die polymere Form, wirkt dagegen schlaferregend, ohne schädlichen Einfluss auf Herz und Atmung. Jedoch hat auch diese Verbindung keinerlei Vorzüge vor den Mitteln, die auf Alkylwirkung beruhen.

Mering[3]) hat auf die schlafmachenden Effekte der Azetale hingewiesen, die durch Verbindung von einem Aldehyd mit zwei Molekülen

---

1) Sull' alcool, sull' aldeide Padua 1875.

2) Ann. di Chim. **1891**. Jul. p. 35 Okt. p. 189.

3) Berl. klin. W. **1882**. 43.

Alkohol entstehen. In relativ grossen Dosen (5—10 g) innerlich ist Azetal $CH_3—CH<^{O.C_2H_5}_{O.C_2H_5}$, welches sich im Verlauf der Spiritusdestillation vorfindet, sowie bei der Aldehyddarstellung entsteht, ein unsicheres Narkotikum mit unangenehmen Reizerscheinungen und Herzwirkungen. Die schlafmachende Wirkung beruht wohl zum grössten Teil auf den Alkylkomponenten.

Dimethylazetal, Äthylidendiäthyläther $CH_3.CH(OCH_3)_2$, lässt sich mit Chloroform gemengt als schwaches Inhalationsanästhetikum verwenden.

Personali empfahl hierauf Methylal $CH_2<^{OCH_3}_{OCH_3}$ als Schlafmittel.

Dieses Mittel ist nur ein schwaches Hypnotikum, unsicher in der Wirkung. Als lokales Anästhetikum ist es aus dem Grunde nicht brauchbar, weil es bei subkutaner Injektion Schmerzen macht und Eiterungen verursacht.

Die schlafmachende Wirkung der Ketone wurde im allgemeinen Teil schon auseinandergesetzt.

Aus dieser Gruppe wurde Diäthylketon (Propion)

$$C_2H_5.CO.C_2H_5$$

eine wasserlösliche Substanz von Albanese und Parabini als Hypnotikum und als Inhalationsanästhetikum empfohlen. Die schwere Löslichkeit in Wasser und der Geschmack machen das Einnehmen dieser fast ausschliesslich in Italien angewendeten Substanz unbequem [1]).

Auf der Gegenwart der Karbonylgruppe beruht die hypnotische Wirkung des Azetophenons (Hypnon) $CH_3.CO.C_6H_5$ und seiner Derivate, ferner die von Nebelthau entdeckte hypnotische Wirkung der aromatischen Säureamide.

Doch sind die Körper dieser Gruppe nie zu einer therapeutischen Bedeutung gekommen.

Es wirken hypnotisch Azetophenon und Phenylmethylazeton.

Ein Kondensationsprodukt von Zimtaldehyd und Azetophenon [2]) wirkt nicht hypnotisch.

Ferner wurden von Claisen eine Reihe von β-Ketoketonen und β-Ketonkarbonsäuren dargestellt, die sämtlich hypnotisch wirken [3]).

---

[1]) Ann. di Chim. e. Farmacol. **1892**. 124 u. 225. Arch. di Farm. **1896**. IV. 529.

[2]) BB. **28**. 1730.

[3]) BB. **20**. 2078, DRP. 40747 u. DRPAnm. 3299, DRP. 49542.

Durch Einwirkung eines Säureesters auf einen andern, der an dem der Karboxäthylgruppe benachbarten Kohlenstoffatom noch vertretbaren Wasserstoff hat, entstehen bei Gegenwart von Natriumäthylat Ketonsäureester. Ferner entstehen durch die Einwirkung von Säureestern auf Ketone unter gleichen Bedingungen Ketoketone oder durch Einwirkung von Kohlensäureestern Ketonsäureester.

Von speziellem Interesse ist es, dass nach dieser Reaktion aus Oxaläther und Azetophenon bei Gegenwart von Natriumäthylat der Azetophenonoxaläther (Benzoylbrenztraubensäureäther)

$$C_6H_5 . CO . CH_2 . CO . COO . C_2H_5$$

erhalten werden kann.

Aus Azeton und Oxaläther erhält man Azetylbrenztraubensäureäthyläther

$$CH_3 . CO . CH_2 . CO . COO . C_2H_5$$

Aus Ameisenäther und Azetophenon gelangt man zum Formylazetophenon (Benzoylaldehyd)

$$C_6H_5 . CO . CH_2 . COH$$

Lässt man Oxaläther mit Essigäther unter denselben Umständen reagieren, so erhält man Oxalessigäther

$$\begin{array}{l} CO . CH_2 . COO.C_2H_5 \\ | \\ COO.C_2H_5 \end{array}$$

In gleicher Weise erhält man noch Azetylazetophenon und Propionylazetophenon. Die hypnotische Wirkung dürfte der des Azetophenon kaum beträchtlich überlegen sein. Versuche über den hypnotischen Effekt sind nicht veröffentlicht worden.

p-Aminoazetophenon macht in grösseren Dosen unvollständige Betäubung, heftiges Muskelzucken, diffuse Blutungen und Reizerscheinungen im Dünndarm.

Kondensationsprodukte aus einem Mol. Aminoazetophenon und zwei Mol. Aldehyd waren wirksam und wurden anscheinend im Organismus nicht angegriffen.

Nur das Kondensationsprodukt aus zwei Mol. Piperonal und ein Mol. Aminoazetophenon

$$CH_2{<}^{O}_{O}{>}C_6H_3 . CH:N . C_6H_4 . CO . CH:CH . C_6H_3{<}^{O}_{O}{>}CH_2$$

erzeugte einen Lähmungszustand der hinteren Extremitäten. Eine ähnliche Wirkung zeigte das aus nur ein Mol. Piperonal und p-Aminoazetophenon entstandene Kondensationsprodukt

$$CH_2{<}^{O}_{O}{>}C_6H_3 . CH:N . C_6H_4 . CO . CH_3$$

während bei dem Isomeren

$$H_2N.C_6H_4.CO.CH:CH.C_6H_3\langle{}^{O}_{O}\rangle CH_2$$

wiederum die hypnotische Wirkung des Aminoazetophenon zum Ausdruck kommt.

Die Kondensationsprodukte aus je einem Mol. Aminoazetophenon und Aldehyd zeigen eine dem p-Aminoazetophenon analoge Wirkung, die Wirkung ist jedoch weitaus schwächer als die des p-Aminoazetophenons, sie wird aber stärker, wenn die zur Reaktion kommenden Aldehyde ein freies Hydroxyl enthalten [1]).

Um wasserlösliche Produkte des Azetophenons zu erhalten, stellte Voswinkel Glykokollderivate der Aminoazetophenone dar. Von diesen soll sich das salzsaure Salz des Glykokoll-p-aminoazetophenons besonders als Hypnotikum eignen.

Zur Gewinnung der drei stellungsisomeren Glykokollaminoazetophenone wird Cl- oder Br-azetaminoazetophenon mit alkoholischem Ammoniak behandelt, zur Gewinnung der Dimethylglykokollderivate behandelt man die erwähnten Halogensubstitutionsprodukte mit Dimethylaminlösung [2]).

Eine praktische Anwendung haben diese Körper nicht gefunden.

Vom Azetophenon-Oxychinolin wurde behauptet, dass es als wasserunlöslicher, geschmackloser Körper Vorzüge vor dem Azetophenon besitze. Es ist aber kaum anzunehmen, dass Derivate eines so schwachen und unzuverlässigen Hypnotikums je praktischen Wert erlangen werden.

Man erhält die Orthoverbindung dieser Substanz durch Einwirkung von Bromazetophenon auf o-Oxychinolin nach der Gleichung:

$$C_9H_6NONa + CH_2Br.CO.C_6H_5 = C_9H_6NO.CH_2.CO.C_6H_5 + BrNa.$$

Die interessanten Versuche von Nebelthau [3]) haben zur Entdeckung der hypnotischen Wirkung der aromatischen Säureamide geführt.

So macht schon Benzamid $C_6H_5.CO.NH_2$, wenn auch erst in relativ grossen Dosen, Schlaf. Ähnlich wirksam erweisen sich Salizylamid $OH.C_6H_4.CO.NH_2$, ferner der Azetyläther des Salizylamids $CH_3.CO.O.C_6H_4.CO.NH_2$, Dibenzamid $(C_6H_5.CO)_2NH$ und Chlorbenzamid. Auch Hippursäureamid $C_6H_5.CO.NH.CH_2.CO.NH_2$ ist wirksam.

---

[1]) Hildebrandt, AePP. **53.** 87.

[2]) DRP. 75915.

[3]) AePP. **36.** 451, s. auch Nencki, AePP. **1.** 420.

Hingegen lassen Phenylharnstoff $CO<^{NH.C_6H_5}_{NH_2}$, Benzoylharnstoff $CO<^{NH.CO.C_6H_5}_{NH_2}$ und Azetylharnstoff $CO<^{NH.CO.CH_3}_{NH_2}$ keine besondere Wirkung erkennen.

Alle folgenden Verbindungen zeigen narkotische Effekte: p-Toluylsäureamid $C_6H_4.(CH_3).CO.NH_2$, Tetramethylbenzoesäureamid $C_6H(CH_3)_4.CO.NH_2$, Anissäureamid $C_6H_4(O.CH_3).CO.NH_2$, Salizylmethyläthersäureamid $C_6H_4(OCH_3)CO.NH_2$, Salizyläthyläthersäureamid $C_6H_4(OC_2H_5).CO.NH_2$, Methoxynaphtoesäureamid $C_{10}H_6(OCH_3)CO.NH_2$.

Phenylessigsäureamid $C_6H_5.CH_2.CO.NH_2$ wirkt langsam und schwächer hypnotisch als Benzamid.

Zimtsäureamid $C_6H_5.CH=CH.CO.NH_2$ ist aber ein sehr wirksames Hypnotikum.

Es kommt also den aromatischen Säureamiden eine alkoholartige narkotische Wirkung allgemein zu.

Wenn man aber an Stelle eines oder beider H-Atome der Aminogruppe Methyl- oder Äthylgruppen einführt, so tritt die narkotische Wirkung des Benzamid und Salizylamid mehr und mehr zurück, während sich bei genügend grossen Gaben eine der Wirkung des Ammoniak und des Strychnin vergleichbare Symptomengruppe einstellen kann, wie sich aus der experimentellen Untersuchung des Methylbenzamid $C_6H_5.CO.NH.CH_3$, Äthylbenzamid $C_6H_5.CO.NH.C_2H_5$, Dimethylbenzamid $C_6H_5.CO.N(CH_3)_2$, Dimethylsalizylamid $C_6H_4.(OH).CO.N(CH_3)_2$ ergibt.

Die aliphatischen und aromatischen Säureamide machen Narkose, welche Wirkung den Säuren selbst zukommt. Ausserdem erregen sie Krampf- und Aufregungszustände, die am stärksten ausgesprochen sind bei den im Amidrest zweifach äthylierten Verbindungen. Nach Harrass sind diese Krämpfe nicht als Ammoniakwirkung anzusehen[1]).

* * *

Nach Hans Meyer[2]) ist über die Wirkung der aliphatischen Amide zu bemerken: Formamid $H.CO.NH_2$ ist in Äther und Fett unlöslich, Azetamid $CH_3.CO.NH_2$, Propionamid $CH_3.CH_2.CO.NH_2$, Butyramid $CH_3.CH_2.CH_2.CO.NH_2$ sind in Äther und Fett löslich. Formamid und Azetamid machen pikrotoxinartige Krampferscheinungen, Propionamid wenig, Butyramid ganz wenig und zwar werden diese Krämpfe durch Verseifung der Verbindung und Abspaltung von Ammoniak, welches ja krampferregend wirkt, ausgelöst.

---

[1]) Arch. intern. de Pharmacodyn. XI. p. 431.

[2]) AePP. **42**. 109, **46**. 338. **47**. 431.

Umgekehrt zeigten Butyramid, Propionamid, Azetamid in absteigender Stärke, Formamid dagegen gar keine narkotische Wirkung. Ebenso wie Propionamid wirken auch Milchsäureamid

$$CH_3 . CH(OH) . CO . NH_2$$

und Oxybuttersäureamid $CH_3 . CH . (OH) . CH_2 . CO . NH_2$.

Meyer meint, da weder bei den Azetinen und den Glyzerinäthern noch bei den Säureamiden ihren Spaltungs- und Verseifungsprodukten die beobachtete narkotische Wirkung zugeschrieben werden kann, mit der Spaltung vielmehr die Narkose schwindet, so müssen diese indifferenten und intakten Stoffe selbst als die Träger der narkotischen Wirkung angesehen werden und mithin ist die Wahrscheinlichkeit sehr gross, dass alle für Fett löslichen Stoffe auf lebendes Protoplasma narkotisch wirken. Die Wirkungsstärke der aliphatischen Narkotika wäre demnach eine Funktion des Teilungskoeffizienten, nach dem sich die wirkenden Substanzen im ganzen Organismus zwischen wässeriger Lösung und fettartigen Stoffen physikalisch verteilen.

Die folgende Tabelle zeigt unter S die Schwellenwerte (die jeweilig geringste molekulare Konzentration der einzelnen Narkotika, die eben noch imstande ist, die zu beobachtende Narkosenwirkung herbeizuführen). Die Schwellenwerte sind ausgedrückt in Bruchteilen der Normallösung (1 Grammmolekül auf 1 Liter).

		S
$\frac{C_2H_5}{C_2H_5}>C<\frac{SO_2 . C_2H_5}{SO_2 . C_2H_5}$	Tetronal	0·0013
$\frac{C_2H_5}{CH_3}>C<\frac{SO_2 . C_2H_5}{SO_2 . C_2H_5}$	Trional	0·0018
$CCl_3 . CH_2 . CH_2 . COH + H_2O$	Butylchloralhydrat	0·0020
$CBr_3 . COH + H_2O$	Bromalhydrat	0·002
$CH_2(Cl) . CH . (OH) . CH_2 . (Cl)$	Dichlorhydrin	0·002
$C_8H_{11}Cl_3O_6$	Chloralose	0·004
$\frac{CH_3}{CH_3}>C<\frac{SO_2 . C_2H_5}{SO_2 . C_2H_5}$	Sulfonal	0·006
$C_3H_5(C_2H_3O_2)_3$	Triazetin	0·010
$C_3H_5<\frac{OH}{(C_2H_3O_2)_2}$	Diazetin	0·015
$CCl_3 . COH + H_2O$	Chloralhydrat	0·02
$CCl_3 . CH<\frac{OH}{NH_2}$	Chloralamid	0·04
$CO<\frac{NH_2}{O . C_2H_5}$	Äthylurethan	0.04

		S
$\begin{matrix}CH_2 . & CH . & CH_2\\ O & O & O\\ CH_2 . & CH . & CH_2\end{matrix}$	Glyzerinäther	0·04
$CH_2.(Cl).CH(OH).CH_2(OH)$	Monochlorhydrin	0·04
$C_3H_5<\begin{matrix}(OH)_2\\(C_2H_3O_2)\end{matrix}$	Monazetin	0·05
$C_3H_6<\begin{matrix}OH\\OH\end{matrix}$	Propylenglykol	0·2
$CO<\begin{matrix}NH_2\\O.CH_3\end{matrix}$	Methylurethan	0·4

Vergleicht man mit diesem S den Teilungskoeffizienten $\frac{Cf}{Cw}$, welcher die Verteilung derselben Substanzen in Fett (f) und Wasser (w) angibt, so sieht man

	$\frac{Cf}{Cw}$
Trional	4·46
Tetronal	4·04
Butylchloralhydrat	1.59
Sulfonal	1·11
Bromalhydrat	0·66
Triazetin	0·30
Diazetin	0·23
Chloralhydrat	0·22
Äthylurethan	0·14
Monazetin	0·06
Methylurethan	0·04

Man sieht, dass Substanzen mit niedrigstem Schwellenwert die grössten Teilungskoeffizienten haben, oder mit anderen Worten, dass die am stärksten hypnotisch wirkenden sich viel stärker in Öl als in Wasser lösen.

Diese Regel bestätigt sich nach Meyer auch bei den Substanzen, welche Baumann und Kast untersucht und deren Wirkung oder Nichtwirkung sie mit der An- oder Abwesenheit von Äthylgruppen oder mit dem unveränderten Passieren durch den Organismus erklärt haben

	Wirkung	Teilungskoeffizient
Diäthylsulfomethan $CH_2(SO_2.C_2H_5)_2$	schwach	0·1514
Dimethylsulfomethan $(CH_3)_2.C.(SO_2.CH_3)_2$	sehr schwach	0·106
Sulfonal	stark	1·115
Trional	stärker	4·458
Tetronal	stärker	4.039

		Wirkung	Teilungskoeffizient
Tertiärer Butylalkohol	$(CH_3)_3 \equiv C(OH)$	schwach	0.176
Tertiärer Amylalkohol	$(CH_3)_2 = C(OH) . CH_2 . CH_3$	stark	1.000

Meyer und Baum schliessen daraus, dass nicht die Äthylgruppen die spezifischen Träger der narkotischen Wirkung sind, sondern dass lediglich die geänderten physikalischen Verhältnisse die Stärke derselben beeinflussen.

Wie wir im allgemeinen Teile schon ausgeführt haben, können die interessanten Untersuchungen von H. Meyer und Baum sehr wohl die experimentelle Grundlage für eine Selektionstheorie der hypnotisch wirkenden Substanzen abgeben, ohne aber die Wirkungen der Substanzen selbst aus ihrer blossen Verteilung zu erklären. Für die Erklärung der Wirkungen sind bis nun wohl die chemischen und nicht die physikalischen Momente die sichereren und klareren.

Overton's[1]) Versuche an Kaulquappen über die narkotische Wirkung von Substanzen zeigten, dass in den verschiedenen homologen Reihen die Verbindungen im allgemeinen um so stärkere Narkotika sind, je länger ihre Kohlenstoffkette ist, dass aber dies nur bis zu Ketten von einer gewissen Länge zutrifft, während darüber hinaus die narkotischen Eigenschaften wieder verschwinden (resp. nicht zum Vorschein kommen können), dass ferner unter den verschiedenen Isomeren, z. B. eines Alkohols, derjenige das stärkste Narkotikum ist, dessen Kohlenstoffkette am wenigsten verzweigt ist, (oder anders gesagt, dessen Molekül sich am meisten von der Kugelgestalt entfernt). Weiterhin ergab sich bei dem Vergleiche der narkotischen Kraft von Benzol, Naphtalin und Phenanthren, dass Phenanthren viel stärker narkotisch wirkt als Naphtalin und letzteres wieder viel stärker als Benzol. Das mit dem Phenanthren isomere Anthrazen wirkt dagegen nicht merklich narkotisch. Wenn ferner in einer beliebigen organischen Verbindung ein Wasserstoffatom oder ein Halogenatom durch eine Hydroxylgruppe ersetzt wurde, so hatte die dadurch entstehende Verbindung eine viel geringere narkotische Kraft, als die Ausgangssubstanz, was beim Eintreten von zwei oder mehr Hydroxylgruppen in das Molekül sich in noch viel höherem Grade bemerkbar machte. Dagegen hatte die Substitution des Wasserstoffatoms einer Hydroxylgruppe durch eine Methyl- resp. eine Alkylgruppe stets die Wirkung die narkotische Kraft

[1]) Overton: Narkose.

stark zu vergrösseren, resp. erst rein hervortreten zu lassen, eine Erscheinung, die sowohl bei einem alkoholischen, als auch bei einem Phenolhydroxyl zu beobachten war. Die Ersetzung eines Chloratoms durch ein Bromatom und eines Bromatoms durch ein Jodatom verursachte ebenfalls im allgemeinen eine Zunahme der narkotischen Kraft der Verbindung.

Die stärksten Narkotika sind, nach Overton, Verbindungen, die gleichzeitig eine sehr geringe Löslichkeit in Wasser mit einer sehr hohen Löslichkeit in Äther, Olivenöl kombinieren.

Gegen die Annahme von Overton und Hans Meyer, dass die guten Narkotika, Anästhetika und Antipyretika sämtlich zu den gut diosmierenden Substanzen gehören und daher die Wirksamkeit eines guten Narkotikums in erster Linie von seiner Lipoidlöslichkeit abhängig ist, wendet sich J. Traube[1]). Er verweist u. a. auch darauf, dass Pyridin, Nikotin, Antipyrin die Membranen schnell durchdringen, obwohl hier der Teilungskoeffizient Fett: Wasser kleiner ist als der Wert von Wasser: Fett.

Die treibende Kraft bei der Osmose ist nach Traube nicht der osmotische Druck, sondern der Oberflächendruck. Je grösser die Geschwindigkeit der Osmose eines wasserlöslichen Stoffes, um so mehr erniedrigt er die Kapillaritätskonstante des Wassers. Stoffe, welche die Steighöhe des Wassers selbst in konzentrierten Lösungen nur in geringem Maße erniedrigen, werden kapillarinaktiv genannt. Kapillaraktiv werden solche Stoffe benannt, welche die Steighöhe des Wassers in hohem Maße beeinflussen. Gleiche Äquivalente kapillaraktiver Stoffe homologer Reihen erniedrigen die Steighöhe des Wassers im Verhältnis $1:3:3^2:3^3$. Teilungskoeffizient und Lösungstension und damit auch Oberflächenspannung und osmotische Geschwindigkeit sind daher proportionale Grössen, was die Beobachtung Overton's, dass die osmotische Geschwindigkeit und Fettlöslichkeit parallel gehen, erklärt. Die narkotische Wirkung homologer Stoffe nimmt mit wachsendem Molekulargewicht im Verhältnis $1:3:3^2$ zu.

Bei der Synthese von neuen Schlafmitteln muss man sich folgendes vor Augen halten. Leicht flüchtige Körper sind wegen der rasch vorübergehenden Wirkung als eigentliche Schlafmittel nicht brauchbar, können aber unter Umständen als Inhalationsanästhetika dienen.

Halogensubstituierte Schlafmittel lassen sich nur in der aliphatischen Reihe darstellen, von den Halogenen ist insbesonders Chlor geeignet,

[1]) Pflüger's Arch. **105**. 559.

während die Derivate der anderen Halogene unsicher wirkende Körper sind und üble Nebenwirkungen verursachen. Allen schlafmachenden Halogenverbindungen haftet die schlechte Nebenwirkung auf Herz und Respiration an, weshalb unter sonst gleichen Umständen ein halogenfreier Körper als Hypnotikum vorzuziehen ist.

Die auf Aldehydwirkung basierten Schlafmittel, sowie die auf Ketonwirkung beruhenden stehen in jeder Hinsicht den auf Äthylwirkung basierten nach. Insbesondere die der hypnotischen Wirkung vorausgehende erregende, welche eben durch die Aldehydgruppe hervorgerufen wird, ist bei dieser Gruppe von Nachteil. Bei den Substanzen, deren hypnotischer Effekt auf Äthylgruppen beruht, bemerken wir den resistenten Bau gegenüber den Eingriffen des Organismus. Bei der Gruppe der Disulfone, welche gegenwärtig in der Therapie neben dem neuen Veronal vorherrscht, bemerken wir den Nachteil der Wasserunlöslichkeit, welcher jedoch nur für den subkutanen Gebrauch, insbesondere bei der Behandlung von Psychosen, in Betracht kommt, während die Wasserunlöslichkeit für die sonstige Anwendung ganz gleichgiltig ist. Viel schwerer wiegend sind bestimmte nachteilige Folgen, welche sich bei längerem Gebrauch von Substanzen dieser Gruppe, insbesondere von Sulfonal, einstellen[1]), die sich durch Bildung von Hämatoporphyrin manifestieren. Ob diese schädliche Nebenwirkung auf den Sulfonanteil zu beziehen ist, ist fraglich, aber doch sehr wahrscheinlich.

Ein Desiderium dieser Gruppe wären wasserlösliche Substanzen, deren Wirkung auf festgebundenen Äthylresten beruht, aber die Bindung müsste an einem dem Organismus gegenüber physiologisch ganz indifferenten Kern vorgenommen sein.

---

[1]) Breslauer, Wr. med. Bl. **1891**. 3. 19.

V. Kapitel.

Antiseptika und Adstringentia.

Aromatische Antiseptika.

Phenole.

Dem in Wasser unlöslichen Benzol sowie seinen Homologen Toluol usw., kommen wohl wegen des Mangels an Hydroxylgruppen und auch wegen der Unlöslichkeit dieser Kohlenwasserstoffe in Wasser geringere antiseptische Eigenschaften zu. Wird aber im Benzol ein Wasserstoff durch eine Hydroxylgruppe ersetzt, so erhält man das Phenol, eine in mehrprozentiger Lösung stark antiseptisch wirkende, hierbei ätzende und, intern eingenommen, schon in Dosen von mehreren Gramm giftige Substanz. Durch den Eintritt von Hydroxyl in die Verbindung steigt die Wirksamkeit, aber auch die Giftigkeit der aromatischen Kohlenwasserstoffe. Die grosse Verwendung der Karbolsäure als lösliches Antiseptikum rührt wohl daher, dass sie das erste für die chirurgische Praxis überhaupt empfohlene Antiseptikum war, da ja der alte Lister'sche Verband und die ursprüngliche Lister'sche Operationsmethode auf der Verwendung der Karbolsäure beruhte. Die antiseptische Kraft der Phenole nimmt zu, wenn Kernwasserstoffe durch Methylgruppen ersetzt werden. Sie nimmt ferner zu, wenn Kernwasserstoffe durch Halogen ersetzt werden, auch die Zunahme an Hydroxylen erhöht die antiseptische Kraft des Phenols. Es steigt aber mit der Zunahme an Hydroxylen auch die Giftigkeit der Verbindungen[1]),

[1]) Phenol und seine Salze, sowie seine Homologen (α- und β-Kresole), die zwei- und dreiwertigen Phenole und Naphtole erzeugen alle klonische Zuckungen, indem die Erregbarkeit der motorischen Mechanismen des Rückenmarkes stark erhöht ist. Mit Zunahme der Hydroxyle tritt die Wirksamkeit etwas zurück. Bei sehr starker Dosis wirken alle diese Substanzen lähmend auf die motorischen Nervenenden. Der Hinzutritt einer Alkylgruppe (Kresole) verhindert nicht die klonisch

so dass Resorzin giftiger ist als Phenol, während Pyrogallol giftiger ist als Resorzin.

Phenol

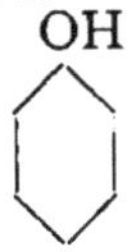

Resorzin

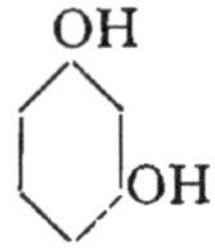

Pyrogallol

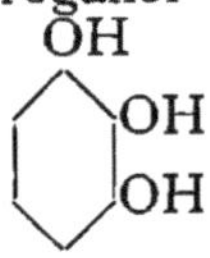

Im Gegensatze hierzu sinkt die Giftigkeit bei den Phenolen, wenn Kernwassertoffe durch Alkylradikale ersetzt werden, während ja die antiseptische Kraft mit dem gleichen chemischen Vorgang erhöht wird. Aus diesem Grunde sind die Kresole $CH_3 . C_6H_4 . OH$, da ja ihre Giftigkeit eine geringere ist, dem Phenol als Antiseptika vorzuziehen, da sie ja weit kräftiger antizymotisch wirken und daher in verdünnterer Lösung gebraucht werden können. Aber der Anwendung der Kresole als Antiseptika war es immer hinderlich, dass sie in Wasser so schwer löslich sind und die Bemühungen der Chemiker richteten sich darauf, durch Zusatz von verschiedenen Substanzen, sowie zum Teil durch chemische Veränderungen, die so billigen Kresole wasserlöslich zu machen. Das Gemenge der drei isomeren Kresole kann durch Zusatz von Schwefelsäure, Natronlauge oder Seife wasserlöslich gemacht werden. Ebenso löst es sich in einer Reihe von verschiedenen Natronsalzen, insbesonders von organischen Sulfosäuren. Man kann die Kresole ferner, wenn auch nicht in der medizinischen Praxis, so doch zu groben Desinfektionen in der Weise nutzbar machen, dass man durch Zusatz von leichteren Kohlenwasserstoffen, insbesonders Steinöl zu den schweren, im Wasser untersinkenden Kresolen das spezifische Gewicht des Gemisches derartig erniedrigt, dass die Kresollösung auf dem Wasser schwimmt und langsam ausgelaugt wird, wobei sie gleichzeitig eine schützende antiseptische Decke über der zu desinfizierenden Substanz bildet. Auch durch Zusatz von Kalk kann man lösliche Verbindungen der Kresole erhalten.

---

erregende Wirkung, der Hinzutritt mehrerer Alkylgruppen oder einer längeren Seitenkette hemmt sie vollständig und es tritt nur zentrale Lähmung auf.

Phenetol, Guajakol und Veratrol machen fast immer vollständige und anhaltende Lähmung. Die Lähmung nimmt mit dem Hinzutritt von mehreren Alkylen zu.

Baglioni: Zeit. f. allg. Physiol. III. 313.

Auf der Beobachtung, dass die Kresole sich in Harzseifen lösen, oder besser gesagt emulgieren, beruht die Darstellung des englischen Kreolins, doch zeigt das Kreolin die nachteilige Eigenschaft, dass es durch Zusatz von Mineralsäuren, Lauge oder Kochsalz, die Emulsionsfähigkeit verliert. Auch der wechselnde Gehalt der verschiedenen Kreoline an wirksamen Kresolen war sehr hinderlich bei seiner Anwendung als Desinfektionsmittel in der Chirurgie.

Das Teeröl[1]), welches seine antiseptische Kraft wohl in erster Linie seinem Gehalte an Phenolen und Kresolen verdankt, wurde späterhin vorzüglich durch Seifenlösungen, sei es nun Harzseifen oder Fettseifen, in Lösung gebracht.

Das mit dem Namen Lysol bezeichnete Präparat z. B. wird in der Weise dargestellt, dass man Teeröl mit Leinöl oder einem Fett mischt und mit einer konzentrierten Kalilösung bei Gegenwart von Alkohol solange zum Sieden ererhitzt, bis vollständige Verseifung eingetreten und das Endprodukt sich glatt in Wasser löst[2]).

Der Nachteil, den Lysollösungen besitzen, besteht hauptsächlich darin, dass sie ungemein schlüpfrig sind und die Hände des Operateurs sehr stark schlüpfrig machen, woran die alkalische Seifenlösung die Hauptschuld trägt. Ferner muss die antiseptische Kraft des Handelsproduktes immer kontrolliert werden, da der wechselnde Gehalt an wirksamen Kresolen sonst leicht dazu führen könnte, dass man zu schwach desinfizierende Lösungen verwenden würde. Von Vorteil ist bei diesen Teeröllösungen nur, dass sie sehr wenig giftig sind, viel weniger giftig als Karbolsäurelösung und natürlich auch viel weniger giftig als Sublimat, so dass man deren Gebrauch auch Laienhänden anvertrauen kann, was z. B. beim Sublimat meist ausgeschlossen ist.

Es gelingt auch, wie erwähnt, Kresole in der Weise in Lösung zu bringen, dass man sie mit Natronsalzen von organischen Sulfosäuren versetzt. So wurde vorgeschlagen, die Kresole und andere an sich unlösliche Körper durch Mischen mit wasserlöslichen, durch Einwirkung von Schwefelsäure auf Harzöle, Mineralöle etc. erhaltenen neutralisierten Produkten in Lösung zu bringen. Die Behauptung, dass der Gehalt an sulfidartig gebundenem Schwefel, wie etwa im Ichthyol und Thiol notwendig ist, damit man Kresole in solchen Substanzen lösen kann, müssen wir aus dem Grunde zurückweisen, weil eine Reihe von Sulfo-

---

[1]) Knoll (Ludwigshafen) erzeugt ein farbloses Teeröl (Anthrasol). Das dermatotherapeutisch Wirksame im Teer sind nach Sack die Methylnaphtaline.

[2]) DRP. 52129.

säuren, die ausser der Sulfogruppe keinen Schwefel enthalten, in ihren Natronsalzen die gleiche Wirkung haben und ja auch die Natronsalze der Kresotinsäure

$$CH_3 . C_6H_3\langle^{OH}_{COOH}$$

und der Salizylsäure $OH . C_6H_4 . COOH$, gleich wie die Natriumsalze der Fettsäuren, Kresole in Lösung zu bringen vermögen.

Ferner wurde vorgeschlagen, um die Schlüpfrigkeit der Lösung von Kresolen in alkalischen Seifen zu beseitigen, Fettsäuren in der Menge zuzusetzen, um zu neutralen Seifen zu gelangen. Auch das Mischen von Äthylendiamin $H_2N . C_2H_4 . NH_2$ mit Kresol wurde empfohlen, um die Tiefenwirkung des Kresolgemenges zu steigern. Unter dem Namen Kresin kam auch eine 25%ige Lösung von Kresolen in kresoxylessigsaurem Natron in den Handel. Über alle diese Versuche, die Kresole als Antiseptika verwertbar zu machen, ist man mit einer einzigen Ausnahme (Lösungen von Kresol in Seifen), hinweggegangen, weil die anderen genannten Substanzen viel zu wenig Kresole zu lösen vermögen, hierbei wie z. B. salizylsaures Natron als Lösungsmittel zu teuer sind. Für den internen Gebrauch hat sich nur eines dieser Präparate, das Solveol, eine Lösung von Kresolen in kresotinsaurem Natron eine geringe Bedeutung verschaffen können, als es als Konkurrenzpräparat zum Kreosot und Guajakol auftrat.

Über die Phenole, welche mehr als ein Hydroxyl enthalten, ist zu bemerken, dass sie alle wie das Phenol selbst, eine dem Benzolring eigentümliche antipyretische Eigenschaft zeigen. Doch ist der antipyretische Effekt dieser Substanzen ein rauschartig vorübergehender[1]), so dass es ganz aussichtslos wäre, an diese Beobachtungen weitere Untersuchungen zu knüpfen, da diese Körper immerhin hinter den bekannten Anilinderivaten zurückstehen werden. Dem Resorzin kommen ätzende Wirkungen zu, welche in der Dermatologie hier und da verwendet werden, während der interne Gebrauch des Resorzins sich nicht behaupten konnte, was wohl hauptsächlich den erwähnten ätzenden Wirkungen dieser Substanz zuzuschreiben ist. Der Versuch, die Hydroresorzine als Antiseptika zu benützen, erscheint wohl als völlig misslungen.

Zur Darstellung dieser Substanz wird in eine siedende wässerige Lösung von Resorzin, durch welche man Kohlensäure durchleitet, Natriumamalgan ein-

[1]) Brieger, Dubois Arch. f. Physiol. **1879**. Suppl. Bd. p. 61. u. Zentralbl. f. med. W. **1880**, Nr. 37.

getragen und das Reaktionsprodukt vorerst mit Äther vom unveränderten Resorzin befreit, und hierauf aus der sauren Lösung Dihydroresorzin mit Äther aufgenommen [1]).

(Die Eigenschaften des Pyrogallols werden bei den reduzierenden Hautmitteln ebenso wie die Derivate desselben abgehandelt.) Von einer therapeutischen Anwendung des Phlorogluzins

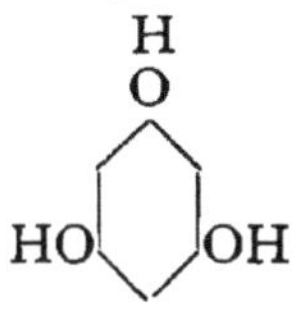

konnte bei dem hohen Preise dieser Substanz bisnun nicht die Rede sein. Im Gegensatze zum Resorzin hat es keine ätzenden und eiweissgerinnenden Eigenschaften, sondern verhindert vielmehr die Gerinnung des Blutes. Es ist auch kein bakterientötendes Mittel, wie das Pyrogallol, obwohl es die Fäulnisvorgänge verlangsamt. Die zersetzende Wirkung des Pyrogallols auf rote Blutkörperchen fehlt dem Phlorogluzin.

Von den in der Natur vorkommenden Phenolen und deren Äthern verdienen noch eine Erwähnung die Körper, welche man zur Safrolgruppe [2]) zählt, Substanzen, die sich durch den Gehalt von einer Seitenkette mit doppelter Bindung von den Phenolen und deren Äthern unterscheiden. Durch die Gegenwart der Seitenkette mit doppelter Bindung kommen diesen Substanzen giftige Eigenschaften zu. Betrachtet man Anetol, Eugenol, Safrol, Isosafrol, Apiol und Kubebin,

Anetol $C_6H_4\langle\begin{array}{ll} CH{=}CH{-}CH_3. & (1) \\ OCH_3 & (3) \end{array}$

Eugenol $C_6H_3\begin{array}{ll} -CH_2{-}CH{=}CH_2 & (1) \\ -OCH_3 & (3) \\ -OH & (4) \end{array}$

Safrol $C_6H_3\begin{array}{ll} -CH_2{-}CH{=}CH_2 & (1) \\ \langle\begin{array}{l} O \\ O \end{array}\rangle CH_2 & \begin{array}{l}(3) \\ (4)\end{array} \end{array}$

Isosafrol $C_6H_3\begin{array}{ll} -CH{=}CH{-}CH_3 & (1) \\ \langle\begin{array}{l} O \\ O \end{array}\rangle CH_2 & \begin{array}{l}(3) \\ (4)\end{array} \end{array}$

Apiol $C_6H\begin{array}{l} -CH_2{-}CH{=}CH_2 \\ -OCH_3 \\ -OCH_3 \\ \langle\begin{array}{l} O \\ O \end{array}\rangle CH_2 \end{array}$

Kubebin $C_6H_3\begin{array}{l} -CH(OH){-}CH{=}CH_2 \\ \langle\begin{array}{l} O \\ O \end{array}\rangle CH_2 \end{array}$

so zeigt es sich, dass die giftigen Eigenschaften dieser Verbindungen wesentlich von der Seitenkette abhängig sind und dass die Giftigkeit bei den Körpern mit einer Allylgruppe die solcher Substanzen, welche

1) DRP. 77317, Liebig's Ann. **278**. 20.

2) Heffter, AePP. **35**. 343.

eine Propenylgruppe enthalten, weit überwiegt. So zeigt Anetol bei seiner Eingabe bei Menschen nur die Erscheinung eines leichten Rausches und Kopfschmerzen. Eugenol, welches ein freies Hydroxyl enthält, wird in ziemlich grossen Dosen vertragen, ohne dass Vergiftungssymptome auftreten. Hingegen zeigt Safrol, in welchem beide Hydroxyle durch eine Methylengruppe verschlossen sind, äusserst giftige Eigenschaften, ja es gehört zu den giftigsten ätherischen Ölen. Es setzt den Blutdruck herab, indem es das vasomotorische Zentrum lähmt und insbesondere wirkt es gerade wie gelber Phosphor, indem es eine ganz ähnliche hochgradige fettige Entartung der Organe, insbesonders der Leber und der Nieren verursacht. Hingegen zeigt Isosafrol, welches die Propenylgruppe statt der Allylgruppe trägt, ein ganz anderes Verhalten, indem sich hier bei einer weit geringeren Giftigkeit nervöse Erscheinungen einstellen, die bei der Safrolvergiftung völlig mangeln. Die Erklärung hierfür liegt darin, dass die Allylverbindungen, die einen höheren Wärmewert besitzen, labiler sind und mit dem Protoplasma heftigere Reaktionen eingehen, während das stabile Propenylderivat letzteres unbeeinflusst lässt.

Apiol wirkt, weil es ebenfalls eine Allylseitenkette hat, wie Safrol, nur treten hier starke lokalreizende Eigenschaften hinzu. Dem Kubebin fehlen giftige Erscheinungen nur aus dem Grunde, weil es wegen seiner Unlöslichkeit überhaupt nicht zur Resorption gelangt. Die eigentümliche Wirkung auf den Stoffwechsel, die Apiol und Safrol zeigen, kommt auch dem Thymol

$$C_6H_3\begin{cases} OH \\ CH_3 \\ C_3H_7 \end{cases}$$

zu. Thymol wird sowohl als Antiseptikum, als auch als Antihelminthikum verwendet. Thymatol ist mittelst Phosgen hergestelltes Thymolkarbonat und wird als Antihelminthikum statt Thymol empfohlen.

Durch den Verschluss der Hydroxyle bei der Verätherung verlieren die Phenole die ihnen eigentümlichen ätzenden und antiseptischen Eigenschaften und können, wie z. B. Veratrol (Brenzkatechindimethyläther), schliesslich unwirksam werden. Dass dieses bei den Körpern der Safrolgruppe nicht der Fall ist, verdanken diese Körper nur ihrer sehr reaktionsfähigen fetten Seitenkette und der doppelten Bindung in derselben.

Der Versuch vom Phenol ausgehend, wirksame Verbindungen dieser Substanz zu erhalten, hat verschiedene bedeutende Erfolge gezeitigt. Doch muss man auch hier, trotz der grossartigen Erfolge an der Methodik, sowie an dem Ideengange zahlreicher Erfinder strenge Kritik üben.

Wie bei allen wirksamen Substanzen hat man es sogar bei dem so gut wasserlöslichen Phenol nicht unterlassen können, durch Einwirkung von Schwefelsäure ein neues Desinfektionsmittel zu gewinnen. Hierbei lässt man auf Phenol nach der Angabe von Colin rauchende Schwefelsäure bei niederer Temperatur einwirken und setzt dem Reaktionsprodukte Alkohol zu. So gelangt man zu einem Gemenge von o-phenylsulfosaurem Äthyl, o-Phenylsulfosäure und Äthylschwefelsäure. Dieses Gemenge von geringer Haltbarkeit spaltet Phenol, Alkohol und Schwefelsäure ab und hat sich mangels jeden Vorzuges vor dem Phenol selbst in der Praxis nicht halten können. Das Gemenge führt den Namen Aseptol.

Auch der Versuch wurde gemacht, Phenol mit Eiweiss in Reaktion zu bringen.

Shimada[1]) liess auf getrocknetes Albumin eine 10fache Gewichtsmenge Phenol einwirken und erwärmte, wobei das Albumin allmählich in Lösung ging. Wenn man nun das Reaktionsprodukt in Alkohol eingiesst, so erhält man ein flockiges Präzipitat, dessen Analysen auf ein triphenyliertes Albumin stimmen, welches aber beim Spalten mit Salzsäure kein Phenol abgibt und dem auch antiseptische Wirkungen völlig fehlen.

Wenn es auch also nicht gelingt, vom Phenol direkt zu solchen Eiweissverbindungen zu gelangen, die antiseptische Wirkungen haben, so scheint dies gut zu gelingen, wenn man aromatische Aldehyde mit Proteinsubstanzen reagieren lässt.

So kann man durch Zusammenbringen von Benzaldehyd $C_6H_5.COH$, Salizylaldehyd $OH.C_6H_4.COH$ mit Eiweiss, Kasein oder Albumosen, Aldehydproteinverbindungen darstellen, in denen anscheinend die Aldehydgruppe mit den Aminogruppen des Eiweisses in Reaktion getreten ist und die angeblich antiseptische Eigenschaft zeigen[2]).

Formaldehyd HCOH kondensiert sich mit Phenolen zu Phenolalkoholen und beim Erhitzen mit Mineralsäuren zu hochmolekularen Produkten[3]). Ähnliche unlösliche Körper entstehen bei der Einwirkung von Formaldehyd auf ein Gemenge von o- und p-Phenolsulfosäure beim Kochen der salzsauren Lösung dieser Säuren. Der gebildete Körper ist schwefelfrei, da die Sulfogruppe durch die Formaldehydgruppe verdrängt wird; es entstehen hochmolekulare Oxydialkohole des Benzols bezw. deren Anhydroverbindungen, also Anhydroxybenzyldialkohol.

$$C_6H_4\left\langle\begin{matrix}SO_3H\\OH\end{matrix}\right. + 2CH_2\left\langle\begin{matrix}OH\\OH\end{matrix}\right. = H_2SO_4 + C_6H_3\left\langle\begin{matrix}CH_2.OH\\CH_2.OH\\OH\end{matrix}\right. + H_2O$$

[1]) Bull. Coll. of Agriculture, Tokio, II, Nr. 7.

[2]) DRP. 105499.

[3]) DRP. 101191.

Letzterer Körper geht dann unter Wasseraustritt in die Anhydroverbindung über.

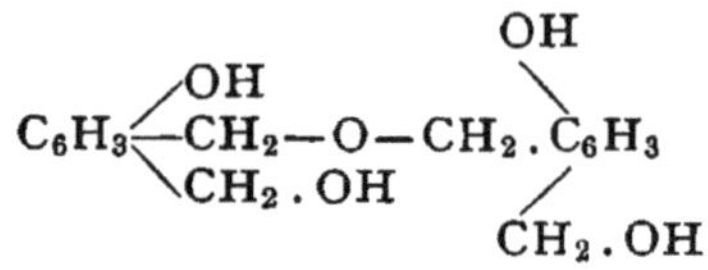

Praktische Verwendung hat dieser in Gegenwart von Alkalien Formaldehyd abgebende Körper nicht gefunden.

Eigentümlich ist das physiologische Verhalten der beiden Naphtole. α-Naphtol

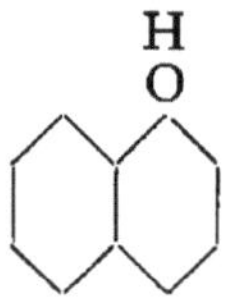

und β-Napthol

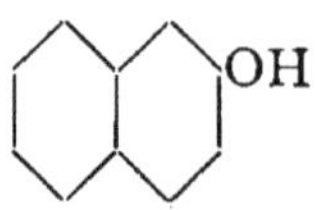

sind merkwürdigerweise verschieden giftig und zwar α-Naphtol stärker giftig als β-Naphtol. Wegen der schweren Löslichkeit wird β-Naphtol nur als Darmantiseptikum und in der Dermatologie angewendet. β-Naphtolnatrium $C_{10}H_7.ONa$, welches in Wasser leichter löslich, hat den Namen Mikrozidin. Naphtolsulfosäure, welche in Wasser besser löslich, hat keine Vorzüge vor dem Naphtol, ihre Salze sind wenig antiseptisch wirksam.

Ein Naphtolderivat für dermatologische Zwecke ist das Epikarin = β-Oxynaphtyl-o-oxy-m-toluylsäure $(COOH)(OH)C_6H_3.CH_2.C_{10}H_6.OH$. Es besitzt starken Säurecharakter und bildet wasserlösliche Salze. Es ist ein starkes, nicht reizend wirkendes Antiseptikum, das bei innerlicher Darreichung zum grössten Teil unverändert wieder ausgeschieden wird [1]). Es wird gegen parasitäre Hautkrankheiten, wie Skabies, Herpes tonsurans, Hunderäude etc. empfohlen [2]).

Die Naphtylaminsulfosäure (Naphtionsäure) $C_{10}H_6.(NH_2).SO_3H$ wurde aus ganz anderen Gründen empfohlen [3]). Sie besitzt die Eigenschaft, sich mit Nitrit zu der für den Organismus verhältnismässig unschädlichen und leicht zersetzlichen Diazoverbindung umzusetzen und wurde von Riegler gegen Nitritvergiftung, Blutvergiftung und da die

[1]) Eichengrün, Pharm. Zentralhalle **41**. 87.

[2]) Kaposi, Wr. med. W. **1900**. Nr. 6.

[3]) E. Riegler, Wr. med. Blätter **1897**. Nr. 14.

Jodausscheidung bei Jodismus angeblich auf Gegenwart von Nitriten beruht, auch dagegen empfohlen. Zur Verhinderung der Harnalkaleszenz bei Blasenleiden wurde diese Säure ebenfalls angewendet.

* *

*

Ersetzt man im Benzolkern einen Wasserstoff statt durch eine Hydroxylgruppe durch eine Karboxylgruppe, so erhält man eine wenig wirksame und wenig giftige Substanz, die Benzoesäure $C_6H_5 . COOH$, von sehr geringer antiseptischer Kraft. Das Eintreten eines Hydroxyls, namentlich in der Orthostellung (Bildung von Salizylsäure), macht sie wieder wirksamer. Auch das Eintreten einer Fettsäure statt des Karboxyls in den Benzolkern führt zur Entstehung antiseptisch wirkender Körper.

Von theoretischem Interesse ist ferner, zu sehen, wie sich die antiseptische Kraft der Phenole ändert, wenn man statt des Hydroxyls Fettsäuregruppen in den Benzolkern einführt. Die Benzoesäure hat ja bekanntlich sehr geringe therapeutische und antiseptische Eigenschaften. Die phenylsubstituierten Fettsäuren wachsen in ihrer antiseptischen Wirkung mit dem Wachsen des Molekulargewichtes der substituierten Säure. So wirkt Phenylessigsäure $C_6H_5 . CH_2 . COOH$ stärker als Phenol; Phenylpropionsäure $C_6H_5 . CH_2 . CH_2 . COOH$ stärker als Phenylessigsäure, Phenylbuttersäure $C_6H_5 . CH_2 . CH_2 . CH_2 . COOH$ kräftiger als Phenylpropionsäure [1]). Hingegen hat Duggan [2]) gezeigt, dass sich die antiseptische Wirkung in der Fettsäurereihe umgekehrt verhält. Hier ist die Ameisensäure HCOOH die stärkste, hierauf folgt die Essigsäure $CH_3 . COOH$ und schliesslich die Propionsäure $CH_3 . CH_2 . COOH$. Um das Wachsen des Bacillus subtilis zu unterdrücken, benötigt man Lösungen, die 7 % Ameisensäure oder 9 % Essigsäure oder 10 % Propionsäure enthalten. Diese Prozentzahlen korrespondieren exakt mit dem relativen Molekulargewicht und mit der relativen Fähigkeit der Säuren, Basen zu neutralisieren. Phenylessigsäure und Phenylpropionsäure (Hydrozimtsäure) sind ungiftig und wurden wegen ihrer günstigen Wirkung bei Tuberkulose empfohlen. Bei Typhus erniedrigt Phenylessigsäure die Temperatur und erhöht den Blutdruck.

---

[1]) Parry Laws, Journ. of physiol. **17**. 360.

[2]) C. r. soc. biol. **1886**. 614.

Salizylsäure und Salole.

Die wichtige Entdeckung von Kolbe [1]), dass man vom Phenol leicht durch Einwirkung von Kohlensäure unter bestimmten Bedingungen zur Salizylsäure

o-Oxybenzoesäure 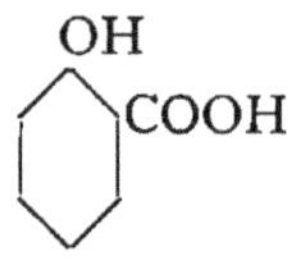

gelangen kann und dass dieser Substanz sehr bedeutende antiseptische und gärungshemmende Eigenschaften zukommen, hat in der synthetischen Chemie geradezu Epoche gemacht. Der grosse Erfolg der Salizylsäure in der Medizin, welcher durch die Beobachtung von Stricker, dass die Salizylsäure beim akuten Gelenkrheumatismus spezifische Wirkung besitze, noch vergrössert wurde, war auch für die Theorie der Arzneimittelwirkung von Bedeutung. Während der Eintritt von Karboxylgruppen in aromatische Verbindungen, insbesonders in Phenole, im allgemeinen die Wirkung dieser Substanzen herabsetzt oder völlig aufhebt, ja sogar beim Phenol selbst durch Eintritt der Karboxylgruppe in zwei Stellungen völlig unwirksame Substanzen entstehen, wie

p-Oxybenzoesäure 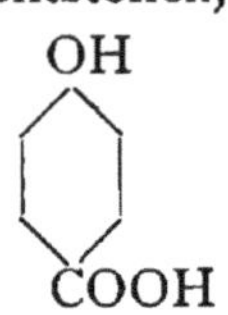

und m-Oxybenzoesäure 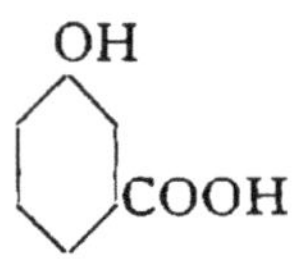

wird wohl durch den Eintritt einer Karboxylgruppe in der Ortho-Stellung die Giftigkeit des Phenols herabgesetzt, aber das neue Produkt, die Salizylsäure, erhält bei geringerer absoluter Giftigkeit auch neue therapeutische Eigenschaften, welche die der Ausgangssubstanz, des Phenols, weitaus übertreffen.

Ursprünglich hat Kolbe [2]) Salizylsäure synthetisch gewonnen, indem er Kohlensäure in kochendes Phenol, dem Natrium zugesetzt war, einleitete. Wenn man Kalihydrat statt des Natrons verwendete, so erhielt man hauptsächlich p-Oxybenzoesäure. Man konnte technisch aber besser zum Ziele gelangen, wenn man statt des Natriummetalles Ätznatron anwendete und durch Erhitzen von Phenol mit Natronhydrat trockenes Phenolnatrium darstellte und in dieses

---

[1]) Liebig's Ann. **113**. 115, **125**. 201.

[2]) DRP. 426.

nun Kohlensäure einleitete. Hierbei bildete sich aber nur aus der Hälfte des angewandten Phenols Salizylsäure. Schmitt [1]) hat aber die ursprüngliche Kolbesche Synthese in der Weise vervollkommt, dass er Phenolnatriumkarbonat unter Druck auf ca. 140 ° erhitzte, wobei es quantitativ in Natriumsalizylat überging. Dieses Verfahren lässt sich auch in gleicher Weise für die Darstellung von Oxynaphtalinkarbonsäure und Oxychinolinkarbonsäure verwerten, welche nach dem ursprünglichen Kolbe'schen Verfahren zu erhalten nicht möglich war [2]). Von keiner praktischen Bedeutung sind die Versuche, vom Diphenylkarbonat ausgehend, durch Erhitzen dieser Substanz, einer äquivalenten Menge von Natriumhydrat und Alkohol auf 200 ° Salizylsäure zu erhalten [3]). Die von Diphenyl sich ableitenden Substanzen sind stets unwirksam. Diphenylkarbonat erhält man durch Einleiten von Chlorkohlenoxyd in Phenolnatrium, eine Methode, die weiterhin in der Weise geändert wurde, dass man gleiche Molekulargewichte von Diphenylkarbonat, Natronhydrat und Phenolnatrium zusammengeschmolzen hat. Derselbe Gedanke wurde dann weiter ausgebildet, indem man den Prozess in eins zusammenzog und auf ein trockenes Gemenge von Phenol und Ätznatron im Verhältnisse von 3 Mol. Phenol zu 4 Mol. Ätznatron Phosgen einleitet und auf 200 ° erhitzt. Alle diese Methoden haben den Nachteil, dass im Gegensatze zur Schmitt'schen Methode, welche eine quantitative Umwandlung des angewendeten Phenols in Salizylsäure ermöglicht, bei diesen Methoden der allergrösste Teil des angewendeten Phenols unverändert bleibt und nur ein kleiner Teil in die Salizylsäure-Synthese eingeht.

Ein neues Verfahren zur Darstellung der Salizylsäure schlug Marasse [4]) vor, bei dem im Gegensatz zu den bisherigen statt Natrium Kalium verwendet wird. Man mischt Phenol mit Potasche und setzt einen Überschuss dieses Salzes zu, um zu vermeiden, dass beim Erwärmen die Masse teigig wird. Bei einer Temperatur zwischen 130 und 160 ° leitet man nun Kohlensäure ein, wobei rasch eine Bildung von salizylsaurem Kali stattfindet.

Die Untersuchungen von Kolbe haben, was für die Theorie der Salizylsäurewirkung sehr wichtig ist, gezeigt, dass die Wirkung dieser Oxybenzoesäure von der Orthostellung abhängig ist; weder die p-Oxybenzoesäure, noch die m-Oxybenzoesäure besitzen antiseptische Wirkungen oder die therapeutischen Effekte der Salizylsäure [5]). Auch von den Kresotinsäuren (OH).CH_3.C_6H_3.COOH ist die der Salizylsäure homologe

p-Kresotinsäure 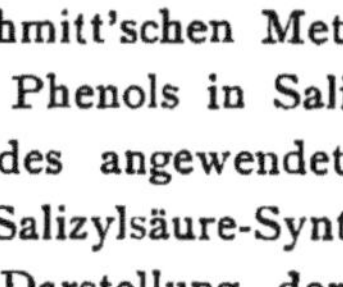

[1]) DRP. 29939.

[2]) DRP. 31240.

[3]) DRP. 24151, 27609, 28985, 30172.

[4]) DRP. 73279.

[5]) Sie sind aber therapeutisch nicht ganz unwirksam (Privatmitt. Mohr).

wirksam und von kräftigen Effekten[1]). Die Kresotinsäuren unterscheiden sich von den Oxybenzoesäuren dadurch, dass ein Kernwasserstoff durch eine Methylgruppe ersetzt ist. Man gelangt zu ihnen von den Kresolen $CH_3 . C_6H_4 . OH$ ausgehend und sie verhalten sich zu den Kresolen chemisch wie die Salizylsäure zum Phenol, d. h. sie sind die Karbonsäuren der Kresole. o-Kresotinsäure ist von allen dreien physiologisch die wirksamste, weil auch hier die Orthostellung, ebenso wie bei der Salizylsäure die Wirksamkeit begünstigt, aber sie ist trotz ihrer physiologischen Wirksamkeit therapeutisch nicht verwertbar, da sie nach verhältnismäßig kleinen Gaben eine Lähmung des Herzmuskels verursacht. p-Kresotinsäure steht in bezug auf die Wirkung hinter der Salizylsäure zurück, aber sie wird vom Organismus gut vertragen, während m-Kresotinsäure als ganz unwirksam anzusehen ist. Wird in der Salizylsäure also ein Kernwasserstoff durch eine Methylgruppe ersetzt, so steigt die Giftigkeit dieser Verbindung, während es beim Phenol umgekehrt ist, da die Kresole weniger giftig sind, als die Phenole.

Ersetzt man im Hydroxyl der Salizylsäure den Wasserstoff durch eine Methylgruppe, so erhält man eine nur schwach antiseptisch wirkende, bei Tieren selbst in grossen Dosen ungiftig wirkende Substanz $C_6H_4\begin{cases} OCH_3 \ (1). \\ COOH \ (2). \end{cases}$ o-Methoxybenzoesäure. Bei Menschen hat sie nur schwache antithermische Wirkung. Ersetzt man in der p-Oxybenzoesäure den Wasserstoff des Hydroxyls durch Methyl, so bekommt man eine unwirksame und den Organismus unverändert passierende Substanz, die Anissäure $C_6H_4\begin{cases} OCH_3 \ (1.) \\ COOH \ (4.) \end{cases}$

Der Salizylsäure kommen als unangenehme Nebenerscheinungen vornehmlich der schlechte (süssliche) Geschmack zu und ferner der Umstand, dass einzelne Individuen sowohl von der Salizylsäure, als auch von salizylsaurem Natron in der Weise belästigt werden, dass sich Sensationen vom Magen aus geltend machen, die wohl auf die Ätzwirkung der Salizylsäure auf die Magenschleimhaut zurückzuführen sind. Die Versuche, die im grossen und ganzen unwesentlichen Nebenwirkungen zu umgehen, haben zu einzelnen interessanten und zu einer äusserst wichtigen Synthese geführt

In jüngster Zeit hat man durch den Verschluss der Hydroxylgruppe durch ein Essigsäureradikal Azetylsalizylsäure dargestellt,

---

[1]) Demme: Bericht des Kinderspitals Bern **1888**, p. 49.

$$C_6H_4\begin{cases}O.OC.CH_3 & (1.)\\ COOH & (2).\end{cases}$$

von welcher behauptet wird, dass sie der Organismus viel besser verträgt, als die Salizylsäure selbst. (Aspirin)[1]. Es unterscheidet sich vom Natriumsalizylat durch das Fehlen des süsslichen Geschmackes.

Man lässt behufs Darstellung dieser Substanz Salizylsäure mit der anderthalbfachen Menge Essigsäureanhydrid zwei Stunden lang auf dem Ölbade reagieren, wobei Salizylsäure völlig in Lösung geht und beim Erkalten Azetylsalizylsäure herauskristallisiert oder man erhitzt Salizylsäure mit Azetylchlorid auf 80°, wobei man dasselbe Reaktionsprodukt erhält[2]. Man erhält bessere Ausbeuten von dieser Verbindung, wenn man in Gegenwart eines Kondensierungsmittels, wie konz. Schwefelsäure, Zinkchlorid, Natriumazetat oder dgl. arbeitet. In gleicher Weise wurde durch Erhitzen der Salizylsäure oder ihrer Salze mit den Anhydriden oder Chloriden der Propion-, Butter- oder Valeriansäure oder der höheren Fettsäuren mit oder ohne Zusatz eines Kondensierungsmittels Propionyl-, Butyryl-, Valeryl- und höhere Azylsalizylsäuren gewonnen.

Im Organismus wird durch Abspaltung der Essigsäure die wirksame Salizylsäure wieder regeneriert.

Bei dem durch Einwirkung von Schwefelsäure auf Salizylsäure erhaltenen salizylschwefelsauren Natron wird durch die Einführung der Sulfosäuregruppe die Salizylwirkung entschieden abgeschwächt, so dass es als Salizylsäureersatz durchaus unverwendbar ist. Weiter wurde versucht, neben der Karboxylgruppe andere Säuregruppen einzuführen. So haben Bialobrzecki und Nencki aus Azetylchlorid und Salizylsäure mit Hilfe von Eisenchlorid eine Azetsalizylsäure erhalten, welche die Konstitution $C_6H_3(OH)(COCH_3)(COOH)$ besitzt. Sie hat geringere antiseptische Wirkung als Salizylsäure, da sie nicht einmal die Hefegärung zu beeinflussen vermag. Die Säure ist ungiftig und wird daher auch unverändert ausgeschieden.

Der Versuch, statt der Salizylsäure Salizylessigsäure einzuführen, hat nur einen äusserst geringen Erfolg zu verzeichnen. Doch sind einige Präparate, in denen man die Salizylsäurewirkung als eine Komponente der Gesamtwirkung haben wollte, durch Einführung der Salizylessigsäure dargestellt worden.

Salizylessigsäure, in welcher der Hydroxylwasserstoff durch Essigsäure ersetzt ist, wurde zuerst durch Oxydation der o-Aldehyd-Oxyphenylessigsäure[3])

---

[1]) Pflüger's Arch. f. Phys. **76**. 306.

[2]) DRPanm. 10563. 10581 (Beide versagt).

[3]) BB. **17**. 2995.

erhalten, späterhin gelang es, sie in quantitativer Ausbeute zu gewinnen, als man das Natriumsalz des o-Oxybenzamids

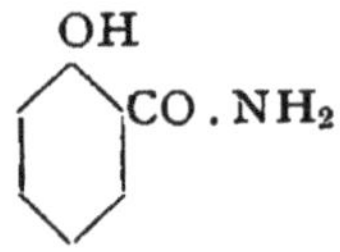

oder dasjenige des o-Oxybenzonitrils

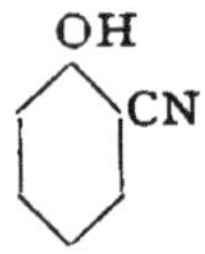

mit monochloressigsauren Salzen umsetzte und die Säureamid- oder Nitrilgruppen durch Kochen mit Natronlauge verseifte [1]).

Die Reaktion verlauft nach folgenden Gleichungen:

$$1.\ C_6H_4<^{CO.NH_2}_{ONa} + CH_2Cl.COONa = C_6H_4<^{CO.NH_2}_{OCH_2.COONa} + ClNa$$

$$C_6H_4<^{CO.NH_2}_{O.CH_2.COONa} + NaOH = C_6H_4<^{COONa}_{OCH_2.COONa} + NH_3$$

$$\text{oder } 2.\ C_6H_4<^{CN}_{ONa} + CH_2Cl.COONa = C_6H_4<^{CN}_{OCH_2.COONa} + ClNa$$

$$C_6H_4<^{CN}_{OCH_2.COONa} + NaOH + H_2O = C_6H_4<^{COONa}_{OCH_2.COONa} + NH_3$$

Noch einfacher und in grösserer Ausbeute kann man die Salizylessigsäure erhalten, wenn man an Stelle des Salizylamids die Anilide der Salizylsäuren mit chloressigsauren Salzen in Weckselwirkung bringt [2]). Die entstehende freie Salizylanilidazetsäure spaltet sich bei längerem Kochen mit Alkalien glatt in Anilin und Salizylessigsäure:

$$C_6H_4<^{CO.NH.C_6H_5}_{ONa} + CH_2Cl.COONa = C_6H_4<^{CO.NH.C_6H_5}_{OCH_2.COONa} + ClNa$$

$$C_6H_4<^{CO.NH.C_6H_5}_{OCH_2.COONa} + NaOH = C_6H_4<^{COONa}_{OCH_2.COONa} + C_6H_5.NH_2$$

Bestrebungen anderer Art gingen dahin, von anderen hydroxylhaltigen aromatischen Verbindungen Karbonsäuren in der Absicht darzustellen, um der Salizylsäure analog wirkende Substanzen zu erhalten. Doch haben diese Bestrebungen aus dem Grunde keinen Erfolg gehabt, weil durch die Darstellung der Karbonsäure meist wenig wirksame Substanzen oder solche, die vor der Salizylsäure keine Vorzüge besassen, erhalten wurden. Die Art der Darstellung war naturgemäss analog der Salizylsäure-Synthese, um so mehr als man nach dem Verfahren von Schmitt die meisten Phenole in die entsprechenden Karbonsäuren zu verwandeln in der Lage war.

---

1) DRP. 93110.

2) DRP. 110370.

So kann man die Oxynaphtoesäuren nach Schmitt [1]) erhalten, wenn man auf α- und β-Naphtol, beziehungsweise auf deren trockene Alkalisalze trockene Kohlensäure einwirken lässt und dann im Autoklaven auf 120—140° erhitzt.

Die so dargestellten α- und β-Naphtolkarbonsäuren enthielten nach der Untersuchung von Nencki die Karboxylgruppe in der Orthostellung zum Hydroxyl, so dass man sie als der Salizylsäure entsprechende Derivate des Naphtols ansprechen kann.

Die Darstellung kann man insofern vereinfachen, als man den in zwei Phasen verlaufenden Prozess dadurch in einen zusammenlegt, dass man die Kohlensäure nicht bei gewöhnlicher Temperatur auf die Alkalisalze des Naphtols einwirken lässt, sondern unter Anwendung von Druck bei einer Temperatur von 120—145°, wobei die jedenfalls zunächst entstehenden naphtylkohlensauren Alkalisalze sofort in die entsprechenden neutralen karbonaphtolsauren Salze umgesetzt werden.

Die β-Naphtolkarbonsäure, die man nach dem vorstehend beschriebenen Verfahren erhält, ist jedoch sehr unbeständig und zerfällt leicht wieder in Kohlensäure und β-Naphtol.

Steigert man aber die Temperatur bei der Operation auf 200—250°, so entsteht eine zweite, sehr beständige, gelb gefärbte β-Naphtolkarbonsäure. Auch vom Dioxynaphtalin und zwar sowohl vom 1.8. Dioxynaphtalin und vom 2.8. Dioxynaphtalin wurden zu gleichem Zwecke die Karbonsäuren [2]) dargestellt, indem man die Mononatriumsalze dieser Körper mit Kohlensäure unter Druck bei höheren Temperaturen erhitzte.

Die Oxynaphtoesäuren haben eine ähnliche, aber kräftigere antiseptische Wirkung als Salizylsäure und Phenol, aber als Salizylsäureersatz eignen sie sich durchaus nicht, da sie beim internen Gebrauch örtlich stark reizend wirken und schon in Dosen von $1^1/_2$ g für Kaninchen tödlich sind.

Auch von Guajakol

$$C_6H_4<\begin{matrix}OCH_3 & 1.\\ OH & 2.\end{matrix}$$

ausgehend hat man nach der Schmitt'schen Methode die Karbonsäure dargestellt, wobei man eine Substanz folgender Konstitution und Stellung erhält [3]).

$$C_6H_3\begin{matrix}\diagup COOH & 1.\\ -OH & 2.\\ \diagdown OCH_3 & 3.\end{matrix}$$

Doch hat diese Substanz keine therapeutische Anwendung gefunden,

[1]) DRP. 31240, 38052, 50341.

[2]) DRPAnm. 10039.

[3]) DRP. 51381.

was wohl auf die Abschwächung der Guajakolwirkung durch den Eintritt der Karboxylgruppe zurückzuführen ist.

Auch vom Diphenyl ausgehend hat man o-Oxydiphenyl in die o-Oxydiphenylkarbonsäure[1]) nach der Schmitt'schen Synthese übergeführt, welche Substanz Phenylsalizylsäure

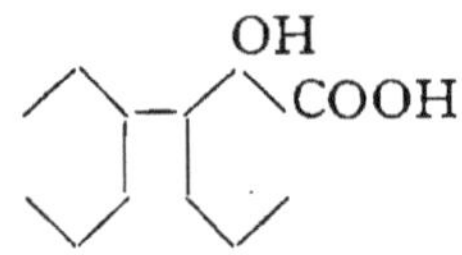

genannt wurde. Sie ist ein gutes Antiseptikum, hat aber der Salizylsäure gegenüber wesentliche Nachteile, da sie noch schwerer in Wasser löslich, als letztere und auch giftig ist[2]).

Auch vom Oxychinolin, insbesonders vom o-Oxychinolin wurde durch Einwirkung von Kohlensäure auf das Natriumsalz unter Druck die o-Oxychinolinkarbonsäure (Chinophenolkarbonsäure) dargestellt[3]). Von einer praktischen Anwendung dieser Substanz hat nichts verlautet.

Die Einführung einer Aminogruppe in die Salizylsäure verändert an der Wirkung dieser Substanz nicht viel und der günstige Erfolg und die spezifische Wirkung bei akutem Gelenkrheumatismus bleibt, ohne dass die Einführung eine Erhöhung der Wirksamkeit bedingen würde.

Während die bisnun beschriebenen Wege, mit Ausnahme der Azetylsalizylsäure, dahin gingen, statt der Salizylsäure ähnlich konstituierte Karbonsäuren in die Therapie aufzunehmen, bemühte man sich anderseits in den Organismus Körper einzuführen, aus denen derselbe langsam durch Spaltungen oder Oxydationen Salizylsäure bilden kann. Es wurde schon erwähnt, dass man jüngst den Versuch unternommen hat, in die Hydroxylgruppe ein Essigsäureradikal einzuführen, um auf diese Weise der Salizylsäure ihre Nebenwirkungen zu benehmen. Ein anderer Weg war gegeben, durch die empirische Anwendung des Salizins. Salizin ist das Glykosid des Saligenins $C_6H_4 . (OH) . CH_2 . OH$. Saligenin wird nun, wenn es auch als solches schon wirkt, im Organismus durch Oxydation in Salizylsäure übergehen.

Man kann es synthetisch darstellen, indem man Formaldehyd auf Phenol einwirken lässt.

Salizin wirkt auf die Körpertemperatur ähnlich, aber schwächer als Chinin und hemmt die Auswanderung der Leukozyten.

---

1) DRP. 61125.

2) Bock, Diss. Berlin 1892.

3) DRP. 39662.

Nach einem Verfahren von Sell kann man Saligenin in der Weise unlöslich machen, dass man es bei Gegenwart einer Mineralsäure in der Wärme mit Gerbsäure reagieren lässt [1]).

Salole.

Den grössten Erfolg unter allen Verfahren, Körper darzustellen, denen die Nebenwirkungen der Salizylsäure fehlen, die aber überdies noch eine zweite wirksame Komponente enthalten, welche trotz ihrer Giftigkeit wegen ihrer langsamen Abspaltung der wirksamen Komponenten aus der Verbindung keine Giftwirkung äusserten, hatte die Einführung des sogenannten Salolprinzips durch Nencki. Nencki war der erste, der den für die Arzneimittelsynthese bahnbrechenden Weg eingeschlagen hat, wirksame Säuren und Phenole esterförmig gebunden in den Organismus einzuführen. Durch die Einführung der unlöslichen Ester, welche den Magen unverändert und unverseift passieren, wird jede ätzende Wirkung dieser Substanzen im Magen und hiermit jede Belästigung der Magenschleimhaut durch die Arzneimittel vermieden. Diese Salole werden erst im Darme langsam unter dem Einflusse des esterverseifenden Enzyms, welches von der Bauchspeicheldrüse geliefert wird, bei Gegenwart der normalen Darmsoda in die Komponenten gespalten. Ausserdem beteiligen sich an der Esterspaltung auch vorzüglich die Darmbakterien, insbesondere an der Aufspaltung der Phenolkarbonate. Die Säure wird durch die Alkalisalze im Darme neutralisiert, während das Phenol als solches einerseits im Darme als Antiseptikum zur Wirkung gelangen kann, andererseits nach seiner Resorption im Organismus selbst wirkt, ohne aber Vergiftungserscheinungen zu verursachen, da ja nur langsam kleine Mengen des Phenols aus dem Ester abgespalten zur Resorption gelangen, so dass der Organismus unter der kontinuierlichen Einwirkung von kleinen Mengen des Phenols steht, eine plötzliche Überflutung desselben durch das giftige Phenol ausgeschlossen ist. Dieses Salolprinzip hat eine ausgebreitete Anwendung in der Arzneimittelsynthese nach beiden Richtungen gefunden, sowohl um wirksame Säuren, als auch um wirksame Phenole in Verbindungen zu bringen, die ätzende oder giftige Wirkungen auszulösen nicht in der Lage sind. Nencki hat gefunden, dass während die Säuren der Fettreihe und aromatische Säuren mit Phenolen unter Anwendung von wasserentziehenden Mitteln, wie Chlor-

[1]) DRP. 111963.

zink, Aluminiumchlorid etc. Ketone bilden, im Gegensatze hierzu fette oder aromatische Säuren mit Phenolen oder Naphtolen, bei Gegenwart von Phosphoroxychlorid als wasserentziehendem Mittel erhitzt, nicht Ketone, sondern Säureester geben.

So erhält man beim Zusammenschmelzen von Salizylsäure und Phenol unter Erwärmung der Mischung mit Phosphoroxychlorid auf 120° den Salizylsäurephenylester, das Salol κατ' ἐξοχήν

$$C_6H_4\left\langle\begin{matrix}OH\\COO\,.\,C_6H_5;\end{matrix}\right.$$

hierbei reagieren 2 Moleküle Säure, 2 Moleküle Phenol und 1 Molekül Phosphoroxychlorid [1]).

Unter denselben Bedingungen kann man den Salizylsäureresorzinester

$$C_6H_4\left\langle\begin{matrix}O\,.\,CO\,.\,C_6H_4\,.\,OH\\O\,.\,CO\,.\,C_6H_4\,.\,OH\end{matrix}\right.$$

sowie die Salizylsäureester des α- und β-Naphtols, des Dioxynaphtalin etc. erhalten. Von Vorteil ist es, dafür zu sorgen, dass die bei dem Prozesse frei werdende Metaphosphorsäure, welche im freien Zustande leicht zur Bildung grosser Mengen von Phosphorsäurephenylestern Veranlassung gibt, an Alkali gebunden wird. Statt des Phosphoroxychlorids kann man auch Phosphorpentachlorid anwenden. Ferner kann man Schwefeloxychlorid SO_2Cl_2 oder auch saure schwefelsaure Alkalien als wasserentziehende Mittel benützen. Statt der Salizylsäure kann man zu der gleichen Reaktion α-Oxynaphtoesäure, o- und p-Nitrosalizylsäure, Resorzinkarbonsäure und statt des Phenols Resorzin, Pyrogallol, Thymol, Nitrophenol, α- und β-Naphtol, Gaultheriaöl (Salizylsäuremethylester) und Salol verwenden.

Die Darstellung der Salole geschieht aber einfacher statt mit Phosphoroxychlorid in der Weise, dass man Phenolnatrium und salizylsaures Natron in äquimolekularen Mengen mischt und Phosgengas darauf einwirken lässt. Aus dem Reaktionsprodukt kann man den gebildeten Äther mit Wasserdampf austreiben. Dieses Verfahren bietet vor der Verwendung des Phosphoroxychlorids, mit dem es ja sonst ganz identisch ist, den Vorteil der Billigkeit.

Man erhält nach der Nencki'schen Synthese eine Reihe von Körpern [2]), so Resorzindisalizylat $C_6H_4(COO\,.\,C_6H_2\,.\,OH)_2$

Disalol $C_6H_4\left\langle\begin{matrix}COO\,.\,C_6H_4\,.\,COO\,.\,C_6H_5\\OH\end{matrix}\right.$

Gaultheriasalol $C_6H_4\left\langle\begin{matrix}CO\,.\,OC_6H_4\,.\,COO\,.\,CH_3\\OH\end{matrix}\right.$

Salol, $C_6H_4(OH)\,.\,COO\,.\,C_6H_5$

---

[1]) DRP. 38973, DRPAnm. 1622, DRP. 39184, 43173.

[2]) DRP. 43713.

α-Naphtylsalizylat, $C_6H_4(OH)COO.C_{10}H_7$
β-Naphtylsalizylat, $C_6H_4(OH)COO.C_{10}H_7$
Resorzinmonosalizylat, $C_6H_4(OH)COO.C_6H_4.OH$
Pyrogallolsalizylat, $C_6H_4(OH).COO.C_6H_3(OH)_2$
Phenyl-α-Oxynaphtoat, $C_{10}H_6(OH)COO.C_6H_5$

Phenyl-o-nitrosalizylat, $C_6H_3\begin{cases}COO.C_6H_5 & (1)\\ OH & (2)\\ NO_2 & (3)\end{cases}$

Phenyl-p-nitrosalizylat, $C_6H_3\begin{cases}COO.C_6H_5 & (1)\\ OH & (2)\\ NO_2 & (5)\end{cases}$

p-Nitrophenylsalizylat, $C_6H_4\begin{cases}COO.C_6H_4.NO_2\\ OH\end{cases}$

Thymolsalizylat, $C_6H_4\begin{cases}COO.C_{10}H_{13}\\ OH\end{cases}$

β-Naphtol-α-Oxynaphtoat, $C_{10}H_6(OH)COO.(C_{10}H_7)$

β-Naphtohydrochinonsalizylat, $\left(C_6H_4<^{COO}_{OH}\right)_2.C_{10}H_6$

Phenylresorzinkarbonsäureester, $C_6H_3<^{COO.C_6H_5}_{(OH)_2}$

Weiterhin hat Nencki[1]) nach der gleichen Methode eine Reihe von ähnlichen Estern dargestellt und zwar:

Salizylsaures o-Kresol, $C_6H_4\begin{cases}COO.C_6H_4(CH_3)\\ OH\end{cases}$, salizylsaures m-Kresol, salizylsaures p-Kresol[2]), o-kresotinsaures Phenol, $C_6H_3\begin{cases}COO.C_6H_5\\ OH\\ CH_3\end{cases}$, o-kresotinsaures o-Kresol, $C_6H_3\begin{cases}COO.C_6H_4(CH_3)\\ OH\\ CH_3\end{cases}$, o-kresotinsaures m-Kresol, o-kresotinsaures p-Kresol, m-kresotinsaures Phenol, $C_6H_3\begin{cases}COO.C_6H_5\\ OH\\ CH_3\end{cases}$, m-kresotinsaures o-Kresol, $C_6H_3\begin{cases}COO.C_6H_4(CH_3)\\ OH\\ CH_3\end{cases}$, m-kresotinsaures m-Kresol, m-kresotinsaures p-Kresol, p-kresotinsaures Phenol, $C_6H_3\begin{cases}COO.C_6H_5\\ OH\\ CH_3\end{cases}$, p-kresotinsaures o-Kresol, $C_6H_3\begin{cases}COO.C_6H_4(CH_3)\\ OH\\ CH_3\end{cases}$, p-kresotinsaures m-Kresol, p-kresotinsaures p-Kresol.

Salizylsaures Rohkresol, aus Salizylsäure und Teerkresol, ist je nach dem Siedepunkt des angewendeten Kresols flüssig oder halbfest.

Rohkresotinsaures Phenol aus Phenol und der Karbonsäure des oben erwähnten Teerkresols.

Rohkresotinsaures Rohkresol.

---

[1]) DRP. 46756.

[2]) Nencki, C. r. **1889**. 254. Stärkeres Darmantiseptikum als Salol.

Salizylsaures Methylresorzin, $C_6H_4\left\{\begin{array}{l}COO.C_6H_4(OCH_3)\\OH\end{array}\right.$

p-oxybenzoesaures Phenol, $C_6H_4\left\{\begin{array}{l}COO.C_6H_5\\OH\end{array}\right.$

anissaures Phenol, $C_6H_4\left\{\begin{array}{l}COO.C_6H_5\\OH\end{array}\right.$

p-äthoxybenzoesaures Phenol, $C_6H_4\left\{\begin{array}{l}COO.C_6H_5\\OC_2H_5\end{array}\right.$

salizylsaures Guajakol $C_6H_4\left\{\begin{array}{l}COO.C_6H_4.OCH_3\\OH\end{array}\right.$

salizylsaures Thiophenol, $C_6H_4\left\{\begin{array}{l}COS.C_6H_5\\OH\end{array}\right.$,

o-kresotinsaures Guajakol, $C_6H_3\left\langle\begin{array}{ll}COO.C_6H_4.OCH_3 & (1)\\OH & (2)\\CH_3 & (3)\end{array}\right.$

o-kresotinsaures Kresol, $C_6H_3\left\langle\begin{array}{ll}COO.C_7H_6.OCH_3 & (1)\\OH & (2)\\CH_3 & (3)\end{array}\right.$ [1]),

m-kresotinsaures Guajakol, $C_6H_3\left\langle\begin{array}{ll}COO.C_6H_4.OCH_3 & (1)\\OH & (2)\\CH_3 & (4)\end{array}\right.$

m-kresotinsaures Kreosol, $C_6H_3\left\langle\begin{array}{ll}COO.C_7H_6.OCH_3 & (1)\\OH & (2)\\CH_3 & (3)\end{array}\right.$

p-kresotinsaures Guajakol, $C_6H_3\left\langle\begin{array}{ll}COO.C_6H_4.OCH_3 & (1)\\OH & (2)\\CH_3 & (5)\end{array}\right.$

p-kresotinsaures Kreosol, $C_6H_3\left\langle\begin{array}{ll}COO.C_7H_6.OCH_3 & (1)\\OH & (2)\\CH_3 & (5)\end{array}\right.$

p-oxybenzoesaures Guajakol, $C_6H_4\left\langle\begin{array}{ll}COO.C_6H_4.OCH_3 & (1)\\OH & (4)\end{array}\right.$

p-oxybenzoesaures Kreosol, $C_6H_4\left\langle\begin{array}{ll}COO.C_7H_6.OCH_3 & (1)\\OH & (2)\end{array}\right.$

benzoesaures Guajakol, $C_6H_5.COO.C_6H_4.OCH_3$

benzoesaures Kreosol, $C_6H_5.COO.C_7H_6.OCH_3$

anissaures Guajakol, $C_6H_4\left\langle\begin{array}{ll}COO.C_6H_4.OCH_3 & (1)\\OCH_3 & (4)\end{array}\right.$

anissaures Kreosol, $C_6H_4\left\langle\begin{array}{ll}COO.C_7H_6.OCH_3 & (1)\\OCH_3 & (4)\end{array}\right.$

p-äthoxybenzoesaures Guajakol, $C_6H_4\left\langle\begin{array}{ll}COO.C_6H_4.OCH_3 & (1)\\OC_2H_5 & (4)\end{array}\right.$

äthoxybenzoesaures Kreosol, $C_6H_4\left\langle\begin{array}{ll}COO.C_7H_6.OCH_3 & (1)\\OC_2H_5 & (4)\end{array}\right.$

salizylsaures Isobutylphenol [2]), salizylsaures Isoamylphenol, salizylsaures Benzyl-

---

[1]) DRP. 57941.

[2]) DRP. 68111.

phenol, salizylsaures o-Thiokresol, zimtsaures Eugenol, salizylsaures Kreosot, flüssig, benzoesaures Kreosot, flüssig, zimtsaures Kreosot von wechselndem Schmelzpunkt, je nach der Beschaffenheit des Kreosots.

Ferner wurden noch Xylenolsalole durch die gleichen Kondensationsvorgänge, wie die vorherbeschriebenen Salole dargestellt und zwar salizylsaures o-Xylenol $C_6H_4\langle{}^{COO\,.\,C_6H_3(CH_3)_2}_{OH}$, ferner die m-p-Verbindung [1]).

Ernert hat weiterhin die interessante Beobachtung gemacht [2]), dass beim Erhitzen der Salizylsäure allein auf Temperaturen von 160–240° sich diese unter Abspaltung von Wasser und Kohlensäure zu Salol umsetzt, wenn während des Erhitzens das dabei entstehende Wasser abdestilliert und der Zutritt der Luft verhindert wird. Auch Polisalizylid [3]), welches man durch Erhitzen von gleichen Mengen von Salizylsäure und Phosphoroxychlorid erhält und das die Zusammensetzung $(C_7H_4O_2)x$ hat, kann man ohne Anwendung kondensierender Agentien durch Erhitzen mit Phenol glatt in Salol überführen.

Nach dem Verfahren von Georg Cohn [4]) kann man höhere Salole erhalten, wenn man das eigentliche Salol, den Salizylsäurephenylester, mit höheren Phenolen erhitzt, wobei das niedrigere Phenol aus dem Molekül verdrängt wird. Diese Methode ist besonders bei der Darstellung von Salolen gegen Kondensationsmittel empfindlicher Phenole zu empfehlen. So wurden dargestellt:

Salizyleugenol $C_6H_3(C_3H_5)(OCH_3).O.CO.C_6H_4(OH)$, Disalizylhydrochinon $C_6H_4(O.CO.C_6H_4\ OH)_2$, Monosalizylhydrochinon $C_6H_4(OH).O.CO.O.C_6H_4.OH$, Salizylkarvakrol $C_6H_3(C_3H_7)(CH_3).O.CO.O.C_6H_4.OH$, Salizylsalizylamid $C_6H_4.(CO.NH_2).O.CO.C_6H_4.OH$, vielleicht identisch mit Disalizylamid, Di-p-kresotinsäureresorzinester $C_6H_4[O.CO.C_6H_3(OH)(CH_3)]_2$, Di-p-kresotinsäurehydrochinonester $C_6H_4[O.CO.C_6H_3(OH)(CH_3)]_2$, p-Kresotinsäure-β-naphtolester $C_{10}H_7.O.CO.C_6H_3(OH)(CH_3)$.

Die meisten Salizylsäureester sind fest. Nur Methylsalizylat ist flüssig, aber riechend. Geruchlos und flüssig ist Salizylsäurebenzylester

$$C_6H_4(OH)COO.CH_2.C_6H_5$$

gewonnen durch Einwirkung von Benzylchlorid auf salizylsaure Salze bei 130 bis 140° [5]).

Während das eigentliche Salolprinzip dahinging, eine wirksame aromatische Säure mit einem wirksamen Phenol esterförmig zu binden und auf diese Weise die beiden wirksamen Komponenten so zu kuppeln, dass sie ohne schädliche Wirkungen auszuüben, langsam im Darme verseift und langsam resorbiert werden, so dass also die gärungs-

[1]) DRP. 70487.

[2]) DRP. 62276.

[3]) DRP. 73542.

[4]) DRP. 111656.

[5]) DRP. 119463. Anilinfabr. Berlin.

hemmende Wirkung des Phenols sich auch über den ganzen Darm erstreckt, konnte man dieses Salolprinzip noch weiterhin nach der Richtung ausdehnen, dass man an eine wirksame aromatische Säure eine wenig wirksame oder ganz unwirksame hydroxylhaltige Substanz durch esterförmige Bindungen kuppelte, oder dass man einen wirksamen, aromatischen hydroxylhaltigen Körper mit einer wenig oder ganz unwirksamen Säure zu einem Ester verband. In dem ersteren Falle erhielt man Säureester, bei denen man nur auf die Wirkung der aromatischen Säure reflektierte und deren ätzende Wirkungen oder sonstige Schädlichkeiten man durch Veresterung beheben wollte. Im anderen Falle wurden meist aliphatische Säuren, deren Natronsalze unwirksam sind, ja selbst die Kohlensäure oder die an und für sich fast unwirksame Benzoesäure mit der hydroxylierten aromatischen Verbindung zu dem Zwecke gekuppelt, um die ätzenden Wirkungen des betreffenden Phenols zu beseitigen. Während die eigentlichen Salole als Substanzen aufzufassen sind, die aus zwei wirksamen Komponenten bestehen, und daher nach ihrer Spaltung und Resorption die Wirkungen beider Komponenten zur Geltung kommen, konnten die Salole dieser Art, wie man im weiteren Sinne die nach dem Salolprinzipe aufgebauten Ester nannte, nur die Wirkungen der einen Komponente der Säure oder des Phenols zur Geltung bringen. Man könnte diese Substanzen als partiell wirksame Salole im weiteren Sinne bezeichnen. Aber es besteht weiterhin die Möglichkeit, dass solche esterartig gebundene Substanzen, die z. B. einen aliphatischen Alkohol enthalten, ausser der Wirkung ihrer verseiften Bestandteile auch eine dem Ester eigentümliche Wirkung auslösen, wenn der Ester als solcher zur physiologischen Wirkung gelangt. Das Verhalten des Triazetins im Organismus z. B. muss in jeder Beziehung bei der Darstellung solcher Substanzen zur Vorsicht und zur experimentellen Prüfung eines jeden Einzelindividuums vor der Anwendung am Krankenbette veranlassen, insbesondere wenn man aliphatische Säuren mit einer wirksamen hydroxylhaltigen Substanz verestert. Nach dieser Richtung hin, aromatische Säuren mit an und für sich wenig wirksamen Substanzen zu verbinden, verdienen insbesondere die Ester der Salizylsäure mit Methyl- und Äthylalkohol erwähnt zu werden. Der Methylester der Salizylsäure, welcher synthetisch dargestellt wird, besitzt Vorzüge vor dem natürlichen Gaultheriaöl, da diesem letzteren eine reizende Wirkung zukommt, die den synthetischen Präparaten fehlt. Der Methylester wird ebenso wie der Äthylester im Darme gut zerlegt, beide Körper wirken langsamer als die Salizylsäure. Salizylsäureäthylester hat keine antiseptischen Eigenschaften und wirkt nicht irritierend auf Haut und Schleimhäute. Er erzeugt Temperaturerhöhung, Pulsverlangsamung, später Beschleunigung[1]). Salizylsäureamylester, erhalten durch Verestern einer amylalkoholischen Salizylsäurelösung durch Salzsäure, soll nach Lyonnet bei rheumatischen Affektionen dem Methylester vorzuziehen sein.

Mesotan[2]) ist der Methoxymethylester der Salizylsäure

$$OH.C_6H_4.COO.CH_2.OCH_3.$$

Durch Einwirkung des aus Formaldehyd und Halogenwasserstoffsäure erhaltenen Reaktionsproduktes, insbesonders des Chlormethylalkohols auf aromatische Oxykarbonsäuren bei Gegenwart starker Säuren, werden halogenartige Verbindungen erhalten, welche durch die Gruppe-CH_2x substituiert sind, wobei x ein Halogen bezeichnet. Dieses Halogen wird schon durch Wasser in der Kälte unter Bildung aromatischer Alkohole abgespalten. Durch Behandlung der Halogenverbindung mit Alkoholen der Fettreihe werden die entsprechenden Äther dieser aromatischen Alkohole gebildet, während durch Einwirkung von Phenolen, resp. Aminen, Kondensationsprodukte erhalten werden. Durch Einwirkung von Metallsalzen wird ein Austausch gegen den betreffenden Säurerest erzielt. So erhält man aus Salizylsäure, konz. Salzsäure und Chlormethylalkohol $C_6H_3.COOH.OH.CH_2Cl$. Beim Esterifizieren mit Salzsäure entsteht ein Ester von der Formel $C_6H_3.CO(OCH_3).OH.CH_2Cl$ [3]).

Auf diese Weise sind erhältlich die Chlormethylderivate des Gaultheriaöles, des Salizylsäureäthylesters, des p-Oxybenzoesäuremethylesters, des m-Kresotinsäureäthylesters, des β_1-β_2-Oxynaphtoesäureäthylesters.

Das Halogenatom obengenannter Halogenmethylderivate aromatischer Oxykarbonsäuren ist leicht mit Hydroxylgruppen reaktionsfähig, so beim Zusammenbringen mit Wasser oder Alkohol unter Austritt von Halogenwasserstoffsäuren unter Bildung von Oxymethylverbindungen. Aus Chlormethylsalizylsäure und siedendem Wasser erhält man so Saligeninkarbonsäure, beim Behandeln mit Methylalkohol aber erhält man $C_6H_3.COOH.OH.CH_2.OCH_3$ (Mesotan)[4]).

Man erhält Salizylsäurealkyloxymethylester

$$C_6H_4 \begin{cases} OH \\ CO.O.CH_2.OR \end{cases}$$

wenn man auf die salizylsauren Salze die Halogenmethylalkyläther

$$x—CH_2.OR \ (x = \text{Halogen}, \ R. = \text{Alkyl})$$

einwirken lässt; ω-Methyloxymethylsalizylat spaltet beim Erhitzen Formaldehyd ab. Ebenso verhält sich der Äthylester[5]).

---

1) Houghton, Americ. Journ. of physiol. **13.** 331.

2) Dreser, Ther. Mon. **17.** 131.

3) DRP. 113723 (Bayer-Elberfeld).

4) DRP. 113512 (Bayer-Elberfeld).

5) DRP. 137585 (Bayer-Elberfeld).

Zur Darstellung homologer Alkyloxyalkylidenester der Formel

$$C_6H_4\begin{cases} OH \\ CO.O.\underset{\displaystyle R_1}{\underset{|}{CH}}.OR \end{cases}$$

worin R und R_1 gleiche oder verschiedene Alkylreste bedeuten und die leichter spaltbar sind als die Substanzen nach DRP. 137585, lässt man α-Halogendialkyläther auf die Salze der Salizylsäure einwirken. Dargestellt wurden Methoxyäthylidensalizylat

$$C_6H_4\begin{cases} OH \\ CO.O.\underset{\displaystyle CH_3}{\underset{|}{CH}}.OCH_3 \end{cases}$$

Äthoxyäthylidensalizylat

$$C_6H_4\begin{cases} OH \\ CO.O\underset{\displaystyle CH_3}{\underset{|}{CH}}.OC_2H_5 \end{cases}$$ [1]).

Äthylensalizylat aber,

$$\begin{array}{l} CH_2O.CO.C_6H_4.OH \\ \dot{C}H_2O.CO.C_6H_4.OH \end{array}$$

wird nur zur Hälfte aus dem Darme aufgenommen [2]). Von Interesse sind von diesem Gesichtspunkte aus auch die Salizylderivate des Glyzerins, sowie die aromatischen Ester des Glyzerins mit Benzoesäure, p-Kresotinsäure und Anissäure [3]).

Man stellt diese dar, indem man die aromatischen Säuren mit der entsprechenden Menge Glyzerin durchtränkt und in der Wärme Chlorwasserstoff einleitet. Hierbei bilden sich die Dichlorhydrine der aromatischen Säuren. Erhitzt man nun ein Molekül eines solchen Dichlorhydrinäthers mit zwei Molekülen des Salzes einer aromatischen Säure auf 200°, so erhält man einfache und gemischte Glyzeride der aromatischen Säuren. Nach dieser Methode wurden dargestellt

Tribenzoin
$$\begin{array}{l} CH_2.O.CO.C_6H_5 \\ | \\ CH.O.CO.C_6H_5 \\ | \\ CH_2.O.CO.C_6H_5 \end{array}$$

Trisalizylin
$$\begin{array}{l} CH_2.O.CO.C_6H_4.OH \\ | \\ CH.O.CO.C_6H_4.OH \\ | \\ CH_2.O.CO.C_6H_4.OH \end{array}$$

Tri-p-kresotin
$$\begin{array}{l} CH_2.O.CO.C_6H_3.CH_3.OH \\ | \\ CH.O.CO.C_6H_3.CH_3.OH \\ | \\ CH_2.O.CO.C_6H_3.CH_3.OH \end{array}$$

---

1) DRP. 146849.

2) AePP. 38. 88.

3) DRP. 58396. DRP. 126311. DRP. 127139. Statt der Mineralsäuren werden die Ester dieser Säuren oder organische Sulfosäuren verwendet.

$$\begin{array}{ll} & CH_2.O.CO.C_6H_4.OCH_3 \\ & \vert \\ \text{Trianisin} & CH.O.CO.C_6H_4.OCH_3 \\ & \vert \\ & CH_2.O.CO.C_6H_4.OCH_3 \end{array}$$

$$\begin{array}{ll} & CH_2.O.CO.C_6H_4.OH \\ & \vert \\ \text{Disalizylbenzoin} & CH.O.CO.C_6H_5 \\ & \vert \\ & CH_2.O.CO.C_6H_4.OH \end{array}$$

$$\begin{array}{ll} & CH_2.O.CO.C_6H_5 \\ & \vert \\ \text{Dibenzosalizylin} & CH.O.CO.C_6H_4.OH \\ & \vert \\ & CH_2.O.CO.C_6H_5 \end{array}$$

Ferner erhält man Salizylsäureglyzerinester durch Einwirkung von Schwefelsäure in der der Salizylsäure höchstens äquivalenten Menge auf ein Gemisch von Salizylsäure und Glyzerin und Ausäthern der alkalisch gemachten Lösung. Statt der Schwefelsäure kann man saure Salze oder Ester von Mineralsäuren oder organische Sulfosäuren z. B. Phenolsulfosäure, Salizyldichlorhydrinester, Monochlorhydrin, Natriumbisulfat, Kaliumbisulfat, Kresolsulfosäure, Anilindisulfosäure verwenden [1]).

Monosalizylsäureglyzerinester wurde als Glykosal eingeführt.

Von dem Trisalizylsäuretriglyzerid gelangen aber nur 9 % im Organismus zur Resorption, während der Rest im Kote ausgeschieden wird, hierbei kommt es zu einer leichten Desinfektion des Kotes [2]). Hingegen werden von dem Salizylsäuredichlorhydrinester

$$\begin{array}{l} CH_2Cl \\ \vert \\ CH.CO.C_6H_4.OH \\ \vert \\ CH_2Cl \end{array}$$

gegen 93 % resorbiert. Doch haben Chlorhydrine eine schwer schädigende Wirkung auf die Darmschleimhaut neben ihren hypnotischen Effekten. Salizylverbindungen solcher Art, welche in Wasser mehr oder weniger löslich sind, werden ziemlich vollkommen aufgenommen. Aber die äusserst schwere Resorbierbarkeit und Verseifung der Triglyzeride der aromatischen Säure macht die Anwendung solcher Substanzen in der Therapie ganz unmöglich.

Weiters wurde ein Versuch gemacht, einen Azetolsalizylsäureester [3]) für solche Zwecke darzustellen, wo es sich nur um die Wirkung der Salizylsäure handelt.

---

[1]) DRPAnm. T. 6732. DRPAnm. T. 7184.

[2]) AePP. **38**. 88.

[3]) DRP. 70054.

Durch Umsetzung zwischen Monohalogenderivaten des Azetons und salizylsaurem Natron erhält man den Salizylsäureester des Azetols.

$$CH_3.CO.CH_2Cl + C_6H_4\left\langle\begin{matrix}COONa\\OH\end{matrix}\right. = ClNa + C_6H_4\left\langle\begin{matrix}COO.CH_2.CO.CH_3\\OH\end{matrix}\right.$$

Diese Salazetol genannte Substanz wird ungemein leicht verseift und kann daher als Ersatzmittel der Salizylsäure sehr gut Verwendung finden, ohne aber vor dieser grosse Vorteile zu besitzen und zwar aus dem Grunde, weil diese leichte Verseifbarkeit des Esters die Nebenwirkung der Salizylsäure rasch wieder in Erscheinung treten lässt [1]).

Indoform ist Salizylsäuremethylenazetat dargestellt durch Einwirkung von Formaldehyd auf Azetylsalizylsäure, säuerlich schmeckend.

Zur Darstellung von Phenolderivaten nach dem Salolprinzipe, welche aber nur Phenol als wirksame Komponente tragen, eignen sich insbesonders die Karbonate dieser Substanzen, sowie die Ester der Fettsäuren. Die entsprechenden Methoden zur Darstellung dieser Derivate findet man im Kapitel Kreosot behandelt, da die Methoden hauptsächlich zur Gewinnung von Guajakolderivaten Anwendung und Verbreitung gefunden haben.

Über die eigentlichen Salole bleibt Folgendes zu erwähnen: Die aromatischen Salole zeigen alle die Eigenschaft, nachdem sie im Darme langsam verseift werden, die antiseptische Wirkung des freiwerdenden Phenols äussern zu können. Ihre Wirkung als Darmantiseptika ist daher einzig und allein abhängig von der antiseptischen Kraft des in der Verbindung enthaltenen Phenols, weil die Natronsalze der aromatischen Karbonsäuren keine antiseptische Wirkung äussern, eine Wirkung, die nur den freien Säuren zukommt. Ihre Giftigkeit ist ebenfalls, da ja die aromatischen Karbonsäuren wesentlich ungiftiger sind als die Phenole, hauptsächlich abhängig von dem in der Verbindung enthaltenen Phenole. Innerhalb des Organismus äussern die Salole nach ihrer Aufspaltung nur die Wirkungen der beiden Komponenten. Es kann aber, da man die Raschheit der Abspaltung des wirksamen Phenols nicht in der Hand hat, gelegentlich zu Phenolvergiftungen kommen. Man wird daher in allen Fällen, wo es sich nur um die Wirkung der aromatischen Säure, etwa der Salizylsäure, handelt, nur die partiell wirksamen Salole zu benützen haben und zwar diejenigen, in welchen die Salizylsäure allein als wirksame Komponente aufzufassen ist. Hingegen wird man sich in den Fällen, wo es sich allein um die Darmdesinfektion handelt, mit grösseren Vorteilen der Präparate bedienen, welche die Ester einer

---

[1]) Bourget, Sem. méd. **1893**. p. 328.

unwirksamen Säure mit dem wirksamen Phenol darstellen. Man hat auch vorgeschlagen, Salole als Wundantiseptika und zwar als Streupulver zu benützen, da sie hierfür die Eigenschaft wasserunlöslich zu sein prädisponiert. Aber die Verwendung der Salole in diesem Sinne stösst eben auf das Hindernis, dass sie ja keineswegs als solche Antiseptika sind, sondern nur ihre Komponenten und dass es daher vorerst zu einer Aufspaltung in diese kommen muss, einer Aufspaltung, welche die Gewebe und die Wundsekrete nur schwer zu vollführen vermögen. Dieses ist der Grund, weshalb man von der Verwendung der Salole als antiseptische Streupulver abgekommen und die vereinzelten Versuche der Chemiker neue Salole, für diese Zwecke aus billigen Substanzen dargestellt, als Wundstreupulver einzuführen stets Schiffbruch leiden.

Aus der grossen Reihe der eigentlichen Salole konnten nur Wenige trotz der vortrefflichen Idee, auf der sie basiert waren, in der Therapie zur Geltung kommen, während dieselbe Grundidee bei der Darstellung der Ester des Guajakols z. B. in der Therapie den vollen und berechtigten Sieg errungen hat. Es mag dies zum grössten Teile darauf zu beziehen sein, dass die Nebenwirkungen der Salizylsäure, die zu bekämpfen hier in erster Linie beabsichtigt war, meist so unwesentliche sind, dass es kaum notwendig erscheint, ein neues, teures Präparat für diese einzuführen. Das eigentliche Salol, der Salizylsäurephenylester, hat von den Substanzen dieser Gruppen die grösste Verbreitung gefunden. Neben diesem konnten nur die β-Naphtolderivate der Salizylsäure

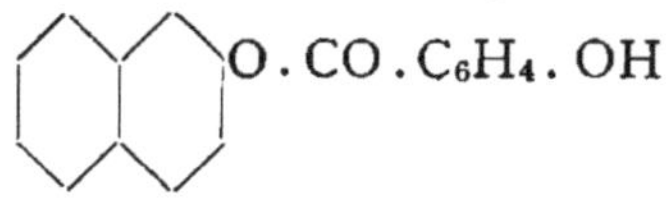

und der Benzoesäure (Benzonaphtol)

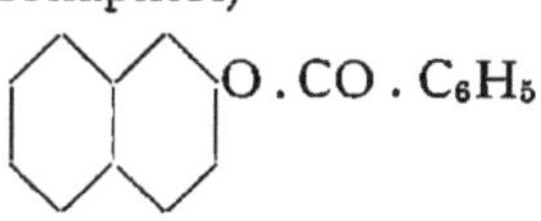

welch letztere aber nach Sahli den Nachteil haben, dass sie im Darme nur schwer verseift werden, zur Verwendung gelangen.

p-Azetaminobenzoesäure-β-Naphtylester $C_2H_3O . NH . C_6H_4 . CO . O . C_{10}H_7$ und p-Benzoylaminobenzoesäure-β-Naphtylester $C_7H_5O . NH . C_6H_4 . CO . O . C_{10}H_7$ wurden von Reverdin und Çrepieux [1]) beschrieben und in Höchst geprüft. Beide Substanzen sind in geringem Maße Blut- und Nierengifte. Sie wirken nicht kräftiger als Benzonaphtol.

Der Versuch, Phtalsäurediphenyläther $C_6H_4<\begin{matrix}COO . C_6H_5\\ COO . C_6H_5\end{matrix}$ in die

[1]) BB. 35. 3417.

Therapie einzuführen, den Marfori und Giusti[1]) unternommen, muss ebenfalls als gescheitert angesehen werden. Die Phtalsäure ist eine der wenigen aromatischen Verbindungen, deren Kern im Organismus aufgespalten wird. Hierbei entsteht aus der Phtalsäure Oxalsäure, die dann oxydiert wird. Langsam spaltet sich aus dem Phtalsäurediphenylester Phenol im Darme ab und ein grosser Teil des Esters geht unverändert mit dem Kote fort. Phtalol ist ein kräftiges Darmdesinfektionsmittel, Phtalsäure ist weniger giftig als Salizylsäure. Nach Versuchen von Mohr (Privatmitt.) ist Phtalsäure nicht giftiger als Salizylsäure, aber Phtalsäureanhydrid ist weit giftiger.

Von geringer praktischer Bedeutung müssen solche salolartige Körper erscheinen, die saure Phenolester darstellen, ebenso wie solche, die leicht in saure Phenolester übergehen, wenn auch ihr physiologisches Verhalten im Organismus von grossem theoretischen Interesse ist. Autenrieth und Vamossy[2]) haben, indem sie nach der Baumann-Schottenmethode Phenole in 10%iger Natronlauge mit Phosphoroxychlorid schüttelten, Triphenylphosphat bekommen $OP(OC_6H_5)_3$. Dieser Ester wird im Organismus in der Weise aufgespalten, dass Diphenylphosphorsäure $HO_2P(OC_6H_5)_2$ und Phenol entstehen. Diphenylphosphorsäure wird aber im Organismus nicht weiter zerlegt, so dass von den drei im Ester enthaltenen Phenolmolekülen nur eines zur physiologischen Wirkung gelangt. Dieser Vorgang beweist, dass solche saure Ester im Gegensatz zu den neutralen im Organismus wegen ihrer sauren Eigenschaften keinen weiteren Veränderungen unterliegen und den Organismus unverändert verlassen. Dieses Verhalten gibt den richtigen Fingerzeig, dass sich zur Darstellung von wirksamen Salolen, die zur vollen Geltung kommen sollen, nur einbasische Säuren gut eignen, da man bei den zweibasischen, insbesondere bei den anorganischen, Gefahr läuft, dass ein grosser Teil der wirksamen Komponenten, mit der Säure gepaart, den Organismus unverändert verlässt.

Man hat weiter den Vorschlag gemacht, basische Reste mit der Salizylsäure zu ähnlichen Zwecken in Verbindung zu bringen. Salizylamid z. B. hat den Vorteil, dass es leichter löslich als Salizylsäure, stärker analgesierend wirkt als diese[3]). Doch haben Versuche anderer Art, insbesondere das Kuppeln der Salizylsäure mit antipyretischen und ebenfalls antirheumatisch wirksamen Substanzen mehr Er-

---

[1]) Bol. d. scienze med. **1897**.

[2]) HS. **25**. 440.

[3]) Nesbitt, Sem. méd. **1891**. Nr. 54.

folg gehabt. Insbesondere haben Azetylaminoverbindungen der Phenole in diesem Sinne Verwendung gefunden.

Der Salophen genannte Salizylsäureazetyl-p-aminophenoläther $C_6H_4.OH.COO.C_6H_4.NH.CO.CH_3$ hat dieselben günstigen Eigenschaften wie Salol, ist dabei geruch- und geschmacklos und von geringerer Giftigkeit, dabei ist aber die zweite wirksame Komponente, das Azetyl-p-aminophenol, für sich zwar keine besonders antiseptisch wirksame Substanz, wie Phenol, hingegen aber ein Antipyretikum im Sinne der Anilinderivate. Von diesem Gesichtspunkte aus müssen auch die Substanzen dieser Reihe betrachtet werden. Salophen hat höchstens Salizylsäurewirkung [1]).

Von dieser Betrachtung ausgehend ist auch Salizylsäureformyl-p-aminophenoläther

$$C_6H_4\left\langle\begin{array}{l}COO.C_6H_4.N\left\langle\begin{array}{l}H\\OC.H\end{array}\right.\\OH\end{array}\right.$$

ein minder brauchbarer Körper, da er den Formylderivaten des Anilins eigentümliche, therapeutisch nicht verwertbare Wirkungen äussert, worüber im Kapitel: Antipyretika das Nähere nachzulesen ist.

$$\text{Salophen}^{2)}\quad C_6H_4\left\langle\begin{array}{l}COO.C_6H_4.N\left\langle\begin{array}{l}H\\CO.CH_3\end{array}\right.\\OH\end{array}\right.$$

erhält man, wenn man den Salizylsäure-p-nitrophenylester, den man durch Einwirkung wasserentziehender Mittel auf ein Gemisch von Salizylsäure und p-Nitrophenol erhält, in alkoholischer Lösung mit Zinn und Salzsäure reduziert. Die so erhaltene Aminoverbindung wird durch Behandeln mit Essigsäureanhydrid in das Azetylderivat übergeführt. Zu derselben Substanz kann man gelangen, wenn man Azetyl-p-aminophenol bei Gegenwart von Kondensationsmitteln, wie Phosphoroxychlorid, Phosphortrichlorid, Phosphorpentachlorid auf Salizylsäure einwirken lässt, am besten bei Gegenwart eines indifferenten Lösungsmittels, wie etwa des Benzols.

An Stelle der Salizylsäure wurde vorgeschlagen, Kresotinsäure [3]) zu verwenden; man erhält die Kresotinsäureazetylaminophenylester nach einem der oben beschriebenen Verfahren, ohne dass jedoch diese Substanzen medizinische Verwendung gefunden hätten. Der Grund ist darin zu suchen, dass die Kresotinsäure vor der Salizyl-

---

1) Siebel, Ther. Mon. **1892**. 31. 87. 519. P. Guttmann, Deutsche med. Wochens. **1891**. 1359.

2) DRP. 62533, 69289.

3) DRP. 70714.

säure im bezug auf antirheumatische Wirkung, wie schon ausgeführt wurde, keine Vorzüge besitzt, eher aber Nachteile, so dass weder die Kresotinsäuren selbst, noch deren Derivate als Ersatzmittel der Salizylsäure je werden Verwendung finden können.

In gleicher Weise wie Azetylaminophenol kann man auch Laktylaminophenol zur Darstellung von Salophenen verwenden.

Behufs Gewinnung erhitzt man entweder Salizylsäurephenylester mit Milchsäureanhydrid auf ca. 150°, oder Aminosalolchlorhydrat mit Laktamid [1]).

Wie p-Aminophenol, so kann auch Oxyphenazetin zur Darstellung solcher esterartiger Salizylsäurederivate mit einer zweiten antipyretisch wirksamen Komponente verwertet werden.

Oxyphenazetylsalizylat erhält man, wenn man salizylsaures Natron mit Chlorphenazetin mengt und das Gemisch auf 180° erhitzt. Die Reaktion erfolgt nach folgender Gleichung:

$$C_6H_4\begin{cases} NH.CO.CH_3 \\ O.C_2H_4Br \end{cases} + C_6H_4\begin{cases} OH \\ COONa \end{cases} =$$

$$C_6H_4\begin{cases} NH.CO.CH_3 \\ O.C_2H_4.COO.C_6H_4.OH \end{cases} + BrNa$$

Doch hat dieses Präparat keine praktische Verwendung gefunden.

Wenn man Methyl- oder Äthylsalizylsäure [2]) nitriert, so erhält man eine Nitroalkylsalizylsäure ($1:2:5 = COOH:OR:NO_2$). Wenn man diese Substanz in üblicher Weise reduziert, so gelangt man zur Aminomethylsalizylsäure, welche mit Essigsäureanhydrid behandelt, Azetylaminoalkylsalizylsäure liefert.

Diese Substanz führen wir als typisches Beispiel an, wie kritiklos Körper dieser Art dargestellt und in die Therapie eingeführt werden. Man kann sie ja als die Karbonsäure eines dem Phenazetin isomeren Körpers ansehen. Nun ist aber die Karbonsäure des Phenazetins wegen des Vorhandenseins der Karboxylgruppe eine unwirksame Substanz. Andererseits ist schon die Alkylsalizylsäure wegen der Verdeckung des Hydroxyls durch die Alkylgruppe eine nunmehr wenig wirkende Substanz. Solche Substanzen erweisen sich dann natürlich als wertlos.

Wie von der Salizylsäure, so wurde auch von der antiseptisch wirkenden Phenylessigsäure $C_6H_5.CH_2.COOH$ ein benzoyliertes Aminoderivat dargestellt, indem man die aus Mandelsäure $C_6H_5.CH\begin{cases} OH \\ COOH \end{cases}$ erhältliche Aminophenylessigsäure $NH_2.C_6H_4.CH_2.COOH$ in bekannter Weise benzoyliert [3]).

[1]) DRP. 82635.

[2]) DRP. 71258.

[3]) DRP. 55026. Sie soll ein gutes Darmdesinfiziens sein.

Diese Benzoylaminophenylessigsäure

$$C_6H_5.CO.NH.C_6H_4.CH_2.COOH$$

lässt sich nach der Nencki'schen Synthese in den Benzoylaminophenylessigsäurephenylester $C_6H_5.CO.NH.C_6H_4.CH_2.COO.C_6H_5$ überführen[1]).

Ein Versuch, über dessen therapeutische Verwertbarkeit sich noch kein Urteil fällen lässt, wurde gemacht, indem man die Azetamidverbindungen aromatischer Karbonsäuren darstellte.

So hat man Phenoxylazetamid $C_6H_5O.CH_2.CONH_2$ durch Erhitzen von Phenol mit Chlorazetamid und alkoholischem Kali erhalten[2]). Vom Guajakol ausgehend bekommt man in gleicher Weise Guajakoxylazetamid

$$C_6H_4\begin{cases}OCH_3 & 1.\\ OCH_2.CO.NH_2 & 2.\end{cases}$$

Ferner kann man erhalten α- oder β-Naphtoxylazetamid

$$C_{10}H_7.OCH_2.CO.NH_2.$$

Weiter kann man in gleicher Weise erhalten Azetamidäthersalizylamid

$$C_6H_4\begin{cases}CO.NH_2 & 1.\\ OCH_2.CO.NH_2 & 2.\end{cases}$$

und Tribromphenoxylazetamid $Br_3C_6H_2.OCH_2.CO.NH_2$. In derselben Weise reagieren auch die Salze aromatischer Karbonsäuren mit Chlorazetamid und man kann vom Kaliumsalizylat ausgehend zum Salizylsäureazetamid-Ester gelangen

$$C_6H_4\begin{cases}CO.OCH_2.CO.NH_2\\ OH\end{cases}$$

Ein Derivat der Salizylsäure und des Resorzins ist das in Wasser und Säuren unlösliche Resaldol.

Es ist dies die Diazetylverbindung eines Reaktionsproduktes zwischen Chlormethylsalizylaldehyd und Resorzin, welche durch Einwirkung von zwei Mol. des letzteren auf ein Mol. des ersteren entsteht. Man erhält ein Produkt mit der empirischen Formel $C_{20}H_{16}O_5$, welches Diresorzylmethylensalizylaldehyd sein soll und diazetyliert dieses[3]).

Es wird im Darme unter Abspaltung von Azetylgruppen gelöst. Es wirkt alkalisch-antiseptisch und adstringierend.

Als wirksamer Bestandteil des Perubalsams, insbesonders gegen Skabies, werden zwei Ester des Benzylalkohols $C_6H_5.CH_2.OH$ angesehen und zwar der Zimtsäurebenzylester und Benzoesäurebenzylester. Der reine Benzoesäurebenzylester ist im Gegensatze zum Perubalsam farb-

---

[1]) DRP. 55027.

[2]) DRP. 108342.

[3]) DRPAnm. F 12151 u. F 12767.

und geruchlos und wirkt prompt gegen Skabies; er wird Peruskabin genannt. Seine Lösung in Rizinusöl heisst Peruol.

Das ideale Ziel, ein Antiseptikum zu finden, welches für den inneren Gebrauch in der Weise verwertbar ist, dass es Bakterien innerhalb des Organismus tötet, ohne diesen selbst zu schädigen, ist wohl nicht erreichbar, weil allen antiseptisch wirkenden Substanzen eine ganz bestimmte Giftigkeit zukommt, welche Eigenschaft von der antiseptischen Kraft untrennbar ist.

Kreosot und Guajakol.

Sommerbrodt gebührt das Verdienst, auf die günstigen Wirkungen des Buchenholzteerkreosots bei der Behandlung der Lungentuberkulose hingewiesen zu haben. Es ist hier nicht der Ort auf die Ursache dieser Kreosotwirkungen, welche keineswegs als spezifische anzusehen sind, einzugehen; jedenfalls steht es fest, dass bei Phthisikern eine subjektive und oft objektiv nachweisbare Besserung des Allgemeinzustandes, Gewichtszunahme infolge von Appetitzunahme und insbesonders ein Zurückgehen der katarrhalischen Erscheinungen zu verzeichnen ist.

Als wirksamer Bestandteil des Kreosots wurde von Sahli Guajakol, der Brenzkatechinmonomethyläther

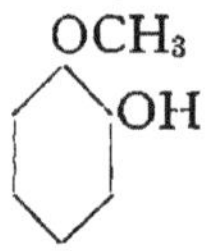

zu einer Zeit, wo Guajakol noch nicht rein dargestellt wurde, angenommen. Von anderen Autoren wurde als wirksamer Bestandteil neben dem Guajakol das Kreosol, der Monomethyläther des Homobrenzkatechins

$$OH \, . \, C_6H_3 \, . \, (CH_3) \, . \, OCH_3$$

bezeichnet. Die Schwierigkeit der Reindarstellung dieser Substanz, welche nach dem im allgemeinen Teil Ausgeführten weniger giftig und stärker antiseptisch sein muss, da der Ersatz von Kernwasserstoff durch Methylgruppen die Giftigkeit aromatischer Verbindungen für den tierischen Organismus herabsetzt, während die antiseptische Kraft erhöht wird, hat es bis nun verhindert dieselbe therapeutisch zu prüfen und in den Arzneischatz einzuführen.

Die Reindarstellung von Guajakol und Kreosol aus dem Buchenholzteerkreosot wurde zuerst in der Weise ausgeführt, dass man Kreosot mit heisser

Ätzbarytlösung mischte [1]), den Kristallbrei abpresste, mit Salzsäure zerlegte und das Gemisch von Guajakol und Kreosol mit Wasserdampf übertrieb. Guajakol und Kreosol werden dann durch Rektifikation getrennt. Diese Trennungsmethode gibt aber kein reines Guajakol. Die käuflichen flüssigen Guajakolsorten des Handels enthielten anfangs höchstens 50 % Guajakol. Später wurde die Reindarstellung des Guajakols durch Ausfrieren des flüssigen sogenannten „reinen Guajakols“ des Handels vorgeschlagen [2]).

Die Reindarstellung des Guajakols geschieht am vorteilhaftesten, wenn man von Kreosot ausgeht, durch Verestern des Kreosots, Kristallisation des Guajakolesters und Verseifen desselben.

Auf synthetischem Wege wird Guajakol durch Methylierung des Brenzkatechins gewonnen, eine Methode, welche technisch wegen der Kostspieligkeit und der technischen Mängel dieses Verfahrens wenig angewendet wird.

Weit bequemer und billiger gelangt man zum Guajakol von dem billigen Anisidin $C_6H_4.(NH_2).OCH_3$ ausgehend, indem man dasselbe diazotiert und verkocht.

o-Anisidin $C_6H_4(OCH_3)NH_2$ wird diazotiert und die Lösung in konz. Schwefelsäure gegossen, die viel Natriumsulfat enthält. Man erhitzt auf 135—160° und bewirkt dadurch, dass das Produkt der Einwirkung der Schwefelsäure, das Guajakol, sofort mit dem Wasserdampf übergeht. Dadurch wird die Bildung von Nebenprodukten sehr eingeschränkt.

Guajakol hat, wie Kreosot selbst, bei interner Anwendung ätzende Eigenschaften und ist deshalb giftig. Seine desinfizierende Kraft ist grösser, als die des Phenols. Die ätzende und antiseptische Wirkung dieser, ebenso wie Brenzkatechin und Phenol, auch antipyretisch wirkenden Substanz beruht auf der Gegenwart des freien Hydroxyls.

Seine allgemeinen Wirkungen beruhen in einer Erregung und Lähmung der Nervenzentren. Die krampfartigen Erscheinungen treten bei der Vergiftung um so weniger hervor, je höher die Tierklasse ist. Auch die Krampfwirkung steht mit dem Vorhandensein des freien Hydroxyls in innigem Zusammenhange. Wird nämlich auch das zweite Hydroxyl des Brenzkatechins methoxyliert, so gelangt man zum Veratrol, dem Brenzkatechindimethyläther,

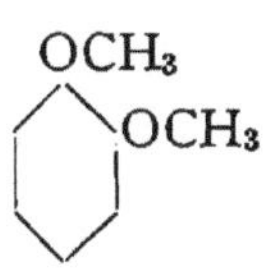

welcher dreimal weniger giftig ist als Guajakol, bei grösseren Gaben nur eine schnelle und tiefe Lähmung hervorruft, ohne vorher aber Krämpfe zu bewirken. Dem Veratrol kommen aber, wie dem Brenz-

[1]) DRP. 53307, DRPAnm. 10265.

[2]) DRPAnm. 13216.

katechin und dem Guajakol, antipyretische Eigenschaften zu. Veratrol soll aber örtlich stärker ätzen. Es macht in geringer Weise Rausch, Taumeln und Absinken der Temperatur und des Blutdruckes [1]).

Guajakol hat im allgemeinen ähnliche Wirkungen, wie Phenol und Brenzkatechin, ist aber weniger giftig, seine antipyretische Kraft ist hingegen grösser. Die Absonderung der Bronchialschleimhaut und der Nieren wird nach Einnahme von Guajakol erhöht.

Nach Eschle [2]) tritt nach sehr grossen Gaben von Guajakol, nicht aber von Guajakolkarbonat, ein seiner Natur nach bisher nicht bestimmbarer organischer Körper im Harn auf, welcher durch Salzsäure in zähen, schleimigen Flocken gefällt wird und möglicherweise zur Verstopfung der Harnkanälchen und Unterdrückung der Nierenfunktion, mithin zu schweren Schädigungen des Organismus Anlass geben kann.

Die günstigen Wirkungen des Kreosots und Guajakols haben diesen beiden Präparaten einen stetig steigenden Bedarf gesichert, um so mehr als bei der chronischen Tuberkulose die Mehrzahl der Ärzte zu Kreosotpräparaten greift, da ja zu lang andauernder medikamentöser Behandlung der Phthise diese unter den bisnun angewendeten antiseptischen Mitteln wohl die geeignetsten sind.

Statt des Guajakols wurde versucht, analog gebauten Körpern in die Therapie Eingang zu verschaffen. Statt der Methylgruppe wurde in das Brenzkatechin die Äthylgruppe eingeführt. Der so dargestellte Brenzkatechinmonoäthyläther,

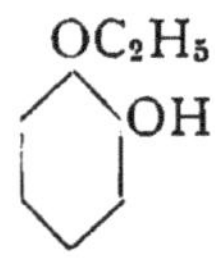

Guäthol, hat naturgemäss eine identische Wirkung, wie Guajakol, ohne vor diesem wesentliche Vorzüge zu besitzen. Die analgetische Wirkung ist nach Buck deutlich ausgeprägt. Hingegen ist seine Darstellung teurer, als die des Guajakols.

Solche höhere Homologe des Brenzkatechins wollte Baum nach einem zurückgezogenem Patente durch Erhitzen von Brenzkatechin mit Äthylalkohol, Propylalkohol, Isobutylalkohol oder Amylalkohol bei Gegenwart von Chlorzink auf 160—220° unter Druck darstellen.

Fehrlin (Schaffhausen) [3]) will Guajakol oder Guäthol mit Eiweiss verbinden.

---

[1]) Surmont, Sem. med. **1895**. 38.

[2]) Z. f. klin. Med. **29**. H. 3 u. 4.

[3]) DRPAnm. F. 17176.

Es wird eine unlösliche Guajakoleiweissverbindung, 25 % Guajakol enthaltend, dargestellt durch Zusammenbringen von Guajakol mit Eiweiss, Ausschleudern des entstehenden Breies, Trocknen und Erhitzen auf 115—120 ° und Extraktion des Produktes mit einem indifferenten Lösungsmittel.

Guajakolpräparate, in denen Hydroxylwasserstoff durch eine Azylgruppe ersetzt ist.

Von sehr grosser Bedeutung bei der massenhaften Anwendung des Kreosots und Guajakols war es, die unangenehmen Ätz- und Giftwirkungen dieser Präparate zu kupieren, was ja sich leicht nach analogen Methoden in verwandten Gruppen, insbesonders nach dem Salolprinzipe Nencki's, bewerkstelligen liess. Es war ein bedeutender Vorteil, dass bei den ersten Präparaten dieser Art, welche dargestellt wurden, man diese Phenole mit einem an und für sich unwirksamen Körper, der Kohlensäure, verbunden hat, statt der sonst angewendeten aromatischen Karbonsäuren, und so partiell wirksame Salole erhielt. Späterhin wurden Kreosot und Guajakol mit einer Reihe von anorganischen und organischen Säuren verestert. Es ist klar, dass keines dieser Präparate vor dem anderen irgend welche nennenswerte Vorteile bieten kann. Alle sind sie Ester des Guajakols, die im Darme die wirksame Komponente Guajakol abspalten und deren physiologische und therapeutische Wirkung nur auf dem Guajakolgehalt beruht.

Die Darstellung [1]) des sogenannten Kreosotkarbonats und Guajakolkarbonats (letztere wird Duotal[2]) genannt) geschieht in der Weise, dass man auf eine alkalische Guajakollösung Phosgengas einwirken lässt.

Man erhält so aus Kreosot ein in Wasser unlösliches, wenig schmeckendes Präparat, frei von Ätz- und Giftwirkungen des Kreosots. Nur der Rauchgeschmack des Kreosots haftet diesem Ester noch an.

Geschmacklose Verbindungen dieser Art kann man, wie aus Kreosot und Guajakol, auch aus Menthol, den Borneolen, Karvakrol, Kreosol, Eugenol und Gaultheriaöl (Salizylsäuremethylester) erhalten.

Die Reaktion verläuft in der Weise, dass man ein Molekül Phosgen (gasförmig oder gelöst) entweder auf zwei Moleküle der betreffenden hydroxylhaltigen Verbindungen bei erhöhter Temperatur nach der Gleichung

$$2XOH + COCl_2 = \begin{matrix} XO \\ XO \end{matrix}\!\!>\!CO + 2HCl$$

---

[1]) DRP. 58129.

[2]) Berl. kl. W. 1891, Nr. 51.

oder auf zwei Moleküle eines trockenen oder gelösten Salzes dieser Stoffe nach der Gleichung

$$2XONa + COCl_2 = \frac{XO}{XO}\!\!>CO + 2NaCl$$

einwirken lässt.

Statt des Phosgengases kann man Chlorkohlensäureamid nehmen, wodurch man zu den Karbaminsäureestern der Phenole gelangt. Ein Molekül Chlorkohlensäureamid $ClCO(NH_2)$ reagiert mit einem Molekül des betreffenden Phenols nach der Gleichung $XOH + ClCO(NH_2) = (XO)CO(NH_2) + HCl$ oder

$$XONa + ClCO(NH_2) = (XO)CO(NH_2) + NaCl.$$

Symmetrische neutrale Kohlensäureester erhält man, wenn man die nach DRP. 116386 darstellbaren chlorhaltigen Derivate der Pyridinbasen (aus Chlorameisensäureester und Pyridinbasen) durch Wasser in neutrale Kohlensäureester zersetzt: $2[(C_5H_5N)OR].CO[(C_5H_5N)Cl] + H_2O = CO(OR)_2 + CO_2 + 2(C_5H_5N.HCl) + 2(C_5H_5N)$. So wurden dargestellt: Dimethylkarbonat und Diphenylkarbonat [1]).

Die Karbaminsäureester kann man auch erhalten durch Einwirkung von einem Molekül des betreffenden hydroxylhaltigen Körpers oder seines Salzes auf ein Molekül Phosgen und darauf folgende Behandlung mit Ammoniak gemäss folgender Gleichungen:

1. $XOH + COCl_2 = (XO)COCl + HCl$ oder
$XONa + COCl_2 = (XO)COCl + NaCl$
2. $(XO)COCl + 2NH_3 = (XO)CO(NH_2) + HCl + NH_3$.

Nach diesem Verfahren wurden dargestellt die Kohlensäureester des Menthol, Rechtsborneol, Linksborneol, Guajakol, Kreosol, Eugenol, Karvakrol, Gaultheriaöl und die Karbaminsäureester des Menthol, Rechtsborneol, Linksborneol, Karvakrol, Guajakol, Kreosol, Eugenol, Thymol, Geraniol.

Ferner wurde auf diese Weise Salizylsäureäthylester in das Karbonat verwandelt.

Ausser diesen rein dargestellten Substanzen wurde dasselbe Veresterungsverfahren, wie schon erwähnt, auf das Kreosot genannte Gemenge von Phenolen angewendet und ein Kreosotkarbonat genanntes Gemenge von reizlosen neutralen Kohlensäureestern erhalten.

Statt in die Karbonate oder Karbamate können diese Phenole auch in die Alkylkarbonate [2]) verwandelt werden, z. B. Eugenol in methylkohlensaures Eugenol. Die so erhaltenen Stoffe sind im Gegensatze zu den festen Karbonaten oder Karbamaten flüssig und werden aus diesem Grunde zu Injektionen empfohlen, haben aber keinerlei praktische Bedeutung erlangt.

---

[1]) DRP. 118566 (Bayer-Elberfeld).

[2]) DRP. 60716.

Von diesen Verbindungen wurden dargestellt

Methylkohlensaures Eugenol $C_6H_3\left\langle\begin{array}{l}C_3H_5\\ OCH_3\\ OCOO.CH_3\end{array}\right.$

Äthylkohlensaures Eugenol $C_6H_3\left\langle\begin{array}{l}OC_3H_5\\ OCH_3\\ OCOO.C_2H_5\end{array}\right.$

Methylkohlensaures Guajakol $C_6H_4<\begin{array}{l}OCH_3\\ OCOO.CH_3\end{array}$

Äthylkohlensaures Guajakol $C_6H_3<\begin{array}{l}OCH_3\\ OCOO.C_2H_5\end{array}$

Methylkohlensaures Kreosol $CH_3.C_6H_3<\begin{array}{l}OCH_3\\ OCOO.CH_3\end{array}$

Äthylkohlensaures Kreosol $CH_3.C_6H_3<\begin{array}{l}OCH_3\\ OCOO.C_2H_5\end{array}$

Äthylkohlensaures Kreosot — Methylkohlensaures Kreosot

Methylkohlensaures Karvakrol $CH_3.C_6H_3<\begin{array}{l}C_3H_7\\ OCOO.CH_3\end{array}$

Äthylkohlensaures Karvakrol $CH_3.C_6H_3<\begin{array}{l}C_3H_7\\ OCOO.C_2H_5\end{array}$

Methylkohlensaures Gaultheriaöl $C_6H_4<\begin{array}{l}COO.CH_3\\ OCOO.CH_3\end{array}$

Äthylkohlensaures Gaultheriaöl $C_6H_4<\begin{array}{l}COO.CH_3\\ OCOO.C_2H_5\end{array}$

Methylkohlensaures Äthylsalizylat $C_6H_4<\begin{array}{l}COO.C_2H_5\\ OCOO.CH_3\end{array}$

Äthylkohlensaures Äthylsalizylat $C_6H_4<\begin{array}{l}COO.C_2H_5\\ OCOO.C_2H_5\end{array}$

Die Herstellung dieser Stoffe erfolgt durch Einwirkung von Chlorameisensäureester auf die betreffenden hydroxylhaltigen Körper oder auf deren Salze in festem oder gelöstem Zustande.

In Verfolgung der gleichen Idee wurde in gleicher Weise auch Isoeugenol[1]) in das Karbonat

$CO\left(OC_6H_3<\begin{array}{l}C_3H_5\\ OCH_3\end{array}\right)_2$, in das Methylkarbonat $CO<\begin{array}{l}OCH_3\\ OC_6H_3<\begin{array}{l}C_3H_5\\ OCH_3\end{array}\end{array}$

und in das Äthylkarbonat $CO<\begin{array}{l}OC_2H_5\\ OC_6H_3<\begin{array}{l}C_3H_5\\ OCH_3\end{array}\end{array}$ übergeführt.

Diese Methode der Darstellung der Kohlensäureester wurde ausser auf die natürlich vorkommenden Substanzen auch auf die synthetischen Derivate des Brenzkatechins[2]) angewendet, um auf diese Weise die synthetischen Ersatzmittel des Guajakols, in denen statt der Methyl-

[1]) DRP. 61848.

[2]) DRP. 72806.

gruppe höhere Alkylgruppen eingetreten sind, von ihren ätzenden Eigenschaften zu befreien.

So wurden dargestellt die Karbonate des Brenzkatechinmonoäthyläther, Brenzkatechinmonopropyläther, Brenzkatechinmonoisopropyläther, Brenzkatechinmonobutyläther, Brenzkatechinmonoisobutyläther, Brenzkatechinmonoamyläther, des Brenzkatechin selbst und schliesslich des Homobrenzkatechinmonomethyläther.

Der so gewonnene Kohlensäureäther des Brenzkatechin kann hinwiederum als Ausgangsmaterial zur Darstellung gemischter Verbindungen, welche neben Brenzkatechin einen zweiten wirksamen Körper enthalten, verwendet werden. Wenn man Brenzkatechinkarbonat

$$C_6H_4{<}^{O}_{O}{>}CO$$

mit Verbindungen, die alkoholische Hydroxylgruppen, primäre oder sekundäre Aminogruppe enthalten, in Reaktion bringt, findet eine Addition statt, ein Phenolhydroxyl des Brenzkatechin wird regeneriert und der Rest der sich addierenden Verbindungen wird an das Karboxyl gebunden, so dass gemischte Kohlensäureester entstehen z. B.

$$C_6H_4{<}^{O}_{O}{>}CO + C_2H_5.OH = C_6H_4{<}^{O.CO.OC_2H_5}_{OH}$$

$$\text{oder } C_6H_4{<}^{O}_{O}{>}CO + C_6H_5.NH_2 = C_6H_4{<}^{O.CONH.C_6H_5}_{OH}$$

Man kann nach diesem Verfahren [1]) erhalten: Brenzkatechinäthylkarbonat, Brenzkatechinamylkarbonat, Phenylkarbaminsäurebrenzkatechinester, Oxäthylphenylkarbaminsäurebrenzkatechinester, p-Phenylkarbonsäureesterkarbaminsäurebrenzkatechinester, Phenylhydrazid der Brenzkatechinkohlensäure, Diäthylaminderivat der Brenzkatechinkohlensäure, Piperidid der Brenzkatechinkohlensäure.

Lässt man auf Verbindungen, welche mehrere Aminogruppen enthalten, Brenzkatechinkarbonat einwirken, so gelingt es nicht nur ein Mol. des letzteren, sondern auch mehrere mit der Polyaminoverbindung zu kondensieren.

So kann man das Hydrazin der Brenzkatechinkohlensäure

$$H_2N.NH.COO.C_6H_4.OH$$

und das Bishydrazid der Brenzkatechinkohlensäure

$$\begin{array}{l} HO.C_6H_4.O.CO.NH \\ \qquad\qquad\qquad\quad\;\; | \\ HO.C_6H_4.O.CO.NH \end{array}$$

---

[1]) DRP. 92535.

ferner das Äthylendiamin der Brenzkatechinkohlensäure

$$\begin{matrix} CH_2.NH.COO.C_6H_4.OH \\ | \\ CH_2.NH.COO.C_6H_4.OH \end{matrix}$$

erhalten.

Bei der Darstellung von Karbonaten der Phenole ergibt sich manchmal der Übelstand, dass Phosgen eine schädliche Einwirkung auf leicht veränderliche Stoffe, wie Isoeugenol oder Menthol zeigt.

Man vermeidet diese Nebenwirkung des Phosgens, indem man zuerst Diäthylkarbonat $CO{<}^{OC_2H_5}_{OC_2H_5}$ oder noch besser Diphenylkarbonat $CO{<}^{OC_6H_5}_{OC_6H_5}$ darstellt und erst mit diesem diejenigen Phenole, deren Karbonate man darzustellen wünscht, behandelt, worauf sich das gewünschte Karbonat bildet und Äthylalkohol oder Phenol regeneriert wird[1]).

Der Reaktionsverlauf ist nun bei der Darstellung des Isoeugenolkarbonats folgender:

$$CO{<}^{Cl}_{Cl} + 2C_6H_5.OH + 2NaOH = CO{<}^{OC_6H_5}_{OC_6H_5} + 2ClNa + 2H_2O,$$

$$CO{<}^{OC_6H_5}_{OC_6H_5} + 2C_6H_3\begin{cases} C_3H_5 \\ OCH_3 \\ OH \end{cases} = CO\begin{cases} OC_6H_3{<}^{OCH_3}_{C_3H_5} \\ OC_6H_3{<}^{C_3H_5}_{OCH_3} \end{cases} + 2C_6H_5.OH$$

Eine weitere Modifikation bei der Darstellung der verschiedenen Phenolkarbonate war, dass man statt der direkten Wirkung von Phosgen und Alkali auf Phenole, die durch Einwirkung von Phosgen, Perchlormethylformiat oder Hexachlordimethylkarbonat auf Basen der Pyridinreihe erhältlichen Chlorkarbonyle auf Phenole einwirken lässt, wobei man den Alkalizusatz erspart[2]).

Der Reaktionsverlauf ist folgender: [3])

Man erhält aus Kohlenoxychlorid und Pyridin das Pyridinderivat

I. 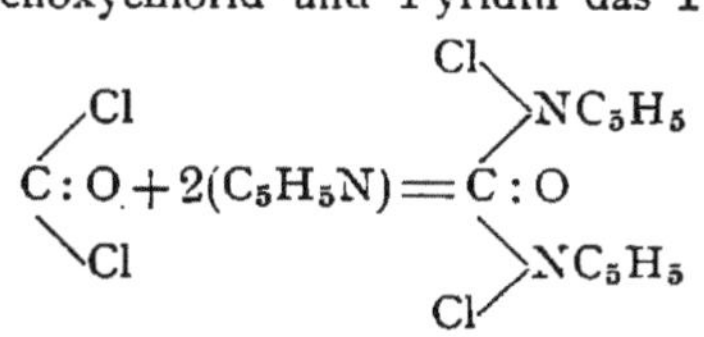

aus Perchlormethylformiat

II. 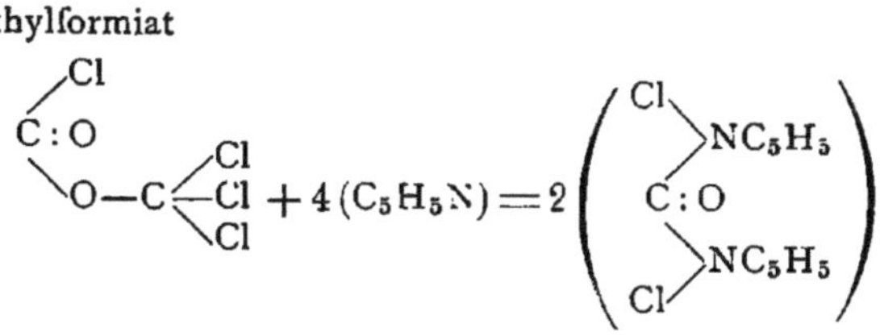

[1]) DRP. 99057.

[2]) DRPAnm. 10908.

[3]) DRP. 109913, DRP. 117346.

aus Hexachlordimethylkarbonat

III. 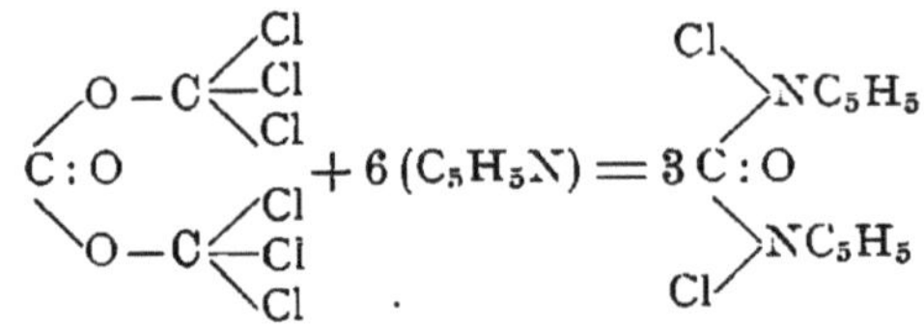

Mit Alkoholen, Phenolen und phenolartigen Körpern tritt Umsetzung nach folgendem Schema auf:

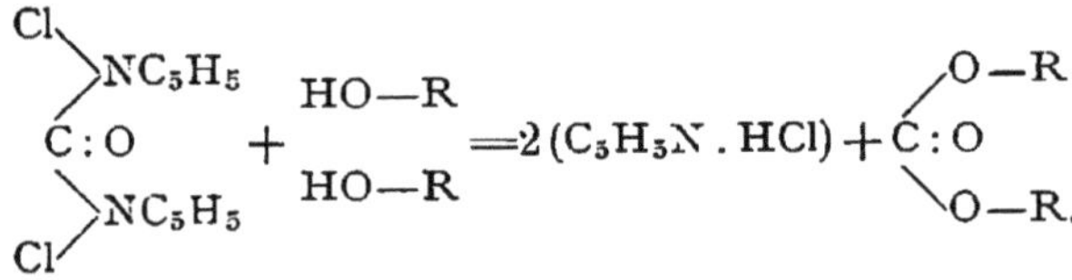

Statt Kohlenoxychlorid kann man zur Darstellung chlorhaltiger Derivate von Basen der Pyridinreihe Chlorameisensäureester verwenden. Bei Verwendung von Pyridin erhält man

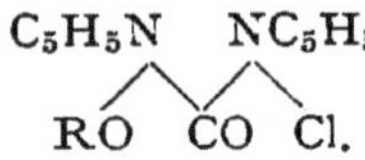 Mit Alkoholen, Phenolen etc. reagieren diese Körper nach folgender Gleichung 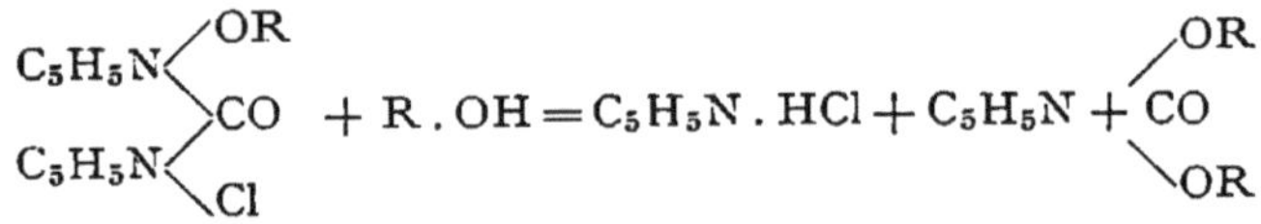

Zur Darstellung des neuen Körpers mischt man eine Lösung von 2 Mol. der Base mit einer Lösung von 1 Mol. Ester[1]).

Ebenso kann man α-Pikolin mit Chlorameisensäuremethylester und α-Lutidin mit Chlorameisensäurephenylester reagieren lassen.

Kohlensäureester der Phenole werden erhalten, wenn man auf Phenole oder saure Phenoläther, die durch Einwirkung von Phosgen, Perchlormethylformiat und Hexachlordimethylkarbonat auf Basen der Pyridinreihe erhältliche Pyridinchlorkarbonyle[2]) einwirken lässt. Dagegen werden bei der Einwirkung dieser Körper auf aromatische Alkohole z. B. Benzylalkohol und hydroxylierte Substanzen, wie Salizylsäure, keine Phenolkarbonate erhalten, sondern im ersten Falle wird Benzylchlorid, im zweiten Falle je nach Art und Dauer der Einwirkung Heptasalizylosalizylsäure und Tetrasalizylid und bei der Einwirkung auf Salizylaldehyd wahrscheinlich die Verbindung $C_6H_4 . OH . CHCl_2$ gebildet, da aus Benzaldehyd unter gleichen Bedingungen Benzalchlorid entsteht.

Wie Pyridinchlorkarbonyl wirken auch die Chlorkarbonyle der Pikoline, Lutidine und andere Homologen des Pyridins auf Phenole und saure Phenoläther, wie Phenol, die isomeren Kresole, Guajakol und Kreosot unter Bildung der Phenolkarbonate ein. So wird aus Pyridinchlorkarbonyl und Phenol unter Anwendung

[1]) DRP. 116386.

[2]) DRP. 109933.

geeigneter Lösungsmittel (Benzol, Toluol, Xylol) und ebenso aus α-Lutidinchlorkarbonyl und Guajakol Guajakolkarbonat, aus Pyridinchlorkarbonyl und o-Kresol weisses o-Kresolkarbonat, aus α-Pikolinchlorkarbonyl (aus Hexachlordimethylkarbonat und α-Pikolin) und Kreosot Kreosotkarbonat in annähernd quantitativer Ausbeute. Ebenso reagieren Thymol, Guäthol und die isomeren Kresole. Von dem Verfahren[1]) zeichnet sich das Patent durch höhere quantitative Ausbeute aus.

Die in dem Patent 114025 beschriebenen Chlorkarbonylderivate der Pyrazolonreihe liefern im Gegensatz zu den gemäss den Patenten 117346 und 117625 benutzten Chlorkarbonylderivaten der Pyridinreihe mit Alkoholen, Phenolen, sowie die freie Hydroxylgruppe enhaltenden Derivate dieser Körper keine Karbonate, sondern sie setzen sich mit den erwähnten OH-Verbindungen zu den entsprechenden Chlorameisensäureestern um. So gibt Antipyrinchlorkarbonyl mit n-Propylalkohol in glatter Weise den bekannten n-Propylchlorameisensäureester. Aus Antipyrinchlorkarbonyl und Methyl-n-propylkarbinol erhält man den entsprechenden Chlorameisensäureester der Formel

$$CH_3 . CH_2 . CH_2(CH_3) . CH . O . COCl$$

ein farbloses Öl von stechendem Geruch. Mit Menthol liefert Antipyrinchlorkarbonyl Mentholchlorameisensäureester $C_{10}H_{19} . O . CO . Cl$ ein farbloses nach Menthol riechendes Öl[2]).

Aus Tolylpyrinchlorkarbonyl und Guajakol ensteht Guajakolchlorameisensäureester.

Durch Einwirkung der in der Patentschrift 109933 beschriebenen Chlorkarbonylderivate der Basen der Pyridinreihe auf aliphatische Alkohole kann man in glatter Weise die neutralen Kohlensäureester der betreffenden Alkohole darstellen gemäss der Gleichung

$$[(C_5H_5N)Cl]_2CO + 2CH_3 . OH = 2C_5H_5N . HCl + CO(OCH_3)_2$$

Dargestellt werden auf diese Weise Dimethylkarbonat, Diäthylkarbonat und Karbonat des Methyl-n-propylkarbinols von der Formel

$$[(CH_3 . CH_2 . CH_2) . (CH_2) . CH . O]_2CO$$

ein Öl von aromatischem Geruch[3]).

Gemäss dem Hauptpatent lässt man die gemäss DRP. 114025 darstellbaren Chlorkarbonylderivate der Pyrazolonreihe auf Alkohole etc. einwirken. An Stelle der fertigen Chlorkarbonylderivate kann man nun diese Substanzen in statu nascendi anwenden, indem man Phosgen, bezw. seine Polymolekularen, Perchlormethylformiat und Hexachlordimethylkarbonat in Gegenwart von Antipyrin etc. auf die Alkohole und Phenole einwirken lässt. In der Patentschrift sind Beispiele angegeben für die Darstellung von Chlorameisensäureäthylester, Chlorameisensäurebenzylester und Chlorameisensäurephenylester[4]).

---

[1]) DRP. 58129.

[2]) DRP. 117624 (Bayer-Elberfeld).

[3]) DRP. 117625 (Bayer-Elberfeld).

[4]) DRP. 118536, Zus.-P. zu Nr. 117624 (Bayer-Elberfeld).

Wenn man anstatt, wie in dem I. Zus.-Pat. angegeben, Phosgen und seine Polymolekularen in Gegenwart von tertiären Basen vom Typus des Antipyrins auf die Alkohole und Phenole einwirken zu lassen, die Reaktion in Gegenwart irgendwelcher anderer tertiärer Basen, mit Ausnahme der Basen der Pyridinreihe vornimmt, gelangt man ebenfalls zu den Chlorameisensäureestern. Bei Verwendung von Basen der Pyridinreihe entstehen bekanntlich neutrale Kohlensäureester. Bei den in der Patentschrift angegebenen Beispielen ist die Verwendung von Dimethylanilin oder Chinolin vorgesehen. Es werden so dargestellt Chlorameisensäureäthylester, Chlorameisensäurebenzylester und Chlorameisensäuresalolester. $Cl.CO.O.C_6H_4.CO.O.C_6H_5$ [1]).

Der grosse Erfolg der Karbonate des Kreosots und Guajakols veranlasste die Darstellung einer Reihe von analogen Konkurrenzpräparaten, bei denen die analoge Wirkung ganz selbstverständlich war und die dennoch als „neue Arzneimittel" auftraten.

So wurden dargestellt Kreosot- und Guajakolpräparate, deren Hydroxylgruppe durch Säureradikale verschlossen ist, wie beim Kreosot- und Guajakolkarbonat.

1. Phosphatol, Kreosotphosphit und der phosphorigsaure Guajakoläther [2]).

Als Entschuldigung für die Einführung dieser analog den anderen Kreosot- und Guajakolpräparaten wirkenden Substanz mag dienen, dass man den phosphorigsauren Salzen eine günstige Beeinflussung der Tuberkulose zuschreibt. Ferner sind die Phosphite im Gegensatze zu den Karbonaten und Phosphaten des Guajakols in fetten Ölen löslich, was die Anwendung erleichtert. Bei Darstellung des Guajakolsphosphit wird Guajakol und die entsprechende Menge Natron in Alkohol suspendiert und langsam ein Molekül Phosphortrichlorid unter Kühlung zugesetzt. Hierauf wird zum Sieden erhitzt und der Alkohol abdestilliert [3]). Man erhält so

$$P\begin{cases} O.C_6H_4.OCH_3 \\ O.C_6H_4.OCH_3 \\ O.C_6H_4.OCH_3 \end{cases}$$ Guajakolphosphit, welches sehr reich an Guajakol ist. Es ist ein kristallinisches Pulver.

2. Phosphorsäureguajazyläther$\left(C_6H_4<^{OCH_3}_{O}\right)_3\equiv PO$.Kristallpulver [4]).

Gemischte Schwefelsäureester mit je einem Alkylrest der fetten und

---

[1]) DRP. 118537, Zus.-P. zu Nr. 117624.

[2]) Ballard, Rep. de Pharm. **1897**, p. 105.

[3]) DRP. 95578.

[4]) Gilbert, Sem. Med. **1897.** 75.

aromatischen Reihe darzustellen, haben mit Rücksicht auf das Guajakol die Farbenfabriken Elberfeld vorgeschlagen [1]).

Man erhält stabile Verbindungen, wenn man z. B. Äthylschwefelsäurechlorid in eine Guajakollösung einfliessen lässt. Der so erhaltene Schwefelsäureguajazyläthylester $SO_2<^{O.C_2H_5}_{O.C_6H_4.OCH_3}$ ist flüssig. An Stelle des Guajakols kann man Eugenol oder Isoeugenol resp. andere Phenole nehmen, an Stelle des Äthylschwefelsäurechlorids Methyl-, Butyl-, Amylschwefelsäurechlorid.

Diese Körper haben angeblich lokalanästhesierende und sedative Wirkungen, wobei sie aber lokal reizen. Die Eigenschaften sollen wesentlich von denen des Guajakols und Eugenols abweichen, was wohl nicht gut möglich ist. Praktische Verwendung haben sie nicht gefunden.

Weiter wurden in dieser Reihe dargestellt Schwefelsäureguajazylmethyl- bezw. isobutylester, dann $SO_2<^{OC_2H_5}_{OC_6H_3(CH_3)(OCH_3)}$ Äthylschwefelsäurekreosolester und die analogen Verbindungen des Resorzinmonomethyläther, Hydrochinonmonomethyläther, Azetyl-p-aminophenol, o-Nitrophenol, Salizylamid.

3. Oleokreosot [2]) und Oleoguajakol. Verbindungen des Kreosots und Guajakols mit Ölsäure.

Die Darstellung [3]) geschieht, indem man Ölsäure und Kreosot, resp. Guajakol im Verhältnis der Molekulargewichte mit Phosphortrichlorid allmählich auf 135° erhitzt und nach Beendigung der Reaktion den gebildeten Äther

$$CH_3O.C_6H_4.OCO.CH = (CH_2)_{14}.CH_3$$

mit Wasser und Sodalösung wäscht. Das Produkt ist flüssig und unlöslich in Wasser.

In gleicher Weise wird statt Ölsäure Palmitin- oder Stearinsäure zweckmässig verwendet [4]). Auch diese Produkte sind ölig.

In dieser Reihe wurden noch folgende Derivate dargestellt:

kaprylsaures	Guajakol,	Kreosol	und Kreosot
kaprinsaures	„	„	„
laurinsaures	„	„	„
myristinsaures	„	„	„
palmitinsaures	„	„	„
arachinsaures	„	„	„
cerotinsaures	„	„	„

[1]) DRP. 75456.

[2]) Prevost, Revue méd. de la Suisse rom. **1893**, Nr. 2.

[3]) DRP. 70483.

[4]) DRP. 71446.

rizinolsaures	Guajakol,	Kreosol und	Kreosot
leinölsaures	,,	,,	,,
erukasaures	,,	,,	,,
kapronsaures	,,	,,	,,
sebazinsaures	,,	,,	,,

4. Kreosot- und Guajakolisovaleriansäureester, ölige Flüssigkeit.

5. Tanosal ist der Gerbsäurekreosotester. Amorphe, sehr hygroskopische Substanz, die vor den bis nun angeführten Kreosotderivaten den Vorzug hat, in Wasser löslich zu sein und eine zweite wirksame Komponente, die Gerbsäure, abzuspalten. Die sonstigen Nachteile, insbesonders seine unangenehme Hygroskopizität, wiegen jedoch die angeführten Vorteile dieses Präparates nicht auf[1]).

6. $C_6H_5 . CH : CH_2 . CO . O . C_6H_4 . OCH_3$

Styrakol ist Zimtsäure-Guajakoläther[2]). Nach nicht publizierten Versuchen von Mering (Mohr Privatm.) wirkt Styrakol als ganzes ungespalten antiseptisch. Hunde vertragen 8—10 g ohne Schaden. Es ist wasserunlöslich.

Landerer hat die intravenöse Behandlung mit Zimtsäure bei Tuberkulose warm empfohlen. Dieses Präparat soll nun beide wirksamen Komponenten in esterartiger, nicht ätzender Bindung vereinigen.

Die Darstellung geschieht durch Einwirkung von Zimtsäurechlorid auf Guajakol oder Zimtsäureanhydrid auf Guajakol oder nach der Nencki'schen Salolsynthese durch Erhitzen der beiden Komponenten mit Phosphorpentachlorid, Phosphoroxychlorid, Phosgengas etc.

7. Benzosol ist Guajakolbenzoat $C_6H_5 . CO . O . C_6H_4 . OCH_3$[3]).
Wird dargestellt durch Einwirkung von Benzoylchlorid auf Guajakolkalium[4]).

Um die aromatischen Guajakolester leichter spaltbar zu machen, wurde vorgeschlagen, in den eintretenden Benzoylrest eine Aminogruppe in der Parastellung einzuführen und diese zu azetylieren.

Man lässt p-Nitrobenzoesäurechlorid auf Guajakol- oder Eugenolkalium einwirken, reduziert die Verbindung und azetyliert sie mit Essigsäureanhydrid. So erhält man p-Azetaminobenzoylguajakol

$$CH_3 . CO . NH . C_6H_5 . CO . O . C_6H_4 . OCH_3,$$

resp. p-Azetaminobenzoyleugenol.

---

1) Ther. Mon. **1896**. 609.
2) DRP. 62716.
3) Sahli, Korresp. Bl. Schweiz. Ärzt. **1890**, Nr. 16.
4) DRP. 55280.

Statt der Benzoesäure wurde auch die Benzolsulfosäure $C_6H_5 . SO_3H$ zur Esterbildung vorgeschlagen.

Man lässt auf die Alkali- oder Erdalkalisalze des Guajakols, Eugenols oder Vanillins Benzolsulfochlorid einwirken.

Die erhaltenen Benzolsulfoäther sind dicke Öle [1]).

8. Guajakolsalizylat $OH . C_6H_4 . CO . O . C_6H_4 . OCH_3$ [2]).

Einhorn und Heinz [3]) haben unter dem Namen Gujasanol ein Guajakolderivat empfohlen, welches den Vorzug der Wasserlöslichkeit hat, hingegen aber salzig und bitter schmeckt. Es ist dies das salzsaure Salz des Diäthylglykokollguajakols

$$C_6H_4 < \begin{matrix} OCH_3 \\ O . CO . CH_2 . N(C_2H_5)_2 . HCl \end{matrix}$$

Dieser Körper wird erhalten, wenn man auf die Chlorazetylverbindungen der Phenole substituierte Ammoniake einwirken lässt.

Im Darme wird Guajakol unter bekannten Umständen regeneriert.

Ebenso kann man darstellen: Diisobutylglykokollguajakol, Diäthylglykokollkresol, Diäthylglykokollphenol, Diäthylglykokoll-o-Kresol, Diäthylglykokoll-m-Kresol, Diäthylglykokoll-p-Kresol [4]).

Ebenso wurden vom Guäthol (Brenzkatechinmonoäthyläther)

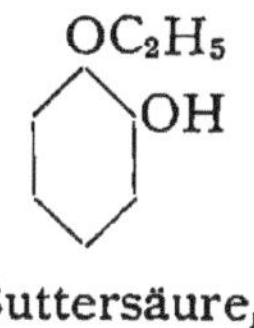

die Ester der Phosphorsäure, Buttersäure, Isovaleriansäure, Benzoesäure und Salizylsäure in analoger Weise und in gleicher Absicht wie beim Guajakol dargestellt.

Die Monoalkyläther des Brenzkatechin wurden zu gleichem Zwecke auch mittelst Phosphoroxychlorid mit Kampfersäure verestert (Guakamphol). Diese Verbindung soll auch die antihydrotische Wirkung der Kampfersäure mit der Guajakolwirkung verbinden.

---

[1]) DRPAnm. 11259.

[2]) Bovet, Korresp. Bl. Schweiz. Ärzte. **1890**. p. 505.

[3]) Münch. med. W. **1900**, p. **11**. S. auch Arch. d. Pharm. **1902**, Bd. 240, p. 632.

[4]) DRP. 105346.

Kreosot und Guajakolpräparate, deren OH-Gruppe durch Alkylradikale verdeckt ist.

Veratrol

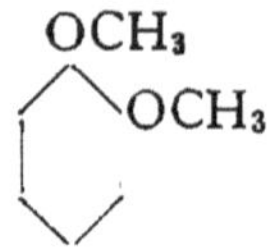

ist wenig wirksam, da die Regeneration von Guajakol aus dieser Verbindung fast unmöglich erscheint.

Dasselbe gilt von den Guajakolalkylenäthern, welche durch Einwirkung von Halogenalkylenen auf Guajakol entstehen, wobei zwei Moleküle Guajakol mit einem Molekül Alkylenhalogen zusammentreten [1]).

$$C_6H_4<{OCH_3 \atop O\,.\,CnH_2n\,.} {CH_3O \atop O}>C_6H_4, \text{ z. B. Guajakoläthylenäther.}$$

Diese Äther, von denen der Guajakolmethylenäther einen intensiven Vanillegeruch besitzt, sind wasserunlöslich. Methylenkreosot wurde Pneumin benannt.

Brenzkain ist der Guajakolbenzyläther.

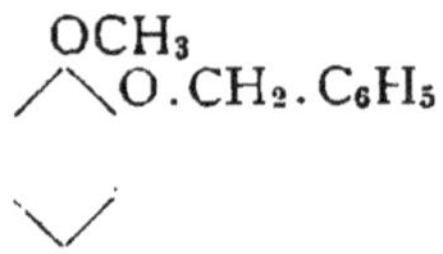

Über seine praktische Verwertbarkeit liegen wenig Nachrichten vor.

Da die Glyzerinäther der Phenole, die Endemann dargestellt, sich den übrigen Alkyläthern gegenüber durch ihre Wasserlöslichkeit auszeichnen, wurde auch der Glyzerinäther des Guajakols dargestellt, Guajamar genannt.

Man erhält ihn durch Einwirkung von Monochlorhydrin auf Guajakolalkali oder durch Behandlung von Guajakol und Glyzerin mit wasserentziehenden Mitteln unter Druck [2]).

$$\text{Guajamar } C_6H_4<{O\,.\,C_3H_7O_2 \atop OCH_3}$$

Guajamar ist ein wasserlösliches festes Pulver von bitterem aromatischem Geschmack. Die Spaltung dieses Äthers scheint auf der Einwirkung von Mikroorganismen des Darmes daselbst zu beruhen [3]).

Ebenso lassen sich, wie Glyzerinphenoläther, auch Glyzerinäther der Ester von aromatischen Oxysäuren, wie Gaultheriaöl

$$C_3H_7O_2.O.C_6H_4.COO.CH_3$$

---

[1]) DRP. 83148.

[2]) DRPAnm. 5328.

[3]) Buttler, N.York Med. Journ. 23. IX. 1899.

darstellen. Auch diese sind in Wasser ein wenig löslich und von bitterem Geschmacke.

Jedenfalls hat dieses wasserlösliche Guajakolpräparat, das Guajamar, trotz dieses seines scheinbaren Vorzugs der Wasserlöslichkeit, andererseits den grossen Nachteil des bitteren Geschmackes.

Ein wasserunlösliches Guajakolpräparat ist Cetiakol oder Palmiakol (Brenzkatechinmethylcetyläther [1]).

Man trägt Guajakol in Natriumalkoholat ein, giesst bei 80° C die Mischung in Walratöl, setzt Glyzerin zu und hebt das sich oben ansammelnde Cetylguajacyl ab. Es soll den Verdauungstrakt nicht reizen.

Weitere wasserlösliche Guajakolderivate mit verdecktem Hydroxyl.

Hingegen erhält man wasserlösliche, geschmacklose Derivate des Guajakols, wie auch der anderen Phenole, wenn man bei Gegenwart geeigneter Kondensationsmittel, wie Salzsäure, Schwefelsäure, Chlorzink etc., Alloxan auf Phenole einwirken lässt.

Die Reaktion vollzieht sich nach folgender Gleichung:

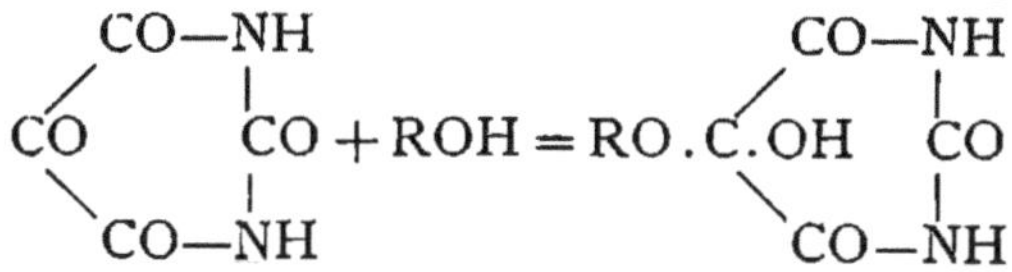

Es wurden aus dieser Reihe dargestellt: Alloxan-Phenol, Alloxan-m-Kreosol, Alloxan-p-Kreosol, Alloxan-Guajakol, Alloxan-Brenzkatechin, Alloxan-Resorzin, Alloxan-Hydrochinon, Alloxan-Pyrogallol, Alloxan-α-Naphtol [2]). Resorzin- und Pyrogallollösungen in heissem Wasser mit Alloxan versetzt geben schon nach wenigen Minuten das betreffende Kondensationsprodukt [3]). Die Produkte dieser Reaktion sind aber bisnun therapeutisch nicht verwertet worden.

Guajaperol, wie der Phantasiename für Piperidin-Guajakol (Additionsprodukt) lautet, ist $C_5H_{11}N.(C_7H_8O_2)_2$; es wurde dargestellt, um gleichzeitig mit der Guajakolwirkung die herz- und gefässtonisierende Wirkung des Piperidins zu erhalten. Es ist ohne reizende Wirkung [4]).

Piperidin wird zu diesem Zwecke mit Guajakol zusammengebracht und wegen der eintretenden Reaktionswärme gekühlt; es wird dann die Reaktionsmasse fest. Piperidin geht aber nicht mit allen Phenolen Verbindungen ein.

---

1) Englisches Patent 16349.

2) DRP. 107720.

3) DRP. 113722.

4) Chaplin and Tunnicliffe, Brit. med. Journ. **1897**, p. 137, DRP. 98465.

Resorzin gibt keine Piperidinverbindung, während Hydrochinon und Brenzkatechin kristallisierte Piperidinverbindungen geben. Es verbindet sich mit o- und p-Nitrophenol, aber weder mit m-Nitrophenol, noch mit α und β Nitrophenol, obwohl es mit Dinitro-α-naphtol (1:2:4) eine Verbindung bildet. Das Entstehen der Verbindungen lässt sich nicht in eine bestimmte Regel kleiden. So z. B. verbindet sich 1 Mol. Piperidin mit 1 Mol. Hydrochinon, 2 Mol. Brenzkatechin, 2 Mol. Guajakol, 1 Mol. o- und p-Nitrophenol, 1 Mol. Pyrogallol.

Das Kondensationsprodukt aus Formaldehyd und Kreosot, Kreosoform genannt, wurde hauptsächlich als inneres Antiseptikum empfohlen.

Euguform ist ein azetyliertes Kondensationsprodukt von Guajakol und Formaldehyd.

Bei der Kondensation von Formaldehyd mit Guajakol durch Salzsäure entsteht nach Brissonet unter Austritt von Wasser ein Körper der Formel

$$\begin{matrix} CH_3O \\ OH \end{matrix} \Big> C_6H_3 - CH_2 - C_6H_3 \Big< \begin{matrix} OCH_3 \\ OH \end{matrix}$$

Guajaform genannt. Dieser soll nicht ätzend wirken. Entweder ist diese Angabe oder die angegebene Formel unrichtig, da ja die Ätzwirkung des Guajakols vom offenen Hydroxyl abhängt.

Letzteres ist wohl der Fall, weil sich bei dieser Reaktion der Methylenäther bilden muss. Es lassen sich aber so gewonnene Verbindungen azetylieren, wobei man zart pulverförmige Substanzen bekommt[1]).

Unter Zuhilfenahme von Tannin erhält man aus Kreosoform Tannokreosoform, aus Guajaform Tannoguajaform, Substanzen mit drei wirksamen Komponenten.

Guajakolpräparate, aus denen Guajakol nicht regeneriert wird.

Selbstredend wurde auch beim Guajakol der Versuch unternommen diese Substanz durch Sulfurieren wasserlöslich zu machen. Es ist überflüssig wiederholt auf die Abschwächung, resp. Vernichtung der Wirkung durch Einführung einer Säuregruppe hinzuweisen. Wirksam bleiben die Guajakolsulfosäuren nur aus dem Grunde, wenn auch in wesentlich schwächerer Weise wie Guajakol, resp. deren Ester, weil die OH-Gruppe des Guajakols erhalten bleibt, aber man muss weit grössere Dosen verabreichen, um überhaupt eine Wirkung zu erzielen, was bei unsicherer Wirkung die Therapie ungemein verteuert. Rossbach hat Tieren 30 g Guajakolsulfosäure pro die verfüttert, ohne irgend welche Reizerscheinungen zu sehen. Ein genügender Beweis für die Wirkungslosigkeit,

---

[1]) DRP. 120558.

denn von welcher wirksamen Substanz können wir 30 g ohne welche Erscheinungen verfüttern? [1] [*])

Durch Vermischen von äquimolekularen Mengen von Guajakol und Schwefelsäure und Erwärmen auf 70—80 ° C. erhält man o-Guajakolsulfosäure

$$C_6H_3 \begin{cases} OH & 1. \text{ oder } 1. \\ OCH_3 & 2. \qquad\quad 2. \\ SO_3H & 3. \qquad\quad 6. \end{cases}$$

Sulfuriert man hingegen bei 140—150 ° C, so erhält man p-Guajakolsulfosäure [2]).

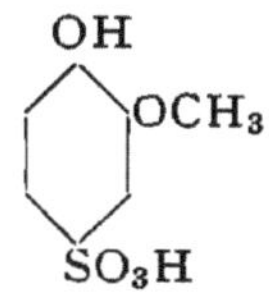

Die p-Guajakolsulfosäure erhält man kristallisiert, wenn man auf p-Bromguajakol saure oder neutrale schwefligsaure Salze in einem geeigneten Verdünnungsmittel unter Druck einwirken lässt [3]).

Während die Salze der leicht löslichen o-Guajakolsulfosäure therapeutische Anwendung finden, sind die Salze, sowie die freie p-Guajakolsulfosäure therapeutisch nicht anwendbar, da sie üble Einwirkungen auf den Magen haben.

Das Kaliumsalz der o-Guajakolsulfosäure ist bittersüss, leicht löslich und kommt unter dem Namen Thiokol in den Handel.

Das Kaliumsalz der Guajakolsulfosäure des DRP. 109789 lässt sich direkt mittelst Chlorkalium aussalzen [4]).

Guajazyl ist guajakolsulfosaures Kalzium, welches wie Guajakol wirken soll [5]).

Wie aus dem Guajakol selbst, so wurden auch aus aliphatischen Kreosot- und Guajakolestern Sulfosäuren dargestellt [6]), indem man diese mit etwas überschüssiger Schwefelsäure schüttelt, ohne die Temperatur höher als 150 ° steigen zu lassen.

So wurden die Sulfosäuren des Isovalerylguajakol, Isovalerylkreosot, Kreosotal (Kreosotkarbonat), Azetguajakol, Formylkreosot gewonnen. (Formylkreosot bildet sich, wenn man konz. Ameisensäure

---

[1]) Ther. Mon. **1899**, 96.

[*]) Knapp und Suter (AePP. **50**. 340) zeigten, dass dem Thiokoll jede fäulnishemmende Wirkung fehlt. Guajakol wird aus der Verbindung im Organismus nicht abgespalten. Es passiert den Organismus unverändert.

[2]) DRP. 105052.

[3]) DRP. 109789.

[4]) DRPAnm. 24272.

[5]) Journ. de Pharm. et Chim. **1898**. I. 324.

[6]) DRP. 94078.

mit Kreosot in molekularer Menge 8 Stunden am Rückflusskühler erhitzt und dann mit Lauge behandelt.)

Die therapeutische Anwendung der verschiedenen Holzteere, die ja ungemein phenolreich sind, sich aber durch üblen Geruch und Wasserunlöslichkeit mancherlei Anwendung entziehen, suchte die Firma Knoll ebenfalls durch Sulfurierung zu ermöglichen.

Man lässt Holzteer und konz. Schwefelsäure zusammenfliessen, erhält das Gemisch bei 100° und trägt das Reaktionsprodukt in Wasser ein, wobei es sich pulverförmig ausscheidet.

Die so entstandenen Sulfosäuren geben wasserlösliche Salze. Der anhaftende Geruch kann noch durch Destillation mit Wasserdampf entfernt werden.

Ebenfalls ein Präparat, aus dem Guajakol im Organismus nicht regeneriert wird, ist ein Brenzkatechinderivat, das brenzkatechinmonazetsaure Natron, $C_6H_4<^{OCH_2.COOH}_{OH}$ gewonnen durch Einwirkung von Monochloressigsäure auf Brenzkatechin bei Gegenwart von einem Alkali, Guajazetin genannt [1]).

Die Brenzkatechinmonoazetsäure entsteht ferner [2]), wenn man ein Alkalisalz eines Säureesters des Brenzkatechins, z. B. Monobenzolsulfonbrenzkatechinnatrium mit chloressigsaurem Natrium behandelt und dann aus dem erhaltenen Produkt die Benzolsulfosäure durch Erhitzen mit Alkalilösung abspaltet. Die Reaktion erfolgt folgendermassen:

$$C_6H_4<^{ONa}_{OSO_2.C_6H_5} + ClCH_2.COONa = C_6H_4<^{O.CH_2.COONa}_{O.SO_2C_6H_5} + ClNa$$

$$C_6H_4<^{OCH_2.COONa}_{OSO_2.C_6H_5} + 2NaOH = C_6H_4<^{O.CH_2.COONa}_{OH} + C_6H_5SO_3Na$$

Ferner [3]) entsteht sie durch Abspaltung einer Glykolgruppe aus der Brenzkatechindiazetsäure, indem man deren Natriumsalz mit Wasser oder einem Molekül Alkali unter Druck auf 160—170° erhitzt. Die Brenzkatechindiazetsäure erhält man durch Einwirkung von zwei Molekülen Chloressigsäure auf ein Molekül Brenzkatechin.

Man erhält sie auch, indem man über Guajakooxazetsäure Bromwasserstoffsäure leitet oder sie mit konz. Salzsäure im geschlossenen Rohr auf 100° C erwärmt. Ebenso kann man von der Eugenoxazetsäure ausgehend zu der Propyloxyphenoxazetsäure gelangen.

Guajazetin ist fast geschmacklos und in Wasser löslich. Die unangenehmen Nebenerscheinungen vom Magendarmkanal, sowie Kopf-

---

1) DRP. 87386.

2) DRP. 87668.

3) DRP. 87669.

schmerz und Schwindel, die dem Gebrauche des Guajazetins folgen, treten häufig auch bei Verwendung des Kreosots und Guajakols auf[1]).

Naturgemäss ist Guajazetin kein Guajakol-, sondern ein Brenzkatechinderivat; da es analoge therapeutische Anwendung wie Kreosot und Guajakol und mit ähnlichem Erfolg findet, so muss man annehmen, dass nicht nur Guajakol, sondern auch Brenzkatechin als Ausgangssubstanz zur Darstellung gleichwertiger Kreosotersatzmittel dienen kann.

In gleicher Absicht wurden von Cutolo und Auwers und Haymann die Guajakoloxazetsäure dargestellt.

Die schwer lösliche Guajakolkarbonsäure[2])

$$C_6H_3\begin{cases}OCH_3\\OH\\COOH\end{cases}$$

wirkt antiseptisch, zeigt aber vor dem Guajakol keine verwertbaren Vorzüge.

Interessant ist noch folgende Kombination, welche auch keine praktische Verwendung gefunden. Es ist dies die Darstellung von Alphoxylessigsäurealphylestern[3]) und deren Homologen. Diese Körper spalten sich angeblich im Darme in zwei Moleküle Phenol, was wohl höchst unwahrscheinlich und wohl auch unrichtig ist.

Man stellt sie dar durch Kondensation von Phenoxylessigsäuren mit den Phenolen bei Gegenwart eines Kondensationsmittels. Es können als Ausgangssäuren dienen: Phenoxylessigsäure, Naphtoxylessigsäure etc.

Dargestellt wurden in dieser Gruppe: Phenoxylessigsäurephenylester, Phenoxylessigsäureguajacylester, o-Kresoxylessigsäure-o-Kresylester, o-Kresoxylessigsäureguajacylester, m-Kresoxylessigsäure-m-kresylester, m-Kresoxylessigsäureguajacylester, p-Kresoxylessigsäureguajacylester, β-Naphtoxylessigsäure-m-kresylester.

Es muss aber trotz der massenhaften Anwendung der Kreosotpräparate entschieden in Abrede gestellt werden, dass noch irgend ein Bedürfnis nach einem neuen Präparat mit Kreosotwirkung besteht.

Als billiges Ersatzmittel des Kreosots und Guajakols wurde ohne wesentlichen Eingang zu finden, Solveol empfohlen. Es ist dies ein Gemenge der in Wasser unlöslichen isomeren drei Kresole in p-kresotinsaurem Natrium klar gelöst. Von den drei isomeren Kre-

---

[1]) Zentralbl. f. inn. Med. 20. VI. 1896.

[2]) DRP. 51381.

[3]) DRP. 85490.

sotinsäuren ist nur die p-Kresotinsäure allein, welche mit Nutzen therapeutisch zu verwenden ist. Die wasserunlöslichen Kresole lösen sich, wie in Seifenlösungen, ebenso in kresotinsaurem und salizylsaurem Natron. Die interne Anwendung der Kresole gibt analoge Resultate, wie die Kreosotbehandlung, ohne aber Vorzüge zu besitzen.

Landerer hat in einer Reihe von Versuchen auf die Erfolge der Zimtsäurebehandlung bei Tuberkulose hingewiesen. Leider hat die Zimtsäure $C_6H_5.CH=CH.COOH$, deren starke Wirkung wohl auf die doppelte Bindung zurückzuführen ist, den Nachteil, dass man sie intravenös injizieren muss. Sie macht starke Leukozytose, indem sie positiv chemotaktisch und auch entzündungserregend wirkt[1]).

Ihre Verwendung als Guajakolester wurde oben erwähnt.

Auch in Verbindung mit Kresol als Cinnamyl-m-kresolester, Hetokresol genannt, wird sie als in Wasser unlösliches Streupulver für abgeschabte tuberkulöse Wunden verwendet.

Die Zimtsäureester des Phenols, p-Kresols, des o-Kresols und des Guajakols haben sich als wertlos erwiesen, insbesonders für antiseptische Zwecke (Streupulver), da sie starke lokale Reizungen und Entzündungen hervorrufen. m-Kresolzimtsäureester ist hingegen ungiftig. Er wird durch Kondensation von m-Kresol mit Zimtsäure in Toluollösung durch Phosphoroxychlorid bei 110—120° erhalten[2]).

Ferner wurden auch Derivate des m-Kresols mit Zimtsäure kondensiert, in welcher ein Kernwasserstoff durch Alkyl oder Oxyalkyl ersetzt ist. Diese Ester haben eine höhere bakterizide Wirkung und leiden nicht beim Sterilisieren. So wurden dargestellt Zimtsäureester des p-Methoxy-m-Kresol und des Thymol[3]).

Von Cattani (Mailand) wurde Jodokoll bei beginnender Tuberkulose und als Expektorans bei Bronchitis empfohlen, es entsteht beim Behandeln von Guajakol mit Jod-Jodnatrium.

* * *

Zwei Absichten liegen der Darstellung der zahlreichen Abkömmlinge des Kreosots und Guajakols zugrunde. Die empirisch festgestellte günstige Beeinflussung tuberkulöser Prozesse durch die Anwendung des Kreosots und des einen wirksamen Bestandteiles, des Guajakols, zeitigte eine ausgebreitete Anwendung dieser Präparate,

---

[1]) Landerer, Behandlung der Tuberkulose mit Zimtsäure, Leipzig 1898.

[2]) DRP. 99567.

[3]) DRP. 107230.

denen nur die Giftigkeit, welche zum Teile durch Ätzwirkung bedingt war, der schlechte Geschmack und die Wasserunlöslichkeit hindernd im Wege standen.

Die Giftigkeit und Ätzwirkung zu vermeiden, indem man zugleich geschmacklose Derivate meist nach dem Salolprinzipe darstellte, war der Endzweck der Darstellung der einen Reihe von Derivaten, denen aber der Mehrzahl nach der Nachteil des Kreosots und Guajakols, die Wasserunlöslichkeit, anhaftete.

Die Wasserlöslichkeit zu erzielen, war die andere Absicht, welcher aber die Geschmackskorrektur oft zum Opfer fiel, da die so dargestellten Substanzen einen bitteren Geschmack zeigten und eine wesentliche Abschwächung der Wirkung im Falle des Sulfurierens unvermeidlich war.

Es gebührt daher in dieser Gruppe den durch Veresterung des Hydroxyls gewonnenen Körpern unbestreitbar der Vorrang in der therapeutischen Anwendung.

Wir wollen noch bemerken, dass leider von den im Kreosot enthaltenen wirksamen Bestandteilen nur das Guajakol in reinem Zustande Verbreitung gefunden, während das weniger giftige Kreosol, welches wohl analoge oder noch intensivere Wirkungen zeigen muss, bisnun keine Beachtung erlangte.

Dem Guajakol kommen neben seinen antituberkulösen und anästhesierenden auch erhebliche antiseptische Wirkungen zu, die besonders bei geringer Giftigkeit seine Verwendung als Darmantiseptikum zur Herabminderung der Fäulnisprozesse im Darm ermöglichen. Zu gleichem Zwecke werden die analog wirkenden Substanzen: Menthol, Eugenol, Isoeugenol, Eukalyptol empfohlen, ebenso gegen Phthise, wie zur Darmdesinfektion. Aus diesem Grunde wurden auch die angeführten Substanzen in geschmacklose und nicht ätzende umgewandelt, nach Verfahren, die beim Guajakol ausführlich behandelt wurden.

Eukalyptol kann man mit α- oder β-Naphtol verbinden, wenn man äquimolekulare Mengen der beiden Substanzen zusammenschmilzt [1]).

[1]) DRP. 100551.

Antiseptika der Chinolinreihe.

Nach den Untersuchungen von Donath wirkt Chinolin stark antiseptisch, ist aber gegen Hefezellen auffälligerweise ganz unwirksam. Der Eintritt von Methylgruppen, wie von Alkylen überhaupt, in das Molekül des Chinolins erhöht die antiseptische Kraft dieser Substanz.

Vom Chinolin beziehungsweise vom Oxychinolin aus kann man zu einem für äusserliche Anwendung angeblich gut verwendbaren Desinfektionsmittel, Chinosol[1]) genannt, auf folgende Weise gelangen:

Man löst o-Oxychinolin in siedendem Alkohol und trägt auf 2 Moleküle der Base 1 Molekül Kaliumpyrosulfat ein und kocht das ganze 12 Stunden lang. Hierauf erstarrt beim Abkühlen die Flüssigkeit zu einem Kristallbrei. Ob dieser Körper chinophenylschwefelsaures Kali oder ein schwefelsaures Doppelsalz ist, lässt sich nach Angaben der Firma Fritsche & Co. nicht feststellen[2]).

Unter dem Namen Oxychinaseptol oder Diaphterin wurde eine Substanz in den Handel gebracht, die eine Verbindung der o-Phenolsulfosäure mit 2 Molekülen Oxychinolin ist, von denen das eine an die Hydroxylgruppe, das andere an die Sulfogruppe der Phenolsulfosäure gebunden ist. Es ist also oxychinolin-o-phenolsulfosaures Oxychinolin.

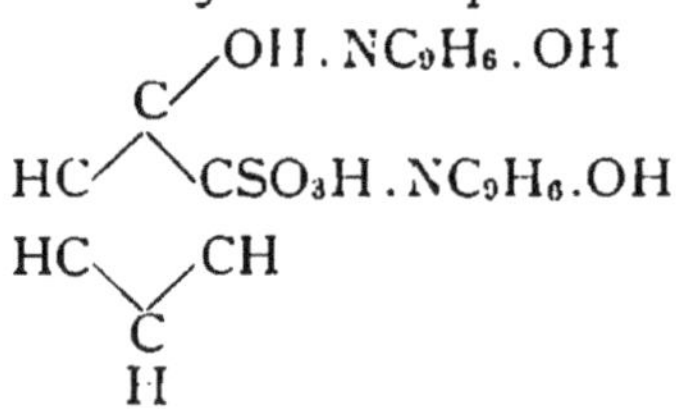

Dieser Körper hat angeblich starke antiseptische Wirkungen, ist dabei relativ ungiftig, in Wasser klar löslich, ätzt die Wunden nicht, macht auch keine Ekzeme, ist aber zur Desinfektion von Instrumenten nicht verwendbar, weil er dieselben schwarz färbt.

Die Darstellung geschieht in der Weise, dass man 2 Moleküle o-Oxychinolin, 1 Molekül Phenol und 1 Molekül Schwefelsäure aufeinander einwirken lässt unter Zusatz von mindestens 3 Molekülen Wasser und Erwärmen der Mischung[3]).

---

[1]) DRP. 88520.

[2]) Nach Eingabe von Chinosol, welches ja oxychinolinsulfosaures Kalium sein soll, fand sich im Harne der Versuchstiere o-Oxychinolinglykuronsäure. Da aus ätherschwefelsauren Salzen im Organismus aber der organische Spaltling nicht regeneriert werden kann, untersuchte Brahm HS. **28**. Chinosol und fand, dass es weder eine Ätherschwefelsäure, noch eine Sulfosäure des Chinolins ist, sondern ein Gemenge von o-Oxychinolinsulfat mit Kaliumsulfat.

[3]) DRP. 73117. Emmerich, M. M. W. **1892**, Nr. 19, Ther. Mon. VII. 26.

Jodoform und seine Ersatzmittel.

Die therapeutischen Untersuchungen von Mosetig haben gezeitigt, dass Jodoform CHJ_3, auf welches schon Moleschott hingewiesen, in der Chirurgie als trockenes Antiseptikum die vorzüglichsten Dienste leistet und insbesonders seine heilungbefördernden, granulationerregenden Wirkungen haben diesem so ungemein kräftig antiseptisch wirkenden Stoff jene weittragende Bedeutung für die Medizin verliehen. Die Wirkungen des Jodoforms lassen sich wohl zwanglos durch den hohen Jodgehalt dieser Verbindung erklären, aber es ist zu beachten, dass die antiseptische Kraft des Jodoforms nicht dieser Substanz selbst zukommt, sondern, dass sie sich erst entfaltet, wenn Jodoform mit Geweben oder Gewebssäften in Berührung kommt, dass es also erst zu einer Abspaltung von jodhaltigen Substanzen oder von freiem Jod kommen muss. Aber diesem so vorzüglichen Mittel, welches ja das erste Trockenantiseptikum war und das erste Wundstreupulver, das wir überhaupt besessen und dessen Bedeutung trotz der Ersatzmittel, deren eine Legion vorhanden, nicht zurückgegangen ist, haften eine Reihe von Nachteilen an, die man nicht bei jeder Art der Therapie mit in den Kauf nehmen will. So vor allem der eigentümliche, äusserst charakteristische und die Jodoformanwendung verratende Geruch, welcher bei der grossen Flüchtigkeit der Verbindung, selbst bei Anwendung kleinster Mengen nicht zu verkennen ist. Ferner neigen eine Reihe von Individuen ungemein leicht dazu, bei Anwendung des Jodoforms, welches durchaus nicht zu den reizlosen Präparaten zu zählen ist, zu Ekzemen, die zu den unangenehmsten Nebenerscheinungen führen können. Ein weiterer Nachteil ist die häufig eintretende Jodoformvergiftung, die man wohl jetzt durch die Kenntnis dieser Erscheinung schon durch die Art der Anwendung zu vermeiden gelernt hat.

Die Darstellung des Jodoforms hat im Laufe der Zeit manche Veränderung und Verbilligung erfahren.

Bekanntlich erhält man Jodoform, wenn man Alkohol oder Azeton mit kaustischem, oder kohlensaurem Alkali erwärmt und metallisches Jod einträgt. Man kann es auch darstellen, indem man Natriumhypochlorit, Azeton, Natron, Jodnatrium und Wasser reagieren lässt. Da bekanntlich nach Lieben aus allen Körpern, welche die Gruppen $CH_3.CO.C...$, $CH_3.CH(OH).C...$, enthalten, Jodoform entstehen kann, kann man aus verschiedenen Substanzen zu diesem Körper gelangen. Jedoch kann in der Praxis nur die Darstellung aus Alkohol oder Azeton eine technische Bedeutung erlangen. Die Nachteile dieser Darstellung bestehen nur darin, dass ein Teil des Jods Jodkalium bildet, aus dem es immer wieder regeneriert werden muss. Es wurde auch vorgeschlagen, statt nach den bekannten üblichen Methoden vorzugehen, Jodoform sowie auch Bromoform und Chloroform auf elektrolytischem Wege [1]) aus den entsprechenden Halogenverbindungen der Alkalien bei Gegenwart von Alkohol oder einer gleichwertigen Substanz in der Wärme zu gewinnen. Eine wässerige Lösung von Jodkalium wird mit Alkohol versetzt und in der Wärme unter fortwährendem Einleiten von Kohlensäure elektrolysiert, wobei sich Jodoform abscheidet. Bei der Gewinnung von Bromoform und Chloroform unterbleibt das Einleiten von Kohlensäure.

Otto hat ein Verfahren vorgeschlagen, eine Lösung von Jodalkali in 30⁰/₀igem Alkohol auf 50° zu erwärmen und Ozon hindurchzuleiten, wobei sich Jodoform abscheidet. Man setzt mit Vorteil etwas Natriumkarbonat zu und leitet solange Ozon ein, bis das ganze Jodkalium verbraucht ist [2]).

Die Versuche, Jodoform geruchlos zu machen, erstreckten sich in der ersten Zeit nur darauf, den Geruch deckende Substanzen dem Jodoform beizugeben, Versuche, die nicht so sehr in das Gebiet der synthetischen Chemie, als vielmehr in das der pharmazeutischen Zubereitung gehören. Durch Zusatz von Teer z. B. wurde das sogenannte Jodoformium bituminatum hergestellt, in welchem der Geruch wohl abnimmt, aber man erhält die reizenden Eigenschaften des Teers als unerwünschte Beigabe zum Jodoform. Die Mehrzahl der französischen Jodoformpräparate, welche wegen ihres schwachen Geruches sehr beliebt sind, enthält Kumarin oder ähnliche Riechstoffe, die zur Verdeckung des Geruches beitragen.

Auf synthetischem Wege versuchte man durch Paarung des Jodoforms mit einem zweiten geruchlosen Körper die Flüchtigkeit der Verbindung herabzusetzen und auf diese Weise zu geruchlosen Substanzen zu gelangen. Diese Versuche bewegten sich in jeder Beziehung mit sehr mangelhaftem Erfolge in zwei Richtungen, erstens in der Darstellung von Verbindungen des Jodoforms mit einem anderen Antiseptikum und in Verbindung des Jodoforms mit einem indifferenten Körper, wie Eiweiss. So gelingt es, Jodoform mit dem antiseptisch wirkenden Hexamethylentetramin $(CH_2)_6N_4$ in der Weise zu kuppeln, dass man ein Präparat, welches 75 ⁰/₀ Jodoform enthält und keinen so hervorstechenden Jodoformgeruch besitzt, erhält, das man Jodoformin benannt hat [3]).

Zu diesem Zwecke wird Hexamethylentetramin und Jodoform in Alkohol gelöst, aus dem bei passender Konzentration Jodoformhexamethylentetramin als weisse Verbindung herausfällt.

---

[1]) DRP. 29771.

[2]) DRP. 109013.

[3]) DRP. 87812.

Diese Verbindung hat den Nachteil, dass sie bei blosser Berührung mit Wasser sich in ihre beiden Komponenten zerlegt, wobei naturgemäss der Jodoformgeruch wieder zum Vorschein kommt.

Ebenso wie vom Hexamethylentetramin kann man von den Halogenalkyl- und Alkylderivaten des Hexamethylentetramins zu geruchlosen Jodoformverbindungen gelangen, wenn man diese Verbindungen mit Jodoform in alkoholischer Lösung zusammenbringt, wobei dann das Additionsprodukt herauskristallisiert.

Eine so dargestellte Verbindung, Äthyljodidhexamethylentetramin-jodoform $C_6H_{12}N_4 . C_2H_5J . CHJ_3$ wurde unter dem Namen Jodoformal [1]) für kurze Zeit in die Therapie eingeführt, doch konnten sich beide Präparate dieser Art, Jodoformin und Jodoformal, aus dem Grunde im Gebrauche nicht behaupten, weil durch ihre Darstellung die Absicht, ein tatsächlich geruchloses Jodoform zu erhalten, keineswegs erreicht war, was an der leichten Zersetzlichkeit der Verbindung liegt. Beim Jodoformal ist auch die Äthyljodidkomponente an der Jodwirkung beteiligt.

Ein Verfahren, welches beim Tannin mit Erfolg verwendet wurde, um ein unlösliches Gerbsäurepräparat zu erhalten, wurde in analoger Weise auch zur Darstellung von fast geruchlosen Verbindungen des Jodoforms mit Eiweisskörpern verwendet (Jodoformogen) [2]).

Wenn man Eiweisslösungen bei Gegenwart eines Eiweissfällungsmittels, wie Alkohol, mit einer Jodoformlösung, etwa einer alkoholisch-ätherischen, zusammenbringt, so erhält man einen Niederschlag, der aus Eiweiss und Jodoform besteht. Während ein solcher Niederschlag, wenn man ihn trocknet, an Jodoformlösungsmittel das Jodoform wieder abgibt, gelingt dies nicht mehr, wenn die so gewonnene Verbindung bei 120° getrocknet wird [3]). Statt des Eiweisses kann man Pepton, Kasein etc. anwenden, es ist aber zu bemerken, dass es sich hier keineswegs, wie etwa beim Tannin, um eine chemische Verbindung zwischen dem Eiweiss und Jodoform handelt, sondern es kommt hier einfach eine Umschliessung des Jodoforms durch koaguliertes Eiweiss zustande.

Das Problem, geruchloses Jodoform darzustellen, welches ja an sich aus dem Grunde nicht lösbar ist, weil der Körper als solcher und nicht eine Verunreinigung den Geruch bedingt und es sich ja nur bei den sogenannten Jodoformpräparaten um Verbindung mit anderen Substanzen handeln könnte, ist aus dem Grunde für den Chemiker von geringerem Interesse, weil wir eine grosse Reihe vortrefflicher Jodoformersatzmittel sowohl jodhaltiger, als auch jodfreier besitzen, die

[1]) DRP. 89243.

[2]) Pharm. Zentralbl. **1898**. p. 189.

[3]) DRP. 95580.

geruchlos sind und denen auch andere Nebenwirkungen des Jodoforms fehlen und wir ja nur durch ganz bestimmte Umstände in manchen Fällen verhindert sind, das sonst so vorzügliche Jodoform in Anwendung zu ziehen, durch Umstände, die keineswegs im Wesen des Präparates selbst liegen, sondern vielmehr durch gesellschaftliche Rücksichten bedingt sind. Ein anderer Umstand ist, dass Jodoform als solches noch kein Antiseptikum ist, ja dass man dasselbe auch nicht sterilisieren kann, weil es sich zu leicht zersetzt und verflüchtigt. Man wollte dieses durch Zusatz von einem Antiseptikum zum Jodoform korrigieren und schlug vor, Paraformaldehyd $(HCOH)_3$ dem Jodoform beizumengen, welches nunmehr sterile und antiseptische Jodoform unter dem Namen Ekajodoform [1]) eine unwesentliche Verbreitung fand, da ja Jodoform bei Berührung mit Geweben seine antiseptische Wirkung äussert und aus diesem Grunde jeder Zusatz eines anderen Trockenantiseptikums für überflüssig zu erachten ist.

Die weitverbreitete Anwendung des Jodoforms war ein grosser Anreiz für die Synthetiker, Präparate zu schaffen, die sich ebenso als Wundstreupulver verwenden lassen, die gleichfalls die vorzüglichen granulationbefördernden Wirkungen besitzen, sich aber durch eine grössere Reizlosigkeit, sowie vorzüglich durch die Geruchlosigkeit vor diesem auszeichnen sollten. Um so mehr war ein Bedürfnis in der medizinischen Praxis nach solchen Ersatzmitteln vorhanden, als der hohe Preis des Jodoforms bei seiner ausgebreiteten Anwendung jedenfalls hinderlich war und man auch bei Verwendung von grösseren Mengen dieser Substanz mit der toxischen Wirkung dieses so jodreichen Körpers rechnen musste. Das Problem war daher, eine antiseptische, geruchlose, in Wasser unlösliche Substanz zu finden, die bei grosser Reizlosigkeit und möglichst geringer Giftigkeit auf Wunden granulationerregend, Heilung befördernd und reinigend wirkt. Diesem Problem trat man nun auf die mannigfaltigste Weise näher. Es ergab sich eine so grosse Anzahl von Möglichkeiten, nicht nur einzelne Körper, sondern ganze chemische Reihen für solche Zwecke dienstbar zu machen, dass die praktischen Ärzte, die schliesslich die vielen Präparate anwenden sollten, gänzlich die notwendige Orientierung unter denselben verloren und aus diesem Grunde je mehr solche Substanzen eingeführt wurden, sich desto mehr veranlasst sahen, auf Jodoform selbst, das Standardpräparat dieser Reihe, zurückzugreifen. Für die Zwecke der Darstellung teilen wir die Körper, die hier besprochen werden sollen, in

[1]) Thomalla, Ther. Mon. **1897**. p. 381.

halogenhaltige Verbindungen und in Substanzen, die ihre Wirkung und ihre Eigenschaften wesentlich ihrem Gehalt an Wismut verdanken. Diese Wismutverbindungen sind in dem betreffenden Kapitel nachzulesen.

Die Einführung von Halogen, insbesonders aber von Jod in aliphatische und aromatische Verbindungen, verleiht diesen reichlich antiseptische Eigenschaften. Für die Zwecke, die hier ins Auge zu fassen sind, musste in erster Linie nach Substanzen gefahndet werden, die wasserunlösliche Verbindungen mit Jod eingehen, aus denen der Organismus langsam Jod regenerieren kann. Dass es für diese Zwecke nicht etwa genügt, dass die Substanzen Jod enthalten, sieht man leicht beim Jodamylum, in dem das Jod nur mechanisch gebunden oder in starrer Lösung ist und deshalb zu stark reizend wirkt. Das Jod muss eben in einer Form vorhanden sein, in der es chemisch gebunden, aber doch wieder regenerierbar ist. Ist die Regeneration im Organismus nicht möglich, so sind die Präparate dieser Art als Jodoformersatzmittel aus blosser Rücksicht auf ihren Jodgehalt nicht zu empfehlen, es mögen denn ihnen andere heilungbefördernde Eigenschaften innewohnen, die zu dem Jodgehalt in keiner Beziehung stehen. Substanzen der aliphatischen Reihe haben wohl aus dem Grunde keine Verwendung in dieser Richtung gefunden, wenn man vom Jodoform absieht, weil sie zu leicht zersetzbar sind. Eine solche Verbindung, wie das Dijodoform C_2J_4, welche geruchlos und unlöslich ist, konnte aus diesem Grunde keine Verbreitung neben dem Jodoform erlangen. Dazu kommt noch der Umstand, dass es bei der Anwendung von Jodoformersatzmitteln sehr darauf ankommt, möglichst voluminöse Substanzen zu haben, um im Gebrauch der teuren Körper sparsam sein zu können, was ebenfalls dem Dijodoform im Wege stand, welches sehr schwer ist[1]).

Über die Wirkung der Jodderivate des Azetons liegen keine Berichte vor.

Man erhält sie, wenn man Jod mit Azetondikarbonsäure bei Gegenwart einer Jodwasserstoff bindenden Substanz in Reaktion bringt. Es enstehen so Perjodazeton und durch Kochen mit Wasser aus diesem unter Jodabspaltung Penta- und Tetrajodazeton[2]). In gleicher Weise lassen sich die Bromderivate des Azetons darstellen[3]).

---

[1]) Macoprenne u. Taine, Nouv. remèd. **1893**, p. 545.

[2]) DRP. 95440.

[3]) DRP. 98009.

Durch Jodieren des Succinimids bekommt man leicht zersetzbare Derivate dieses Halogens, welche als Jodoformersatzmittel versucht wurden, da sie geruchlos sind[1]).

Das Jodderivat des p-Äthoxylphenylsuccinimids[2])

$$\left(\begin{matrix}CH_2-CO\\|\\CH_2-CO\end{matrix}\!\!>N.C_6H_4.O.C_2H_5\right)_2.J_2.KJ$$

gewinnt man durch Vermischen einer Lösung von p-Äthoxyphenylsuccinimid in Eisessig mit einer konzentrierten wässerigen Lösung von Jod in Jodkalium. Es kristallisiert dann der obige Körper heraus. In gleicher Weise erhält man das Jodderivat des p-Methoxyphenylsuccinimids. Das Jodderivat des Succinimids

$$\left(\begin{matrix}CH_2-CO\\|\\CH_2-CO\end{matrix}\!\!>NH\right)_4.J_2.KJ$$

entsteht unter den gleichen Bedingungen aus Succinimid.

Tetramethylammoniumtrijodid $(CH_3)_4NJ_3$ hat nach Rosenbach günstige Wirkungen als Jodoformersatzmitttel. Es wirkt, nach Jacoby, wie Kurare und Muskarin und ist in mässigen Dosen schon giftig. Ähnliche Erscheinungen zeigt auch Tetramethylammoniumjodid, doch hat es nur schwache Muskarinwirkung. Ebenso das Valeryl- (Valearin) und Isoamyltrimethylammoniumchlorid (Amylarin). Versuche mit Tetraäthylammoniumtrijodid ergaben, dass diesem, im Gegensatze zur Methylverbindung, die Muskarin- und Kurarewirkung fehlt, dagegen die auf Abspaltung von Jod beruhende lokale Wirkung eben so stark wie bei der Methylverbindung vorhanden ist[3]).

Eine grosse Anzahl von Versuchen ging dahin, Jodsubstitutionsprodukte von an sich antiseptischen Stoffen, wie es die Phenole, deren Äther, deren Karbonsäuren und die Ester derselben sind, darzustellen. Hierbei konnte Jod entweder im Kern substituiert werden oder in die Seitenkette treten. Doch haben die Präparate dieser Reihe trotz der vielen an sie geknüpften Hoffnungen, keineswegs die Erwartung erfüllt, wenigstens nicht als Wundantiseptika, während sie wegen ihres Jodgehaltes andere, den Jodverbindungen überhaupt eigenen Wirkungen in guter, therapeutisch verwertbarer Weise auszulösen in der Lage waren. So wurde die ganze Gruppe der Phenole nach einer von Messinger und Vortmann[4]) angegebenen Methode in Jodverbindungen

[1]) DRP. 95440.

[2]) DRP. 74017.

[3]) Nachr. k. Ges. Wiss. Göttingen. **1902**. 108. Jacobj und Rosenbach, AePP. **48**. 48.

[4]) DRP. 49739, 52828, 52833, 53752.

verwandelt, von denen aber nur eines, das Thymolderivat, ein grösseres Interesse gefunden hat. Diese beiden Untersucher haben gefunden, dass man bei der Einwirkung von Jod in Jodalkali auf Phenole Produkte erhält, die sowohl im Kern Jod enthalten, als auch den Wasserstoff der Hydroxylgruppe durch Jod ersetzt haben, dass man aber das am Sauerstoff sitzende Jodatom durch Behandlung mit schwefeligsauren Salzen oder durch kaustische Alkalien aus der Verbindung wieder verdrängen kann.

So erhält man Monojodthymol z. B., indem man auf die alkalische Lösung von Thymol Jod in Jodkalium zufliessen lässt, worauf Jodthymoljodid ausfällt, welches mit unterschwefeligsaurem Natron behandelt, das geruch- und geschmacklose kernsubstituierte Monojodthymol ergibt. Ebenso gelingt es bei Monojodderivaten des Thymols, in denen Jod in der Sauerstoffbindung enthalten ist, Jodthymol zu erhalten, d. h. Jod in den Kern wandern zu lassen, wenn man Thymoljodid mit kaustischen Alkalien und unterschwefeligsauren Salzen behandelt. In gleicher Weise erhält man aus β-Naphtoljodid Jod-β Naphtol. Ebenso erhält man, wie aus Thymol, auch aus Phenol, Resorzin und Salizylsäure, Dijodphenoljodid, Dijodresorzinmonojodid und Jodsalizylsäurejodid. Auch die nächst höheren Homologen der Salizylsäure, die o-Oxy-o-m- und p-Toluylsäuren, lassen sich in gleicher Weise in die entsprechenden Jod-o-Oxytoluylsäure-Jodide überführen. Auch das isomere des Thymols, das Karvakrol, gibt in alkalischer Lösung mit Jod und Jodalkalien behandelt, Karvakroljodid[1]) (Jodokrol). Es ist fünfmal so schwer, wie Jodoform.

Ebenso wie die erwähnten Phenole und deren Karbonsäuren geben auch die Isobutyl-Phenol- und Kresol-Verbindungen solche Jodide[2]). So wird p-Isobutylphenoljodid, ferner p-Isobutyl-m-Kresoljodid und p-Isobutyl-o-Kresoljodid in gleicher Weise dargestellt. Diese Methode wurde auch ausgedehnt auf die Darstellung der Jodide der folgenden substituierten Kresole: Methyl-, Äthyl-, n-Propyl- und Isoamyl-o-Kresol, sowie n-Propyl- und Isoamyl-m-Kresol[3]). Die als Ausgangsmaterial notwendigen alkylsubstituierten Kresole erhält man am besten durch Erhitzen von Orthokresol mit dem betreffenden Alkohol und Chlorzink unter Rühren auf 180°.

Die Jodoxylderivate der Phenole lassen sich statt in der beschriebenen Weise durch Behandlung der alkalischen Lösung der Phenole mit Jodjodkaliumlösung auch nach der Methode darstellen, dass man ein Gemisch der Lösung von Phenolalkalien und Jodalkalien der Elektrolyse unterwirft. Die jodoxylierten Verbindungen scheiden sich hierbei an der positiven Elektrode ab[4]).

---

[1]) DRP. 53752.

[2]) DRP. 56830.

[3]) DRP. 61575.

[4]) DRP. 64405.

Verändert man die anfangs beschriebene Methode zur Darstellung der Jodverbindungen von Phenolen dahin, dass man nicht mit überschüssigem Alkali, sondern mit einer ganz genau berechneten Menge Ätzkali arbeitet, so gelangt man zu Substanzen anderer Art[1]). So spalten insbesonders die Phenolkarbonsäuren Kohlensäure ab unter Bildung von Jodphenolen. Von Kresotinsäure ausgehend, kann man auf diese Weise zu Jodkresolen gelangen, von denen insbesonders Trijodkresol von Interesse ist. Zur Darstellung dieser Substanz geht man von der m-Kresotinsäure (o-Oxy-p-toluylsäure) aus, die man in sehr viel Wasser löst unter Zusatz von wenig Natriumkarbonat. Wenn man zu dieser Lösung Jodjodkalium zufliessen lässt, so scheidet sich nach einigem Stehen Trijodkresol $C_6HJ_3 . CH_3 . (OH)$ ab, so dass sich also die Karboxylgruppe abgespalten hat und drei Wasserstoffatome des Kernes durch Jod ersetzt wurden, während die Hydroxylgruppe unverändert bleibt. Das Produkt, welches durch diese veränderte Darstellung gewonnen ist, unterscheidet sich wesentlich in seinen chemischen Eigenschaften dadurch von den vorher besprochenen Substanzen, dass hier Jod nur im Kerne substituiert ist und das Hydroxyl frei bleibt, während in den Jodoxylverbindungen gerade der Wasserstoff des Hydroxyls durch Jod vertreten ist.

Die Jodoxylverbindungen, welche Jod in der Seitenkette haben, geben dieses auch viel leichter ab und sind dadurch befähigt, antiseptische und, wie wir gleich hören werden, antisyphilitische Wirkungen auszulösen, während das jodsubstituierte Kresol seine Wirkung nur bei bestimmten parasitären Hautkrankheiten äussert, wo ihm wohl die Kresolwirkung als solche zukommt, die hier durch den Eintritt von Jod nur insofern begünstigt wird, als man eine kristallisierte wasserunlösliche Substanz erhält.

Es ist sicherlich keine Neuerung im Verfahren, wenn man zur Darstellung der Jodoxylverbindungen statt der Jod-Jodkaliumlösung Chlorjod oder Chlorjodsalzsäure verwendet[2]).

Auch das Jodderivat des Eugenols wurde schliesslich nach dem oben beschriebenen Verfahren dargestellt[3]).

Während man nach Messinger und Vortmann durch Einwirkung von Jod und Alkali auf die Kresole Jodkresoljodide erhält, die sowohl im Kern, als auch in der Hydroxylgruppe substituiert sind, gelingt es, unter Veränderung der Bedingungen vom m-Kresol zum Trijod-m-Kresol zu gelangen, welches nur kernsubstituiert ist, aber in der Hydroxylgruppe unverändert bleibt[4]); es wird hierbei zu einer sehr verdünnten

---

[1]) DRP. 72996.

[2]) DRPAnm. 6068.

[3]) DRP. 70058.

[4]) DRP. 106504.

Lösung von m-Kresol in Lauge Jod-Jodkaliumlösung zufliessen lassen und der erhaltene Niederschlag aus Alkohol umkristallisiert. Es besteht hier jedenfalls ein Widerspruch zu den früheren Angaben von Messinger und Vortmann über die Bildung von Jodkresoljodiden, sowie zu der Tatsache, dass man zur ersten Darstellung des Trijod-m-Kresols nicht von m-Kresol selbst, sondern von der entsprechenden Kresotinsäure ausgegangen ist. Dasselbe Verfahren, nämlich in stark verdünnter Lösung zu arbeiten, aber in bestimmten Verhältnissen von Phenolen, Lauge und Jod lässt sich auch zur Darstellung des Monojodthymols [1]) verwerten, wobei man in der Weise vorgeht, dass man äquivalente Mengen von Thymol und Lauge mit zwei Äquivalenten Jod in Reaktion treten lässt, während man zur Darstellung des Trijod-m-kresols 3 Moleküle Ätznatron, 1 Molekül Kresol mit 6 Äquivalenten Jod in Wechselwirkung bringt.

Wenn man im Salol Wasserstoffatome des Phenylrestes durch Jod ersetzt, so erhält man Jodpräparate, die eine spezifische Jodwirkung kaum mehr auslösen. Dasselbe dürfte auch der Fall sein, wenn man Wasserstoffe des Kernes im Salizylsäurerest des Salols durch Jod ersetzt.

Um solche Körper zu erhalten, jodiert man Salol bei Gegenwart von Quecksilberoxyd und trennt dann durch Umkristallisieren aus Alkohol und aus Eisessig das so dargestellte Dijodsalol vom Jodquecksilber. In anderer Weise wie vom Salol kann man zu Dijodsalizylsäureestern, welche fette Alkylreste enthalten, gelangen, indem man Salizylsäuremethylester z. B. in Lauge löst und Jod-Jodkaliumlösung zufliessen lässt. Bei Ansäuern dieser Lösung scheidet sich der Ester, in diesem Falle der Dijodsalizylsäuremethylester (Sanoform), ab. Zu demselben Körper kann man gelangen, wenn man die alkalische Lösung des Esters mit einer alkoholischen Lösung von Jod und mit Quecksilberoxyd versetzt. Ferner erhält man ihn, wenn man Dijodsalizylsäure in bekannter Weise verestert [2]).

Aus den nach diesen Methoden dargestellten, zahlreichen Derivaten sind einige wenige, und diese mit geringem Erfolge als Jodoformersatzmittel zur Geltung gekommen. Hingegen haben sie sich zum Teile wenigstens als vorzügliche Mittel und zwar als Jodüberträger bei der Behandlung von syphilitischen Prozessen, insbesonders von Spätformen dieser Erkrankung Geltung verschafft, Wirkungen, die ausschliesslich auf der leichten Abspaltbarkeit der Jodkomponente beruhen. Aus dem Folgenden wird ersichtlich sein, dass sich der Satz aufstellen lässt, dass nur diejenigen Jodsubstitutionsprodukte der Phenole, der Phenolkarbon-

---

[1]) DRP. 107509.

[2]) DRP. 94097.

säuren und ihrer Ester, sowie analoger Körper eine therapeutische Bedeutung, sei es als Jodoformersatzmittel, sei es als Antisyphilitika, verdienen, in denen Jod in der Seitenkette leicht abspaltbar enthalten ist, wie etwa in den Jodoxylverbindungen, während die kernsubstituierten Jodverbindungen trotz ihres oft weit grösseren Reichtums an Jod entweder in dieser Richtung ganz unwirksam sind oder hinter den Jodoxylverbindungen weit zurückbleiben und ihre Wirksamkeit nur dadurch zu erklären ist, dass die Wirkung auf der Verbindung selbst, beziehungsweise auf der Grundsubstanz und nicht etwa auf der Jodkomponente und deren Abspaltbarkeit beruht. Hierbei wollen wir den Satz in Erinnerung bringen, dass die kernsubstituierten Halogenderivate der Phenole fast unabhängig von der Art des eintretenden Halogens durch den Eintritt des Halogens in die Verbindung in ihrer antiseptischen Fähigkeit gesteigert werden.

Aus den Verbindungen dieser Gruppen, die zugleich die entwickelten Sätze beweisen, mögen die folgenden Erwähnung finden:

Aristol, Dithymoldijodid

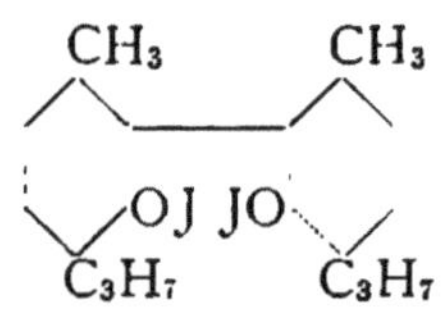

enthält also Jod, statt des Wasserstoffes des Hydroxyls, äussert als leicht Jod abspaltende Jodoxylverbindung sowohl als Antiseptikum, Jodoformersatzmittel, als auch als Antisyphilitikum günstige Wirkungen und seine Verwendung dürfte wohl an der leichten Zersetzbarkeit, sowie an dem teueren Preise ein Hindernis gefunden haben, während es sich sonst als unschädliches und ungiftiges Mittel viele Freunde erwarb [1]). Dass dieses Mittel Jod abspaltet, ist ja schon aus seiner Konstitution leicht ersichtlich.

Ebenso haben Phenoljodid und Salizyljodid gute Resultate in der therapeutischen Anwendung gegeben, aber sie konnten sich in der Praxis nicht halten, weil sie, wie Chrysarobin etwa, Haut, Wäsche und Verbandmaterial dunkelviolett färben und aus diesem Grunde nicht gut brauchbar sind. Auch das von Frankreich aus empfohlene Traumatol, welches man durch Jodieren von Kresol erhält, wobei aber nur ein Wasserstoff durch Jod ersetzt wird, hat als Jodoformersatzmittel aus dem gleichen Grunde gute Erfolge zu verzeichnen, obgleich es in-

---

[1]) Eichhoff, Mon. f. pr. Derm. **1890**. Nr. 2. Neisser, Berl. klin. W. **1890**. Nr. 19.

folge Überfluss an solchen Substanzen in Deutschland nicht einzudringen vermochte.

Auch Europhen [1]), Isobutyl-o-kresoljodid

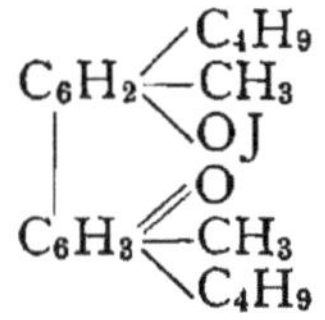

kann aus gleichen Gründen als reizloses und geruchloses Jodoformersatzmittel gelten [2]); wenn aber Kernwasserstoffe, wie im Trijodkresol, dem sogenannten Losophan [3]), durch Jod substituiert sind, erhält man wohl antiseptische Präparate, die aber ihre antiseptischen Fähigkeiten nicht etwa, wie Jodoform, durch Abspaltung von Jod auslösen und die daher auch keineswegs als Antisyphilitika zu verwerten sind, sondern in denen nur durch den Ersatz von Kernwasserstoffen durch Halogen die dem zugrunde liegenden Phenol eigentümliche antiseptische Kraft gesteigert ist, die aus diesem Grunde durch den Eintritt von Halogen für die Haut auch stark reizend werden. Man kann daher Trijodkresol nicht etwa als Jodoformersatzmittel verwenden, sondern nur als ein Antiseptikum, wie etwa die Karbolsäure und zwar als ein Antimykotikum, muss aber seine Verwendung wegen seiner stark reizenden Wirkung auf allen Anwendungsgebieten des Jodoforms strenge vermeiden. Aus den gleichen Gründen konnten sich weder Dijodsalizylsäure, in der beide Jodatome Kernwasserstoffe vertraten, noch Jodsalol, in dem Wasserstoffe des Phenylrestes durch Jod vertreten werden, ebensowenig wie Jodsalol, in dem Wasserstoffe des Kernes des Salizylsäurerestes durch Jod vertreten waren, noch schliesslich die aliphatischen Ester der Dijodsalizylsäure als Jodoformersatzmittel behaupten. So verschwand nach kurzer Zeit der unter dem Namen Sanoform in die Therapie eingeführte Dijodsalizylsäuremethyläther, welcher ein geruchloser und ungiftiger Körper ist, aber im Organismus kein Jod abspaltet, wieder vom Schauplatze.

Die Behandlung von Tuberkulose mit Zimtsäure und die Darstellung des Zimtsäure-m-Kresolesters als Wundstreupulver auf tuberkulöse Wunden veranlasste, da seine antiseptische Kraft gering ist, die Jodierung des Esters im Zimtsäurerest.

---

[1]) DRP. 56830.

[2]) Ther. Mon. **1891**. 373, 379, 536. **1893**. 53.

[3]) Ther. Mon. VI. 544.

Der jodierte Zimtsäureester (dargestellt wurden p-o- und m-Jodzimtsäure-m-Kresolester) wird durch Kondensation der jodierten Säure und m-Kresol in benzolischer Lösung mit Phosphoroxychlorid erhalten[1]).

Man kann auch die Jodierung, um die antiseptische Wirkung des Esters zu verstärken, im Kresolreste vornehmen.

Cinnamyl-trijod-m-Kresol und Cinnamyl-p-chlor-m-Kresol wurden zu diesem Behufe durch Kondensation von Zimtsäure mit den betreffenden halogensubstituierten Kresolen gewonnen[2]).

Trotz der grössten Anstrengungen konnte aus dem gleichen Grunde wie die vorhergehenden auch Tetrajodphenolphtalein (Nosophen) nicht durchdringen, da hier Jod in Kernwasserstoffen enthalten ist. Wir wiederholen, dass diese Substanzen trotz dieser Jodstellung sehr gute Antiseptika sein können, aber dort, wo es auf die Jodwirkung ankommt, keineswegs dieselbe zu äussern in der Lage sind, da sie Jod in so fester Bindung enthalten, dass durch die Einwirkung von Gewebesäften dieses aus der Bindung nicht entwickelt werden kann.

Tetrajodphenolphtalein wird nach Classen

Phenolphtalein $(C_6H_4 . OH)_2 . C\!\left\langle\begin{matrix} C_6H_4 . CO \\ O \end{matrix}\right\rangle$

Tetrajodphenolphtalein $(C_6H_2J_2 . OH)_2 . C\!\left\langle\begin{matrix} C_6H_4CO \\ O \end{matrix}\right\rangle$

nach mehreren Verfahren dargestellt[3]).

Es entsteht, wenn man in der Kälte zu einer alkalischen Phenolphtaleinlösung Jodjodkalium zufliessen lässt, wobei die rote Farbe in eine tiefblaue umschlägt. Wenn man stark gekühlte Salzsäure in die kalte Lösung einträgt, so fällt ein amorpher, gelbbrauner Körper aus, welcher bei 100° in einen weissen übergeht, wobei 1 Molekül Wasser abgespalten wird. In der Wärme erhält man Tetrajodphenolphtalein, wenn man nach dem Jodzusatz die blaue Lösung auf dem Wasserbade erwärmt, bis sie einen gelbbraunen Ton erhält und nun fällt man mit Salzsäure. Auf elektrolytischem Wege gelangt man zu dieser Verbindung durch Elektrolyse einer alkalischen Phenolphtaleinlösung unter Zusatz der entsprechenden Menge von Jodkalium. Der Farbenumschlag ins Blaue zeigt das Ende der Reaktion an. Man erwärmt nun, bis der blaue Ton dem gelbbraunen gewichen, fällt Tetrajodphenolphtalein mit Salzsäure. Statt der Ätzkalilösung kann man andere Lösungsmittel, wie Ammoniak, Barytwasser, Alkohol und Äther benützen, ebenso wie man zur Entfernung der bei der Jodierung sich entwickelnden störenden Jodwasserstoffsäure statt Kali, Ammoniak,

---

[1]) DRP. 105242.

[2]) DRP. 106506.

[3]) BB. 28. 1606. DRP. 85930, 86069, 88390.

Barythydrat oder Quecksilberoxyd verwenden kann. Bei gar keiner dieser Reaktionen bilden sich Jodoxylverbindungen, ähnlich wie bei den Phenolen, sondern es entstehen unter allen Umständen kernsubstituierte Jodderivate des Phenolphtaleins, in dem die Hydroxylwasserstoffe unverändert vorhanden sind. Man kann auch im Kern jodiertes Phenolphtalein erhalten, wenn man statt der Alkalilösungen in wässerigen Lösungen von borsauren Salzen, Phosphaten oder Pyrophosphaten Jodjodkaliumlösungen auf Phenolphtalein einwirken lässt. Da solche Lösungen durch die freiwerdenden Säuren sauer werden, scheidet sich der Jodkörper sofort aus der Verbindung ab.

Tetrajodphenolphtalein erzeugen Kalle-Biebrich[1]), indem sie auf eine wässerige Lösung von Phenolphtaleinnatrium eine Lösung von Chlorjodsalzsäure oder Chlorjod in berechneter Menge einwirken lassen.

Die Grundsubstanz, das Phenolphtalein, ist ein physiologisch recht indifferenter Körper. Selbst Dosen von 5 g machten bei interner Verabreichung bei Tieren keine Symptome. Bei Menschen wirkte 1.5 g abführend, aber ohne Kolik. Es trat starke Transsudation auf und reichliche wässerige Entleerungen folgten. Schon Dosen von 0.15 bis 0.20 g Phenolphtalein bewirken A b f ü h r e n. Sonst sind keine Symptome zu beobachten (Vamossy)[2]).

Unter dem Namen Purgen wurde Phenolphtalein als Abführmittel in die Therapie eingeführt.

Da Tetrajodphenolphtalein zwei freie Hydroxyle hat, so gelingt es leicht durch Umsetzen des Natronsalzes des Tetrajodphenolphtaleins mit löslichen Salzen der Schwermetalle zu den Tetrajodphenolphtalein-Metallverbindungen zu gelangen, in denen die Wasserstoffe der Hydroxylgruppen durch Metall ersetzt sind[3]). Es wurden von solchen Verbindungen das Zinksalz, das Eisensalz, das Quecksilber- und Wismutsalz dargestellt. Letzteres kann man in zwei Modifikationen erhalten: als neutrales Wismutsalz

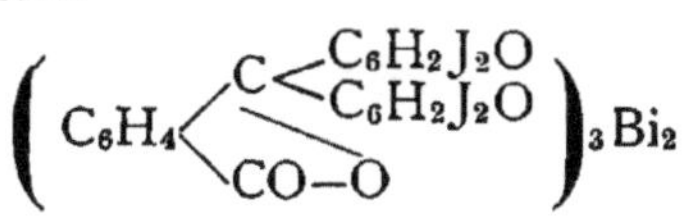

und ein basisches Salz

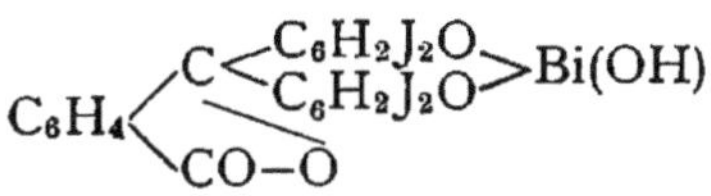

[1]) DRP. 143596.

[2]) M. M. W. **1903**, Nr. 26.

[3]) DRP. 87785.

Letzteres wurde unter dem Namen Eudoxin in die Therapie eingeführt, konnte sich aber nicht behaupten, trotzdem ihm ja, wie allen basischen Wismutverbindungen die diesen eigentümlichen therapeutischen Eigenschaften zukommen müssen (siehe Wismutverbindungen). Der hohe Preis dieser Verbindungen dürfte neben der Übersättigung des Marktes mit ähnlichen Präparaten der Verbreitung im Wege gestanden sein.

Auch Jodderivate des Diphenylamins, in denen ebenfalls Jod in Kernwasserstoffe eingetreten ist, wurden in derselben Absicht, zu Jodoformersatzmitteln zu gelangen, hergestellt, da ihnen ebenfalls der Vorzug der Geruchlosigkeit zukommt [1]).

Man jodiert Diphenylamin z. B. mit Quecksilberoxyd und alkoholischer Jodlösung in der Siedehitze und fällt mit einer wässerigen Jodkaliumlösung.

Man erhält so Dijoddiphenylamin

$$\begin{matrix} C_6H_4J \\ C_6H_4J \end{matrix}\!>\!NH$$

In ähnlicher Weise kann man zum Dijodnitrosodiphenylamin

$$\begin{matrix} C_6H_4J \\ C_6H_4J \end{matrix}\!>\!N.NO$$

und zum Azetyldijoddiphenylamin

$$\begin{matrix} C_6H_4J \\ C_6H_4J \end{matrix}\!>\!N.CO.CH_3$$

und zum Benzoyldijoddiphenylamin

$$\begin{matrix} C_6H_4J \\ C_6H_4J \end{matrix}\!>\!N.CO.C_6H_5$$

gelangen. Keine von diesen Substanzen hat aber eine praktische Bedeutung erlangt.

Ebenso wurde Dijodkarbazol $\begin{matrix} C_6H_3J \\ C_6H_3J \end{matrix}\!>\!NH$ durch Einwirken von Jod und Quecksilberoxyd in alkoholischer Lösung auf Karbazol [2]) erhalten, ferner die Jodderivate des Oxytriphenylmethans [3]).

Wir haben gesehen, dass der Eintritt von Jod in die Kernwasserstoffe des Benzolkerns wohl die antiseptische Kraft der Verbindungen selbst steigert, aber das gewonnene Produkt als Jod abspaltendes Mittel aus dem Grunde nicht verwendbar ist, weil die so konstituierten Substanzen unter der Einwirkung der Gewebe keineswegs Jod abzuspalten vermögen. Anders verhält es sich hingegen beim Pyrrolring. Wenn hier die Wasserstoffe mit Ausnahme des Imidwasserstoffes durch Halogen ersetzt werden, so bilden sich Halogensubstitutionsprodukte, welche durchaus nicht so resistent sind, wie die der Benzolderivate,

---

[1]) DRP. 81928.

[2]) DRP. 81929.

[3]) DRP. 85929.

sondern unter der Einwirkung der Gewebe, wenn auch schwieriger, wie etwa Jodoform, Jod abzuspalten in der Lage sind. Tetrajodpyrrol

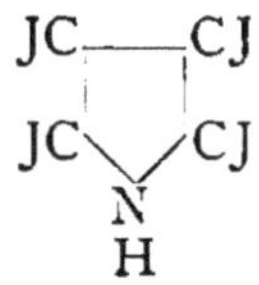

z. B. spaltet im Organismus Jod ab und seine toxische Wirkung ist eine äusserst geringe. Nach Verfütterung von Jodol (Tetrajodpyrrol) findet man die Hälfte des eingeführten Jods im Harne (Rösel). Aus diesem Grunde kann es auch als Ersatzmittel des Jodkaliums benützt werden [1]). Wegen seiner Unlöslichkeit und Reizlosigkeit, sowie wegen seiner Geruchlosigkeit konnte es als erstes Jodoformersatzmittel, welches eingeführt wurde, sich viele Freunde erwerben. Die Erklärung, dass Tetrajodpyrrol im Gegensatze zu den Benzolverbindungen, in denen Kernwasserstoffe durch Jod ersetzt sind, Jodwirkungen zu äussern in der Lage ist, mag darin liegen, dass hier eben alle durch Jod ersetzbaren Wasserstoffe auch durch Jod vertreten sind, was der Verbindung einen solchen Grad von Labilität gibt, dass sie leicht ein oder mehrere Jodatome unter der Einwirkung der Gewebe abzuspalten vermag. Die Darstellung des Tetrajodpyrrols, welches Jodol genannt wird, erfolgt nach der von Ciamician und Silber angegebenen Methode [2]).

Pyrrol stellt man aus Knochenölen, dem Dippel'schen Öle, dar und jodiert es, indem man auf eine alkalische, wässerige Lösung des Pyrrols eine Jodlösung einwirken lässt. Das ausfallende Tetrajodpyrrol C_4J_4NH wird aus einer alkoholischen Lösung mit Wasser gefällt und so gereinigt; oder man jodiert Pyrrol in alkoholischer Lösung bei Gegenwart von Quecksilberoxyd und fällt das Reaktionsprodukt mit Wasser, oder es wird Pyrrol, jodsaures Kali und Jodkalium in Wasser gelöst und Alkohol bis zur Trübung zugesetzt. Hierauf erfolgt die Bildung des Tetrajodpyrrols durch die Einwirkung verdünnter Schwefelsäure, die man zusetzt, auf die Jodsalze.

Man kann auch zum Tetrajodpyrrol vom Tetrachlorpyrrol oder Tetrabrompyrrol gelangen. Tetrachlorpyrrol erhält man durch Behandlung von Pyrrol oder von Pyrrolkarbonsäuren mit Chlor in alkoholischer Lösung. Derselbe Weg führt bei Anwendung von Brom zum Tetrabrompyrrol. Behandelt man die Chlor-Brom- und Jodsubstitutionsprodukte des Pyrrols mit Halogenalkylen in alkoholischer Lösung, so gelangt man zu den alkylierten Halogenpyrrolen. Vom Tetrachlor- oder Tetrabrompyrrol ausgehend, erhält man Jodol, wenn man eine alkoholische Lösung mit Jodkalium erhitzt. Die Reaktion erfolgt quantitativ.

[1]) E. Pick, Vierteljahresschrift f. Derm. u. Syphilis **1886**, p. 583.

[2]) DRP. 35130, 38423.

Die leichte Zersetzlichkeit des Jodols, welches in seiner antiseptischen Wirkung, sowie auch in den übrigen Wirkungen dem Jodoform weit nachsteht und deshalb, trotzdem es das erste Jodoformersatzmittel war und trotz seiner gelben Farbe keine allgemeine Verbreitung finden konnte, hat dazu geführt, es mit anderen Substanzen zu verbinden, Verfahren, die aber ohne jede praktische Bedeutung sind. So hat man durch die Darstellung des Koffeinjodols ein unlösliches, angeblich weit beständigeres Präparat erhalten, als es Jodol ist. Es ist kein rechter Grund einzusehen, warum gerade dazu Koffein verwendet wurde. Ferner wurde aus Jodol und Hexamethylentetramin, wie aus Jodoform und Hexamethylentetramin, ein molekulares Additionsprodukt dargestellt, welches angeblich sehr beständig ist.

Es entsteht beim Zusammenbringen einer alkoholischen Jodollösung mit einer wässerigen oder alkoholischen Hexamethylentetraminlösung als silbergraue Kristallmasse.

Auch die Darstellung des Jodolalbumins (Jodolen), ähnlich, wie des Jodoformalbumins, welche nur als Umschliessung des Jodols mit geronnenem Eiweiss anzusehen ist, erscheint uns zwecklos, da ja Jodol keine intensiv riechende Substanz ist und schon für Jodoform der Wert der Eiweissverbindungen als sehr zweifelhaft angesehen werden muss.

Zur Darstellung der Jodoleiweissverbindung vermischt man Lösungen von Eiweiss mit einer Jodollösung und koaguliert das Eiweiss in der Siedehitze [1]).

Isoform nennt Liebrecht p-Jodoanisol $C_6H_4\langle{OCH_3 \atop JO_2}$ ein farbloses, schwach nach Anis riechendes, in Wasser schwer lösliches, auch bei höheren Temperaturen nicht zersetzbares Pulver, welches als Trockenantiseptikum dienen soll.

Es wird dargestellt [2]) durch Oxydation von Jodanisol mittelst Chlor, unterchloriger Säure oder unterchlorigsauren Salzen, event. oxydiert man nach vorhergehender Überführung in die Chlorjod- resp. Jodosoverbindung.

Pyrroldiazoljodid wirkt lähmend auf periphere Nervenendigungen, entfiebernd, antiseptisch und zwar stärker als Chinin. Das Bromid zeigt schon in kleinen Dosen die nämliche Wirkung[3]).

Wir kommen nun auf einen Körper zu sprechen, das Sozojodol [4]), welcher scheinbar der ausgeführten Anschauung widersprechen würde,

---

[1]) DRP. 108904.

[2]) DRP. 161725.

[3]) Lo Monaco u. Tarulli, Bull. della Soc. Lancei **1896**, XV. 26.

[4]) DRP. 45226.

dass der Ersatz von Kernwasserstoffen durch Jod im Benzolkern für die Jodwirkung der Substanz ganz belanglos ist und, ferner dass durch Sulfurierung der Substanzen ihre Wirkung wesentlich abgeschwächt oder ganz aufgehoben wird. Mit einem Aufwande von grosser Reklame wurde Sozojodol, die Dijod-p-phenolsulfosäure $C_6H_2J_2.OH.SO_3H$ und ihre Salze als Arzneimittel empfohlen. Dass die freie Säure antiseptische Wirkungen äussern kann, daran ist wohl nicht zu zweifeln, da dies ja eine allen stärkeren Säuren zukommende Eigenschaft ist. Der Gehalt an Jod in der Verbindung ist aber für diese Eigenschaft aus dem Grunde gleichgiltig, weil die antiseptische Wirkung hier nur durch die Sulfosäuregruppe ausgelöst wird. Dass aber die neutralen Salze der Alkalimetalle Jodoformersatzmittel sein können, muss auf das Entschiedenste in Abrede gestellt werden. Nur wenn die Alkalisalze dissoziieren, kann es hier zu einer antiseptischen Wirkung kommen, sonst aber nicht. Ein anderes ist es, wenn die Sozojodolsäure Salze mit Quecksilber oder Zink bildet. Diesen Verbindungen kommt naturgemäss die dem Metall eigentümliche Wirkung zu und wie schon öfter erwähnt, ist es ziemlich gleichgiltig, welche Säure in die Salzbildung eingeht. Die Wirkung beruht nur auf den spezifischen Eigenschaften des salzbildenden Metalles. Dieses ist auch der Grund, weshalb trotz der von den Fabrikanten aufgewendeten Mühe sich in der Praxis nur die Quecksilber- und Zinkverbindung zu halten vermochte, weil die Wirkung dieser Salze eben auf der Wirkung des Quecksilbers und des Zinks und nicht auf der Sozojodolsäure beruht.

Man erhält die jodierten Sulfosäuren der Phenole, wenn man p-phenolsulfosaures Kali mit Chlorjodsalzsäure, die vor dem Jodieren mit Neutralisationsmitteln bis zum Auftreten von freiem Jod versetzt ist, zusammenbringt. Man erhält so das saure Kaliumsalz einer Dijod-p-phenolsulfosäure, welches schwerer löslich und das leichter lösliche Kaliumsalz einer Monojod-p-phenolsulfosäure. Die Entstehung dürfte nach folgender Gleichung geschehen:

$$2C_6H_4\begin{cases}OH\\SO_3K\end{cases} + 3JCl = C_6H_2\begin{cases}J_2\\OH\\SO_3K\end{cases} + C_6H_3\begin{cases}J\\OH\\SO_3K\end{cases} + 3HCl$$

Das schwerlösliche, saure Kaliumsalz mag eben vielleicht wegen dieser saueren Eigenschaften antiseptische Wirkungen in geringerem Grade besitzen.

Die freie Dijod-p-phenolsulfosäure, das eigentliche Sozojodol, erhält man durch Zersetzen des schwerlöslichen Barytsalzes mit Schwefelsäure. Auf gleiche Weise erhält man die Jodverbindungen: α-dijodphenolsulfosaures Kalium, β-dijodphenolsulfosaures Kalium, die Monojod-p-kresolsulfosäure und deren Salze, Jod-o-kresolsulfosäure und deren Salze, Jodthymolsulfosäure und deren Salze.

Von diesen kamen zur therapeutischen Anwendung das leicht lösliche Natriumsalz der Dijod-p-phenolsulfosäure $C_6H_2J_2(OH)SO_3Na + 2H_2O$ und das schwerlösliche Kaliumsalz $C_6H_2J_2(OH)SO_3K$. Diese Präparate blieben ohne wesentlichen Erfolg, während die entsprechenden Zink- und Quecksilberverbindungen, wie erwähnt, eine grössere Verbreitung erlangten. Im Organismus wird aus diesen Präparaten kein Jod abgespalten, sie verlassen ihn ganz unverändert.

In diese Gruppe gehört noch Pikrol, das dijodresorzinmonosulfosaure Kali, welches farblos, geruchlos und ungiftig ist und dem man naiverweise nachsagte, dass es so antiseptisch wirke, wie Sublimat. Man muss wohl staunen, wie wenig Verständnis des wahren Sachverhaltes Erfinder und Fabrikanten häufig zeigen.

Von Claus stammt das ebenfalls ganz vergebliche Bemühen, aus dem Oxychinolin durch Jodieren dieser Verbindung und Sulfurieren derselben zu Jodoformersatzmitteln zu gelangen. Claus, wie eine Reihe von Chemikern, glaubten im Gegensatze zu den tatsächlichen Verhältnissen, dass es bei der Darstellung von Jodoformersatzmitteln, welche jodhaltig sein sollten, gerade darauf ankomme, dass das Jod möglichst fest gebunden sei. Sie übersahen auch, dass es eine Kardinalregel bei der Arzneimittelsynthese ist, dass die Einführung von Säuregruppen in eine Verbindung deren Wirkung vernichtet oder wesentlich abschwächt.

Claus stellte die von ihm empfohlene m-Jod-o-oxychinolinanasulfosäure, welche den Namen Loretin trägt, nach folgendem Verfahren dar[1]):

o-Oxychinolin wird mit rauchender Schwefelsäure in der Kälte behandelt und man gelangt so zur Monosulfosäure des Oxychinolins, wobei die Sulfogruppe in der Anastellung des Chinolins steht. Lässt man nun auf das Kaliumsalz Jod einwirken, am besten, indem man Jodkalium und Salzsäure verwendet, so tritt das Halogenatom in die Metastellung des Chinolinkernes

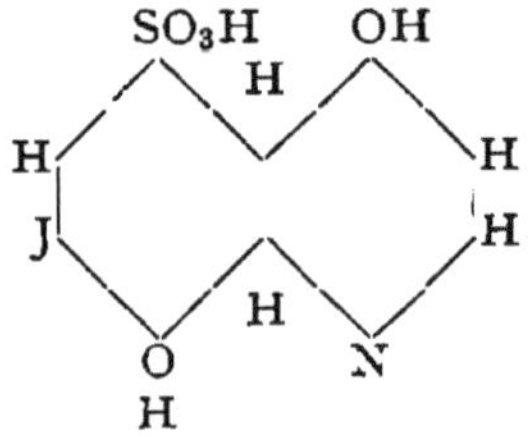

[1]) DRP. 72942.

Ebenso gelangt man durch Chlorieren und Bromieren zur m-Chlor- und m-Bromo-Oxychinolin-ana-sulfosäure [1]).

Loretin, die freie Säure, ist ein gelbes, geruchloses und unlösliches Pulver, welches nur als Säure antiseptische Eigenschaften zeigt. Als Jodoformersatzmittel angewendet sollen ihm keine unangenehmen Wirkungen zukommen. Auch das Kalium- und Natriumsalz wurde empfohlen, aber nur das Wismutsalz hat für kurze Zeit als Jodoformersatzmittel Anwendung finden können. Vorteile gegenüber den anderen Wismutmitteln kann diese Verbindung keinesweg bieten. (Siehe Wismutverbindungen.)

Den gleichen Zweck verfolgte Claus mit der Darstellung im Benzolkern jodierter und hydroxylierter Chinoline. Man behandelt o- oder p-Oxychinolin mit Jod in statu nascendi und erhält so Ana-jod-p-Oxychinolin [2]).

Die p-Methyl-m-jod-o-oxychinolin-ana-sulfosäure [3]) erhält man in gleicher Weise, wie Loretin, durch Einwirkung von Jod auf die p-Methyl-o-oxychinolin-ana-sulfosäure.

Die Wirkungen dieser Substanz sollen mit den Loretinwirkungen identisch sein.

Auch die dem Loretin isomere p-Jod-ana-oxychinolin-o-sulfosäure [4]) erhält man, wenn man nach dem Claus'schen Verfahren die Ana-oxychinolin-o-sulfosäure jodiert.

Ein ungiftiges Jodoformersatzmittel soll Jodchloroxychinolin (Vioform) sein, welches aus Anachlor-o-oxychinolin durch Jodieren dargestellt wird, in wässeriger Lösung mit Jodjodkalium, resp. mit Jodkalium und Hypochloriten. Es ist nur spurenweise wasserlöslich [5]). Es wurde von Tavel und Tomarkin eingeführt [6]).

Von Jodderivaten, die als Jodoformersatzmittel hätten dienen sollen, aber in kürzester Zeit verschwanden, sind noch zu nennen: das von Frankreich her empfohlene Antiseptol, welches Cinchoninum jodosulfuricum ist, ein in Wasser unlösliches Salz, über das aber keine therapeutischen Erfahrungen vorliegen. Die Wirkung dürfte sich hauptsächlich auf die bekannte Cinchoninwirkung beziehen, ebenso wie beim Chininum lygosinatum. Dieses ist ein Desinfektionsmittel und zwar ein Doppelsalz von Chinin und dem Natronsalz des Di-o-kumarketons. Es ist erst geschmacklos, dann bitter.

---

[1]) DRP. 73415.

[2]) DRP. 78830.

[3]) DRP. 84063.

[4]) DRP. 89600.

[5]) DRP. 117767.

[6]) Deutsche Zeitschrift f. Chirurgie **1900**. Heft 6.

Lygosin ist Di-o-kumarketon, es wirkt hindernd auf Bakterienentwickelung.

Jodsalizylsaures Wismut wird Jodylin genannt [1]).

Auch das sehr billige Phtalimid [2])

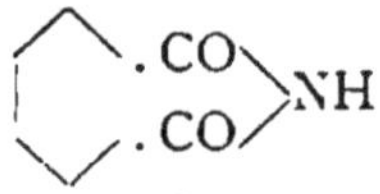

dient zur Darstellung von am Stickstoff substituierten Halogenverbindungen, über deren Wirksamkeit noch nichts bekannt ist.

So erhält man z. B. Chlorphtalimid, wenn man auf die wässerige Lösung von Phtalimid in Ätznatron Chlor einleitet. In ähnlicher Weise wird man wohl zum Brom- und Jodderivat gelangen.

* * *

Die Eigenschaft des Schwefels, beim Eintritt in die Verbindungen, namentlich in der nicht oxydierten Form, diesen schwach antiseptische häufig aber granulationsbefördernde und resorptionsbeschleunigende Wirkungen zu verleihen, hat bei der Billigkeit des Schwefels gegenüber dem Jod die Chemiker veranlasst, Versuche zu machen, ob nicht einerseits Schwefel für sich den Körpern ähnliche Eigenschaften wie Jod verleiht und man zu schwefelhaltigen, aber jodfreien Jodoformersatzmitteln gelangen kann, andererseits versuchte man Verbindungen herzustellen, welche sowohl Jod, als auch Schwefel enthielten, um auf diese Weise die wichtigen Wirkungen dieser beiden Metalloide in einem Körper zu vereinigen. So wurde Thioresorzin [3]), welches die Zusammensetzung $C_6H_4O_2S_2$ besitzt, als Jodoformersatzmittel empfohlen, ohne dass es als solches brauchbar wäre, da es störende Nebenerscheinungen, Lidödem und stark juckenden Hautausschlag macht.

Es wird dargestellt, indem man eine konzentrierte Lösung von Resorzin mit Natriumhydroxyd versetzt und in der Wärme Schwefel einträgt, bis sich dieser völlig löst. Wenn man verdünnte Säure in die Reaktionsmasse bringt, so scheidet sich das gebildete Thioresorzin ab.

---

[1]) Eugen Israel, Mediz. Woche **1902**. 139.

[2]) Auch p-Dioxyphtalimid sollte als Antiseptikum Verwendung finden. DRP. 117005. Durch 2 Mol. naszierende CNH auf 2 Mol. Benzochinon wird neben Hydrochinon Dicyanhydrochinon gebildet.

$$2\,C_6H_4O_2 + 2\,HCN = C_6H_2\,.\,(OH)_2^{1\cdot 4}(CN)_2^{2\cdot 3} + C_6H_4(OH)_2.$$

Beim Erwärmen mit konz. Schwefelsäure entsteht p-Dioxyphtalimid

$$C_6H_2(OH)_2\,.\,\begin{matrix}CO\\CO\end{matrix}\!\!>NH.$$

[3]) DRP. 41514.

Sulfaminol, ein geschwefeltes Oxydiphenylamin, hat ebenfalls als Jodoformersatzmittel keine Anwendung finden können [1].

Man schwefelt m-Oxydiphenylamin in der Weise, dass man in die heissen Lösungen der Alkalisalze dieser Substanz Schwefel einträgt und kocht, oder wenn man Schwefel vorerst in Lauge löst und in die heisse alkalische Lösung Oxydiphenylamin einträgt. Durch Zusatz von Säure scheidet sich Thiooxydiphenylamin ab, ein gelbes geruch- und geschmackloses Pulver, dem die Konstitution

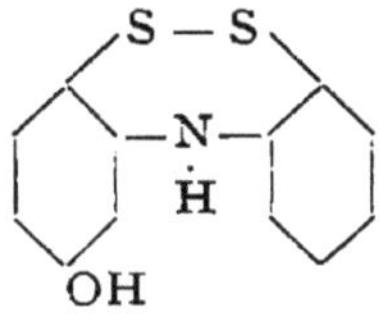

zukommt.

Da die Verbindung ein freies Hydroxyl enthält, lässt sie sich leicht azetylieren und man erhält eine ebenfalls schwachgelb gefärbte Substanz.

Unter dem Namen Thiurete [2] wurden von Fromm [3] Sulfitverbindungen basischer Natur dargestellt, die ebenso wie die bis nun erwähnten Verbindungen trotz ihres Schwefelgehaltes zu keiner Geltung zu gelangen vermochten.

Die Thiuretbase selbst $C_8H_7N_3S_2$ erhält man, wenn man Phenyldithiuret in alkalischer Lösung mit Jod behandelt, wobei es zu einer Oxydation kommt und man zu dem jodwasserstoffsauren Salz der Disulfidbase gelangt, welcher folgende Konstitution zukommt:

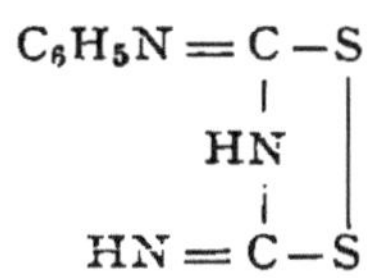

Von dieser Base lassen sich nun verschiedene Salze mit Halogenwasserstoffsäuren, mit Borsäure, Salizylsäure, Kresotinsäure und Phenolsulfosäure darstellen. Der Grund, warum Verbindungen dieser Art trotz ihres Schwefelgehaltes nicht zur Geltung kommen können, mag darin liegen, dass der Schwefelgehalt dem Jodgehalt, auch wenn der Schwefel leicht abspaltbar, keineswegs in der physiologischen Wirkung analog ist, hingegen, wenn es sich um eine Schwefelwirkung im Sinne der Ichthyolgruppe handelt, genügt eine so lockere Bindung nicht, dann handelt es sich gerade in der Therapie um die Eigenschaften von Körpern mit fest gebundenem Schwefel und um Verhältnisse in der

[1]) Ther. Mon. **1890**. p. 295; DRP. 52827. Wojtaszek, Przeglad lekarski **1891**. Nr. 32.

[2]) Blum, Deutsche med. W. **1893**. Nr. 8.

[3]) DRP. 68697.

Konstitution, die wir zu übersehen jedoch keineswegs in der Lage sind, da keine von den synthetisch dargestellten Substanzen bekannter Konstitution wirkliche Ichthyolwirkungen zeigte.

Die Versuche, Körper, die Jod und Schwefel enthielten, als Jodoformersatzmittel zu verwenden, haben bislang auch keinen rechten Erfolg zeitigen können. So hat man vom oben beschriebenen Thioresorzin ausgehend Dijodthioresorzin dargestellt, indem man auf die alkalische Lösung des Thioresorzins Jodjodkalium einwirken liess [1]). Es tritt Jod hierbei für die Hydroxylwasserstoffe ein und man erhält so einen gewiss wirksamen Körper, welcher wohl aus dem Grunde nicht zur Geltung gekommen ist, weil ihm neue Wirkungen, die man durch die schon vorhandenen Substanzen nicht erhalten könnte, trotz seines Gehaltes an Jod und Schwefel nicht zukommen. Die Konstitution dieses Körpers ist

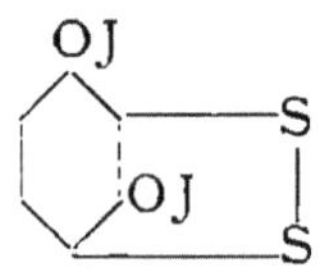

Jodoform kann mit quaternären Schwefelbasen oder deren Salzen unter Bindung von Additionsprodukten reagieren [2]).

Hierbei lagert sich stets ein Molekül Jodoform an ein quaternäres Schwefelatom an. Wenn man Triäthylsulfoniumjodid in alkoholischer Lösung mit einer Jodoformlösung zusammenbringt, so erhält man Jodoformtriäthylsulfoniumjodid. Wenn man Triäthylsulfoniumhydroxyd in alkoholischer Lösung mit Jodoform versetzt und hierauf alkoholische Salzsäure zufügt, so erhält man Jodoformtriäthylsulfoniumchlorid. Ebenso kann man Bromid und Jodid erhalten. Wenn man Jodoform in Methylsulfid löst und Jodäthyl zusetzt, so erhält man Jodoformdimethyläthylsulfoniumjodid. Ferner kann man Jodäthyl-Äthyldisulfidjodoform

$$\begin{array}{r} (C_2H_5)_2 = S - J \\ | \\ CHJ_3 . (C_2H_5)_2 = S - J \end{array}$$

erhalten, wenn man in alkoholischer Lösung Äthyldisulfid, Jodäthyl und Jodoform erhitzt.

Die Jodoformverbindung des Jodoformäthyl-diäthylsulfidmethans der Formel

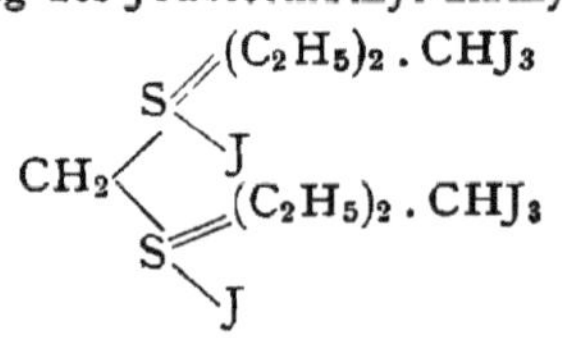

[1]) DRP. 58878.

[2]) DRP. 97207.

erhält man aus Jodoform und dem Einwirkungsprodukt von Jodäthyl auf das durch Kondensation von Merkaptan und Formaldehyd vermittelst Salzsäure erhaltene Diäthylsulfidmethan

$$CH_2\begin{cases}S.C_2H_5\\S.C_2H_5\end{cases}$$

Man bekommt ebenfalls Jodoformadditionsprodukte aus Jodäthylallylsulfid, Äthylsulfodiisopropyljodid, Jodmethylmerkaptol und Jodmethylperbrommethyltrisulfid. Über die therapeutische Anwendung dieser Verbindungen ist nichts bekannt worden, doch scheinen sie vor dem Jodoform selbst keine Vorzüge besessen zu haben.

Thiophen, welches nach den Untersuchungen von Heffter [1]) ungiftig ist und bei Verfütterung den Eiweisszerfall vermindert, vermehrt die gepaarte Schwefelsäure nicht. Trotz seiner antiseptischen Eigenschaften kann es als solches wegen seiner Flüchtigkeit nicht verwendet werden. Spiegler [2]) empfahl Thiophendijodid als Jodoformersatzmittel, welches sich als entwickelungshemmend für Bakterien, desodorisierend und sekretionsbeschränkend erwies. Die Substanz hat einen angenehmen aromatischen Geruch. Auch hier handelt es sich beim Ersatz von zwei Wasserstoffen durch Jod keineswegs um Jodwirkung der Substanz, sondern die ursprüngliche antiseptische Kraft des Thiophens wird durch den Eintritt von Halogen nur verstärkt und durch das eintretende Jod eine feste und nicht mehr flüchtige Substanz gewonnen.

* * *

Während Chloroform, Bromoform und Jodoform in der Therapie eine grosse Rolle spielen, scheiterte bis nun die Anwendung des Fluoroforms wohl hauptsächlich an der Schwierigkeit der Darstellung dieser Verbindung, obwohl ja bekanntlich den Fluorverbindungen starke antiseptische Eigenschaften zukommen. Auch hat Fluoroform den besonderen Nachteil ein Gas zu sein.

Das alte Verfahren Fluoroform zu gewinnen, beruhte auf der Umsetzung von Fluorsilber und Jodoform in Gegenwart von Chloroform. Das ältere Darstellungsverfahren für Fluoroform wurde gegenwärtig dahin geändert, dass man gleiche Gewichtsmengen Jodoform und Fluorsilber mit Sand mischt und gelinde erwärmt [3]). Das sich entwickelnde Gas wird mit Alkohol jodfrei gewaschen und hierauf mit Kupferchlorür von etwa anhaftendem Kohlenoxyd befreit und in einem Gasometer über Wasser aufgefangen. Um Fluoroform luftfrei zu bekommen, wird das mit Jodoform, Fluorsilber und Sand beschickte Entwickelungs-

---

[1]) Pflüger's Arch. **39**. 420.

[2]) Ther. Mon. **1892**. 67.

[3]) DRP. 105916.

gefäss mit Wasser völlig gefüllt, um die Luft zu verdrängen [1]). Auf diese Weise gelingt es, luftfreies, chemisch reines Fluoroform zu gewinnen.

Genügende Erfahrungen über Fluoroform [2]) und auch andere Fluorpräparate in der Therapie besitzen wir bis nun nicht und es lässt sich aus diesem Grunde, trotz mancher theoretischer Voraussetzung, die man an diese Halogenverbindungen knüpfen könnte, nichts Bestimmtes über dieselben aussagen.

Nach Binz soll es wie Chloroform wirken [3]).

Im Kern fluorierte aromatische Verbindungen erhält man, indem man wässerige Diazochloridlösung mit Flusssäure in Reaktion bringt [4]). Wenn man salzsaures Anilin mit salpetrigsaurem Natron diazotiert und nun Flusssäure zu der Diazochloridlösung zufliessen lässt, so entsteht Fluorbenzol, ein wasserhelles, mit Wasserdampf destillierbares Öl. Auf gleichem Wege gelangt man vom Toluidin, resp. vom Toluoldiazochlorid zum Fluortoluol, vom Pseudokumidin um Fluorpseudokumol, von Phenetidin zum Fluorphenetol, vom β-Naphtylamin zum Fluornaphtalin, vom Benzidin zum Difluordiphenyl.

Von so dargestellten Verbindungen kam in erster Linie Difluordiphenyl $C_6H_4Fl—C_6H_4Fl$ in die Therapie und zwar als Wundheilmittel [5]), dem aber keine bakteriziden Eigenschaften zukommen; daran ist aber nicht der Fluorgehalt schuld, sondern nur der Umstand, dass hier Fluor Kernwasserstoff ersetzt und weil ja, wie öfters erwähnt, Diphenyl ein an und für sich unwirksamer Körper ist. Auch bei Keuchhusten soll sich dieser Körper bewährt haben. Unter dem Namen Fluorrheumin kommt eine Mischung von Fluorphenetol mit Difluordiphenyl in den Handel, welche bei Rheumatismus empfohlen wird, ebenso ist das Epidermin nur eine Mischung von Fluoroxydul und Difluordiphenyl. Es wäre wohl viel aussichtsvoller gewesen, Fluorverbindungen darzustellen, in denen Fluor entweder in leicht spaltbaren aliphatischen Verbindungen oder in Seitenketten von aromatischen Verbindungen enthalten ist.

Wenn einerseits eine Reihe von Jodverbindungen zu dem Zwecke dargestellt wurde, um Jodoformersatzmittel zu erhalten, Ersatzmittel, welche, da es sich um Streupulver handelte, denen mehr oder minder starke antiseptische und granulationsbefördernde Eigenschaften zu-

[1]) DRP. 106513.

[2]) M. W. 1899. 976, 1697.

[3]) Verh. des internat. med. Kongresses Berlin Bd. II. p. 63.

[4]) DRP. 96153.

[5]) Thimm, Dermatol. Zeitschr. Bd. IV. Heft 15.

kommen sollten, auch aus anderen chemischen Gruppen, ohne dass die Anwesenheit von Jod dazu unumgänglich notwendig wäre, darstellbar waren, wir nennen hier nur die Tannin- und Wismutgruppen, so wurde andererseits eine Reihe von Jodverbindungen, insbesondere für den inneren Gebrauch, nur aus dem Grunde dargestellt, um Ersatzmittel für Jodkalium oder Jodnatrium zu finden, denen bei interner Verabreichung die eigentliche Jodwirkung, die insbesondere bei syphilitischen Spät-Affektionen geradezu als spezifische zu bezeichnen ist, zukommt. Es handelt sich wohl hier vor allem um die resorptionsbefördernde Wirkung der Jodsalze. Diese einfachsten anorganischen Verbindungen des Jods aus der Therapie je zu verdrängen, wird wohl keinem synthetischen Mittel gelingen. Weshalb man überhaupt Ersatzmittel des Jodkaliums suchte, ist nur erklärlich aus der Zersetzbarkeit der wässerigen Lösungen der Jodalkalisalze, aus dem schlechten Geschmacke derselben, der sich ja bekanntlich durch pharmazeutische Verabreichungsformen sehr gut korrigieren lässt und endlich, was das Wichtigste ist, aus dem Auftreten des Jodismus benannten Symptomenkomplexes. Es handelt sich nur darum, organische Verbindungen, welche Jod oder Jodwasserstoffsäure unter dem Einflusse der Gewebe, wenn auch nicht so leicht wie die Jodsalze, abgeben, darzustellen. Für diese Zwecke konnten sich ja wohl nur aliphatische Jodverbindungen eignen oder solche aromatische, wo Jod in Seitenketten enthalten und leicht abspaltbar ist. Ob Körpern dieser Art Vorzüge gegenüber den Jodalkalisalzen zukommen, wollen wir dahin gestellt sein lassen. Die Erfahrung zeigt nur, dass bei der ungeheuer grossen Anwendung von Jodsalzen in der Therapie der verschiedensten Erkrankungen keines der Jodpräparate, welches für die innere Verabreichung dargestellt wurde, auch nur eine irgendwie nennenswerte Verbreitung finden konnte. Man hat sich bemüht, in fast alle intern verabreichbaren Substanzen Jod zu substituieren, man hat auch jodwasserstoffsaure Salze der verschiedensten Substanzen mit den verschiedensten Wirkungen ganz zwecklos in dieser Absicht dargestellt. Wir wollen nur einige dieser Substanzen erwähnen:

Jodoform wurde auch intern gegeben, wobei es sich schon im Darmkanal zersetzte, so dass es zur Resorption von jodwasserstoffsauren Verbindungen aus dem Darme kommt. Ähnlich verhalten sich wohl zahlreiche aliphatische Körper. Jodäthyl wurde in Frankreich als Ersatzmittel für die ebenfalls Jodäthyl enthaltende Jodtinktur zu Pinselungen verwendet, auch intern eingenommen soll es gut wirken.

Man wird begreifen, dass bei der Kostspieligkeit des Jodäthyls gegenüber der Jodtinktur oder gegenüber dem Jodkalium jeder Arzt wohl bei den alten Mitteln bleiben wird, wenn das Neue gar keinen nennenswerten Vorteil bietet.

Einen grösseren Vorteil scheinen uns die von Winternitz[1]) empfohlenen Jodfette zu bieten, die gut resorbiert langsam bei der Verbrennung Jod frei machen. Diese Jodfette (ebenso verhalten sich die Bromfette) zersetzen sich beim Aufbewahren nicht. Sie werden dargestellt durch Behandeln von Fetten und Ölen mit Chlorjod oder Chlorbrom, doch bleiben die Fette hierbei zum Teile ungesättigt, weshalb sich das Halogenprodukt auch nicht zersetzt, während die jodgesättigten Fettsäuren sehr leicht unter Jodabspaltung zersetzlich sind[2]).

Geschwefelte Jodfette[3]) erhält man, wenn man auf Fette oder fette Öle in Gegenwart von Schwefelwasserstoff Jod einwirken lässt. Nimmt man ungesättigte Fettsäuren[4]), so gelangt man zu analogen Produkten, welche aber wasserlösliche Salze bilden.

Jodfettpräparate[5]) in fester und nahezu geschmackloser Form erhält man durch Darstellung der Salze der Chlorjodfettsäuren.

Fette, bezw. Fettsäuren und deren Ester, die Brom und Jod gleichzeitig enthalten und haltbar sind, stellt Majert (Berlin)[6]) dar durch Einwirkung von Brom und Jod in zur vollständigen Halogenisierung unzureichender Menge.

Merck (Darmstadt) beschreibt die Darstellung von haltbaren Jod- und Bromfetten, indem man Jod- und Bromwasserstoffsäure in wässeriger Lösung und in statu nascendi auf die Fette einwirken lässt[7]).

Jodstärke resp. im allgemeinen Halogenstärke erhält man in trockener Form durch Versetzen eines Stärkekleisters mit Halogen und Tannin, Dekantieren, Zentrifugieren und Trocknen des Niederschlages. Tannin tritt nur in kleinen Mengen in die Verbindung ein[8]).

Jothion ist Dijodhydroxypropan, als Ersatzmittel der Jodtinktur empfohlen.

Die Substitutionsprodukte des Koffeins und Theobromins, z. B. das jodwasserstoffsaure Dijodkoffein, sind so labil, dass sie schon bei der

---

[1]) Deutsche med. W. **23**. 1897.

[2]) DRP. 96495*).

[3]) DRP. 132791 (Bayer-Elberfeld).

[4]) DRP. 135043.

*) Man erhält diese Verbindungen auch (DRP. 135835), wenn man gasförmige Jod- oder Bromwasserstoffsäure auf Fette in unzureichender Menge einwirken lässt und zwar bei niederer Temperatur.

[5]) DRP. 150434 (Akt.-G. f. Anilin-Fabr., Berlin).

[6]) DRP. 139566.

[7]) DRP. 159748.

[8]) DRP. 142897 (Eichelbaum-Berlin).

Berührung mit Wasser Jod abspalten und in halbwegs erheblichen Dosen innerlich gegeben durch die Elimination des Jods in den Respirationswegen krampfhaften Husten erzeugen. Dem Benzojodhydrin $(C_3H_5)ClJ(C_7H_5O_2)$, also dem Chlorjodbenzoesäureglyzerinäther sollen bei der internen Verabreichung als Ersatzmittel der Jodalkalien keine unangenehmen Nebenwirkungen zukommen. Doch ist diese Substanz eine braungelbe, fettige Masse, die man erst mit Zucker mischen muss, um sie verabreichen zu können[1]).

Die Baumann'sche Entdeckung, dass in der normalen Schilddrüse der Tiere Jod in fester organischer Bindung enthalten ist und diese Jodothyrin genannte Substanz starke stoffwechselsteigernde Wirkungen schon in sehr kleinen Dosen auszulösen vermag, hat dazu geführt, Jod in Eiweisskörpern zu substituieren in der Hoffnung, so auf synthetischem Wege zu dem Jodothyrin analog wirkenden Substanzen zu gelangen. Diese Hoffnung ist nicht erfüllt worden, hingegen hat man Substanzen erhalten, die man ganz gut als Ersatzmittel der Jodalkalien benützen kann. So wurden unter den verschiedensten Namen Jodderivate von verschiedenen Eiweisskörpern dargestellt.

Das Jodieren von Eiweisskörpern gelingt leicht, wenn man deren wässerige Lösung entweder mit Jodjodkaliumlösung behandelt oder in die warme wässerige Lösung solange feingepulvertes Jod einträgt, als noch eine Aufnahme von Jod erfolgt und hierauf die Lösung mit Hilfe von Essigsäure koaguliert[2]).

Auch aus Peptonen und Albumosen kann man auf diese Weise leicht zu wasserlöslichen Jodderivaten gelangen. Blum stellte durch alkalische Spaltung von jodiertem Eiweiss ein schwefelfreies jodiertes Produkt her, welches 10% Jod enthält, aber keineswegs in seinen therapeutischen Eigenschaften mit dem Jodothyrin aus der Schilddrüse übereinstimmt, aber als Jodkaliumersatz bei der Syphilisbehandlung unter dem Namen Jodalbazid[3]) von mancher Seite empfohlen wurde.

Die festen wasserlöslichen Verbindungen des Kaseins mit Jodwasserstoffsäure oder Bromwasserstoff erhält man durch Verrühren von Kasein mit dieser Säure in mittlerer Konzentration oder durch Lösen in verdünnter oder konzentrierter Säure und Ausfällen der Verbindung[4]).

Wegen der starken Dissoziation solcher Verbindungen[5]) in wässeriger Lösung werden wohl solche Substanzen sogar hinter Jodkalium oder

---

[1]) Chenal, Thèse de Paris 1896.

[2]) Hopkins and Brook, Journ. of physiology. XXII. 184.

[3]) F. Blum, M. M. W. 1898 p. 233.

[4]) DRPAnm. C. 9082.

[5]) Erb, Zeitschr. f. Biol. XLI.; Ley, Zeitschrift f. physik. Ch. 1889. Bd. 4. p. 319.

Bromkalium zurückstehen. Ebenso wurden Jodleimverbindungen dargestellt, welche, um sie unlöslich und dadurch auch geschmacklos zu machen, ferner um die Gerbsäurewirkung dem Präparate zu verleihen, mit Tannin kombiniert wurden.

Tannin wurde mit Jodtinktur zunächst gemischt und dann Leimlösung zugesetzt. Die Fällung wird getrocknet und gepulvert. Sie enthält 22·5 % Jod [1]).

Auch Bromtanninleimverbindungen, Bromokoll genannt, wurden dargestellt.

Sie werden durch Fällen von Gelatinelösungen mit Bromtannin als geschmacklose beinahe unlösliche Pulver dargestellt [2]). Ferner wurden analog Bromtannineiweissverbindungen dargestellt durch Einwirken von Brom auf alkoholische Tanninlösungen und Fällen von Eiweisslösungen mit vorgenannter Solution. Das Präparat enthält 18 % Brom [3]).

Nahezu geschmacklose Bromtanninverbindungen erhält man auch, indem man Dibromtannin mit Formaldehyd behandelt und mit Salzsäure fällt. Sie enthalten 25 % Br.

Die Frage, wie sich Jodonium-, Jodo- und Jodosoverbindungen im Organismus erhalten, welche doch in mancher Beziehung von grossem physiologischem Interesse wäre, ist wenig bearbeitet worden. Jodoniumbasen wirken kurareartig [4]).

Von der Jodosobenzoesäure wissen wir, dass sie örtlich stark reizend wirkt und in Berührung mit im Blut kreisenden Jodalkalien freies Jod abspaltet (Heinz) [5]).

Die Darstellung der Jodosobenzoesäure wird in der Weise vorgenommen, dass man o-Jodbenzoesäure mit rauchender Salpetersäure behandelt [6]). Man bekommt dann die Verbindung

$$C_6H_4\left\langle\begin{matrix} J{=}O \\ CO.OH \end{matrix}\right.$$

Ferner erhält man sie, wenn man o-Jodbenzoesäure mit Permanganat in schwefelsaurer Lösung in der Siedehitze oxydiert [7]). Weiter wurde gefunden, dass o-Jodbenzoesäure in Chloroform beim Einleiten von Chlor in diese Lösung einen gelben Körper abscheidet, der das Jodidchlorid der Jodbenzoesäure ist [8]). Beim Erwärmen mit Alkali und Ausfällen der alkalischen Lösung mit Mineralsäuren erhält man ebenfalls Jodosobenzoesäure.

Jodosoanisol wurde schon früher erwähnt.

---

[1]) DRPAnm. A. 6515.

[2]) DRP. 116645.

[3]) DRPAnm. A. 7437.

[4]) V. Meyer u. Gottlieb, BB. **27**. 1592.

[5]) Virchow's Arch. **155**. Heft 1.

[6]) DRP. 68574. BB. **25**. 2632. **26**. 1339. 1357. 1727. 1735. 2953.

[7]) DRP. 69384.

[8]) DRP. 71346.

Chlor- und Bromderivate.

Die allgemeine Bedeutung des Eintrittes von Chlor und Brom in organische Verbindungen wurde bereits im allgemeinen Teile auseinandergesetzt. Der Eintritt von Chlor in Substanzen der aliphatischen Reihe vermag denselben hypnotische Eigenschaften, sowie narkotische, in starkem Maße zu verleihen, ebenso wie diesen Derivaten herzschädigende Wirkungen zukommen. Aber den Chlorsubstitutionsprodukten der aromatischen Reihe, in denen Chlor Kernwasserstoffe ersetzt, kommen, da der Organismus das Halogen aus der Kernsubstitution nicht abzuspalten vermag, keine hypnotische Eigenschaften mehr zu, aber der Eintritt von Halogen in diese Verbindungen steigert die diesen eigentümliche antiseptische Kraft in erheblicher Weise. Doch ist auch diese Fähigkeit nicht allein vom Eintritte des Chlors, sondern auch von der Stellung desselben abhängig. So ist von den drei isomeren Monochlor-Phenolen die Paraverbindung die am stärksten antiseptisch wirkende. Der unangenehme Geruch dieser Substanz ist aber bei ihrer Verwendung als Antiseptikum sehr hinderlich. Hingegen kommt diese Eigenschaft des üblen Geruches dem p-Chlorsalol nicht zu. Da p-Chlorsalol im Darme p-Chlorphenol abspaltet, welches ja ein stärkeres Antiseptikum ist als Phenol selbst, so ist p-Chlorsalol als Darmantiseptikum ein energischer desinfizierendes Mittel, als Salol.

o-Chlorsalol ist wegen seines Geruches als Arzneimittel für den internen Gebrauch nicht verwendbar.

o-Chlorphenol und o-Bromphenol erhält man, wenn man auf hoch erhitztes (150—180°) Phenol Brom oder Chlor einwirken lässt.

o-Monobromphenol wurde zur Erysipelbehandlung mit gutem Erfolge benützt. Für die aromatischen Bromderivate gilt dasselbe wie für die Chlor- und Jodderivate. Der antiseptischen Wirkung nach, ist p-Chlorphenol das stärkste, dann folgt m- und schliesslich o-Chlorphenol. Dasselbe Verhalten zeigen die Bromsubstitutionsprodukte, ebenso wie die Chlorsalole.

Die Karbonate des Chlorphenols werden in der üblichen Weise dargestellt, indem man auf eine alkalische Chlorphenollösung Phosgengas einwirken lässt oder indem man eine benzolische Chlorphenollösung im Druckgefässe mit Phosgengas erhitzt.

Trotz der vielen Vorteile, die die Anwendung solcher Halogenphenolderivate bieten würde, haben sie in der Medizin keine Verbreitung gefunden, ebensowenig wie die zahlreichen substituierten Salole, die nach der Nencki'schen Synthese dargestellt wurden[1]). Der Grund liegt darin, dass der Vorteil der höheren antiseptischen Wirkung der chlor- und bromsubstituierten Phenole den grossen Nachteil ihrer schleimhautreizenden Eigenschaften nicht aufwiegt. Von solchen Derivaten sind bekannt: die Salizylsäureester des o-, m- und p-Chlorphenol, des o- und p-Bromphenol, des Dichlorphenol 2. 6. und 1. 4., des Dibromphenol 1. 2. 6. und 1. 2. 4., des Trichlorphenols 1. 2. 4. 6., wobei OH 1 und des Tribromphenol 1. 2. 4. 6. des Trijodphenol 1. 2. 4. 6., des o- und p-Monojodphenols und des Dijodphenols.

Die Anhäufung von Halogen im Kern der aromatischen Verbindungen erhöht nicht gerade wesentlich deren antiseptische Kraft. Es steigt auch die Giftigkeit nicht an, um so mehr, als solche Substanzen unverändert, d. h. ohne Abspaltung von Halogen den Organismus passieren. Tribromphenol z. B., welches das Ausgangsmaterial für eine Reihe von antiseptischen Verbindungen darstellt, wirkt sehr kräftig desinfizierend, aber es reizt die Schleimhäute stark, eine unangenehme Eigenschaft, die dem Tribromsalol schon fehlt. So vertragen Kaninchen von zwei Kilo 15 g Tribromsalol, ohne irgend welche Vergiftungserscheinungen zu zeigen.

Die Substitution von Chlor oder Brom in den Kern der aromatischen Karbonsäuren zeitigt dieselben Effekte, wie beim Phenol. Ihre Darstellung kann als völlig zwecklos bezeichnet werden.

Gebromte p-Oxybenzoesäure erhält man, wenn man diese selbst oder ihre Alkylester in Eisessig oder in Lauge gelöst mit Brom versetzt. Mono- und Dichlor-p-oxybenzoesäure lassen sich leicht erhalten, wenn man Chlor auf eine Eisessiglösung von p-Oxybenzoesäure einwirken lässt. p-Chloroxybenzoesäure erhält man, wenn man Chlor oder besser Schwefeldichlorid SCl_2 in einem Verdünnungsmittel auf m-Oxybenzoesäure einwirken lässt. In gleicher Weise erhält man p-Bromoxybenzoesäure, wenn man auf eine Schwefelkohlenstofflösung von m-Oxybenzoesäure bei Gegenwart von Eisenbromür Brom einwirken lässt.

Ein Bromderivat des Salols, in welchem Brom sowohl im Kerne der Salizylsäure als auch im Kerne des Phenols substituiert ist, ist das von Rosenberg[2]) dargestellte Tribromsalol vom Schmelzpunkte 195°. Dieses Tribromsalol

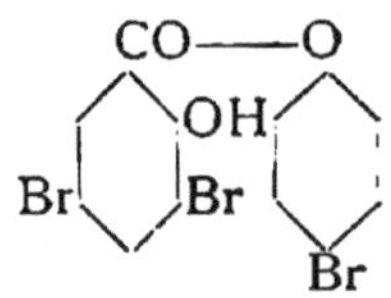

[1]) DRP. 70519.

[2]) DRP. 94284. 96105.

spaltet sich in Dibromsalizylsäure und p-Bromphenol, während gewöhnliches Tribromsalol sich in die unbeständige Tribromsalizylsäure und Phenol verseifen lässt.

Man bromiert, um die erstgenannte Verbindung zu erhalten, Salol in der Eiskälte in der Weise, dass man Salol in die achtfache Menge Brom einträgt.

Dieses Tribromsalol soll hypnotisch und hämostatisch wirken[1]). Die hypnotische Wirkung dieses Präparates, wie alle Bromwirkungen desselben, muss man entschieden in Abrede stellen, ebenso wie, dass zwischen diesem Präparate und dem gewöhnlichen Tribromsalol Unterschiede in der physiologischen Wirkung bestehen. Es ist auch dieses Präparat trotz solcher Angaben nicht zu einer praktischen Bedeutung gelangt.

p-Monobromphenylazetamid $C_6H_4Br.NH.C_2H_3O$, Antisepsin genannt, ist aus dem Grunde ein wirksamer Körper gegen geformte Fermente, weil hier die antiseptische Kraft des Phenylazetamids durch den Eintritt von Brom in der Parastellung gesteigert wird. Der Versuch die Dibromgallussäure, in welcher beide Bromatome Kernwasserstoff ersetzen, als Ersatzmittel der Bromalkalien bei Epilepsie zu verwenden, muss aus dem schon öfter angeführten Grunde als gescheitert angesehen werden, weil der Organismus dieser ihn unzersetzt passierenden Substanz nicht Brom zu entziehen in der Lage ist. Nur den aliphatischen Bromverbindungen können Bromeigenschaften, wie den Bromalkalien, zugeschrieben werden. Versuche, solche organische Derivate darzustellen, welche die beruhigenden Bromwirkungen besitzen, denen aber die depressiven Eigenschaften der Bromalkalien fehlen, sind zahlreich unternommen worden. Bromoform $CHBr_3$ z. B. findet nunmehr nur noch als Keuchhustenmitttel Anwendung. Die Darstellung des Bromalin genannten Hexamethylentetraminbrommethylates $(CH_2)_6N_4 . CH_3Br$ hat den gewünschten Erfolg nicht gehabt, da die sedative Wirkung wesentlich schwächer ist, als bei den Bromalkalien, doch kommt es bei Anwendung dieser Substanz nicht zu den unangenehmen Nebenwirkungen der anorganischen Brompräparate[2]). Auch Tribromhydrin $C_3H_5Br_3$, welches, infolge seines Bromgehaltes, schmerzstillend und beruhigend wirkt, hat keine solchen Vorzüge vor den Bromalkalien, dass seine Anwendung einen nennenswerten Umfang angenommen hätte, hingegen wirkt es wie Trichlorhydrin stark reizend auf die Darmschleimhaut.

---

[1]) Sem. med. **1897**. Nr. 40.

[2]) Bardet, Nouv. remèd. **1894**. 171. Deutsche Ärzte-Ztg. **1902**. 358.

Bromderivate des Azetons erhält man durch Einwirkung von Brom auf Azetondikarbonsäure in wässeriger Lösung, wobei eine feste Substanz, das Pentabromazeton, sich abscheidet, welches sich durch verdünnte Alkalien rasch unter Abscheidung von Bromoform zerlegt. Bei Verwendung einer konzentrierten Azetondikarbonsäurelösung entsteht festes Penta- und flüssiges Tetrabromazeton. Als Neutralisationsmittel für den bei dieser Darstellung entstehenden Bromwasserstoff eignet sich Marmor am besten.

Besser bewährt haben sich die leicht resorbierbaren bromsubstituierten Fette, Bromipin[1]) genannt, welche bei ihrer Verbrennung im Organismus Bromwasserstoff abspalten und so als anorganische Bromverbindungen wirken[2]). Der Vorteil der Verbindungen solcher Art beruht wohl darauf, dass der Organismus, nicht wie bei der Anwendung der Bromalkalien, unter dem Einflusse der ganzen Dosis auf einmal steht, sondern hier langsam die wirkende Substanz zur Geltung kommt. Aber dieser Vorteil, der sich darin äussert, dass die Nebenwirkungen der Bromalkalien eben durch die kleine zirkulierende Dosis vermieden werden, wägt durchaus den Nachteil nicht auf, welcher aus folgenden Gründen die ganze Wirkung in Frage stellt:

Wir verabreichen in der Praxis Brompräparate, als Sedativa und als Hypnotika und greifen insbesonders bei Epilepsiebehandlung zu grossen Dosen dieser Präparate, um durch eine rasche Überflutung des Organismus mit der wirkenden Substanz den beabsichtigten Effekt, Erzeugung von Schlaf oder Koupierung eines epileptischen Anfalles, zu bewirken. Organische Substitutionsprodukte des Broms aber, welche nur langsam unter dem Einflusse der Oxydation im Organismus Brom oder Bromwasserstoff abzuspalten in der Lage sind, vermögen in diesem Sinne nicht zu wirken und dieses ist der Grund, warum die zahlreich dargestellten Brompräparate der aliphatischen Reihe, denen ja Bromwirkungen tatsächlich zukommen, in der Therapie als Bromersatzmittel wohl häufig versucht werden, aber nie neben den Bromalkalien zu irgend einer Bedeutung gelangen können.

Aus diesem Grunde vermögen auch die halogensubstituierten Eiweisskörper, sowie Bromalbumine und Brompeptone nicht zur Geltung zu gelangen. Die Darstellung geschieht ähnlich wie die der Jodeiweissverbindungen.

Dietrich (Helfenberg) stellt einen bromhaltigen Eiweisskörper, Bromeigon genannt, in der Weise dar, dass er zu einer Eiweisslösung eine durch Auflösen von Brom in verdünnten Alkohol entstandene alkoholische Lösung von

---

[1]) Deutsche med. W. 1897. Nr. 23.

[2]) DRP. 96495.

Bromal und Bromäthyl zusetzt[1]). Nach mehreren Stunden wird die Mischung zu einer starren farblosen Gallerte, die nun mit Alkohol gereinigt wird. Das Einwirkungsprodukt von Chlor auf Eiweiss und das saure Spaltungsprodukt des Chloreiweisses, Chloralbazid genannt, soll bei Magenerkrankung gute Erfolge zeitigen[2]). Es scheint jetzt ganz verlassen zu sein.

Die chlorhaltigen Eiweisskörper[3]) werden gewonnen durch Einwirkung von Chlor auf feuchtes oder gelöstes Eiweiss, am besten durch abwechselndes Einleiten von Chlor und darauf folgendes Neutralisieren der entstehenden Salzsäure[4]) oder nach einem elektrolytischen Verfahren, indem man eine Lösung von Eiweiss und Kochsalz einem Strome von ca. $^1/_2$ Ampère 24 Stunden lang aussetzt. Um den chlorhaltigen Eiweissanteil vom chlorfreien zu trennen, zerkocht man das Chloreiweiss mit 5—10%iger Mineralsäure. Der ungelöste Rückstand enthält das chlorhaltige Säurespaltungsprodukt des Chloreiweisses, welches nun durch Lösen in Lauge und Fällen mit Säure gereinigt wird.

Die Akt.-Ges. f. Anilinfabrikation (Berlin)[5]) stellt durch Fällen von Leim mit Bromtanninlösung geschmacklose Bromtanninleimverbindungen her[6]). In gleicher Weise wenig lösliche, nahezu geschmacklose, gegen Magensaft resistente im Darmsaft lösliche Verbindungen mit beträchtlichem Bromgehalt.

Die organischen Farbstoffe.

Die Eigentümlichkeit zahlreicher organischer Farbstoffe, nur bestimmte Gewebe oder nur bestimmte Teile des Gewebes anzufärben, sowie ihre Fähigkeit, Bakterien und andere Mikroorganismen durch Färbung zu differenzieren, hat bei einzelnen Forschern den Gedanken erweckt, diese spezifische Selektion bestimmter Gewebe und bestimmter Mikroorganismen für gewisse Farbstoffe dazu zu verwenden, dass man durch Ankettung wirksamer Gruppen an solche Farbstoffe, wenn nicht besonders wirksame Gruppen in diesen von Haus aus vorhanden waren, pharmakologisch wirksame Körper schafft, die durch die besondere Selektion gerade in den spezifisch zu färbenden Geweben zur Ablagerung gelangen und dann dort ihre Wirkung ausüben. Zu dem trat eine Beobachtung von Stilling, dass die organischen Farbstoffe zum grossen Teile enorme desinfizierende Eigenschaften besitzen und

---

[1]) In ähnlicher Weise wurden von Dietrich auch Jodeigone aus Eiweiss gewonnen.

[2]) M. M. W. **1899**. 1.

[3]) Journ. f. prakt. Ch. **56**. 393. **57**. 365. Chem. Ztg. **1899**. 81.

[4]) DRP. 118606. In gleicher Weise lassen sich auch Bromeiweisse darstellen. DRP. 118746 und Bromgelatine mit 14% Br.

[5]) DRP. 116645.

[6]) DRP. 120623.

als Antiseptika um so mehr gute Dienste leisten müssten, weil sie, infolge der Fähigkeit der Bakterien den Farbstoff aus seiner Lösung anzuziehen, um so leichter und sicherer ihre antiseptische Wirkung entfalten können. Aber der anfängliche Enthusiasmus, welcher dieser hübschen Idee entgegengebracht wurde, hat sich nunmehr ganz verloren. Die spezifische Selektion der Gewebe und Mikroorganismen für bestimmte Farbstoffe ist ja nicht eine besondere Funktion der Farbstoffe; bei den Farbstoffen kommt nur diese Selektion zur sichtbaren, leicht erkenntlichen Erscheinung, während bei den ungefärbten Substanzen die Selektion nur durch die spezifische Wirkung des reagierenden Gewebes erschlossen werden kann. Es ist klar, dass die färbende Eigenschaft dieser chemischen Substanzen zu ihren sonstigen physiologischen Wirkungen in keiner Beziehung stehen muss, vielmehr sind die physiologischen Wirkungen nur abhängig von dem allgemeinen Baue dieser Substanzen und daher auch von der Zugehörigkeit zu bestimmten chemischen Gruppen. Dass die chemischen Gruppierungen innerhalb des Moleküls der Farbstoffe, welchen die Farbstoffe ihre Farbe verdanken, neue oder spezifische Wirkungen physiologischer Art auslösen, die den nicht gefärbten Substanzen nicht eigen sein sollten, ist ja wohl nicht anzunehmen und tatsächlich hat die praktische Erfahrung auch gezeigt, dass die organischen Farbstoffe keinerlei Vorzüge vor den anderen wirksamen Substanzen nicht gefärbter Art haben. Dabei haben ja die organischen Farbstoffe bei ihrer Einverleibung in den Organismus den Nachteil, dass sie durch die reduzierende Wirkung der Gewebe ziemlich rasch in ihre meist ganz unwirksamen Leukoverbindungen verwandelt werden und wir so innerhalb des Organismus unwirksame Substanzen diesem einverleiben. Nur der Reiz, dass man sichtbare spezifische Selektion als Resultat der Verwendung von Farbstoffen als Antiseptika z. B. erhält, war der Hauptbeweggrund für die Anwendung der Farbstoffe in der Therapie. So war Billroth von der Hoffnung erfüllt, dass man einen Farbstoff finden werde, welcher die Gewebe ungefärbt lässt, und so auf diese nicht einwirkt, aber die spezifischen Bakterien innerhalb des Organismus färbt und gleichzeitig tötet. Dass man sich solchen Selektionsvorstellungen hingab und gerade die Farbstoffe als diejenigen Körper ansah, unter denen man den chemischen Stoff finden müsste, dem eine solche eigentümliche spezifische Selektion zukommt, ist nur, wie erwähnt, daraus zu erklären, dass man bei den Farbstoffen, um es derb zu sagen, die Selektion zu Gesicht bekommt. Dass gerade bei den Medizinern falsche Vorstellungen dieser Art so grosse Verbreitung gefunden und einen so grossen Enthusiasmus erweckt haben, ist nur dem Umstande zuzuschreiben, dass die Mediziner die ihnen aus der Histologie wohlbekannten Erscheinungen der Farbenselektion der Gewebe rasch auch auf die Wirkung der Farbstoffe auf lebende Gewebe ohne längeren Vorbedacht ausgedehnt haben.

Es muss aber bemerkt werden, dass gesundes Protoplasma z. B. von Methylenblau überhaupt nicht gefärbt werden soll, wie es Michailow [1]) berichtet, sondern erst absterbendes Gewebe, womit der ganzen Therapie der physiologische Boden entzogen werden würde.

Schon im Altertume hat man den blauen Indigo zur Heilung von Geschwüren empfohlen und verwendet. Die schwach antiseptischen Wirkungen dieser Substanz wären vielleicht wieder einmal für die Darmantiseptik zu versuchen, da Indigo, wie Nigeler gezeigt hat, den Darm unverändert passiert und nichts von dieser Substanz in irgend einer Form in den Kreislauf gelangt. Doch ist der reine Indigo nach Kobert's Angabe in fein verteiltem Zustande eine heftig lokal reizende Verbindung.

Wir teilen die in der Therapie versuchten Farbstoffe hier nach ihren chemischen Beziehungen und nicht nach ihren therapeutischen Verwendungen ein, weil so die Beziehungen zwischen Aufbau und Wirkung klarer zum Ausdruck kommen werden [2]).

Die gelben Nitrofarbstoffe zeigen eigentlich zweierlei Wirkung: die Wirkung der Nitrogruppen am aromatischen Kern und die Wirkung der zugrunde liegenden Verbindungen, wie z. B. des Phenols. Wie durch den Eintritt von Halogenradikalen für Kernwasserstoffe oder von Alkylgruppen für Kernwasserstoffe die antiseptische Kraft des Phenols ansteigt, so geschieht es auch beim Eintritt von Nitrogruppen in die Kerne. Aber im Gegensatze zum Eintritt von Alkylen steigt hier die Giftigkeit der Verbindung beim Eintritt von Nitrogruppen und zwar ist die Giftigkeit durch die Wirkungen der Nitrogruppen selbst bedingt.

Trinitrophenol (Pikrinsäure) 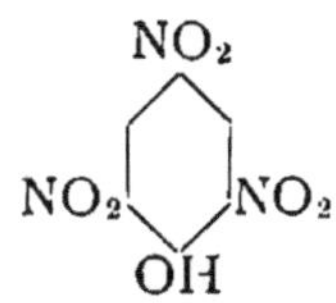

ist daher ein starkes Antiseptikum und ist in verdünnten Lösungen äusserlich gut anwendbar. Es wird in Frankreich gegen Brandwunden

[1]) Petersb. med. W. **1899**. 23.

[2]) S. Weyl, Teerfarben.

viel verwendet. Hingegen ist diese Verbindung für den innerlichen Gebrauch wegen der Zerstörung der roten Blutkörperchen und ihrer energisch krampferregenden Wirkung, sowie wegen der Störungen in der Niere und der schliesslichen Lähmung des Atemzentrums unverwendbar; doch ist die Pikrinsäure keineswegs zu den heftigen Giften zu rechnen und ist ganz gut verwendbar, wo man neben der antiseptischen Kraft dieses Mittels auch ihre schmerzstillenden Eigenschaften zu verwerten beabsichtigt.

Hingegen ist Dinitrokresol

$$C_6H_2 \begin{cases} NO_2 \\ NO_2 \\ CH_3 \\ OH \end{cases}$$

weit intensiver giftig, was vielleicht durch seine leichtere Löslichkeit in Wasser der Pikrinsäure gegenüber zu erklären ist. Eine medizinische Anwendung kann daher dieser Farbstoff nicht finden.

Martiusgelb ist Dinitro-α-naphtol

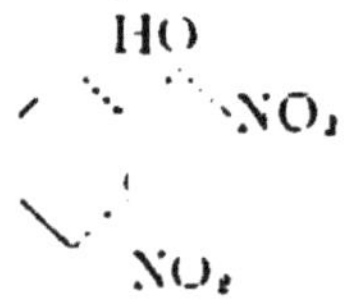

Auch dieser Körper zeigt giftige Eigenschaften, obwohl er weniger giftig ist, als Dinitrokresol. Auch hier mag die geringere Giftigkeit mit der schweren Löslichkeit der Substanz in innigem Zusammenhange stehen.

Die Regel, dass giftige Körper durch Überführung in Säuren entgiftet werden, findet auch in dieser Gruppe ihre Bestätigung, da Naphtolgelb-S (Dinitro-α-naphtolsulfosäure)

$$C_{10}H_4 \begin{cases} OH\alpha \\ (NO_2)_2 \\ SO_3H \end{cases}$$

also eine Sulfosäure des eben besprochenen Martiusgelb, nun ein ganz ungiftiger Körper ist. Einer Analogie, dass der Eintritt einer an Kohlenstoff haftenden Sulfogruppe eine solche entgiftende Wirkung zeitigt, findet man auch in dem im allgemeinen Teil erwähnten Versuche von Salkowski, welcher die Phenolschwefelsäure $OH . C_6H_4 . SO_3H$ ganz ungiftig fand[1]). Aus demselben Grunde ist auch das Schöllkopfsche Brilliantgelb, welches eine dem Naphtolgelb-S isomere Dinitro-α-naphtolmonosulfosäure ist, unwirksam.

---

[1]) Pflüger's Arch. 4. 92.

Der Aurantia genannte Farbstoff, welcher ein Salz des Hexanitrodiphenylamins ist

$$\begin{matrix} C_6H_2(NO_2)_3 \\ C_6H_2(NO_2)_3 \end{matrix}\!\!>NH_2$$

scheint wegen der Nitrogruppen giftig zu sein, was wohl von einzelnen Beobachtern wieder geleugnet wird.

Die Azofarbstoffe, welche durch die Gruppe $-N=N-$ charakterisiert sind, sind durchaus ungiftige Körper. Diaminoazobenzol, dessen Chlorhydrat Chrysoidin genannt wird,

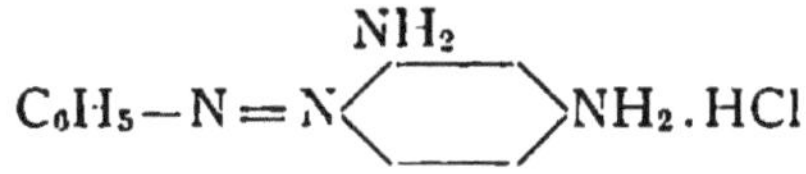

hat die eigentümliche Fähigkeit, schon in sehr verdünnten Lösungen Choleravibrionen zu agglutinieren. Aber ebenso, wie die Kommabazillen, verhalten sich sämtliche Vibrionen diesem Farbstoff gegenüber. Chrysoidin ist als Antiseptikum aufzufassen, welchem aber keine spezifischen Wirkungen zukommen. Über einige Azofarbstoffe, die Ehrlich und Einhorn in Kombination mit Kokain dargestellt haben, ist in dem Kapitel Alkaloide nachzulesen.

Aus der Rejhe der Diphenyl- und Triphenylmethanfarbstoffe hat Stilling [1]) mehrere Körper untersucht und als Antiseptika empfohlen. Das gelbe Pyoktanin ist salzsaures Auramin

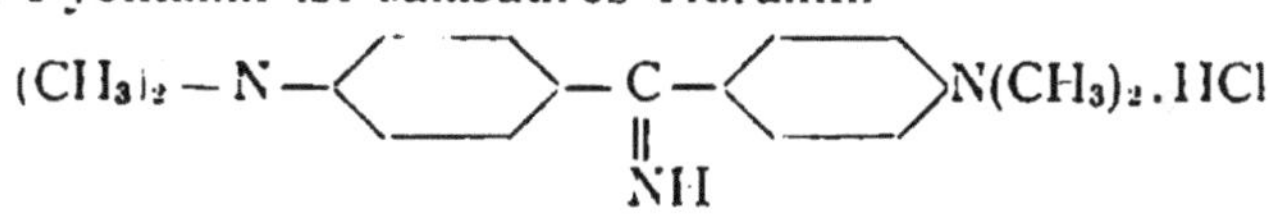

das violette Pyoktanin, Methylviolett genannt, ist ein Gemenge der Chlorhydrate von methylierten p-Rosanilinen, besonders vom Penta- und Hexamethyl-p-Rosanilin.

$$C\begin{cases} C_6H_4-N(CH_3)_2 \\ C_6H_4-N(CH_3)_2 \\ C_6H_4-N(CH_3)_2.Cl \end{cases}$$

Methylviolett ist ein weit stärkeres Antiseptikum, als gelbes Pyoktanin, und ist relativ ungiftig. Bei sehr grossen Dosen erfolgt der Tod vom Zentralnervensystem aus. Einzelne Autoren, insbesonders Mosetig, haben Beobachtungen mitgeteilt, dass die spezifisch färbende und antiseptische Kraft des Methylvioletts sich bei der Behandlung inoperabler maligner Neoplasmen besonders bewähre, ja, dass sogar solche inoperable, bösartige Geschwülste auf die Behandlung mit Methylviolett völlig zurückgehen und vernarben.

[1]) AePP. 28. 351. Wr. kl. W. 1891. 201. 263. Lancet. 1891. Apr. 272.

Penzoldt untersuchte die Anwendbarkeit von Farbstoffen als Antiseptika und zog in den Bereich seiner Untersuchungen:

Malachitgrün (Tetramethyldiaminotriphenolkarbinol), Fuchsin (Triaminodiphenyltolylkarbinol), Trimethylrosanilin = Hofmann's Violett, Methylviolett (Gemenge von Tetra-, Penta-, Hexamethylrosanilin), Phenylblau (triphenylrosanilinsulfosaures Natrium), Korallin, Eosin (Tetrabromfluoreszin), Rose Bengale (Tetrajodfluoreszin), Methylorange (dimethylaminazobenzol-p-sulfosaures Natrium), Vesuvin, Tropäolin (diphenylaminoazobenzolsulfosaures Kalium), Scharlachrot, Kongorot (diphenyltetraazo-α-naphtylaminsulfosaures Natrium), Indulin, Methylenblau. Methylviolett, Malachitgrün, Phenylblau und Trimethylrosanilin wirken völlig entwickelungshemmend.

Nach Penzoldt macht Methylviolett intern lokale Veränderungen, während Malachitgrün motorische Lähmungen mit zeitweisen Krampferscheinungen, Trimethylrosanilin Muskellähmung erzeugt.

Rose-Bengal, Phenylblau und Methylenblau haben keine bemerkenswerten Störungen zur Folge. Doch haben alle diese Farbstoffe bei der Diphtheriebehandlung im Stich gelassen. Stilling hatte Methylviolett insbesondere bei Augenerkrankungen auf das Wärmste empfohlen. Später konnten Stilling und Wortmann zeigen, dass die dem Pyoktanin, welches ja eine Methylverbindung ist, analoge Äthylverbindung bakteriologisch und therapeutisch viel stärker wirkt. Aber schon das salzsaure p-Rosanilin, Fuchsin genannt, die nicht alkylierte Grundsubstanz dieser Verbindungen,

$$C \begin{cases} C_6H_4NH_2 \\ C_6H_4NH_2 \\ C_6H_3 < \begin{matrix} CH_3 \\ NH_2Cl \end{matrix} \end{cases} + 4H_2O$$

ist nach Loujorrais sehr fäulniswidrig und dabei ein ganz ungiftiger Körper, wobei naturgemäss vorausgesetzt wird, dass die Versuche mit reinen Präparaten gemacht sind.

Toluidinblau ist das Chlorzinkdoppelsalz des Dimethyltoluthionin; es ist für Mikroorganismen ein erhebliches Gift und kann wie Methylenblau in der Augenheilkunde verwendet werden [1]).

Wir sehen schon bei Betrachtung dieser Gruppe von Körpern, dass ihnen nicht etwa eine spezifische Wirkung zukommt, sondern dass sie nur vorzugsweise in der äusseren Anwendung als antiseptische Mittel verwendbar sind, als Mittel, die in ihrer Wirkung etwa zwischen

---

[1]) Sem. med. 1898. N. 45, Philad. med. Journ. 1898. p. 13.

Karbolsäure und Sublimat stehen und denen gerade ihre färbende Kraft, derenthalben sie ja eigentlich in Verwendung gezogen wurden, in dieser Verwendung sehr hinderlich ist, da die Färbung der Verbandstoffe, der Hände des Operateurs und der Haut des Patienten gewiss nicht zu den Annehmlichkeiten gerechnet werden kann. Dass die antiseptische Kraft in Beziehung steht zu den Eigenschaften desselben Körpers als Farbstoff, muss man entschieden in Abrede stellen. Sie ist nur abhängig von dem allgemeinen Aufbau der Substanz, steht aber in keiner direkten Beziehung zu den chromophoren und auxochromen Gruppen des Körpers, vielmehr zu dem aromatischen Kern. Ja es kann sogar der Fall eintreten, dass eine auxochrome Gruppe die Wirksamkeit einer solchen Substanz in antiseptischer Beziehung herabsetzt.

Dass die von Cazeneuve und Lepine[1]) untersuchten Monoazofarbstoffe, wie schon oben erwähnt, sämtlich ungiftig waren, lässt sich aus der Konstitution dieser Körper leicht erklären. Diese beiden Forscher untersuchten

Rouge soluble $C_{10}H_{6}\begin{matrix}\alpha SO_3Na\\ \alpha N=N-C_{10}H_5\end{matrix}\begin{matrix}\alpha OH\\ \alpha SO_3Na\end{matrix}$

Rouge pourpre $C_{10}H_6\begin{matrix}\alpha SO_3Na\\ N=N-C_{10}H_4\end{matrix}\begin{matrix}(SO_3Na)_2\\ \beta OH\end{matrix}$

Bordeaux B $C_{10}H_7\alpha N=N-C_{10}H_4\begin{matrix}\beta OH\\ (SO_3Na)_2\end{matrix}$

Ponceau R $C_6H_3\begin{matrix}(CH_3)_2\\ N=N-C_{10}H_4\end{matrix}\begin{matrix}\beta OH\\ (SO_3Na)_2\end{matrix}$

Orange I $C_6H_4\begin{matrix}4.SO_3Na\\ 1.N=N-C_{10}H_6(\alpha)OH\end{matrix}$

Jaune solide $C_6H_3\begin{matrix}2.CH_3\\ SO_3Na\\ 1.N=N(1)C_6H_2\end{matrix}\begin{matrix}(2)CH_3\\ (4)NH_2\\ SO_3Na\end{matrix}$

Diese Körper sind sämtlich Sulfosäuren und die Sulfosäuregruppen bedingen hier die Entgiftung der ursprünglichen Substanz.

Wenn aber die Azofarbstoffe keine Sulfogruppe enthalten, so sind sie giftig. So z. B. Bismarckbraun $C_{12}H_{13}N_5$, 2HCl. Dieses macht in kleinen Dosen keine Erscheinungen, hingegen machen Dosen von 0.35 pro kg Tier Albuminurie und Erbrechen.

Sudan I $C_{16}H_{12}N_2O$ ist Anilinazo-β-naphtol

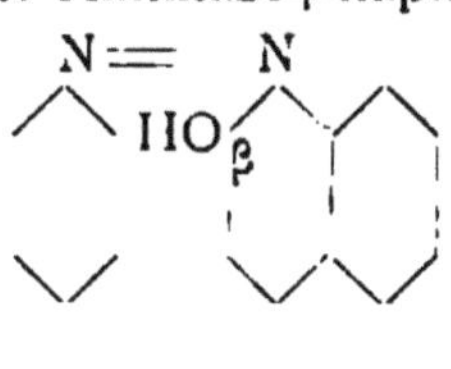

Es ist nicht völlig unschädlich, da dieser Farbstoff eine geringe Albuminurie hervorzubringen scheint. m-Nitrazotin, ein von Weil dargestellter Azofarbstoff aus diazotiertem m-Nitranilin gepaart mit β-Naphtol, von der Konstitution

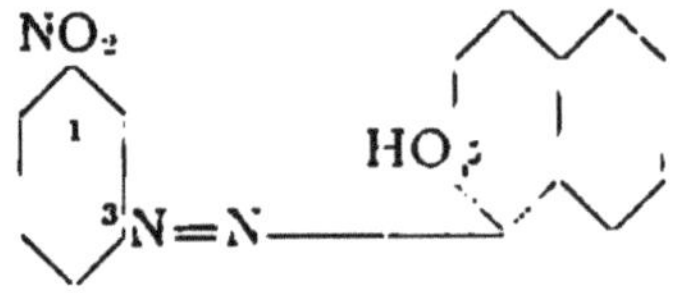

ist trotz des Vorhandenseins der Nitrogruppe ein ungiftiger Körper. Ebenso ist p-Nitrazotin, ein Azofarbstoff aus diazotiertem p-Nitranilin gepaart mit β Naphtolmonosulfosäure der Konstitution

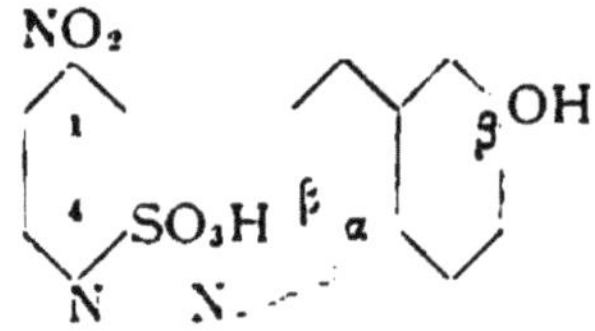

ein ungiftiger Körper, was um so leichter zu erklären ist, weil hier, nach Analogie mit dem m-Nitrazotin, die Nitrogruppe keine giftige Wirkung äussert, andererseits die Sulfosäuregruppe eine etwa vorhandene Giftigkeit unterdrücken würde.

Nach den Untersuchungen von Weil ist Orange II der wahrscheinlichen Konstitution (Mandarin)

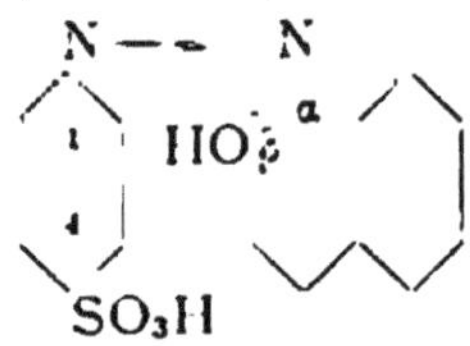

erhalten aus p-Diazobenzolsulfosäure und β-Naphtol vom Magen aus schon in kleinen, für den Menschen schon in 0.2 g Dosen giftig [1]); im Gegensatze hierzu, ist aber nach den Untersuchungen von Cazeneuve und Lepine das entsprechende α-Naphtolorange

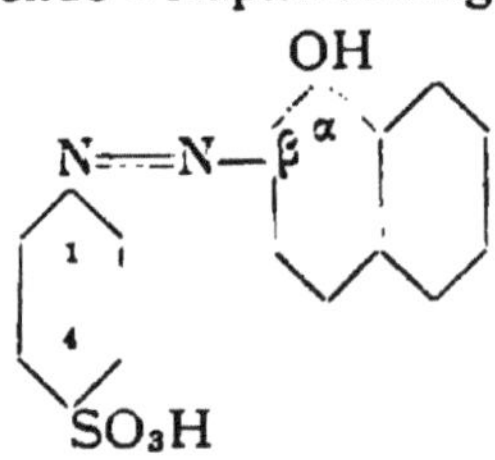

---

[1]) Bei Hunden erzeugen 2 g Erbrechen, Diarrhöe. Z. Unters. Nahr. Genussmittel 5. 241.

welches sich also vom β-Naphtolorange nur durch die Stellung der Hydroxylgruppe unterscheidet, ungiftig.

Ebenso ist Metanilgelb = Orange MN so gut wie unschädlich.

Ponceau 4GB $C_{16}H_{11}N_2O_4SNa$, mit der wahrscheinlichen Konstitution

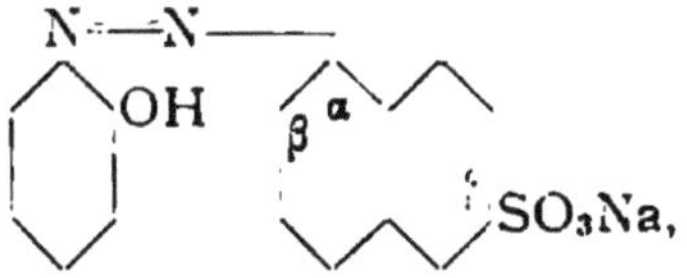

kann als ungiftig gelten, was wohl auch hier mit der Sulfogruppe zusammenhängen wird. Auch der eine Nitrogruppe enthaltende Orseilleersatz $C_{16}H_{11}N_4O_5SNa$ der Konstitution

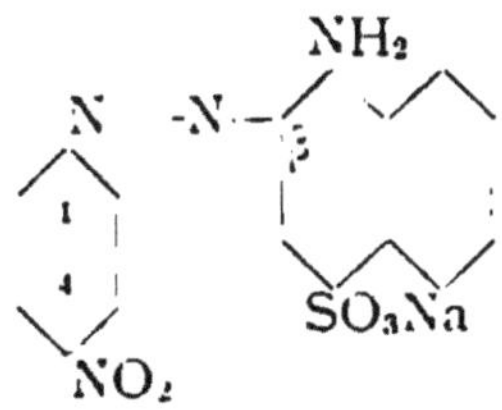

ist ungiftig.

Wie beim Naphtolgelb S ist hier die Wirkung der NO_2-Gruppe durch die gleichzeitig vorhandene HSO_3-Gruppe ganz abgeschwächt.

Das schon oben erwähnte Chrysoidin $C_{12}H_{12}N_4HCl$ ist salzsaures Diaminoazobenzol

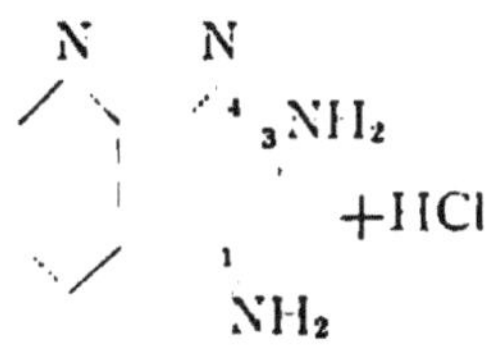

und bewirkt eine geringe Albuminurie und verursacht eine bemerkenswerte Abnahme des Körpergewichtes, es erzeugt Gewerbeekzeme.

Diphenylaminorange $C_{18}H_{14}N_2O_3SNa$ der wahrscheinlichen Konstitution

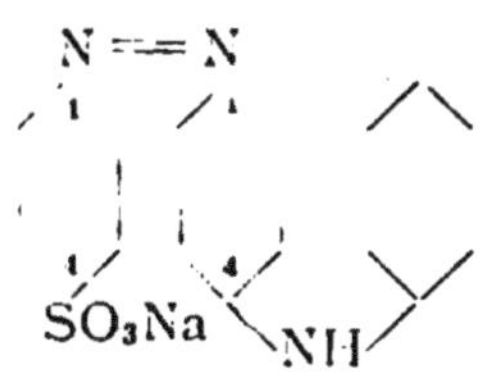

ruft nur Albuminurie hervor. Weitere Störungen traten selbst nach mehrwöchentlichen Versuchen nicht auf.

Metanilgelb $C_{18}H_{14}N_3O_3SNa$ ist das Natronsalz des m-Aminobenzolmonosulfosäure-Azodiphenylamin

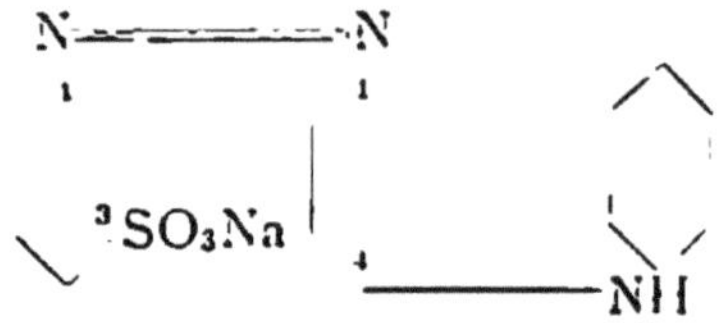

Ein Hund von 11 kg wurde von 20 g dieses Farbstoffes innerhalb vier Tagen getötet, während das isomere Diphenylaminorange ungiftig ist. Es muss wohl erst erwogen werden, ob sich nicht die Giftigkeit dieses Körpers etwa durch eine leichte Abspaltbarkeit von Diphenylamin erklären lässt, um so mehr, als dieser Farbstoff schon von Haus aus stark nach Diphenylamin riecht.

Azarin-S ist vom Magen aus ganz unschädlich. Bei subkutanen Injektionen kann es aber vorkommen, dass sich der Hydroazofarbstoff, welcher dem Azarin-S zugrunde liegt, abspaltet, wobei es zu einer letalen Vergiftung des Versuchstieres kommen kann.

Von den Diazofarbstoffen erwiesen sich alle von Weil untersuchten Körper, wie Echtbraun-G, Wollschwarz, Naphtolschwarz-P, Kongo-Azoblau und Chrysamin-R als unschädlich, insbesonders, wenn man sie vom Magen aus einverleibte.

Aus der Gruppe der Akridinfarbstoffe versuchte Tappeiner Phosphin, d. i. das Nitrat des Diaminophenylakridins

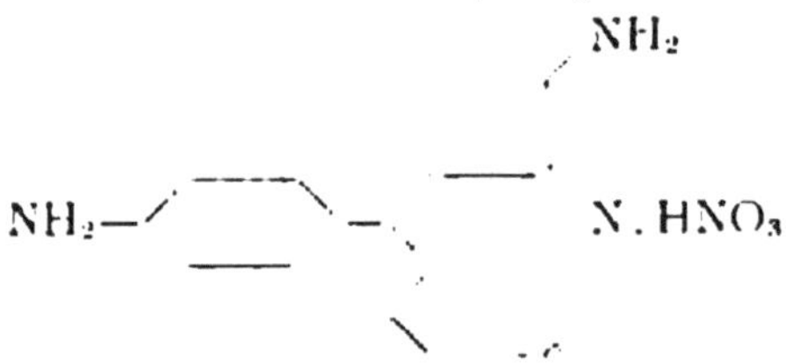

als Ersatzmittel des Chinins zu verwenden, um so mehr, weil Phosphin, wie Chinin, ein starkes Protoplasmagift, besonders für Protozoen ist. Ja, Phosphin überragt Chinin in seiner Wirkung auf Protozoen ungemein stark und trotz dieser stärkeren Wirkung auf Protozoen entbehrt Phosphin der spezifischen Wirkung des Chinins auf Malaria, woraus zu schliessen ist, dass nicht allein die Giftigkeit einer Substanz für Protozoen für die Chininwirkung entscheidend ist und dass im Aufbaue des Chinins die grosse Anzahl ringförmig geschlossener Gruppen die besondere Wirkung des Chinins bei Malaria nicht zu erklären vermag. Die Phosphine sind lokal stark reizende und entzündungserregende Körper von mittlerer Giftigkeit, so dass Menschen 0·4 g gut vertragen können. Nach Auclert wird die, Chrysanilindinitrat genannte Substanz [Dinitrat des Diaminophenylakridin (Phosphin)], von der Haut aus gar nicht resorbiert, auch vom Magen aus wird sie nur wenig aufgenommen. Sie konnte nur im Blutserum, sonst in keinem Sekrete, nachgewiesen werden. Der Tod erfolgt durch Respirationsstillstand.

Von grösstem Interesse unter allen Farbstoffen ist jedoch das Methylenblau[1])

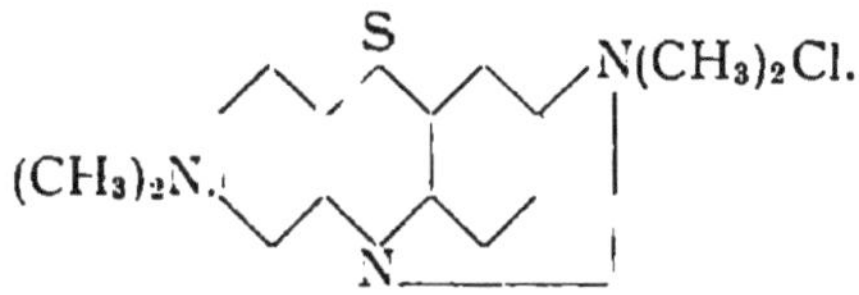

dessen grosse Verwandtschaft zur lebenden Nervensubstanz Paul Ehrlich[2]) erkannt hat, welcher zugleich diese Verwandtschaft zu therapeutischen Zwecken ausnützen wollte. Eine in den Kreislauf injizierte Methylenblaulösung färbt die Endigungen der zentrifugal laufenden Nerven, während die Umgebung farblos bleibt. Aus diesem Grunde versuchte Ehrlich Methylenblau bei Neuralgien und rheumatischen Affektionen therapeutisch zu verwerten. Die antipyretische Wirkung des Methylenblaus ist eine geringe. Es erfolgen Temperaturabfälle von einem halben Grad und eine Verminderung der Schweisse tritt ein. Wie die Akridinfarbstoffe, insbesonders Phosphin, zeigt auch Methylenblau eine lähmende Wirkung auf die Erreger der Malaria, eine Wirkung, welche die des Chinins um das vierfache übertrifft. Die Parasiten nehmen hierbei den Farbstoff aus der Lösung auf. Doch kann Methylenblau trotz der anfänglichen Empfehlung durch Gutmann und Ehrlich[3]) keineswegs mit dem Chinin konkurrieren, wenn auch die Wirkung des Farbstoffes im allgemeinen viel energischer sein soll, als die des Chinins. Trotz mancher Empfehlung des Methylenblaus als Chininersatzmittel hat dieser Farbstoff keinen endgiltigen Erfolg zu erreichen vermocht. Innerhalb der Blutbahn findet aber tatsächlich keine sichtliche Färbung der Malariaparasiten statt, die Wirkung des Methylenblau bei Malaria liegt also hier nicht in der Färbungsfähigkeit des Parasiten.

Methylenblau als spezifisches Mittel, wie Chinin, anzusehen, ist trotz einzelner solcher Versuche unstatthaft. Es kommen ihm Nebenwirkungen zu, die zum Teil auf lokaler Reizung des Magendarmkanales, zum Teil aber auf spastischer Blasenreizung mit vermehrten Harndrang beruhen.

---

[1]) DRP. 38573.

[2]) Biol. Zentralbl. 6. 214.

[3]) Berl. klin. W. 1891. Nr. 39.

Triphenylrosanilin (Anilinblau)

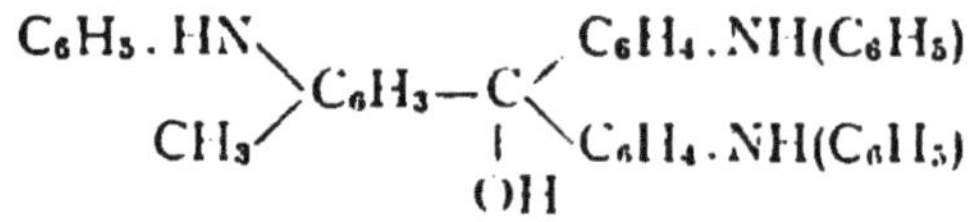

ist in etwa 5 % der Malariafälle wirksam, ohne überhaupt die Malariaparasiten zu färben [1]).

Zu erwähnen ist noch Safranin, welches keine therapeutische Anwendung gefunden hat, $C_{21}H_{22}N_4Cl$, obwohl die Substanz per os wenig giftig ist, doch bei subkutaner Verwendung treten schwere Vergiftungserscheinungen auf.

Der Versuch von Cazeneuve, Morphin mit Nitrosoanilin zu kondensieren und so zum Morphinviolett

$$C_{17}H_{12}NO_4 = NC_6H_4N(CH_3)_2$$

zu gelangen, lieferte eine amorphe, sehr bitter schmeckende, narkotische und in grösseren Dosen giftige Substanz. Die Absicht, die Cazeneuve verfolgte, Morphin durch die Verbindung mit einem Farbstoff leichter an die Nervenelemente heranzubringen, ist schon aus dem Grunde im Vorhinein als zwecklos zu bezeichnen, weil gerade Morphin eine spezifische Selektion für das Nervengewebe, insbesondere für die Grosshirnrinde hat. Dieser Versuch ist ferner von dem eingangs geäusserten Standpunkte zu beurteilen, dass man auf diese Weise nur eine für das Auge sichtbare Selektion erhalten kann, eine Selektion, die einer grossen Reihe von ungefärbten Substanzen ebenso eigen ist, trotzdem der Effekt sich nicht gerade in Färbung äussert. Die Hoffnungen, die von mancher Seite gehegt wurden, durch Verleihen von tinktoriellen Eigenschaften an bestimmte wirksame Körper, mit diesen neue Effekte zu erzielen, andererseits über die Wirkungsstätte dieser Substanzen im Organismus für das Auge sichtbare Aufschlüsse zu erhalten, haben sich in Wahrheit keineswegs erfüllt. So geistreich ein solcher Versuch auch sein mag, so müssen die bisherigen Endergebnisse, sowie die voraussichtlichen weiteren Erfolge nach dem bis nun Geleisteten entschieden von einem weiteren Einschlagen dieser Bahn, welche anscheinend zu verlockend ist, zurückhalten.

Formaldehyd.

Die wertvollen, für die Medizin wichtigen Wirkungen des Formaldehyd H.COH wurden, obschon dieser Körper schon längst bekannt

[1]) A. Iwanoff, Deutsche Med. W. Ther. Beil. **1900.** p. 83.

ist, bis vor kurzem nicht in Anwendung gebracht. Erst als es gelungen war, starke Lösungen dieses Gases in Wasser zu erzeugen, die sich beim Stehen nicht polymerisieren, war die Möglichkeit gegeben, für diesen energisch wirkenden Körper eine ausgebreitete Anwendung zu suchen.

Die ungemein grosse Aktivität dieses einfachsten Aldehyd steht zu seinen starken antiseptischen Wirkungen [1]), sowie zu seinen härtenden Eigenschaften in naher Beziehung. Er verhindert die Fäulnis. Auf höhere Tiere wirkt er jedoch erst nach stundenlanger Inhalation giftig, wenn man von den Reizwirkungen, die er auf die Schleimhäute der Atmungsorgane und auf die Konjunktiva ausübt, absieht. Subkutan tötet Formaldehyd Meerschweinchen schnell, wenn man 0·8 g pro kg Tier anwendet. Bei intravenöser Injektion werden Hunde durch 0·07, Kaninchen durch 0·09 g pro kg Tier getötet. Formaldehyd wird nach Filippi und Motolese im Organismus nicht oxydiert. Vollkommen neutrales Formaldehyd wird nach den Angaben von Bruni gut von Tieren vertragen, im Gegensatz zu dem käuflichen sauren. Neutrales Formaldehyd wirkt nur schwach auf Bakterien, saures viel stärker [2]).

Die Darstellung des Formaldehyds geschieht in bekannter Weise, indem man feinverteilten Methylalkohol auf einer heissen, porösen Masse (Kupfer, Platin, Koks oder Ziegelstücken [3]) mit Luft oxydiert.

Die Lösungen des Formaldehyds werden gemeiniglich durch die Gegenwart von Kalksalzen an der Polymerisation gehindert.

Sonst polymerisiert sich, insbesondere beim Erwärmen, Formaldehyd zu Trioxymethylen $(HCOH)_3$, aus dem man hinwiederum durch Chlorkalzium oder durch trockenes Erhitzen Formaldehyd regenerieren kann. Trioxymethylen ist ein starkes Antiseptikum, wie etwa β-Naphtol. In der physiologischen Wirkung steht es dem Kalomel nahe. Dosen von 3—4 g wirken purgierend, während geringere Dosen Verstopfung erzeugen. Bei der Einnahme wird die Mundschleimhaut stark gereizt. Französische Autoren sahen bei der internen Verabreichung des Trioxymethylens sehr schlechte Wirkungen [4]).

Um die antiseptischen Eigenschaften des Formaldehyds für die interne und externe Behandlung zu verwerten, musste man es in eine

---

[1]) C. r. 1. Aug. **1892**, Berl. kl. W. **1892**, Nr. 30. Liebreich, Ther. Mon. **1893**. 183.

[2]) Annali di Farmacoter **1899**. T. 8. p. 325.

[3]) DRP. 55716.

[4]) Berlioz und Amequin, Dauphiné med. **1893**. Nov.

Form bringen, aus der sich langsam Formaldehyd durch verschiedenerlei Einwirkung regenerieren kann. Eines der ersten Präparate dieser Art war das Glutol, das man durch Einwirkung von Formaldehyd auf Gelatine erhält, wobei die Gelatine wasserunlöslich wird und fein geraspelt als Streupulver auf Wunden gebracht, durch die Einwirkung der Wundsekrete und der Gewebe Formaldehyd abspaltet und so desinfizierend wirkt [1]).

In gleicher Weise kann man auch aus Kasein ein Formaldehydkasein erhalten, welches auf Wunden gebracht, schwach antiseptisch wirkt, ähnlich wie Glutol. Es reizt die Wunden nicht, macht einen aseptischen Schorf, während die Wirkung auf eiternde Wunden eine sehr beschränkte ist [2]). Die Verwendung dieser unlöslichen Präparate ist nur von dem Standpunkte aus zu erklären, dass man ihre Wirkung für eine protektive ansieht, da ja ihre antiseptischen Fähigkeiten weit hinter denen der zahlreichen Jodoformersatzmittel zurückstehen. In gleicher Weise, wie mit Eiweisskörpern und Leim, lassen sich auch Formaldehydverbindungen mit zahlreichen Kohlehydraten darstellen, aus denen sich ebenfalls langsam durch die Gewebewirkung Formaldehyd regeneriert.

Classen [3]) hat gefunden, dass Formaldehyd mit Stärke, Dextrinen und Pflanzenschleim in der Weise reagiert, dass man wasserunlösliche, geruch- und reizlose Verbindungen erhält, die, wie Glutol, Formaldehyd abspalten und ohne giftig zu sein, antiseptisch wirken.

Die Darstellung geschieht in der Weise, dass man diese Polysaccharide entweder mit 40%iger Formaldehydlösung in hermetisch geschlossenen Gefässen erhitzt, oder dass man statt der wässerigen Formaldehydlösung festes Trioxymethylen zu gleichen Zwecken benützt. Wenn man in der Temperatur auf 130—140° C geht und dann das Produkt bei 120—130° C trocknet, erhält man an Formaldehyd reichere Präparate. Statt der Kohlehydrate kann man auch deren Azetyl- oder Benzoylester zur Verarbeitung in Formaldehydderivate verwenden.

---

[1]) Schleich, Ther. Mon. 1896. Nr. 1. 2 u. 5.

[2]) Doyen (Paris) DRP. 136565 stellt eine Formaldehyd-Kaseinverbindung dar durch Behandlung von pulverförmigem Kasein mit Formaldehyd und darauf folgende Behandlung des getrockneten Produktes mit verdünntem Alkali und längere Zeit währende mit konz. Formaldehydlösung.

Auch Nukleinsäuren und deren Abbauprodukte (z. B. Nukleothyminsäure oder Thyminsäure) verbinden sich direkt mit Formaldehyd und geben Verbindungen, deren Alkalisalze wasserlöslich. Formaldehyd ist in ihnen nur locker gebunden. DRP. 139907.

[3]) DRP. 92259, 93111, 94628, 99378.

Diese Präparate wurden von Classen unter dem Namen Amyloform (Kondensationsprodukt von Stärke und Formaldehyd) und Dextroform (lösliches Kondensationsprodukt von Dextrin und Formaldehyd) als antiseptische Streupulver und als Darmantiseptika empfohlen.

Um ein lösliches Derivat zu erhalten, wurde das oben erwähnte Verfahren in der Weise modifiziert, dass man Formaldehyd auf Kohlehydrate bei einer Temperatur von 100—115° C einwirken lässt, das Reaktionsprodukt mit Alkohol reinigt und dann bei nur 50—60° C trocknet.

Schlemmt man die besprochenen Formaldehydverbindungen mit Wasser auf, leitet dann Wasserdampf durch und fügt eine Lösung von Jod und Jodkalium hinzu, so erhält man tiefblaue Jodformaldehyd-Stärkeverbindungen mit 12% Jod[1]).

Von anderer Seite wurde eine leicht lösliche geruch- und geschmacklose Formaldehydverbindung mit Milchzucker zu gleichem Zwecke dargestellt.

Wenn man ein Molekül Halogenalkali mit zwei Molekülen Milchzucker heiss löst und zwei Moleküle Formaldehyd hiermit reagieren lässt und die Lösung im Vakuum konzentriert, so erhält man eine zähflüssige Masse, welche in warmem Zustande mit Milchzucker gemischt wird, um sie pulverig zu erhalten[2]).

Busch (Erlangen) beschreibt eine trockene, wasserlösliche Formaldehyd-Dextrinverbindung, die langsam in wässeriger Lösung den ganzen Formaldehyd abspaltet.

Man stellt sie dar durch Eindampfen von Dextrin mit Formaldehyd im Wasserbade und Einbringen der noch warmen, zähflüssigen Masse ins Vakuum bei Gegenwart eines Trockenmittels[3]).

Einhorn beschreibt[4]) Verbindungen der Amide einbasischer Säuren mit Formaldehyd, gewonnen durch Reaktion beider Substanzen bei Gegenwart alkalischer Kondensationsmittel. Die Verbindungen haben die allgemeine Formel $R.CO.NH.CH_2OH$. So wurden dargestellt n-Methylolbenzamid. Sie spalten beim Erhitzen und durch Hydrolyse Formaldehyd ab.

Durch Einwirkung von Formaldehyd auf Pentamethylendiamin entsteht eine Verbindung $C_7H_{14}N_2$, deren Salze im Gegensatz zu den ungiftigen Kadaverinsalzen auf das Zentralnervensystem und das Herz lähmend wirken[5]).

---

[1]) DRP. 94282.

[2]) DRPAnm. 11253.

[3]) DRP. 155567.

[4]) DRP. 157355.

[5]) BB. **36**. 35.

Ebenso wie Formaldehyd wirkt auch Azetaldehyd $CH_3.COH$ und sein Polymeres, der Paraldehyd $(CH_3.COH)_3$, antiseptisch. Um aber diese Wirkung ausnützen zu können, muss man ihn ebenfalls an eine Substanz binden, aus der er wieder abgespalten werden kann. Classen hat solche Verbindungen von Azetaldehyd und Dextrin, Paraldehyd und Dextrin, Azetaldehyd und Stärke, Paraldehyd und Stärke durch Erhitzen der Substanzen unter Druck im Autoklaven erhalten. Die Anwendung dieser Körper ist völlig verlassen[1]).

Wenn man Formaldehyd in alkalischer Lösung auf Harnstoff einwirken lässt, so erhält man einen amorphen, weissen Niederschlag, der aus einem Anlagerungsprodukte von zwei Molekülen Formaldehyd mit einem Molekül Harnstoff besteht.

$$CO\langle{}^{NH_2}_{NH_2} + 2HCHO = CO\langle{}^{NH_2.CH_2O}_{NH_2.CH_2O}$$

Diese Substanz ist ebenfalls befähigt, obwohl sie an sich geruchlos ist, langsam Formaldehyd abzuspalten[2]).

Durch Einwirkung von Formaldehyd auf Eugenol in alkalischer Lösung kann man Eugenolkarbinolnatrium erhalten.

Dieser Eugenoform genannte Körper spaltet im Organismus leicht wieder Formaldehyd ab[3]). Er ist der erste Repräsentant einer Gruppe von Substanzen, welche aus Formaldehyd und aus einem zweiten wirksamen Körper bestehen.

Wie Eugenol kann man auch andere Phenole mit Formaldehyd verbinden, indem man z. B. Thymol mit Formaldehydlösung rührt und mit konzentrierter Salzsäure fällt. Man bekommt eine geruch- und geschmacklose Verbindung, welche im Organismus Formaldehyd und Thymol wieder abspaltet. Statt des Thymols kann man auch Jodthymol mit Formaldehyd verbinden, wobei man dann die kombinierte Wirkung dreier antiseptischer Substanzen erhält[4]).

Aus Menthol wurde eine antiseptisch wirkende Verbindung mit Formaldehyd dargestellt. Man schmilzt Menthol mit Trioxymethylen oder man leitet Formaldehydgas in geschmolzenes Menthol; auf letztere Weise kann man Substanzen, die bis 12 % Formaldehyd enthalten, gewinnen[5]).

Phenol mit Formaldehyd bei 100° und unter Druck mit Alkalien behandelt gibt ein polymeres Anlagerungsprodukt beider Ausgangs-

---

[1]) DRP. 95518.

[2]) DRP. 97164.

[3]) G. Cohn, Zeitschr. f. Hyg. u. Infektionskrank. **1897**. Bd. **26**. p. 381.

[4]) DRPAnm. 8876.

[5]) DRP. 99610.

substanzen, welches Formaldehyd sowohl in fester Bindung als auch labil enthält. Es wird daraus durch Enzyme Formaldehyd abgespalten [1]). Lässt man auf diese Verbindung Jod in alkalischer Lösung einwirken und fällt dann mit Säure, so erhält man eine Jodphenolformaldehydverbindung [2]).

Durch Einwirkung von Ammoniak auf Formaldehyd erhält man Hexamethylentetramin $(CH_2)_6(NH_2)_4$, eine Substanz, der noch bedeutende antiseptische Eigenschaften zukommen, welche aber bei interner Verabreichung trotzdem ungiftig und reizlos ist. Unter dem Namen Urotropin wurde diese Base von Nikolaier [3]), insbesonders gegen Cystitis, empfohlen. Hexamethylentetramin ist nun für sich wieder sehr reaktionsfähig und lässt sich mit aromatischen Phenolen zu Substanzen, die unlöslich sind und hervorragende antiseptische Eigenschaften zeigen, verbinden.

Solche Verbindungen wurden dargestellt aus Resorzin, Pyrogallol und -Naphtol in der Weise, dass man die Phenole, Formaldehyd und Ammoniak ohne zu kühlen aufeinander einwirken lässt.

Helmitol ist die Hexamethylentetraminverbindung der Anhydromethylenzitronensäure, sie wird durch Einwirkung von Alkalien unter Entwickelung von Formaldehyd gespalten [4]).

Lässt man ohne zu kühlen auf mehrwertige Phenole oder Naphtol Formaldehyd und Ammoniak einwirken [5]), so erhält man Verbindungen, die durch Alkali- oder Säureeinwirkung Formaldehyd abspalten.

Rhodanwasserstoffsaures Hexamethylentetramin [6]) erhält man durch Zusammenbringen von salzsaurem Hexamethylentetramin mit Rhodanalkali in molekularen Mengen. Es ist geruchlos und nicht giftig. Schon bei 35—40° wird das Salz in wässeriger Lösung langsam in Formaldehyd und Rhodanammon gespalten.

Während Methylensalizylsäure im Organismus keinen Formaldehyd abspaltet, sondern unverändert im Harn erscheint, spaltet Methylenoxyuvitinsäure

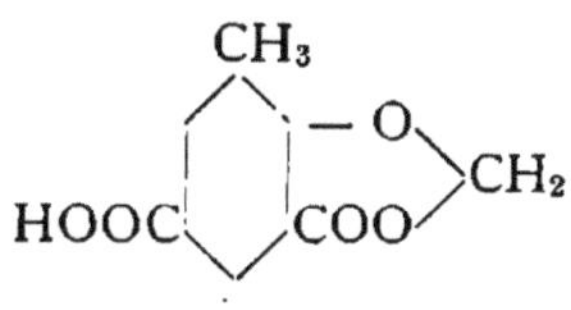

[1]) DRP. 157553 (Hernchke-Müncheberg).

[2]) DRP. 157554.

[3]) Deutsche med. W. 1895. Nr. 34.

[4]) Pharm. Ztg. 47. 856.

[5]) DRP. 99570.

[6]) DRPAnm. 12. 18619 Schütz u. Cloedt St. Vith.

im Organismus Formaldehyd ab und erscheint als Oxyuvitinsäure im Harn.

Man erhält sie [1]) durch Lösen von Oxyuvitinsäure in konzentrierter Schwefelsäure und Versetzen mit Trioxymethylen in der Kälte. Die Lösung wird mit Wasser gefällt.

Ferner wurden Verbindungen des Hexamethylentetramins in gleicher Weise dargestellt, indem man es auf Halogenpyrrole, z. B. Jodol oder auf aromatische Sulfosäuren, z. B. auf Phenolmono- und polysulfosäuren resp. deren Halogenderivate [2]) einwirken lässt. Über die Bedeutung dieser Substanzen ist nichts bekannt geworden, sie dürften aber die bekannten Eigenschaften des Hexamethylentetramins und des Jodols zeigen, ohne neue Effekte auslösen zu können.

Die Bedeutung dieser Gruppe liegt vorzüglich in der starken antiseptischen und härtenden Wirkung der Grundsubstanz, des Formaldehyds, selbst. Alle Kombinationen mit demselben, welche diese antiseptische Wirkung für den menschlichen Organismus verwertbar machen sollten, haben sich in der Praxis aus dem Grunde nicht bewährt, weil die Wirkung hinter denen der Konkurrenzpräparate aus anderen Gruppen wesentlich zurückstehen, jedenfalls keine Vorzüge besitzen. Neben dem Formaldehyd selbst, dürfte nur noch Hexamethylentetramin von Bedeutung für die Zukunft bleiben.

Die innere Anwendung des Formaldehyds, sowie der ihn abspaltenden Präparate, wird immer an der reizenden Wirkung auf die Schleimhäute scheitern, so dass neue Kombinationen in dieser Gruppe, ausser unter Anwendung von Hexamethylentetramin, als aussichtslos zu bezeichnen sind.

Hingegen gewinnt die Anwendung des Formaldehyds und des Paraformaldehyds zum Zwecke der Desinfektion der Wohnräume etc. immer grössere Bedeutung.

Es wurde versucht, und zwar ohne jeden Erfolg, Akrolein [3]), einen wegen der doppelten Bindung sehr energisch wirkenden Aldehyd, als Formaldehydersatz einzuführen. Nach Lewin [4]) ist Akrolein wenig antiseptisch, es greift beim Menschen die Schleimhäute stark an und schädigt die Atmungsorgane. Es macht geatmet oder subkutan injiziert Reizung der Luftwege, Dyspnöe; injiziertes Akrolein wird zum Teil durch die Lunge ausgeschieden.

---

[1]) DRPAnm. 11318.

[2]) DRPAnm. C. 8174.

[3]) Zentralbl. f. Bakteriol. XXVI. p. 560.

[4]) AePP. **43**. 351.

Es gelingt wässerige Lösungen des Akroleins, welches ja so ungemein leicht sich polymerisiert, an der Polymerisation zu verhindern, wenn man diesen schweflige Säure zusetzt.

Hinderlich ist der Anwendung wohl noch der ausserordentlich unangenehme Geruch.

Aus Akrolein und schwefliger Säure durch Erhitzen im Autoklaven erhält man ein wasserlösliches Pulver von saurer Reaktion, welches als Antiseptikum Verwendung finden soll[1]).

Es wurde vorgeschlagen, Formaldehydlösungen mit Akrolein zu sättigen, so dass man 60—70 %ge Aldehydlösungen erhält; durch Einleiten von schwefliger Säure werden die Lösungen haltbar[2]).

Eine Reihe von Formaldehydverbindungen wirksamer Substanzen sind in den betreffenden Spezialkapiteln nachzusehen.

Tannin, Gallussäure und deren Derivate.

Tannin zeichnet sich durch seine adstringierende Wirkung, sowie durch seine styptische, bei äusserst geringer Giftigkeit besonders aus. Diese beiden Wirkungen scheinen im Darmkanale miteinander im Zusammenhange zu stehen, da die Unterdrückung der Schleimabsonderung von seiten der Schleimhäute wohl auf der adstringierenden Wirkung der Gerbsäure beruht. Ob sich durch Verfüttern von Gerbsäure auch Wirkungen innerhalb des Organismus ausserhalb des Darmkanales, die auf Gerbsäure zu beziehen wären, auslösen lassen, darüber lässt sich gegenwärtig noch nichts Bestimmtes aussagen, da es sehr fraglich ist, ob überhaupt unveränderte Gerbsäure nach Verfüttern derselben, oder eines der Gerbsäurepräparate, im Harne erscheint. Rost z. B. leugnet die adstringierende Fernwirkung des Tannins und seiner Derivate völlig[3]). Bei ihrer Anwendung auf Schleimhäute, insbesonders auf die des Darmkanals, erwies es sich aber von Wichtigkeit, die Gerbsäure erst am Orte, wo deren Wirkung ausgelöst werden soll, zur Entstehung zu bringen, denn die in Wasser leicht lösliche Gerbsäure hat einen unangenehmen zusammenziehenden Geschmack und kann auf Schleimhäuten auch Reizerscheinungen und Ätzwirkungen hervorrufen. Es erschien daher von Vorteil, aus Tannin Präparate herzustellen, welche in Wasser unlöslich, erst durch langsame Zersetzung unter bestimmten Umständen, hauptsächlich durch den alkalischen Darmsaft,

[1]) DRP. 119802.

[2]) DRPAnm. K. 187575.

[3]) S. dagegen Beckurts 1878, p. 563, auch Landois, Physiologie, nach dem es die Vasomotorenzentren erregt, und zwar ohne nachträgliche Lähmung.

die wirksame Komponente abspalten und so Mund- und Magenschleimhaut unbelästigt lassen. Hierbei war es von grossem Vorteil, dass die Gerbsäure im Gegensatze zu den meisten antiseptisch wirkenden Säuren auch als Alkalisalz ihre eigentümliche Wirkung entfaltet. Bei Synthesen dieser Art war die Möglichkeit geboten, die Gerbsäure mit anderen, ähnlich wirkenden Stoffen in Verbindung zu bringen, insbesonders um von beiden wasserunlösliche, als Streupulver verwendbare Produkte zu erhalten. Während es nicht angeht, freie Gerbsäure, welche allzustark reizend wirken würde, auf Wunden zu streuen, eignen sich solche Produkte der Gerbsäure und der ihr nahestehenden Gallussäure sehr gut für diese Zwecke. Es tritt noch der Umstand hinzu, dass die Anwendung des Tannins als Antihydrotikum wegen seiner stark färbenden Eigenschaften sehr unangenehm ist, eine Eigenschaft, die den Derivaten meist nicht mehr zukommt.

Eines der ersten Präparate dieser Art war das Tannigen [1]), von Hans Meyer dargestellt.

Es war dies die erste Verbindung mit der Absicht dargestellt, dass sie den Magen ungelöst passiere und erst im Darme unter Rückbildung von Tannin zersetzt werde.

Man kann vom Tannin, sowie von der α- oder β-Digallussäure zu alkalilöslichen Azetylderivaten gelangen. Es wird z. B. trockenes Tannin mit der halben Gewichtsmenge Eisessig und der gleichen Gewichtsmenge Essigsäure-Anhydrid erwärmt und nach der Lösung das Reaktionsprodukt in Wasser eingegossen, wobei man dann ein Gemenge von Monoazetyl- und Diazetyl-Verbindungen bekommt. Je mehr Essigsäureanhydrid zugesetzt wird, desto reicher wird das entstehende Pulver an Azetylgruppen. Statt des Anhydrids kann man Azetylchlorid oder Essigsäure unter Zusatz von Kondensationsmitteln in Anwendung bringen. Das erhaltene Produkt ist geruch- und geschmacklos, in Wasser unlöslich, in Alkali hingegen löslich und durch Säuren fällbar.

Würde man höhere Azetylderivate, als mit zwei Azetyl-Gruppen, darstellen, etwa die Penta-Azetyl-Verbindung, so würde man zu ganz unwirksamen Körpern gelangen, da diese Säurederivate in verdünnten Alkalien, also auch im Darmsaft unlöslich sind und daher im Organismus nicht unter Regenerierung des wirksamen Bestandteiles gespalten werden. Statt der Azetylgruppe kann man auch Benzoylgruppen einführen uud man erhält angeblich noch wirksamere Derivate [2]). Doch darf man nur ein bis zwei Benzoylgruppen einführen, da man sonst wie bei den Azetylderivaten zu alkaliunlöslichen Produkten gelangt.

---

[1]) DRP. 78879. Deutsche med. W. 1894. Nr. 31.

[2]) DRP. 92420.

Statt der Mono- und Dibenzoylderivate des Tannins wurde auch die nach der Baumann-Schotten-Methode dargestellte kristallisierte Tribenzoyl-Gallussäure, welche sich ebenfalls in Alkalien löst und unter Einwirkung von Pankreasfermenten in die Komponenten gespalten wird, empfohlen [1]). Eine praktische Verwendung hat sie jedoch nicht gefunden.

Gallussäure wirkt irritierend, die antiseptische Wirkung ist fünfmal so gross als die der Gerbsäure [2]).

Ebensowenig praktische Verwendung hat ein Kondensationsprodukt der Salizylsäure und Gallussäure gefunden, welches durch Einwirkung von Phosphoroxychlorid auf ein molekulares Gemenge von Salizylsäure und Gallussäure entsteht und dem nach Döbner die folgende Strukturformel zukommen soll.

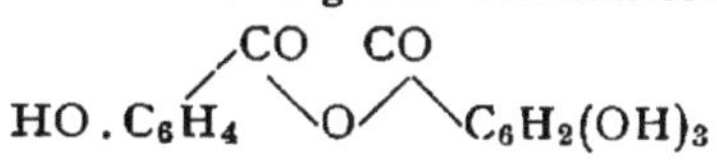

Im Gegensatze zu den bis nun erwähnten Tanninderivaten zeigt dieses keine Löslichkeit in kohlensauren Alkalien.

Dem Tannigen kann man nur nachsagen, dass es den Nachteil hat, schon bei Körperwärme in feuchtem Zustande eine klebrige Beschaffenheit zu haben.

Die eigentümlich härtenden Eigenschaften des Formaldehyds, welcher aber auf Schleimhäute in grösseren Mengen reizend wirkt, haben Veranlassung gegeben, Tannin mit Formaldehyd zu kondensieren. Viel mehr als diese therapeutische Erwägung muss der naheliegende Gedanke massgebend gewesen sein, dass man ja aus einer so hydroxylreichen Verbindung, wie die Gerbsäure, durch Einwirkung von Formaldehyd ein wasserunlösliches Methylenderivat erhalten muss. Dieses Kondensationsprodukt von Formaldehyd und Tannin, Tannoform genannt, ist nach Mering ein geruch- und geschmackloses, in Wasser und sauren Flüssigkeiten unlösliches, in Alkali lösliches Pulver, welches neben den Wirkungen des Tannins, wenn auch im minderen Grade die dem Formaldehyd eigenen antiseptischen, härtenden und trocknenden Eigenschaften entfaltet.

Behufs Darstellung [3]) dieser Substanz, welche als Methylenditannin aufzufassen ist und sich nach der Gleichung

$$2C_{14}H_{10}O_9 + HCOH = H_2O + CH_2 <\begin{matrix} C_{14}H_9O_9 \\ C_{14}H_9O_9 \end{matrix}$$

bildet, werden Tannin und die doppelte Menge 30 %iges Formaldehyd zusammengebracht und so lange konzentrierte Salzsäure hinzugefügt, als noch ein Niederschlag entsteht.

---

1) DRP. 93942.

2) Heinz und Liebrecht, Berl. kl. W. **1891**. 584. 744.

3) DRP. 88082.

Statt des Tannins kann man auch andere Gerbstoffe zu gleichem Zwecke verwenden, so die Gerbstoffe des Myrobalanen, Quebrachoholz, Ratanhia, Eichenrinde, Fichtenrinde, Wallnuss, Katechu. Die Darstellung und das Endprodukt sind mit dem Tannoform aus Tannin ziemlich identisch [1]).

Statt der Kondensation mit konzentrierter Salzsäure kann man auch zu dem gleichen Methylenderivat gelangen, wenn man Gerbstoffe mit Paraformaldehyd oder einer 40%igen Formaldehydlösung unter Druck mehrere Stunden auf 100° erhitzt [2]).

Tannobromin ist Dibromtanninformaldehyd [3]).

Während die bis nun besprochenen Derivate auf der Festlegung der Hydroxylgruppen im Tannin und in der Gallussäure beruhen, wurde bei den nunmehr zu besprechenden der Versuch gemacht, die Karboxylgruppe festzulegen. Ein Präparat dieser Art ist das Gallizin, der Methyläther der Gallussäure

$$C_6H_2\begin{cases}COO.CH_3\\OH\\OH\\OH\end{cases}$$

Dieser Äther wurde eine kurze Zeit als Augenstreupulver verwendet, er verursacht aber Brennen beim Einstreuen, weshalb von seiner Anwendung abgesehen werden musste.

Den entschieden einfachsten Weg, um zu einem unlöslichen und erst im Darm spaltbaren Tanninderivat zu gelangen, schlug Gottlieb [4]) ein, indem er eine in Wasser unlösliche Eiweissverbindung des Tannins darstellte, Tannalbin genannt. Selbstverständlich ist das Produkt dieser Art nur für die interne Verwendung als Darmadstringens verwertbar. Schon vor Gottlieb hatte Lewin 1882 [5]) ein Tanninum albuminatum dargestellt und empfohlen, welches nach seiner Angabe besser als Tannin schmeckt und den Magen nicht belästigt.

Während frisch gefällte Gerbsäure-Eiweissverbindungen vom Magensaft rasch verdaut werden, kann man durch 6—10stündiges Erhitzen auf 110° ein Tannineiweisspräparat so verändern, dass es vom Magensafte nicht mehr angegriffen wird. Hingegen wird aus diesem Präparat im Darme leicht Tanninalkali gebildet. Zur Darstellung [6]) dieser Verbindung wird Eiweiss in Wasser gelöst und mit der doppelten Gewichtsmenge Gerbsäure gefällt. Der abgepresste Nieder-

---

[1]) DRP. 88481.

[2]) DRP. 93593.

[3]) DRP. 125305.

[4]) Deutsche med. W. **1896**. N. 11, N. 25.

[5]) Allg. Med. Zentral-Ztg. **1882**. N. 11.

[6]) DRP. 88029.

schlag wird in der angegebenen Weise getrocknet. Von anderer Seite wurde versucht, ganz analog wirkende Präparate darzustellen und auch mit analogen Eigenschaften, indem anstatt des Eiweisses entweder Kasein oder Gelatine verwendet wurde. Das Tanninleimpräparat wurde Tannokol[1]) genannt. Es ist klar, dass alle diese Präparate etwas durchaus Identisches sind.

Von zwei Seiten wurde versucht, statt des Tannins allein, gleichzeitig Tannin und Formaldehyd in die Verbindung zu bringen. Es wird das oben erwähnte Tannoform in alkoholischer oder alkalischer Lösung mit Lösungen von Eiweisskörpern behandelt, mit oder ohne Neutralisation. Das ausfallende Produkt wird, wie bei der Darstellung des Tannalbins, getrocknet[2]).

Von anderer Seite wurde ebenfalls ein Tanninformaldehyd-Eiweisspräparat dargestellt, welches wohl nicht ganz identisch mit dem eben erwähnten ist. Hierbei wird Eiweiss mit einer Gerbsäurelösung gefällt und das Präzipitat mit Formaldehydlösung erwärmt und das Reaktionsprodukt filtriert, gepresst und getrocknet. Ferner wurde vorgeschlagen Tannin-Formaldehydeiweissverbindungen in der Weise herzustellen, dass man unlösliche Formaldehydeiweissverbindungen mit Gerbsäure behandelt oder Eiweiss bei Gegenwart von Formaldehyd mit Gerbsäure fällt, oder wenn man lösliches Formaldehydeiweiss mit Gerbsäure fällt[3]).

Bis nun wurden diese kombinierten Präparate therapeutisch nicht in Anwendung gezogen.

Statt des Formaldehyds wurde Tannin auch, um zu einer geschmacklosen und unlöslichen Verbindung zu gelangen, mit Hexamethylentetramin in Verbindung gebracht (Tannopin, Tannon). Dem Hexamethylentetramin kommen antiseptische und sonstige Eigenschaften, wenn auch in viel geringerem Grade, wie seiner Muttersubstanz, dem Formaldehyd zu.

Die Darstellung geschieht in der Weise, dass man entweder ein Molekül Hexamethylentetramin mit drei Molekülen Gerbsäure fällt oder mit sechs Molekülen.

Diese Niederschläge sind noch in Wasser löslich und haben einen adstringierenden Geschmack. Erhitzt man sie jedoch mit einer Flüssigkeit oder mit wenig Wasser auf dem Wasserbade, so verlieren sie ihren adstringierenden Geschmack und werden wasserunlöslich[4]).

Wie erwähnt, geben aromatische Aldehyde mit Proteinstoffen Kondensationsprodukte, denen antiseptische Eigenschaften zukommen. Man lässt hierbei auf ein Protein, wie Eiweiss, Albumose, Pepton u. dgl. einen aromatischen Aldehyd, z. B. Benzaldehyd, Salizylaldehyd, Resor-

---

[1]) Fr. P. 278076.

[2]) DRP. 104237.

[3]) DRP. 122098.

[4]) DRP. 95186.

zylaldehyd usf. einwirken. Diese Produkte werden dann mit Gerbsäure behandelt, um zu Tanninaldehydproteinverbindungen zu gelangen.

Es wird z. B. eine Lösung von Eiereiweiss mit Salizylaldehyd angerührt, die gebildete Paste koaguliert und das Koagulum gewaschen und getrocknet. Diese Verbindung enthält 35—40% durch Verdauung abspaltbaren Aldehyd. Sie wird in Pastenform mit Tanninlösung angerührt. Die resultierende Verbindung löst sich schwer in verdünnten Alkalien und ist als aus zwei wirksamen (einer adstringierenden und einer antiseptischen) Komponenten bestehend zu betrachten.

Durch Kondensation von Tannin und Chloral erhält man eine Kaptol genannte Substanz, ein dunkelbraunes, hygroskopisches Pulver, welches in der Dermatologie, namentlich bei Erkrankungen der behaarten Kopfhaut [1]), gute Dienste leisten soll.

Zum Zwecke der Darstellung wird Tannin aus einer konzentrierten wässerigen Lösung durch Zusatz von 50%iger Schwefelsäure gefällt. Nun setzt man 1/4 des Tanningewichtes an Chloralhydrat zu, wobei sich das gefällte Tannin beim Umrühren wieder löst Diese Lösung wird mehrere Stunden lang auf 70—80° erwärmt, wobei sich das Reaktionsprodukt abscheidet [2]).

Einen theoretischen Grund für die Darstellung dieses Präparates anzugeben, vermögen wir nicht.

Die Verbindungen der Gerb- und Gallussäure mit Wismut sind unter Wismut nachzulesen.

Wismut.

Die Verwendung, die Wismut-Verbindungen in den letzten Jahren in so ungeahnt grosser Weise gefunden haben, verdanken sie nicht so ihren antiseptischen Eigenschaften, als vielmehr den besonders günstigen Einwirkungen auf die Wundflächen selbst, die durch Wismutsalze eine charakteristische eigentümlich trockene Beschaffenheit annehmen, ohne hierbei, wie Steinfeld und Meyer [3]) gefunden, die Fähigkeit zum Zusammenheilen verloren zu haben.

Aber noch ein zweiter Umstand hat gerade dieses Metall so vorzüglich geeignet gemacht, Verbindungen zu liefern, die man als Darmadstringentien und als Wundstreupulver und zwar als Jodoformersatzmittel mit grossen Vorteilen gebrauchen kann, das ist die Leichtigkeit, mit der unlösliche, basische Salze, wie überhaupt wasser-

1) Eichhoff, Deutsche med. W. **1897**. N. 41.

2) DRP. 98273.

3) AePP. **20**. 40.

unlösliche Verbindungen dieses Metalles, erhalten werden können. Früher wurden wesentlich anorganische Verbindungen des Wismuts, zu den gleichen Zwecken verwendet. Der Chirurg Kocher in Bern hat zuerst auf die günstigen Wirkungen des altbekannten Magisterium Bismuthi in der Wundbehandlung hingewiesen. Es ist wohl nicht anzunehmen, dass die kleine Menge Salpetersäure, die sich aus dem basischen Wismutsalz abspalten kann, diese Effekte hervorbringt. Vielmehr muss man sich der Ansicht anschliessen, dass es eben die Wismutwirkung ist, auf die es hier ankommt, da man mit Wismutoxyd und mit basischkohlensaurem Wismut dieselben Effekte erzielen kann.

Hans Meyer[1]) schreibt nicht dem Wismut als solchem die sogenannten Wismut-Wirkungen zu, wenigstens nicht für Wunden, sondern glaubt, dass die austrocknende Wirkung des Magisterium Bismuthi auf der physikalischen Beschaffenheit desselben beruht. Dieses ist ja ein ausserordentlich feines, chemisch relativ indifferentes und nahezu unlösliches Pulver, das sich mit Wasser zu einer dünnen Milch, wie auch zu einem homogenen Brei mischen lässt und nach dem Trocknen eine zusammenhängende, dicke Kruste bildet. Bei Versuchen mit frisch gefälltem Bariumsulfat und frischgeschlemmtem Kaolin zeigten die Wundflächen ebenfalls jene, durchaus eigentümliche trockene Beschaffenheit, wie nach Behandlung mit Magisterium Bismuthi, so dass die Vermutung eine grosse Wahrscheinlichkeit hat, dass es sich hier um eine wesentlich mechanische Wirkung handelt und zwar besteht diese in der mechanischen Verstopfung der feinsten Blut- und Lymphgefässe durch das feine Pulver, die bei der Verwundung geöffnet wurden und unter gewöhnlichen Verhältnissen das Wundsekret liefern. Die Wirkung der Wismutpräparate, insbesondere der anorganischen, wäre also in erster Linie als eine protektive anzusehen, während die antiseptische gegen dieselbe weit zurücktritt. Wenn man sich der Meyer'schen Ansicht anschliessen würde, so könnte man sich die heilungsbefördernde Wirkung bei Anwendung der Wismut-Präparate analog vorstellen, wie die Heilung unter dem Schorfe der älteren Chirurgen. Es muss aber darauf hingewiesen werden, dass es sich auch um eine sehr leichte Ätzwirkung dieses Schwermetalles handeln kann.

Wie alle Schwermetalle, so zeigt auch Wismut heftige Vergiftungserscheinungen bei seiner Einverleibung. Injiziert man subkutan neutrales Wismutnitrat, so tritt bei den Versuchstieren Stomatitis, Enteritis und Nephritis auf. Dass die basischen Wismutverbindungen

---

[1]) AePP. **20**. 40.

nicht giftig wirken, ist eben ihrer Unlöslichkeit zuzuschreiben. Lösliche Doppelverbindungen des Wismuts, wie etwa das Wismut-Ammonium-Zitrat, die kein basisches Salz abscheiden, wirken auch innerlich genommen giftig. Aus diesem Grunde kann man auch von einer therapeutischen Anwendung des kolloidalen Wismuts nicht gesprochen werden, da dieses, als lösliches Wismut die giftigen Eigenschaften vollauf auslöst.

Diese interessante Substanz erhält man, wenn man Wismuttartarat, das man mit Hilfe von Weinsäure und Kali in Lösung gebracht hat, mit Zinnchlorür und Lauge versetzt; es entsteht eine klare braune Flüssigkeit, welche nur ganz geringe Spuren von Wismut absetzt und aus der das Wismut leicht ausgesalzen werden kann. Das durch Aussalzen gewonnene Wismut löst sich nur mehr teilweise im Wasser, da es bald wieder in die gewöhnliche Form übergeht.

Von den anorganischen Wismutverbindungen sind nur zwei für unsere Zwecke erwähnenswert. Das sogenannte lösliche phosphorsaure Wismut ist eine Doppelverbindung, welche 20 % Wismutoxyd enthält und die als Darmadstringens empfohlen wird. Vor der Anwendung von löslichen Wismutverbindungen muss entschiedenst wegen der Giftigkeit gewarnt werden; wir wenden ja eben die Wismutpräparate gern an, weil sie unlöslich und deshalb ungiftig sind. Wismut-Oxyjodid, welches Jod und Wismutwirkung vereinigt, wurde von Sidney Reynolds [1]) bei Ulzerationen empfohlen. Wir erwähnen diese Verbindung, da mehrere organische Wismutpräparate auf ihr basieren.

Man kann die synthetisch dargestellten Wismutpräparate zweckmäßig in drei Gruppen teilen:

1. Basische Wismutverbindungen mit organischen Säuren,
2. Verbindungen mit aromatischen Phenolen und
3. organische Verbindungen mit Wismut-Oxyjodid.

Über die Wirkung aller dieser Präparate lässt sich folgendes aussagen:

Wismutverbindungen, ob nun eine organische oder anorganische Komponente in diese eintritt, sind unter allen Umständen wegen ihrer grossen Reizlosigkeit als vorzügliche Streupulver anzusehen, wenn es sich um unlösliche Verbindungen handelt. Man könnte da selbstverständlich eine Unzahl von Kombinationen mit allerlei Phenolen und Säuren schaffen, ohne dass an der Wirkung auf die Wunden irgend etwas geändert werden möchte, denn die Abspaltung der organischen

---

[1]) Americ. Journ. of Pharm. Vol. 58. Nr. 12.

Komponente auf Wundflächen kann ja doch nur in äusserst geringem Maße erfolgen. Für diese Verbindungen ist vom Standpunkte eines Ersatzmittels des Jodoforms zu verlangen, dass sie voluminös seien, um im Gebrauche sparsam sein zu können, ferner, dass die organische Komponente reizlos sei. Eine der wichtigsten Forderungen aber ist, dass die so dargestellten Wismutverbindungen, auf deren antiseptische Kraft sich die Chirurgen gemeiniglich nicht verlassen, sterilisierbar sind, d. h. dass sie sich ohne Zersetzung auf etwa 110° erhitzen lassen, da sie als unlösliche Substanzen meist für sich noch keine antiseptischen Effekte auszulösen in der Lage sind. Eine scheinbar lächerliche Empfehlung für den Chemiker ist es, Wismut-Verbindungen für die Zwecke der Wundbehandlungen, womöglich von gelber Farbe darzustellen und doch verdanken einzelne dieser Mittel nur diesem Umstande ihre so ausgebreitete Verwendung in der medizinischen Praxis. Für das starkriechende, gelbe Jodoform mit seinen häufig Ekzem hervorrufenden Eigenschaften wurden Ersatzmittel gesucht, die man ebenfalls als Streupulver verwenden konnte. Diese sollten geruchlos sein, da die Behandlung mit Jodoform in der Privatpraxis trotz der grossen Erfolge auf den grössten Widerstand stiess, weil die Patienten durch den Geruch geradezu stigmatisiert wurden. Bei der grossen Angewöhnung der Ärzte an das gelbe Jodoform ist es klar, dass sie unter sonst gleichen Umständen einen gelben Körper, an den sie schon gewöhnt waren, vorziehen werden. Während für die äussere Verwendung die organische Komponente fast gleichgiltig, liegen bei internem Gebrauche die Verhältnisse ganz anders. Vor allem wird durch den alkalischen Darmsaft Wismut aus der Verbindung abgespalten, andererseits zerlegt auch der, namentlich bei Darmkatarrhen, entwickelte Schwefelwasserstoff die Wismut-Verbindung, so dass in beiden Fällen die organische Komponente frei wird und zur Wirkung gelangen kann. Während für die Anwendung als Streupulver die organische Komponente nur insofern von Belang ist, als sie für die physikalische Beschaffenheit des Endproduktes Bedeutung hat, muss man bei der Darstellung von Wismut-Verbindungen für den internen Gebrauch darauf achten, möglichst ungiftige Säuren oder Phenole mit kräftigen antiseptischen Eigenschaften auch in Form ihrer Alkali-Verbindung in Verwendung zu ziehen. Mag es für die Anwendung auf Wundflächen von Bedeutung sein, ob ein Wasserstoff des Wismutoxydhydrates durch Jod ersetzt ist, so muss man die Bedeutung dieser Jodeinführung für Präparate, die für den internen Gebrauch als Darmadstringentien bestimmt sind, in Abrede stellen. Andererseits ist es für den internen Gebrauch ungemein wichtig, solche Wismutverbindungen zu haben, die an den sauren Magensaft kein Wismut in Lösung abgeben.

Das erste Präparat, welches als Jodoform-Ersatzmittel dargestellt wurde, das basisch-gallussaure Wismut (Dermatol), hat seine ausgebreitete Anwendung und Beliebtheit nicht etwa seinen grossen Vorzügen vor allen später dargestellten Wismut-Präparaten zu verdanken, sondern vielmehr dem Umstande, dass es schwer ist, Ärzte für eine ganz neue Anwendung eines Jahrhunderte lang bekannten und für andere Zwecke bewährten Heilmittels zu begeistern. Es liegt in der Natur der Sache, dass ein neues Präparat, welches von Fabrikanten mit grosser Reklame getrieben wird, auch bei ganz gleichen Eigenschaften über das altbekannte Magisterium obsiegen musste, welches zu poussieren niemand ein grosses wissenschaftliches oder pekuniäres Interesse hatte und nur diese zwei Triebfedern kommen für die literarische Empfehlung der Heilmittel in Betracht. Zudem hatte Dermatol [1]) die sehr bestechende Eigenschaft, als geruchloses, aber gelbes Jodoform-Ersatzmittel aufzutreten.

Die Darstellung [2]) dieses Körpers geschieht in der Weise, dass man entweder eine alkoholische Lösung von Gallussäure mit einer sauren Lösung von salpetersaurem Wismut zusammenbringt und allmählich neutralisiert, oder dass man ein wasserlösliches Salz der Gallussäure mit einer sauren Lösung von salpetersaurem Wismut mischt und hierauf neutralisiert.

Die dem Tannin sehr nahe stehende Gallussäure äussert im Darme ebenfalls eine Wirkung ähnlich wie Tannin (S. d.). Dermatol ist gelb, ungiftig, reizlos, geruchlos, beständig und sterilisierbar, kurz das Ideal eines unschädlichen Wundstreupulvers mit mehr mechanischen als chemischen Wirkungen [3]).

Als ohnmächtiger Konkurrent zu diesem trat das basisch-gallussulfosaure Wismut [4]) auf mit der Prätention, dass Gallussulfosäure stärker antiseptisch wirke als Gallussäure, was wohl für diese Zwecke von keiner Bedeutung ist, da es sich hier nur um die Wirkung des gallussulfosauren Natrons im Darme handeln kann, welche sicherlich hinter den Wirkungen des gallussauren Natrons zurückstehen muss, da es ferner hier nicht so auf die antiseptische Wirkung, als vielmehr auf die adstringierende ankommt.

Die Darstellung dieses Präparates, welches keine praktische Anwendung

---

[1]) Berl. kl. W. 1891. 584 u. 744. Heinz und Liebrecht.

[2]) Versagte DRPAnm. 5335.

[3]) Berl. klin. W. 1891. Nr. 27.

[4]) DRP. 74602.

gefunden hat, geschieht in der Weise, dass man getrocknete Gallussäure in die fünffache Menge rauchender Schwefelsäure mit 25 % Anhydrid einrührt und die Temperatur nicht über 50° steigen lässt, hierauf in Eiswasser eingiesst. Durch Einwirkung der gebildeten Gallussulfosäure auf Wismuthydrat erhält man ebenfalls ein unlösliches, gelbes Pulver.

Statt nun Gallussäure zu verwenden, wurde auch Methylendigallussäure mit Wismut in Kombination gebracht, um so einen Körper, der die Wirkung des Formaldehyds, der Gallussäure mit denen der basischen Wismutsalze verbindet, zu erhalten. Diese Substanz wurde unter dem Namen Bismal für den inneren Gebrauch empfohlen.

Zur Darstellung lässt man Methylendigallussäure in Gegenwart von Wasser bei mässiger Temperatur auf Wismuthydroxyd einwirken [1]).

Das erhaltene voluminöse Pulver hat eine graublaue Farbe, was wohl die grössere Anwendung dieser Substanz geschädigt haben mag. Die Zusammensetzung des Bismals ergibt, dass bei dieser Reaktion vier Moleküle Säure mit drei Molekülen Wismut in Verbindung getreten sind. Auch Mono- und Dibromgallussäureverbindungen des Wismuts wurden überflüssigerweise versucht [2]). Zu erwähnen sind noch folgende Verbindungen, die aber nur kurze Zeit in Verwendung standen:

Phenylschwefelsaures Wismut. Da phenylschwefelsaures Alkali im Darme keine antiseptische Wirkung auslösen kann, so kann phenylschwefelsaures Wismut keinerlei Vorzüge vor dem Magisterium besitzen; ebenso zwecklos wie die Kombination des Wismuts mit Salizylsäure (salizylsaures Wismut), da ja Salizylsäure als Alkalisalz im Darme doch gar keine lokale Wirkung ausüben kann, ist die Kombination des Wismuts mit der Dithiosalizylsäure (Wismutdithiosalizylat) als Darmantiseptikum. Als Wundstreupulver und Jodoformersatzmittel mag es ja analoge Wirkung wie jedes andere Wismut-Präparat haben. Es ist ein graugelbes, geruch- und geschmackloses voluminöses Pulver, Thioform genannt [3]).

Die Darstellung geschieht durch Einwirkung der Dithiosalizylsäure, bezw. des Gemenges der beiden isomeren Dithiosalizylsäuren auf Wismutoxydhydrat.

Dithiosalizylsäure [4]) erhält man durch Erhitzen molekularer Mengen Salizylsäure und Chlor-, Brom- oder Jodschwefel. Der Prozess verläuft wie folgt:

$$2C_6H_4{<}^{OH}_{COOH} + S_2Cl_2 = 2HCl + \begin{matrix} S-C_6H_3{<}^{OH}_{COOH} \\ | \\ S-C_6H_3{<}^{COOH}_{OH} \end{matrix}$$

[1]) DRP. 87099.

[2]) DRPAnm. F. 10712.

[3]) Ther. Mon. VIII. 164.

[4]) DRP. 46413. 51710.

Die beiden isomeren Dithiosalizylsäuren, welche sich bei der Reaktion bilden, lassen sich durch Fällen der Natriumsalze mit Kochsalz oder Behandeln mit Alkohol trennen.

Dithiosalizylsaures Natron soll stärker wirken als salizylsaures und angeblich keine Nebenwirkungen auf die Zirkulation ausüben, kein Ohrensausen, keinen Kollaps und keine Magenbeschwerden verursachen. Zu den basischen Säurewismutverbindungen gehört auch Loretinwismut (S. Loretin).

Um den Übelstand zu vermeiden, dass die als Darmantiseptika verwendeten Wismutsalze im Magen giftiges Chlorwismut bilden, wurde folgendes Verfahren eingeschlagen. Die Doppelsalze des Wismut z. B. mit Milchsäure und Tannin oder Gallussäure erwiesen sich als erheblich widerstandsfähiger gegen verdünnte Säuren als die einfachen basischen Salze. Solche Verbindungen sind z. B. die Monolaktoditannate und die Dilaktomonotannate des Wismuts, sowie deren basische Salze.

Man erhält sie durch Fällen von trimilchsaurem Wismut mit der theoretischen Menge Gerbsäure. Man kann entweder Wismuthydroxyd in Milchsäure zu einem Laktat auflösen und dieses mit Gerbsäure behandeln oder aber umgekehrt, z. B. basisch gerbsaures Wismut mit Milchsäure [1]).

Zu erwähnen wäre noch Hetoform (zimtsaures Wismut von der Zusammensetzung $Bi(C_9H_7O_2)_3 . Bi_2O_3$), ein weisses zimtartig riechendes Pulver, welches durch Wechselumsetzung von Wismutnitrat und zimtsaurem Natron gewonnen wird.

Eine weitere Gruppe von Wismut-Präparaten, die ebenfalls als basische Salze von organischen Säuren und Wismut anzusehen sind, sind Körper, in denen, um auch die Jodwirkung, welche ja beim Jodoform so vorteilhaft zur Geltung kommt, diesen Präparaten zu verleihen, Jod statt eines Wasserstoffes des Metallhydroxydes enthalten ist. Das wichtigste Präparat und auch das erst dargestellte dieser Gruppe ist das basisch gallussaure Wismutoxyjodid, unter dem Namen Airol mit mächtiger Reklame getrieben, obwohl es nicht besser und nicht schlechter als die anderen Wismutpräparate als Jodoformersatzmittel ist. Chemisch ist es als ein Dermatol anzusehen, in welches ein Halogenatom und zwar Jod eingetreten ist. Es ist ein grau-grünes, geruch- und geschmackloses Pulver, welches den Vorzug besitzt, lichtbeständig zu sein. Es muss als viel weniger giftig als Jodoform angesehen werden. Seine Giftigkeit ist jedoch noch grösser als die des Dermatols, was

[1]) DRP. 113128.

wohl auf die Jodwirkung zu beziehen ist. Dasselbe Präparat wurde von anderer Seite auch unter dem Namen Airoform eingeführt.

Die Darstellung kann auf zweierlei Weise erfolgen [1]). Man lässt verdünnte Jodwasserstoffsäure auf Dermatol in der Wärme einwirken, bis die gelbe Farbe in eine graugrüne übergegangen ist, hierbei tritt Jod in das Wismuthydroxyd und nicht in den Gallussäurerest ein [2]); oder man lässt Gallussäure auf Wismutoxyjodid einwirken und erwärmt das Ganze, bis die rote Farbe vollständig in dunkel-graugrün übergegangen ist. Man kann auch die Einwirkung der Gallussäure auf das Wismutoxyjodid in statu nascendi des letzteren vornehmen. Zu einer Lösung von Jodkalium und Gallussäure lässt man eine Lösung von Wismuthydrat und essigsaurem Natron einfliessen und erwärmt, bis der entstandene Niederschlag graugrün wird.

Auch vom Gallussäuremethyläther ausgehend wurde Jodgallizinwismut, welches dem Airol gleichwertig ist, dargestellt.

Vom Tannin ausgehend, wurden, wie von der Gallussäure, ebenfalls Verbindungen mit Wismut-Oxyjodid erhalten [3]). Ihre Darstellung wurde durch den Umstand entschuldigt, dass man bei der Herstellung von Verbandgaze, die mit Airol imprägniert werden soll, auf grosse Schwierigkeiten stösst, während die Wismutoxyjodidlacke des Tannins durch ihre physikalische Beschaffenheit sich für diesen Zweck gut eignen sollen. Doch hat diese Modifikation bei der grossen Überfüllung des Marktes mit ähnlichen Präparaten keinen Anklang gefunden. Bei der Einwirkung von Tannin auf Wismutoxyjodid oder bei der Darstellung dieser Verbindung aus frisch entstehendem Wismutoxyjodid können sich drei Körper bilden, die einen verschiedenen Gehalt an Wismut und Jod zeigen. Die für therapeutische Zwecke empfohlene Substanz erweist sich als ein Gemenge der drei folgenden Wismutoxyjodidlacke [4]):

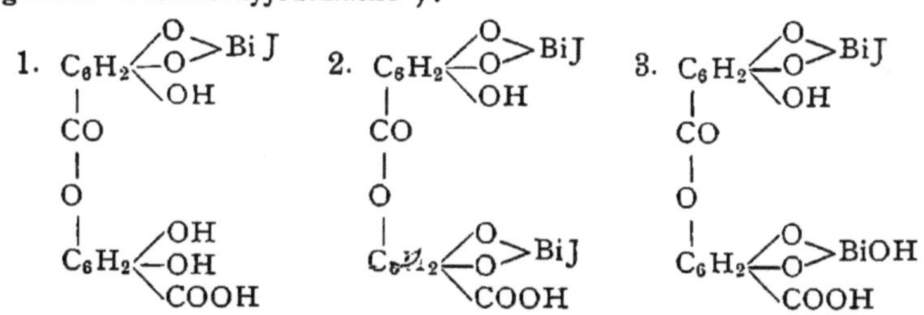

Wismutoxyjodidagarizinat [5]), wegen der antihydrotischen Eigenschaften der Agarizinsäure dargestellt, entsteht durch Einwirkung von Jodwasserstoff auf einfach basisch agarizinsaures Wismut oder Wismutoxyjodid auf Agarizinsäure resp. Alkaliagarizinate.

---

[1]) DRP. 80399.

[2]) DRP. 82593.

[3]) Korrespondenzbl. f. Schweiz. Ärzte **1900**. Nr. 1.

[4]) DRP. 101776.

[5]) DRP. 138713 Riedel-Berlin.

Die therapeutischen Eigenschaften aller dieser Verbindungen beruhen, wie wir wiederholt erwähnt haben, auf der Gegenwart von Wismut, bei den Oxyjodidverbindungen auch noch auf der Abspaltung der Jodkomponente.

Man erzielt aber keinen Vorteil, wenn man auch Halogen in die organischen Säuren einführt. Ein solches Präparat wurde durch Einwirkung von Mono- und Dibromgallussäure auf Wismutoxyjodid in der Wärme erhalten.

Während die Einführung von organischen Säuren in die Wismutverbindung für deren antiseptische Wirkung namentlich im Darme, aus dem Grunde gleichgiltig ist, weil diese Säuren in alkalischer Lösung keineswegs gärungshemmend wirken, erweist es sich als von Vorteil Wismut mit Phenolen zu kombinieren, die auch in alkalischer Lösung antizymotische Fähigkeiten besitzen.

Von Bedeutung ist bei der Auswahl der mit dem Wismut zu kombinierenden Phenole neben der antiseptischen Kraft derselben noch die Grösse ihrer Giftigkeit. Die Wismutphenolate üben in vitro keine abtötende Wirkung auf Fäulnisbakterien aus, sie hemmen sie in ihrer Wirkung nur wenig. (Ähnlich verhält sich auch Jodoform.) Durch den Magensaft, bezw. durch die Salzsäure desselben wird nur wenig Wismut als Chlorwismut abgespalten, so dass diese Verbindungen nahezu unzersetzt in den Dünndarm gelangen, wo sie langsam in ihre beiden Komponenten gespalten werden. Alle diese Verbindungen erweisen sich als sehr wirksam bei akuten und chronischen Magen- und Darmbeschwerden. Dargestellt wurden in dieser Reihe Phenolwismut, m-Kresolwismut und β-Naphtolwismut[1]). Das letztere wurde unter dem Namen Orphol eine kurze Zeit als Antiseptikum und als Adstringens benützt. Wie alle Körper dieser Reihe, ist es geschmacklos. Auch vom Pyrogallol, welches sich durch seine stark reduzierenden Eigenschaften, namentlich in alkalischer Lösung auszeichnet, wurde eine nicht giftige Wismutverbindung dargestellt. Ebenso wurde eine Wismutoxyjodidverbindung des Pyrogallols ganz analog nach dem zur Gewinnung des Airols empfohlenen Verfahren erhalten[2]). Auch das Oxypyrogallol genannte, aus Pyrogallol durch Einwirkung von atmosphärischer Luft und Ammoniak erhaltene Oxydationsprodukt wurde zur Darstellung einer Wismutoxyjodidverbindung benützt, ohne dass diese je Verwendung gefunden hätte.

---

[1]) Arch. biolog. St. Petersburg **1893**. p. 247.

[2]) DRP. 94287. DRP. 100419.

Die Einführung von Halogen in die organischen Säuren, die man mit Wismut kombiniert, ist aus dem Grunde zwecklos, weil die halogensubstituierten organischen Säuren in ihren Alkalisalzen ebensowenig antiseptisch wirken können, als die halogenfreien Salze. Anders verhält es sich hingegen bei Verwendung von Phenolen; da diese auch in alkalischer Lösung ihre antiputride Wirkung ausüben, so werden diese Verbindungen stärker wirken, wenn Halogen in die Phenole substituiert wird, da ja die antiseptische Kraft der Phenole durch Ersatz von Kernwasserstoffen durch Halogen erhöht wird. Aus diesem Grunde wurde Tribromphenol $CH_2Br_3 . OH$, welches viel stärker wirkt, als Phenol, mit dem Wismut kombiniert. Tribromphenol-Wismut wurde zuerst nur als Darmantiseptikum verwendet. Es war ja das kurze Zeit geheim gehaltene Mittel, welches bei der Hamburger Choleraepidemie versucht wurde[1]). Erst später wurde es unter dem Namen Xeroform als Wundantiseptikum empfohlen. Wie Dermatol hat es den Vorzug, gelb gefärbt zu sein. Es ist lichtbeständig, nicht giftig und reizlos.

Die Herstellung des Tribromphenolwismuts erfolgt durch Wechselwirkung von Tribromphenolalkali und Wismutsalzen[2]).

Vom Tetrajodphenolphtalein (s. d.) wurde eine Wismutverbindung dargestellt, welche als Jodoformersatzmittel dienen sollte.

Zu erwähnen ist noch, dass auch vom Chinolinrhodonat[3]), welches Edinger[4]) empfohlen, eine Wismutverbindung, Krurin benannt, ein grobkörniges, rotgelbes Pulver, als Arzneimittel eingeführt wurde; während die Wismutverbindungen sonst ganz reizlos sind, erzeugte dieses Präparat merkwürdigerweise nach der Applikation Schmerzgefühl[5]).

Für innere Anwendung wurde Wismut auch mit Eiweisskörpern kombiniert. Von solchen Präparaten wurden zwei dargestellt: Wismutalbuminat, Bismutose genannt[6]) [7]), und Wismutpeptonat.

---

1) Hueppe, Berl. klin. W. **1893**. p. 162.

2) DRP. 78889.

3) DRP. 80768, 86148, 86251.

4) Deutsche med. W. **1895**. N. 24.

5) Ther. Mon. **1898**. p. 445.

6) Presse medicale 1900. p. 289.

7) DRP. 117269. Dieses Präparat wird durch Behandeln mit Formaldehyd in Formaldehyd-Eiweiss Wismut verwandelt. DRP. 150201. Kalle-Biebrich.

Quecksilberverbindungen.

Die ungemein verbreitete Anwendung der Quecksilberpräparate bei der Behandlung der Syphilis und als Antiseptika hat die synthetische Chemie besonders vor zwei Aufgaben gestellt. Einerseits handelte es sich darum, ein Präparat zu schaffen, welches leicht löslich, subkutan oder intramuskulär sich injizieren lässt, ohne eiweissfällend (ätzend) zu wirken (bei Injektion der meisten Quecksilberverbindungen treten wohl durch die ätzende Wirkung der Präparate manchmal starke Schmerzen auf) und welches womöglich langsamer ausgeschieden wird, als Sublimat, welches den Organismus rasch verlässt. Andererseits hat sich bei der Verwendung des Sublimats, welches ja eines der kräftigsten antiseptischen Mittel überhaupt ist und dabei auch als das billigste sich erweist, in der Chirurgie der Übelstand gezeigt, dass Sublimat ohne Kochsalz in Wasser sich nur langsam und schwer löst, daher man nicht rasch genug Lösungen dieser Substanz herstellen kann. Diesen Lösungen haftet aber der Fehler an, dass man im Gegensatze zur Karbolsäure und ähnlichen organischen Desinfektionsmitteln keine Metallinstrumente in ihnen sterilisieren kann, weil sofort unter Abscheidung von metallischem Quecksilber Sublimat reduziert wird. Es bestand nun die Aufgabe darin, ein Präparat zu schaffen, welches durch Metalle aus seinen Lösungen nicht reduziert werden kann und mit dieser Eigenschaft womöglich die andere verbindet, in Wasser prompt und leicht löslich zu sein.

Trotz der zahlreichsten Versuche dieser Art kann man nicht behaupten, dass diese beiden Probleme in allgemein zufriedenstellender Weise gelöst worden wären. Keines der vielen für diese Zwecke vorgeschlagenen Präparate konnte trotz der grössten Bemühung seitens der Darsteller eine allgemeine Anwendung erhalten. Die meisten führten nur ein ephemeres Dasein. Alle Versuche dieser Art hier anzuführen, ist wohl nicht die Aufgabe dieses Buches. Wir werden uns nur bemühen an einer Reihe von ausgewählten Beispielen die Richtung zu zeigen, in denen die mehr oder weniger erfolglosen Versuche dem Problem nahezukommen sich entwickelt haben, um so jeden künftigen Synthetiker auf diesem Gebiete abzuhalten, die bereits erfolglos gewandelten Bahnen mit gleichem Misserfolge wiederholt zu betreten, wie es ja in Unkenntnis des wahren Sachverhaltes auf den verschiedensten Gebieten der Arzneimittelsynthese sehr häufig geschieht.

Anscheinend war man dem Probleme, wasserlösliche Quecksilberverbindungen, die ohne ätzend zu wirken, injizierbar sind, in dem Momente sehr nahe getreten, als die Darstellung des kolloidalen, wasserlöslichen Quecksilbers gelungen war[1]). Beruht ja doch der schmerzhafte Effekt der Injektionen von Quecksilberpräparaten insbesondere darauf, dass die Quecksilbersalze fällende Eigenschaften auf Eiweisskörper zeigen, und so zu entzündlichen Reizungen an der Injektionsstelle Veranlassung geben.

Das wasserlösliche Quecksilber, Hyrgol genannt, erhält man, wenn man Quecksilbersalze, z. B. Quecksilberoxydulnitrat mit salpetersaurem Zinnoxydul reduziert und die entstandene dunkle Lösung mit einer Lösung von zitronensaurem Ammoniak versetzt, worauf das gelöste kolloidale Quecksilber als schwarze Masse ausfällt.

Diese Masse gibt mit Wasser eine dunkle, stark fluoreszierende Lösung. Aber die Lösungen des kolloidalen Quecksilbers haben den grossen Nachteil, dass sie erstens Spuren von Zitronensäure und von Zinn enthalten, zweitens setzen sie beim Stehen fortwährend einen Schlamm von feinst verteiltem metallischen Quecksilber ab, so dass der Gehalt der Lösung Schwankungen ausgesetzt ist[2]). Über den therapeutischen Wert des wasserlöslichen Quecksilbers kann man gegenwärtig wohl noch kein abschliessendes Urteil fällen[3]).

Die Quecksilberverbindungen für Injektionen lassen sich in mehrere Gruppen trennen: Verbindungen, in denen Quecksilber den Hydroxylwasserstoff in Phenolen ersetzt oder Wasserstoff von basischen Resten und in Quecksilbersalze verschiedener organischer Säuren, die als solche keine so ätzenden Eigenschaften wie Sublimat besitzen sollen. An diese Gruppe schliesst sich die Darstellung von den verschiedensten Eiweissverbindungen des Quecksilbers an, von der sehr richtigen Voraussetzung ausgehend, dass solche Präparate die geringste Ätzwirkung haben müssen.

Die Verbindungen des Quecksilbers mit Phenolen erhält man am besten, wenn man in eine saure Lösung von salpetersaurem Quecksilberoxyd eine alkalische Lösung eines Phenols einträgt. Es kristallisiert dann eine Doppelverbindung von Phenolquecksilber mit Quecksilbernitrat heraus. Man kann auch das Verfahren in der Weise modifizieren, dass man die warme, saure Lösung von salpetersaurem Quecksilberoxyd in eine alkoholische Lösung von Phenol gibt, wobei man dann dasselbe Produkt erhält[4]).

Nach diesem Verfahren wurden die Quecksilberverbindungen des Phenols, Resorzins, Naphtols, Tribromphenols, des Phlorogluzins und

---

[1]) Lottermoser, Journ. f. prakt. Chemie **1898**. Bd. **57**. p. 484.

[2]) Höhnel, Pharm. Ztg. **1898**. p. 868.

[3]) Werler, Berl. klin. W. **1898**. p. 937.

[4]) DRP. 48539.

des Thymols dargestellt, die alle in Säuren mit Ausnahme der Thymolverbindung leicht löslich sind, aber deren Salze auch alle sich leicht zersetzen [1]).

Die therapeutische Prüfung der Resorzin- und der Naphtolverbindungen zeigte, dass die Einspritzung der Azetate dieser Substanzen heftige Schmerzen verursachte.

Liebreich ersetzte im Formamid den Amidwasserstoff durch Quecksilber und erhielt so Quecksilberformamid

$$\begin{matrix} HCONH \\ HCONH \end{matrix}\Big\rangle Hg.$$

Durch die alkalische Reaktion des Blutes soll sich angeblich metallisches Quecksilber im Kreislauf aus der Verbindung abscheiden.

Auch Quecksilberchloridharnstoff wurde in gleicher Richtung versucht.

Diphenylquecksilber $2(C_6H_5)Hg$ unterscheidet sich von den eigentlichen Phenolaten in seinen Wirkungen sehr wesentlich. Dieser Körper ist äusserst giftig und eignet sich aus diesem Grunde zu intramuskulären Injektionen nicht, da bei Anwendung dieser Substanz, nicht wie bei den eigentlichen Quecksilberphenolaten, Quecksilber langsam vom Organismus aufgenommen wird, indem es sich aus der Verbindung herausspaltet, sondern erst nach längerer Einverleibung kommt es beim Diphenylquecksilber durch Kumulativwirkungen zu sehr schweren Vergiftungserscheinungen. Bei den eigentlichen Quecksilberphenolaten ist das Quecksilber vermittelst Sauerstoff an die organischen Radikale gebunden, daher ist auch ihre Haltbarkeit und ihre Resistenz eine geringere. Diphenylquecksilber aber ist im Organismus viel beständiger, da es nicht dissoziiert, und äussert daher spät, aber dann um so intensiver seine giftige Wirkung. Dieses Verhalten des Diphenylquecksilbers ist identisch mit dem der von Hepp untersuchten Verbindungen, Dimethylquecksilber $(CH_3)_2Hg$ und Diäthylquecksilber $(C_2H_5)_2Hg$. Bei den Versuchen mit diesen Substanzen zeigt es sich, dass infolge der Beständigkeit dieser Verbindung dem Organismus gegenüber zuerst eine reine Quecksilberäthylwirkung auftritt, später mischen sich die Vergiftungsbilder des Quecksilbers und des Quecksilberäthyls und schliesslich kommt erst die reine Quecksilberwirkung zur Geltung. Nach Hepp bewirkt die scheinbar geringe Giftigkeit und die ausserordentliche Länge des Latenzstadiums bei der Vergiftung die grösste Gefahr bei der

[1]) Ther. Mon. **1890**. 51, 128.

therapeutischen Anwendung dieser Substanzen. Während bei den üblichen Quecksilberbehandlungen das Auftreten bestimmter Symptome, so z. B. der Salivation, Stomatitis, Tenesmus und blutiger Stühle uns anzeigt, dass die Kur zu unterbrechen sei, weil bereits eine Quecksilbervergiftung eintritt, haben wir bei den nicht dissoziierenden organischen Derivaten des Quecksilbers keine Zeichen, welche uns die nahende Gefahr verraten, da erst spät, aber dann um so heftiger, das Vergiftungsbild erscheint. Von diesem Gesichtspunkte aus hält Hepp die Anwendung von Organoderivaten des Quecksilbers in der Therapie als durchaus verwerflich.

Bei den Derivaten des Quecksilbers, die sich als Salze von organischen Säuren charakterisieren lassen und die wasserlöslich sind, muss man es den verschiedentlichen Angaben der Erfinder und der Fabrikanten gegenüber strikte betonen, dass die antiseptische Kraft, sowie die Wirkung auf Lues nur auf den Gehalt der Verbindungen an Quecksilber und auf die Dissoziationssfähigkeit zu beziehen ist. Es wurde Quecksilberoxycyanat empfohlen, welches angeblich sechsmal so stark wirkt, wie Sublimat, dabei die Gewebe weniger reizt und die Instrumente nicht angreift. Trotz dieser Angaben hat diese Verbindung in der Therapie kaum ein Eintagsdasein geführt. Viel mehr Erfolge hat man bei der Anwendung von Salzen verschiedener Aminosäuren gesehen. Es wird diesen nachgesagt, dass sie gut löslich sind und reizlos wirken. Mering hat Glykokollquecksilber $(NH_2 . CH_2 . COO)_2Hg$, Vollert Succinimidquecksilber

$$C_2H_4{<}^{CO}_{CO}{>}N-Hg-N{<}^{CO}_{CO}{>}C_2H_4$$

Ludwig Asparaginquecksilber $[OOC.C_2H_3(NH_2) . CO(NH_2)]_2Hg$ nach dieser Richtung hin empfohlen. Auch Alaninquecksilber $(CH_3.CH(NH_2).COO)_2Hg$ wurde untersucht.

Von den phenolessigsauren Verbindungen des Quecksilbers ist zu sagen, dass sie meist in Wasser unlöslich und daher nur in Vehikeln injizierbar sind. Alle unlöslichen Quecksilberverbindungen haben bei der Injektion den Nachteil, dass sie unter der Haut oder in einem Muskel abgelagert werden und von diesem Depot aus es zu einer plötzlichen Quecksilberresorption und so zu einer Quecksilbervergiftung kommen kann. Solche Nachteile muss man den Salzen der Benzoesäure, Tribromphenolessigsäure, Resorzinessigsäure etc. nachsagen. Die alkylschwefelsauren Salze, so z. B. äthylschwefelsaures Quecksilber, sind sehr leicht zersetzlich und durch Wasser wird aus ihnen unlösliches basisches Salz abgespalten.

Grosse Verbreitung hat die Verwendung des sekundären Quecksilbersalizylates

$$C_6H_4\left\langle\begin{matrix}COO\\O\end{matrix}\right\rangle Hg$$

gefunden.

Dieser Körper enthält Quecksilber gleichsam larviert, weil es durch Schwefelwasserstoff oder Schwefelammonium nicht gefällt wird. Quecksilber ersetzt in der Salizylsäure sowohl den Karboxyl- als auch Hydroxylwasserstoff. Wenn auch das Präparat an und für sich wasserunlöslich ist, so gibt es doch mit Chloralkalien wasserlösliche Doppelsalze [1].

Lustgarten hat im Ludwig'schen Laboratorium ein unlösliches Quecksilberoxydulpräparat dargestellt, gerbsaures Quecksilberoxydul, welches im Darme unter dem Einflusse der normalen Darmsoda metallisches Quecksilber in feinster Verteilung entstehen lässt und die adstringierende Wirkung der Gerbsäure schützt hierbei vor den leicht auftretenden Durchfällen bei Quecksilberkuren. Diese therapeutische Idee kann man wohl als interne Schmierkur bezeichnen, da hier metallisches Quecksilber in feinster Verteilung statt durch die Haut von der Darmoberfläche aufgenommen wird.

Unter dem Namen Hydrargyrol wurde p-phenolsulfosaures Quecksilber $C_6H_4.OH.SO_3.Hg$ empfohlen, welchem die Eigenschaft zukommen soll, keine Eiweissfällung zu erzeugen und die Instrumente nicht anzugreifen, aber dieses Salz ist leicht durch Wasser zersetzbar.

Ferner wurden von Lumière und Chevotier neue organische Quecksilber-Verbindungen durch Behandlung alkalischer Lösungen von Phenoldisulfosäure mit Quecksilberoxyd in äquimolekularen Mengen dargestellt, welche leicht löslich sind, Quecksilber larviert enthalten, Eiweiss nicht fällen und die Haut nicht ätzen [2]. Sie werden Hermophenyl genannt, enthalten 40 % Hg und sind in fünf Teilen Wasser löslich.

Die sogenannten Egole sind Quecksilberkaliumsalze der o-Nitrophenol- resp. Kresol- oder Thymol-p-sulfosäure (Phenegol, Kresegol, Thymegol). Angeblich sind sie ungiftig (?!) [3].

Dreser [4] machte den Vorschlag, quecksilberunterschwefeligsaures

---

[1] Über Wirkungen cfr. Aranjo, Wr. Med. Pr. **1888**. **16**. Schadeck, Mon. f. prakt. Derm. **1888**. Nr. 10.

[2] C. r. **132**. 145—146.

[3] Gautrelet, C. r. **1899**. II. 113.

[4] AePP. **32**. 456.

Kali anzuwenden, welches Lokalerscheinungen und Eiweissfällung vermeiden lässt. Man kann auf diese Weise Quecksilber in Form einer komplexen Quecksilbersäure in den Organismus hineinbringen, ohne lokale Reiz- oder Ätzwirkungen hervorzurufen, aber auch dieses Präparat fand keine Verbreitung.

Die Doppelverbindungen des Quecksilbers haben, trotzdem Lister, dem wir ja die ganze Antiseptik zu verdanken haben, die erste Verbindung dieser Reihe empfohlen hat, wenig Glück in ihrer Verbreitung besessen, weil sie trotz ihrer bedeutenden entwicklungshemmenden, beinahe keine bakterientötende Kraft besitzen sollen, wie dies für das von Lister empfohlene Quecksilberzinkcyanat nachgewiesen wurde [1]).

Zweckmässig scheint ein Verfahren zu sein, das in Deutschland zuerst von Emmel eingeschlagen wurde, um aus Quecksilberverbindungen leicht auflösbare, aber metallische Instrumente nicht angreifende Präparate zu erhalten. So war in England schon seit Jahren ein Präparat im Handel, welches wohl nur wegen seines hohen Preises nicht eine allgemeine Anwendung erlangte. Es war dies das Quecksilberjodidjodkalium mit einem Zusatze von einem kohlensauren Alkali, ein sehr leicht lösliches Präparat, aus dem Metalle kein Quecksilber zu reduzieren in der Lage waren.

In gleicher Weise mischte Emmel, um ein in Wasser leicht lösliches, Metalle nicht angreifendes Quecksilbersalzpräparat zu erhalten, Quecksilbercyanid, Quecksilberoxycyanid oder Quecksilber-p-phenolsulfonat mit einfach oder doppeltkohlensauren Salzen [2]).

Während p-phenolsulfosaures Quecksilber durch Wasser leicht zersetzt wird, fehlt diese unangenehme Eigenschaft dem Doppelsalze mit weinsaurem Ammon, dem Asterol, dem p-phenolsulfosaurem Quecksilber-Ammoniumtartarat.

Man erhält dieses, indem man zu einer frisch bereiteten Lösung von p-phenolsulfosaurem Quecksilber die entsprechende Menge von weinsaurem Ammon zusetzt und die Lösung zur Trockene eindampft.

Das erhaltene Produkt entspricht der Formel

$$(C_{12}H_{10}O_8S_2Hg) . 4(C_4H_4O_6(NH_4)_2) + 8H_2O$$ [3]).

Der Erfinder behauptete von diesem Präparat, dass es Eiweiss nicht fälle und Metallinstrumente nicht angreife, dabei aber stärker

---

[1]) Brit. med. Journal. **1889.** 1025.

[2]) DRP. 104904, 121656.

[3]) Statt der einfachen oder doppeltkohlensauren Alkalien werden auch Alkalioxyde oder Alkalihydroxyde verwendet. DRP. 157663.

als Sublimat wirke [1]), doch kommen ihm diese nachgerühmten Eigenschaften nicht zu, da es, entsprechend seinem geringeren Quecksilbergehalt schwächer als Sublimat wirkt, Metallinstrumente angreift und Eiweiss fällt.

Für die Zwecke der Injektion scheinen sich von allen bis nun dargestellten Quecksilberderivaten doch die Eiweissverbindungen am besten zu eignen. War doch das von Bamberger zu Injektionen zuerst empfohlene Präparat eine Peptonquecksilberverbindung. Paal hat dann gezeigt, dass die aus Leim durch Kochen mit Säuren erhaltenen alkohollöslichen Glutinpeptonchlorhydrate Doppelverbindungen mit Quecksilberchlorid geben, die in Wasser in jedem Verhältnis löslich sind, durch Eiweiss nicht gefällt werden und aus denen auch Alkali kein Quecksilber abzuscheiden vermag. Wie beim Eisen und beim Silber wurde auch beim Quecksilber versucht, Verbindungen desselben mit Eiweiss oder Kasein darzustellen. Wenn man ein Kaseinalkalisalz in wässeriger Lösung mit einer wässerigen Sublimatlösung versetzt, so erfolgt keine Fällung. Es lässt sich aber das gebildete Kaseinquecksilber durch Alkohol aus dieser Lösung abscheiden. Ein von den Höchster Farbwerken auf diese Weise dargestelltes Präparat löste sich namentlich bei Zusatz von einer Spur Alkali oder Ammoniak im Wasser vollständig klar und enthielt 7 % Quecksilber, welches durch Schwefelwasserstoff oder Schwefelammonium nicht nachgewiesen werden konnte.

Von anderer Seite wurde vorgeschlagen, Verbindungen des Kaseins mit Quecksilber, Silber und Eisen, die wohl zu subkutanen Injektionen ihrer Unlöslichkeit wegen nicht brauchbar sind, die aber für die interne Verwendung vom Vorteil sein können, in der Weise darzustellen, dass man Kasein in starkem Alkohol suspendiert und mit einer konzentrierten wässerigen oder alkoholischen Lösung eines Quecksilber-, Silber- oder Eisensalzes mehrere Stunden kocht. Die so erhaltenen drei Präparate, von denen das Quecksilberpräparat 7 %, die Silberverbindung 15½ %, die Eisenverbindung 3½ % Metall enthalten, sind wasserunlöslich, aber alkalilöslich und das Metall kann in ihnen weder durch Schwefelwasserstoff, noch durch Schwefelammonium nachgewiesen werden. Statt des Kaseins kann man auch in gleicher Weise Albumine aus Blut, Eiern und Pflanzen anwenden. Man kann auch den Alkohol durch ein anderes indifferentes Suspensionsmittel, wie z. B. Azeton oder konzentrierte Neutralsalzlösungen (Chlornatrium, Chlormagnesium), in diesem Darstellungsverfahren ersetzen. Alle diese Verbindungen enthalten, wenn

[1]) Berl. klin. W. **1899**. p. 229.

man von Chloriden der Metalle ausgegangen ist, Chlor und alle haben sie die Eigenschaft, durch Zusatz von ein wenig Alkali in Lösung gebracht zu werden.

Die Darstellung einer Quecksilberverbindung der β-Naphtoldisulfosäure R geschieht aus Sublimat und der Säure bei Gegenwart von Alkalikarbonat[1]).

Eine analoge in Wasser lösliche Verbindung $ClHg . OC_{10}H_6 . SO_3Na$ erhält man aus Schäffer'scher Säure resp. deren Nasalz ($\beta_1\beta_3$-naphtolsulfosaurem Natrium), Sublimat und Soda[2]).

Silber.

Das bis vor kurzem in der Medizin allein angewendete salpetersaure Silber vereinigt mit seinen Ätzwirkungen starke antiseptische Eigenschaften, wie sie ja allen Salzen der Schwermetalle eigen sind. Da nun salpetersaures Silber Eiweisskörper fällt und ebenso von den Chloriden niedergeschlagen wird, so konnte man seine therapeutischen Eigenschaften nur für Oberflächenwirkungen ausnützen. Andererseits war man häufig in der Lage, auf die ätzenden Wirkungen des salpetersauren Silbers zu verzichten, wenn man nur die antibakteriellen des Silbers in Anwendung bringen wollte[3]). Die Bemühungen der Chemiker gingen nun dahin, Silberpräparate zu schaffen, welche einerseits auf Eiweisskörper nicht fällend wirken, andererseits durch Chloride selbst nicht gefällt wurden. Lazzaro experimentierte mit dem Fluorsilber, welches aber aus dem Grunde, trotz seiner ungemein starken antiseptischen Eigenschaften, nicht verwendbar ist, weil es in wässeriger Lösung leicht dissoziiert und hierbei Fluorwasserstoffsäure abspaltet.

Von anderer Seite wurde vorgeschlagen, um Silberpräparate, die durch Halogenalkalien nicht gefällt werden, zu erhalten, wasserlösliche Silberhalogensalze darzustellen. Man erhält solche durch Einwirkung von Halogenen auf das sogenannte kolloidale Silber, welches zuerst von Carey Lea dargestellt wurde. Man versetzt die dunkle Lösung von kolloidalem Silber solange mit freiem Halogen, bis Entfärbung ein-

---

[1]) DRP. 143448 (Akt.-G. f. Anilinfabrik. Berlin).

[2]) DRP. 143726 (Akt.-G. f. Anilinfabrik. Berlin).

[3]) Es wäre sicherlich von Interesse, statt der Silberoxydsalze einmal Chromoxydsalze zu versuchen. Chromoxydsalze sind nach den Untersuchungen Pander's 100mal weniger giftig, als die Salze der Chromsäure. Während die Chromate, ähnlich wie die Quecksilbersalze, zu den heftigsten Metallgiften gehören, sind die Chromoxydsalze ebenso giftig wie die Silberoxydverbindungen. So wurde früher Chromoxydhydrat statt Magisterium Bismuthi empfohlen.

tritt. Durch Zusatz von Salzlösung, insbesondere aber durch Zusatz von Gelatine und zitronensaurem Ammonium zu diesen Lösungen gelingt es, diese Silberhalogene in fester, aber noch wasserlöslicher Form abzuscheiden. Man bekommt so eine Mischung des kolloidalen Halogensilbers mit Gelatine, welche in warmem Wasser löslich ist.

Das wasserlösliche, kolloidale Silber selbst, Kollargolum genannt, wurde wegen seiner antiseptischen Eigenschaften in die Therapie eingeführt. Die Wundermären, welche über seine angeblichen, ausserordentlichen Wirkungen bei Sepsis etc. verbreitet wurden, haben keine Bestätigung gefunden.

Von geringerem Interesse ist die Einführung von phenylschwefelsaurem Silber, welches angeblich nicht ätzt, gut löslich und beständig ist. Ichthargan ist ichthyolsulfosaures Silber[1]). (S. Ichthyol.) Unter dem Namen Argentol wurde ein im Wasser unlösliches Silberpräparat empfohlen, welches China-α-aseptolsaures Silber ist und leicht in Oxychinolin und metallisches Silber zerfällt. Die Tiefenwirkung, die man bei den Silberpräparaten besonders in der Urologie wünschte, konnte man auch erhalten, wenn man Silberphosphat in einer wässerigen Lösung von Äthylen-Diamin auflöste. Bei diesem Präparate ist die Tiefenwirkung wohl grösser[2]), aber auch die Reizerscheinungen sind stärker, so dass sich dieses Silberpräparat von dem Moment an nicht halten konnte, als man auf den naheliegenden Gedanken verfiel, der bei allen Metallen schliesslich und endlich in Anwendung gebracht wurde, Silber, um ihm Tiefenwirkung zu verleihen, mit Eiweisskörpern zu kombinieren. So wurde das Argonin[3]) dargestellt, indem man Kaseinnatrium mit salpetersaurem Silber versetzte und die Lösung mit Alkohol ausfällte. Die so erhaltene Substanz ist im kalten Wasser schwer löslich und lichtempfindlich und enthält 4·2 % Silber.

Ferner kann man Silberverbindungen, die in Wasser leicht löslich sind, auf die Weise darstellen, dass man die unlöslichen Verbindungen des Silbers mit Proteinstoffen mit Albumoselösung behandelt, wodann man zu Substanzen gelangt, die in Wasser sehr leicht löslich sind. Man geht zu diesem Zwecke in der Weise vor, dass man eine Peptonlösung mit Silbernitrat fällt und den entstandenen Niederschlag mit Protalbumose digeriert und die Lösung, die nun entsteht, im Vakuum zur Trockene eindampft. Aus der so erhaltenen Verbindung kann Silber durch Salzsäure nicht abgespalten werden. Statt nun mit

---

[1]) DRP. 114394. Cordes, Hermani & Co., Hamburg.

[2]) Schaeffer, Zeits. f. Hyg. u. Infektionskr. Bd. XIV. Ther. Mon. **1894**. p. 354.

[3]) Ther. Mon. **1895**. p. 307.

salpetersaurem Silber Peptonlösung zu fällen, kann man zu derselben Substanz gelangen, wenn man eine Peptonlösung mit feuchtem Silberoxyd schüttelt und die Silberpeptonverbindung dann mit Protalbumose digeriert.

Das so gewonnene Produkt, Protargol genannt, enthält 8·3 % Silber, hat keine Ätzwirkung, besitzt aber starke den Silberverbindungen eigentümliche bakterizide Effekte [1]). Von demselben Gedanken ausgehend, zu wasserlöslichen Proteinverbindungen des Silbers zu gelangen, hat Lilienfeld einen identischen Weg eingeschlagen, indem er den alkohollöslichen Anteil der Spaltungsprodukte der Paranukleoproteide, den schon Danilewski Protalbin genannt hat, mit Silber behandelte und so eine Silberprotalbin-Verbindung, das Largin [2]), erhielt, welche 11.1 % Silber enthielt und sich bis zu 10 % im Wasser löste. Die wässerigen Lösungen des Largins werden weder durch Chloride, noch durch Eiweiss gefällt.

Lösliche Eiweissverbindungen des Silbers, Eisens, Kupfers, Quecksilbers, Bleis, Zinks und Wismuts erhält man weiters bei Verwendung der Pflanzenglobuline, wenn man Pflanzenlegumin in Alkali löst und einen Überschuss von Alkali zusetzt, hierauf das betreffende Metallsalz, z. B. Silbernitrat, in berechneter Masse eingiesst. Ein etwa entstandener Niederschlag verschwindet beim Erwärmen auf dem Wasserbad. Die Reaktionsflüssigkeit fällt man mit Alkohol oder dialysiert sie und trocknet dann im Vakuum.

Man lässt auch Silbersalze oder Silberoxyd auf Methylenproteine (durch Einwirkung von Formaldehyd auf Proteine in der Kälte erhaltend) einwirken, resp. auf Methylenalbumosen [3]).

Bei allen diesen Silberpräparaten, welche als Silbersalze von Eiweisskörpern anzusehen sind, ist zu bemerken, dass ihnen je nach ihrem Silbergehalt und nur von diesem abhängig, bakterizide Wirkungen zukommen. Es empfiehlt sich daher, bei der Darstellung dieser Präparate darauf zu sehen, und desto wertvoller ist auch das Endprodukt, dass die Körper möglichst reich an Silber sind und dass sie sich in Wasser möglichst leicht lösen. Es ist nämlich ein Nachteil dieser Präparate, dass sie, wegen ihrer schweren Benetzbarkeit und auch wegen ihrer meist sehr schweren Löslichkeit sehr schlecht wieder in Lösung gehen. Die ätzende Wirkung des salpetersauren Silbers geht diesen Substanzen ab. Da wir nun in der Therapie in hohem Grade auf die ätzende Wirkung des salpetersauren Silbers angewiesen sind, wird dieses

[1]) Neisser, Dermatolog. Zentralbl. **1897**. Heft 1. Barlow, Münchener med. W. **1897**. N. 45.

[2]) Pezzoli, Wr. klin. W. **1898** N. 11.

[3]) DRP. 118353, 118496.

Präparat von all den besprochenen nach dieser Richtung hin nicht verdrängt werden. Gegenwärtig kann wohl kaum mehr von einem Bedürfnis nach einem neuen Silberpräparat in der oben angedeuteten Richtung gesprochen werden. Kombinationen dieser Art mit verschiedenen Eiweissderivaten, welche mehr oder weniger zweckentsprechend sein werden, sind natürlich leicht möglich.

Die Spaltungsprodukte des Leims (Gelatosen) z. B. werden neutralisiert, mit Silbernitrat versetzt und eingedampft oder mit Alkohol oder Azeton gefällt. Die Gelatosesilberverbindungen enthalten ca. 20% Ag.[1]). Statt Silbernitrat kann man organische Silberverbindungen oder Silberoxyd benützen[2]). Die Silbergelatosen erhält man auch, wenn man das Neutralisationsmittel für die Gelatosen erst nach dem Vermischen der Gelatoselösung mit der Silberlösung zugibt[3]).

Eisen.

Eisenpräparate werden aus zwei Gründen in der Therapie benützt. Die grösste Verwendung findet Eisen in der Therapie als Heilmittel bei Chlorose und Anämie, wo es als Material zum Aufbaue und zur Regeneration der roten Blutkörperchen dienen soll, oder, wie andere glauben, als Reizmittel für die Regeneration; ferner werden in der Therapie die blutstillenden Eigenschaften des Eisens, wenn auch in weit geringerem Maße, benützt. Diese letztere Eigenschaft, Blut zur Koagulation zu bringen, kommt aber nur der Oxydreihe der Eisensalze zu, fehlt jedoch der Oxydulreihe vollständig.

Über den therapeutischen Wert der Eisenpräparate bei Chlorose zu sprechen ist hier nicht am Platze. Jedenfalls stehen die Praktiker ausnahmslos auf dem Standpunkte, dass man mit der Eisentherapie gute Erfolge zu verzeichnen hat. Eine andere Frage ist es, ob es sich besser empfiehlt anorganische Eisenpräparate oder organische, in denen Eisen in einer larvierten Form enthalten ist, zu verwenden. Die grosse Erfahrung der Kliniker hat gezeigt, dass für die Therapie die anorganischen Salze unter sonst gleichen Umständen mindestens dasselbe leisten, wie die organischen Präparate mit larviertem Eisen. Die Zahl der seit langer Zeit empfohlenen Eisenverbindungen ist Legion. Diese hier eingehend zu besprechen, erscheint überflüssig, da es sich meist um anorganische oder organische Salze des Eisens handelt, deren Säure ohne jede Beziehung zur Wirkung ist.

---

[1]) DRP. 141967 (Höchster Farbwerke).

[2]) DRP. 146792.

[3]) DRP. 146793.

Für die Verwendung bei Chlorose und Anämie eignen sich von den Salzen die Oxydulsalze aus dem Grunde besser, weil die Oxydsalze eine ätzende Wirkung haben und aus diesem Grunde den Magen stärker belästigen als die Oxydulsalze.

Die ätzenden und den Magen belästigenden Wirkungen des Eisens, ferner die unangenehme Nebenwirkung auf die Zähne haben von jeher das Bestreben gezeitigt, unschädliche Präparate dieser Art zu gewinnen. Zum Teil wurde dieser Zweck durch die pharmazeutische Darreichungsform erreicht.

Eine Richtung ging dahin, Präparate darzustellen, in denen das Eisen in einer Form gebunden, wie im Hämoglobin selbst, dass es sich nämlich durch Schwefelammonium nicht mehr nachweisen lässt.

Vom Hämoglobin ausgehend, hat Kobert durch Reduktion mittelst Zink das sogenannte Hämol dargestellt, welcher eisenhaltige Eiweisskörper das Eisen noch in derselben Form gebunden enthält, wie Hämoglobin, der rote Blutfarbstoff. Die Kliniker halten jedoch daran fest, dass die verschiedenartigen Blutpräparate, sowie die rein dargestellten Hämoglobinpräparate bei ihrer therapeutischen Verwendung vor den gewöhnlichen Eisenmitteln keine Vorzüge haben.

Bunge[1]) hat in der Leber einen eigentümlichen eisenhaltigen Eiweisskörper gefunden, welcher dadurch charakterisiert ist, dass in einer ammoniakalischen Lösung desselben Schwefelammonium unmittelbar keinen Niederschlag erzeugt.

Einen analogen Körper wollten Schmiedeberg[2]) und Marfori[3]) nach folgendem Verfahren darstellen.

Zuerst wird aus Eiweiss Alkalialbuminat erzeugt und das Albuminat ausgefällt. Man löst dieses in Ammoniak wieder auf und versetzt es mit einer mit Ammoniak neutralisierten Lösung von weinsaurem Eisen. Man erwärmt, filtriert die Lösung und fällt mit Essigsäure aus. Man bekommt immer ein Präparat von konstantem Eisengehalt. Im Mittel enthält die Ferratin genannte Verbindung 0.702 g Fe.

Diese Verbindung ist resorbierbar, was nach Marfori nur bei Präparaten mit organisch gebundenem Eisen möglich ist.

Der grosse Enthusiasmus, mit dem diese anscheinend grosse Errungenschaft begrüsst wurde, hat sich inzwischen schon gelegt.

---

1) HS. **10**. 453.

2) AePP. **33**. 101.

3) Ther. Mon. **1895**. Nr. 10. AePP. **29**. 212.

De Groot[1]) wies darauf hin, dass dieser künstliche Körper mit der Eisenverbindung der Leber (Bunges Hämatogen) keineswegs identisch ist, er sei vielmehr eine schwach saure, zu den Eisenalbuminaten gehörige Verbindung und stimmt in seinen Eigenschaften fast vollkommen mit dialysiertem Eisenalbuminat überein. Von Bunges Hämatogen unterscheidet es sich dadurch, dass ihm durch salzsäurehaltigen Alkohol Eisen sofort entzogen wird. Battistini[2]) erhielt gleiche Resultate bei Untersuchung dieses Ferratins. Auch in der Praxis zeigte es sich, wie zuerst an der Ziemssen'schen Klinik konstatiert wurde, dass diese Substanz keinen Vorteil vor den übrigen Eisenpräparaten besitze.

Durch Verdauung wird Hämatogen nicht angegriffen, das Eisen des Ferratins aber in Eisenchlorid übergeführt[3]).

Wenn man sich bei einem vorliegenden Eisenpräparat überzeugen will, ob das Eisen in demselben organisch gebunden (larviert) ist oder ob es sich um ein organisches Eisensalz handelt, bedient man sich am besten der Probe von Macallum[4]). Diese Probe beruht auf der Verfärbung von Hämatoxylinlösungen durch Eisensalze. Man bereitet sich eine frische $^1/_2$ $^0/_0$ige Lösung von Hämatoxylin in Wasser und setzt eine kleine Menge der zu prüfenden Substanz zu. Präparate, welche anorganische Eisenverbindungen sind, erzeugen eine blauschwarze Färbung, während die Präparate mit organisch gebundenem Eisen mit dem Hämatoxylin nicht reagieren.

Eine Prüfung mit diesem Reagens zeigt, dass das Spaltungsprodukt des Hämaglobins, das Hämatin, sowie das Ferratin aus Ochsenlebern, organische Verbindungen sind, hingegen ist das künstliche Ferratin eine anorganische Eisenverbindung, ebenso wie alle sonstigen Eisenpeptonate und Albuminate.

Warum trotzdem im künstlichen Ferratin das Eisen scheinbar larviert erscheint, ist aber von keiner Seite genügend aufgeklärt worden. Von Interesse für dieses auffällige Verhalten des Ferratin ist, dass das Kuperatin (eine dem Ferratin nachgebildete Kupferverbindung [Kupferalbuminsäure]) auch für den Menschen im wesentlichen unbedenklich wirkt, während stearinsaures Kupfer sehr giftig ist[5]).

---

[1]) Nederl. Tijdschr. Pharm. **1895**. p. 161.

[2]) Wr. med. Presse **1895**. p. 1842.

[3]) Kobert, Deutsche m. W. **1894**. p. 600.

[4]) Journ. of Physiol. XXII. 92. 187.

[5]) Nach Schwarz, AePP. **35**. 437 ist diese Angabe unrichtig. Bei solchen Kupferverbindungen ist die Wirkung sehr verlangsamt, aber sonst identisch.

Um die unangenehmen Nebenwirkungen der Eisenpräparate zu vermeiden, bedient man sich mit Vorliebe der Verbindungen des Eisens mit Eiweiss (Eisenalbuminate), (hierher gehört auch das Ferratin), Pepton (Eisenpeptonate), Albumosen (z. B. Eisensomatose). Eisensaccharate etc. [1]).

Ein Eiseneiweisspräparat, welches im Magensaft ganz unlöslich und erst durch Einwirkung von Darmsaft Eisen abspaltet, soll die Eiweissverbindung des Naphtolgrün (Eisenverbindung des α-Nitro-β-naphtol-β-sulfosauren Natrons) sein. Therapeutische Versuche liegen nicht vor.

Der Bedarf nach Eisenpräparaten liegt bei der grossen Verwendung von Eisen darin, dass man den Magen wenig belästigende Kombinationen sucht und bei dem langen Gebrauche dieser Mittel gern abwechselt. Dieses ist der Grund der wahren Hochflut verschiedenster Eisenpräparate, die tagtäglich „erfunden" werden.

So haben Knoll & Co. [2]) ein P- und N-haltiges Eisenpräparat aus Kaseinverdauungsprodukten (durch Pepsinsalzsäure gewonnen) dargestellt, indem sie neutralisieren und das Filtrat mit 5 % Ferriammoniumsulfatlösung versetzen. Beim Erhitzen zum Sieden scheidet sich das Eisensalz einer N- u. P-haltigen organischen Säure ab, die in Magensaft unlöslich, in schwacher Soda (Darmsoda) löslich ist.

Nach Cohnheim[3]) besitzt die Phosphorsäure die Fähigkeit, ähnlich wie Nukleinsäure, Eisen zu maskieren.

Von sehr vorübergehendem Erfolg begleitet war die anfangs ebenfalls mit grossem Jubel erfolgte Einführung von blutstillenden Eisenverbindungen und zwar kam gleichzeitig dasselbe Präparat unter zwei verschiedenen Bezeichnungen Ferropyrin [4]) und Ferripyrin [5]) auf den Markt. Es ist dies die Doppelverbindung des Eisenchlorids mit dem

---

[1]) In jüngster Zeit wurde auch vorgeschlagen, Eisen, sowie auch Silber und Quecksilber mit Nuklein zu verbinden, was wohl keinen Vorteil vor anderen Säuren haben kann. Man gewinnt das notwendige Nuklein aus Hefe, indem man diese mit Alkali extrahiert und die Eiweisskörper in der mit Essigsäure angesäuerten Lösung bei 75° C koaguliert. Aus dem Filtrate wird das Rohnuklein mit saurem Alkohol gefällt. Das Nuklein wird mit Permanganat durch leichte Oxydation gereinigt. Die schwach alkalische Nukleinlösung versetzt man nun mit Salzen des Silbers, Quecksilbers oder Eisens und fällt die Lösung mit Alkohol, dem man etwas Neutralsalz zusetzt.

[2]) DRP. 114273.

[3]) Chem. d. Eiweisskörper.

[4]) Auf Veranlassung von Cubasch (Wr. med. Presse **1895**. Nr. 7) von Knoll & Co., Ludwigshafen dargestellt.

[5]) Auf Veranlassung von Witkowski von Farbwerke Höchst a. M. dargestellt.

Antipyrin. Es wirkte kräftig adstringierend und schwach anästhesierend. Aus dem gleichen Grunde wurde Eisenchloridchinin dargestellt. Beide verbinden mit ihrer blutstillenden Wirkung auch alle jene schädlichen Nebenwirkungen, welche dem Eisenchlorid eigen sind und die dessen Anwendung zur Blutstillung so ausserordentlich beschränken.

Arsenpräparate.

Die bekannten Wirkungen der arsenigen Säure haben mehrere Versuche gezeitigt, um Derivate der arsenigen Säure für die innere Anwendung als Ersatzmittel der Grundsubstanz selbst einzuführen. Der Versuch, Dimethylarsinsäure $(CH_3)_2AsO \cdot OH$ als Ersatzmittel des Arsens einzuführen, sind weit hinter den gehegten Erwartungen zurückgeblieben. Die ersten Untersucher der Kakodylsäure hielten sie für ungiftig, aber sie ist als ebenso giftig anzusehen, da sie im tierischen Organismus dieselben Erscheinungen erzeugt, wie die anorganischen Arsenpräparate, wohl nachdem aus der Kakodylsäure arsenige Säure entstanden. Es scheint hier ein analoges Verhalten wie beim Quecksilberdimethyl vorzuliegen. Nach Schulz ist die Kakodylsäure bei Berücksichtigung gleichen Arsengehaltes weniger giftig, als die arsenige Säure. Es mag dies wohl auf das langsame Entstehen der arsenigen Säure aus der Kakodylsäure zurückzuführen sein, es handelt sich also nur um Verlangsamung und nicht Verringerung der Wirkung durch Eintritt der organischen Radikale in die Arsensäure. Ein Teil der Kakodylsäure wird im Organismus reduziert. Doch zeigt die Kakodylsäure unangenehme Nebenwirkungen, da sie dem Harne, Schweisse und der Respirationsluft der Kranken einen sehr widerlichen Geruch verleiht.

Diphenylarsinsäure $(C_6H_5)_2AsO \cdot OH$ ist ein ziemlich schnell wirkendes Gift und lässt sich ihrer Wirkungsweise nach, hinsichtlich der analogen Konstitution, der Dimethylarsinsäure an die Seite setzen. Monophenylarsinsäure scheint im Organismus langsamer, aber sonst wie Diphenylarsinsäure zu wirken. Der Ersatz von Hydroxylen durch organische Radikale in der Arsensäure $AsO(OH)_3$ verzögert aber nur die Wirkung für so lange, bis die organische Komponente abgebaut ist, aber das Substitutionsprodukt wirkt qualitativ der Grundsubstanz gleich. Von diesen Derivaten hat nur die Kakodylsäure eine beschränkte Anwendung in der Medizin gefunden.

Von der eingeführten Kakodylsäure wird ein Teil im Harn unverändert ausgeschieden, ein anderer sehr kleiner Teil wird im Organismus oxydiert und dessen Arsen erscheint in Form von arseniger Säure oder Arsensäure im Harn, so dass die therapeutischen Wirkungen der Kakodylsäure auf dem im Organismus abgespaltenen Arsen beruhen und die Säure nur in dem Maße wirksam ist, als sie der Oxydation anheimfällt [1]).

Atoxyl ist das Anilid der Metaarsensäure, das erst bei der Kalischmelze das festgebundene Arsen abgibt. Man kann angeblich in dieser Form 40—50 mal soviel Arsen geben, als bei Verwendung von Sol. Fowleri [2]).

Triphenylarsinoxychlorid $(C_6H_5)_3As{<}^{OH}_{Cl}$ [3]) und Methyldinatriumarseniat $CH_3AsO_3Na_2 + 5H_2O$ wurden von Gautier unter dem Namen Arrhenal empfohlen [4]).

Astruc und Murco empfahlen für Tuberkulosebehandlung Guajakolkakodylat und Kakodylzimtsäure. Ersteres heisst Kakodyljakol $As(CH_3)_2O_2 . C_6H_4 . OCH_3$ und wird schon durch kaltes Wasser in beide Komponenten zerlegt. Letzteres $C_6H_5 . CH{:}CH . COOH . AsO(CH_3)_2 . OH$ zersetzt sich ebenfalls mit Wasser [5]).

Das sehr moderne Verfahren, anorganische Substanzen an Eiweisskörper zu binden, hat auch den Versuch gezeitigt, eine Arsenkaseinverbindung herzustellen. Wenn man Arseniodür, -bromür oder -chlorür in Alkohol löst und auf pulvriges Kasein einwirken lässt, so erhält man Arsenkaseinate, welche auch das verwendete Halogen enthalten. Diese Arsenverbindungen enthalten Arsen angeblich in der larvierten Form und sind alle wasser- und alkalilöslich. Über die praktische Bedeutung dieser Verbindungen liegen keine Urteile vor, aber man muss bedenken, dass diese Verbindungen durch verdünnte Säure aus ihrer wässerigen Lösung fallen und dass diese Verbindungen daher länger sich im Magendarmkanal aufhalten werden, als etwa arsenige Säure, die man in Form der Fowler'schen Lösung den Patienten eingibt. Nun suchen wir bei der internen Verabreichung des Arsens möglichst rasch resorbierbare Präparate einzugeben, damit wir nur Wirkungen innerhalb des Organismus und nicht Wirkungen auf die Schleimhaut des Magendarmkanales erzielen, die wir keineswegs be-

---

[1]) Heffter, AePP. **46**. 230.

[2]) Blumenthal, Medizin. Woche **1902**. Nr. 15. Schild, Berl. klin. Wochenschr. **1902**. p. 279.

[3]) Kobert, Therap. d. Gegenwart **1903/2**. 159.

[4]) Presse médicale **1902**. p. 791 u. 824.

[5]) J. Pharm. Chim. **12**. 553.

nötigen und die immer schädlich sind, da es unter Umständen zur Entstehung einer Gastroenteritis kommen kann.

Aus diesem Grunde werden wir wohl annehmen können, dass es zweckmässiger ist, die arsenige Säure in einer der bekannten pharmazeutischen Zubereitungen in gelöster und leicht resorbierbarer Form zu verabreichen, als in Form von Präparaten, aus denen erst die arsenige Säure abgespalten werden muss, und die wegen ihrer schwereren Resorbierbarkeit und ihres längeren Aufenthalts im Magendarmkanal die so unerwünschten Nebenwirkungen gastroenteritischer Natur hervorrufen.

Wasserlösliche Salze der Arsensäure [1]) mit Albumosen erhält man durch Vereinigen der wässerigen Lösungen und Fällung mit Alkohol. Arsensaure Salze der Gelatosen erhält man durch Erhitzen einer Glutinlösung mit Arsensäure, wobei Peptonisation eintritt [2]).

Die wässerige Arsensäurelösung [3]) kann auch auf die in Alkohol suspendierte Albumose zur Einwirkung gebracht werden.

Wasserlösliches glyzerinarsensaures Eisenoxydul wird folgendermassen dargestellt [4]): Ferroammonsulfat wird mit Alkali bei Ausschluss von Luftsauerstoff gefällt und mit luftfreiem Wasser ausgewaschen, hierauf eine Lösung von Glyzerinarsensäure (durch Erwärmen von Arsensäure mit Glyzerin erhalten) zugebracht und erwärmt, die Lösung wird im Vakuum bei Gegenwart von Kohlensäure eingeengt.

Man kann auch Spateisenstein mit Glyzerinarsensäurelösung erwärmen, filtrieren und einengen [5]).

Aluminium.

Die lange bekannten adstringierenden Eigenschaften der Aluminiumsalze haben, trotzdem keine nachteiligen Folgen und auch keine Unzukömmlichkeiten bei Verwendung der üblichen Salze zu bemerken waren, doch Veranlassung zur Darstellung neuer adstringierender Aluminiumsalze gegeben. Von allen diesen Verbindungen kann man folgendes aussagen: Ein therapeutisches Bedürfnis nach deren Darstellung bestand und besteht nicht. Neue Eigenschaften besitzen sie nicht, da in allen Salzen Aluminium gleichmässig als Base auftritt und die verschiedenen Säuren an der Grundwirkung nichts ändern. Das

---

[1]) DRP. 135306 (Knoll-Ludwigshafen).
[2]) DRP. 135307 (Knoll-Ludwigshafen).
[3]) DRP. 135303 (Knoll-Ludwigshafen).
[4]) DRP. 138754 (Spiegel-Charlottenburg).
[5]) DRP. 146456 (Spiegel-Charlottenburg).

gewöhnlich in der Praxis verwendete essigsaure Aluminium reicht für die gewöhnlichen Zwecke völlig aus. Der Versuch Martenson's, als Konkurrenten Aluminium boroformicicum einzuführen, welches durch Auflösen von Tonerdehydrat in Borsäure und Ameisensäure entsteht, ist gescheitert. Auch die Versuche, geruchlose Doppelverbindungen des Aluminiums in die Praxis einzuführen (essigsaures Aluminium riecht schwach nach Essigsäure), sind fehlgeschlagen, da gar kein Bedürfnis nach solchen Präparaten vorhanden und sie nichts Neues leisten. So wurde Boral, eine Doppelverbindung von Aluminium mit Borsäure und Weinsäure dargestellt, die leicht löslich und von leicht säuerlichem Geschmack ist. Unter dem Namen Kutol war kurze Zeit eine Doppelverbindung des Aluminiums mit Borsäure und Gerbsäure in die Therapie eingeführt. Sie war unlöslich, von adstringierendem Geschmack und sollte die schwach antiseptischen Wirkungen der Borsäure mit den adstringierenden der Gerbsäure und der Tonerde vereinigen. Tannal hiess ein wasserlösliches Doppelsalz von Aluminium, Gerbsäure und Weinsäure. Das eben erwähnte Kutol geht mit Weinsäure eine wasserlösliche Verbindung ein (Cutolum solubile). Allen diesen Präparaten kommt naturgemäss keine bakterientötende, aber die allen Aluminiumsalzen eigentümliche adstringierende Wirkung zu [1]).

Auch aromatische Säuren wurden zweckloserweise mit Aluminium kombiniert. So sind die Salumine lösliche und unlösliche Verbindungen der Salizylsäure mit Tonerde [2]). Sozal wurde p-phenolsulfosaures Aluminium benannt. Es sollte antiseptische Wirkungen auslösen und vor der essigsauren Tonerde den Vorzug der Unzersetzlichkeit besitzen [3]). Ähnlich sollte Alumnol [4]), naphtolsulfosaures Aluminium, wirken, aber keines dieser Präparate konnte neben der essigsauren Tonerde irgend eine, wenn auch temporäre, Bedeutung erlangen.

---

[1]) Koppel, Ther. Mon. **1895**. 614.

[2]) DRP. 78903, 81819. Heymann, Berl. laryngol. Ges. Sitzung **9. VI. 1893**.

[3]) Lüscher, Diss. Bern **1892**.

[4]) DRP. 74209. Berl. kl. W. **1892**. Nr. 46.

VI. Kapitel.

Schwefelpräparate und die Ichthyolgruppe.

Aus einem in Tirol vorkommenden, dem Asphalte mancher Provenienz sehr nahe stehenden bituminösen Schiefer wird teils durch Saigern, teils durch Schwelen und trockene Destillation ein Öl gewonnen, welches als Volksheilmittel in Tirol lange Zeit benützt wurde, dessen Wert als therapeutisches Agens man dann in der Wissenschaft erkannte und durch grosse Bemühungen aller Art in der Form eines wasserlöslichen sulfosauren Salzes auf die verschiedensten Gebiete der Therapie einführte [1]).

Dieses aus bituminösem Schiefer gewonnene Öl zeichnet sich insbesondere dadurch aus, dass es ca. 10 % fest gebundenen Schwefels enthält, dem wohl die therapeutischen Wirkungen zuzuschreiben sind. Zum grossen Teile hängen diese letzteren aber mit dem ungesättigten Charakter der Verbindungen zusammen. Dem ichthyolsulfosauren Ammon, das gegenwärtig den Namen Ichthyol trägt, kommen vorwiegend resorptionsbefördernde, reduzierende und keratoplastische Wirkungen zu, welche die grosse Anwendung dieser Substanz in der Therapie der Frauenkrankheiten und Hautkrankheiten erklärt.

Die Ichthyolsulfosäure [2]) wird in der Weise dargestellt, dass man das durch Destillation gewonnene Öl mit dem doppelten Quantum konzentrierter Schwefelsäure mischt, wobei unter Entwickelung von schwefliger Säure sich die Ichthyolsulfosäure bildet, die man durch Eingiessen in Wasser abscheidet, hierauf durch Lösen in Wasser und Aussalzen mit Kochsalz reinigt.

Es wirft sich nun die Frage auf, wieso dem ichthyolsulfosauren Ammon, trotzdem es ja durch die Einführung der negativen Schwefelsäuregruppe an Wirksamkeit gegenüber der wasserunlöslichen Muttersubstanz eingebüsst haben muss, trotzdem so beträchtliche Wirkungen zukommen. Es ist wohl am naheliegendsten, die therapeutischen

[1]) Baumann u. Kast, Unna's Monatsschr. f. Derm. Bd. 2.

[2]) DRP. 35216.

Wirkungen des Ichthyols nur zum geringsten Teile auf den Gehalt des Präparates an Sulfosäuren zu beziehen und die eigentliche Wirkung auf die Wirkung der bei der Sulfurierung gebildeten Sulfone zu basieren. Es würde dann das eigentliche ichthyolsulfosaure Ammon gleichsam nur das Lösungsmittel für die wasserschwerlöslichen oder unlöslichen Sulfone abgeben, ähnlich, wie es kresotinsaures Natron und Seifen für Kresole sind.

Dem Ichthyol, welches eine braunschwarze, unangenehm riechende Flüssigkeit darstellt, war der unangenehme Geruch und der unangenehme Geschmack in mancherlei Anwendung sehr hinderlich. Es wurde daher versucht, diese Eigenschaften zu beseitigen, ohne den therapeutischen Effekt der Substanz zu beeinträchtigen. Andererseits hat der beispiellos grosse Erfolg dieser Präparate, den man ja unter allen Umständen auf den fest gebundenen, nicht oxydierten Schwefel beziehen musste, Veranlassung gegeben, eine Reihe von Ersatzmitteln und Konkurrenzpräparaten darzustellen, teils aus Substanzen, die schon von Natur aus festgebundenen Schwefel enthielten, teils durch Schwefeln organischer Körper.

So wurde für Ichthyol und für ihm nahe stehende künstliche sulfurierte Körper vorgeschlagen, das neutrale Salz mit Äther wiederholt zu extrahieren, in welchem Lösungsmittel das Ichthyolsulfon, ein schwefelreicher Körper, sich dann findet, welcher in Wasser unlöslich ist, sich aber in Ichthyolsulfosäure löst und auch durch Behandlung von Schwefelsäure in die Ichthyolsulfosäure weiter überführen lässt. Der Rückstand nach der Extraktion mit Äther enthält dann das eigentliche Salz der Ichthyolsulfosäure.

Die elementare Zusammensetzung der so dargestellten Sulfone zeigt klar ihren ungesättigten Charakter, welcher wohl auch in Beziehung zur therapeutischen Wirkung steht [1]).

Ein anderes Verfahren besteht darin, dass man die ichthyolsulfosauren Salze mit der doppelten Gewichtsmenge Alkohol aus dem Ichthyol extrahiert, während der Rückstand der Alkohol-Extraktion eine geruchlose Masse ausmacht, die in Wasser für sich allein nicht löslich ist, sondern erst der Gegenwart der ichthyolsulfosauren Alkalisalze bedarf, um in Lösung zu gehen. Diese neutralen, sulfonartigen Verbindungen sind aber löslich in Chloroform, Benzol und Äther.

Aus den von uns mehrfach entwickelten theoretischen Gründen nehmen wir an, dass nur der wasserunlösliche Sulfonanteil der wirksame ist [2]).

---

[1]) DRP. 72049.

[2]) DRP. 76128, 82075.

Ein fernerer Beweis dafür ist, dass, wenn man bei der Sulfurierung des ursprünglichen Öles eine zu hohe Temperatur entstehen lässt und so mehr Sulfosäure und weniger Sulfone entstehen, man zu einem weit weniger wirksamen und auch manchmal wertlosen Präparate gelangt[1]).

Man bemühte sich ferner geruch- und geschmacklose Ichthyol-Präparate darzustellen, da der eigentümlich durchdringende Geruch dieser Substanz die Verwendbarkeit in der Praxis, insbesondere für den inneren Gebrauch, ungemein beeinträchtigte.

Es wurde versucht, Ichthyol durch Oxydation mit Wasserstoffsuperoxyd geruchlos zu machen[2]), aber es wird merkwürdigerweise Ichthyol durch diesen Oxydationsprozess in einen unwirksamen Körper verwandelt, was wohl auch für die angeführte Ansicht spricht. Hingegen kann man gewöhnliches Ichthyol geruchlos machen, wenn man es bei vermindertem Drucke zum Sieden bringt und durch die Lösung des Ichthyols überhitzten Dampf leitet und gleichzeitig über die Oberfläche der siedenden Flüssigkeit ebenfalls einen kräftigen Strom von überhitztem Dampf streichen lässt.

Ohne dass eine Zersetzung eintritt, gelingt es bei diesem Vorgang das riechende Öl völlig aus dem Präparate zu entfernen[3]). Dieses Präparat wird Desichthol (Knoll) genannt. Weiter wurde für den innerlichen Gebrauch eine unlösliche Verbindung des Eiweisses mit Ichthyol in der Weise dargestellt, dass man die Lösungen beider Substanzen durch Zusatz von Säuren fällte. Das so dargestellte geruch- und geschmacklose Ichthyoleiweisspräparat wird Ichtalbin genannt. Die angeblich günstigen Wirkungen der Ichthyolpräparate bei der Behandlung der Lungentuberkulosen und auch bei Darmerkrankungen waren der Beweggrund, Ichthyol mit Eiweiss zu kombinieren[4]). Hell-Troppau reinigt sulfurierte Schwefelverbindungen der Mineralöle nach Entfernung anorganischer Salze durch Dialyse, durch Anwendung von Reduktionsmitteln, wie Schwefelwasserstoff, Schwefelammon, Alkalisulfit oder Thiosulfat, Magnesium oder Aluminiumpulver oder mittelst elektrischen Stromes[5]).

Man unterliess auch nicht, die so modern gewordenen Formaldehydreaktionen mit dem Ichthyol vorzunehmen. Durch Behandeln von Ichthyolsulfosäure mit Formaldehydlösung auf dem Wasserbade ent-

---

[1]) Helmers in DRP. 76128.

[2]) DRP. 99765.

[3]) DRPAnm. 17762.

[4]) Sack, Deutsche med. W. **1897**. Nr. 23.

[5]) DRP. 141185.

steht eine wasserunlösliche Masse, die getrocknet und gepulvert werden kann und dann geruch- und geschmacklos ist [1]). Infolge der schweren Löslichkeit in alkalischen Flüssigkeiten kommt dieses, Ichthoform genannte, Präparat bei innerlicher Darreichung nur langsam zur Wirkung. Es wurde als Wundantiseptikum empfohlen.

Von anderer Seite wurde versucht, diese beiden Verfahren, Ichthyol geruch- und geschmacklos zu machen, nämlich die Kombination mit Eiweiss und die Reaktion mit Formaldehyd zu vereinigen. Man löst zu diesem Zwecke Eiweiss in Wasser und trägt in diese Lösung Ichthyolsulfosäure ein. Der koagulierte Niederschlag wird nun in der Wärme mit Formaldehyd behandelt, wodann man zu einem in Säuren unlöslichen, durch Alkalien sich langsam aufspaltenden Präparat gelangt [2]).

Weiter wurden aus dem Ichthyol durch Absättigen der freien Sulfosäure mit wirksamen Metallen Verbindungen geschaffen, die aber wohl kaum von besonderem Werte sind, so z. B. Ferrichthyol [3]), ein Ichthyol-Eisenpräparat, ferner Ichthargan, welches 30% Silber an stark schwefelhaltige, aus der Ichthyolsulfosäure gewonnene, Körper gebunden enthält. Ferner kann man das von den Sulfonen befreite Ichthyol, beziehungsweise den in Alkohol löslichen Anteil, das ichthyolsulfosaure Salz, zum Löslichmachen von an und für sich unlöslichen, wirksamen Substanzen benützen, worüber im Kapitel über Kresole das Nötige nachzulesen ist (Anytole).

Die Ersatzmittel des Ichthyols, welche alle schwefelhaltige Substanzen sind, lassen sich in zwei Hauptgruppen teilen: Entweder wurde das Hauptgewicht darauf gelegt, bestimmte von Natur aus schwefelhaltige Substanzen in wasserlösliche Sulfosäuren nach Analogie des bei der Ichthyoldarstellung eingeschlagenen Verfahrens zu verwandeln, oder man legte mit viel mehr Recht das Hauptgewicht auf den Schwefelgehalt der Verbindungen und zwar auf den Gehalt an nicht oxydiertem Schwefel und schwefelte so eine Reihe von chemischen Individuen. Leider hat man bei der Darstellung dieser Substanzen noch zu wenig Gewicht auf den ungesättigten Charakter solcher Körper gelegt.

In die erste Gruppe gehört das künstlich geschwefelte Thiol [4]). Die gesättigten Paraffine nehmen beim Erhitzen mit Schwefel keinen

---

[1]) DRP. 107233.

[2]) DRPAnm. 11063.

[3]) Deutsche Ärzte-Zeitg. **1902**. 107.

[4]) DRP. 38416, 54501.

Schwefel in ihr Molekül auf, hingegen zeichnen sich die ungesättigten Kohlenwasserstoffe oder ein Gemenge von gesättigten und ungesättigten Kohlenwasserstoffen dadurch aus, dass sie beim Erhitzen unter Abspaltung von Schwefelwasserstoff Schwefel gegen Wasserstoffatome austauschen.

Man kann so z. B. das Braunkohlenöl (sogenanntes Gasöl des Handels) in der Weise schwefeln, dass man bei 215° portionenweise Schwefelpulver einträgt und das Reaktionsprodukt durch Alkohol von den unveränderten Paraffinen trennt. Durch Einwirkung von konzentrierter Schwefelsäure oder Chlorsulfonsäure erhält man die Sulfosäure, die in ihrem chemischen Verhalten dem Ichthyol nahe steht.

Diese Thiole lassen sich durch Dialyse von den ihnen anhaftenden anorganischen Salzen und anderen Körpern reinigen[1]).

Man kann auch in der Weise vorgehen, dass man das Braunkohlenteeröl vorerst in Schwefelsäure sulfuriert, wobei die ungesättigten Verbindungen in Reaktion treten, die gesättigten aber nicht und die so erhaltene Sulfosäure dann durch Erhitzen mit Schwefel auf 155 Grad schwefelt.

Thiol konnte trotz mancher günstigen, ihm nachgerühmten Eigenschaften nicht als erstes Konkurrenzpräparat dem Ichthyol gegenüber zur Geltung gelangen. Dasselbe Schicksal teilte mit ihm Tumenol[2]).

Zur Darstellung dieser Substanz wurde der mehr oder weniger schwefelhaltige Rückstand, den man beim Reinigen der Mineralöle mit Schwefelsäure als sogenannten Säureteer erhält, benützt. Dieser Säureteer zeichnet sich durch seinen Gehalt an ungesättigten Verbindungen vorteilhaft aus. Die Darstellung der Tumenolsulfosäure und die Abtrennung des Sulfons aus den Gemengen geschieht nach den beim Ichthyol angeführten Methoden.

Bengough[3]) schlug vor, Säureabfallteer mit Kalk zu destillieren, und die so gewonnenen ungesättigten Kohlenwasserstoffe mit Chlorschwefel zu schwefeln, hierauf mit Natronlauge zu kochen um Chlor zu entfernen.

Auch die schwefelhaltigen Rückstände mancher Rohpetroleumsorten wurden zu dem Ichthyol analogen Sulfosäuren verarbeitet, so das Petrosulfol genannte Präparat, welches dem Ichthyol sehr ähnliche Eigenschaften zeigt.

Die, Lysol genannte, Auflösung von stark kresolhaltigen Teerölen wurde mit Schwefel solange erhitzt bis eine tiefbraune beinahe feste Masse resultierte, welche wasserlöslich war[4]).

---

[1]) DRP. 54501.

[2]) DRP. 56401. Neisser, Deutsche med. W. **1891.** 1238.

[3]) DRP. 138345.

[4]) DRPAnm. R. 12928.

Ferner wurde versucht, Tran, welcher ja reich an ungesättigten Verbindungen ist, zu schwefeln und das geschwefelte Produkt in üblicher Weise wasserlöslich zu machen[1]).

Zu diesem Zwecke wird Tran mit ca. 12% Schwefelblumen verrieben und auf 120° erhitzt, wobei sich ca. 10% des Schwefels mit dem Tran verbinden, während der Überschuss sich geschmolzen zu Boden senkt. Man giesst vom ungelösten Schwefel ab und erhitzt weiter auf 240°. Durch Verseifen mit Lauge erhält man ein wasserlösliches Produkt.

Ferner wurde Schwefellebertran nach J. W. M. Nobl durch siebenstündiges Erhitzen von 20 Teilen Oleum jecoris aselli mit 1 Teil Schwefel auf 125 C° erhalten.

Auch geschwefeltes Leinöl und Lanolin wurden in ähnlicher Absicht, jedoch nicht mit dem gleichen therapeutischen Erfolg, dargestellt.

Auch geschwefelte Methyl- und Äthylester von Fettsäuren wurden vorgeschlagen[2]), dargestellt durch Einwirkung von Chlorschwefel oder von Schwefel bei höherer Temperatur auf Methylester von Fettsäuren.

Zum Teil war der Erfolg des schwefelhaltigen Ichthyols, zum Teil auch die bekannte günstige Wirkung geschwefelter Substanzen bei einzelnen Hautkrankheiten die Veranlassung zur Darstellung einer Reihe von Substanzen, die Schwefel in fester oder lockerer Bindung enthielten, um so mehr, als der Eintritt von Schwefel in viele Verbindungen ihnen antiparasitäre Eigenschaften verleiht; jedoch blieb die Darstellung der nun zu besprechenden Präparate, denen sicher bestimmte Wirkungen zukommen, ohne den gewünschten Erfolg.

Allylsulfid $\begin{matrix} C_3H_5 \\ C_3H_5 \end{matrix} > S$ (Knoblauchöl) wurde mehrmals gegen Cholera empfohlen[3]). Französische Forscher sahen bei subkutaner Injektion von Allylsulfid in öliger Lösung bei Tuberkulösen sehr gute Erfolge. Dithiokohlensaures Kalium K_2COS_2 zersetzt sich leicht unter Abspaltung von Schwefelwasserstoff; nach Unna's Ansicht sind die Schwefelpräparate nicht an sich wirksam, sondern erst durch Freiwerden von Schwefelwasserstoff, weshalb diese Substanz wirksam sein müsste. Doch hat dieses Präparat unangenehme Nebenwirkungen (Brennen, Pustelbildung).

Thiosinamin (Allylthioharnstoff) $NH_2 . CS . NH(C_3H_5)$ macht nach Hebra[4]) lokale Reaktion bei Lupus und anderen Leiden, steigert die Diurese, bewirkt Nachlassen der Nachtschweisse und beschleunigt die Resorption von Exsudaten in den Geweben.

---

[1]) DRP. 56065.

[2]) DRP. 140827 (Majert-Berlin).

[3]) Pertik **1892**, Angyan **1893** im Orvosi Hetilap Budapest.

[4]) II. intern. Dermatol. Kongress.

Hinsberg stellte durch Einleiten von schwefeliger Säure in geschmolzenes o-Phenylendiamin bei 140° einen schwefelhaltigen Körper dar, dem die Formel

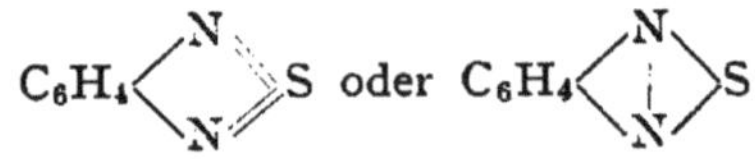

zukommt. Verwendet man statt des o-Phenylendiamin dessen homologes, das o-Toluylendiamin, so erhält man eine Substanz der Formel

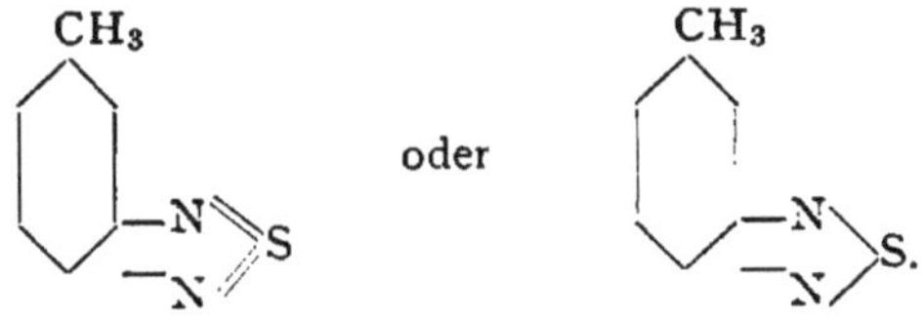

Diese sogenannten Piazothiole sind jedoch nie zur praktischen Verwendung gelangt [1]).

Ebenfalls als Mittel gegen Hautkrankheiten wurde Thiodinaphtyloxyd dargestellt.

Es wird Thio-β-Naphtol in alkoholischer Lösung durch Einwirken oxydierender Mittel in Thiodinaphtyloxyd übergeführt. Man oxydiert mit Ferricyankalium oder mit Jod-Jodkaliumlösung.

Das Produkt ist unlöslich und geruchlos, weshalb es wohl als Streupulver hätte Verwendung finden sollen.

Zu gleichem Zwecke wurden von Busch Thiobiazolderivate dargestellt [2]).

Man gewinnt diese, indem man Schwefelkohlenstoff mit Hydrazin oder primären Hydrazinen in alkoholischer Kalilösung erhitzt Die Reaktion erfolgt hierbei nach folgenden Gleichungen, wobei sich zuerst das Kaliumsalz der Phenylsulfokarbazinsäure bildet. Dieses reagiert nun mit Schwefelkohlenstoff weiter.

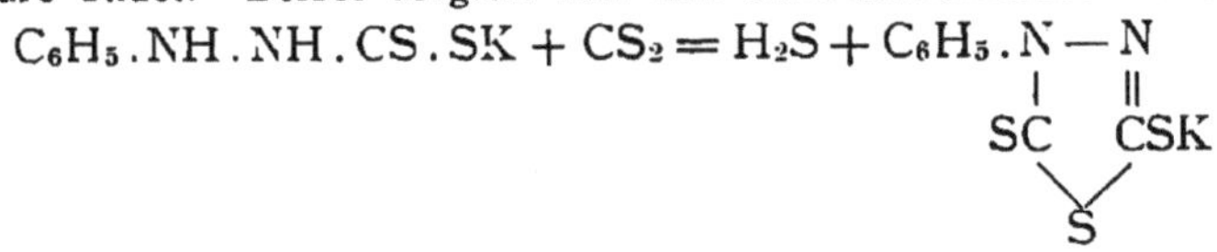

Der so entstandene Körper ist Phenyldithiobiazolonsulfhydrat.

Lässt man nur Hydrazin unter gleichen Umständen reagieren, so gelangt man zu Thiobiazoldisulfhydrat

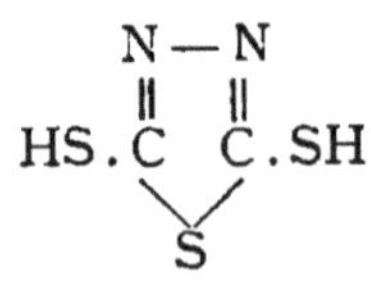

---

[1]) DRP. 49191. BB. **22**. 862, 2895, **23**. 1393.

[2]) DRP. 81431. BB. **27**. 2507.

Zu den Thiobiazolinderivaten [1]) kann man gelangen, wenn man Aldehyde auf die Alkalisalze der Sulfokarbazinsäuren der allgemeinen Formel

R.NH.NH.CS.SH

einwirken lässt. Man erhält stark saure Körper der allgemeinen Formel

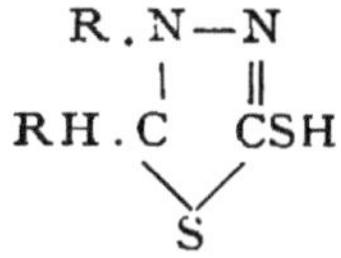

die mit Alkalien charakteristische, wasserlösliche Salze geben.

Nach dieser Methode wurden dargestellt: Phenylthiobiazolinsulfhydrat und Diphenylthiobiazolinsulfhydrat

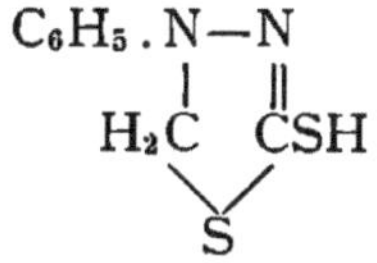

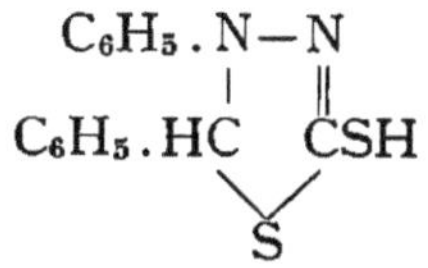

Arylsulfinsäure mit Phenolen oder Phenolkarbonsäuren auf 100 bis 150° C erhitzt gibt Oxydiarylsulfide [2]), z. B.

$$2C_6H_5.SO_2H + C_6H_5.OH = C_6H_5-S-C_6H_4.OH + C_6H_5.SO_3H + H_2O$$

Baumann [3]) hat ebenfalls in der Absicht, einen schwefelhaltigen Ichthyolersatz synthetisch darzustellen, Schwefel auf Zimtsäureester einwirken lassen.

Wenn man Stilben (Diphenyläthylen) $H_5C_6.CH = CH.C_6H_5$ oder analoge Verbindungen mit Schwefel erhitzt, so erhält man Thiophen

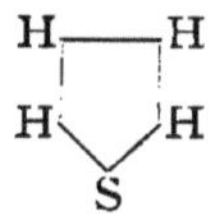

oder dessen Derivate. Analog verläuft die Reaktion, wenn man Zimtsäure $C_6H_5.CH = CH.COOH$ mit Schwefel zusammenschmilzt. Man erhält dann zwei isomere Diphenylthiophene $C_4H_2.(C_6H_5)_2S$. In anderer Weise reagieren aber die Ester der Zimtsäure, insbesondere der Zimtsäureäthylester

$$C_6H_5.CH = CH.COO.C_2H_5.$$

Man erhält hierbei schwefelhaltige Körper, die nicht mehr der Thiophenreihe angehören. Wenn man vom Zimtsäureäthylester ausgeht, so bekommt man einen Körper, der Schwefel in lockerer Bindung enthält und als Disulfid der Thiobenzoylthioessigsäure aufzufassen ist.

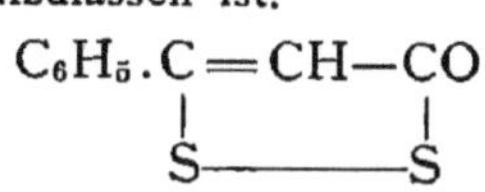

---

[1]) DRP. 85568.

[2]) DRP. 147634 (Höchster Farbwerke).

[3]) Baumann u. Fromm, BB. **30**. 111. DRP. 87931.

Die vom Erfinder an die Darstellung dieses Körpers geknüpften Hoffnungen sind wohl aus dem Grunde nicht in Erfüllung gegangen, weil es sich bei Präparaten dieser Art, denen Ichthyolwirkungen zukommen sollen, nicht so sehr um leicht abspaltbaren Schwefel handelt, auch keineswegs um Körper, die Sulfhydrylgruppen enthalten, sondern vielmehr um Substanzen, in denen der Schwefel in fester Bindung vorkommt. Wenn man sich dieser Auffassung über die pharmakologische Wirkung des Ichthyols und anderer Präparate anschliesst, so wird man es sehr seltsam finden, dass bis nun niemand den einfachsten Körper unter den zyklischen Verbindungen, der Schwefel in fester Bindung enthält, das Thiophen 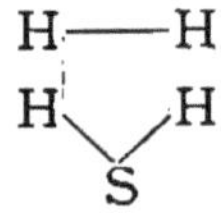 nämlich, zum Ausgangsprodukte für die Darstellung solcher Präparate genommen hat. Um so mehr muss man darüber staunen, als man dem Thiophen sehr nahe stehende Körper synthetisch recht billig erhalten kann.

Aus klinischen Versuchen ist uns bekannt, dass einzelne Derivate des Thiophens, sowie bestimmte natürliche und auch künstliche geschwefelte Kohlenwasserstoffe in ihren Wirkungen mit dem Ichthyol völlig übereinstimmen oder dieses sogar in bezug auf die schmerzstillende Wirkung, die ja nur auf den Schwefelgehalt zu beziehen ist, weit übertreffen, insbesonders aber dann, wenn man nicht den Fehler begeht, durch Einführung der Sulfosäuregruppe die Wirkung abzuschwächen.

Das Zustandekommen der Wirkung ist bei den Substanzen der Ichthyolgruppe von drei Momenten abhängig, was bei der Darstellung von künstlichen Ersatzmitteln stets zu berücksichtigen ist: 1. Vom Schwefelgehalte der Verbindung. Der Schwefel muss in nicht oxydierter Form, aber in fester Bindung in der Substanz vorhanden sein, keineswegs aber in Form von leicht abspaltbaren Sulfhydrylgruppen. 2. Von der ungesättigten Natur der Verbindung. Es haben sich die künstlich geschwefelten, von Haus aus ungesättigten Verbindungen in der Therapie nicht halten können und als wenig oder gar nicht wirksam erwiesen, weil bei Behandlung mit Schwefel dieser in die doppelte Bindung tritt und so der ungesättigte Charakter der Substanz aufgehoben wird. 3. Von der zyklischen Natur der Verbindung. Die Sulfurierung ist eine überflüssige Massnahme und bewirkt nur deshalb keine völlige Vernichtung der Wirkung, weil nur ein k l e i n e r T e i l der Substanzen sulfuriert wird, welcher dann als Lösungsmittel für den nicht sulfurierten dient.

VII. Kapitel.

Mittel, welche auf die Darmschleimhaut wirken.

Die Untersuchungen von Tschirch [1]) haben erwiesen, dass in den Abführmitteln im engeren Sinne, in Frangula, Rheum, Senna und Aloe Derivate der Oxymethylanthrachinone

Anthrachinon

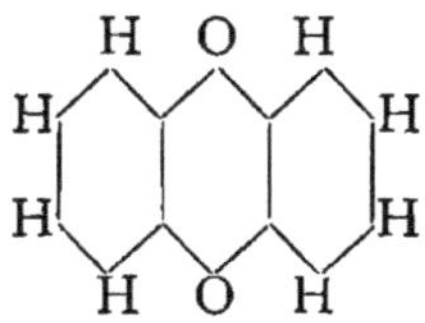

vorkommen, welche, wie auch die Oxymethylanthrachinone selbst, abführende Wirkungen in eigenartiger Weise auslösen, indem sie die Peristaltik erregen oder erhöhen. In Rheum, Senna und Frangula kommen auch Körper vor, die erst bei der Hydrolyse Oxymethylanthrachinone abspalten; so ist Chrysophan (aus Rhabarber) ein glykosidisches Oxymethylanthrachinon. Sowohl die reinen Oxymethylanthrachinone als auch deren Glukoside (Anthraglukoside) bedingen die abführende Wirkung dieser Drogen. Bei der Betrachtung des Barbaloins $C_{16}H_{18}O_7$ im Vergleiche mit seinen Spaltungsprodukten Emodin und dem Oxydationsprodukte Alochrysin sieht man Differenzen in der Beeinflussung der Darmperistaltik. Am energischsten wirkt Emodin, dann folgt das Oxydationsprodukt Alochrysin und in letzterer Linie steht die Chrysophansäure (Methyldioxyanthrachinon)

$$C_{14}H_5(CH_3)(OH)_2O_2.$$

Da nun die Emodine Trioxymethylanthrachinone $C_{14}H_4(OH)_3(CH_3)O_2$ sind,

---

[1]) Schweiz. Wochenschrift f. Chemie u. Pharmazie. **1898**. Nr. 23. Ber. d. Deutschen pharm. Ges. **1898**. 174.

Emodin

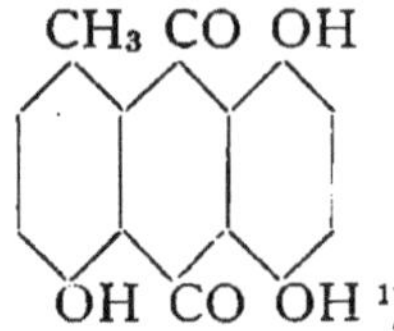

[1])

die Chrysophansäure aber ein Dioxyanthrachinon, so sieht man, dass der Methylanthrachinonkern Bedingung ist für das Zustandekommen der ekkoprotischen Wirkung, ferner aber, dass die Wirkung auf den Darm von der Anzahl der Hydroxyle in der Weise beeinflusst wird, dass mit Zunahme dieser Gruppen die Wirkung sich verstärkt. Nach Tschirchs Angaben ist es auch wahrscheinlich, dass die Stellung der Hydroxyle am Kern von Einfluss auf die Wirkung ist. Diese komplizierten Substanzen, welche nach Tschirch Träger der ekkoprotikophoren Gruppen sind, eröffnen neue Ausblicke auf synthetisch zu gewinnende Abführmittel, die frei von den unangenehmen Nebenwirkungen der Mutterdrogen, welche Anthrachinonderivate enthalten, sein werden [2]).

Alle den Anthrazenkern enthaltenden Stoffe: Barbaloin, Aloeemodin, Aloechrysin, Aloenigrin und Chrysophansäure wirken deutlich purgierend, wogegen das den Anthrazenkern nicht enthaltende Nataloin keine purgierenden Effekte zeigt. Aloeemodin und Aloechrysin wirken am stärksten, Aloenigrin schwächer, Barbaloin in doppelt so grosser Dosis als Aloeemodin', wahrscheinlich erst nach Bildung von Aloeemodin [3]).

Vieth untersuchte hierauf synthetische Oxyanthrachinone und fand die Wirksamkeit am stärksten beim Anthrapurpurin (1.2.7-Trioxyanthrachinon), Flavopurpurin, (1.2.6-Triooxyanthrachinon) ist nur halb so wirksam, Anthragallol (1.2.3-Trioxyanthrachinon) ist nur $^1/_3$ so wirksam. Purpuroxanthin (1.3-Trioxyanthrachinon) ist sechsmal schwächer wirksam. Purpurin (1.2.4-Trioxyanthrachinon) hat nur ein Zwanzigstel der Wirksamkeit und Alizarinbordeaux (1.2.3.4-Tetraoxyanthrachinon) hat nur ein Zehntel der Wirksamkeit des Anthrapurpurins. Die Wirkung scheint also sehr mit der Stellung des Sauerstoffes zu schwanken, doch hängt sie sehr von dem langen Aufenthalte dieser Substanzen im Darme ab. Denn die Azetylverbindungen und die Glukoside, welche

---

[1]) Hesse, Liebig's Ann. **309**. 32.

[2]) Tschirch u. Heuberger, Arch. d. Pharm. 1902. Bd. **290** p. 630. s. auch AePP. **1899**. 275.

[3]) John E. Esslemont AePP. **43**. 274.

nur langsam Oxymethylanthrachinon abspalten, wirken intensiver als die zugrundeliegende Substanz.

Während Rufigallussäure (Hexaoxyanthrachinon), Azetylrufigallussäuretetramethyläther nach Epstein sich als unwirksam erwiesen, konnte Vieth zeigen, dass auch Alizarin, Alizarinblau, Chinizarin und Methylchinizarin, Nitropurpurin und Cyanin unwirksam sind, hingegen ist Diazetylrufigallussäuretetramethyläther wirksam.

Jedenfalls hat die Methylgruppe keine grosse Bedeutung, da sowohl die methylierten, als auch die nicht methylierten Anthrachinonderivate abführend wirken [1])

Brissemoret, welcher Resorufin, Indophenol, Oxydiphenoxazon, Aurin, Rosolsäure untersuchte, sowie die Embeliassäure, behauptet, dass jede Ketonchinonverbindung, stamme sie nun von einem Benzol, Naphtalin- oder Anthrazenkern, abführend wirke. Eine Gesetzmässigkeit lässt sich aber noch nicht ableiten. Es scheinen in Betracht zu kommen die Chinongruppe bei gleichzeitiger Anwesenheit von Hydroxyl und fetten Seitenketten [2]).

Nach Mohr [3]) ist das Wirksame in den Oxymethylanthrachinonen der Sauerstoff in Chinonbindung; es wirkt auch das einfache Chinon, aber auch Resorufin $O=C_6H_3\langle{}^{N}_{O}\rangle C_6H_3.OH$ [4]).

Purgatin ist Anthrapurpurindiazetat, ein mildes Laxans, welches aber die Nieren reizt [5]).

Als Abführmittel wurden ferner empfohlen die Azidylderivate der Rufigallussäurealkyläther [6]), so Diazetylrufigallussäuretetramethyläther, Diazetylrufigallussäuretetraäthyläther, Monobenzoylrufigallussäuretetramethyläther erhalten durch Azylierung von Rufigallussäurealkyläther. Das so dargestellte Exodin, angeblich Diazetylrufigallussäuretetramethyläther, ist nach Zernik [7]) ein Gemenge verschiedener Äther, von denen Rufigallussäurehexamethyläther ekkoprotisch wirkt, nicht aber Azetyl-

[1]) M. M. W. **1901**. Nr. 35.

[2]) Brissemoret, Contribut, à l'étude des purgatifs organiques. Paris, Joamin & Co., **1903**. Bull sc. pharmacol. **1903**, p. 17.

[3]) Privatmitteilung.

[4]) Vgl. Brissemoret, C. r. s. b. **55**. 48 (9. I. 03).

[5]) C. R. Marshall Scott. Med. and Surg. Journ. **1902**.

[6]) DRP. 151724 (Akt-Gesellschaft Schering, Berlin).

[7]) Apoth. Ztg. **19**. 598.

rufigallussäurepentamethyläther und Diazetylrufigallussäuretetramethyläther.

Exodin [1]) wirkt mild abführend.

Entgegen den Anschauungen Tschirch's findet Pio Marfori in den verschiedenen Drogen verschiedene Isomere des Dioxymethylanthrachinon (Chrysophansäure). Die aus Chrysarobin dargestellte Chrysophansäure ist eine ganz unschädliche Substanz, sie zeigt nach Marfori gar keine purgative Wirkung und ist in dieser Beziehung ihre Gegenwart in den Drogen ohne jede Bedeutung. Ein Oxydationsprodukt aus Chrysarobin hingegen, welches ein Gemenge verschiedener Isomeren zu sein scheint, zeigt eine energisch purgative Wirkung, während eine solche dem Chrysarobin selbst $C_{30}H_{26}O_7$ völlig abgeht.

Paderi [2]) erklärt die Wirkung der Chrysophansäure durch Tonisierung der glatten Muskelfasern, da sie wie Strychnin, aber schwächer wirkt; der Effekt beruht auf der Gegenwart der Anthrazengruppe, nicht auf Methyl oder Sauerstoff, da er auch dem Anthrazen, Anthrachinon und Alizarin zukommt.

Der Gehalt des Aloins an Hydroxylen befähigt diese abführende Substanz zur Bildung von Verbindungen, die geschmacklos und nicht so leicht (wegen seiner Hydroxylgruppen) zersetzlich sind, wie das Aloin selbst. Wenn man Formaldehyd mit einem Molekül Aloin reagieren lässt, so tritt eine Methylengruppe in zwei Hydroxyle ein, und man erhält ein Methylenderivat des Aloins, welches die gleiche Wirkung wie die Muttersubstanz zeigt.

Versetzt man eine Lösung von Aloin in Wasser mit der entsprechenden Menge 40%igen Formaldehyds, so dass 10 kg Aloin in 20 kg Wasser mit 10 kg 40%igen Formaldehyd zusammengebracht werden bei Gegenwart von 10 kg konzentrierter Schwefelsäure, so scheidet sich das Kondensationsprodukt als flockiger und harziger Niederschlag aus, der nach dem Auswaschen der Schwefelsäure pulverförmig wird [3]).

Hans Meyer stellte Tribromaloin $C_{16}H_{13}Br_3O_7$ dar, welches viel schwächer abführend wirkt, als Aloin und ferner Triazetylaloin

$$C_{16}H_{13}(C_2H_3O)_3O_7 + {}^1/_2H_2O,$$

welches ebenso stark ekkoprotisch wirkt, wie reines Aloin und dabei ganz geschmacklos ist und gute Haltbarkeit zeigt.

---

[1]) Ebstein, Deutsche med. W. **1904**. p. 12. Stauder, Therap. d. Gegenw. Juni **1904**.

[2]) Arch. di Farmacol. **1896**. I. 35.

[3]) DRP. 86449.

Wenn man 3—5 Teile Persulfat auf 1 Teil Aloin einwirken lässt, so gelangt man anscheinend zu einem hydrierten Methyltrioxyanthrachinonoxyd, welches schwächer abführend wirkt als Aloin, aber keine schädlichen Nebenwirkungen haben soll [1]).

Von synthetischen Trioxyanthrachinonen wurde Anthrapurpurin (1.2.7-Trioxyanthrachinon) als Abführmittel versucht und zwar in Form des Diazetates, welches durch gelindes Azetylieren entsteht. Im Magensaft unlöslich, wird es vom Darmsaft allmählich unter Spaltung aufgenommen [2]). Es wurde Purgatol genannt. Die synthetischen Di- und Trioxyanthrachinone erzeugen als solche heftige Koliken.

Brissemoret [3]) meint, dass die abführende Wirkung der vegetabilischen Abführmittel durch den Di-Ketoncharakter der betreffenden Chinonkörper bedingt ist. Aus Versuchen mit Resorufin, einem Chinon-Oxazin, schliesst er, dass auch die Monoketone abführend wirken.

Rizinolsäure wirkt wie Rizinusöl abführend. Die durch Säuren aus ihr entstehende Pseudorizinolsäure ist unwirksam, ebenso ihr Ester, während die ohne Säure dargestellten Rizinolsäureester wirksam sind. Rizinolamid ist unwirksam, während die aus ihm dargestellte Rizinolsäure wirksam ist. Die abführende Wirkung des Rizinusöles kommt der Rizinolsäure, bezw. solchen Verbindungen derselben zu, welche im Darme unter Bildung von Rizinolsäure zersetzt werden. So ist auch rizinolsaure Magnesia, welche den Darm unverändert durchwandert, unwirksam.

Wie schon früher erwähnt, wirkt Phenolphtalein abführend und wurde unter verschiedenen Namen (Purgen, Laxin) mit Erfolg in die Therapie eingeführt.

Jalapin ist nach J. Samelson ein Anhydrid der zweibasischen Jalapinsäure $C_{17}H_{30}O_9$. Es zerfällt beim Erwärmen mit verdünnten Säuren in Jalapinol und Zucker. Jalapinol ist ein Aldehyd, wahrscheinlich ein Tetrabutyraldehyd.

Podophyllotoxin $C_{15}H_{14}O_6$ ist der identische wirksame Bestandteil von Podophyllum emod. und Podophyllum pelt. Es ist neutral, eine stark abführende, darmreizende Substanz. Beim Erhitzen mit Alkali geht es in Podophyllinsäure $C_{15}H_{16}O_7$ über. Die Säure verliert leicht Wasser und gibt Pikropodophyllin, welches mit Podophyllotoxin isomer ist. Beim Schmelzen mit Alkalien entsteht Orzin und Essigsäure. Die

---

[1]) DRP. 134987.

[2]) DRP. 117730.

[3]) C. r. soc. biol. 55. 48.

Säure und Pikropodophyllin enthalten zwei Methoxylgruppen und kein Hydroxyl. Wahrscheinlich ist Pikropodophyllin das Lakton der Podophyllsäure, welche die Oxykarbonsäure der Dimethoxymethylphenylhydro-γ-pyronsäure ist. Pikropodophyllin ist therapeutisch wirkungslos.

Podophyllsäure

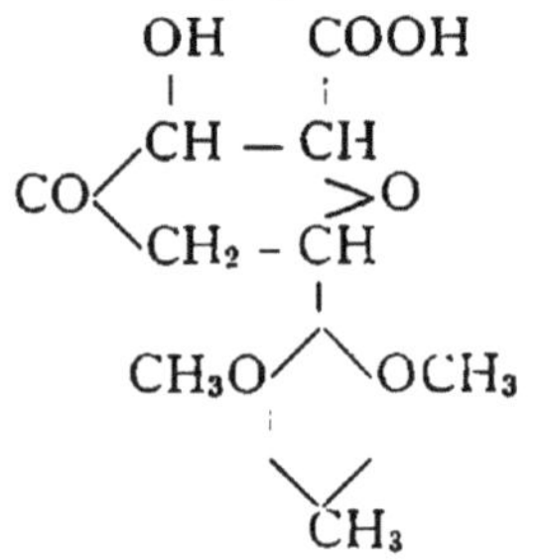

Pikropodophyllin

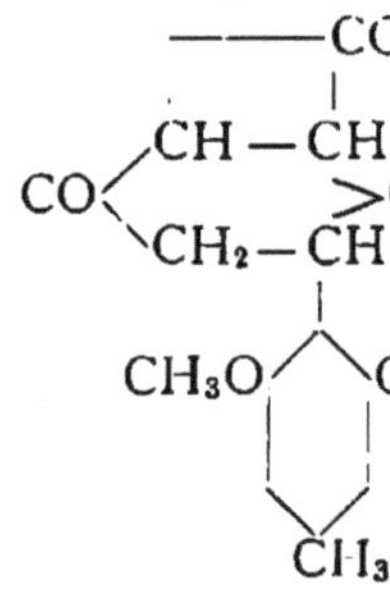
[1]

Das aus dem wirksamen Podophyllotoxin bei Behandlung mit Alkalien entstehende isomere Pikropodophyllin wirkt wohl subkutan injiziert irritierend, ist aber als Purgans ganz unsicher. Podophyllinsäure wirkt als Natriumsalz nicht purgierend[2].

Kotoin, der wirksame Bestandteil der Kotorinde

$$CH_3O . C_6H_2(OH)_2 . CO . C_6H_5,$$

ein Derivat des Phlorogluzins, wirkt in der Weise gegen Diarrhöen, dass es eine eigentümliche Wirkung auf die Darmgefässe äussert. Diese werden erweitert und zur Resorption angeregt[3]. Doch kommen dem Kotoin keinerlei adstringierenden und keine besonderen antiseptischen Wirkungen zu. Subkutan wirkt selbst 1 g bei Kaninchen nicht toxisch. Es wirkt im Darme antifermentativ und geht in den Harn, nicht aber in die Milch über. Vom Kotoin ausgehend, welches einen scharfen Geschmack hat, wird, um diesen dem Präparate zu benehmen, ein, Fortoin genanntes, Kotoinderivat durch Einwirkung von Formaldehyd auf Kotoin dargestellt[4]. Der Körper ist als Methylendikotoin $CH_2(C_{14}H_{11}O_4)_2$ anzusehen. Es fehlt ihm der scharfe Geschmack der Muttersubstanz und er soll auch angeblich eine kräftigere Wirkung besitzen, besonders soll die bakterizide Kraft eine erhöhte sein[5].

---

[1]) Dunstan u Henry, Proceed. Chem. Soc. **1897/1898** Nr. 189.

[2]) Makenzie und Dixon, Edinb. med. Journ. **1898**. Nov. p. 134.

[3]) Diese Beobachtung Albertoni's bestreitet Mohr (Privatmitteil.).

[4]) DRP. 104362.

[5]) Overlach, Zentralbl. f. inn. Med. **1900**. Nr. 10; Neter, Deutsche med. Woch. **1900**. N. 48.

Man kann behufs Herstellung geschmackloser Kotoinderivate auch so verfahren, dass man in dem Methylendikotoin einen Kotoinrest durch den Rest eines ein- oder mehrwertigen Phenols ersetzt, wodurch zusammengesetzte Körper erhalten werden, welche als Methylenkotoinphenole bezeichnet werden können.

Von solchen Derivaten des Kotoins wurden beispielsweise dargestellt: Methylenkotoinresorzin, Methylenkotoinhydrochinon, Methylenkotoinguajakol, Methylenkotointannin, Methylenkotoin-β-naphtol.

Die Darstellung geschieht durch Lösen von Kotoin und Phenol in Eisessig, Zusatz von Formaldehydlösung und eines Gemisches von konz. Schwefelsäure und Eisessig. Man kühlt während der Reaktion und filtriert den Niederschlag ab. Die gebildeten Körper sind in Wasser unlöslich, in Alkalien löslich.

Der Zusammensetzung nach müssen diese Körper die antiseptischen Wirkungen der Phenole mit den darmtonisierenden des Kotoins vereinigen[1]).

m-Phenylendiamin ist ein Antidiarrhoikum[2]).

Gewöhnlich werden in der Therapie als Appetit erregende Mittel insbesondere die Bitterstoffe verwendet, sowohl die bitteren Alkaloide, wie Chinin und Strychnin, als auch die verschiedenartigen bitteren Glykoside aus Pflanzen.

Die intensiven Riechstoffe der Früchte und Gewürze (zumeist Ester und Terpene), sowie die Bitterstoffe und gewisse Alkaloide bewirken nach Pohl oft in kurzer Zeit ein deutliches Ansteigen der Zahl weisser Blutkörperchen im zirkulierenden Blut. Die Alkohole, Alkalisalze sind in dieser Richtung gar nicht, von den Metallverbindungen salpetersaures Wismut und Eisenoxyd nicht regelmässig wirksam. Sie wirken verdauungsbefördernd und appetitmachend, sie sind imstande, disponibles Nährmaterial aus den Reservestoffbehältern in den Kreislauf zu bringen und in dieser Förderung des zellulären Nährstofftransports darf wohl nach Pohl's Ansicht die so lange gesuchte Ursache der allenthalben geübten diätetischen und therapeutischen Verwendung dieser Stoffe gesucht werden[3]).

Durch Zufall ist man auf synthetischem Wege zu einem Appetit reizenden Mittel gelangt.

Paal stellte Phenyldihydrochinazolin dar,

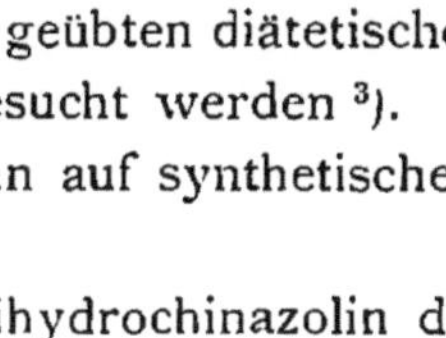

[1]) DRP. 104903.

[2]) Unverricht, M. M. W. **1904**. 1225.

[3]) AePP. **25**. 51.

in der Hoffnung, einen stark antimykotischen Körper zu erhalten. Aber bei den Tierversuchen und bei Versuchen an Menschen zeigte die Substanz nur äusserst geringe Giftigkeit und bei innerer Einnahme bitteren Geschmack und ein auffallend frühzeitiges Hungergefühl. Es ist von Interesse, dass andere von Penzoldt[1]) nach dieser Richtung hin untersuchte, dem Phenylhydrochinazolin, Orexin genannten, nahe verwandte Körper keine solchen Appetit erregenden Eigenschaften auszulösen in der Lage sind. Nach dieser Richtung wurden untersucht:

Diphenyldihydrochinazolin ist ohne jede Wirkung.

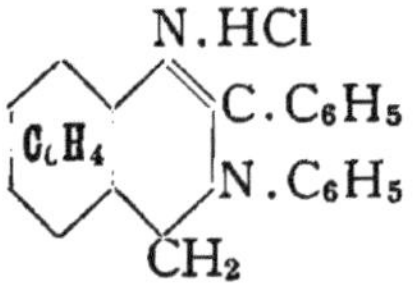

Methylphenyldihydrochinazolin ist sehr giftig. Am Menschen wurden wegen der hohen Giftigkeit keine Versuche gemacht.

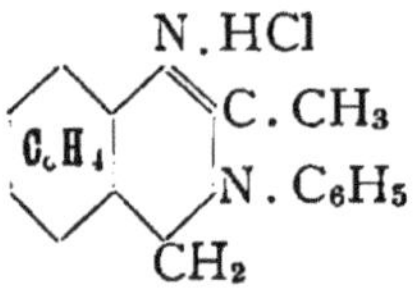

Anisyldihydrochinazolin ist erheblich giftiger als Orexin, macht aber keinen Appetit.

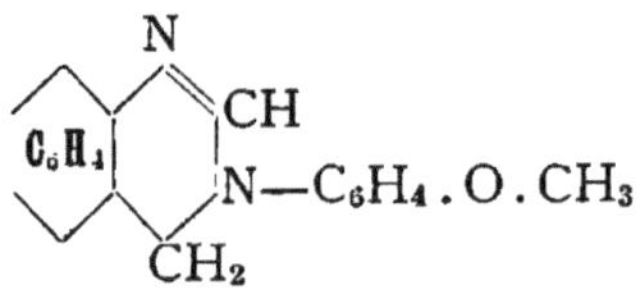

Weniger giftig als dieses, aber giftiger als Orexin, ist Phenetyldihydrochinazolin, es zeigt sich eine Andeutung von Appetitvermehrung.

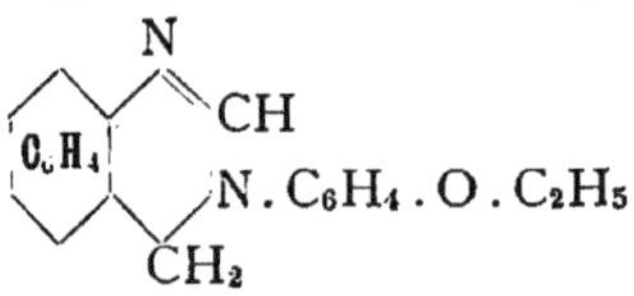

Salzsaures Tolyldihydrochinazolin ist ebenso giftig, wie Orexin, aber ohne Appetitwirkung.

Weddige bezeichnet als Chinazolin einen Körper von der Formel

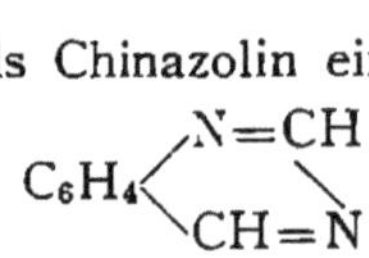

---

1) Ther. Mon. **1890**. p. 59 u. 374.

Chinazolinderivate, welche sich von einem Dihydrochinazolin ableiten

$$C_6H_4\begin{cases}N=CH \\ CH_2-NH\end{cases}$$

entstehen durch Reduktion des o-Nitrobenzylformanilids, o-Nitrobenzylformotoluids usw. Es bildet sich intermediär die Aminoverbindung, die unter spontaner Wasserabspaltung das entsprechende Chinazolinderivat nach folgender Gleichung liefert:

$$C_6H_4<\begin{matrix}NO_2 \\ CH_2-N<\begin{matrix}COH \\ C_6H_5\end{matrix}\end{matrix} + 3H_2O =$$

$$C_6H_4<\begin{matrix}NH_2 \\ CH_2-N<\begin{matrix}COH \\ C_6H_5\end{matrix}\end{matrix} + 2H_2O =$$

$$C_6H_4<\begin{matrix}N=CH \\ CH_2-N-C_6H_5\end{matrix} + 3H_2O$$

Bei der Darstellung des Phenyldihydrochinazolins [1]) verfährt man in der Weise, dass man o-Nitrobenzylchlorid behufs Gewinnung des o-Nitrobenzylanilins mit Anilin eine Stunde lang auf 100° erhitzt. Mit verdünnter Essigsäure entfernt man das salzsaure Anilin und das überflüssige basische Anilin und erhitzt den Rückstand mit Ameisensäure, es bildet sich o-Nitrobenzylformanilid und nun reduziert man in üblicher Weise die Nitrogruppe zur Aminogruppe. Beim Eindampfen der wässerigen Lösung der salzsauren Base kristalliert dann unter Wasserabspaltung salzsaures Phenyldihydrochinazolin heraus. Ebenso verfährt man bei der Darstellung der entsprechenden p-Tolyl-, p-Anisyl- und p-Phenetylderivate. Man kann auch zu denselben Körpern gelangen, wenn man die durch Reduktion von o-Nitrobenzylanilin etc. erhaltenen Aminoderivate mit Ameisensäure erhitzt.

Die Darstellung des Orexins gelingt nun auch vom o-Aminobenzylalkohol ausgehend, wenn man auf denselben Formanilid einwirken lässt:

$$C_6H_4\begin{cases}NH_2 \\ CH_2.OH\end{cases} + \begin{matrix}H.CO \\ H\end{matrix}\Big>N.C_6H_5 = C_6H_4\begin{cases}N:CH \\ CH_2-\end{cases}\Big>N.C_6H_5$$

Es ist nicht notwendig, fertiges Formanilid zu verwenden, es genügt vielmehr, o-Aminobenzylalkohol mit Ameisensäure und Anilin oder mit ameisensauren Salzen und salzsaurem Anilin unter geeigneten Bedingungen zu kondensieren. Die Reaktion wird bei 100—130° unter Verwendung von Kaliumbisulfat, salzsaurem Anilin etc. als wasserentziehenden Mitteln ausgeführt [2]) [3]).

Wie salzsaures Orexin hat sich auch die freie Base, das Phenyldihydrochinazolin, als echtes Stomachikum in der Praxis gut bewährt, doch haftet dieser Substanz der Nachteil an, dass sie einen schlechten

---

[1]) DRP. 51712.

[2]) DRP. 113163.

[3]) Penzoldt, Ther. Mon. **1893**. 204.

Geschmack besitzt. Gerbsaures Orexin hingegen ist ein in Wasser unlösliches Pulver, dem aus diesem Grunde, ähnlich wie dem gerbsauren Chinin der Nachteil der Muttersubstanz nicht mehr anhaftet [1]).

Die Darstellung des gerbsauren Orexins geschieht in der Weise, dass man eine wässerige Lösung von salzsaurem Orexin bei 40—50° mit einer wässerigen Gerbsäurelösung mischt und durch Zusatz von essigsaurem Natron in wässeriger Lösung das gerbsaure Orexin aus der Lösung fällt [2]).

Das erhaltene gerbsaure Orexin ist in verdünnter Salzsäure leicht löslich, was die Wirkung dieses Präparates im Magen erklärt.

Gabriel und Colman [3]) beschreiben die Darstellung quaternärer therapeutisch verwendbarer Ammoniumbasen des Chinazolins, welche den Blutdruck stark herabsetzen und die Gefässe erweitern, also ganz abweichend von Orexin wirken. Man erhält sie durch Einwirkung von Alkyljodid auf Chinazolin.

---

[1]) F. Steiner, Wr. med. Blätter **1897**. Nr. 47. p. 768.

[2]) Amerik. Pat. 615307.

[3]) DRP. 161401.

VIII. Kapitel.

Antihelminthika.

Phlorogluzin und seine Derivate sind für den Synthetiker aus dem Grunde interessant, weil es R. Böhm gelungen ist, den Nachweis zu führen, dass Filixsäure, einer der wirksamen Bestandteile des verbreitetsten Bandwurmmittels, des Extractum filicis maris, ein Phlorogluzinderivat sei, da sich bei den Spaltungen der Filixsäure Phlorogluzin, sowie homologe Phlorogluzine neben Isobuttersäure

$$\begin{matrix} CH_3 \\ CH_3 \end{matrix} \!\!> CH.COOH$$

nachweisen liessen. Insbesondere gelang es Böhm, durch Behandeln der Filixsäure mit Zinkstaub und Natronlauge die Filizinsäure $C_8H_{10}O_3$ zu erhalten, welche sich als im Kern alkyliertes bisekundäres Phlorogluzinderivat erwies. Bei der durch die Weidel'sche Synthese verbilligten Art der Phlorogluzindarstellung aus symmetrischem Trinitrobenzol kann diese Substanz vielleicht als Ausgangsmaterial zur Darstellung eines der Filixsäure analog wirkenden Körpers benützt werden.

Interessant ist noch, dass die Filixsäure selbst wirksam ist, während ihr Anhydrid sich als unwirksam erweist.

Monomethylphlorogluzin ist toxisch, 6 mg töten Frösche. Dimethylphlorogluzin ist viel schwächer wirksam, Trimethylphlorogluzin ganz unwirksam.

Die Wirkung steht also im Zusammenhang mit dem Eintritte einer Methylgruppe in das Phlorogluzin, jedoch mit der Besonderheit, dass sie mit dem Eintritt mehrerer Methylgruppen wieder vernichtet wird.

Filizinsäure ist wirkungslos. Filixsäure tötet Frösche zu 2 mg, Aspidin in Dosen von 1 mg, Albaspidin kommt dem Aspidin sehr nahe.

Filizinsäurebutanon ist etwa 5 mal schwächer wirksam als Filixsäure.

Die Wirksamkeit der Phlorogluzinderivate beginnt erst mit dem Eintritte des Buttersäurerestes in das Filizinsäuremolekül, wodurch Filizinsäurebutanon

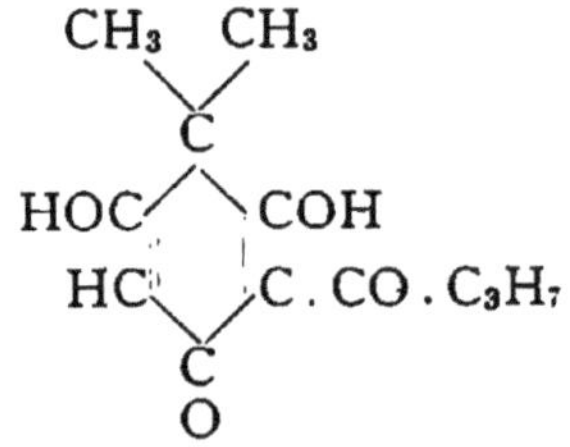

entsteht.

Der Eintritt von 1 oder 2 Mol. Phlorogluzin verstärkt die Wirkung der Verbindung, denn Albaspidin ist wirksamer als Filizinsäure, während Filixsäure als Kondensationsprodukt von drei methylierten Phlorogluzinen noch wirksamer ist als Albaspidin.

Albaspidin

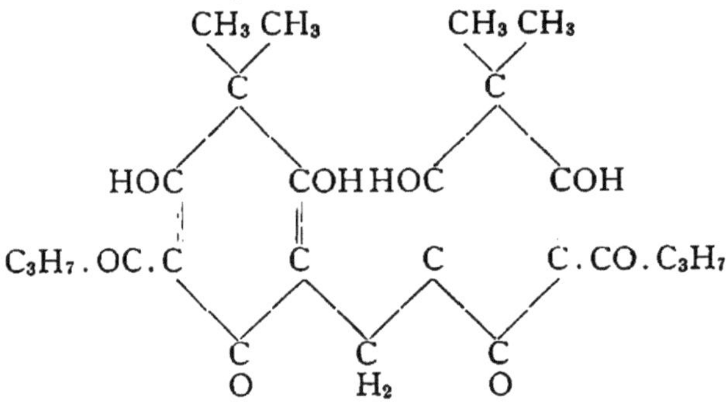

Filixsäure

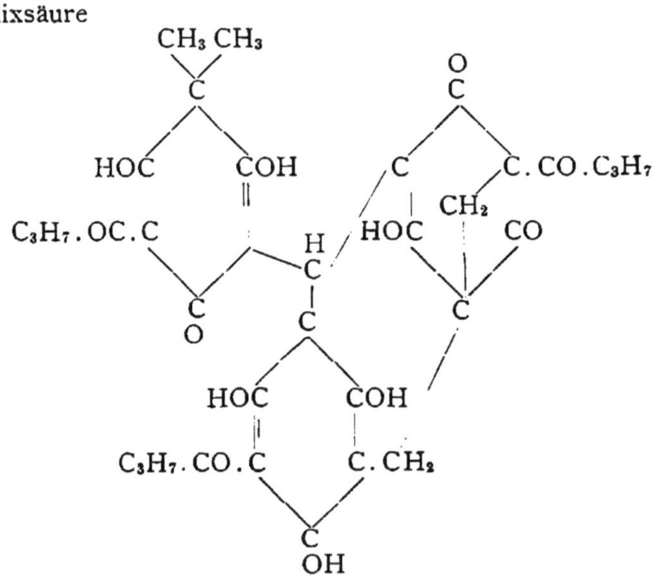

Flavaspidsäure

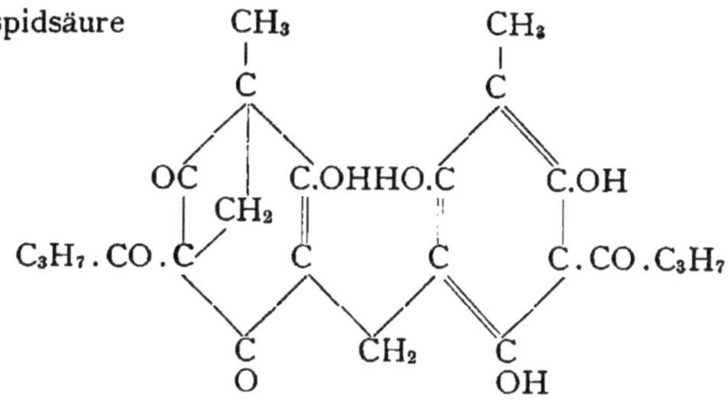

enthält die Filizinsäurebutanongruppe in der durch das Brückenmethylen modifizierten Form bloss einmal, womit vielleicht, nach Straub, ihre schwächere Wirkung dem Albaspidin gegenüber in Zusammenhang zu bringen ist.

Aspidinol

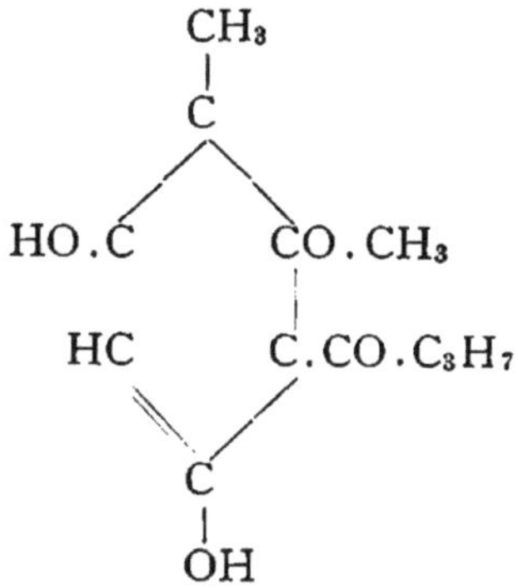

unterscheidet sich von Filizinsäurebutanon bloss dadurch, dass die zwei Methylgruppen an getrennten C-Atomen — das eine als Methoxyl — stehen, dabei überragt es an Wirksamkeit Filizinsäurebutanon beträchtlich.

Die Filixsäure dürfte durch Muskellähmung auf Bandwürmer wirken. Die reine Filixsäure ist ein höchst unsicheres Bandwurmmittel, im Organismus entsteht aus ihr Trimethylphlorogluzin [1]).

Das im Tanacetum vulgare enthaltene Tanazetin ist ebenfalls ein wurmtreibendes Mittel. Beim Schmelzen mit Ätzkali erhält man aus diesem Brenzkatechin und Buttersäure. Tanazetin ist amorph, mit dem Charakter einer Säure. In den physiologischen Eigenschaften besteht Übereinstimmung zwischen der Filixsäure und dem Tanazetin. Filixsäure und Tanazetin sind beide Phenolderivate, die erstere vom Phlorogluzin, das letztere vom Brenzkatechin sich ableitend. Als weiteres

---

[1]) Straub, AePP. **48**. 1. S. d. Chemie dieser Verbindungen R. Böhm, Liebig's Ann. **301**. 17/1. **307**. 249. **308**. 230.

Spaltungsprodukt erhält man einmal die Isobuttersäure aus dem Filizin, die Buttersäure aus dem Tanazetin.

Es ist eigentümlich, dass die meisten Bandwurmmittel Isobuttersäure oder Buttersäure abspalten, denn Kosotoxin $C_{25}H_{33}O_{2}$ wird durch Ätzbaryt in kristallinisches Kosin, Akrolein und Isobuttersäure zerlegt.

Polystichin aus Polystichum spinulosum gibt nach Analogie mit Filizin Polystichinsäure und Polystichinol $C_{21}H_{30}O_{9}$, ein Phenol, und normale Buttersäure [1]).

Santonin $C_{15}H_{18}O_{3}$ ist ein Bitterstoff und ein Mittel gegen Spulwürmer. Nach Verfütterung an Hunde tritt im Harn α-Oxysantonin $C_{15}H_{18}O_{4}$ auf, das durch Kochen mit Baryt in die einbasische Säure $C_{15}H_{20}O_{5}$ umgewandelt wird. Nach Verfütterung an Kaninchen tritt β-Oxysantonin $C_{15}H_{18}O_{4}$ [2]) im Harne auf. Es ist für Menschen ziemlich giftig. Es macht Xanthopsie, Halluzinationen, zentral verursachte Krämpfe [3]).

Die Konstitution des Santonin ist

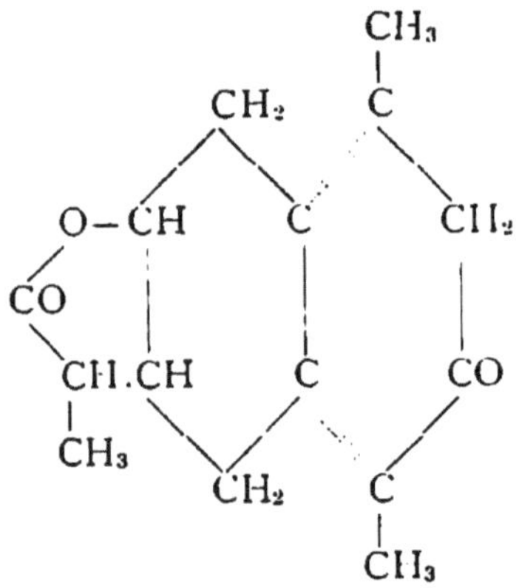

Desmotroposantonin

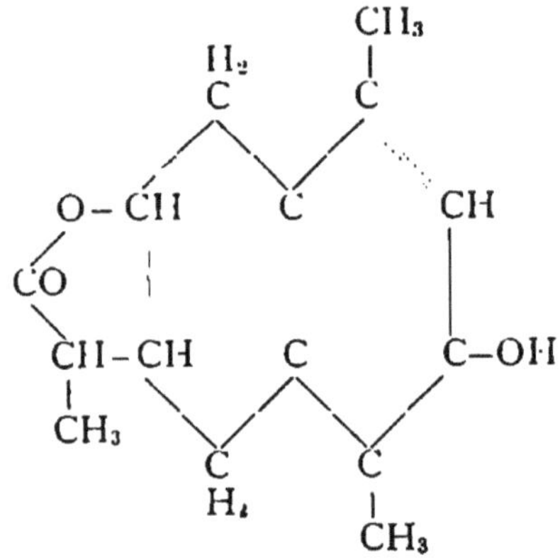

Santonsäure

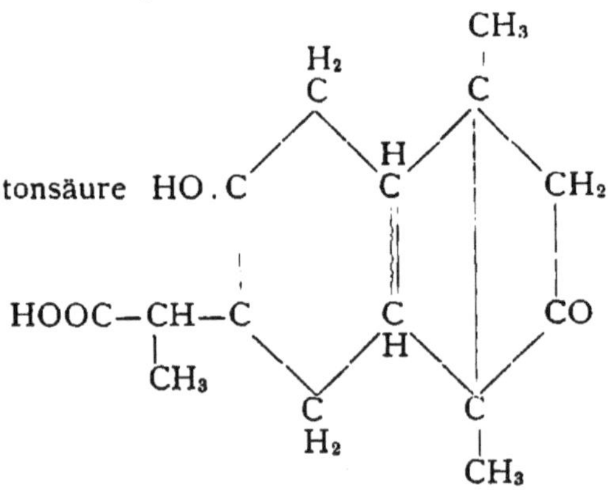

1) Poulsson, AePP. **41**. 246.

2) Jaffé, HS. **22**. 538.

3) S. auch Lo Monaco, Atti d. R. Acad. dei Linc. Rendic. [5] **5**. I. 366, 410.

Die santonige Säure[1]) ist ein ziemlich starkes, vorwiegend narkotisches Gift.

Durch vorsichtige Reduktion des Santoninoxim entsteht Santoninamin.

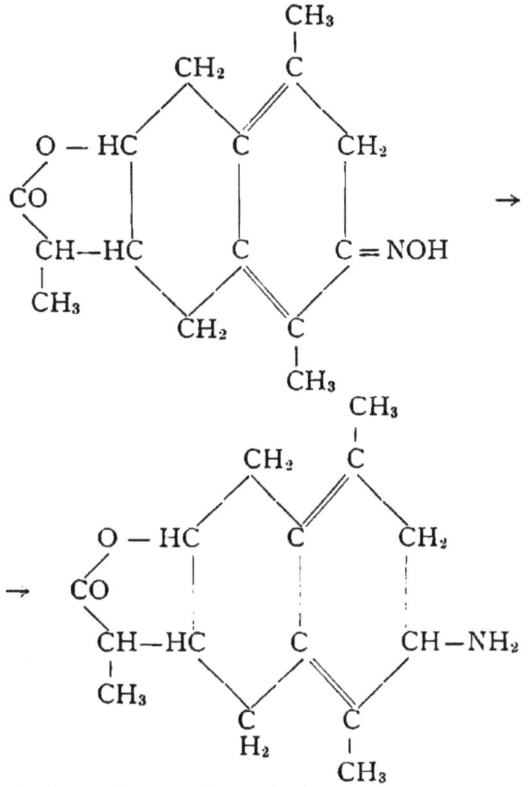

Santoninamin ist sehr stark toxisch.

Das Chlorhydrat der d-aminodesmotroposantonigen Säure[2])

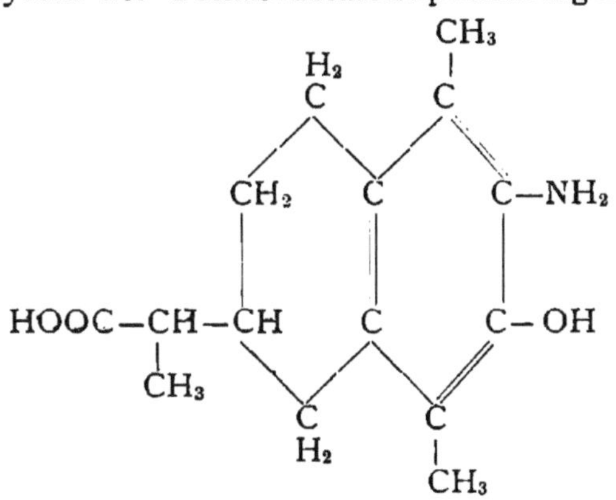

[1]) Lo sperimentale **1887**. Nr. 35 und Arch. per le sc. med. **11**. 255 (1887)

[2]) Wedekind, HS. **43**. 240, untersucht von Kobert.

ist bei Fröschen und Säugetieren vollkommen ungiftig, wirkt auf Blut methämoglobinbildend ein.

Straub[1]) prüfte Santonin, Desmotroposantonin, Santonsäure und salzsaure d-aminodesmotroposantonige Säure. Alle vier Substanzen waren ohne irgend eine Wirkung auf marine Würmer. Kaninchen vertragen 0.2 g ohne irgend welche Erscheinung. Askariden wurden nur von Santonin, aber von keinem seiner Derivate getötet. Die geringste Änderung am Moleküle des Santonin vernichtet seine Wirkung.

Die Photosantonsäure $C_{15}H_{22}O_5$ wirkt hypnotisch, doch tritt Stillstand der Respiration ein, bevor die Reflexerregbarkeit aufgehoben wird. Photosantonin $C_{17}H_{24}O_4$, der Äthyläther des Photosantonsäureanhydrids wirkt ähnlich, wegen der Schwerlöslichkeit aber erst in grösseren Dosen. Die Santonsäure $C_{15}H_{20}O_4$ wirkt nach Coppola[2]) auf Säugetiere in der Weise, dass vor dem konvulsivischen ein narkotisches Stadium bemerkbar ist. Isophotosantonin besitzt nur die krampferregende Wirkung, ebenso wie die Isophotosantonsäure.

---

[1]) S. bei Wedekind, HS. **43**. 245.

[2]) Ann. d. chim. u. farm. 4 Ser. **6**. 330. Die Konstitution dieser Santoninderivate behandeln Cannizzaro und Fabris BB. **19**. 2260.

IX. Kapitel.

Kampfer und Terpene.

Karvon erwies sich im Tierversuche als nicht sehr aktiv, es zeigt hauptsächlich paralysierende Wirkungen im Gegensatze zu seinen Isomeren: zum Kampfer und Fenchon. Von diesen unterscheidet sich Karvon auch chemisch; so erleidet es bekanntlich leicht eine Hydrolyse unter Bildung von Oxytetrahydrokarvon und es ist leicht anzunehmen, dass Karvon eine ähnliche Umwandlung auch im Organismus erfährt [1]).

Vom Karvon

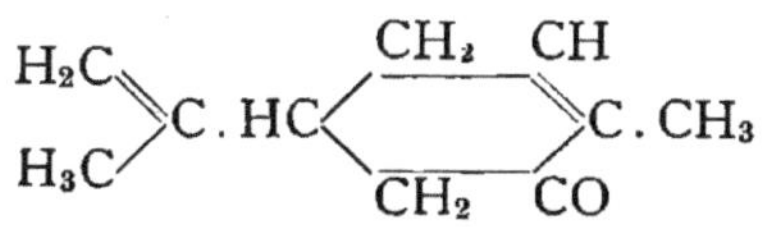

(Ketodihydro-p-cymol) wirken 0·5 g pro kg Kaninchen tödlich. Es macht ununterbrochene Krämpfe und Betäubungszustand [2]).

Menthon (Ketohexahydro-p-cymol) ist weit weniger giftig als Karvon. An Stelle der doppelten Bindungen ist eine Anlagerung von zwei Wasserstoffen getreten [2]).

Linalool

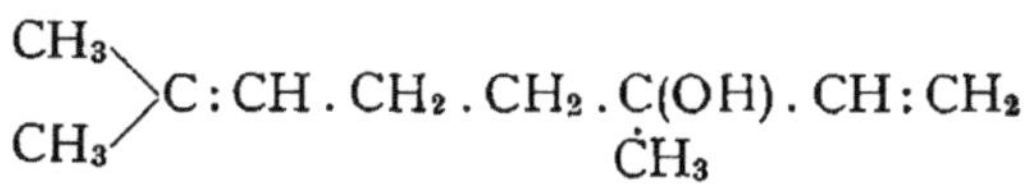

paart sich im Organismus mit Glykuronsäure.

Rhodinol, Koriandol, Nerolol, die dem Geraniol isomeren optisch aktiven Alkohole haben in Dosen von 3—5 ccm keine akuten Wirkungen, wohl aber verursachen sie bei fortgesetzter Darreichung schwere Störungen des Allgemeinbefindens, Magenblutungen und Abmagerung.

Die aliphatischen Kohlenwasserstoffe der ätherischen Öle sind indifferent, die aromatischen nicht indifferent, aber nur wenig giftig.

---

[1]) Enrico Rimini, Atti R. Accad. dei Lincei Roma. [5] **10.** I. 435.

[2]) Hildebrandt, HS. **36.** 441.

Die aromatischen Aldehyde sind schwach oder gar nicht giftig. Verschiedene ätherische Öle machen gleichartig Vermehrung der Zahl der weissen Blutkörperchen. Nur das Pfefferminzöl macht eine sehr bemerkenswerte Ausnahme.

Pulegon [1]) macht zentrale Paralyse, bei Fröschen erzeugt es, wie Kampfer, Kurarewirkung, starke Verlangsamung der Herzaktion durch zentrale Vagusreizung, Atmungsstörungen und Fettdegeneration der Gewebe. Pulegon enthält statt der Gruppe CH.OH des Menthols eine doppelte Bindung und CO-Gruppe. Der entsprechende Alkohol Pulegol und Pulegolamin sind nicht wirksamer als Pulegon selbst.

Sabinol $C_{10}H_{15}.OH$ macht in 5 ccm Dosen Betäubungszustände, Gefässblutungen, Stauungsniere, wirkt nicht abortiv [2]). Es erscheint als gepaarte Glykuronsäure im Harn, ausserdem entsteht Kuminsäure. α-Tanazetogendikarbonsäure ist wenig different und passiert den Organismus unverändert.

Thujon (Tanazeton) ist dem Sabinol isomer, zeigt aber Ketonstruktur, macht heftige Krämpfe, frequente Atmung, Herzlähmung. Das Spaltungsprodukt der im Harne auftretenden Glykuronsäureverbindung geht von neuem Paarung im Organismus ein, zeigt aber nicht mehr die toxische Wirkung des ursprünglichen Thujons. Thujonoxydglykuronsäure tritt im Harne auf. Es erfolgt also eine Hydroxylierung des Thujonmoleküls, wie sie in gleicher Weise bei Kampfer und Terpenen zu beobachten ist. Am Frosche ruft die gepaarte Verbindung in gleicher Weise, wie Thujon selbst, zentrale Lähmung hervor neben gleichzeitiger Schädigung der peripheren Nerven [3]). Jonon $C_{13}H_{20}O$ ist ungiftig [4]).

Citral

$$\begin{matrix} CH_3 \\ CH_3 \end{matrix}\!\!>C:CH.CH_2.CH_2.\underset{\displaystyle CH_3}{C}:CH.COOH$$

gibt beim Passieren des Organismus eine Säure $C_{10}H_{14}O_4$ vielleicht

$$\begin{matrix} CH_3 \\ CH_3 \end{matrix}\!\!>C:CH.CH_2.CH_2.\underset{\displaystyle COOH}{C}:CH.COOH$$

durch Oxydation der Aldehydgruppe zu Karboxyl und einer Methylgruppe zur Karboxylgruppe.

[1]) AePP. **42**. 356.

[2]) Fromm, BB. **21**. 2025. **32**. 1191.

[3]) Hildebrandt, AePP. **45**. 110.

[4]) Mering bei Tiemann, BB. **26**. 2708.

Citral ist ein Gemisch zweier Stereoisomerer, von denen eines nur die Glykuronsäureverbindung, das andere nur die zweibasische Säure liefert. Die zweibasische Säure ist physiologisch indifferent. Die Glykuronsäureverbindung wirkt bei Kaltblütern fast wie Citral selbst [1]).

Geraniol $\begin{matrix}CH_3\\CH_3\end{matrix}\!\!>C:CH.CH_2.CH_2.\underset{\displaystyle CH_3}{C}:CH.CH_2.OH$

ist der Alkohol des Geranials (Citrals), gibt beim Passieren des Organismus dasselbe Produkt wie Citral. Die Oxydation des Geraniols im Tierkörper dürfte in gleicher Weise vor sich gehen, wie die der Alkohole. Zuerst wird die CH_2.OH-gruppe zu COH, diese schliesslich zu COOH oxydiert.

Den Körpern der Kampfergruppe kommen trotz ihrer verschiedenen chemischen Zusammensetzungen in physiologischer Hinsicht ganz ähnliche Wirkungen zu. Laureolkampfer $C_{10}H_{16}O$,

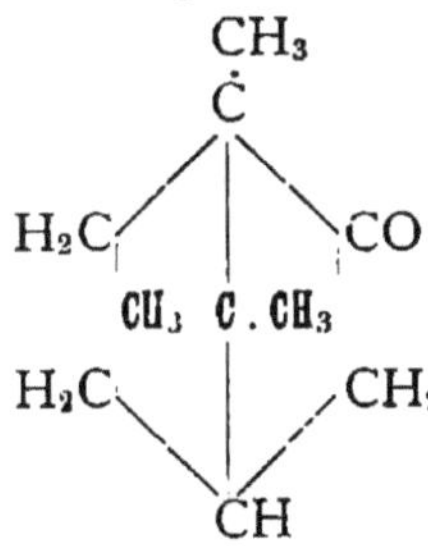

Borneol $C_{10}H_{18}O$

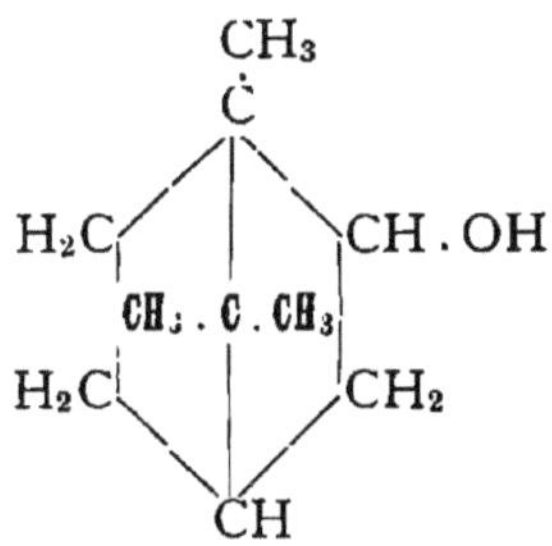

und Menthol $C_{10}H_{19}.OH$ =

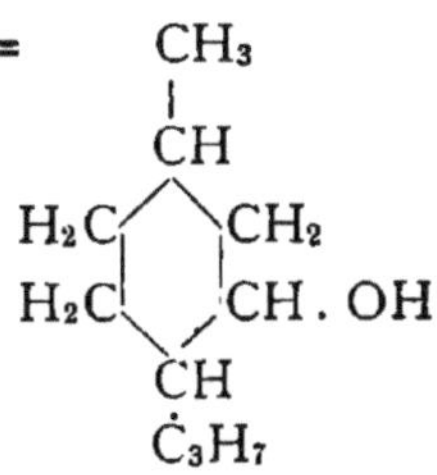

[1]) Hildebrandt, AePP. **45**. 110.

wirken alle drei stark exzitierend und antiseptisch. In der ersten Hälfte des vorigen Jahrhunderts war Kampfer in der Medizin geradezu als Allheilmittel angesehen, während die Bedeutung dieses Körpers gegenwärtig, trotz mancher vorzüglicher Eigenschaften, sehr zurückgegangen ist Alle drei Körper stehen in ihrer Wirkung den Substanzen der Alkoholgruppe sehr nahe. Am nächsten steht ihnen Menthol, aber mit der Verringerung der Zahl der Wasserstoffatome erhält man eine erhöhte Tendenz zur Produktion von Krämpfen zerebraler Natur. Borneol wirkt lokal weniger reizend als Kampfer und wird auch in grösseren Dosen vertragen. Japankampfer ist als Keton aufzufassen, Borneol und Menthol haben je ein alkoholisches Hydroxyl [1]).

Der Eintritt einer Aminogruppe in den Kampfer bewirkt keine Änderung in der Qualität der Kampferwirkung, hingegen ist die Wirkung des Aminokampfers wesentlich schwächer als die des Kampfers selbst [2]). Beim Bornilamin aber

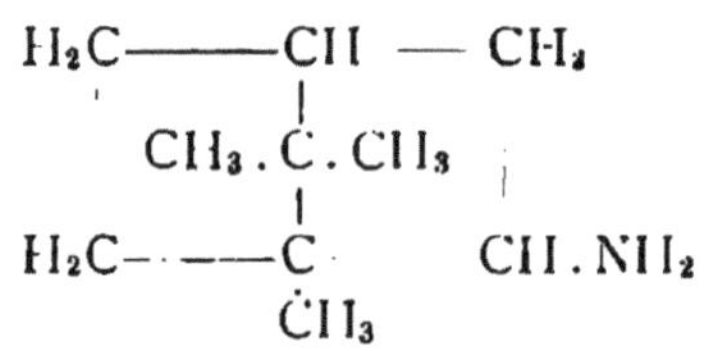

in dem der Sauerstoff des Borneols ausgetreten, finden wir eine wesentlich stärkere Wirkung, als beim Kampfer und die herzlähmenden Wirkungen dieser Substanz treten verhältnismässig früh in den Vordergrund [2]). Lässt man Kampfer mit Hydroxylamin reagieren, so gelangt man zum Kampferoxim $C_{10}H_{16}:N.OH$, welches auf das Herz lähmend wirkt, aber auch in eigenartiger Weise auf die Skelettmuskeln, indem es Muskelstarre macht [3]), während beim Frosch die motorischen Nervenendigungen intakt bleiben. Fry [4]) zeigte, dass Azetophenonoxim und Önantholdoxim in dem gleichen Sinne wirken.

Kampfenamin

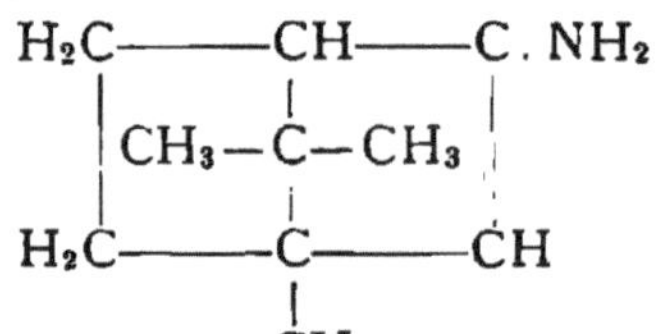

---

[1]) Aus Borneol oder Isoborneol erhält man glatt Kampfer, wenn man die Lösung von Isoborneol in Petroläther mit Wasser versetzt und bei gewöhnlicher Temperatur Ozon einleitet. DRP. 161306. Akt. Ges., vorm. Schering, Berlin.

[2]) Lewin, AePP. **27.** 235. [3]) Zehner, Dissert. Marburg 1892.

[4]) Fry, Brit. med. Journ. **1897. 1713.**

dargestellt durch Wasserabspaltung aus Aminoborneol [1]), besitzt ähnliche, aber schwächere toxische Eigenschaften als Vinylamin. Papillarnekrose in der Niere konnte nicht nachgewiesen werden. Es steht dem Vinylamin näher, als das fast vollkommen ungiftige Trimethylenimin. Kampfenamin ist ungesättigt wegen seiner doppelten Bindung.

Dikampfanazin macht bei Fröschen Paralyse, Verluste der Reflexe und Atemstillstand, bei Meerschweinchen Schlafanfälle, später konvulsivische Zuckungen, endlich Tod, bei Hunden starken Speichelfluss und epileptische Anfälle. Dikampfenhexanazin wirkt wie Dikampfanazin, nur müssen doppelte Dosen verwendet werden. Kampfenamin wirkt weniger lähmend als die vorerwähnten beiden Verbindungen (Lo Monaco und Oddo).

Die grosse Verbreitung, welche die Körper der Kampfergruppe früher und noch jetzt finden, hat zur Darstellung zahlreicher Derivate in dieser Gruppe geführt. Über die Kohlensäurederivate des Menthols findet man das Nähere im Kapitel Guajakol. Vom Borneol oder Menthol ausgehend, erhält man durch Behandlung mit Formaldehyd und Schwefelsäure farblose feste Körper, Diborneolformal und Dimentholformal, welche beide nach der Formel $CH_2(OR)_2$ zusammengesetzt sind.

Die Absicht, welche Verley dazu geführt hat, diese Präparate darzustellen, war wohl, Derivate zu erhalten, denen die lokal irritierenden Wirkungen beider Körper, insbesondere für den internen Gebrauch fehlen.

Formaldehyd und Menthol geben mit Salzsäure Chlormethylmenthyläther [2]).

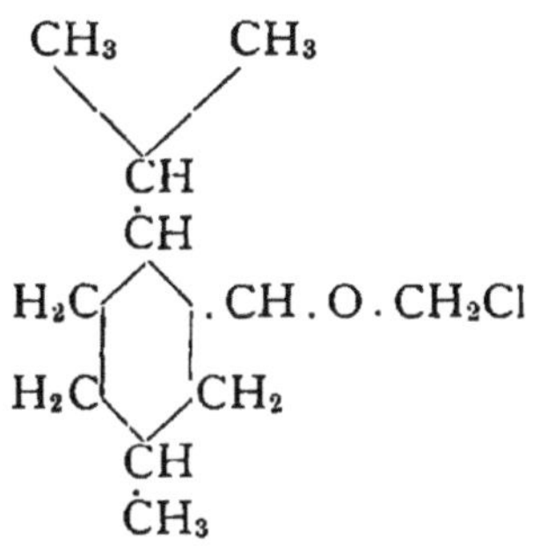

Ausserdem bildet sich Dimenthylmethylal $C_{10}H_{19}.O.CH_2.O.C_{10}H_{19}$, welches den Organismus anscheinend unverändert passiert (Kobert).

---

[1]) Liebig's Ann. **313**. 72.

[2]) Wedekind, BB. **1901**. 813. DRP. 119008.

Thujon, Monobromkampfer, Kampfer, Kampferol (Menthol), Bornylamin, Aminokampfer erregen direkt den Herzmuskel, während Oxykampfer, Borneol bei Muskarinstillstand unwirksam sind.

Menthylamin erzeugt Erregungs- und Krampfzustände.

Bornylendiamin [1]) (Kampfandiamin) wird erhalten durch Reduktion des Oxims des Amino-Isonitroso- oder Isonitrokampfers mit Natriumalkoholat oder Elektrolyse. Es wirkt stark antipyretisch.

Fenchon Kampfer

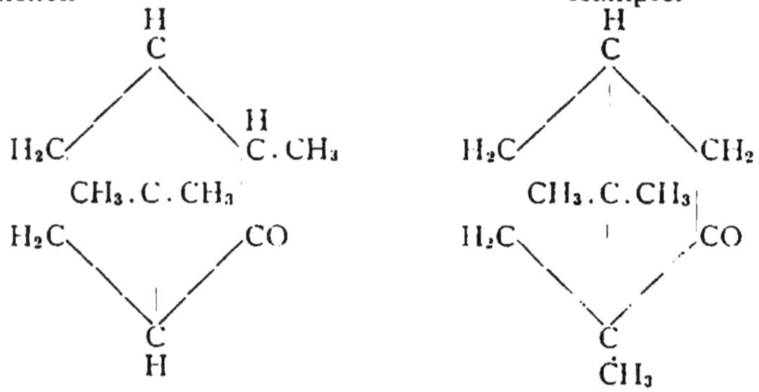

wirkt wie Kampfer, die gegenteiligen Angaben von Hildebrand [2]) sind unrichtig. Die krampferregende Wirkung des Fenchons ist bedeutend schwächer als die des Kampfers, mehr von der Narkose verdeckt. Nach Jakobj ist das Auftreten der eigenartigen Krampfwirkung bei Säugetieren bei Fenchon und Kampfer nur auf die eigentümliche molekulare Konfiguration beider Substanzen, d. h. auf die in den Ring eingefügte Propylidengruppe, welche zur Bildung eines Doppelringes führt, zu beziehen [3]).

Der Ester des Menthols mit Valeriansäure $(CH_3)_2-CH-CH_2-COOH$ wurde Validol genannt. Er ist von ganz schwach bitterem Geschmack und die stimulierende Kraft des Menthols soll in dieser Esterbindung gesteigert sein. Der Körper riecht sehr schwach. Die Veresterung des Menthols mit Valeriansäure ist aus dem Grunde als zwecklos zu bezeichnen, weil die Wirkung der Valeriansäure nur auf ihrem eigentümlichen Geruche beruht, welcher bei der Veresterung nicht zur Geltung kommt. Es ist übrigens gleichgiltig, welche Säure überhaupt zur Veresterung des Menthols, um seinen scharfen Geschmack zu verdecken, verwendet wird. Weder Baldriansäure (und ebensowenig Baldrianöl) besitzen die typische Heilwirkung der Valeriantinktur.

---

[1]) DRP. 161306. Duden-Jena (Höchst).

[2]) AePP. 48. 449.

[3]) Jakobj, Hayashi, Szubinski AePP. 50. 199.

Unter dem Namen Valyl haben Kionka und Liebrecht[1]) Valeriansäurediäthylamid empfohlen als Valerianpräparat von angeblich konstanter Wirkung bei Hysterie etc.

Dialkylierte Amide[2]) der Isovaleriansäure und der α-Bromisovaleriansäure werden dargestellt, indem man offizinelle Baldriansäure oder deren Derivate oder α-Bromisovalerylbromid mit sekundären aliphatischen Aminen behandelt. Im Gegensatze zu dem wenig wirkenden Valeramid und Isovaleramid sollen die dialkylierten Derivate eine starke pharmakologische Wirkung zeigen.

Wenn man im Kampfer ein Wasserstoffatom durch Brom ersetzt, so gelangt man zum Monobromkampfer $C_{10}H_{15}OBr$, welches Derivat in seiner Wirkung im allgemeinen mit der des nichtsubstituierten Kampfers identisch ist, aber doch mehr an Borneol, als an Kampfer oder Menthol erinnert. Die beiden isomeren Monochlorkampfer wirken ebenso wie Monobromkampfer und wie Kampfer selbst. Alle erregen sie das Gehirn, rufen Konvulsionen hervor und steigern die Körpertemperatur unabhängig von den Konvulsionen. Man sieht, dass in dieser Gruppe, ebenso wie bei den Benzolderivaten, Halogensubstitutionsprodukte, in welchen Halogen Kernwasserstoff ersetzt, keineswegs von der Wirkung der Grundsubstanz qualitativ differieren, da die dem Halogen eigentümliche Wirkung aus dem Grunde nicht in Erscheinung tritt, weil die Bindung des Halogens eine zu feste ist und es zur Abspaltung von Halogen oder Halogenwasserstoff im Organismus nicht kommt.

Im Kampfer lässt sich ein Wasserstoff der Seitenkette CH_2 durch eine Aldehydgruppe ersetzen, wenn man zu einer Lösung von Kampfer in Toluol metallisches Natrium in äquivalenter Menge zusetzt und unter Kühlung Ameisenäther einwirken lässt. Der so entstandene Kampferaldehyd

$$C_8H_{14}\left\langle\begin{array}{l}CH-COH\\ \;\;|\\ CO\end{array}\right.$$

hat als solcher keine Verwendung gefunden, soll aber zur Darstellung von Kampferderivaten dienen. Auch die Kampferkarbonsäure[3]) hat keine medizinische Anwendung gefunden, da sie keine pharmakologische Wirkung besitzt, hingegen konnte man vom Kampfer durch Oxydation

---

[1]) Deutsche med. W. **1901**. Nr. 49.

[2]) DRP. 129967.

[3]) Lapin, Diss. Dorpat 1894.

mit Salpetersäure die Kampfersäure

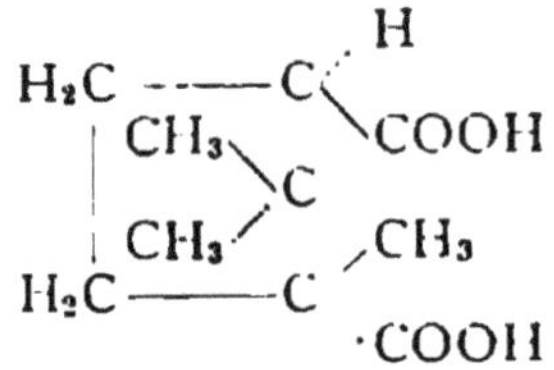

erhalten, welche dieselben antiseptischen Wirkungen, wie Kampfer äussert, aber weit weniger exzitierend wirkt, da die exzitierende Wirkung des Kampfers wohl auf der Methylketongruppe dieser Substanz beruht, beziehungsweise durch diese ausgelöst wird, die hier durch Oxydation verändert worden ist. Der Kampfersäure kommen ausgezeichnete antihydrotische Eigenschaften zu, weshalb sie sehr häufig zu Synthesen mit den verschiedensten Arzneimitteln anderer Art, insbesonders mit antipyretischen, benützt wird.

Saure Phenolester zweibasischer Säuren erhält man, und zwar die Natriumverbindungen saurer Alkylester der Phenole, wenn man auf das in Xylol gelöste Phenolnatrium das Anhydrid einer zweibasischen Karbonsäure einwirken lässt[1])

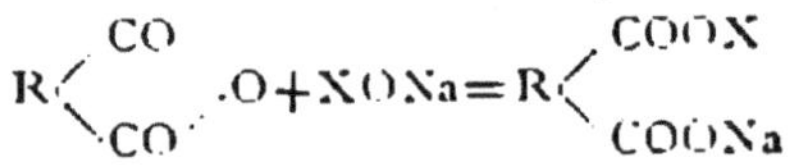 Durch Ansäuern fällt der freie Ester heraus.

So wurden dargestellt: Phenolkampfersäure, Thymolbernsteinsäure, Thymolphtalsäure, Thymolkampfersäure, Guajakolkampfersäure, Guajakolbernsteinsäure, Karvakrolkampfersäure, β-Naphtolkampfersäure.

Kampferkarbonsäure 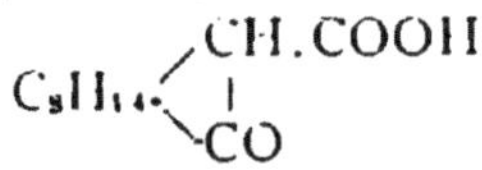 ist ohne sonstige besondere Wirkung und verlässt den Organismus unverändert. Die Ester sind nicht ganz ungiftig, doch tritt die Kampferwirkung sehr verspätet ein[2]).

Die Unlöslichkeit des Kampfers hat den Versuch gezeitigt, ein lösliches Derivat in der Weise zu erhalten, dass eine Hydroxylgruppe in das Kampfermolekül eingefügt wurde[3]). Wenn man Kampferchinon

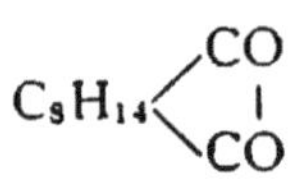

in saurer, neutraler oder alkalischer Lösung reduziert, entsteht ein Oxykampfer

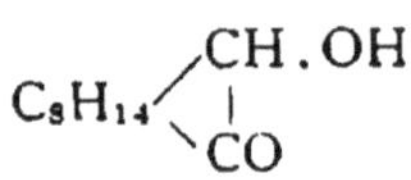

---

[1]) DRP. 111297.

[2]) Brühl, B.B. 35. 3510.

[3]) Heinz u. Manasse, Deutsche med. W. 1897. Nr. 27.

welcher bis zu 2% in Wasser löslich ist, aber merkwürdigerweise ist dieser Oxykampfer in der Wirkung dem Kampfer fast entgegengesetzt. Während Kampfer ein Erregungsmittel des Zentralnervensystems ist, setzt Oxykampfer die Erregbarkeit des Atemzentrums herab und ist auf diese Weise ein schnellwirkendes Mittel gegen Dyspnöe.

Auch Sulfosäuren des Kampfers wurden dargestellt, um Kampfer wasserlöslich zu machen.

Zu diesem Zwecke wird 1 Mol. Kampfer in 2 Mol. Essigsäureanhydrid gelöst und unter starker Kühlung 1 Mol. 66° Schwefelsäure hinzugefügt.

Es ist anzunehmen, dass dieses Präparat ohne Wirkung oder jedenfalls nur schwach wirksam sein wird.

Diäthylglykokollmenthylester $C_{16}H_{31}O_2N$ ist ein Nierengift, Kampforylglykokollmethylesterchlorhydrat $C_{22}H_{37}O_3N . HCl$ ein starkes Blutgift, Diäthylglykokollbornylester $C_{16}H_{29}O_2N$ ungiftig. Diese Substanzen verlangsamen Atmung und Herzschlag und steigern den Blutdruck nur schwach und vorübergehend.

Kampforylglykokollbornylesterchlorhydrat $C_{22}H_{35}O_3N . HCl$ ist unwirksam[1]).

Vom Terpentinöl ausgehend, welches ein Gemenge verschiedener Terpene $C_{10}H_{16}$ z. B. Pinen[2])

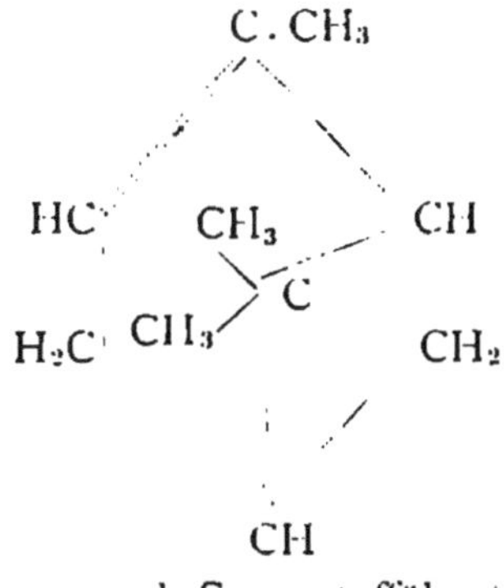

ist und als Antiseptikum und Sauerstoffüberträger eine beschränkte Verwendung in der Medizin findet, hat man mehrere Derivate dargestellt in der Absicht, die reizenden Wirkungen des Terpentinöls durch Polymerisation oder Oxydation zu beseitigen und auf diese Weise Substanzen zu erhalten, welche die günstigen Eigenschaften des Terpentinöls als Desodorans und Antiseptikum besitzen, denen aber die reizenden Wirkungen der Grundsubstanz fehlen und die sich so zur

[1]) Einhorn u. Zahn, Arch. d. Pharm. **240.** 644.

[2]) Pinen selbst macht Schlafsucht und in grösseren Dosen Darmreizung.

internen Anwendung, insbesondere als sekretionsbefördernde Mittel bei Bronchitis eignen. Wenn man Terpentinöl mit konzentrierter Schwefelsäure behandelt, so erhält man eine Tereben genannte Flüssigkeit, die aber nichts anderes ist, als ein Gemenge von polymeren Terpenen. In seinen Wirkungen unterscheidet sich Tereben vom Terpentinöl nicht. Wenn man Terpentinöl mit Alkohol und Salpetersäure mischt, so erhält man Kristalle der Zusammensetzung $C_{10}H_{16} . 3 H_2O$, welche dieselben Wirkungen wie Terpentinöl besitzen, aber wenig reizend wirken. Diese Substanz wurde Terpinhydrat genannt[1]). Durch Wasserentziehung (Kochen mit verdünnter Mineralsäure) gelangt man vom Terpinhydrat zum Terpinol, welchem ebenfalls nur Terpentinölwirkungen zukommen, das aber weniger reizend wirkt als Terpentin selbst. Es soll bei tuberkulöser Hämoptöe nach Janowski eine bedeutende blutstillende Wirkung haben.

Terpineol, ein tertiärer Alkohol, wirkt wie Terpentinöl, und zwar bei Warmblütern vom Magen aus allgemein lähmend.

Durch einfache Hydratation geht Pinen in Terpineol über.

Terpineol 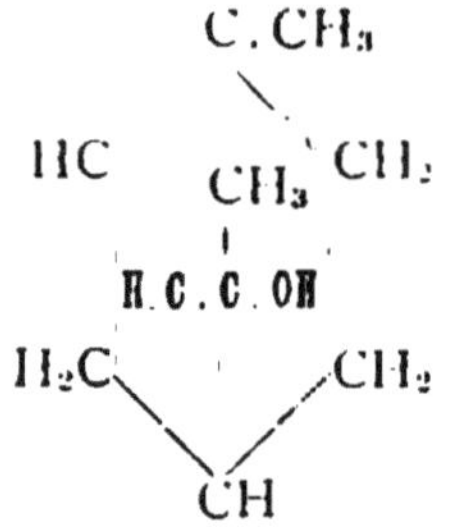

Terpinhydrat 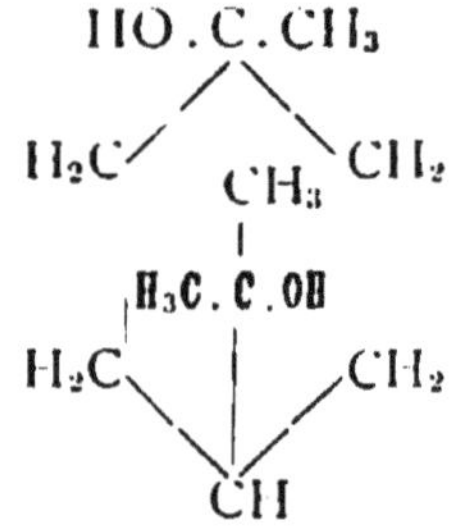

Auch ein Jodprodukt, Jodterpin $C_{10}H_{16}J$, wurde dargestellt, welches eine Flüssigkeit bildet, die man mit Kaolin mischt und so als Streupulver verwenden kann.

Doch haben alle Derivate des Kampfers und des Terpentins im Gegensatze zu ihren Muttersubstanzen nur sehr geringe Verbreitung in der Medizin gefunden, in der Terpentingruppe wohl aus dem Grunde, weil wir dort, wo es uns auf die balsamischen Wirkungen des Terpentins auf die Schleimhäute, insbesondere auf die der Respirations- und Harnwege ankommt, eine grosse Auswahl von Harzen und balsamischen Mitteln haben, denen die unangenehmen Nebenwirkungen des Terpentinöls mehr oder minder mangeln. In der Kampfergruppe hingegen hat bisnun keines der dargestellten Derivate den Kampfer selbst in seinen Wirkungen übertroffen und keines von den Derivaten hat die

[1]) Bernhard Fischer, Neuere Arzneimittel. Berlin.

Anforderung, die man in der Praxis an ein Kampferderivat stellen würde, dass es wasserlöslich sei, erfüllt. Während Oxykampfer, welcher wasserlöslich ist, statt erregend zu wirken, die Tätigkeit des Respirationszentrums herabsetzt, zeigen die Aminoderivate sowohl des Kampfers, als auch des Borneols für die Therapie unverwertbare Wirkungen, denn Kampfer macht eine nicht unbedeutende Erhöhung des Blutdruckes, indem er direkt auf den Herzmuskel einwirkt und so eine gewisse Analogie mit dem Digitalin zeigt. Ausserdem akzeleriert er die Atembewegung. Hingegen wirken sowohl Bornilamin als auch Aminokampfer kurareartig und auf das Herz verlangsamend. Aminokampfer lässt den Blutdruck unverändert, während Bornilamin denselben bedeutend erhöht, auch die Atemfrequenz wird durch Bornilamin bedeutend gesteigert. Es wäre von Wert, ein Kampferderivat, welches wasserlöslich ist, darzustellen, das sowohl für Injektionen Verwertung finden könnte, als auch wegen der Analogie mit der Digitaliswirkung für den internen Gebrauch geeignet als Herzstimulans zu versuchen wäre. Derivate des Terpentinöles darzustellen, ist wohl ein müssiges Bemühen. Hingegen wäre es angezeigt, die wirksamen Substanzen der anderen balsamischen Mittel rein darzustellen, wie es vor kurzem bei Santalöl geschehen, und nach den bekannten Methoden die Reizwirkungen der rein dargestellten, wirksamen Prinzipien zu kupieren, wozu Synthesen nach dem Salolprinzip, sowie mit Formaldehyd und die Darstellung künstlicher Glykoside zu empfehlen wären.

Santalol ist der wirksame Anteil des Santalöles, welches ausgebreitete Verwendung bei Gonorrhöe findet.

Santalolformaldehyd wird aus Santalol und Formaldehyd durch wässerige Mineralsäure bei ca. 100° kondensiert. Es spaltet schon mit warmem Wasser Santalol und Formaldehyd ab [1]).

Arhoin $C_6H_4 \begin{cases} C_{10}H_{13} \\ COO.C_2H_5 \\ (C_6H_5)_2NH \end{cases}$ ist eine als Antigonorhoikum empfohlene Verbindung des Diphenylamins mit Thymylbenzoesäureäthylester, von brennendem Geschmacke [2]).

[1]) DRP. 148944 (Stephan-Berlin).

[2]) Medizin. Woche **1903**. 48. Ther. Mon. **1904**. Nr. 7.

X. Kapitel.

Glykoside.

Im allgemeinen kann man als Regel ansehen, dass die Glykoside intensiver wirken, als der wirksame Spaltling derselben (Phenol).

Eine Ausnahme bildet Konsolidin, ein Glykosid aus Boragineen (Cynoglossum off., Anchusa off., Echium vulgare). Es wirkt lähmend auf das Zentralnervensystem. Beim Kochen mit Säure zerfällt es in Glykose und Konsolicin. Letzteres wirkt dann dreimal so stark wie Konsilidin [1]).

Durch die Glykosidbildung entsteht häufig eine Substanz deren Wirkung von der des Parlings wesentlich verschieden ist; so ist z. B. Digitalin ein Herzgift, das daraus abgespaltene Digitaliresin ein Krampfgift.

Die Verbindungen der auf das Herz wirkenden Digitalisgruppe scheinen alle das gemeinsame zu haben, dass sie Glykoside von Cholesterinähnlichen Verbindungen sind. Leider ist die Chemie dieser Verbindungen trotz zahlreicher Arbeiten (Schmiedeberg, Kiliani etc.) noch dunkel.

Digitoxin lässt sich durch Erwärmen mit Natronlauge in Digitoxinsäure verwandeln. Die Salze dieser Säure sind physiologisch unwirksam (Kiliani).

Helleborein $C_{26}H_{44}O_{15}$ spaltet sich mit Säure in Zucker und Helleboretin. Helleborein ist ein intensives Herzgift, 3 cg töten ein Kaninchen in $^1/_4$ Stunde. 1—2 g Helleboretin sind bei Hunden ohne jede Wirkung.

Antiarin [2]) spaltet bei der sauren Hydrolyse Antiarigenin ab, welches wohl die für die Digitalisgruppe charakteristische Wirkung auf das Froschherz zeigt, aber in weit geringerem Maße als Antiarin.

---

[1]) Arch. d. Pharm. **238**. 505. Karl Greiner, AePP. **40**. 287.

[2]) Kiliani, Arch. d. Pharm. Bd. **234**, p. 438. Hedborn. AePP. **45**. 342.

Strophantin, nach Fraser-Feist aus dem Kombesamen, hat die empirische Formel $C_{40}H_{66}O_{19}$.

Das Arnaudsche Glykosid, Pseudostrophantin genannt, unterscheidet sich durch einen Mindergehalt von drei Molekulen H_2O. Beide Verbindungen enthalten eine Methoxylgruppe, doch findet sich diese nach der Hydrolyse beim Strophantin im Kohlehydratspaltling, während sie beim Pseudostrophantin im Pseudostrophantidin bleibt. Pseudostrophanthin ist viel schwerer spaltbar. Es wirkt subkutan injiziert fast doppelt so stark als Strophantin. Pseudostrophantin ist mit Strophantin-Merck identisch. Bei der Hydrolyse zerfällt Strophantin in Strophantidin und ein Kohlehydrat:

$$C_{40}H_{66}O_{19} = (C_{27}H_{38}H_7 + 2H_2O) + C_{13}H_{24}O_{10}$$

Die Strophantidinformel lässt sich auflösen in

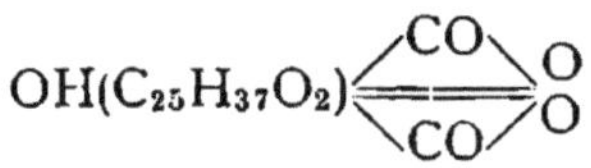

Die beiden Sauerstoffe des Kernes gehören höchst wahrscheinlich auch Hydroxylgruppen an, ausserdem ist mindestens ein Benzolkern und die Gruppe CH:CH enthalten. Der Spaltzucker ist Strophantibiosemethyläther [1]).

[1]) BB. **33**. 2063, 2069, Feist. Fraser: Strophanthus, Edinbourgh 1887. Arnaud: C. r. **107**. 181, 1162.

XI. Kapitel.

Reduzierende Hautmittel.

In der Dermatologie stellt sich insbesondere bei der Behandlung der Psoriasis das Bedürfnis ein, Körper auf die Haut zu bringen, welche reduzierend wirken.

Die alte Erfahrung, dass das Ararobapulver günstige Erfolge bei der Behandlung der Psoriasis zeitigt, hat Veranlassung gegeben, sich mit den chemischen Vorgängen bei Anwendung dieses Präparates zu beschäftigen. Das Ararobapulver besteht zum grössten Teile aus einer Chrysarobin genannten Substanz, welche bei Gegenwart von Alkalien, aber auch ohne diese aus der Luft Sauerstoff aufnimmt und sich hierbei in Chrysophan verwandelt.

Chrysarobin [1])

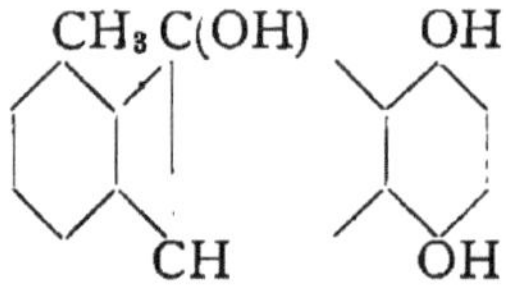

Chrysophansäure

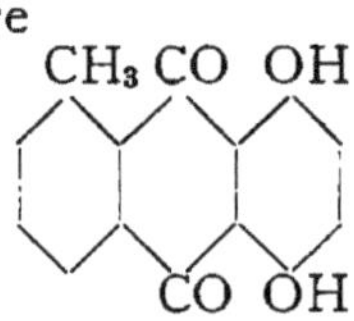

Chrysophan ist als ein Dioxymethylanthrachinon anzusehen, dessen verschiedene Stellungen noch nicht sichergestellt sind. Die Erkenntnis, dass beim Chrysarobin wesentlich die Sauerstoffgierigkeit der Substanz, die eigentümlich therapeutische Wirkung ausübt, hat natürlich die Möglichkeit geboten, eine Reihe anderer Substanzen, welche sich ebenfalls sehr gierig mit Sauerstoff verbinden, zu dem gleichen Zwecke zu verwenden. So hat insbesondere Pyrogallol

[1]) Hesse, Liebig's Ann. **309**. 73.

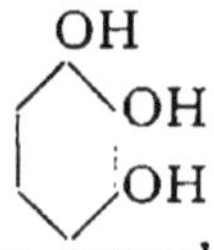

aus dem gleichen Grunde eine ausgebreitete Verwendung gefunden. Nun kommen aber sowohl dem Chrysarobin, als auch dem Pyrogallol auch hautreizende Wirkungen zu. Es haben sich naturgemäss nun zweierlei Bestrebungen geltend gemacht. Die eine Richtung war bestrebt, die schädlichen Nebenwirkungen des Chrysarobins und des Pyrogallols durch chemische Veränderungen zu beseitigen, während die andere es sich zur Aufgabe machte, unter der grossen Reihe von reduzierend wirkenden Substanzen aus den verschiedensten chemischen Gruppen solche auszusuchen, welche reduzierende Wirkungen mit möglichster Reizlosigkeit vereinigen.

Unna[1]) schlug vor, statt des Pyrogallols das oxydierte Parapyrogallol, welches man durch Einwirkung von atmosphärischer Luft und Ammoniak erhält, bei der Psoriasis zu benützen, indem er annahm, dass Pyrogallol nicht als solches wirke und seine therapeutischen Effekte nicht so sehr die Folge eines Reduktionsprozesses der Hautelemente seien, als vielmehr im wesentlichen auf der Wirkung des Oxydationsproduktes selbst beruhen; dem oxydierten Pyrogallol gehen aber die reizenden Wirkungen des Pyrogallols ab. Anders verhält es sich aber beim Chrysarobin. Das Oxydationsprodukt des Chrysarobins, Chrysophan, wirkt nicht so, wie Chrysarobin und nicht wie oxydiertes Pyrogallol. Hier scheint also ein grundsätzlicher Gegensatz zu bestehen, wenn sich die Angaben von Unna als richtig erweisen[2]).

Ein anderer Weg war gegeben durch den gewöhnlichen Vorgang, einige von den reaktionsfähigen Hydroxylgruppen des Chrysarobins, des Pyrogallols und ähnlicher Körper zu verschliessen. So wurde vorgeschlagen aus dem Chrysarobin das Di- und Tetraazetat darzustellen.

Da bei der Azetylierung des Chrysarobins nach Liebermann sich ein Hexaazetylprodukt, das unlöslich ist, bildet, bedient man sich mit Vorteil, um lediglich niedere Azetylprodukte zu erhalten, eines Verdünnungsmittels. Man kann mit Azetylchlorid oder Anhydrid kochen, oder mit Essigsäureanhydrid und Natriumazetat in Xylol oder Eisessiglösung[3]).

Das Tetraazetat des Chrysarobins, Lenirobin genannt, reizt die Haut viel weniger als Chrysarobin und hat den Vorteil, die Wäsche nicht so zu beschmutzen. Das Triazetat, Eurobin genannt, unterscheidet

---

[1]) Deutsche Med. Ztg. **1896**. Nr. 84.

[2]) Therap. Wochens. **1897**. p. 1043.

[3]) DRP. 105871.

sich hingegen in seinen therapeutischen Effekten nicht wesentlich von der Grundsubstanz selbst [1]). Ebenso wurden aus dem Pyrogallol und dem ihm nahestehenden Resorzin

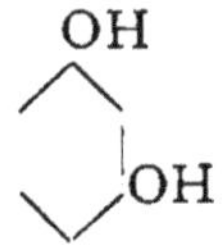

Azetylderivate in gleicher Absicht dargestellt.

Die Darstellung des Triazetylpyrogallols [2]) geschieht am besten durch Erhitzen von Pyrogallol mit Essigsäureanhydrid und Natriumazetat. Bei der Einwirkung von Azetylchlorid auf Pyrogallol entsteht nämlich neben den Azetaten des Pyrogallols Gallazetophenon $C_6H_2(CH_3.CO)(OH)_3$ und seine Derivate. Glatt erhält man Pyrogalloltriazetat durch Azetylieren von Pyrogallol mit Essigsäureanhydrid bei Gegenwart einer Mineralsäure [3]).

Pyrogallolmonoazetat [4]) erhält man durch Erwärmen von Pyrogallol in Eisessig mit der entsprechenden Menge Essigsäureanhydrid. Nach Abdestillieren der Essigsäure hinterbleibt das gewünschte Produkt. Ebenso erhält man den Körper durch Einwirkung von Azetylchlorid auf eine Eisessiglösung von Pyrogallol. Schliesslich kann man ihn am einfachsten durch Zusammenbringen von Pyrogallol mit dem doppelten Gewichte Essigsäureanhydrid und Erwärmen erhalten, durch Wasser wird Pyrogalloltriazetat gefällt. Durch Zusatz einer 15 % ClNa-Lösung kristallisiert aus der Mutterlauge das Diazetat heraus. Durch Äther lässt sich nun aus der Mutterlauge das Monoazetat ausschütteln.

Monoazetylresorzin erhält man durch Azetylieren von Resorzin in Eisessig mittelst der berechneten Menge Essigsäureanhydrid oder Azetylchlorid. Nach Abdestillieren der Essigsäure hinterbleibt das gewünschte Reaktionsprodukt [5]).

Das Triazetat des Pyrogallols, Lenigallol genannt, ist ungiftig, unlöslich und zersetzt sich erst langsam auf der erkrankten Hautfläche. Das Eugallol genannte Monoazetat ist flüssig und wasserlöslich und steht in seiner Wirkung dem Pyrogallol sehr nahe. Statt der Azetylgruppen kann man auch Salizylgruppen in die Hydroxyle einführen und man erhält so ein Disalizylat, Saligallol genannt, welches harzig ist und angeblich eine äusserst milde Wirkung äussert. [Es hat sich nicht bewährt (Mohr)]. Es ist sehr fraglich, ob das Eurisol genannte Monoazetat des Resorzins, welches ölig ist, günstige Wirkungen äussert, um so mehr als es nicht ganz sicher ist, ob dem Resorzin selbst bei den erwähnten Hautkrank-

[1]) Krohmayer u. Vieth, Monatshefte f. prakt. Dermatol. 1898. Bd. **27.** p. 1.

[2]) DRP. 105240.

[3]) DRPAnm. L. 13504.

[4]) DRP. 104663.

[5]) DRP. 103857.

heiten solche Wirkungen zukommen. Resorzin zeigt vielmehr schwach ätzende Eigenschaften.

Unvollständig azetylierte Polyhydroxylverbindungen erhält man durch Erhitzen von hoch azetylierten Verbindungen mit den unveränderten Ausgangskörpern, wobei sich die Azetylgruppen gleichmässig über die Gesamtmenge der vorhandenen azetylierbaren Hydroxyle verteilen[1]).

Man erhält geschmacklose, in Wasser und Säure unlösliche Derivate[2]) des Diresorzylmethylensalizylaldehyds[3]), wenn man letzteres mit azidylierenden Agenzien behandelt. Die nicht azetylierte Grundverbindung schmeckt schlecht. Man bekommt sowohl die Diazetyl- als auch die Monoazetylverbindung, die beide erst im Darm gespalten werden.

Ferner wurde versucht, noch andere Verbindungen des Pyrogallols, denen die reizende Wirkung der Grundsubstanz abgeht, darzustellen. So wurde das Gallanol, Gallussäureanilid

$$C_6H_2.(OH)_3.CO.NH.C_6H_5 + 2H_2O$$

empfohlen. Diese Substanz wirkt reduzierend, macht keine Flecken, ist farblos und hat neben der reduzierenden noch eine antifermentative Wirkung[4]). Auch Gallazetophenon $CH_3.CO.C_6H_2(OH)_3$, welches aber weniger gut als Pyrogallol wirkt, wurde bei Psoriasis empfohlen. Es hat vor dem Pyrogallol den Vorzug, dass es die Wäsche nicht schmutzt[5]). Da es sich beim Chrysarobin und Pyrogallol wesentlich um die Sauerstoffgierigkeiten bei ihrer therapeutischen Anwendung handelt, so konnte natürlich eine Reihe anderer Substanzen hier zur Anwendung gelangen. So schlug Liebermann vor, aus verschiedenen Farbstoffen ähnlich sauerstoffgierige Körper zu machen, indem er durch Reduktion Leukoverbindungen der Farbstoffe herstellte. So ein Körper war das kurze Zeit in Gebrauch stehende Anthrarobin

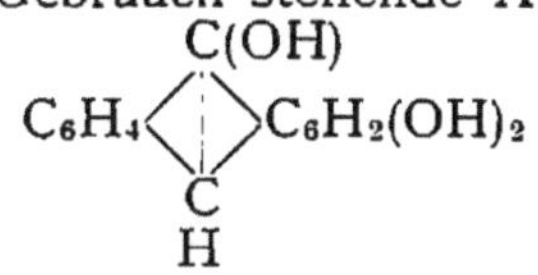

welches durch Reduktion von Alizarin

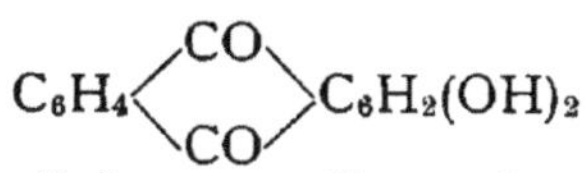

entsteht, eine ungiftige Substanz, die meist unverändert, zum Teil wieder zum Alizarin oxydiert, den Organismus verlässt. Auch das salz-

[1]) DRP. 122145.

[2]) DRP. 123099 (Bayer-Elberfeld).

[3]) DRP. 117980.

[4]) Ther. Mon. **1891**. 487.

[5]) Cazeneuve und Rollet, Lyon méd. **1893**. p. 507.

saure Hydroxylamin $NH_2(OH).HCl$, welches ja für den internen Gebrauch viel zu giftig, wurde von Binz als Ersatzmittel des Chrysarobins um so mehr empfohlen, da es keine färbenden Eigenschaften besitzt, was ja in der dermatologischen Praxis von nicht zu unterschätzendem Wert ist. Wie Hydroxylamin wurde auch Azetylphenylhydrazin

$$C_6H_5.NH.NH.CO.CH_3$$

welches ja ebenfalls stark reduzierend wirkt, für diese Behandlung kurze Zeit verwertet. Aber es ist kaum anzunehmen, dass durch die Einführung eine Azetylgruppe Phenylhydrazin seine ekzemerregenden und sonst schädlichen Eigenschaften für die Haut verloren haben soll.

XII. Kapitel.

Glyzerophosphate.

Lezithin, welches in einer Reihe von Organen, insbesondere aber in den Geweben des Nervensystems vorhanden ist und anscheinend physiologisch eine grosse Rolle bei der Tätigkeit dieser Organe spielt, ist als ein Ester des Cholins, also des Oxyäthyltrimethylammoniumhydroxyds mit der Distearylglyzerinphosphorsäure beziehungsweise einer mit Palmitin- oder Oleinsäure substituiertenGlyzerinphosphorsäure aufzufassen

$$\begin{array}{l} CH_2.O-C_{18}H_{35}O \\ \dot{C}H.O-C_{18}H_{35}O \\ \dot{C}H_2.O-\underset{\begin{array}{c}|\\ OH\end{array}}{PO}-O.\left.\begin{array}{r} C_2H_4 \\ (CH_3)_3 \\ HO \end{array}\right\} N \end{array}$$

Lezithin spaltet Glyzerinphosphorsäure

$$\begin{array}{l} CH_2.OH \\ \dot{C}H.OH \\ \dot{C}H_2.O.PO\Big\langle\begin{array}{l} OH \\ OH \end{array} \end{array}$$

auf welche wir zu sprechen kommen, bei Behandlung mit Säuren oder Basen ab. Nach den Untersuchungen von Danilewski[1]) erzeugt Lezithin bei der Verfütterung eine starke Vermehrung der roten Blutkörperchen und ebenso wird das Wachstum von Warmblütern durch Lezithin befördert. Wenn man Tiere aus demselben Wurf gleichmässig nährt und einem Teile der Versuchstiere Lezithin zur Nahrung zusetzt, so überholen sämtliche Lezithintiere in wenigen Monaten ihre Altersgenossen an Körpergewicht und sind dabei auch kräftiger gebaut. Auffällig ist bei solchen Lezithinhunden die Munterkeit und frühzeitige psychische Entwickelung der Versuchstiere. Nach Danilewski übt Lezithin einen stimulierenden Einfluss auf bioplastische Vorgänge aus, womit die Vermehrung

---

[1]) C. r. **1895**. 30. XII u. **1896**. 20. VII.

der Erythrozyten und des Hämoglobins zusammenhängt, ebenso wie die direkte Wirkung auf das sich entwickelnde Gehirn. Diese eigentümliche Wirkung des Lezithins hat nun Veranlassung gegeben, Glyzerinphosphorsäure, welche ein Spaltungsprodukt des Lezithins darstellt und vom Organismus zum Aufbaue des Lezithins wieder verwendet werden kann, in der Therapie zu verwerten. Lezithin wird bei der Verdauung unter Abspaltung von Glyzerinphosphorsäure zerlegt, daher wäre die Möglichkeit gegeben, statt des schwer darstellbaren Lezithins die leicht zu gewinnende Glyzerinphosphorsäure im gleichen Sinne zu verwenden [1]). Nach Bunge [2]) wird Lezithin vollständig und unversehrt resorbiert.

Doch behaupten einzelne Autoren, dass Glyzerinphosphorsäure keineswegs im Organismus dazu verwertet wird, Lezithin aufzubauen, weil sie nahezu vollständig in die beiden Komponenten Glyzerin und Phosphorsäure bei ihrem labilen Charakter wieder zerfällt, während andere Forscher behaupten, dass ein Teil der eingegebenen Glyzerinphosphorsäure im Organismus zurückgehalten wird und zur Bildung von Lezithinen und Nukleinen in den Geweben Verwendung findet. Die Glyzerophosphate sollen den Stoffwechsel heben und die Assimilation fördern. Es erscheint dies nun nicht klar, ob die Glyzerophosphate als solche die dem Lezithin eigentümlichen Wirkungen auslösen oder ob sie zerfallen und die anorganische Phosphorsäure von den Geweben zur Bildung von Lezithin verwertet wird. In letzterem Falle würde die therapeutische Anwendung der Glyzerinphosphorsäure und die Darstellung der verschiedenen Verbindungen (Kalksalze, Kasein und Eiweissderivate) keinen Vorteil vor der Anwendung der anorganischen Phosphate besitzen.

Die im Lezithin enthaltene Glyzerophosphorsäure ist übrigens mit der synthetischen der Stellung nach nicht identisch. (Willstätter).

Um Bromlezithin [3]) darzustellen, sättigt man eine chloroformige Lösung von Lezithin mit Brom und trocknet im Vakuum. Das Produkt enthält 30 bis 50% Br. Bromlezithin wird im Gegensatz zu Lezithin im Dünndarm nicht gespalten, es gelangt ungespalten zur Resorption.

Riedel (Berlin) beschreibt ein Jodlezithin, dargestellt durch Einwirkung von Jodmonochlorid oder Mischungen, welche Chlorjod abgeben. Die Verbindung enthält Jod in den Fettsäureradikalen substituiert [4]).

---

[1]) Pasqualis, Ann. di Chim. e Farmacolog. **1893**. p. 137.

[2]) Lehrb. d. Physiol. 5. Aufl. II. 80 ff.

[3]) DRP. 156110. Akt.-Ges. f. Anilinfabr. Berlin.

[4]) DRP. 155629.

XIII. Kapitel.

Diuretika.

Die Körper der verschiedensten Gruppen, welche diuretische Wirkungen auslösen, haben sich bisnun nicht so gruppieren lassen, dass man durch die Erkenntnis ihrer Konstitution zu neuen wirksamen Körpern gelangen könnte.

Wenn man bedenkt, dass Äthylalkohol, Harnstoff, Theobromin, Koffein, die meisten der sogenannten Gichtmittel, sowie alle Kardiotonika diuretisch wirken, so wird man einsehen, dass hier nur dann möglich ist, auf synthetischem Wege neue Substanzen zu schaffen, wenn man eine bestimmte chemische Gruppe dieser Substanzen herausgreift.

Die Untersuchungen von Schröder haben gezeigt, dass dem Koffein zweierlei Wirkungen zukommen: eine das Zentralnervensystem erregende, dem Strychnin vergleichbare, welche die Harnsekretion beeinträchtigt und eine direkte, die Nieren treffende, welche durch den Eintritt einer mächtigen Harnflut charakterisiert ist [1]. Die zentralerregende kann die auf die Niere ausgeübte in verschiedenem Grade, ja selbst völlig kompensieren.

Diese zentralerregende Wirkung des Koffeins auszuschalten, war nun für die Darstellung eines sehr wirksamen Diuretikums aus dem Koffein von grösster Wichtigkeit. Da zeigte es sich, dass auch das um eine Methylgruppe ärmere Xanthinderivat, das Theobromin

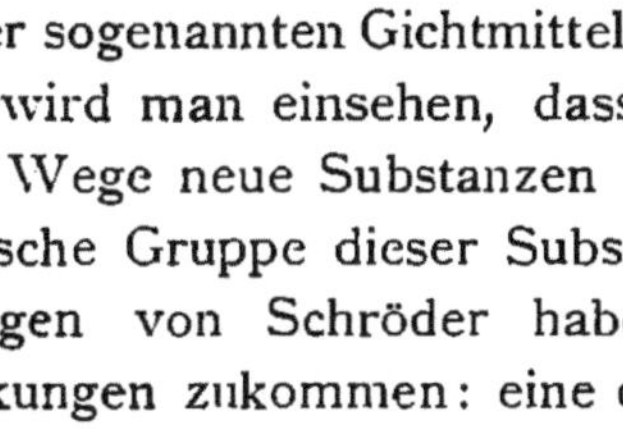

diuretische Wirkungen ebenso wie Koffein

[1] AePP. **22**. 39 u. **24**. 85.

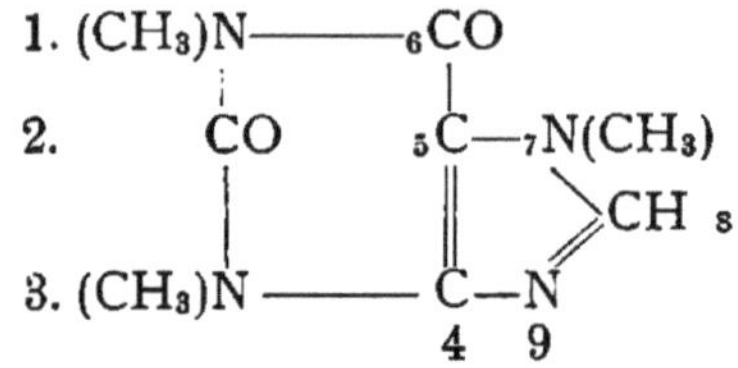

besitze. Doch war der Anwendung des Theobromins, welches ja weit schwächere Wirkungen auf das Zentralnervensystem zeigte, wie das Koffein, seine schwere Resorbierbarkeit, die es mit dem Koffein gemeinsam hat, hinderlich.

Diese Schwierigkeit wurde bei beiden Basen durch die Darstellung leicht löslicher Doppelsalze behoben. Besonders eignen sich zu diesem Zwecke Doppelsalze mit Natriumsalizylat, aber es soll zur Darstellung auch die Alkaliverbindung der Xanthinbase und nicht diese selbst verwendet werden. So ist das Diuretin Knoll dargestellt, ein leicht lösliches Doppelsalz des Theobrominnatrium und Natriumsalizylat mit einem Gehalte von 50 % Theobromin. Es ist ausdrücklich zu bemerken, dass das Natriumsalizylat in keiner Beziehung zur Wirkung steht, sondern hier nur zur Darstellung eines leicht löslichen Doppelsalzes Verwendung findet [1]).

Ein recht überflüssiges Ersatzmittel des Diuretin ist Uropherin (Theobrominlithium-Lithiumsalizylat), da die Einführung des Lithium zur diuretischen Wirkung in keiner Beziehung steht; vielleicht wird durch die Gegenwart des Lithium die Resorptionsschnelligkeit erhöht, sonst wäre der Ersatz des Natrium durch Lithium nicht zu entschuldigen, da Lithium ja schädliche Nebenwirkungen zeigt.

Wie mit dem Natriumsalizylat kann man auch Doppelsalze des Theobromins und Koffeins mit Natriumbenzoat darstellen.

Ebenso wurde als Ersatz des Diuretins das Natriumazetat-Theobrominnatrium unter dem Namen Agurin eingeführt.

Statt des alkalischen Diuretins wurde auch versucht, salizylsaures Theobromin, welches sauer reagiert, zu gleichem Zwecke zu verwenden.

Da es sich bei der Darstellung von Derivaten des Koffeins wesentlich auch um leicht lösliche und leicht resorbierbare Derivate handelt,

[1]) Ch. Gram, Ther. Mon. **1890**. 10. Dargestellt wurde diese Verbindung auf Veranlassung von Riegel (Giessen).

wurde fast selbstverständlich auch beim Koffein durch Darstellung der Sulfosäure,

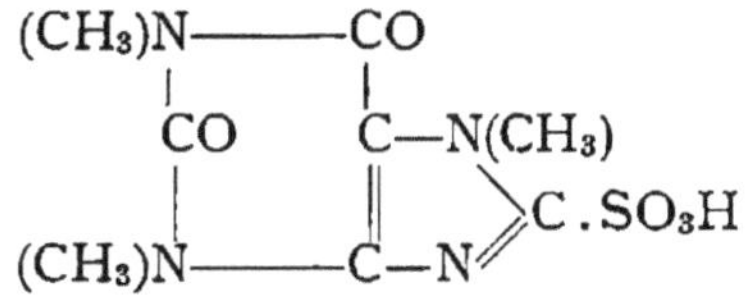

beziehentlich der Salze derselben der Versuch gemacht zu leicht wasserlöslichen Derivaten zu gelangen. Freilich vergass man, daran zu denken, wie wesentlich abgeschwächt oder gar ganz unterdrückt[1]) die physiologischen Wirkungen durch die Einführung der Schwefelsäure in das Molekül werden.

Man erhält die Koffeinsulfosäure $C_8H_9(SO_2.OH)N_4O_2$ und deren Salze, wenn man eine wässerige Lösung von neutralen Sulfiten, wie Natriumsulfit mit Bromkoffein oder Chlorkoffein unter Druck auf ca. 150° erhitzt[2]).

Aber wie die Nervenwirkungen, so gehen auch die diuretischen Wirkungen des Koffeins bei diesen Salzen verloren, sie zeigen eine höchst unsichere und wenig anhaltende Wirkung, zudem haben sie einen bitteren Geschmack, so dass diese Salze, Symphorole genannt, aus der Therapie wieder verschwinden mussten. Ihre gelegentliche Wirkung verdankten sie überhaupt dem Umstande, dass ihre Lösungen nicht beständig sind[3]).

Auch der Versuch, eine Verbindung von Chloral und Koffein

$$C_8H_{10}N_4O_2 + CCl_3.CH(OH)_2 + H_2O$$

als Diuretikum einzuführen, bei dem die zentral erregenden Eigenschaften des Koffeins durch die narkotischen des Chlorals paralysiert werden, missglückte aus dem Grunde, weil die Kombinationen mit Chloral nur die Chloralwirkungen zeigten und eine differente Wirkung neben sich nicht aufkommen liessen[4]).

Koffeinmethylhydroxyd und Koffeidin zeigen keine deutliche Wirkung.

Äthoxykoffein

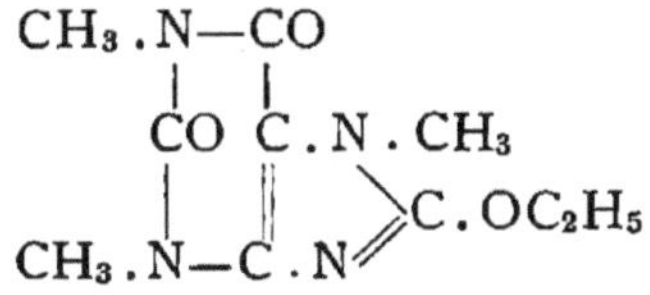

erzeugt Diurese, wirkt aber narkotisch.

---

[1]) Waters, Brit. med. Journ. **1894**. p. 1241.

[2]) DRP. 74045.

[3]) E. Schmidt. Arch. Pharm. **231**. p. 1.

[4]) DRP. 75847.

Die Azylaminokoffeine sollen eine starke Diurese hervorrufen, ohne die Nebenwirkungen des Koffeins zu zeigen.

Man erhält sie [1]) durch Behandeln von Aminokoffein mit aliphatischen Säureanhydriden oder Säurechloriden. Beschrieben sind Monoazetylaminokoffein, Diazetylaminokoffein, Propionylaminokoffein, Dipropionylaminokoffein, Chlorazetylaminokoffein.

Koffeinäthylendiamin [2]), welches gut wasserlöslich, erhält man durch Einwirkung von Chlor- oder Bromkoffein auf überschüssiges Äthylendiamin in der Wärme.

Nach den Untersuchungen von Ach [3]) wirken die Dimethylxanthine am stärksten diuretisch, stärker als Trimethylxanthin (Koffein). Unter den drei Dimethylxanthinen: Theobromin (3.7. Dimethyl 2.6. Dioxypurin), Theophyllin (1.3. Dimethyl 2.6. Dioxypurin), Paraxanthin (1.7. Dimethyl 2.6. Dioxypurin) scheint dem Theobromin die geringste diuretische Wirkung zuzukommen. Theophyllin

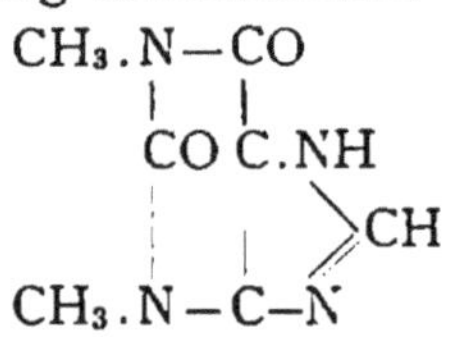

und Paraxanthin

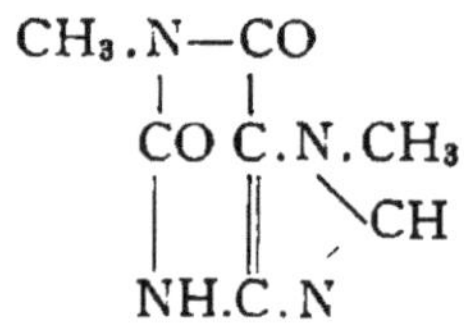

wirken beträchtlich stärker.

Die Methylierung in der 1.3- und 1.7-Stellung ist demnach für die diuretische Wirkung wichtiger, als die Methylierung in 3.7-Stellung.

(Nach Salomon ist die Giftwirkung des Paraxanthins bis ins Einzelne der des Xanthins und Theobromins ähnlich, es versetzt die Muskulatur in einen der Totenstarre ähnlichen Zustand und vermindert die Reflexerregbarkeit bis zum allmählichen Erlöschen.)

Theophyllin macht den höchsten diuretischen Effekt, doch scheint nach Anwendung von Paraxanthin die diuretische Wirkung nachhaltiger zu sein. Theophyllin (1.3. Dimethylxanthin) ist unter dem Phantasienamen Theozin eingeführt [4]). Es fehlt ihm dem Koffein gegenüber die exzitierende Wirkung auf das Herz.

Man erhält es [5]), wenn man die Formylverbindung von 1.3. Dimethyl-4.5. diamino-2.6. dioxypyrimidin in der Wärme mit Alkalien behandelt. Es findet hier der Ringschluss

---

[1]) DRP. 139960 (Höchster Farbwerke).

[2]) DRP. 142896.

[3]) AePP. **44**. 319.

[4]) Pharm. Ztg. **47**. 866. S. auch Minkowski, Therapie d. Gegenwart **1902**. Nov. p. 490.

[5]) DRP. 138444.

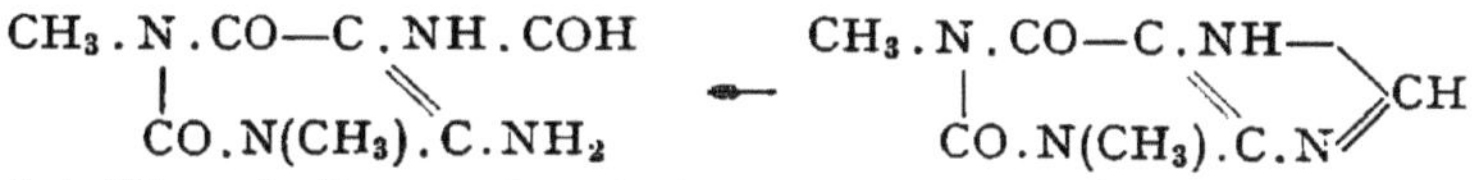

bereits bei Wasserbadtemperatur statt.

Die folgende Gruppe besitzt saure und basische Eigenschaften: 8-Aminotheophyllin ist sehr stark diuretisch wirksam.

Man erhält es[1]), sowie seine Alkyl- oder Arylderivate (z. B. Phenylaminotheophyllin und Dimethylaminotheophyllin) durch Einwirkung von Ammoniak oder Aminen auf 8-Chlortheophyllin.

8-Aminoparaxanthin[2]) entsteht bei Einwirkung von Ammoniak oder Aminen auf 8-Chlorparaxanthin. So wurden dargestellt: 8-Aminoparaxanthin, Methylaminoparaxanthin, Dimethylaminoparaxanthin, Phenylaminoparaxanthin.

Von den Monomethylxanthinen wirkt 3. Methylxanthin noch diuretisch, während Heteroxanthin (7. Methylxanthin) keine oder eine unbedeutende Steigerung der Harnmenge hervorruft.

Xanthin selbst

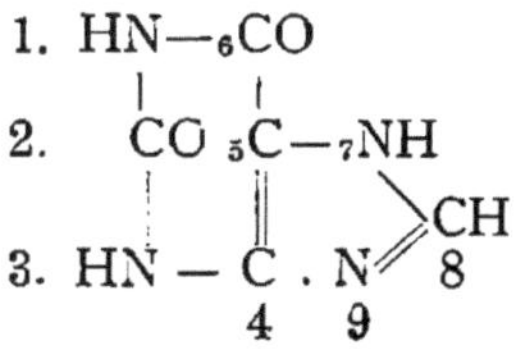

erzeugt einen kaum nennenswerten diuretischen Effekt, hingegen kann man das Auftreten von Hämaturie beobachten.

Isokoffein (1. 7. 9 Trimethyl. 6. 8. dioxypurin) wirkt nur schwach diuretisch.

Noch mehr tritt der diuretische Effekt bei den untersuchten Monoxypurinen zurück. Desoxykoffein (1. 3. 7. Trimethyl-2-oxy-1. 6. dihydropurin)

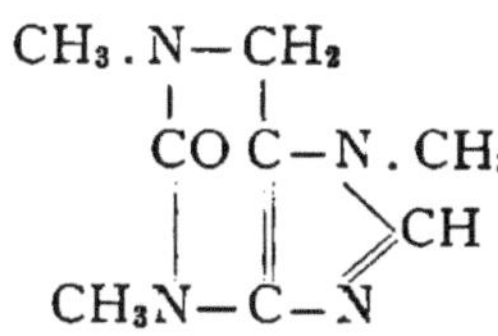

und Desoxytheobromin (3.7.Dimethyl-2-oxy-1.6.dihydropurin)

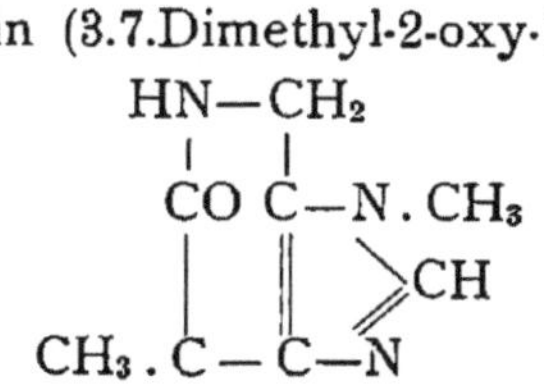

bewirken in grösseren Dosen eine Herabsetzung der Diurese. Des-

[1]) DRP. 156900 (Böhringer-Waldhof).

[2]) DRP. 156901 (Böhringer-Waldhof).

oxytheobromin zeigt noch Wirkungen, während Desoxykoffein nach kleinen Dosen ganz ohne Wirkung. Ähnlich verhalten sich ja auch Theobromin und Koffein zueinander. Desoxykoffein macht in grösseren Dosen tetanische Krampfanfälle und Tod, während dieselbe Dosis Desoxytheobromin ohne auffallende Wirkung ist. Heteroxanthin macht neben einer starken Schädigung der Nierenfunktion eine Steigerung der Reflexerregbarkeit.

Nach Ach ist die Grundbase Xanthin für die diuretische Wirkung der Xanthinderivate von untergeordneter Bedeutung. Erst die methylierten Derivate wirken diuretisch; die Methylierung an bestimmten Stellen des Purinkernes steht in inniger Beziehung zur eintretenden Diurese.

Trotzdem wurde jüngst versucht Xanthindoppelsalze als Diuretika einzuführen.

Eine Reihe von Substanzen, welchen neben ihren harnsäurelösenden Eigenschaften in vitro diuretische Wirkungen zukommen und die wohl hauptsächlich diesem Umstande ihre Anwendung in der Therapie verdanken, werden im folgenden behandelt.

Alle Urethane wirken diuretisch.

Äthyltheobromin, Äthylparaxanthin und Äthyltheophyllin wirken diuretisch, und zwar Äthyltheophyllin schwächer als Äthyltheobromin. Auch die Doppelsalze der Äthyltheobromine, ferner Propyl-, Butyl- und Amyltheobromin wirken diuretisch. Die Intensität der diuretischen Wirkung ist bei den Monoäthyldimethylxanthinen von der Isomerie, bei den homologen alkylierten Theobrominen von der Art des Alkylrestes abhängig[1].

---

[1]) Zeits. f. exp. Path. u. Ther. **1**. 655.

XIV. Kapitel.

Gichtmittel.

Die Ablagerungen von Harnsäure, welche als Symptome gichtischer Erkrankung in den Gelenken vorkommen, haben zu zwei Arten von Bestrebungen geführt. Die eine Richtung suchte die Bildung von Harnsäure im Organismus überhaupt zu unterdrücken oder herabzusetzen, während es die andere als ihre Hauptaufgabe ansah, in den Organismus Substanzen einzuführen, welche bei möglichster Ungiftigkeit als Lösungsmittel für die in den Geweben abgelagerte Harnsäure dienen sollten. Schulzen[1]) hat im Jahre 1872 die Behauptung aufgestellt, dass, wenn man einem Hunde neben seiner gewöhnlichen Nahrung Sarkosin (Methylglykokoll)

$$\begin{array}{l} CH_2.N(CH_3)H \\ | \\ COOH \end{array}$$

reiche, Harnstoff und Harnsäure völlig aus dem Harne verschwänden und sich folgende zwei Körper bilden:

$$1.\quad NH_2.CO.N\!<\!{}^{CH_3}_{CH_2.COOH}$$

$$2.\quad NH_2.SO_2N\!<\!{}^{CH_3}_{CH_2.COOH}$$

Den ersten Körper kann man als einen Harnstoff auffassen, in welchem Methyl und Essigsäure substituiert sind oder als ein Sarkosin mit einem Karbaminsäurerest am Stickstoff. Die zweite Substanz ist als Sulfaminsäure aus dem Sarkosin aufzufassen. Bei Hühnern, deren Stoffwechsel in der Weise eingerichtet ist, dass als Zersetzungsprodukt stickstoffhaltiger Substanzen Harnsäure im Harne auftritt, verschwand nach Schulzens Angabe die Harnsäure völlig aus dem Harne. Auf diese Weise wäre man durch die Zufuhr von einem unschädlichen Mittel in der Lage, den Stoffwechsel in der Richtung zu beeinflussen, dass es gar nicht zur Bildung einer Substanz kommen kann, deren vermehrtes Entstehen und deren Ablagerung zu so schweren Krank-

[1]) H. S. 1. 27.

heitserscheinungen, wie die Gicht, führt. Aber die Untersuchungen von Baumann und Mering, welche späterhin von Salkowski bestätigt wurden, zeigten, dass es nach Sarkosinzufuhr gar nicht zu der von Schulzen behaupteten Bildung von Methylhydantoinsäure komme, sondern dass vielmehr Sarkosin den menschlichen Organismus wesentlich unverändert passiert und weder beim Hunde noch beim Huhne konnten diese Forscher den von Schulzen behaupteten Effekt erzielen.

Seit jener Zeit wurde nur eine Beobachtung nach dieser Richtung hin gemacht, welche vielleicht eine Möglichkeit bietet, durch Zufuhr chemischer Substanzen die Bildung der Harnsäure herabzumindern. Weiss (Basel)[1]) hat gefunden, dass Chinasäure $C_6H_7(OH)_4 . COOH$, welche in vielen Pflanzen, insbesondere in der Chinarinde und in der Kaffeebohne vorkommt und die wahrscheinlich vom Hexahydrobenzol derivirt und als Tetraoxyhexahydrobenzolkarbonsäure $C_6H(H_6)(OH)_4 . COOH$ aufzufassen ist, bei ihrer Verfütterung die Menge der ausgeschiedenen Harnsäure vermindert. Das Lithiumsalz der Chinasäure wurde unter dem Namen Urosin in die Therapie eingeführt.

Die Piperazinverbindung der Chinasäure führt den Namen Sidonal. Diese beiden Substanzen stellen Kombinationen von harnsäurelösenden Mitteln mit einer Substanz dar, welche die Entstehung der Harnsäure im Organismus hindert.

Neu-Sidonal ist Chinasäureanhydrid, welches leicht in Chinasäure übergehen kann[2]). Frz. Hupfer[3]) leugnet aber die Einwirkung von Chinasäure auf den Organismus im Sinne einer Herabminderung der Harnsäureproduktion.

Von anderer Seite wurde vorgeschlagen, ein Kondensationsprodukt von Weinsäure und Phenol anzuwenden, welches angeblich beim Verfüttern an Fleischfresser die Harnsäureproduktion herabsetzt. Es hat sich nämlich herausgestellt, dass die Zufuhr organischer Säuren in den Organismus im allgemeinen die Menge der gebildeten Harnsäure herabsetzt und solche Säuren um so besser wirken, je grösser ihr Kohlenstoffgehalt ist. Es mag wohl darauf viel beruhen, dass von Ärzten und Laien die sogenannte Zitronenkur empfohlen wird, bei welcher eine Anzahl von diesen Früchten, bezw. der ausgepresste Saft einzunehmen ist. Statt der Harnsäure erscheint bei der Verfütterung von kohlenstoffreichen, aliphatischen Säuren im Harne Oxal-

---

[1]) Berl. klin. W. **1899**. Nr. 14.

[2]) Huber u. Lichtenstein, Berl. klin. Wochens. **1902**. p. 653.

[3]) HS. **37**. 302.

säure. Ulrich Kreis empfahl nun, da nach Phenolverfütterung der Oxalsäure-Gehalt im Harn bedeutend ansteigt, Weinsäurediphenylester zu dem Zwecke zu verfüttern, um die Harnsäureproduktion im Organismus herabzudrücken.

Weinsäurediphenylester wird dargestellt

$$\begin{array}{l} CO.O.C_6H_5 \\ | \\ CH.OH \\ | \\ CH.OH \\ | \\ CO.O.C_6H_5 \end{array}$$

durch Erhitzen von trockenem, neutralem Kaliumtartarat in molekularer Menge mit der doppelten molekularen Menge von Phenol und $^4/_3$ der molekularen Menge Phosphoroxychlorid. Nach 20 Stunden giesst man das Reaktionsprodukt in Wasser, wobei sich ein Öl ausscheidet, welches beim Anreiben mit absolutem Alkohol kristallinisch wird. Durch Umkristallisieren aus Alkohol erhält man den Körper schön kristallisiert [1]).

Einem ähnlichen Umstand verdankt anscheinend auch Salizylsäure ihre Verwendung als Gichtmittel. Auch der Versuch, Saligenin für diesen Zweck zu verwerten, wird denselben Grund haben. Es wurde besonders empfohlen, statt Saligenin selbst, ein Kondensationsprodukt aus Saligenin und Gerbsäure anzuwenden.

Man erhält dieses durch Einwirkung von Saligenin auf Gerbstoff in warmer salzsaurer Lösung oder durch langes Erwärmen von Salizin und Gerbstoff in salzsaurer Lösung, wobei das sich bildende Saligenin die Verbindung eingeht. Als Gerbstoff sind nur diejenigen Stoffe verwertbar, welche bei Behandeln mit Säuren Gerbsäure, Glykose etc. abspalten, z. B. Eichengerbstoff, Chinagerbstoff, nicht aber Gerbstoffe, welche Gallussäure abspalten, wie Tannin. Das Produkt ist wahrscheinlich Gerbsäureoxybenzylester und wurde Antiarthrin benannt [2])

Eine Beurteilung des Wertes dieser Substanzen wird sich aus dem Folgenden leicht ergeben.

Es muss hervorgehoben werden, dass nach Untersuchungen von Labraze und Fresal nach Verfütterung von Tannin die Menge der ausgeschiedenen Xanthinkörper sinkt. Von Levisohn wurde beobachtet, dass die Harnsäureausscheidung nach Tannineinnahme sich vermindert. Wenn man Thymus an Tiere füttert, so tritt stets Vermehrung der Harnsäureausscheidung ein. Bohland zeigte aber, dass, wenn man

---

[1]) DRP. 101860.

[2]) Wr. med. Bl. 1899. Nr. 26, 27.

gleichzeitig Tannin und Thymus füttert, die Steigerung der Harnsäureausscheidung ausbleibt.

Nukleinsäure und Thyminsäure wirken in vitro harnsäurelösend [1]).

$$\text{1.6.Diaminohexan}\ (CH_2)_6\!\left\langle\begin{matrix}NH_2\\ NH_2\end{matrix}\right.$$

wirkt in vitro harnsäurelösend wie Urotropin, es passiert den Organismus unverändert, bei Injektion macht es lokale Entzündung, bei interner Gabe von 0.5 g pro kg Tier ist es ungiftig [2]).

In Frankreich wurde Hippursäure $C_6H_5.CO.NH.CH_2.COOH$ als Gichtmittel schon lange benützt.

$$\text{Methylenhippursäure}\ C_6H_5.CO.N\!\left\langle\begin{matrix}CH_2.CO.\\ CH_2.O\end{matrix}\right.$$

wird [3]) durch Einwirkung von Formaldehyd oder Paraformaldehyd auf Hippursäure gewonnen, ebenso Methylen-m-nitrohippursäure aus m-Nitrohippursäure [4]), beide spalten leicht Formaldehyd ab.

Die zweite Richtung bei der Gichtbehandlung verdankt ihren Ursprung einerseits der Beobachtung, dass die Lithiumsalze der Harnsäure an Löslichkeit alle anderen anorganischen Salze der Harnsäure übertreffen und dass die Lithium enthaltenden Säuerlinge bei der Behandlung gichtischer Affektionen gute Resultate zeitigten, andererseits verdankt sie ihre Entwickelung den Bestrebungen, auf synthetischem Wege die Sperminbase C_2H_5N (?) darzustellen, welcher von manchen Forschern eigentümlich erregende Wirkungen auf das Nervensystem zugeschrieben werden. Die giftigen Nebenwirkungen der Lithiumsalze auf das Nervensystem zeitigten Versuche, organische, ungiftige Basen, denen harnsäurelösende Eigenschaften zukommen, zu finden, welche als Ersatzmittel der Lithiumsalze dienen konnten.

Die therapeutischen Erfahrungen haben aber gezeigt, dass die in vitro konstatierbare harnsäurelösende Wirkung von Substanzen innerhalb des Organismus nicht verwertet werden kann. Einige Umstände partizipieren daran, dieses Verhalten der Harnsäure zu verursachen.

Natriumbikarbonat kann weder das Ausfallen gichtischer Konkretionen verhindern, noch deren Lösung erleichtern, selbst wenn es gelingen würde, das Blut damit merklich anzureichern. Der Grund

---

1) Goto, HS. **1900**. 30.

2) Curtius u. Clemm, Journ. f. prakt. Ch. N. F. **62**.

3) DRP. 148669 (Schering-Berlin).

4) DRP. 153860.

hierfür ist nach der Erklärung von His und Paul[1]) darin zu suchen, dass durch Zusatz von einer Salzlösung zu einer zweiten die Menge des nicht dissoziierten Salzes wächst (sog. Rückdrängung der Dissoziation). Da nun dessen Menge durch das Löslichkeitsverhältnis begrenzt ist, so muss, wenn dieses überschritten wird, das Salz ausfallen, d. h. auf unsern Fall angewendet, die Löslichkeit des primären harnsauren Natrons wird durch die Anwesenheit eines anderen Natronsalzes vermindert.

Aber eine solche Anreicherung des Blutes mit Natriumbikarbonat ist überhaupt gar nicht ausführbar.

Die Darreichung von Kalium- und Lithiumsalzen vermehrt unter keinen Umständen die Löslichkeit des im Körper abgelagerten sauren Natronurates, weil in einer Lösung zweier Salze zunächst diejenigen Basen- und Säure-Jonen zusammentreten, deren Verbindung am schwersten löslich ist. In der Regel ist dies aber das Natronsalz. Dasselbe gilt nun von den organischen Basen (Lysidin, Piperazin).

Das Lösungsvermögen aller dieser Substanzen auf Harnsäure äussert sich nur, wenn freie Harnsäure mit der Base zusammentrifft. Geschieht dies aber bei Gegenwart eines Natronsalzes, so bildet sich wieder das schwer lösliche primäre harnsaure Natron.

Die Praxis zeigt nun, dass die von der Theorie gelehrte Aussichtslosigkeit durch Zufuhr von harnsäurelösenden Basen die Harnsäure am Ausfallen zu verhindern oder Konkremente von Harnsäure oder harnsauren Salzen wieder in Lösung zu bringen, tatsächlich eintrifft. Man hat sich durch objektive Erfahrungen überzeugen lassen müssen, dass die harnsäurelösenden Mittel als solche wertlos und wenn man Wirkungen sieht, diese vielmehr durch andere Umstände verursacht sind.

Diese Mittel besitzen meist eine diuretische Wirkung und diese, sowie die bei dem Genusse von lithiumhaltigen Mineralwässern eintretende Diluierung des Harnes vermehren die Ausscheidung der Harnsäure, obgleich es sich hier nicht etwa um eine Lösung der Harnsäure durch die eingeführte Base, sondern vielmehr um Verdünnung des Harnes und Vergrösserung der Harnmenge handelt.

Ausser den besprochenen Wegen zu harnsäurelösenden Mitteln zu gelangen, schlug His vor Stoffe zu suchen, die in den Kreislauf gelangen und mit der Harnsäure leicht lösliche oder leicht oxydable ge-

---

[1]) HS. **31**. 1. und 64.

paarte Verbindungen bilden. Doch ist ein Stoff dieser Art bisnun nicht gefunden worden.

Zu den oben entwickelten physikalischen Gründen der Unwirksamkeit der basischen Mittel, welche gegen die harnsaure Diathese empfohlen wurden, treten noch hinzu: Die äusserst geringe Konzentration ihrer Lösungen im Organismus (1:54000), ferner die rasche Ausscheidung durch die Nieren und unter Umständen noch die Verbrennung der Mittel in den Geweben, durch welche letzterwähnten Faktoren eine weitere Abnahme der Konzentration des Lösungsmittels im Organismus erfolgt.

Ursal ist eine Verbindung von Harnstoff mit Salizylsäure, es wurde gegen Gicht empfohlen.

Piperazin wurde von A. W. Hofmann erhalten durch Einwirkung von Ammoniak auf Äthylenbromid[1]). Aus dem Basengemische wurde Piperazin durch fraktionierte Destillation gewonnen, wobei sich nach dem Abkühlen aus der Piperazinfraktion Diäthylendiamin abscheiden liess. Bequemer lässt sich Piperazin abtrennen, wenn man das piperazinhaltige Gemisch mit salpetriger Säure behandelt und Piperazin

$$HN\begin{matrix} \diagup CH_2 . CH_2 \diagdown \\ \\ \diagdown CH_2 . CH_2 \diagup \end{matrix}NH \text{ in Nitrosopiperazin } NO . N\begin{matrix} \diagup CH_2 . CH_2 \diagdown \\ \\ \diagdown CH_2 . CH_2 \diagup \end{matrix}N . NO$$

überführt. Um aus dem Dinitrosopiperazin wieder Piperazin zu gewinnen, behandelt man es mit konzentrierter Salzsäure, wobei salzsaures Piperazin entsteht oder mit Reduktionsmitteln und nachher mit Salzsäure, wobei ebenfalls das salzsaure Salz sich bildet[2]).

Man gelangt zu reinem Piperazin auch, wenn man Dinitroso-, Dinitro-, Trinitro-, Tetranitro-, Pentanitro-, Hexanitro-Diphenylpiperazin mit der 2—4fachen Menge Natron oder Kalilauge destilliert. Durch Neutralisieren des Destillates, welches nur Piperazin enthält, gelangt man zum salzsauren Salze des Piperazins. Es werden also die tertiären, nitrierten oder nitrosierten aromatischen Amine durch Einwirkung von Alkali in Nitro- bezw. Nitrosophenole und in sekundäre Amine gespalten, z. B.

$$\begin{aligned} &\quad 1:3 \qquad 4 \\ &C_6H_3(NO_2)_2N(CH_3)_2 + R(OH) = \\ &C_6H_3(NO_2)_2OR + HN(CH_3)_2. \end{aligned}$$ [3])

Wegen der schweren Löslichkeit der Nitroprodukte ist es jedoch besser, statt dieser, welche vom Alkali nur unvollkommen zersetzt werden, die sulfurierten Basen anzuwenden, welche durch Alkali leicht aufspaltbar sind. Die chemischen Vorgänge bei dieser Reaktion lassen sich in folgende Gleichungen kleiden:

---

[1]) B.B. 1890. 3297. Proc. Roy. Soc. London X. 231.

[2]) DRP. 59222.

[3]) DRP. 60547, 83524.

1. $(C_6H_5)_2C_4H_8N_2 + 2SO_3 = (C_6H_4SO_3H)_2C_4H_8N_2$
2. $(C_6H_4SO_3H)_2C_4H_8N_2 + 2HNO_3 =$
   $(C_6H_3 . SO_3H . NO_2)_2C_4H_8N_2 + 2H_2O$
3. $(C_6H_3 . SO_3H . NO_2)_2C_4H_8N_2 + 4NaOH =$
   $C_4H_{10}N_2 + 2C_6H_3ONa . NO_2 . SO_3Na.$ [1])

Man kann auch statt der Nitro- oder Nitrosulfosäure des Piperazins auch von den blossen Sulfosäuren der phenylierten Sulfosäuren ausgehen und durch Spalten zu Piperazin gelangen [2]). Statt der hydrolytischen Spaltung der aromatischen Piperazinderivate lässt sich auch behufs Darstellung des reinen Piperazins die Oxydation anwenden, insbesondere bei Piperazinderivaten vom Typus des p-Dioxy- und p-Diaminodiphenylpiperazins lässt sich mit chromsaurem Natron diese Spaltung gut ausführen [3]). Es wurden die erwähnten Piperazinderivate in Schwefelsäure gelöst und in das kalte Gemisch Natriumdichromat eingetragen. Von dem gebildeten Chinon trennt man mittelst Äther, neutralisiert mit Kalk und destilliert Piperazin ab. Ist man vom Diaminodiphenylpiperazin ausgegangen, so enthält das Destillat Ammoniak. Man dampft das zu neutralisierende Destillat zur Trockne ab und trägt es in erwärmte 70%ige Natronlauge ein. Freies Ammoniak entweicht, während Piperazin sich als ölige Schichte ausscheidet.

Auf anderen Wegen kann man zum Piperazin gelangen, wenn man das von Hofmann [4]) dargestellte Äthylenoxamid $C_2H_4(NH)_2 . C_2O_2$ durch Reduktionsmittel, wie Zinkstaub oder Natronlauge oder metallisches Natrium, in Piperazin überführt [5]).

$$\text{Äthylenoxamid} \begin{matrix} CH_2-NH-OC \\ | \qquad\qquad | \\ CH_2-NH-OC \end{matrix} + H_8 = \begin{matrix} CH_2-NH-CH_2 \\ | \qquad\qquad | \\ CH_2-NH-CH_2 \end{matrix} + 2H_2O$$

Das zur Gewinnung von Piperazin verwendbare aromatische Disulfonpiperazid

$$RSO_2 . N \begin{matrix} \diagup CH_2 . CH_2 \diagdown \\ \diagdown CH_2 . CH_2 \diagup \end{matrix} N . SO_2R$$

wobei R. einen Kohlenwasserstoffrest (C_6H_5, $C_6H_4 . CH_3$ resp. $C_{10}H_7$) bedeutet, kann man erhalten, indem man zuerst ein aromatisches Disulfonäthylendiamin $RSO_2 . NH . CH_2 . CH_2 . NH . SO_2R$ darstellt [6]). Ein solches bildet sich durch Einwirkung von zwei Molekülen eines aromatischen Sulfochlorids auf ein Molekül Äthylendiamin oder durch Einwirkung von zwei Molekülen eines aromatischen Sulfoamids auf ein Molekül Äthylenchlorid oder Äthylenbromid. Die aromatischen Disulfonpiperazide bilden sich nun durch Einwirkung von einem Mole-

---

[1]) DRP. 63618.
[2]) DRP. 65347.
[3]) DRP. 71576.
[4]) BB. 5. 247.
[5]) DRP. 66461.
[6]) DRP. 70055.

kül Äthylenchlorid oder Bromid auf Disulfonäthylendiamine. Naturgemäss kann man zu den Piperazindisulfonderivaten der aromatischen Reihe auch direkt durch Reaktion von je einem Molekül eines aromatischen Sulfonamids mit Äthylenchlorid gelangen [1]).

Aus dem so gebildeten aromatischen Disulfonpiperazid erhält man Piperazin, indem man Wasser oder eine Mineralsäure bei erhöhter Temperatur darauf einwirken lässt. Bei der Spaltung scheidet sich der Kohlenwasserstoff ab und aus dem eingedampften Rückstande wird durch Einwirkung von Lauge freies Piperazin gewonnen. So kann man aus Dibenzoldisulfonpiperazid, Di-o-toluoldisulfonpiperazid, Di-p-toluoldisulfonpiperazid, Dixyloldisulfonpiperazid, Di-α-naphtalindisulfonpiperazid, Di-β-naphtalindisulfonpiperazid durch Wasser oder Mineralsäuren bei erhöhter Temperatur Piperazin abspalten. Ebenso gelingt es durch Verschmelzen mit Natron unter Überleitung von erhitztem Wasserdampf Piperazin frei zu machen, auch wenn man in eine siedende amylalkoholische Suspension eines solchen Piperazids Natriummetall einträgt und die amylalkoholische Lösung mit salzsaurem Wasser aufschüttelt [2]). Ein weiteres Verfahren zur Darstellung des Piperazins beruht auf der Beobachtung, dass sich Glykolnatrium mit Säurederivaten des Äthylendiamins bei Erhitzung zu Piperazin umsetzt [3]). Auf diese Weise wurde Diazetyl-Oxalyl-Dibenzoyläthylendiamin, Äthylenurethan und Äthylenharnstoff durch Behandlung mit Glykolnatrium in Piperazin übergeführt. Auch auf umgekehrtem Wege durch Erhitzen der Natriumverbindungen der Säurederivate des Äthylendiamins mit wasserfreiem Glykol auf 170—200° erhält man ebenfalls Piperazin. Ersetzt man Glykol durch Äthylenbromid, so vollzieht sich die Reaktion schon bei niederer Temperatur. Die Natriumsäurederivate des Äthylendiamins erhält man, indem man Natrium entweder auf das geschmolzene Säurederivat oder auf das z. B. in Anilin, Dimethylanilin oder einem anderen Lösungsmittel gelöste Säurederivat bei Siedetemperatur des Lösungsmittels einwirken lässt [4]).

Dinitrosodiphenylpiperazin und nach folgender Formel analog gebaute Körper

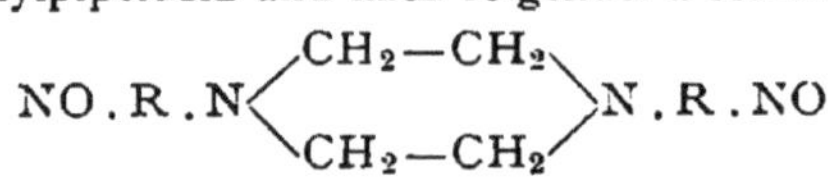

geht auch durch Kochen mit schwefliger Säure in Piperazin über [5]):

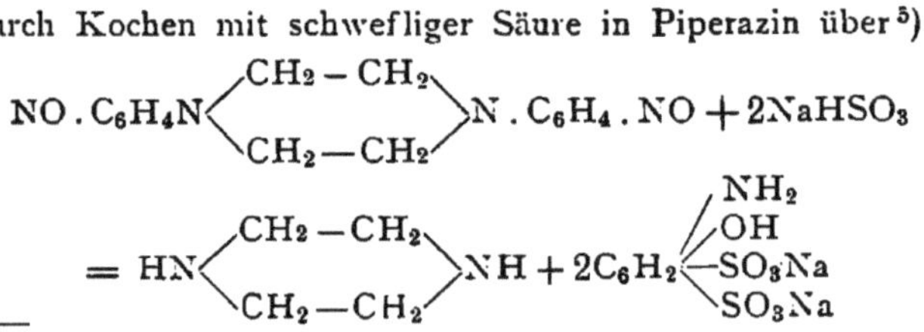

[1]) DRP. 70056.

[2]) DRP. 73125.

[3]) DRP. 67811.

[4]) DRP. 73354.

[5]) DRP. 74628.

Statt der Spaltung der aromatischen Disulfonpiperazide mit Salzsäure unter Druck ist es von grösserem Vorteile, die genannten Piperazide mit Schwefelsäurechlorhydrin zu erhitzen [1]. Die Reaktion verläuft nach folgender Gleichung:

$$C_6H_5SO_2 . N\left\langle\begin{matrix} CH_2 . CH_2 \\ CH_2 . CH_2 \end{matrix}\right\rangle N . SO_2C_6H_5 + 2SO_3HCl =$$

$$SO_3HN\left\langle\begin{matrix} CH_2 . CH_2 \\ CH_2 . CH_2 \end{matrix}\right\rangle NHSO_3 + 2C_6H_5SO_2Cl$$

Es wurde früher erwähnt, dass man Piperazin durch Spaltung von Dinitrosodiphenylpiperazin mit Alkalien oder Säuren erhalten kann. In gleicher Weise gelingt es Körper vom Typus des Diphenylpiperazins bei der hydrolytischen Spaltung in Piperazin überzuführen. Dibenzylpiperazin erhält man durch Einwirkung von zwei Molekülen Benzaldehyd auf ein Molekül Äthylendiamin, wobei sich vorerst Benzylidenäthylendiamin bildet. Reduziert man dieses mit Natriumamalgam, so erhält man Dibenzyläthylendiamin, welches mit Äthylenbromid und Natriumkarbonat erhitzt Dibenzylpiperazin nach der Gleichung liefert:

$$\begin{matrix} CH_2—NH . CH_2 . C_6H_5 \\ | \\ CH_2—NH . CH_2 . C_6H_5 \end{matrix} + \begin{matrix} CH_2 . Br \\ | \\ CH_2 . Br \end{matrix} = \begin{matrix} & CH_2 . C_6H_5 & \\ & | & \\ CH_2 — & N & — CH_2 \\ | & & | \\ CH_2 — & N & — CH_2 \\ & | & \\ & CH_2 . C_6H_5 & \end{matrix} + 2HBr$$

Unterwirft man diesen Körper der hydrolytischen Spaltung, so gelangt man zum salzsauren Piperazin [2].

Lyzetol ist weinsaures Dimethylpiperazin,

Piperazin

$$HN\left\langle\begin{matrix} CH_2—CH_2 \\ CH_2—CH_2 \end{matrix}\right\rangle NH$$

Dimethylpiperazin

$$HN\left\langle\begin{matrix} CH_2—CH(CH_3) \\ CH_2—CH(CH_3) \end{matrix}\right\rangle NH$$

es ist ebenso harnsäurelösend und völlig ungiftig, nicht hygroskopisch und besitzt, wie Piperazin, einen angenehmen Geschmack.

Für die Darstellung des Piperazins ist ferner von Interesse, dass die Hydrolyse aromatischer Piperazinderivate um so leichter geht, je mehr negative Gruppen in das Molekül eingeführt werden. Die Hydrolyse in saurer Lösung geht besonders leicht bei Einführung mehrerer Nitrosogruppen. Diphenylpiperazin nimmt nur zwei Nitrosogruppen auf. Hingegen können Di-m-oxy-Diphenylpiperazin und seine Homologen mit Leichtigkeit vier Nitrosogruppen aufnehmen und sie spalten sich in saurer Lösung in Piperazin und in Dinitrosoresorzin.

Stöhr [3] hat gefunden, dass, wenn man Glyzerin mit Chlorammon und

[1] DRP. 100232.

[2] DRP. 98031.

[3] DRP. 73704.

Ammonkarbonat destilliert, das Destillat ansäuert und mit Wasserdampf die nicht basischen Substanzen abgrenzt, man Pyrazinbasen mittelst Alkali abscheiden kann. Das Basengemisch lässt sich durch fraktionierte Destillation in homologe Pyrazine, Dimethylpyrazin und Dimethyläthylpyrazin trennen. Das Dimethylpyrazin hat folgende Konstitution

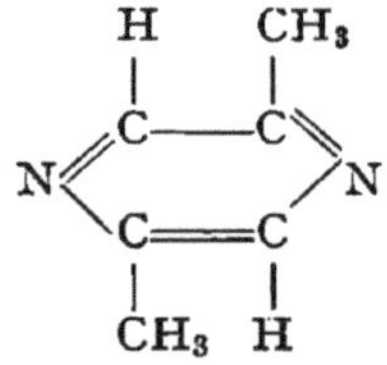

Dieses Dimethylpyrazin lässt sich nun durch Reduktion in das Dimethylpiperazin, die dem Lyzetol entsprechende Base, überführen. Mit Vorteil verwendet man bei der Destillation des Glyzerins statt des kohlensauren Ammons phosphorsaures Ammon [1]).

Homologe des Pyrazins lassen sich auch durch Oxydation von Aminoazeton erhalten. Dimethylpyrazin erhält man z. B., wenn man Isonitrosoazeton mit Zinnchlorür und rauchender Salzsäure reduziert und alkalisch macht und Sublimat zusetzt. Durch Sublimat erfolgt nun Oxydation und durch eingeleiteten Wasserdampf lässt sich das gebildete Dimethylpyrazin übertreiben.

Die Darstellung geschieht durch trockene Destillation von salzsaurem Äthylendiamin mit Natriumazetat. Das so gebildete Methylglyoxalidin lässt sich leicht von dem beigemengten Äthylendiamin trennen [2]).

Statt des Piperazins wurde noch versucht, Dioxypiperazin in die Therapie einzuführen. Dieses hat annähernd das gleiche Lösungsvermögen für Harnsäure in vitro, wie Piperazin. Man gewinnt diesen Körper aus Aminoazetal, indem man dieses in gekühlte Bromwasserstoffsäure einträgt und nach mehreren Stunden im Vakuum bei niedriger Temperatur stark eindampft [3]). Beim Stehen erstarrt der restierende Sirup kristallinisch. Das Endprodukt ist das bromwasserstoffsaure Salz des Dioxypiperazins.

Unter dem Namen Lysidin [4]) wurde ein Äthylenäthenyldiamin beschrieben, welchem in vitro eine fünfmal stärkere harnsäurelösende Wirkung als dem Piperazin zukommt.

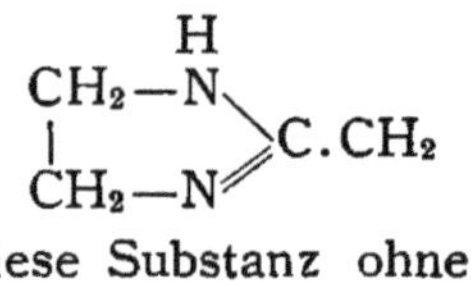

Nach Geppert ist diese Substanz ohne irgendwelche schädliche Nebenwirkung und erhöht auch die Atemfrequenz nicht.

---

1) DRP. 75298.

2) DRP. 78020.

3) DRP. 77557. BB. **27.** 169.

4) BB. **1894.** 2952, Deutsche med. W. **1894.** Nr. 1, BB. **28.** 1173, 3068.

Zu erwähnen sind noch folgende Substanzen: Urotropin, Hexamethylentetramin $(CH_2)_6(NH_2)_4$, wurde als harnsäurelösendes Mittel von Nicolaier empfohlen. Ebenso Saliformin, die Salizylsäureverbindung des Hexamethylentetramins. Ferner das chinasaure Urotropin, Chinotropin genannt, welches die harnsäurelösende Wirkung des Urotropins mit der harnsäurevermindernden der Chinasäure verbinden soll. Helmintol ist anhydromethylenzitronensaures Hexamethylentetramin.

Methylenzitronensäure [1]) erhält man durch Erhitzen von Zitronensäure mit Paraformaldehyd bei höheren Temperaturen, was nur eine 50 %ige Ausbeute gibt, noch besser durch Behandeln von Zitronensäure mit Chlormethylalkohol $ClCH_2 . OH$ in der Wärme [2]) bei 130—140° im Autoklaven.

Tunnicliffe und Rosenheim behaupten, dass Piperidin

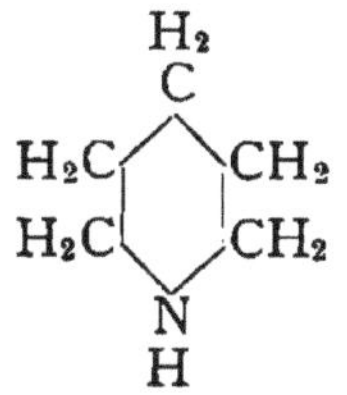

die Lösungsfähigkeit des Blutserums für Harnsäure erhöht [3]). Sie empfehlen 1·5 g weinsaures Piperidin, welches ohne Nachteil vertragen werden soll (?). Für alle diese basischen Körper, wie auch die in der Folge zu besprechenden, gilt das einleitend bemerkte.

Dispermin (Piperazidin)

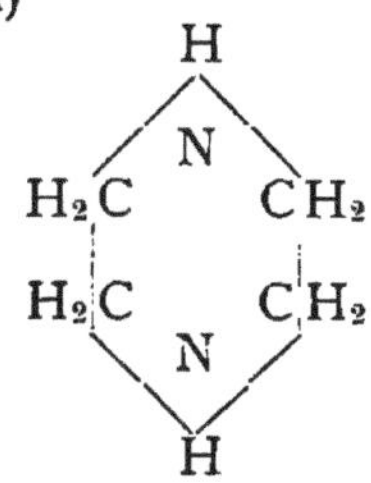

ist völlig unwirksam.

Eine neue Gruppe von Substanzen, welche als harnsäurelösende Mittel verwendet werden sollen, hat Hermann Pauly dargestellt. Aus dem gleichen Grunde wie Piperazin müssen diese nur in vitro harnsäurelösend wirkenden Substanzen als wertlos erscheinen.

Durch Einwirkung von Ammoniak auf Dibromtriazetonamin erhält man [4])

---

[1]) DRP. 129255.

[2]) DRP. 150949.

[3]) Lancet **1898**. 189.

[4]) DRP. 109345. BB. **32**. 200. **33**. 919.

α-Tetramethylpyrrolin-β-karbonsäureamid:

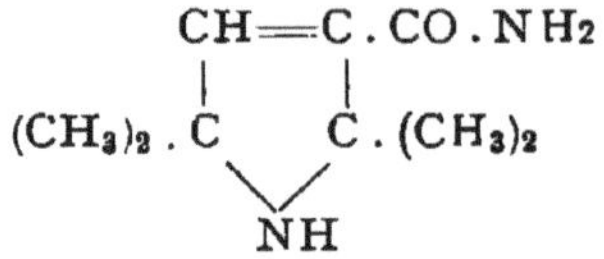

Durch Einwirkung reduzierender Agenzien erhält man Dihydroderivate, wobei es zur Bildung des α-Tetramethylpyrrolidin-β-karbonsäureamid nach folgender Gleichung kommt[1]):

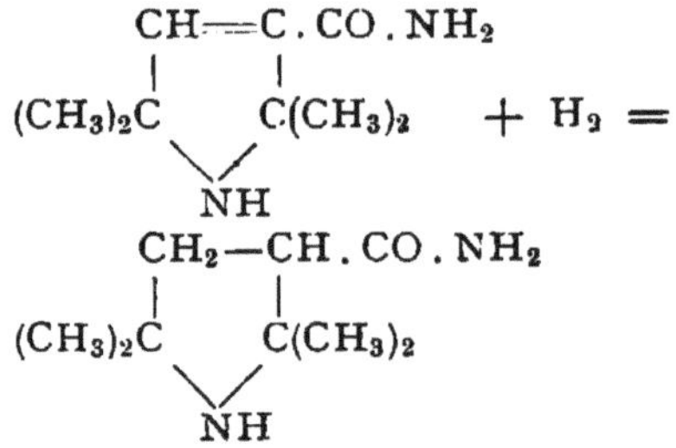

In gleicher Weise können die Alkylderivate des α-Tetramethylpyrrolin-β-karbonsäureamids in Pyrrolidinderivate übergeführt werden.

Durch Einwirkung von Jodalkyl auf die Base erhält man Alkylderivate derselben, indem Alkyl an den N im Pyrrolring tritt.

Durch Behandeln von Triazetonamin mit Brom in stark bromwasserstoffsaurer Lösung erhält man das Bromhydrat eines Dibromtriazetonamins. Dieses reagiert mit aliphatischen primären Aminen, z. B. Methylamin, indem sich alkylierte Amide einer Pyrrolinkarbonsäure nach folgenden Gleichungen bilden[2]):

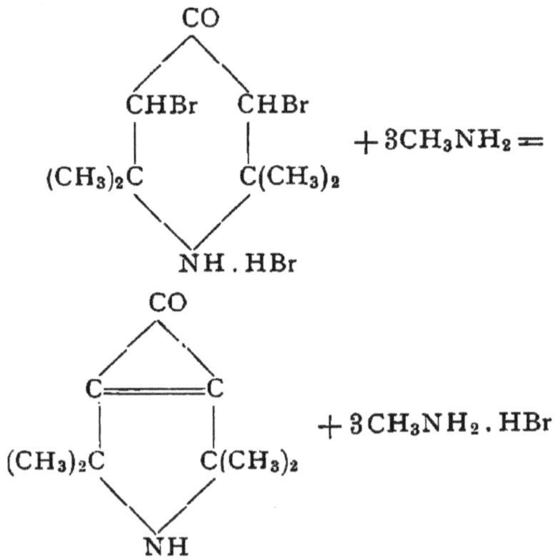

[1]) DRP. 109346.

[2]) DRP. 109347.

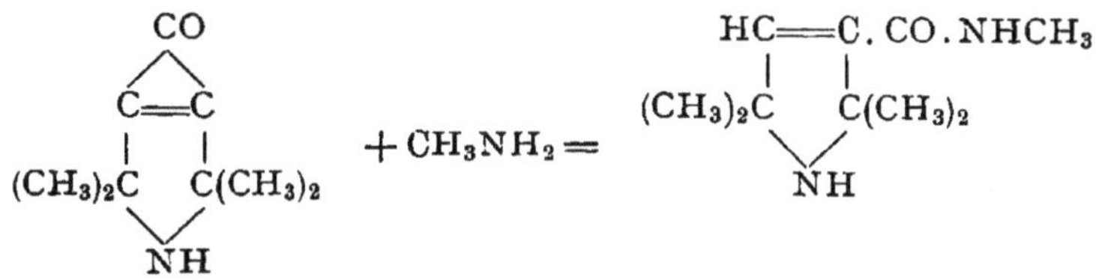

α-Tetramethylpyrrolin-β-karbonsäuremethylamid.

Die N-Alkylderivate des α-Tetramethylpyrrolin-β-karbonsäureamids [1])

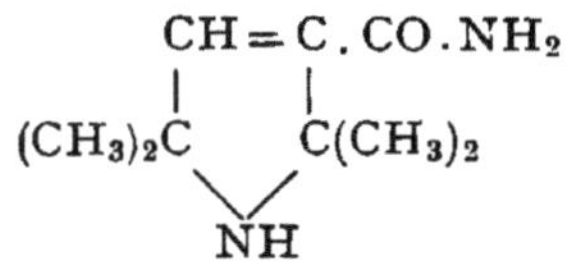

erhält man durch Einwirkung von Alkyljodid auf die Base und gelangt so zum

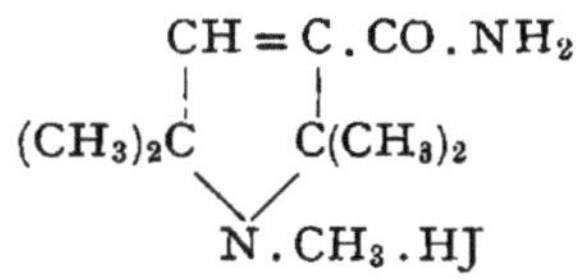

N-Methyl-α-tetramethylpyrrolin-β-karbonsäureamid.

Ebenso erhält man die N-Alkylderivate der α-Tetramethylpyrrolin-β-karbonsäurealkylamide z. B.

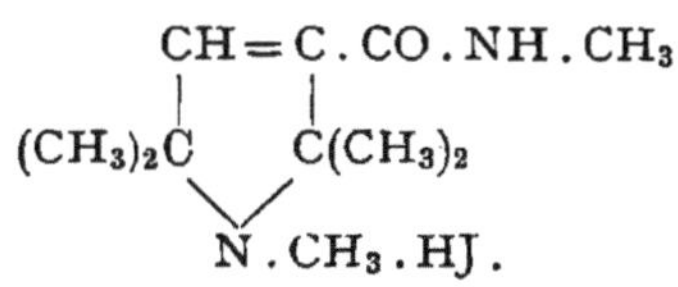

N-Methyl-α-tetramethylpyrrolin-β-karbonsäuremethylamid.

Auch die Pyrrolidinderivate lassen sich in gleicher Weise am N alkylieren und man erhält [2]) z. B.

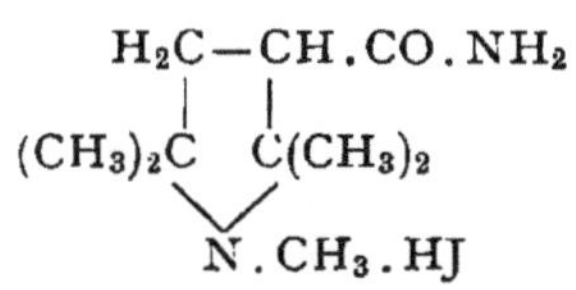

N-Methyl-α-tetramethylpyrrolidin-β-karbonsäureamid.

Wenn man bei der Synthese der Alkylamide statt primäre aliphatische Amine sekundäre Amine der Fettreihe verwendet, so erhält man analog Dialkylamide der α-Tetramethylpyrrolin-β-karbonsäure [3])

---

[1]) DRP. 109348.

[2]) DRP. 109349.

[3]) DRP. 109350.

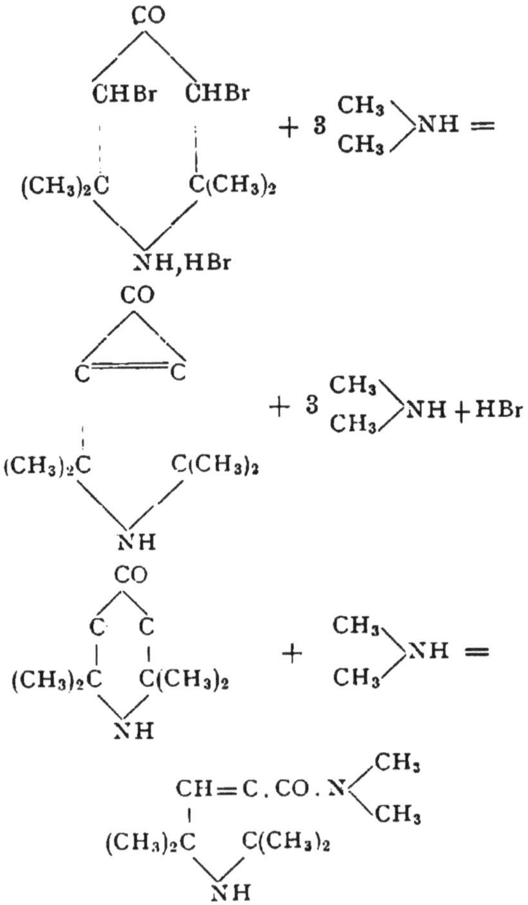

α-Tetramethylpyrrolin-β-karbonsäuredimethylamid.

Die so erhaltenen Dialkylamide können durch Einwirkung von Halogenalkylen in analoger Weise, wie die Monoalkylamide am Stickstoff des Pyrrolinringes alkyliert, sowie durch Reduktionsmittel in Pyrrolidinderivate übergeführt werden.

Allen diesen Substanzen kommen harnsäurelösende Eigenschaften zu, doch ist zu bedenken, dass, abgesehen von der Nutzlosigkeit basischer Lösungsmittel für Harnsäure im Organismus, Pyrrolidinderivate keineswegs bei interner Verwendung harmlos sein dürften.

Nach Hildebrand zeigen die Tetra- und Pentamethylpyrrolidin-β-karbonsäuren nur geringe Giftwirkung; erst Dosen von 0.05 g rufen bei weissen Mäusen allmählich einen Lähmungszustand hervor; das Pentamethylderivat ist stärker wirksam als die N-methylfreie Säure, analog wie N-Methylpiperidin stärker wirkt als Piperidin.

Abkürzungen.

AePP.	Archiv für experimentelle Pathologie und Pharmakologie.
Apot. Ztg.	Apotheker-Zeitung.
Americ. Ch. Journ.	American Chemical Journal.
Arch. f. kl. Med.	Archiv für klinische Medizin.
Ann. di chim. e farm.	Annali di chimica e di farmacologia.
Arch. d. Pharm.	Archiv der Pharmacie.
BB.	Berichte der Deutschen chemischen Gesellschaft.
Bull. gen. de ther.	Bulletin generale de therapie.
B. kl. W.	Berliner klinische Wochenschrift.
Ber. d. Morph. Phys. Ges.	Berichte der morphologisch-physiologischen Gesellschaft München.
C. r.	Comptes rendus de l'Academie des Sciences, Paris.
C. r. s. b.	„ „ de la Société de biologie, Paris.
Chem. Ztg.	Chemiker-Zeitung, Cöthen.
Diss.	Dissertation.
DRP.	Deutsches Reichs Patent.
DRP. Anm.	Deutsches Reichs Patentanmeldung.
D. A. f. klin. Med.	Deutsches Archiv für klinische Medizin.
D. m. W.	Deutsche medizinische Wochenschrift.
Gaz. Chim.	Gazetta chimica italiana.
HB.	Hofmeister's Beiträge zur chemischen Physiologie und Pathologie.
HS.	Hoppe-Seyler's Zeitschrift für physiologische Chemie.
Journ. of Americ. Med. Ass.	Journal of American Medical Association.
Liebig's Ann.	Liebig's Annalen der Chemie.
Merck's Ber.	E. Merck's Berichte.
M. f. Ch.	Wiener Monatshefte für Chemie (Sitzungsberichte der k. Akademie zu Wien, mathemathisch-naturwissenschaftliche Klasse, blaues Heft).
M. M. W.	Münchner medizinische Wochenschrift.
N. Y. Med. Journ.	New-York Medical Journal.
Proc. Chem. Soc.	Proceedings of chemical society London.

Proc. R. Soc.	Proceedings of Royal Society London.
Prager med. W.	Prager medizinische Wochenschrift.
Pharm. Ztg.	Pharmaceutische Zeitung.
Rec. des trav.	Recueil des travaux chimiques des Pays-Bas.
Rep. der Pharm.	Repertorium der Pharmacie.
Rev. med. Suisse	Revue medicale de la Suisse Romande.
Sem. méd.	Semaine medicale Paris.
Suppl.	Supplementband.
Ther. Mon.	Therapeutische Monatshefte.
Virch. Arch.	Virchow's Archiv für pathologische Anatomie.
Wr. med. Bl.	Wiener medizinische Blätter.
Wr. klin. Med.	Wiener klinische Wochenschrift.
Woch. f. Th. und Hyg. des Auges	Wochenschrift für Therapie und Hygiene des Auges.
Z. f. Biol.	Zeitschrift für Biologie.
Z. f. Hyg.	Zeitschrift für Hygiene.
Z. f. kl. Med.	Zeitschrift für klinische Medizin.
Zentr. f. Phys.	Zentralblatt für Physiologie.

Nachträge

Zu pag. 122, Zeile 8 von unten.

J. Wohlgemuth prüfte das Verhalten inaktiver Monaminosäuren im Organismus und zwar i-Tyrosin, i-Leuzin, i-Asparaginsäure und i-Glutaminsäure an Kaninchen. Die inaktive Verbindung spaltet der Organismus. Die im Körper vorkommende aktive Komponente verbrennt er fast vollständig, die Körperfremde wird teilweise oder fast vollständig durch den Harn ausgeschieden. [1]

Zu pag. 125, Zeile 13.

Das linksdrehende Hyoscin wirkt zweimal stärker als das racemische auf die Endigungen der sekretorischen Nervenfasern der Speicheldrüsen und die hemmenden Herznerven. Hingegen wirken beide Basen auf das Centralnervensystem der Säugetiere gleich, ebenso auf die motorischen Nerven des Frosches. [2]

Zu pag. 156, Zeile 2 von unten.

Beim Hunde gibt Phenylpropionsäure Hippursäure und keine Phenazetursäure, inaktive Mandelsäure geht unverändert durch, Phenylessigsäure gibt Phenazetursäure, aber keine Hippursäurevermehrung, Äthylbenzol wird in Hippursäure, nicht aber in Phenazetursäure verwandelt.

Phenylbuttersäure verwandelt sich im Hundeorganismus in Phenazetursäure, nicht aber in Hippursäure. Phenylvaleriansäure geht in Hippursäure über. Phenyl-β-Milchsäure lieferte Hippursäure, aber keine Mandelsäure.

---

[1] B. B. 38. 2064.

[2] Cushny und Peebles Journ. of Physiol. 32. 501.

Phenylparakonsäure, eine Laktonsäure 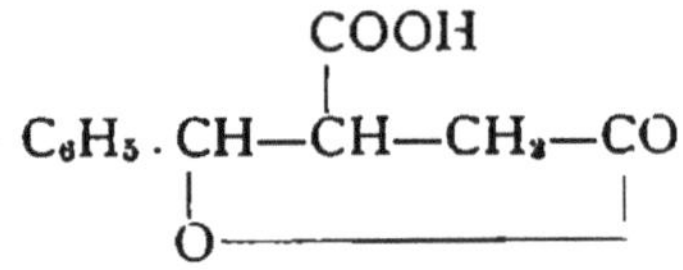

geht unverändert durch den Organismus durch.

Phenyl-α-Milchsäure wird im Organismus zerstört, ebenso wird Phenyl-α-Ketoproprionsäure zerstört. Es wird also die α-Ketonsäure, die α-Oxy- und die α-Aminosäure ganz im Organismus umgesetzt. Andere Ketonsäure zeigen aber kein identisches Resultat, denn Benzoylessigsäure gibt ausschliesslich Hippursäure; Benzoylpropionsäure

$$C_6H_5 . CO . CH_2 . CH_2 . COOH$$

geht in Phenazetursäure über.

Phenylisokrotonsäure $C_6H_5 . CH = CH . CH_2 . COOH$ geht ebenfalls in Phenazetursäure über.

Die vom Organismus durch Oxydation erzeugte Karboxylgruppe steht in β-Stellung zu dem ursprünglichen Karboxyl. Während bei der ungesättigten Säure eine Hydrierung derart angenommen werden könnte, dass die β-Oxysäure intermediär entsteht, muss die Ketonsäure eine Reduktion an den kernbenachbarten C-Atom von — CO — zu — CH_2 — erleiden.

Knoop nimmt eine weitgehende Giltigkeit des Oxydationsprinzips nach der Richtung hin an, dass der Organismus vorzüglich in der β-Stellung oxydiert, während ein Angriff auf das γ-Kohlenstoffatom unmöglich zu sein scheint.[1])

Zu pag. 166, Zeile 18.

Vanillin wird im Organismus zur Vanillinsäure oxydiert und die letztere zum Teil an Glykuronsäure gepart. Glykurovanillinsäure

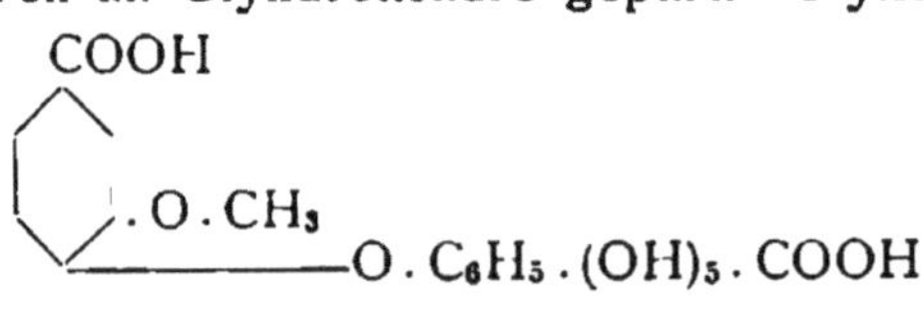

.[2])

Zu pag. 169, nach Zeile 8.

Im Hundeharn fanden C. Neuberg und Grosser[3]) die Base Diäthylmethylsulfiniumhydroxyd $(C_2H_5)_2S(CH_3) . OH$, deren Entstehung in der Weise erklärt wird, dass das bei der Cystinfäulnis entstehende Äthyl-

---

[1]) Knoop HB. **6.** 150.

[2]) Kotake HS. **45.** 320.

[3]) Centralbl. f. Physiol. **19.** 316.

sulfid durch Methylierung entgiftet wird, wobei es in die Schwefelbase übergeht.

Zu pag. 216, Zeile 5.

Die Darstellung von m-Tolylsemikarbazid[1]) kann man auch so durchführen, dass man auf Harnstoff statt des m-Tolylhydrazins das Di-m-Tolylkarbazid einwirken lässt, dass aus m-Tolylhydrazin und Di-Phenylkarbonat erhältlich ist:

$CO(NH.NH.C_6H_4.CH_3)_2 + CO(NH_2)_2 = 2\,CH_3.C_6H_4.NH.NH.CO.NH_2$

Man gewinnt ferner m-Tolylsemikarbazid, wenn man Di-m-Tolylsemikarbazid mit Ammoniak erhitzt.

Maretin ist Karbaminsäure-m-Tolylhydrazid. Barjanky[2]) hält es für ein gutes langsam wirkendes Antipyretikum. Es soll Schweissausbrüche hervorrufen und auch nicht sicher wirken[3]).

Zu pag. 300 unten.

Tropinjodbenzylat und Tropinjodessigsäuremethylester erzeugen völlige Lähmung, von der letzteren Substanz benötigt man doppelt so viel. Von den Tropinammoniumbasen sind verhältnismässig hohe Dosen erforderlich um völlige Lähmung hervorzurufen.

Zu pag. 300, Zeile 3 von unten.

Atropin-Brombenzylat $C_{17}H_{23}NO_3.C_6H_5.CH_2Br$ hat deutlich mydriatische Wirkung. 0.3 g subkutan einem Hunde einverleibt machen unsicheren Gang, depressives Stadium und nach 3 Stunden Erholung.

Zu pag. 301, Zeile 9 von unten.

Cinchonin-Jodessigsäuremethylester $C_{19}H_{22}N_2O.JCH_2.CO.CH_3$ macht in 3 mg Dosen bei Fröschen völlige Lähmung.

Zu pag. 378, Zeile 14.

Alypin ist das Monochlorhydrat des Benzoyl-1.3.-Tetramethyldiamino-2-äthylisopropylalkohol

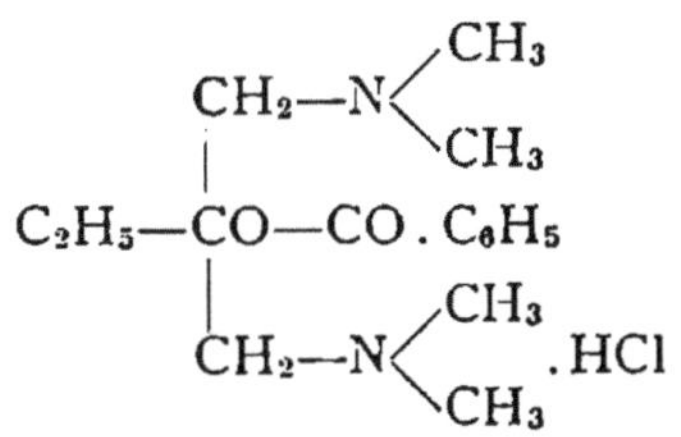

[1]) DRP. 160471.

[2]) Berl. kl. W. 1904. 607.

[3]) Litten, Deutsch. med. W. 1904. 969.

Es ist ein Ersatzmittel des Kokains, welches keine Mydriasis macht und nur halb so giftig ist wie Kokain, es macht auch keine Ischämie [1]).

Zu pag. 425, nach Zeile 5.

Das Methylaminoketonbrenzkatechin wirkt wie Adrenalin, doch erheblich schwächer. Die homologen Verbindungen Äthylaminoazetobrenzkatechin und Aminoazetobrenzkatechin wirken ebenso, doch die alkylfreie Base stärker als die alkylierten Basen. Die Äthylbase wirkt stärker als die Methylbase. Hingegen sind aber auffallenderweise die im Ammoniakrest zweifach alkylierten Körper Dimethylaminoazetobrenzkatechin und Diäthylaminoazetobrenzkatechin unwirksam, ebenso auch Monoäthanolaminazetobrenzkatechin [2]).

Isoaminoazetophenon $C_6H_5 . CO . CH_2 . NH_2$, erhalten durch Reduktion des Isonitroseazetophenons, wirkt lähmend auf die willkürlichen Bewegungen, bei Warmblütern unter Vorhergehen eines Erregungsstadiums. Die Blutgefässe werden nicht kontrahiert, mittlere Gaben erzeugen eine kleine Steigerung des Blutdrucks, die Substanz erzeugt Pupillenerweiterung [3]).

Zu pag. 431, Zeile 9.

Jowett [4]) fand, dass Isopilokarpin sich mit alkoholischem Kali in Pilokarpin umwandeln lässt, weshalb beiden Alkaloiden folgende Formeln zukommen:

Pilokarpin

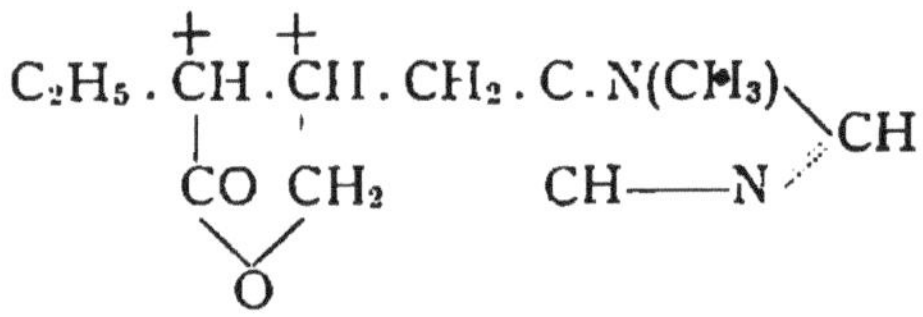

Isopilokarpin

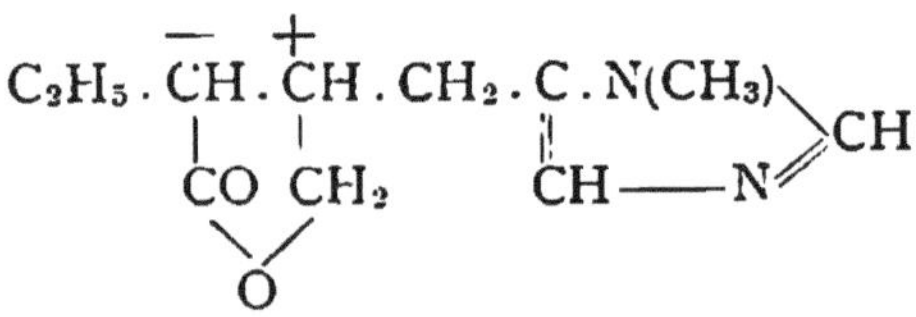

Zu pag. 433, Zeile 19.

Äthylstrychninsulfat wirkt schwächer als die Methylverbindung [5]).

---

[1]) Impens, D. m. W. **1905**. Nr. 29. Seifert, D. m. W. **1905**. Nr. 34.

[2]) O. Loewi und H. Meyer, AePP. **53**. 213.

[3]) Pitini, Arch. de Pharmacodyn. 1905, **14**. 75.

[4]) Proc. Chem. Soc. **21**. 172.

[5]) Fr. Loos. Giessen. 1870. Dissert.

Zu pag. 470, Zeile 11 von unten.

Veronal wird zu 62% unverändert ausgeschieden[1]).

Zu pag. 472, Zeile 10 von unten.

C. C. Dialkylbarbitursäuren[2]) kann man auch durch Oxydation von 2-Thio-4,6-dioxydialkylpyrimidinen erhalten. Die Ausgangsmaterialien erhält man durch Kondensation von dialkylierten Cyanessigestern mit Thioharnstoff, wobei alkylierte Iminothiooxypyrimidine der Formel:

NH . CO . CR_2
| |
CS . NH . C : NH

entstehen, die man verseift.

Zu pag. 534, Zeile 11.

Zimtsaures Natrium wirkt ähnlich wie phenylpropriolsaures Natrium wahrscheinlich durch die ungesättigte Gruppe. Kumarinsaures Natrium $C_6H_4(OH)$. CH : CH . COONa hat dieselbe Wirkung in ganz ausserordentlich erhöhtem Maße, die m-Verbindung stärker, die p-Verbindung weniger stark als die o-Verbindung.[3])

Zu pag. 53, Absatz 2.

Chassevant und Garnier[4]) wiederholten alle Versuche über Benzolderivate an einer Tierart (Meerschweinchen) und fanden: Benzol wirkt auf das Nervensystem, macht Krämpfe, Muskelhypotonie und Hypothermie. Die Hydroxyle vermehren, Karboxyle vermindern die Giftwirkung, der Einfluss der Alkyle ist wechselnd und im umgekehrten Verhältnis zu ihrem Molekulargewicht, Methyl und Äthyl wirken steigernd, Isopropyl vermindernd. Die Wiederholung der Alkylsubstituenten vermindert die Giftigkeit. Die Xylole sind weniger giftig als Benzol, die trisubstituierten Kohlenwasserstoffe, wie Mesitylen und Pseudokumol noch weniger. Bei Hydroxyl steigert doppelte Substitution die Giftigkeit während dreifache sie vermindert. Gleichartige Substitution addiert sich, entgegengesetzte hebt sich mehr oder weniger auf. Die Stellung der Substituenten ergab folgende Resultate nach der abfallende Giftigkeit geordnet: Xylole: p- m- o-; Dioxybenzole: o- m- p-; Dikarbonsäuren: m- p- o-; Kresole: m- und p- gleich, o-; Toluylsäuren: m- o- p-, Oxykarbonsäuren: o- m- p-.

---

[1]) E. Fischer und Mering. Therap. d. Gegenwart. **45**. April 1904. Molle und Kleist. Arch. d. Pharm. **242**. 401.

[2]) DRP. 162219 (Bayer-Elberfeld).

[3]) Gilbert Morgan, Pharmazeut. Journ. [4]. **20**. 816.

[4]) Arch. de Pharmacodyn. **14**. 93.

Druckfehler.

Seite	2,	7.	Zeile von oben:	denn statt den
„	5,	7.	„ „ „	nach sind ;
„	16,	8.	„ „ unten:	Nitrat statt Nidrat
„	53,	18.	„ „ oben:	Pyrogallol statt Pyragollol
„	71,	10.	„ „ „	$NH_2COO . C_2H_5$ statt $NH_2COO . CH_5$
„	72,	7.	„ „ unten:	Natriumazoimidlösung statt Natriumazomidlösung
„	74,	2.	„ „ oben:	$NH : C(H_2N_1) . NH . CONH_2$ statt $NH : C(HN_2) . NHCONH_2$
„	82,	15.	„ „ „	Hantzsch statt Hantsch
„	87,	16.	„ „ unten:	nach ... zu lähmen ist [1]) zu setzen
„	116,	10.	„ „ oben:	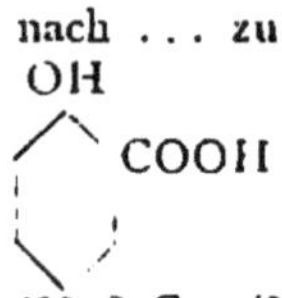 statt 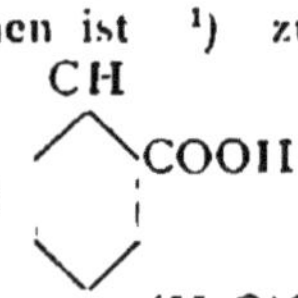
„	131,	1.	„ „ unten:	$(H_2O)Co . (NH_3)_5$ statt $(H_2O)CO(NH_3)_5$
„	132,	3.	„ „ oben:	$Cl . Co . (NH_3)_5$ statt $Cl . CO(NH_3)_5$
„	133,	10.	„ „ „	$C_2H_5 . N : CO$ statt $C_2H_5 . N . CO$
„	169,	6.	„ „ „	wahrscheinlich letzteres statt letzterer
„	173,	11.	„ „ unten:	geben statt gibt
„	181,	13.	„ „ oben:	... Blut eingeführt, statt ... Blut, eingeführt,
„	199,	10.	„ „ „	ermöglicht statt ermöglichen
„	208,	8.	„ „ „	hat statt habe
„	215,	12.	„ „ unten:	Lumière statt Lamière
„	241,	9.	„ „ „	... Einführung basischer ... statt ... Einführung anderer basischer ...
„	249,	9.	„ „ „	... basischen Körper, ... statt ... basischen, Körper, ...
„	252,	5.	„ „ oben:	... intensive Einwirkung ... statt ... intensive, Einwirkung ...
„	258,	13.	„ „ unten:	... selbst, plus ... statt ... selbst plus ...
„	300,	1.	„ „ oben:	... erwiesen ist es für Trim ... statt ... erwiesen ist es von Trim ...
„	306,	3.	„ „ „	... Kuraraartige ... statt ... Kurereartige ...
„	331,	10.	„ „ „	... Stereoisomeren ... statt ... stereoisomeren ...
„	362,	14.	„ „ unten:	... Homologe ... statt ... homologe
„	381		bei der rechten Morphinformel ist das freistehende H zu streichen	
„	398,	2.	Zeile von unten:	... Goldschmiedt ... statt ... Goldschmied ...

Seite 415 Kotarninformel:

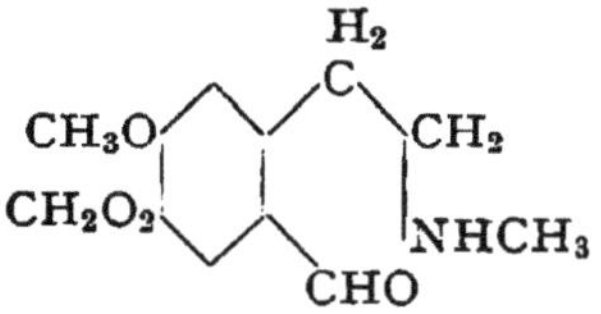

statt

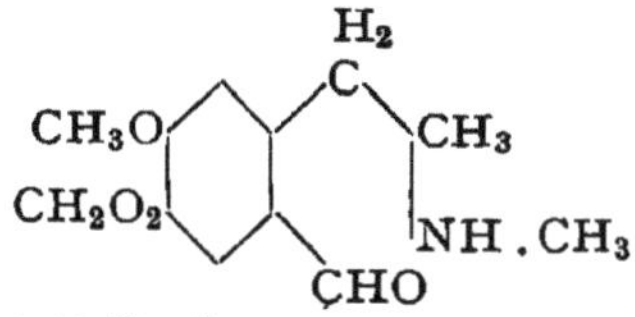

„ 421, 3. Zeile von oben: Stadium statt Statium.

„ 427, 5. „ „ unten (Anmerkungen): Gefässystem statt Gefässsystem.

„ 441, 12. „ „ oben: ... es eine Umsetzung ... statt ... es ene Umsetzung ...

„ 523, 6. „ „ ... den Verfahren ... statt ... dem Verfahren ...

„ 531, 8. „ „ unten (Anmerkungen): Thiokol statt Thiokoll.

„ 554 Formelbild unten:

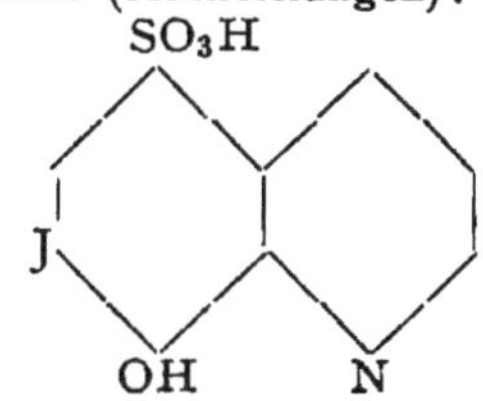

statt

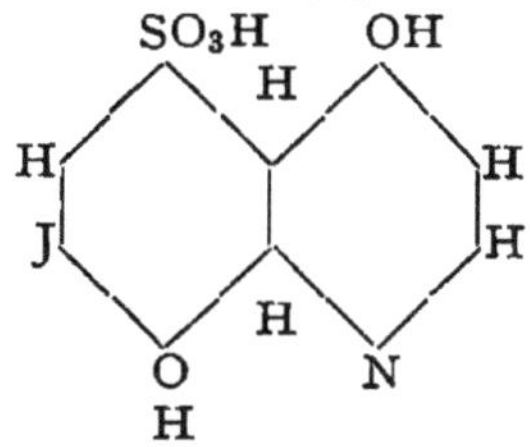

„ 562, 4. Zeile von oben: em-pfohlenen statt emp-fohlenen

„ 573, 3. „ „ „ $\begin{matrix} C_6H_2(NO_2)_3 \\ C_6H_2(NO_2)_3 \end{matrix} \Big> NH$

„ 606, 10. „ „ unten: Chevrottier statt Chevotier.

DRP.-Anmeldungen.

Deutsche Reichs-Patente.

Man findet:

Patent Nr. 426—42781 inkl., in Friedländer, Fortschr. d. Teerfarbenfabrik. Bd. I.
„ „ 43173—56065 „ „ „ „ „ „ „ II.
„ „ 56830—75378 „ „ „ „ „ „ „ III.
(Nr. 75847, 75915, 75975, 76433, 78889, Bd. III.)
Patent Nr. 75456—94628 inkl., in Friedländer, Fortschr. d. Teerfarbenfabrik. Bd. IV.
(Nr. 95853, 96342, 97333, 97334, 98465, Bd. IV.)
Pat. Nr. 94949—110370 inkl., in Friedländer, Fortschr. d. Teerfarbenfabrik. Bd. V.
(Nr. 117346, Bd. V.)
Pat. Nr. 111297—135835 inkl., in Friedländer, Fortschr. d. Teerfarbenfabrik. Bd. VI.
„ „ 136565—161725 „ „ „ „ „ „ „ VII.

Deutsche Reichs-Patente.

Autoren-Verzeichnis.

Sach-Register.

Namen, die unter C nicht zu finden sind, wollen unter K oder Z gesucht werden. Die fettgedruckten Zahlen bezeichnen die Hauptstelle.

Verhalten der Körper im Organismus.

(Aufgeführt sind die Namen der Verbindungen, deren Verhalten im Organismus im Buche besprochen ist.)